Angewandte Physiologie

Das Bindegewebe des Bewegungsapparates verstehen und beeinflussen

Angewandte Physiologie

1 Das Bindegewebe des Bewegungsapparates verstehen und beeinflussen

Frans van den Berg
Jan Cabri

277 Abbildungen

1999
Georg Thieme Verlag
Stuttgart · New York

Frans van den Berg (Herausgeber und Autor)
Physiotherapeut, Manualtherapeut,
Seniorinstruktor für Orthopädische Manuelle Therapie
Givry-Allee 36
D-55276 Oppenheim

Prof. Dr. Jan Cabri (Autor)
Universidade Técnica de Lisboa
Faculdade de Motricidade Humana
Estrada da Costa – Cruz Quebrada
P-1499 Lisboa Codex
Portugal

Quellennachweis zur Abbildung auf der Buchrückseite:
„Vergleich Femurhals/Kran" mod. nach Regling

Umschlaggrafik: Joachim Plankensteiner, Esslingen

Die Deutsche Bibliothek – CIP-Einheitsaufnahme

van den Berg, Frans
Angewandte Physiologie : 1 Das Bindegewebe des Bewegungsapparates verstehen und beeinflussen / Frans van den Berg .. . – Stuttgart ; New York : Thieme 1999

Wichtiger Hinweis: Wie jede Wissenschaft ist die Medizin ständigen Entwicklungen unterworfen. Forschung und klinische Erfahrung erweitern unsere Erkenntnisse, insbesondere was Behandlung und medikamentöse Therapie anbelangt. Soweit in diesem Werk eine Dosierung oder eine Applikation erwähnt wird, darf der Leser zwar darauf vertrauen, daß Autoren, Herausgeber und Verlag große Sorgfalt darauf verwandt haben, daß diese Angabe **dem Wissensstand bei Fertigstellung des Werkes** entspricht.

Für Angaben über Dosierungsanweisungen und Applikationsformen kann vom Verlag jedoch keine Gewähr übernommen werden. **Jeder Benutzer ist angehalten,** durch sorgfältige Prüfung der Beipackzettel der verwendeten Präparate und gegebenenfalls nach Konsultation eines Spezialisten festzustellen, ob die dort gegebene Empfehlung für Dosierungen oder die Beachtung von Kontraindikationen gegenüber der Angabe in diesem Buch abweicht. Eine solche Prüfung ist besonders wichtig bei selten verwendeten Präparaten oder solchen, die neu auf den Markt gebracht worden sind. **Jede Dosierung oder Applikation erfolgt auf eigene Gefahr des Benutzers.** Autoren und Verlag appellieren an jeden Benutzer, ihm etwa auffallende Ungenauigkeiten dem Verlag mitzuteilen.

Rüdigerstraße 14
D-70469 Stuttgart
Unsere Homepage: http://www.thieme.de

Printed in Germany

Satz und Druck: Druckhaus Götz GmbH, Ludwigsburg
Gesetzt auf CCS Textline (Linotronic 630)

ISBN 3-13-116031-4 1 2 3 4 5

Widmung

Ich widme dieses Buch einem für mich bedeutenden Lehrer, Vorbild und Freund

David Lamb,

der zu meinem größten Bedauern am Samstag, den 3. August 1996 in Red Deer, Alberta, Canada verstorben ist.

Seine Lebensenergie, sein Optimismus und seine positive Lebenseinstellung waren und sind noch immer eine Inspiration für mein Handeln als Physiotherapeut, Manualtherapeut und Lehrer.

Sein nicht zu stillender Informationshunger und sein ständiges kritisches Infragestellen herrschender Ideen und Hypothesen haben mir persönlich gezeigt, daß sich Physiotherapie und Manuelle Therapie ohne diese Einstellung nicht überleben und weiterentwickeln können.

Sein größter Wunsch war es, daß Physiotherapeuten gemeinsam aufstehen, um für ihre Daseinsberechtigung im Gesundheitswesen und in der Patientenbehandlung zu kämpfen und ihre Energie nicht mit innenpolitischen Kämpfen verschwenden, die unserer Berufsgruppe schaden und unser Berufsbild schwächen.

Ich bin überzeugt, daß er über dieses dreibändige Projekt zufrieden und glücklich wäre, das durch die gemeinsame Arbeit von Physiotherapeuten aus Australien, Belgien, Großbritannien, Deutschland und den Niederlanden entstanden ist.

Frans van den Berg

Grußwort

Ein Buch wie dieses ist seit langem überfällig, und dafür gibt es wahrscheinlich zweierlei Gründe.

Erstens befindet sich der Beruf des Physiotherapeuten noch immer in einem „embryonalen“ Stadium im Hinblick auf die Entwicklung und Definition seiner eigenen wissenschaftlichen Grundlage. Ein Grund hierfür kann sein, daß dieser Beruf historisch gesehen weitgehend von anderen Disziplinen innerhalb der Medizin (Ärzte) kontrolliert wurde und deshalb für die eigene Entwicklung auf verwandte Fachbereiche (wie Anatomie, Biomechanik, Chemie, Physik, Physiologie etc.) zurückgreifen mußte. Bei der Frage nach dem Erfolg oder bei der Verteidigung von Fehlschlägen berief man sich stets auf diese anderen Disziplinen. Die anderen Disziplinen sind zweifellos häufig für die Entwicklung von Grundlagen und Rechtfertigungen vieler Behandlungsmethoden verantwortlich, die dem Patienten zur Verfügung gestellt werden.

Zweitens besteht im Bereich der Manuellen Therapie, wo die Behandlungen oft bei einer Vielzahl von nicht-spezifischen neuromuskulären Störungen verwendet werden, lange Zeit die Ansicht, daß die Symptome vieler Patienten eine mechanische Ursache haben. Demzufolge hat sich die Überzeugung entwickelt, daß diese Probleme auch wieder auf mechanische Weise gelöst werden könnten, wobei etwas „blockiertes“ wieder „entblockiert“ oder etwas „komprimiertes“ wieder „entkomprimiert“ werden könnte. In vielen Fällen wurde und werden auch weiterhin durch diese Betrachtungsweise zufriedenstellende Erfolge verbucht, was die Berechtigung dieser mechanischen Erklärung zu bestätigen scheint.

Weil es möglich und wahrscheinlich ist, daß ein strukturelles Element (z. B. Meniskus, Synovialfalte, Nerven) tatsächlich mechanisch beeinträchtigt werden kann, so kommt es eher seltener vor, daß Therapeuten sich Gedanken darüber machen, inwieweit dies die normale physiologische Funktion (wie Durchblutung, Nervenleitung etc.) in den betroffenen oder benachbarten Geweben verändert haben könnte.

Als Konsequenz wurde bis jetzt den physiologischen Effekten der manuellen Techniken, die die Absicht hatten, ein mechanisches Problem zu lösen, kaum Beachtung beigemessen. Werden auch Haut, Vaszien, Muskeln und Sehnen mit Hilfe von vielen manuellen Techniken mobilisiert, so werden traditionell den mechanischen Effekten von Drücken, Kneten, Dehnen und Abheben generell mehr Aufmerksamkeit gewidmet, als den physiologischen Effekten wie Temperaturerhöhung, Veränderungen der Permeabilität der Zellmembranen, Veränderungen der Gefäßdurchblutung, veränderte Aktivität des sympathischen Nervensystems, axoplasmatischer Fluß und Steigerung der Exterozeptoren-Aktivität über die aufsteigenden Bahnsysteme.

Es gibt noch einen dritten Grund, der in Wirklichkeit eine Mischung der beiden erstgenannten Punkte ist. Während der letzten zwei Jahrzehnte haben die Manualtherapeuten versucht, ihre Interventionen begründet auf ihren klinischen Erfahrungen besser zu rechtfertigen.

Es ist nicht überraschend, daß in vielen Bereichen der Physiotherapie die Aufmerksamkeit auf die Physiologie gelenkt wurde, um eine logische Basis für die Erklärung der gefundenen Veränderungen zu erhalten.

Dies war insbesondere im Bereich der Manipulationen deutlich, wo neuere Untersuchungen, die u. a. im Bereich der Mechanismen der Schmerzphysiologie an Ratten studiert wurden, übertragen und neu interpretiert wurden. Sie sollen eine mögliche Erklärung für die Behandlungserfolge von manuellen Techniken, die bei Patienten angewandt werden, liefern.

Bei dem Versuch, „mechanische“ Techniken durch physiologische Erklärungen zu rechtfertigen, wurde es zunehmend deutlicher, daß jede Interaktion mit dem Patienten einen Einfluß auf seine Physiologie hat. Ohne Physiologie kann es weder einen Effekt noch eine Erklärung geben.

Es ist daher eine große Freude für mich zu lesen, wie die Vielzahl von Informationsfäden in diesem Buch zusammengewoben wurden. Die Kunst liegt dabei in der Art und Weise, wie die Informationen präsentiert werden: äußere Erscheinung, Funktion, Aufbau und Zusammensetzung, Innervation und Durchblutung, Physiologie, Pathophysiologie und Regeneration.

Das Verständnis der Funktion in einem frühen Stadium bedeutet, daß es einen logischen Schluß für die Beschreibung des Aufbaus und der Zusammensetzung sowie der darauf folgenden Physiologie gibt. Es wird auch deutlich, wie Störungen im

Gleichgewicht der verschiedenen Komponenten eine pathologische Situation verursachen können. Obwohl therapeutisches „Management" nicht das Hauptthema dieses Bandes ist, wird trotzdem deutlich, welche Art therapeutischer Intervention am ehesten einen positiven Einfluß auf die Pathophysiologie haben könnte.

Die Begeisterung von Frans van den Berg für und das Verstehen von Physiologie in Kombination mit einer langjährigen Erfahrung in der internationalen Manuellen Therapie hat ihm ermöglicht, eine einzigartige Sichtweise in dieses Werk zu bringen. Sein Einblick ermöglicht ihm durch ein sehr genaues Durchsichten der Literatur Erklärungen zu entwikkeln, die durch das gesamte Buch dem gleichen logischen Aufbau folgen.

Es ist besonders erfrischend zu entdecken, wie er in der Lage ist, das Wissen so zu präsentieren, daß die physiologischen Funktionen der Gewebekomponenten und deren gegenseitige Beziehungen zum Hauptaugenmerk wurden, besonders gegenüber den mehr gängigen anatomischen oder biomechanischen Beziehungen. Die Bedeutung dieser letztgenannten Punkte wird jedoch nicht übersehen. Denkt man über pathophysiologische Veränderungen, Heilungs- und Regenerationsprozesse nach, wird die Aufmerksamkeit auch darauf gerichtet, in welcher Art und Weise die biomechanischen Verhältnisse auf die Physiologie einwirken können. Dies führt zu der Deutung der Art der therapeutischen Intervention, die sich wahrscheinlich am günstigsten auswirkt: Ruhe, Aktivität, passive Bewegung, Manipulation, Belastung, Entlastung, Dehnung etc.

Die umfassend herangezogene Literatur macht aus diesem Buch ein wichtiges Nachschlagewerk für Ärzte, Ergotherapeuten, Osteopathen, Physiotherapeuten, Podotherapeuten und andere Heilberufe. Durch die reichhaltige Bebilderung und die wertvollen Zusammenfassungen durch jedes Kapitel hindurch bietet das Buch dem Leser die Möglichkeit, eine gute Übersicht über die physiologischen Funktionen der einzelnen Gewebekomponenten der pro Kapitel beschriebenen Gewebe. Es dient auch als ein unschätzbares Nachschlagewerk, in dem die Schlüsselbegriffe in den Kapiteln hervorgehoben sind.

Der Haupttext ist sehr detailliert geschrieben, so daß der behandelnde Therapeut, Arzt und Wissenschaftler einen Zugang zu wesentlichen Informationen erhalten. Dies sollte eine überlegtere klinische Beurteilung ermöglichen und damit eine verbesserte Patientenbehandlung ermöglichen – denn eine verbesserte Patientenbehandlung sollte sicherlich das primäre Ziel nicht nur für die zahlreichen Behandler, sondern auch für die Autoren der Bücher, aus denen wir lernen.

Peter Lageard, M.Sc., Grad. Dip. Phys.,
M.C.S.P., Dip.T.P., S.R.P.
Senior Lecture University of Hertfordshire
Großbritannien

Vorwort

Dieses Buch ist nach vielen Stunden lesen, überlegen, verzweifeln, schwitzen, schreiben, wegwerfen und neu schreiben entstanden.

Es bildet den ersten Band in einer Reihe von drei Büchern über die Physiologie des Menschen und wurde zum größten Teil von Physiotherapeuten und vor allem für Physiotherapeuten geschrieben.

Nachdem ich von Frau Rosi Haarer-Becker, Thieme Verlag, Ende 1995 eingeladen wurde, diese Bücher zu schreiben und herauszugeben, habe ich blauäugig „Ja" gesagt, ohne mir zu vergegenwärtigen, wieviel Arbeit ich mir und meiner Frau damit machen würde. Denn ich bin weder Wissenschaftler, noch Physiologe, noch Forscher. Aber ich habe dann aus meiner Perspektive als Physio- und Manualtherapeut alle die Informationen zusammengetragen, die viele bewundernswerte Frauen und Männer nach vielen Stunden Forschungsarbeit entdeckt und veröffentlicht haben.

Diesen Autoren bin ich zu großem Dank verpflichtet, weil ich ohne ihre Arbeit nie in der Lage gewesen wäre, etwas sinnvolles zu diesem Thema zu schreiben. Dieses Buch wäre ohne sie nie zustande gekommen. Meinen Dank kann ich nur durch die Aufnahme ihrer Namen und Arbeiten in die Literaturliste zum Ausdruck bringen. Möglicherweise ist diese Literaturliste der wichtigste und wissenschaftlichste Teil meines Buches.

Aus der Fülle von Informationen habe ich versucht, eine Zusammenfassung zu erstellen, von der ich hoffe, daß die Leser ein größeres Verständnis für die Funktionsweise der wunderbarsten und perfektesten *Maschine*, dem Menschen, aufbringen werden. Ohne das Funktionieren des Menschen – und damit die menschliche Physiologie – zu verstehen, sind wir Therapeuten nicht in der Lage, eine gute, sinnvolle und überlegte Therapie durchzuführen.

Ich hoffe, daß irgendwann in der Zukunft eine fundierte Basis für die Wirksamkeit physiotherapeutischer Therapien geschaffen werden kann, um damit die Existenzgrundlage und Berechtigung dieses Berufsstandes zu gewährleisten.

Im einzelnen möchte ich mich zunächst bei meinem Freund Jan Cabri für seine hervorragende Arbeit im Kapitel 2.13 „Kontraktile Elemente der quergestreiften Muskulatur" bedanken.

Ich danke auch Herrn Markus Voll und seiner Mitarbeiterin, Frau Muscher, für ihre außergewöhnlichen grafischen Darstellungen, durch die das Buch sehr an Klarheit und Anschaulichkeit gewonnen hat. Herzlichen Dank auch an die Redakteurinnen des Thieme Verlages, Frau Franke und Frau Wehrstein. Nicht zuletzt durch ihre Textbearbeitungen und Strukturierungsvorschläge ist ein übersichtliches Lehrbuch entstanden.

Ralf Oettmeier danke ich, weil er versucht hat, mir ein klareres und umfassenderes Verständnis für die Physiologie des Bewegungsapparates aufzuzeigen. Dank auch für seine positive Kritik zum Inhalt dieses Bandes.

Schließlich möchte ich mich ganz herzlich bei meiner Frau Birgit bedanken. Sie hat mich in dieser langen Zeit immer wieder unterstützt und ermuntert und mir schließlich geholfen, meine Texte in ein für den Verlag lesbares Deutsch umzusetzen.

Oppenheim, November 1998 Frans van den Berg

Frans van den Berg
Autor und Herausgeber

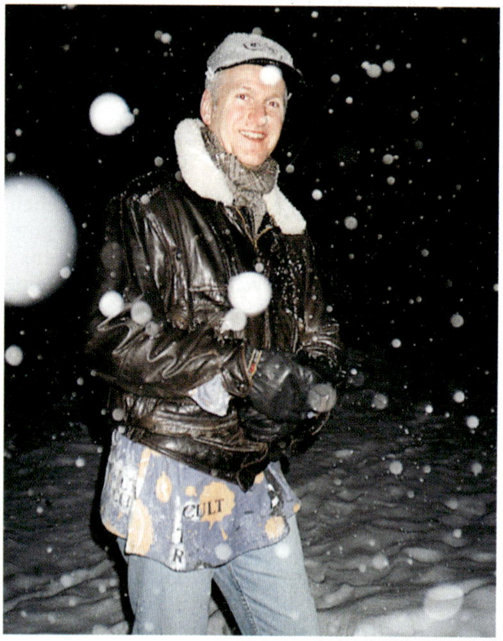

Ich bin am 8. Oktober 1952 in Rotterdam geboren. Nach Abschluß der Schule mit dem Abitur habe ich nach einer „kleinen" Unterbrechung (Wehrdienstzeit von 16 Monaten) die Ausbildung zum Physiotherapeuten an der „Rotterdamer Akademie für Fysiotherapie" begonnen und sie im Mai 1979 beendet.

Im Anschluß daran habe ich die Ausbildung in Orthopädischer Medizin bei Dr. James Cyriax in London und die Ausbildung in Manueller Therapie bei Prof. F. Kaltenborn und Prof. O. Evjenth in Deutschland absolviert. Seit Anfang 1981 unterrichte ich Orthopädische Manuelle Therapie in dem ehemaligen „International Seminar for Orthopaedic Manipulative Therapy – Kaltenborn / Evjenth Konzept®" (seit 1998 „Weiterbildungsträger – Kaltenborn/Evjenth Konzept®" genannt).

Von August 1980 bis Januar 1984 war ich in der „Akademie für Fysiotherapie" in Rotterdam als Lehrer für den Massageunterricht zuständig.

Ich war zunächst als freier Mitarbeiter in einer Praxis in Gouda (NL) als Physiotherapeut tätig, bis ich im September 1981 meine eigene Praxis in der gleichen Stadt eröffnet habe. In dieser Praxis habe ich bis Ende Januar 1990 als Physiotherapeut gearbeitet. Neben meiner Unterrichtstätigkeit arbeite ich nun als freier Mitarbeiter in einer Praxis in Grünstadt (BRD).

Gleich zu Anfang meiner beruflichen Aktivitäten als Physiotherapeut habe ich mich immer wieder mit der Frage auseinandergesetzt, warum Patienten Symptome wie Schmerzen und Veränderungen ihrer Beweglichkeit zeigen und wie wir als Physiotherapeuten auf diese Veränderungen Einfluß nehmen können. Um diesen Fragen auf den Grund zu gehen, habe ich mich mehr und mehr mit neurophysiologischen Vorgängen und später mit dem Thema „Bindegewebsphysiologie" auseinandergesetzt, in der Hoffnung, Antworten auf meine Fragen zu erhalten. Zu diesem Zweck habe ich mehrere Kurse zu den oben genannten Themen besucht und lange und intensive Literaturstudien betrieben.

Das Ergebnis dieser Suche nach Erklärungsmodellen liegt Ihnen mit diesem Buch vor.

Meine Hobbys sind Reisen, Inline skating, Schlittschuh laufen, Ski fahren und Tennis spielen.

Jan Maria Hendrick Cabri
Autor

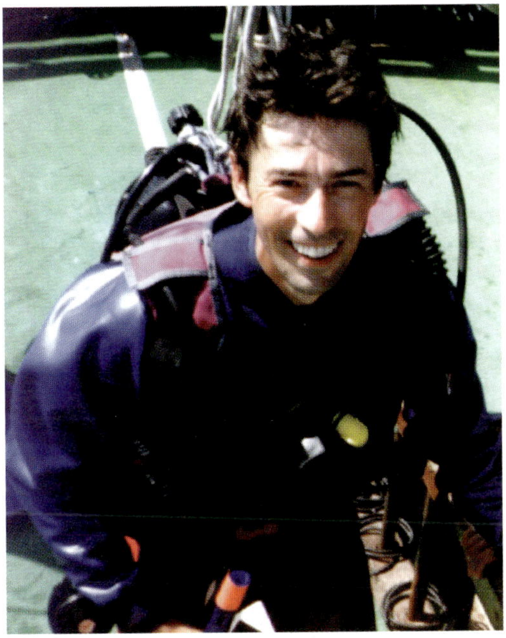

Ich bin am 28. Juli 1959 in Brüssel, Belgien, geboren. Ich lebe zur Zeit mit meiner Frau Catherine Hutsemékers und unserer Tochter in Lissabon, Portugal, und arbeite an der Universidade Técnica de Lisboa, Faculdade de Motricidade Humana.

Mein beruflicher Lebenslauf:

Ausbildung:

1981	Graduiert in Physikalischer Therapie (technical degree) am Institut für Erziehung und Physikalische Therapie in Dilbeek, Belgien
1983	M. Sc. in Rehabilitation und Physikalischer Therapie Abschluß an der Freien Universität Brüssel
1989	Ph. D. in Rehabilitation und Physikalischer Therapie Abschluß an der Freien Universität Brüssel

Beruflicher Werdegang:

1981	Praktikum als Physiotherapeut
1984	Research Associate am Department for Human Anatomy der Freien Universität Brüssel für Forschungprojekte in Isokinetik, Dynamometrie und kinesiologische Elektromyographie
1985 – 1991	Assistent am Higher Institute for Physical Education and Physical Therapy, Dept. Experimental Anatomy, Freie Universität Brüssel
1991	Associate Professor an der Abteilung für Humanphysiologie und Sportmedizin, Freie Universität Brüssel

zur Zeit Invited Associate Professor an der Universidade Técnica de Lisboa, Faculdade de Motricidade Humana, Lissabon

Inhaltsverzeichnis

1 Grundlagen der Bindegewebsphysiologie ... 1

1.1 Aufgaben des Bindegewebes ... 1
1.2 Bestandteile des Bindegewebes ... 3
1.3 Zellen ... 5
1.3.1 Ortsständige oder fixe Zellen ... 5
1.3.2 Bewegliche oder mobile Zellen ... 11
1.4 Matrix ... 16
1.4.1 Kollagene Fasern ... 18
1.4.2 Elastische Fasern ... 28
1.4.3 Grundsubstanz ... 31
1.4.4 Wasser ... 37
1.4.5 Nicht-kollagene Proteine ... 41
1.5 Physiologie: Ernährung des Bindegewebes ... 44
1.5.1 Diffusion ... 44
1.5.2 Osmose ... 45
1.5.3 Physiologische Be- und Entlastung ... 47
1.6 Wundheilung ... 48
1.6.1 Entzündungs- oder Reizungsphase ... 48
1.6.2 Proliferationsphase ... 49
1.6.3 Konsolidierungsphase ... 50
1.6.4 Organisations- oder Umbauphase ... 51

2 Strukturen der Funktionseinheit Gelenk ... 52

2.1 Knochen ... 54
2.1.1 Äußere Erscheinung ... 54
2.1.2 Funktion ... 55
2.1.3 Aufbau ... 56
2.1.4 Komponenten ... 62
2.1.5 Knochenbildung ... 65
2.1.6 Knochenwachstum ... 68
2.1.7 Durchblutung und Innervation ... 71
2.1.8 Physiologie: Regulation des Kalziumhaushalts ... 73
2.1.9 Pathophysiologie: Demineralisierung und Osteoporose ... 75
2.1.10 Knochenheilung ... 76
2.2 Gelenkknorpel ... 79
2.2.1 Äußere Erscheinung ... 79
2.2.2 Funktion ... 79
2.2.3 Aufbau ... 80
2.2.4 Komponenten ... 81
2.2.5 Physiologie: Regulation des Wasserhaushalts ... 85
2.2.6 Pathophysiologie: Degeneration und Arthrose ... 89
2.2.7 Regeneration ... 92
2.2.8 Gelenkschmierung ... 93
2.3 Menisken ... 94
2.3.1 Äußere Erscheinung ... 94
2.3.2 Funktion ... 94
2.3.3 Aufbau ... 94
2.3.4 Komponenten ... 96
2.3.5 Durchblutung und Innervation ... 97
2.3.6 Physiologie: Transportmechanismen ... 98
2.3.7 Pathophysiologie: Degeneration und Traumen ... 100
2.3.8 Regeneration und Wundheilung ... 101
2.4 Intraartikuläre Disken ... 102
2.4.1 Äußere Erscheinung ... 102
2.4.2 Funktion ... 102
2.4.3 Aufbau ... 102
2.4.4 Komponenten ... 103
2.4.5 Durchblutung und Innervation ... 104
2.4.6 Physiologie: Anpassung an Belastungen ... 104
2.4.7 Pathophysiologie: Degeneration und Traumen ... 105
2.4.8 Regeneration und Wundheilung ... 107
2.5 Meniskoiden ... 107
2.5.1 Äußere Erscheinung ... 107
2.5.2 Funktion ... 107
2.5.3 Aufbau ... 107
2.5.4 Komponenten ... 108
2.6 Bandscheibe ... 108
2.6.1 Äußere Erscheinung ... 109
2.6.2 Funktion ... 109
2.6.3 Aufbau ... 109
2.6.4 Komponenten ... 111
2.6.5 Durchblutung und Innervation ... 115
2.6.6 Physiologie: Transportmechanismen ... 118
2.6.7 Pathophysiologie: Degeneration, Prolaps und Protrusion ... 121
2.6.8 Regeneration und Wundheilung ... 124
2.7 Gelenkkapsel und Bänder ... 125
2.7.1 Äußere Erscheinung ... 125
2.7.2 Funktion ... 125
2.7.3 Aufbau ... 127
2.7.4 Komponenten ... 128
2.7.5 Durchblutung und Innervation ... 134
2.7.6 Physiologie: Adhäsion und subatmosphärischer Druck ... 135
2.7.7 Pathophysiologie: Degeneration und Traumen ... 136
2.7.8 Regeneration und Wundheilung ... 139

2.8 Synovialflüssigkeit ... 142
2.8.1 Äußere Erscheinung ... 142
2.8.2 Aufbau ... 142
2.8.3 Funktion ... 143
2.8.4 Komponenten ... 143
2.8.5 Physiologie: Produktion und Resorption ... 144
2.8.6 Pathophysiologie: Qualitative Veränderungen ... 144
2.9 Knochen-Sehnen-Übergang ... 145
2.9.1 Äußere Erscheinung ... 145
2.9.2 Funktion ... 147
2.9.3 Aufbau ... 147
2.9.4 Komponenten ... 150
2.9.5 Durchblutung und Innervation ... 151
2.9.6 Physiologie: Spezifische Belastungsreize ... 152
2.9.7 Pathophysiologie: Degeneration und Traumen ... 153
2.9.8 Regeneration ... 154
2.10 Sehne ... 156
2.10.1 Äußere Erscheinung ... 156
2.10.2 Funktion ... 156
2.10.3 Aufbau ... 156
2.10.4 Komponenten ... 159
2.10.5 Durchblutung und Innervation ... 162
2.10.6 Physiologie: Reaktionen auf Belastungs reize und Temperaturveränderungen ... 162
2.10.7 Pathophysiologie: Degeneration und Traumen ... 164
2.10.8 Regeneration und Wundheilung ... 168
2.11 Muskel-Sehnen-Übergang ... 169
2.11.1 Äußere Erscheinung ... 170
2.11.2 Funktion ... 170
2.11.3 Aufbau ... 170
2.11.4 Komponenten ... 173
2.11.5 Durchblutung und Innervation ... 174
2.11.6 Physiologie: Belastungsreize ... 174
2.11.7 Pathophysiologie: Degeneration und Rupturen ... 175
2.11.8 Regeneration und Wundheilung ... 175
2.12 Bindegewebe innerhalb des Muskelbauches ... 175
2.12.1 Äußere Erscheinung ... 176
2.12.2 Funktion ... 176
2.12.3 Aufbau ... 176
2.12.4 Komponenten ... 176
2.12.5 Durchblutung und Innervation ... 177
2.12.6 Physiologie: Belastungsreize ... 178
2.12.7 Pathophysiologie: Degenerationserscheinungen ... 178
2.12.8 Regeneration ... 181
2.13 Kontraktile Elemente der quergestreiften Muskulatur ... 182
2.13.1 Funktionelle Histologie des Skelettmuskels ... 182
2.13.2 Muskelrezeptoren ... 186
2.13.3 Kontraktionsmechanismus ... 189
2.13.4 Kraftentwicklung im Muskel ... 192
2.13.5 Biochemische Prozesse im Muskel ... 196
2.14 Periphere Nerven ... 214
2.14.1 Äußere Erscheinung ... 214
2.14.2 Funktion ... 214
2.14.3 Aufbau ... 215
2.14.4 Komponenten ... 220
2.14.5 Durchblutung und Innervation ... 222
2.14.6 Physiologie: Absorption von Belastungen ... 225
2.14.7 Pathophysiologie: Degeneration und Traumen ... 228
2.14.8 Regeneration und Wundheilung ... 232

3 Haut und Thermoregulation ... 237

3.1 Haut ... 237
3.1.1 Äußere Erscheinung ... 237
3.1.2 Funktion ... 237
3.1.3 Aufbau ... 239
3.1.4 Komponenten ... 241
3.1.5 Hautanhangsgebilde ... 248
3.1.6 Durchblutung und Innervation ... 251
3.1.7 Physiologie: Pigmentierung und Vitamin D-Produktion ... 256
3.1.8 Pathophysiologie: Degeneration und Verletzungen ... 258
3.1.9 Regeneration und Wundheilung ... 260
3.2 Thermoregulation ... 262
3.2.1 Temperaturkontrolle ... 263
3.2.2 Temperaturmessung ... 264
3.2.3 Wärmeproduktion ... 266
3.2.4 Wärmeabgabe ... 267
3.2.5 Temperaturveränderungen ... 269

4 Positive und negative Effekte auf die bindegewebigen Strukturen des Bewegungsapparates ... 271

4.1 Positive Effekte ... 271
4.1.1 Substanzen in den Nährstoffen ... 271
4.1.2 Physiologische Reize ... 280
4.2 Negative Effekte ... 282
4.2.1 Überbelastung der Strukturen ... 282
4.2.2 Unterbelastung der Strukturen ... 282
4.2.3 Immobilisation und ihre Auswirkungen ... 283
4.2.4 Medikamente ... 285
4.2.5 Eisanwendungen und mögliche Komplikationen ... 286
4.2.6 Weitere Faktoren ... 287

Glossar ... 288

Literatur ... 290

Sachverzeichnis ... 302

1 Grundlagen der Bindegewebsphysiologie

In der Physiotherapie spielt die Behandlung des Bewegungsapparates eine zentrale Rolle. Die einzelnen Strukturen, die dabei untersucht und beeinflußt werden, bestehen zum größten Teil aus Bindegewebe. Die erste Abbildung gibt eine Übersicht über die verschiedenen Bindegewebsarten unseres Körpers mit den hauptsächlichen physiotherapeutischen Behandlungsmöglichkeiten. (Abb. 1.**1**)

Während das straffe ungeformte Bindegewebe von Kapseln und Faszien physiotherapeutisch häufig mit Dehnungen und Mobilisation behandelt wird, stehen nach Verletzungen von straffem geformtem Bindegewebe der Sehnen, Bändern und Aponeurosen oft Friktionen im Vordergrund der physiotherapeutischen Maßnahmen. Die zweite Abbildung verdeutlicht die Unterschiede zwischen ungeformtem und geformtem straffen Bindegewebe. (Abb. 1.**2**)

Das hyaline und kollagenfaserige Bindegewebe des Knorpelgewebes sowie das Knochengewebe wird von Physiotherapeuten mit physiologischen Be- und Entlastungen behandelt. Embryonales und retikuläres Bindegewebe, Fettgewebe, lockeres und elastisches Bindegewebe sowie Zahnbein und Zahnzement können von Physiotherapeuten normalerweise nicht spezifisch beeinflußt werden. Warum gerade die genannten physiotherapeutischen Maßnahmen für die einzelnen Bindegewebsstrukturen wichtig sind und die physiologischen Funktionen verbessern bzw. nach einer Schädigung wiederherstellen, erklärt sich aus der speziellen Zusammensetzung der Bindegewebsbestandteile und den physiologischen Abläufen innerhalb ihrer Mikrostruktur. Diese Abläufe müssen Physiotherapeuten verstehen, um zu erkennen, welche Maßnahmen zur Behandlung eines Gewebes eingesetzt werden müssen, wie diese Maßnahmen wirken und was zu beachten ist, damit sie zu einem Behandlungserfolg führen.

Bevor ich im zweiten Kapitel auf jede der einzelnen Strukturen eingehe, möchte ich zunächst die allgemeinen physiologischen Abläufe im Bindegewebe beschreiben, auf deren Grundlage die jeweils spezifischen Probleme der einzelnen Strukturen verständlich werden.

Das Bindegewebe besteht aus *Zellen* und extrazellulären Bestandteilen, der *Matrix*. Diese bilden zusammen mit den Kapillaren eine Trias, die Grundlage aller mehrzelligen Organismen ist. Über die *Kapillare* gelangt sauer- und nährstoffreiches Blut in das Bindegewebe. Die Bindegewebszellen erhalten ihre Nährstoffe und Sauerstoff also über die Matrix. Diese bildet ein Sieb, das darüber entscheidet, welche Stoffe durch die Matrix zur Zelle gelangen können und welche nicht. Die Zellen können die so zu ihnen gelangenden Stoffe aufnehmen und weiter verwenden. Die Funktion der Zellen ist aufgrund dieses Selektionsprozesses in besonderem Maße vom Aufbau und der Funktion der Matrix abhängig. *Diffusions- und Osmoseprozesse* versorgen auch weniger oder nicht durchblutete Strukturen des Bindegewebes. *Physiologische Be- und Entlastungen* unterstützen diese Prozesse und tragen damit zur ständigen Erneuerung des Gewebes bei. Das ist besonders wichtig nach Schädigungen in allen Phasen der *Wundheilung*.

Aufgaben und Bestandteile des Bindegewebes, Zellen und Matrix sowie Versorgung und Wundheilung stehen somit im Mittelpunkt der folgenden Teilkapitel.

1.1 Aufgaben des Bindegewebes

Die *Funktionen des Bindewegewebes* sind sehr vielfältig und teilweise typisch für spezifische Gewebsarten. Es lassen sich folgende Funktionen unterscheiden:

- **Verbindende Funktion:** Einzelne Gewebe werden miteinander verbunden. Die Knochen werden z.B. mittels bindegewebiger Kapseln und Bänder verbunden, aber auch mit Hilfe der Muskeln und deren Sehnen, die am Knochen inserieren.
- **Stützende Funktion:** Da Knochen auch zum Bindegewebe gehören, besteht auch eine stützende Funktion. Wir sind damit in der Lage, uns gegen die Schwerkraft aufzurichten.
- **Schützende Funktion:** Knochengewebe schützt z.B. die wichtigen Organe in Thorax und Becken und das Gehirn im Schädel gegen einwirkende Kräfte. Aber auch andere Bindegewebsarten besitzen wichtige schützende Funktionen für Zellen und innere Organe, z.B. biomechanisch durch die Absorption von Kräften.

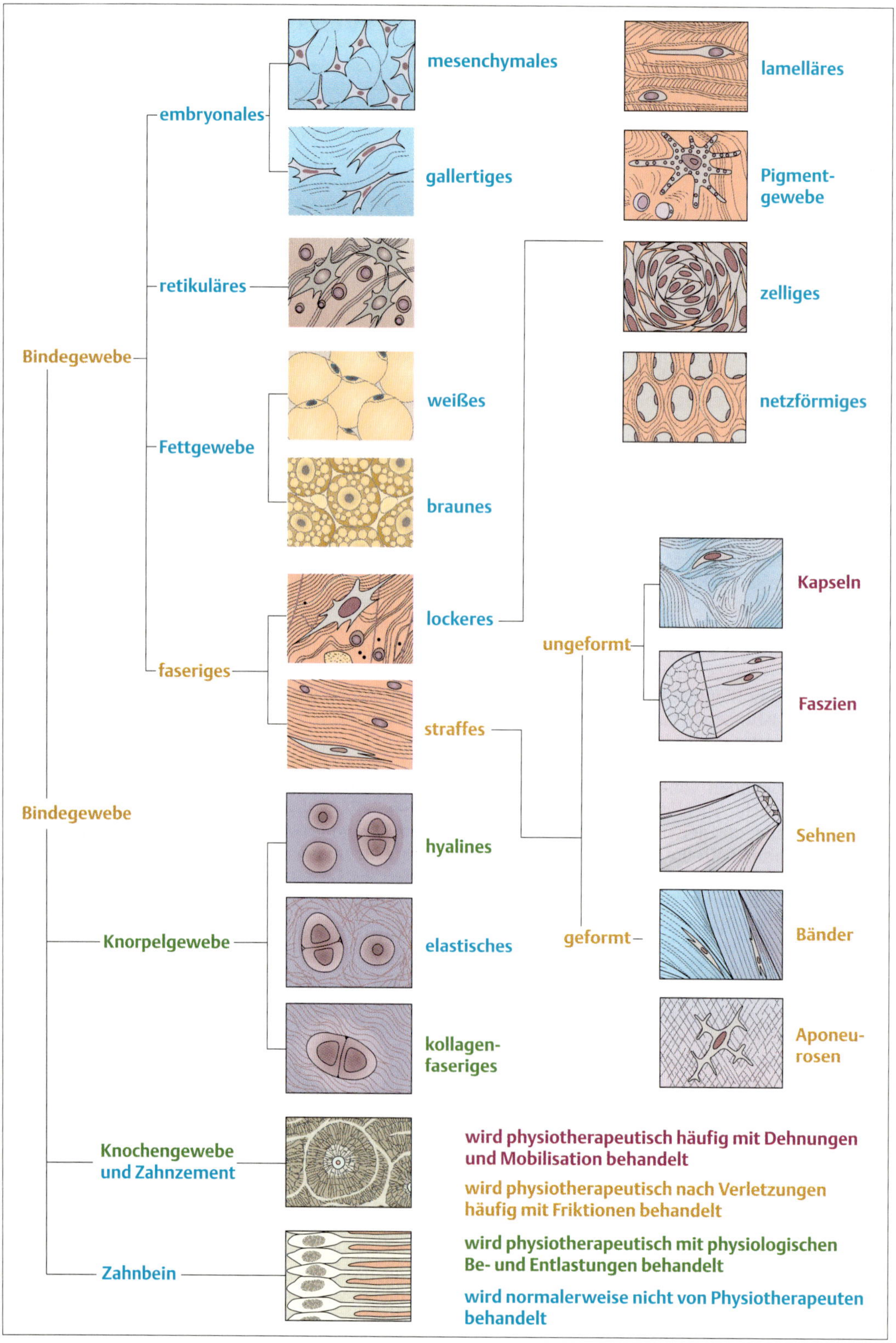
Bindegewebe
embryonales
mesenchymales
gallertiges
retikuläres
Fettgewebe
weißes
braunes
faseriges
lockeres
straffes
lamelläres
Pigment-
gewebe
zelliges
netzförmiges
ungeformt
Kapseln
Faszien
geformt
Sehnen
Bänder
Aponeu-
rosen
Bindegewebe
Knorpelgewebe
hyalines
elastisches
kollagen-
faseriges
Knochengewebe
und Zahnzement
Zahnbein
wird physiotherapeutisch häufig mit Dehnungen und Mobilisation behandelt
wird physiotherapeutisch nach Verletzungen häufig mit Friktionen behandelt
wird physiotherapeutisch mit physiologischen Be- und Entlastungen behandelt
wird normalerweise nicht von Physiotherapeuten behandelt

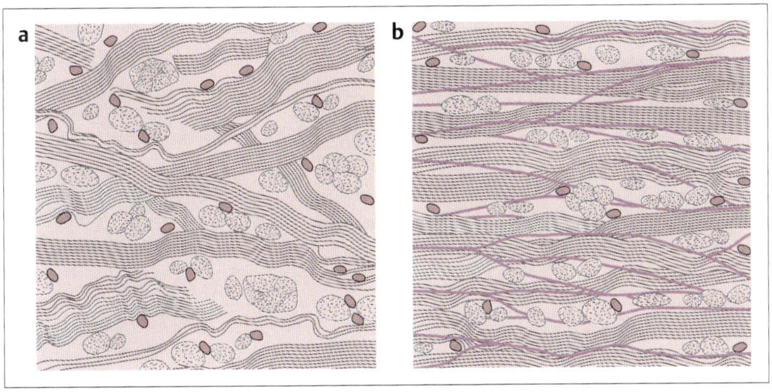

Abb. 1.2 a u. b Straffes Bindegewebe: ungeformtes straffes Bindegewebe, z. B. in der Gelenkkapsel (**a**), und geformtes straffes Bindegewebe, z. B. in Sehnen (**b**).

- **Abwehrfunktion:** Im Bindegewebe befinden sich sehr viele phagozytierende Zellen. Sie sind Teil unseres Immunsystems und werden bei allen möglichen Angriffen auf unseren Körper aktiv. Daneben bildet das Bindegewebe eine mechanische Barriere gegen eindringende Fremdkörper. Die Matrix bildet dabei durch ihr enges Netzwerk ein mechanisches Hindernis gegen die eventuelle Penetration von Fremdkörpern ins Gewebe.
- **Informationsfunktion:** Bindegewebe und vor allem das darin gebundene Wasser haben eine wichtige Aufgabe als Informationsträger und Vermittler. Insbesondere durch die Arbeiten von Pischinger und Heine (Heine 1991, Pischinger 1990) ist diese Funktion des Bindegewebes und deren Bedeutung bekannt geworden.
- **Transport- und Ernährungsfunktion:** Im Bindegewebe befinden sich Transportwege für die Nährstoffe, die sich von den Kapillaren zu den Zellen bewegen, und für die Abfallprodukte, die von den Zellen zu den Venen und Lymphgefäßen gebracht werden. Durch die Matrix und deren interstitielle Flüssigkeit wird ein Milieu gebildet, das mit dem einzelliger Lebewesen im Wasser vergleichbar ist. Wie die Einzeller erhalten auch die Bindegewebszellen ihre lebenswichtigen Substanzen über das Medium Wasser.

1.2 Bestandteile des Bindegewebes

Im Bindegewebe kann man grundsätzlich *zelluläre* und *extrazelluläre* Bestandteile unterscheiden. Die *Zellen* des Bindegewebes teilt man in *ortsständige* bzw. *fixe* Zellen ein, die immer im Bindegewebe vorkommen, und in *bewegliche* bzw. *mobile* Zellen, die sich in bestimmten Situationen durch das Bindegewebe bewegen können.

Alle extrazellulären Bestandteile des Bindegewebes bezeichnet man als *Matrix*. Sie wird deshalb auch *extrazelluläre Matrix* genannt. Da sie keine spezifische Form besitzt, heißt sie auch *amorphe Matrix*.

Die Matrix enthält folgende Komponenten:
- Kollagene Fasern
- Elastische Fasern
- Grundsubstanz
- Wasser
- Nicht-kollagene Proteine

Die kollagenen Fasern des Bindegewebes bestehen aus kollagenen Fibrillen, die wiederum aus kollagenen Proteinen aufgebaut sind. Die elastischen Fasern bestehen ebenfalls aus Fibrillen und Mikrofibrillen, jedoch aus elastischen, und sind aus Strukturproteinen zusammengesetzt. Die Grundsubstanz des Bindegewebes besteht aus Proteoglykanen (PGs) und Glykosaminoglykanen (GAGs) sowie Proteoglykanaggregaten. Die Grundsubstanz verbindet Zellen und Fasern miteinander und bindet außerdem Wasser. Um diese Bindungen zu ermöglichen, enthält die Matrix auch nicht-kollagene Proteine, die Verbindungs- und Vernetzungsproteine.

Die Unterschiede der einzelnen Gewebe des Bewegungsapparates ergeben sich aus der Art der Bindegewebszellen und den unterschiedlichen extrazellulären Bestandteilen, die von den Zellen produziert werden. Die Menge der synthetisierten Komponenten wird dabei durch einen Rückkopplungsmechanismus gesteuert: Wenn die Zelle beispielsweise viel Kollagen produziert, wird automatisch die Menge an synthetisierten Glykosaminoglykanen und Proteoglykanen geringer und umgekehrt. Extrazelluläre Abspaltungen, d.h. kleine Komponenten des produzierten Kollagens, geben die Information an die Zelle weiter. So wird die Produktionsmenge ständig neu bestimmt und kontrolliert. Auch

◀ Abb. 1.1 Übersicht über die Bindegewebsarten unseres Körpers mit den hauptsächlichen physiotherapeutischen Behandlungsmöglichkeiten.

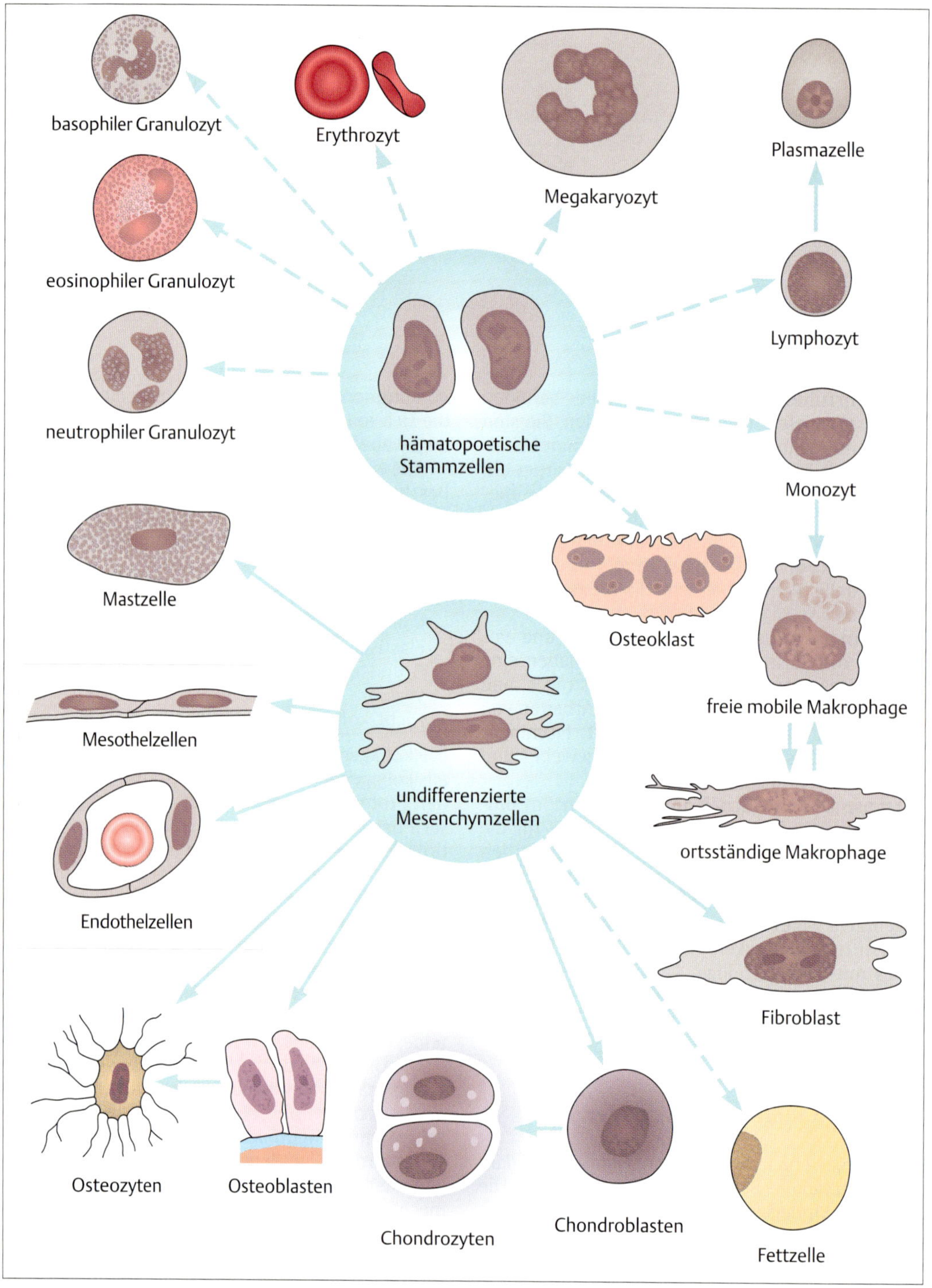

Abb. 1.3 Übersicht über Zellen, die sich aus hämatopoetischen Stammzellen entwickeln, und Zellen, die aus undifferenzierten Mesenchymzellen abstammen.

die Produktion von Elastin, von Proteoglykanen und Glykosaminoglykanen wird über einen solchen Rückkopplungsmechanismus gesteuert.

Zusammenfassung:
Aufgaben und Bestandteile des Bindegewebes

Das Bindegewebe hat eine

- verbindende Funktion,
- stützende Funktion,
- schützende Funktion,
- Abwehrfunktion,
- Informationsfunktion und eine
- Transport- und Ernährungsfunktion.

Bindegewebe besteht aus den Zellen und den von den Zellen produzierten extrazellulären Bestandteilen, der Matrix.

1.3 Zellen

Die Zellen, die in unserem Bindegewebe vorkommen, sind so unterschiedlich wie die Bindegewebsarten selbst. Abb. 1.**3** gibt einen Überblick über ortsständige oder fixe Zellen, die aus undifferenzierten Mesenchymzellen abstammen, und bewegliche Zellen, die sich aus hämatopoetischen Stammzellen entwickeln.

1.3.1 Ortsständige oder fixe Zellen

Ortsständige oder fixe Zellen sind, wie der Name schon sagt, im Gewebe gebunden. Das bedeutet, daß sie innerhalb des Bindegewebes entstehen, dort leben und sterben. Sie besitzen keine oder nur eine geringe Mobilität. Alle ortsständigen Zellen entstehen embryonal aus den Mesenchymzellen des Mesoderms.

Die ortsständigen oder fixen Zellen lassen sich einteilen in die *Bindegewebszellen*

- Fibroblasten und Fibrozyten,
- Chondroblasten und Chondrozyten,
- Osteoblasten und Osteozyten

und *andere ortsständige oder fixe Zellen*, die im Bindegewebe vorkommen,

- Mastzellen,
- Fettzellen.

Mesothelzellen findet man z.B. in der Pleura, Endothelzellen in den Wänden der Gefäße. Aus den Megakaryozyten entwickeln sich die Blutplättchen, Plasmazellen kommen, wie der Name schon sagt, im Blutplasma vor. Da Mesothel- und Endothelzellen keine Bindegewebszellen sind, spielen sie im weiteren keine Rolle.

Spezifische ortsständige Zellen des Bindegewebes

Der Unterschied zwischen einem *Fibroblasten* und einem *Fibrozyten*, einem *Chondroblasten* und einem *Chondrozyten* oder einem *Osteoblasten* und *Osteozyten* wird in der Literatur unterschiedlich beschrieben. Einige Autoren sind der Meinung, daß der *Blast* die junge Zelle repräsentiert und der *Zyt* die erwachsene Zelle. Andere Autoren dagegen beschreiben den Blast als die synthetisch aktivere Zelle und den Zyt als die ruhende, weniger aktive oder inaktive Zelle.

Histologisch unterscheidet sich der Blast einerseits optisch vom Zyt, der normalerweise kleiner, schmaler und eher von länglicher Form ist. Anderseits sieht man, daß der Blast im Gegensatz zum Zyt ein großes endoplasmatisches Retikulum und einen großen Golgi-Apparat besitzt und reich an Mitochondrien ist. (Abb. 1.**4**)

Der Säuregrad des Gewebes bestimmt, zu welchem Zelltyp sich die Mesenchymzellen entwikkeln. In Geweben mit hohem Sauerstoffgehalt und dementsprechend hohem pH-Wert trifft man Fibroblasten oder Osteoblasten an. Sie können nur in einem alkalischen Milieu überleben. Chondroblasten hingegen entstehen in schlecht durchbluteten Geweben mit geringem Sauerstoffgehalt und niedrigem pH-Wert, also in einem sauren Milieu.

Fibroblasten und Fibrozyten

Diese Zellen findet man in Kapseln, Bändern, Aponeurosen, Membranen, Sehnen, Sehnenscheiden, intramuskulärem und intraneuralem Bindegewebe und teilweise in Menisken, Disken und Bandscheiben. In all diesen Geweben ist das Sauerstoffangebot relativ hoch. Sie sind normal durchblutet und haben einen relativ hohen pH-Wert und einen niedrigen Säuregrad. Der Name Fibro*blast* deutet an, daß diese Zellen in der Lage sind, Fasern zu produzieren. Fibroblasten produzieren vornehmlich *kollagene* und *elastische Fasern*. Sie synthetisieren des weiteren die Glykosaminoglykane (GAGs) und Proteoglykane (PGs), die die Grundsubstanz bilden, und die verschiedenen nicht-kollagenen Proteine, die als Verbindungs- und Vernetzungsproteine für die Stabilität des Bindegewebes sorgen. (Abb. 1.**5**)

Für die Synthese dieser Matrixkomponenten besitzen die Fibroblasten ein ausgeprägtes endoplasmatisches Retikulum, einen großen Golgi-Apparat und viele Mitochondrien, die die für die Synthese notwendige Energie liefern. (Abb. 1.**6**)

Der Zellkern (Nukleus) der Fibroblasten ist groß und elipsoid, der Kern der Fibrozyten dagegen dunkler, kleiner und eher länglich. Der Fibroblast hat im Gegensatz zum Fibrozyten zudem viele und große zytoplasmatische Ausläufer. (Abb. 1.**7**)

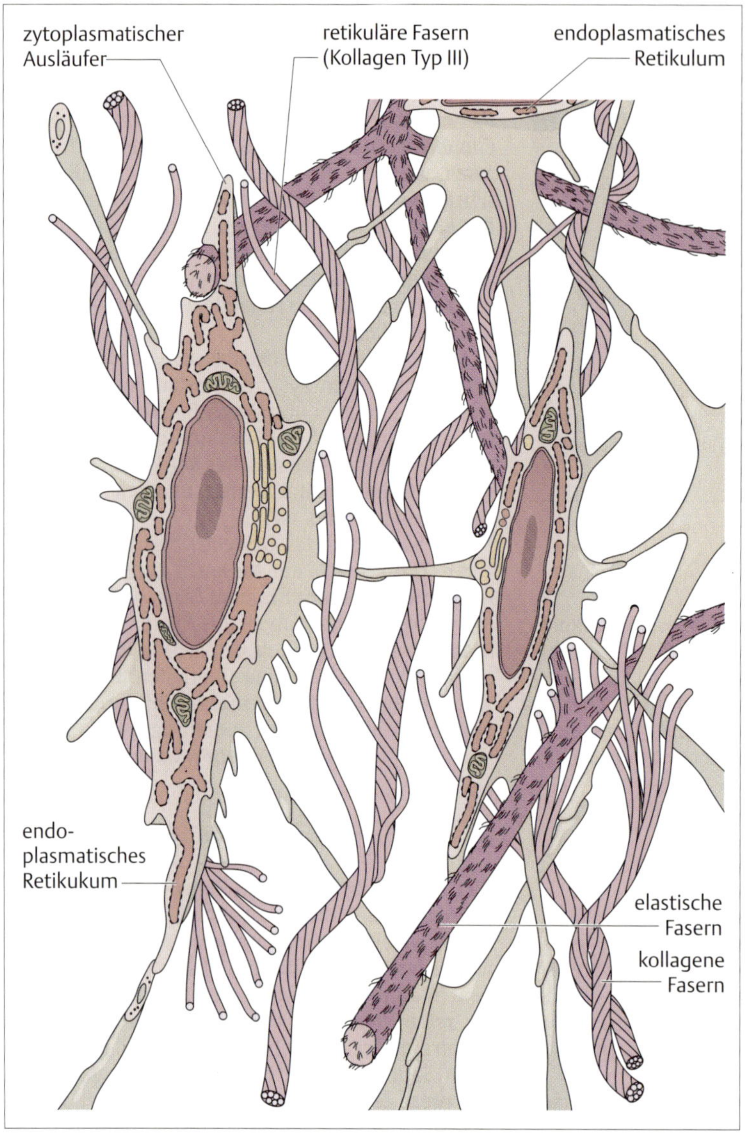

Abb. 1.4 Unterschiede zwischen Blast und Zyt am Beispiel von Fibroblast (links) und Fibrozyt (rechts): Der aktive Blast ist größer als der inaktive Zyt. Das größere endoplasmatische Retikulum des Blasten weist auf stärkere Syntheseaktivitäten hin.

Fibroblasten können phagozytieren. Dabei enthalten sie nur wenige Lysosomen, die den Verdauungsprozeß der Phagozytose unterstützen. Weiter sind die Zellen in der Lage, Kollagenase in geringen Mengen freizusetzen. Kollagenase ist ein Enzym, das die Molekularstruktur des Kollagens aufbrechen kann. Das ist wichtig, damit alte kollagene Moleküle abgebaut und durch neue ersetzt werden können. Die Kollagenase kann die verschiedenen stabilisierenden Verbindungen im Gewebe wie H-Brücken, Disulfidbrücken und kovalente Bindungen (s. S. 27) zwischen und innerhalb der kollagenen Moleküle auflösen. Es ist denkbar, daß der Effekt der Kollagenase therapeutisch genutzt wird, beispielsweise bei der Mobilisation von Gelenken oder bei der Muskeldehnung.

Fibroblasten spielen eine zentrale Funktion während der Wundheilung. Dabei spielen die Myofibroblasten, eine Sonderform der Fibroblasten, eine große Rolle. Der Myofibroblast besitzt innerhalb der Zelle Aktin- und enthält möglicherweise auch Myosinfilamente. Damit ist er in der Lage, sich zu kontrahieren.

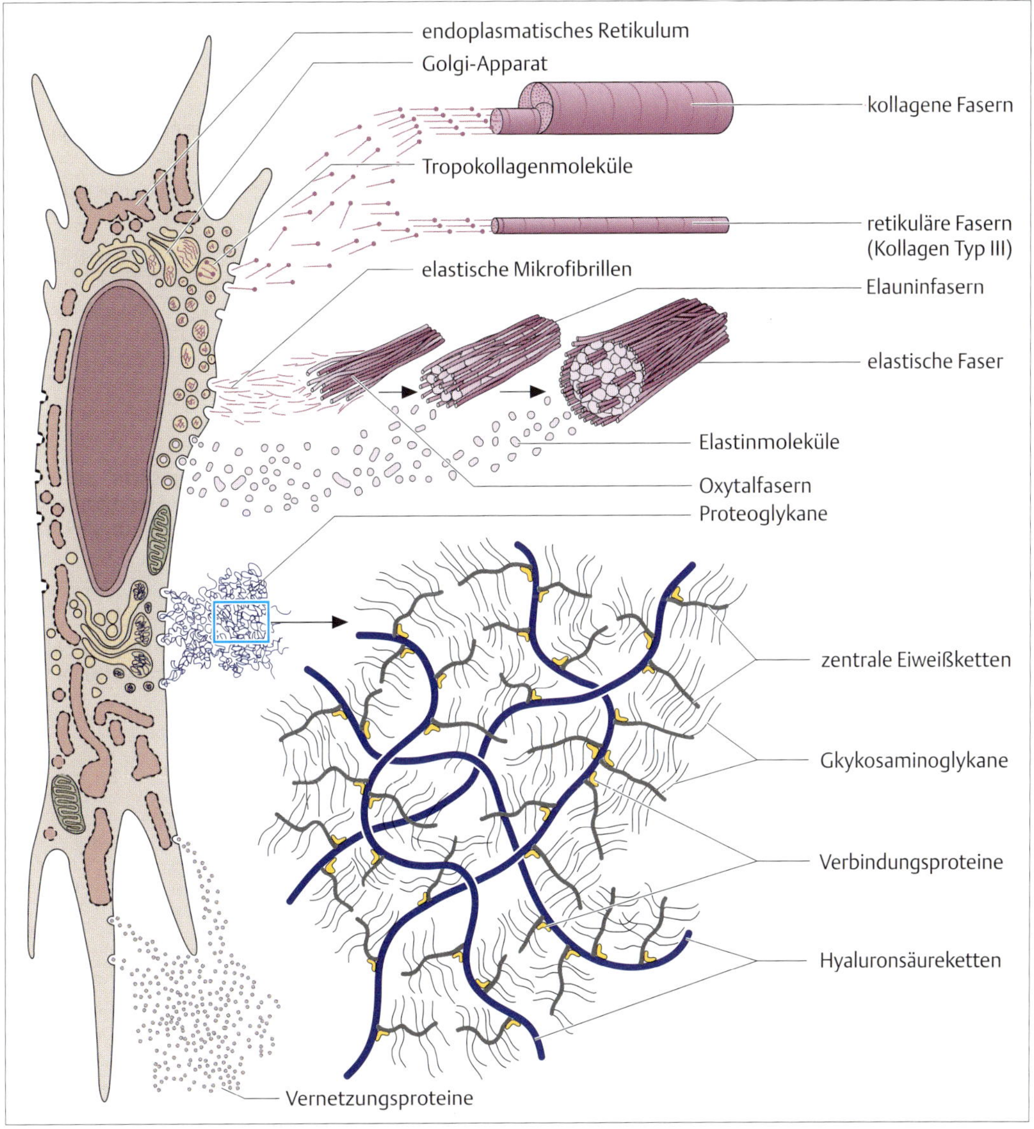

Abb. 1.5 Fibroblast und die extrazellulären Bestandteile, die er synthetisiert.

Myofibroblasten findet man während der ersten Periode der Wundheilung, vor allem in der Proliferationsphase im Gewebe. Sie sind dort für die Stabilität des neu wachsenden Gewebes verantwortlich. Wenn dann in der Konsolidierungs- und Umbauphase der Wundheilung die kollagenen Fasern dikker und stabiler werden und die Menge an Grundsubstanz zunimmt, sinkt die Zahl der Myofibroblasten. Sie sind nicht mehr notwendig und verschwinden langsam wieder. (s. S. 48 f)

Außer in Wundheilungprozessen findet man Myofibroblasten auch während entzündlicher, z. B. rheumatischer, Prozesse. Auch bei Erkrankungen wie Morbus Dupuytren oder bei Leberzirrhose sind Myofibroblasten aktiv. Man nimmt an, daß beim M. Dupuytren ihre Anwesenheit durch eine hohe Konzentration an freien Radikalen (s. Kap. 4) im Gewebe verursacht wird. Physiotherapeutische Maßnahmen, die Gewebe unter Myofibroblasteneinfluß dehnen, sind wenig erfolgversprechend. Unter normalen Umständen sind Myofibroblasten nur in der Milz, im Uterus, in den Ovarien, in der Gefäßwand und im Bindegewebe der Hoden zu finden.

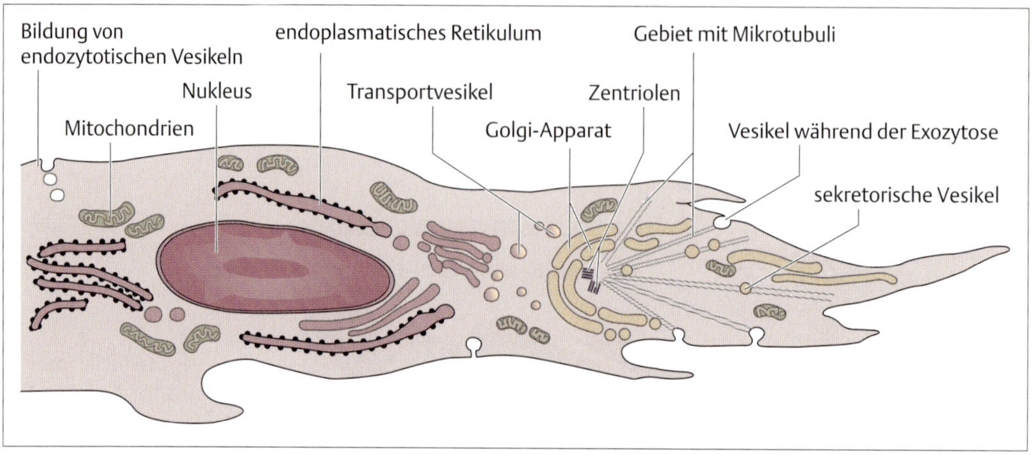

Abb. 1.**6** Intrazelluläre Bestandteile eines Fibroblasten: Der Fibroblast hat einen großen elipsoiden Nukleus. Für die Synthese der Matrixkomponenten besitzt er ein ausgeprägtes endoplasmatisches Retikulum, einen großen Golgi-Apparat, endozytotische und exozytotische Vesikel, Transportvesikel und sekretorische Vesikel sowie viele Mitochondrien. Die Mikrotubuli stabilisieren die Zelle.

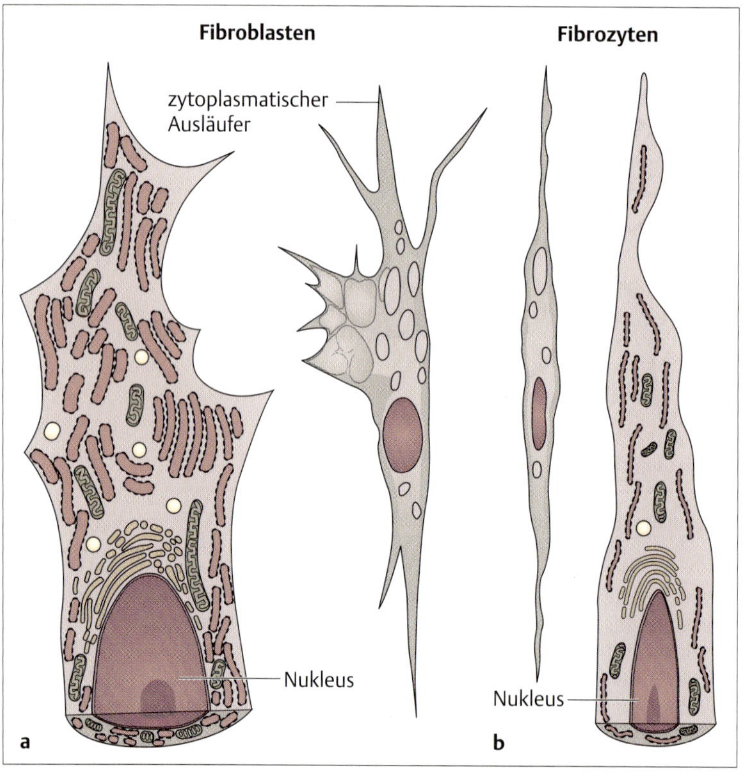

Abb. 1.**7 a** u. **b** Fibroblast (**a**) und Fibrozyt (**b**) im Vergleich.

Chondroblasten und Chondrozyten

Diese Zellen findet man in Geweben, in denen das Sauerstoffangebot niedrig ist. Diese Gewebe besitzen keine direkte Durchblutung. Ihr pH-Wert ist niedrig, das Gewebe sauer. Im Knorpel findet man ausschließlich solche Zellen, außerdem in den Strukturen der Bandscheiben, der Disken und Menisken, in denen keine Gefäße mehr vorhanden sind. Im Knorpel liegen die aktiven und runden Chondroblasten meistens in Gruppen zusammen. (Abb. 1.**8**)

Weiter existieren Chondroblasten und Chondrozyten im Bereich der direkten Insertionen von Bändern und Sehnen am Knochen. Das bedeutet, daß es auch an diesen Stellen Gebiete mit schlechter Durchblutung gibt. Chondroblasten und Chondrozyten erhalten den notwendigen Sauerstoff und die Nährstoffe über Diffusion und Osmose. Ihre Abfallprodukte werden auf die gleiche Weise abtransportiert.

Osteoblasten und Osteozyten

Diese Zellen findet man im Knochengewebe. (Abb. 1.**9**)

Sie sind sehr stark von der Sauerstoffversorgung abhängig, weshalb sich in ihrer direkten Nähe immer Blutgefäße befinden. Knochengewebe weist eine sehr starke Durchblutung auf. Der Osteoblast ist die knochenproduzierende Zelle. Sie wird in dem Moment zum Osteozyten, in dem sie sich vollständig in das Knochengewebe eingebaut hat und damit zur Ruhe kommt. Als Osteozyt produziert sie nur noch so viel Gewebe, wie für den Erhalt des Knochens notwendig ist. Diese Zellen können wieder aktiv werden, wenn sie von anderen Zellen (Osteoklasten) wieder aus dem Knochen befreit wurden. In den Zähnen wird bei vergleichbaren Zellen von *Odontoblasten* gesprochen.

Andere ortsständige Zellen im Bindegewebe

Mastzellen

Mastzellen werden auch *Mastozyten* oder *Labrozyten* genannt. (Abb. 1.**10**)

Mastzellen gibt es in fast allen Geweben. Vor allem kommen sie in der Haut, im Darmtrakt und in den Atemwegen vor. Sie zeigen nur eine geringe Bewegungsmöglichkeit und befinden sich meistens in der Nähe von Kapillaren und vegetativen Nervenendigungen, mit denen sie über hormonelle Regelkreise kommunizieren.

Mastzellen leben normalerweise sehr lange und teilen sich nicht. Die Mastzelle hat einen zentral liegenden runden Kern. Das endoplasmatische Retikulum ist klein, dagegen ist der Golgi-Apparat sehr gut entwickelt. Man findet in diesen Zellen sehr viele Granulae und kleine Ribosomen.

Ihre Hauptfunktion ist das Freisetzen von primären Mediatoren. Diese Mediatoren, z. B. Histamin, Heparin, Leukotrin-C und ECF-A (eosinophic chemotactic factor of anaphylaxis), wirken auf Gefäßwände dillatierend und permeabilitätssteigernd. Mit der Freisetzung dieser Mediatoren kommt es zu einer gesteigerten Durchblutung im Gewebe. Diesen Effekt sieht man bei Entzündungs- oder Reizsituationen des Gewebes, aber auch bei Überempfindlichkeitsreaktionen wie Allergien. Heparin besitzt neben den o.g. Wirkungen auch einen hemmenden Einfluß auf die Blutgerinnung.

Den Effekt des Histamins kann man therapeutisch nutzen, indem man Substanzen in Salbenform künstlich ins Gewebe einführt oder aber deren Produktion provoziert, beispielsweise bei Massagen.

Außer den primären Mediatoren kann die Mastzelle Stoffe freisetzen, durch die chemische Prozesse im Gewebe aktiviert werden können. Zu den hierdurch entstehenden sekundären Mediatoren gehört z. B. das Prostaglandin-2. Prostaglandin-2 ist ein Entzündungsmediator, der die Permeabilität der Gefäßwände steigert.

Die Produktion von Prostaglandin-2 kann durch Massage und Friktionen stimuliert werden. Die Wundheilung wird dadurch unterstützt.

Die Zellwand der Mastzelle besitzt Rezeptoren für das Immunglobulin-E (Ig-E). Es sorgt dafür, daß Histamin freigesetzt wird, sobald Antigene in die Nähe der Mastzelle kommen, z. B. auch bei allergischen Reaktionen.

Die Mastzelle wird als Dirigent bei Entzündungsprozessen gesehen, sie ist stark in den Prozeß der Wundheilung involviert.

Fettzellen

Fettzellen (Adipozyten) findet man überall im Bindegewebe, wo sie einerseits als Energiespeicher, andererseits als Stoßdämpfer und Schutzschicht gebraucht werden. Vor allem im Nervengewebe haben sie eine wichtige, schützende Aufgabe.

Die Fettzelle ist rund und mit Fett gefüllt, das in Tropfen angelegt ist, den Fettvakuolen. (Abb. 1.**11**)

Man findet Fettzellen immer in der Nähe von Gefäßen. Dadurch sind sie in der Lage, bei Bedarf schnell Fett an das Durchblutungssystem abzugeben. Transportiert über den Blutweg, gelangt das Fett dann z. B. zu den Bindegewebszellen, die es im Bedarfsfall für energieverbrauchende Prozesse verwenden können.

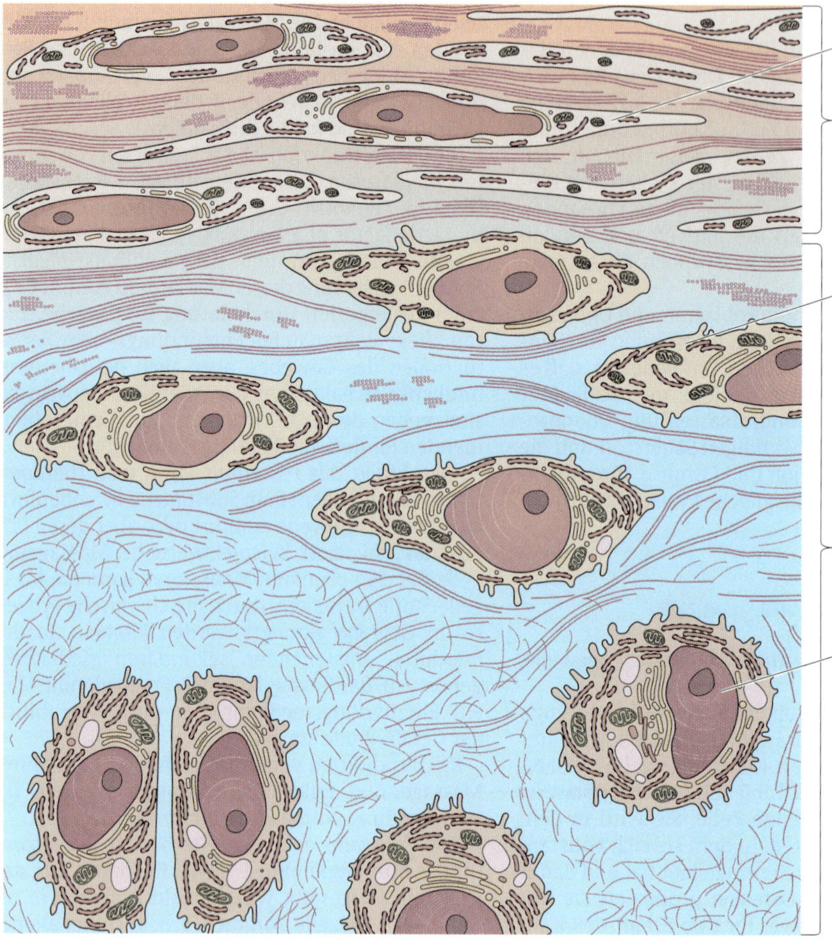

Abb. 1.8 Übergang vom Periost zum Knorpel: Im sauerstoffreichen Perichondrium befinden sich Fibroblasten. Je sauerstoffärmer das Gewebe im Knorpel wird, desto mehr Chondroblasten und Chondrozyten sind anzutreffen.

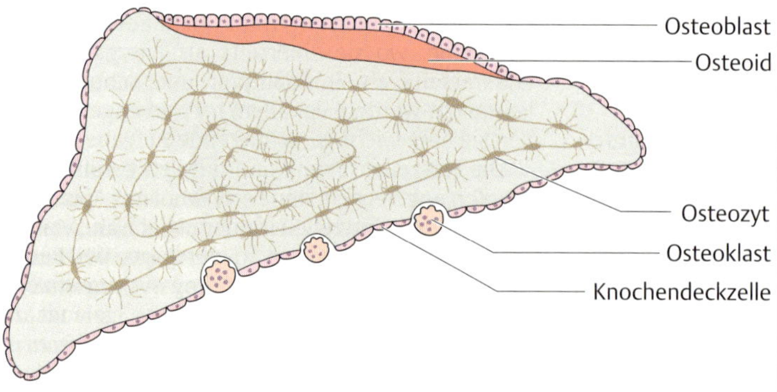

Abb. 1.9 Knochenzellen: Im Bereich des neu entstehenden Knochengewebes (Osteoid) liegen Osteoblasten, die knochenproduzierenden Zellen. Sie werden zu Osteozyten, wenn sie sich vollständig in das Knochengewebe eingebaut haben und dort ruhen. Osteozyten können wieder aktiv werden, wenn sie von Osteoklasten wieder aus dem Knochen befreit werden. Osteoklasten bauen auf der Innenseite der Kortikalis bei Bedarf Knochen ab. Knochendeckzellen sind ruhende Knochenzellen.

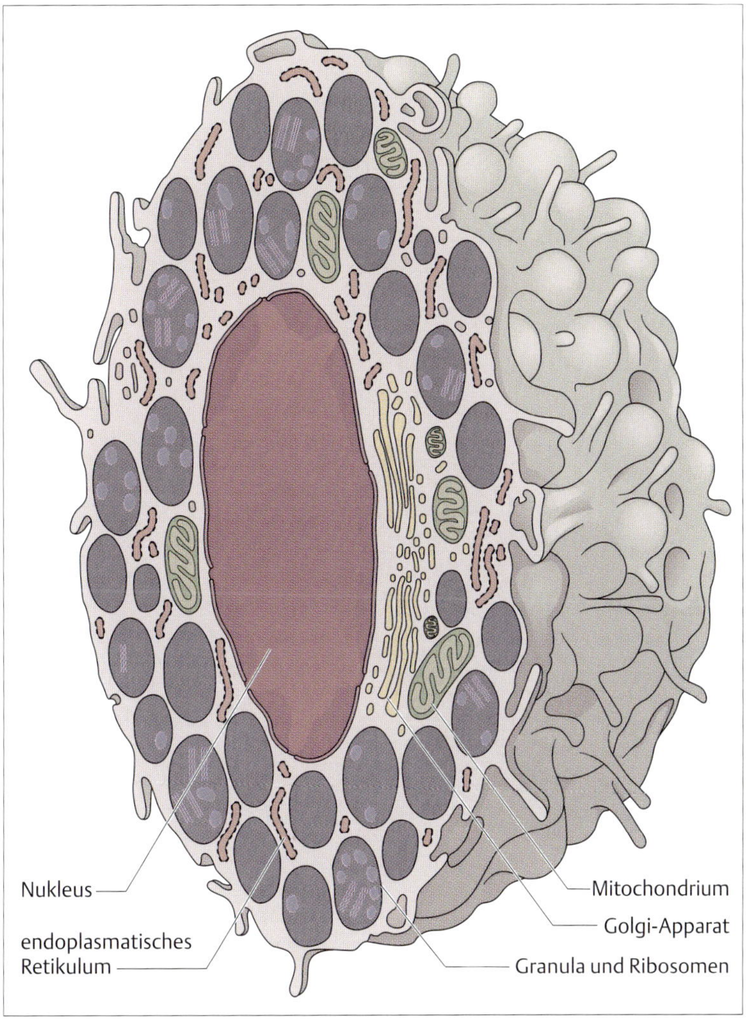

Abb. 1.**10** Mastzelle im Querschnitt.

1.3.2 Bewegliche oder mobile Zellen

Die beweglichen Zellen stammen im Gegensatz zu den ortsständigen Zellen nicht von Mesenchymzellen, sondern von den hämatopoetischen Stammzellen ab, also von den Knochenmarkszellen. Zu den beweglichen oder mobilen Zellen gehören Makrophagen und Leukozyten. (Abb. 1.**12**)

Makrophagen

Ein Makrophage entwickelt sich aus einem Monozyten. Dieser stammt wiederum von Knochenmarkszellen ab. Die Differenzierung vom Monozyt zum Makrophagen findet erst im Bindegewebe statt. Ist der Makrophage entwickelt, beginnt er sehr stark zu wachsen. Er erreicht einen Durchmesser von ca. 10 – 30 nm.

Sein Zellkern ist elipsoid bis nierenförmig und die Zelle besitzt ein sehr großes endoplasmatisches Retikulum, einen großen Golgi-Apparat und sehr viele Lysosomen. Unter ihrer Zelloberfläche findet man Mikrotubuli und Mikrofilamente.

Makrophagen leben lange, Monate bis Jahre. Sie sind auch in fortgeschrittenem Alter noch in der Lage, sich zu teilen. Sie können große Mengen von Enzymen wie saure Phosphatasen und Esterasen freisetzen. Damit können sie verschiedene Komponenten des Bindegewebes abbauen. Makrophagen können auch Stoffe wie Interferon, Prostaglandin und Leukotrin-C freisetzen, die bei Abwehrreaktionen oder während der Wundheilung benötigt werden.

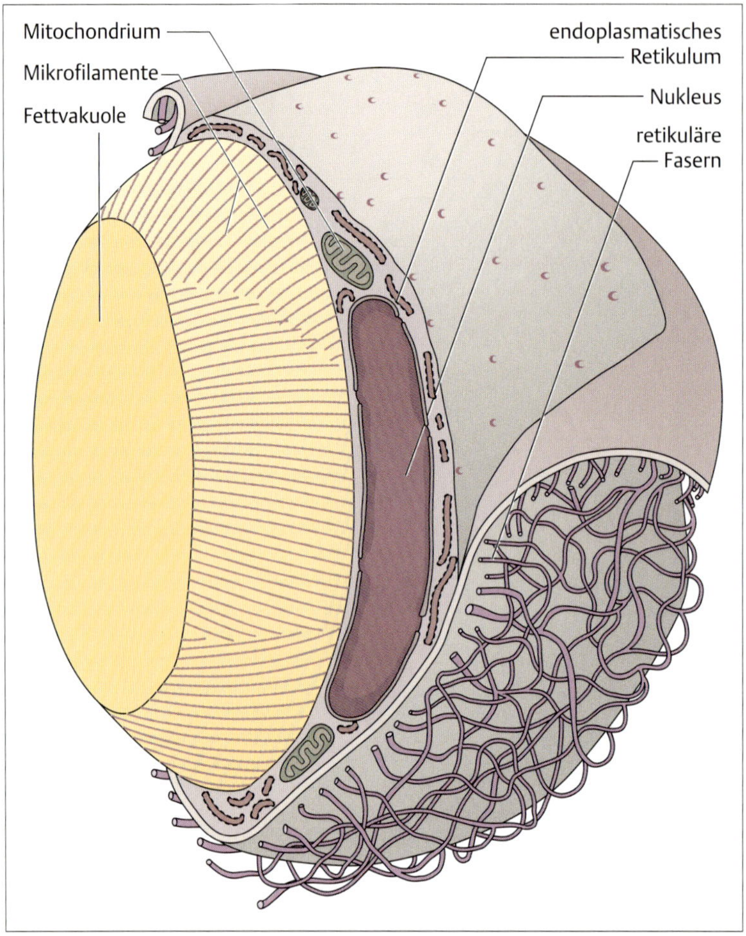

Abb. 1.11 Fettzelle mit Fettvakuole.

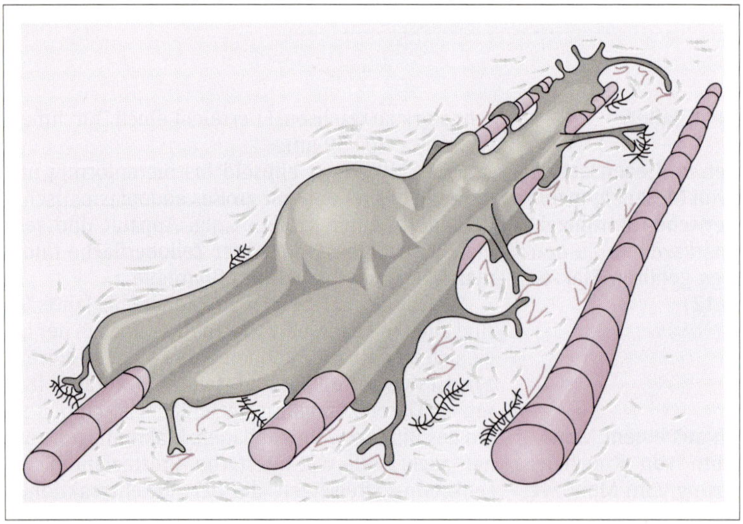

Abb. 1.12 Makrophage als Beispiel einer beweglichen oder mobilen Zelle.

Makrophagen sind ausgeprägt phagozytierende Zellen. Sie greifen alles im Gewebe an, was keine Funktion oder keine Funktion mehr hat und resorbieren es. Dazu gehören z.B. tote Zellen, kaputtes Gewebe usw. Aber auch körperfremde Objekte wie Bakterien, Viren, Schimmelpilze, Parasiten sowie fremde Zelle, z.B. Tumorzellen, werden angegriffen und vernichtet. Der Makrophage hat damit eine sehr wichtige Aufgabe in der Körperabwehr. (Abb. 1.**13**)

Werden die Zellen aktiviert, werden sie noch mobiler und ihre Aufnahme- und Resorptionskapazität steigt. In pathologischen Situationen können sich die Zellen zusammenschließen und Riesenzellen bilden.

Eine besondere Form der Makrophagen sind die *Osteoklasten.* Osteoklasten sind Zellen, die nur im Knochen vorkommen und dort in der Lage sind, Knochengewebe abzubauen. Ohne diese Zellen wäre unser Körper extrem schwer, die Kortikalis wäre sehr massiv. Knochenheilung wäre ohne diese Zellen unmöglich. Das zerstörte Knochengewebe könnte ohne sie nicht abgebaut und resorbiert werden. Wenn Makrophagen gewebegebunden und damit nicht mehr frei beweglich sind, entsteht eine weitere Sonderform: die Histozyten.

Leukozyten

Leukozyten sind in der Lage, bei Immunreaktionen Fremdkörper, aber auch Zellreste anzugreifen und zu phagozytieren.

Früher ging man davon aus, daß diese Zellen nur nach Verletzungen im Bindegewebe vorzufinden seien. Mittlerweile hat man feststellen können, daß Leukozyten sich jedoch sehr gut durch die Gefäßwand bewegen können und sich demzufolge auch unter normalen physiologischen Umständen außerhalb des Gefäßsystems befinden (Pischinger 1990, Heine 1991).

Leukozyten kann man einteilen in *Granulozyten* und *Agranulozyten.*

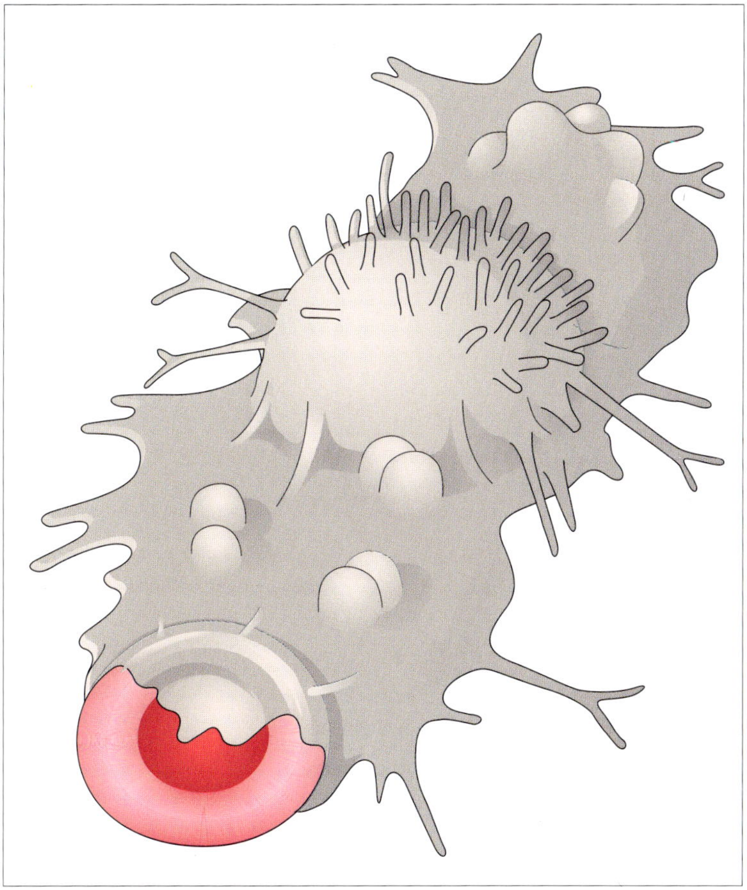

Abb. 1.**13** Phagozytierender Makrophage, hier bei der Phagozytose eines Erythrozyten.

Granulozyten

Die Granulozyten lassen sich bei histologischen Untersuchungen färben, weil sie innerhalb der Zelle zytoplasmatische Körner, Granulae, besitzen. Man unterscheidet anhand der Färbung zwischen

- *neutrophilen* Granulozyten (60 – 70 %),
- *eosinophilen* Granulozyten (1 – 4 %), die sich vor allem mit sauren Farbstoffen wie Eosin färben lassen, und
- *basophilen* Granulozyten (0 – 1 %), die sich überwiegend mit basischen Farbstoffen färben lassen.

Granulozyten reifen im Knochenmark und gelangen danach ins Blut, um sich im Körper zu verteilen. Sie haben eine kurze Lebensdauer von meistens nur wenigen Tagen bis Wochen.

Die Zahl der Granulozyten in unserem Körper ist nicht konstant. Bei Entzündungen und z. B. bei allergischen Reaktionen steigt sie deutlich. (Abb. 1.**14**)

Eosinophile und basophile Granulozyten besitzen darüber hinaus spezifische Fähigkeiten. Eosinophile Granulozyten können die Produktion von Histamin in den Mastzellen hemmen. Basophile Granulozyten dagegen stimulieren die Mastzelle zur Freisetzung von Histamin, Serotonin und Heparin.

Agranulozyten

Agranulozyten besitzen ein klares Zytoplasma, weil sie kein Granulat innerhalb ihrer Zelle besitzen, wie der Name schon vermuten läßt. Man unterscheidet hier zwischen

- Lymphozyten (20 – 40 % bei Erwachsenen, 70 % bei Kindern) und
- Monozyten (2 – 8 %).

Die Prozentanteile beziehen sich auf die Gesamtzahl der Leukozyten.

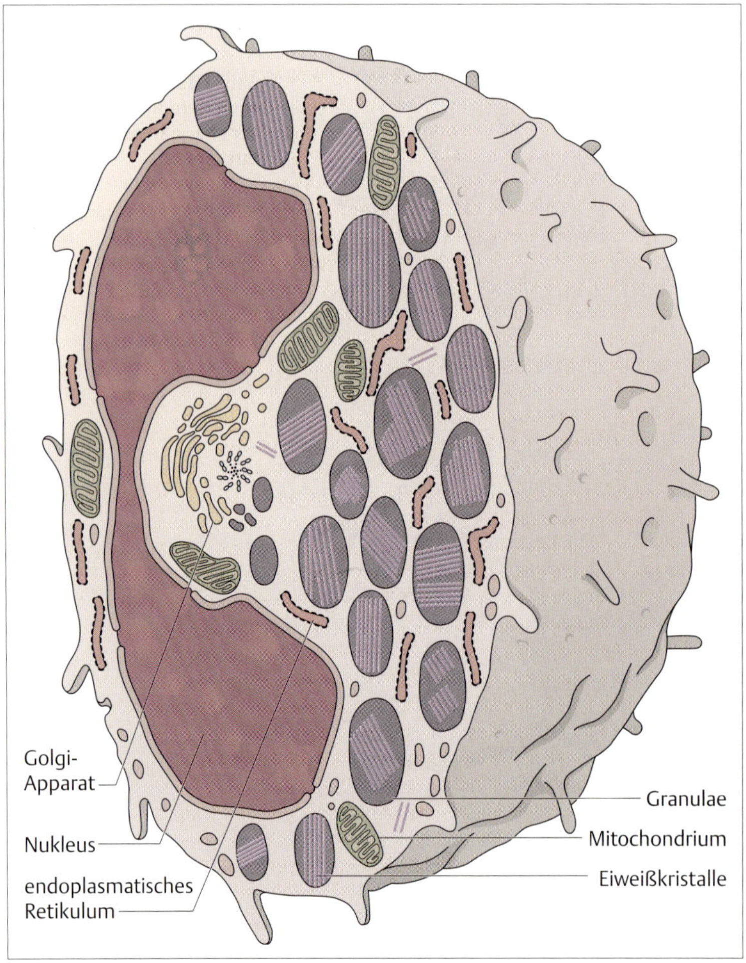

Abb. 1.**14** Granulozyt.

Lymphozyten werden im roten Knochenmark produziert, aber auch in den Lymphdrüsen, in der Milz, der Leber, in den Mandeln (Tonsillen) und in der Wand des Verdauungssystems. (Abb. 1.**15**)

Man findet sie – wie ihr Name sagt – überwiegend innerhalb des Lymphsystems, trifft sie aber auch innerhalb des Bindegewebes an. Dabei kann ihre Menge innerhalb des Bindegewebes besonders nach Verletzungen und während Entzündungen stark zunehmen.

Die Zellen bewegen sich, wenn auch sehr langsam, mittels amöboiden Bewegungen durch das Gewebe. Sie haben zusammen mit den Makrophagen einen großen Anteil an der Abwehr innerhalb unseres Körpers, am Immunsystem. Dabei besitzen Lymphozyten die Fähigkeit zur Wahrnehmung, Erkennung und Erinnerung. Das bedeutet, daß diese Zellen in der Lage sind, fremde, den Körper bedrohende Zellen und Stoffe zu erkennen und von den Makrophagen angreifen zu lassen.

Zusätzlich können sie auch die gleichen erneut in den Körper eindringenden fremden Zellen oder körperfremde Stoffe direkt wiedererkennen. Sie erinnern sich und lassen die Stoffe angreifen. Aus diesem Grund werden diese Zellen oft als *mobiles Gehirn* gesehen, der Makrophage und die phagozytierenden Granulozyten als *mobiler Darm*.

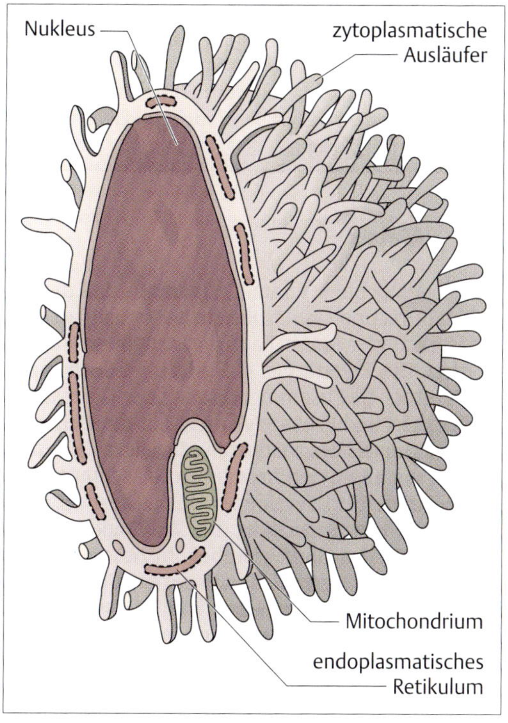

Abb. 1.**15** Lymphozyt.

Exkurs zur Körperabwehr

Man unterscheidet bei der Körperabwehr zwischen *humoralen* und *zellulären* Komponenten. In beiden Fällen sieht man, daß Zellen, sobald sie mit körperfremden Stoffen (Antigenen) in Kontakt kommen, beginnen, Antikörper zu bilden. Die Immunglobuline treffen auf Antigene und verbinden sich mit der Zellmembran der Lymphozyten. (Abb. 1.**16**)

Die *humorale Immunität* beruht auf der Bildung von spezifischen Gamma- oder Immunglobulinen. Diese Globuline werden erst dann gebildet, wenn die Zelle bereits Kontakt mit einem spezifischen Antigen hatten.

Diese Form der Immunität kann in ihrer Dauer variieren. Sie hält einige Wochen bis Monate oder existiert sogar für die Dauer des Lebens.

Kurzlebige B-Lymphozyten (20% aller Lymphozyten) sind in der Lage, ein Antigen bei einem erneuten Kontakt zu erkennen und mit erhöhter Geschwindigkeit und Aggressivität anzugreifen. Daraus resultiert ihr Name: *Memoryzelle*. Die *zelluläre Immunität* ist Aufgabe der T-Lymphozyten (70% aller Lymphozyten). T-Lymphozyten werden in der Thymusdrüse produziert. Diese Zellen stammen ursprünglich aus dem roten Knochenmark, sind aber kurz vor oder nach der Geburt in der Thymusdrüse zu finden.

Die T-Lymphozyten können, nachdem sie mit Antigenen in Kontakt gekommen sind, Lymphokine freisetzen, die die Makrophagen zu mehr Mobilität und erhöhter phagozytierender Aktivität stimulieren.

Innerhalb die T-Lymphozyten unterscheidet man zwischen

- *Helferzellen*, die die B-Lymphozyten zur Bildung von Plasmazellen stimulieren, nachdem sie ein Antigen entdeckt haben,
- *Unterdrücker- oder Suppressorzellen*, die die Aktivität der Lymphozyten und Makrophagen hemmen,
- *Gedächtniszellen*, langlebigen Zellen, die die Fähigkeit besitzen, bei erneutem Kontakt mit einem Antigen dieses direkt zu erkennen und
- *Killerzellen*, die vor allem darauf spezialisiert sind, Viren und Tumorzellen anzugreifen und zu vernichten, und
- *Natural-Killer-Cells* oder natürlichen Killerzellen (< 5% der Gesamtmenge der Lymphozyten).

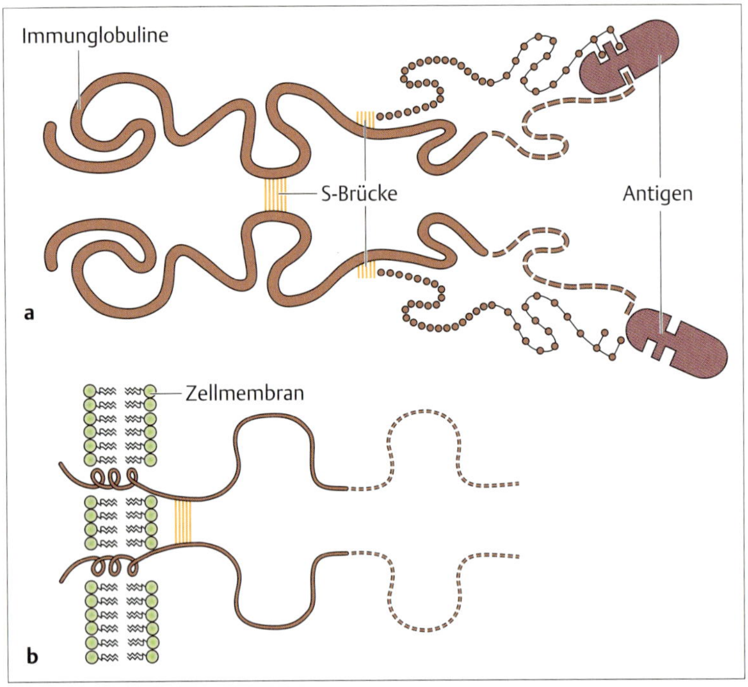

Abb. 1.**16** **a** u. **b** Immunglobuline treffen auf Antigene (**a**) und verbinden sich mit der Zellmembran der Lymphozyten (**b**).

Zusammenfassung: Bindegewebszellen

Im Bindegewebe unterscheidet man zwischen ortsständigen (fixen) und beweglichen (mobilen) Zellen. Die ortsständigen Zellen sind

- Fibroblasten, Fibrozyten, Myofibroblasten,
- Chondroblasten, Chondrozyten,
- Osteoblasten, Osteozyten,
- Odontoblasten und Odontozyten.

Andere ortsständige Zellen sind

- Mastzellen und
- Fettzellen.

Der Blast ist jünger bzw. synthetisch aktiver als der Zyt.
Fibroblasten und Osteoblasten findet man immer in sauerstoffreichem Gewebe, Chondroblasten in sauerstoffarmem. Myofibroblasten findet man normalerweise nur während der Wundheilung oder während entzündlicher Prozesse. Sie sind für die Stabilität des Gewebes verantwortlich, weil sie das Gewebe zusammenziehen können.
Mastzellen können Stoffe freisetzen, die eine dilatierende und permeabilitätssteigernde Wirkung auf die Gefäße haben.
Fettzellen lagern Fett ein, das als Energiespeicher und als mechanischer Schutz dient.
Mobile Zellen haben ihre überwiegende Funktion in der Immunabwehr des Körpers. Leukozyten und die von ihnen abstammenden Lymphozyten greifen Fremdkörper an.
Makrophagen und deren Sonderform, die Osteoklasten, befreien das Gewebe von schädlichen oder zerstörten Strukturen.

1.4 Matrix

Zunächst möchte ich darauf hinweisen, daß die Begriffe *Matrix* und *Grundsubstanz* besonders im englischsprachigen Raum häufig synonym gebraucht werden. Die Erkenntnis, daß Matrix jedoch mehr bedeutet als die Zusammenfassung von Glykosaminoglykanen und Proteoglykanen – im deutschsprachigen Raum als Grundsubstanz definiert –, verdanken wir vor allem den Arbeiten von Pischinger und Heine (Heine 1991, Pischinger 1990). Diese Autoren beschreiben die Bedeutung und Wichtigkeit dieses Bestandteils des Bindegewebes. Insbesondere die Interaktion der verschiedenen extrazellulären Bestandteile des Bindegewebes mit Wasser ist erst durch die Untersuchungen und Veröffentlichungen dieser Wissenschaftler deutlich geworden.

Wie bereits eingangs erwähnt, verstehe ich unter Matrix alle extrazellulären Bestandteile des Bindegewebes. Die Matrix enthält folgende Komponenten:

- Kollagene Fasern
- Elastische Fasern
- Grundsubstanz
- Wasser
- Nicht-kollagene Proteine

Alle Komponenten der Matrix, außer Wasser, werden intrazellulär produziert. Die kollagenen Fasern des Bindegewebes bestehen aus kollagenen Fibrillen, die wiederum aus kollagenen Proteinen aufgebaut sind. Die elastischen Fasern bestehen ebenfalls aus Fibrillen und Mikrofibrillen, jedoch aus elastischen, und sind aus Strukturproteinen zusammengesetzt. Die Grundsubstanz des Bindegewebes besteht aus Proteoglykanen (PGs) und Glykosaminoglykanen (GAGs) sowie Proteoglykanaggregaten. Sie verbindet Zellen und Fasern miteinander und bindet außerdem Wasser. Um diese Bindungen zu ermöglichen, enthält die Matrix auch nicht-kollagene Proteine, die Verbindungs- und Vernetzungsproteine.

Die Aufgaben der Matrix ergeben sich aus dem Zusammenspiel dieser Komponenten: Da die Matrix aus kollagenen Fasern bzw. Fibrillen aufgebaut ist, die durch nicht-kollagene Proteine (Vernetzungs- und Verbindungsproteine) an Proteoglykane oder Proteoglykanaggregate und an Zellen gebunden sind, entsteht ein *stabiles Netzwerk*. Dieses Netzwerk hat die Aufgabe, Belastungen zu absorbieren.

Da zwischen den Fasern und den Proteoglykanen Wasser als interstitielle Flüssigkeit eingebunden ist, erhält das Gewebe Volumen. Das in der Matrix gebundene Wasser versetzt das Gewebe u.a. in die Lage, Gewicht tragen und Stöße dämpfen zu können. Das gebundene Wasser spielt vor allem bei tragenden Geweben wie Knorpel- und Bandscheibengewebe eine entscheidende Rolle. Ohne das in der Matrix gebundene Wasser wären diese Gewebe nicht in der Lage, ihre gewichtstragenden und stoßdämpfenden Aufgaben angemessen zu erfüllen.

Vergleich: Knorpelmatrix – Wasserbett

Die Funktion der Matrix, besonders der Matrix im Knorpel, läßt sich gut mit einem Wasserbett vergleichen. Auf einem Wasserbett liegt man bekanntlich auf Wasser, das durch eine Hülle zusammengehalten wird. Die Hülle und das Wasser stehen unter Spannung. Der Druck des Wassers innerhalb dieser Hülle muß dem Körpergewicht des Menschen entgegenwirken. Das bedeutet, je größer das Körpergewicht ist, um so mehr Wasser wird innerhalb der Hülle gebraucht, um einen entsprechenden Gegendruck zu gewährleisten. Extrem wichtig ist, daß die Hülle der auf sie einwirkenden Spannung standhält. Sie darf nicht reißen. Die Grundsubstanz und das darin gebundene Wasser entsprechen dem Wasser des Wasserbetts, die Fasern entsprechen der Hülle, die Grundsubstanz und Wasser zusammenhalten.

Auf einem ähnlichen Prinzip beruht auch die Funktionsfähigkeit der Reifen eines Autos oder Fahrrades. Dabei ist jedoch nicht Wasser, sondern Luft dafür verantwortlich, die Spannung und den Gegendruck aufrechtzuerhalten. So auch beim Knorpel, beispielsweise auf dem Tibiaplateau: Der Knorpel kann durch das in ihm gespeicherte Wasser dem Druck standhalten, der durch das Körpergewicht erzeugt wird.

In anderen Gewebsarten, wie z.B. in der Kapsel, haben Proteoglykane, Glykosaminoglykane und das an sie gebundene Wasser vor allem die Aufgabe, dafür zu sorgen, daß die Belastungen nicht mit zu großen Geschwindigkeiten auf die kollagenen Fasern einwirken. Sie erfüllen damit eine wichtige Pufferfunktion. Sie vermeiden, daß Spitzenbelastungen das kollagene Netzwerk zerstören. In Sehnen und Bändern wird die gleiche Funktion teilweise durch elastische Fasern übernommen.

Zusammenfassung:
Aufbau und Funktion der Matrix

Alle extrazellulären Komponenten des Bindegewebes bilden die *Matrix*. Sie enthält:

- Kollagene Fasern
- Elastische Fasern
- Grundsubstanz (Glykosaminoglykane und Proteoglykane)
- Wasser
- Nicht-kollagene Proteine (Verbindungs- und Vernetzungsproteine)

Die Komponenten der Matrix, außer Wasser, werden von den Bindegewebszellen produziert. Die Matrix bildet ein stabiles Netzwerk und gibt dem Gewebe sein Volumen. Das Netzwerk der Matrix absorbiert Belastungen und hat damit eine Pufferfunktion. Insbesondere die Bestandteile der Grundsubstanz und das gebundene Wasser haben die Funktion, Gewicht zu tragen und Stöße zu dämpfen.

1.4.1 Kollagene Fasern

Fasern lassen sich in *kollagene Fasern* bzw. *Fibrillen*, auch *kollagene Proteine* genannt, und in *elastische Fasern* einteilen. Als eine Sonderform der Fasern wurden und werden die retikulären Fasern beschrieben. Verbesserte Untersuchungsmethoden haben gezeigt, daß es sich bei den retikulären Fasern um einen bestimmten Kollagentyp handelt, namentlich um den Kollagen Typ III. In der neueren Literatur wird deshalb oft nicht mehr von retikulären Fasern, sondern von Kollagen Typ III gesprochen. Beide Bezeichnungen können synonym verwendet werden.

Kollagen bedeutet übersetzt *leimbildend*. Kocht man kollagenes Bindegewebe, entsteht folgerichtig eine klebrige, weiße Masse. Auch ungekocht sind kollagene Fasern weiß. Dementsprechend sind alle Gewebe, die viel Kollagen enthalten, auch weißlich. In Geweben, in denen der Neubau, der Turnover, von Kollagen sehr langsam verläuft, wie z. B. in der Bandscheibe, kommt es im Laufe der Jahre zu einer Verfärbung. Das Gewebe bekommt eine gelbe bis gelbbraune Farbe. Kollagen ist nach Wasser die zweitgrößte Komponente des Bindegewebes. Es repräsentiert ca. 30% unseres Körpereiweißes.

Kollagentypen

Die wichtigsten Kollagentypen sind die Typen I, II, III und IV. Sie repräsentieren ca. 95% des gesamten Kollagens.

Kollagen Typ I: Dieser Kollagentyp macht ca. 80% allen Kollagens aus. Man findet ihn in allen Geweben, die unter Zugbelastungen stehen. Dazu gehören Kapseln, Bänder, Aponeurosen, Sehnen, intramuskuläres und intraneurales Bindegewebe. Es kommt teilweise auch in Menisken, Disken und Bandscheiben vor. Auch Knochen sind überwiegend aus Kollagen Typ I aufgebaut. Die Synthese dieses Kollagentyps erfolgt durch Fibroblasten, Osteoblasten und Odontoblasten.

Kollagen Typ II: Dieses Kollagen findet man in allen Geweben, die regelmäßig Druckbelastungen ausgesetzt sind. Dazu gehören Knorpel und Teile der Bandscheiben, Menisken und Disken. Die Synthese dieses Kollagentyps erfolgt durch Chondroblasten.

Kollagen Typ III: Dieses Kollagen wurde früher als *retikuläre Fasern* bezeichnet. Es besteht aus dünnen, kollagenen Fasern mit einem Durchmesser von ca. 30 – 50 nm. Man findet es vor allem in der Haut und Unterhaut, in synovialen Membranen sowie innerhalb und zwischen inneren Organen. Diese kollagenen Fasern sind von einem dünnen Mantel von Proteoglykanen und Vernetzungsproteinen umgeben. Außerdem findet man dieses Kollagen in allen Geweben, in denen gerade eine Wundheilung stattfindet. Während der Proliferationsphase schließt dieses dünne Kollagen die Wunde. Erst in einem späteren Stadium wird es durch den eigentlichen und funktionsfähigen Kollagen Typ ersetzt. Die Synthese des Kollagens Typ III erfolgt durch Fibroblasten und Myofibroblasten.

Kollagen Typ IV: Dieses Kollagen findet man in Zellmembranen sowie in den Basalmembranen der Gefäße und der Haut. Daneben auch in den Basalmembranen innerhalb des Nerven- und Muskelgewebes. Basalmembranen dienen im Nervengebe als Isolationsschichten und trennen im Muskel das eigentliche Muskelgewebe vom Bindegewebe. Die Synthese des Kollagens Typ IV erfolgt durch Fibroblasten, Epithel- und Endothelzellen.

Weitere Kollagentypen sind:

Kollagen Typ V: Das Kollagen Typ V findet man in fast allen Bindegewebsarten, auch in den Knochen. Es hat eine kontrollierende Funktion in bezug auf die Dicke der Kollagene des Typs I und II. Zusätzlich sorgt es für eine Schmierung zwischen den kollagenen Fasern bei Bewegungen bzw. Belastungen.

Kollagen Typ VI: Das Kollagen Typ VI ist in fast allen Bindegewebsarten vorzufinden. Es ist dafür bekannt, daß es sehr viele Verbindungen mit dem Kollagen des Typs I eingehen kann. Die beiden Kollagene binden sich über Crosslinks.

Kollagen Typ VII: Das Kollagen Typ VII findet man überwiegend in Basalmembranen der Haut. Dort hat es eine wichtige stabilisierende Funktion.

Kollagen Typ VIII: Das Kollagen Typ VIII findet man in Endothelgeweben, Skleren, Meningen, Nerven, Perichondrium und Periost und wenig in Knorpel.

Kollagen Typ IX: Das Kollagen Typ IX kommt immer im Knorpel in Verbindung mit dem Kollagen Typ II vor. Mit diesem kann es viele Crosslinks bilden und trägt damit dazu bei, daß ein sehr gut stabilisiertes kollagenes Netzwerk entsteht.

Kollagen Typ X: Kollagen Typ X findet man im Knorpel. Zusätzlich kommt es in den Wachstumsscheiben des Knochens vor, während der enchondralen Verknöcherung unseres Skelettes im gesamten entstehenden Knochen. Es wird sehr konträr diskutiert, ob Kollagen Typ X die Kalzifizierung von Knorpel unterstützt oder hemmt.

Kollagen Typ XI: Das Kollagen Typ XI kommt in Bandscheiben, Knorpel, Menisken und Disken vor,

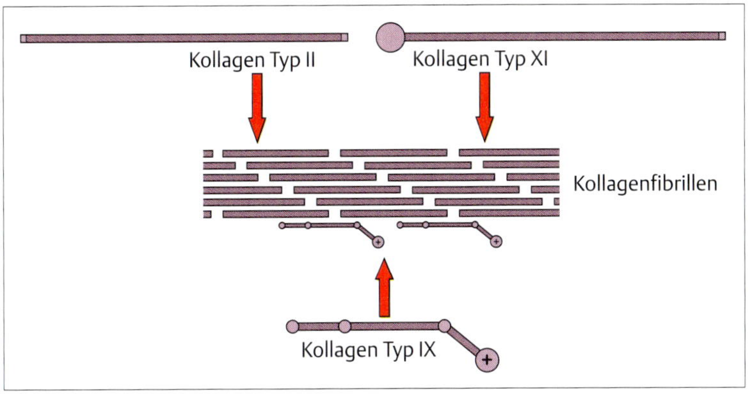

Abb. 1.**17** Crosslinks zwischen Kollagen Typ II und Kollagen Typ IX und XI.

und zwar stets in Kombination mit dem Kollagen Typ II, mit dem es Crosslinks bilden kann. (Abb. 1.**17**)

Kollagen Typ XII: Kollagen Typ XII wird in Sehnen immer in Kombination mit Kollagen Typ I vorgefunden, aber auch in der Haut und in Bändern, vor allem in periodontalen Ligamenten.

Kollagen Typ XIII: Kollagen Typ XIII findet man in Knochen, Knorpel, der Haut. und innerhalb der quergestreiften Muskeln.

Kollagen Typ XIV: Kollagen Typ XIV findet man vor allem im intraneuralen Bindegewebe der Nerven, im Epi- und Perimysium, aber auch innerhalb des Muskels nach einer Denervation.

Kollagen Typ XV: Kollagen Typ XV gibt es in der Basalmembran der Muskeln und in den Nieren nach einer Fibrosierung.

Kollagen Typ XVI: Kollagen Typ XVI findet man überwiegend in inneren Organen, in den Augen und etwas im Muskelgewebe.

Kollagen Typ XVII: Kollagen Typ XVII wird vor allem im pathologischen Zustand der generalisierten benignen atrophischen epidermolysis bullosa in vergrößerten Mengen in der Haut gefunden.

Es sei erwähnt, daß das Sichten der Literatur mir nicht deutlich machte, wieviele Kollagentypen momentan bekannt sind. Ich konnte die beschriebenen Kollagene bis zum Typ XVII finden.

Zusammenfassung: Kollagentypen

Man unterscheidet Kollagentypen von I bis XVII. Die Kollagentypen I, II, III, und IV sind die weitaus häufigsten. Alle anderen Typen findet man nur in ganz geringen Mengen im Bindegewebe vor.

Aufbau

Den Aufbau des Kollagens möchte ich im folgenden von der Mikrostruktur ausgehend beschreiben. Aus dieser wird die Belastbarkeit der kollagenen Fasern und damit des Bindegewebes, das physiotherapeutisch behandelt wird, deutlich.

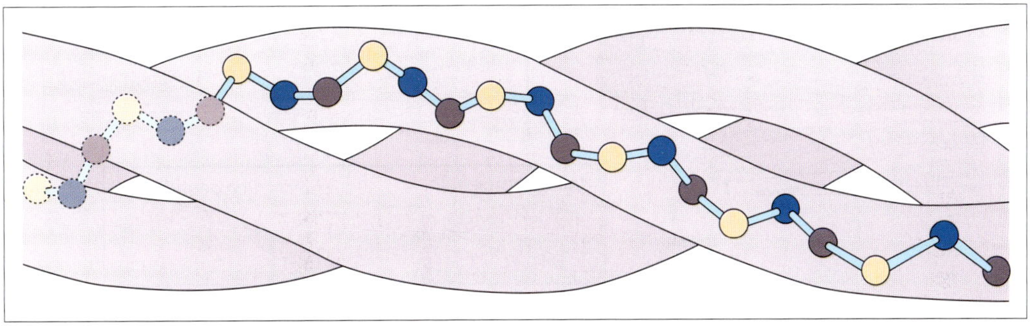

Abb. 1.**18** Kollagenes Molekül, auch tropokollagenes Molekül genannt, aufgebaut aus drei Alpha-Ketten (Triple-Helix).

Kollagen besteht grundsätzlich aus drei langen Eiweißketten (Polypeptiden), die alle einen linksspiraligen Aufbau besitzen. Man spricht von einer *Alpha-Helix*. Drei der helixoiden Eiweißketten drehen sich rechts umeinander und bilden eine dreifache oder *Triple-Helix*. Die dreifache Helix ist das eigentliche kollagene Molekül und wird auch *tropokollagenes Molekül* genannt. (Abb. 1.**18**)

Es ist ca. 280 nm lang und hat einen Durchmesser von ca. 1,5 nm. Das Molekulargewicht beträgt ca. 270.000 Dalton. Im Interstitium verbinden sich die kollagenen Moleküle miteinander und bilden eine kollagene Mikrofibrille, auch Subfibrille genannt. Mehrere Mikrofibrillen umschlingen sich spiralig und bilden eine kollagene Fibrille. Der Durchmesser der Fibrillen beträgt 20 bis 150 nm. (Abb. 1.**19**)

Mikrostruktur des Kollagenmoleküls

Jede Alpha-Helix, also die Eiweiß- oder Polypeptidketten des Kollagens, enthält 333 Aminosäuren. Die drei Polypeptidketten des Kollagenmoleküls enthalten also 3 × 333 = ca. 1000 Aminosäuren. Die Aminosäuren sind z.B. Glycin (33,5%), Prolin (12%), Hydroxyprolin (10%) und geringe Mengen Glutamin, Asparagin, Arginin, Methionin, Valin, Leuzin, Isoleuzin, Tyrosin, Hydroxyglysin, Lysin, Galactose, Glucose, Alanin usw. Jede dritte Aminosäure wird dabei aus Glycin gebildet. Aus diesem Grund wird beim Aufbau einer Alpha-Helix oft von der Formel Gly – X – Y gesprochen. Die damit angegebene Reihenfolge Gly-X-Y ist allgemeingültig für alle Alpha-Helix-Ketten des Kollagens. Die X- und Y-Stellen können durch verschiedene Aminosäuren besetzt werden. Die X-Stelle wird häufig von Prolin eingenommen, innerhalb einer Kette ca. 100 mal, die Y-Stelle dagegen häufig von Hydroxyprolin, ebenfalls etwa 100 mal pro Kette. Man vermutet, daß die Stabilität des Kollagens davon abhängt, wie häufig die Aminosäure Glyzin innerhalb einer Kette auftaucht. (Abb. 1.**20**)

Die einzelnen Kollagentypen ergeben sich aus der unterschiedlichen Besetzung der X- und Y-Stellen. Man unterscheidet im Bindegewebe zwei verschiedene Alpha-Helix-Ketten, der Alpha-1-Helix und Alpha-2-Helix. Der Kollagen Typ I ist aus zwei Alpha-1-Ketten und einer Alpha-2-Kette aufgebaut, der Kollagen Typ II besteht aus drei Alpha-1-Ketten. Da sich die Besetzung der Aminosäuren – außer die des Glycins – und damit auch der Aufbau des Kollagens ändern kann, werden immer wieder neue Kollagen-Typen entdeckt und beschrieben. Das bedeutet auch, daß immer wieder andere Reihenfolgen der Aminosäuren festgestellt werden.

In den Kollagenen Typ I und Typ III findet man noch eine weitere spiralige Verbindung, wodurch dann noch dickere und stabilere kollagene Fasern entstehen.

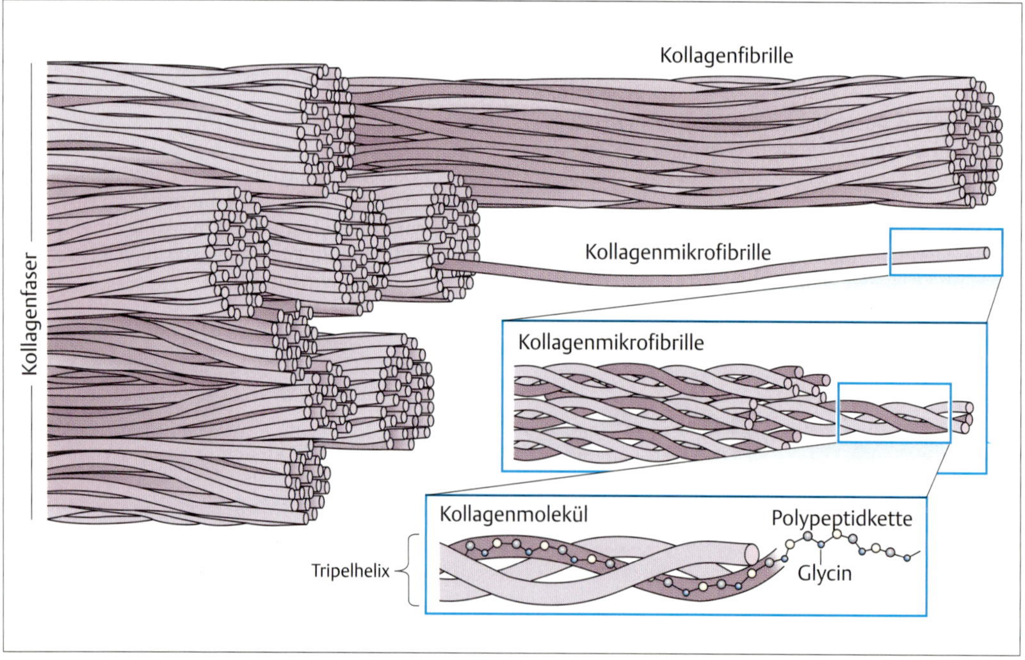

Abb. 1.**19** Aufbau einer kollagenen Faser aus spiralig umeinander gedrehten Kollagenfibrillen und Mikrofibrillen, mikroskopisch aus dem eigentlichen Kollagenmolekül.

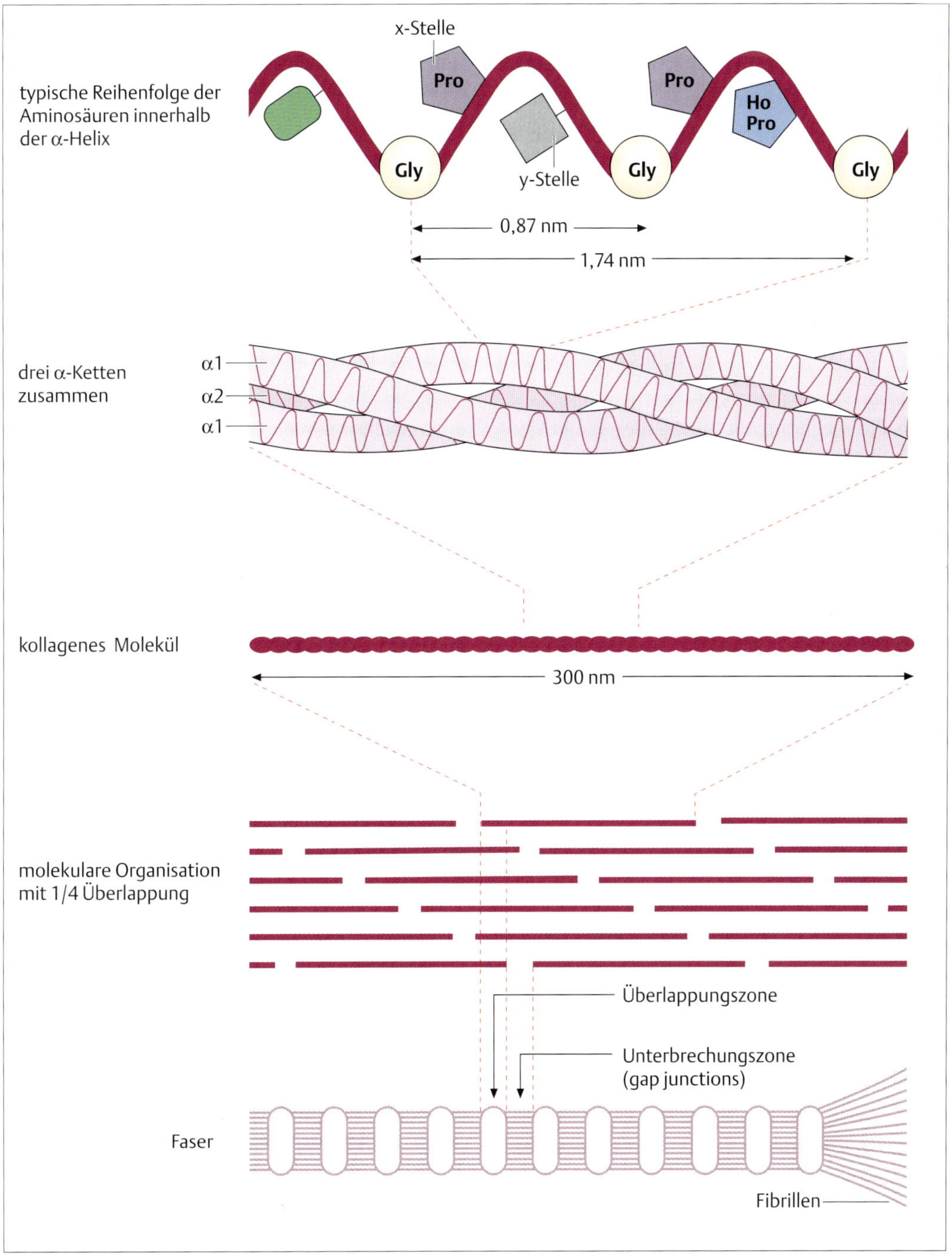

Abb. 1.**20** Aufbau des kollagenen Moleküls aus Aminosäureketten, molekulare Organisation der kollagenen Fasern.

Im Kollagen Typ IV, den man in den Basalmembranen findet, kommt es nicht zur Fibrillenbildung. Hier bilden die kollagenen Moleküle mit den anderen extrazellulären Bestandteilen ein homogenes Netzwerk.

Die Mikrofibrillen sind so aufgebaut, daß sich die kollagenen Moleküle um ca. 25% überlappen. Das entspricht ca. 27 nm. Diese Überlappung gibt dem Kollagen seine typische Querstreifung. Man erkennt diese Querstreifung mit dem Mikroskop jeweils nach ca. 64 nm. Die in Reihe geschalteten Moleküle haben einen Abstand von ca. 40 nm zueinander. Dieser Abstand wird *Gap-Junction* genannt. Die Moleküle liegen im Gewebe nicht nur der Länge nach aneinander, sondern sind auch in ca. fünf Reihen dreidimensional angeordnet. Durch eine Spiralisierung entstehen aus den Mikrofibrillen dickere Fibrillen, die wiederum mittels H-Brücken und kovalenten Bindungen stabilisiert werden, aber auch durch Proteoglykane und Vernetzungsproteine, denn um die kollagenen Fibrillen und Fasern herum befindet sich eine Schicht von Proteoglykanen, Glykosaminoglykanen und Wasser, die *Henlesche Schleife*. Das Wachstum der kollagenen Fibrillen und Fasern wird über die piezoelektrische Spannung gesteuert. Sie steigert die Synthesebereitschaft der Zellen.

In einigen Lehrbüchern wird die Phase der Mikrofibrillenbildung nicht erwähnt, sondern sofort über Fibrillen gesprochen, die durch das Zusammenketten von Molekülen entstehen.

Makrostruktur des kollagenen Netzwerks

Makroskopisch sieht man in Sehnen und Bändern, daß sich die kollagenen Fasern umeinanderdrehen und Bündel entstehen. Ständige entgegengesetzte Drehungen erhöhen dabei die Belastbarkeit der Strukturen.

Vergleich: Kollagene Fasern – Stahlseile

Einen vergleichbaren Aufbau und damit eine ähnlich belastbare Konstruktion besitzen z. B. die Stahlseile, die an einem Kran benutzt werden. Kollagene Fasern und Stahlseile bestehen aus mehrmals spiralig umeinandergedrehten Einzelfasern. Auch in Seilen, die man zum Klettern verwendet, ja sogar beim Nähgarn, entdeckt man dieses Prinzip.

Kollagene Fasern und Fibrillen besitzen eine sehr hohe Zugfestigkeit von 50 bis 100 N/mm^2. Die Zugfestigkeit von kollagenen Fasern liegt damit höher als die von Stahl! Die Ausrichtung der kollagenen Moleküle, der Fibrillen und Fasern richtet sich nach der Belastung, die auf die jeweilige Struktur einwirkt. Erfolgt Belastung stets auf dieselbe Weise und immer in gleicher Richtung, so wird sich das gesamte kollagene Material daran orientieren und entsprechend aufbauen. Kollagene Fasern verlaufen dann parallel nebeneinander und orientieren sich an den Kraftlinien. Man spricht in diesem Fall von *geformtem, straffem Bindegewebe*. Geformtes Bindegewebe kommt z. B. in Sehnen und in einigen Bändern vor.

Wirkt dagegen die Belastung immer aus verschiedenen Richtungen auf das Gewebe, entsteht ein eher maschengitterartiges Geflecht. Man spricht dann von *ungeformtem, straffem Bindegewebe*. Es kommt z. B. in Kapseln und in Faszien und um und in Muskeln und Nerven vor. (Abb. 1.**21**)

Das Maschengeflecht des kollagenen Netzwerks von ungeformtem Bindegewebe paßt sich den verschiedenen Zugbelastungen an.

Im Knorpel bilden die kollagenen Fibrillen Arkaden, im Knochen findet man dagegen einen spiraligen Aufbau.

Für die Orientierung und Ausrichtung der kollagenen Moleküle ist die *piezoelektrische Aktivität* extrem wichtig. Formveränderungen des Kollagens führen zu elektrischen Spannungsänderungen im Kollagen und im umgebenden Gewebe, an denen sich die Moleküle orientieren.

Kollagene Fasern bzw. Fibrillen besitzen normalerweise in entspannter Situation einen *wellenförmigen Verlauf*. Diese Wellenform verleiht dem Gewebe ein gewisses Maß an Mobilität und Elastizität. Sie verhindert aber auch, daß kollagene Fasern bei Belastung zu schnell und zu explosiv beansprucht werden. Je schneller eine Belastung auf eine Struktur einwirkt, desto größer ist sie, und desto größer ist selbstverständlich auch die Beanspruchung dieser Struktur. Das physikalische Gesetz Kraft = Masse × Beschleunigung ($F = m \cdot a$) bringt diesen Zusammenhang zum Ausdruck.

Durch den wellenförmigen Verlauf der kollagenen Fasern und Fibrillen und durch die Möglichkeit des Straffens der Windungen kann man kollagenes Bindegewebe um ca. 5% verlängern. Versucht man, das Gewebe daraufhin weiter zu verlängern, kommt es jedoch zu einer Verformung der kollagenen Struktur. Bei einer weiteren Steigerung der Belastung folgt eine Verletzung bzw. Zerstörung des Gewebes. Diese Schädigung kann entweder daraus resultieren, daß die Kraft F erhöht wird, z. B. bei Mobilisationen oder Dehnungen, oder aus einer Erhöhung der Beschleunigung a, z. B. bei Manipulationen. Je schneller und abrupter Belastungen einwirken, um so früher kommt es zur Schädigung. Je langsamer und kontinuierlicher die Belastung gesteigert wird, um so besser kann sich das Gewebe der Belastung anpassen und verformen. Es adaptiert sich an die Belastung.

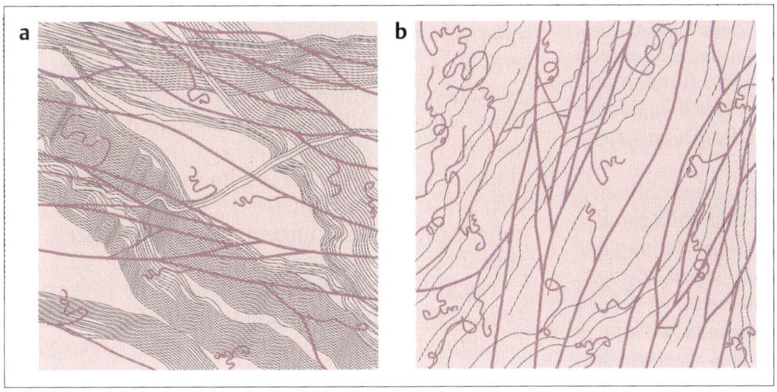

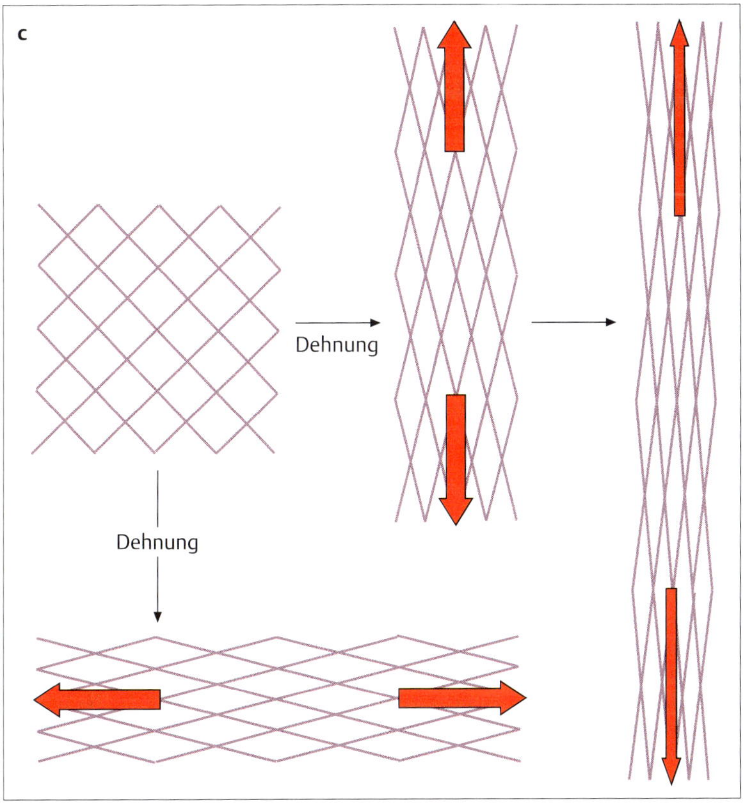

Abb. 1.**21 a–c** Ungeformtes Bindegewebe: kollagene und elastische Fasern (**a**), elastische und retikuläre Fasern (**b**) in Ruhe. Das Maschengeflecht des kollagenen Netzwerks von ungeformtem Bindegewebe paßt sich den verschiedenen Zugbelastungen an (**c**).

Funktion

Kollagen verleiht dem Gewebe Stabilität und Struktur. Es kann Zugkräfte absorbieren, wie es in Bändern, Kapseln, Sehnen, Aponeurosen und im intraneuralen- und intramuskulären Bindegewebe notwendig ist. Es kann des weiteren Kompressionskräfte absorbieren, wie es z. B. zu den Aufgaben von Knorpel und Bandscheiben gehört. Diese Aufgabe wird zum größten Teil durch die Wirkung der Glykosaminoglykane, der Proteoglykane und des Wassers erfüllt, die innerhalb des kollagenen Netzwerks Kompressionskräfte absorbieren.

Zusammenfassung:
Aufbau und Funktion des Kollagens

Das Kollagen wird wie alle Bestandteile der Matrix intrazellulär produziert. Die Kollagenmoleküle bestehen aus drei langen Eiweißketten von je 333 Aminosäuren. Das gesamte Molekül zählt somit ca.

1000 Aminosäuren. Im extrazellulären Raum verbinden sich die Moleküle miteinander und bilden Sub- oder Mikrofibrillen. Diese Mikrofibrillen laufen spiralig ineinander und bilden Fibrillen. In einigen Geweben kommt es zur Bildung von Fasern und eventuell Faserbündeln.
Die verschiedenen Kollagentypen unterscheiden sich durch die unterschiedlichen Reihenfolgen der Aminosäuren und die unterschiedliche Bildung der primären Eiweißketten. Die im Kollagen am meisten und konstant genutzte Aminosäure ist Glycin. Für die Beschreibung des Aufbaus des Kollagens wird deshalb oft die Kodierung Gly-X-Y verwendet. Die X- und Y-Stellen werden häufig von Prolin und Hydroxyprolin eingenommen.
Kollagen zeigt durch seinen spezifischen Aufbau eine extrem hohe Zugfestigkeit. Es kann nur in ganz geringen Maßen verlängert werden (ca. 5%). Die Moleküle und die daraus entstehenden Mikrofibrillen und Fibrillen orientieren sich bei ihrem Aufbau und in ihrer Ausrichtung an der Belastung, die auf die Struktur einwirkt:

- Wirkt die Belastung immer auf die gleiche Weise und aus derselben Richtung, entsteht geformtes Bindegewebe mit parallelen kollagenen Fibrillen und Fasern, ausgrichtet an der Kraftrichtung.
- Wirkt die Belastung aus wechselnden Richtungen, entwickelt sich ungeformtes Bindegewebe. Die Fibrillen und Fasern verlaufen dabei kreuz und quer in einem Netzwerk.

Kollagensynthese

Kollagensynthese findet in Fibroblasten, Myofibroblasten, Chondroblasten, Osteoblasten und Odontoblasten statt, daneben aber auch in Epithel- und Endothelzellen sowie in glatten Muskelzellen. Innerhalb dieser Zellen ist der Ort der Kollagensynthese das endoplasmatische Retikulum, wo an Ribosomen Alpha-Ketten gebildet werden. (Abb. 1.**22**)

Prozesse der Kollagensynthese

Während der Kollagensynthese findet in dem Moment, in dem die Alpha-Ketten gebildet werden, bereits die *Hydroxylierung* von Prolin und Lysin statt. Diese wird von den Enzymen Lysinhydroxylase und Peptidylprolylhydroxylase oder Prolinoxidase sowie Vitamin C, Fe^{2+}-Ionen, Alpha-Ketoglutarat und Sauerstoff beeinflußt.

Die Hydroxylierung ist sehr wichtig für die Stabilität innerhalb des Moleküls und im extrazellulären Raum zwischen den verschiedenen Molekülen. Die Hydroxylierung von Prolin hat hier die größere Bedeutung. Sie findet immer statt, während die Hydroxylierung von Lysin innerhalb des Kollagens und zwischen verschiedenen Kollagentypen je nach dem unterschiedlich weit fortschreiten kann. So ist sie innerhalb des Kollagens Typ I, der in der Haut zu finden ist, viel geringer als im Kollagen Typ I, der sich im Knochen befindet. Findet die Hydroxylierung nicht oder nur ungenügend statt, entsteht ein sehr instabiles Kollagen.

Nach der Hydroxylierung findet die *Glykosylierung* statt. Dabei wird unter Einfluß des Enzyms Galaktosyltransferase Galaktose oder Glykosylgalaktose an die Aminosäure Hydroxylysin gebunden. Anschließend verbinden sich die drei Alpha-Ketten spiralig rechtsdrehend miteinander und bilden jetzt das *Prokollagenmolekül*. Zwischen den einzelnen Ketten entstehen dabei Wasserstoffbrücken (H-Brücken), Disulfatbrücken und kovalente Bindungen, die die drei Ketten miteinander verbinden und stabilisieren.

Am Ende jeder Alpha-Kette befinden sich kleine Peptide, die *Registerpeptide* oder *Telopeptide* genannt werden. Sie haben die Länge von ca. 20 Aminosäuren und sind an NH_2 oder an COOH-Gruppen gebunden. Man spricht von einem *N- und C-Terminus*. Diese Peptide haben die Aufgabe, eine Verbindung der verschiedenen kollagenen Moleküle innerhalb der Zelle zu verhindern. Sie beugen also der Mikrofibrillenbildung vor. Käme es schon jetzt zu solchen Verbindungen, wäre es unmöglich, das Material aus den Zellen ins Interstitium zu transportieren. Das Prokollagenmolekül hat durch die Anwesenheit der C- und N-Termini in diesem Stadium der Synthese eine Länge von ca. 300 nm. (Abb. 1.**23**)

Nachdem das Prokollagenmolekül gebildet und stabilisisiert worden ist, bewegt es sich zum Golgi-Apparat und wird dort in einem Transportvesikel verpackt. Über den Prozeß der *Exozytose* gibt der Golgi-Apparat das Molekül ans Interstitium ab. Der Prozeß verläuft unter Einfluß unterschiedlicher Enzyme. Außerhalb der Zellen werden die N- und C-Termini unter Einfluß der Enzyme C- und N-Prokollagen-Peptidase abgespalten. Die abgespaltenen Telopeptide geben eine Rückkopplung an die Zelle. So kann die Produktion von Kollagen kontrolliert werden.

Das so entstandene *Tropokollagenmolekül* hat eine Länge von 280 nm. Sobald die Peptide umgewandelt worden sind, können sich die einzelnen Tropokollagenmoleküle aneinander binden und eine *Mikrofibrille*, eine *Subfibrille* oder *Protofibrillen* bilden.

Abb. 1.**22** Intrazelluläre und extrazelluläre Prozesse ▶ der Kollagensynthese: Die Telopeptide werden extrazellulär abgespalten, wodurch Fibrillen gebildet werden können.

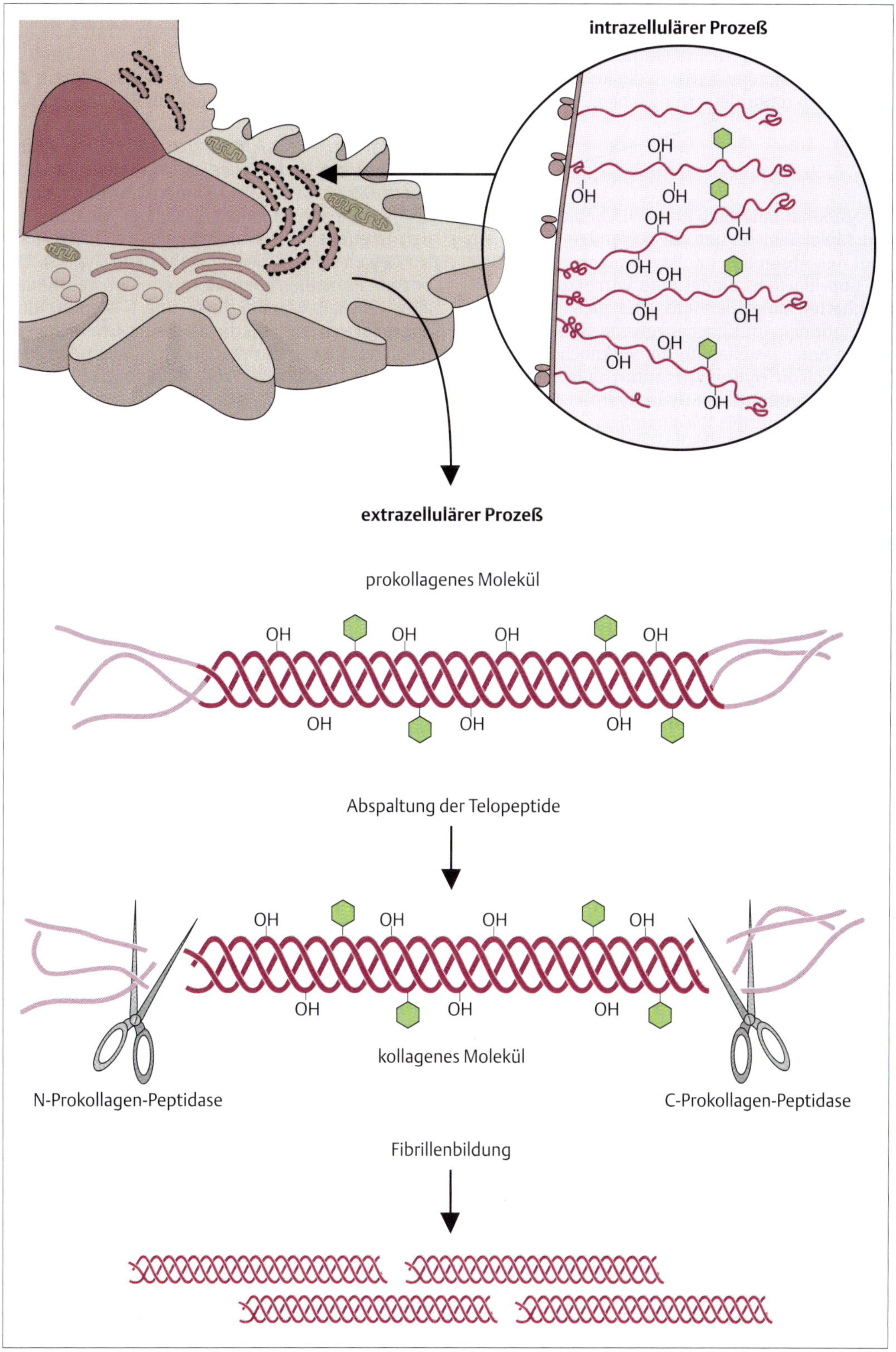
intrazellulärer Prozeß
OH
OH
OH
OH
OH
OH
OH
OH
OH
OH
OH
OH
extrazellulärer Prozeß
prokollagenes Molekül
OH
OH
OH
OH
OH
OH
OH
Abspaltung der Telopeptide
OH
OH
OH
OH
OH
OH
OH
kollagenes Molekül
N-Prokollagen-Peptidase
C-Prokollagen-Peptidase
Fibrillenbildung

Die Mikrofibrillen haben einen Durchmesser von ca. 3,8 nm. Im extrazellulären Raum befinden sich immer freie kollagene Moleküle, die bei Bedarf ein erweitertes Dickenwachstum der kollagenen Fibrillen und Mikrofibrillen ermöglichen.

Verbindung der Moleküle

Die Stabilität innerhalb und zwischen den kollagenen Molekülen beruht auf folgenden Vorgängen: Über den Abstand der Kollagenmoleküle, also über die *Gap-Junctions*, findet eine Vernetzung mit benachbarten Molekülen statt, aber auch über Wasser und Kationen. Im Knochengewebe sind diese Stellen die Anfangsstellen für die Verknöcherung. Hier lagern sich die Hydroxyappatitkristalle zuerst an.

Über die Aminosäure Hydroxyprolin können sich die Moleküle mittels *Wasserstoff-Brücken* (H-Brükken) verbinden und damit die Mikrofibrille stabilisieren. Die Wasserstoffbrücken entstehen immer zwischen dem Sauerstoffatom einer Carbonyl-Gruppe (CO-Gruppe) und dem Wasserstoffatom einer Amidgruppe (NH-Gruppe). Über das schwefelreiche Zystin können zusätzlich unlösliche *Disulfidbrücken* gebildet werden. Neben den H- und Disulfidbrücken entstehen auch *kovalente Bindungen* zwischen den Molekülen, die als *Crosslinks* bezeichnet werden. Diese Crosslinks werden möglich, weil unter Einfluß von Lysinoxidase extrazellulär ein Teil des Lysins und Hydroxylysins in die Aldehyde Allysin und Hydroxyallysin umgesetzt wird. Beide Substanzen können mit dem übriggebliebenen Lysin und Hydrolysin diese sehr stabilen Verbindungen bilden, die *Schiffschen Basen* (Ketoaminverbindungen). Das dabei tätige Enzym Lysinoxidase benötigt Kupfer, um seine Wirkung zu entfalten. Das bedeutet, daß Kupfermangel zu einer geringeren Stabilität des Kollagens führt.

Störungen der Kollagensynthese

Störungen in der Kollagensynthese werden durch einen Mangel an Enzymen, Vitaminen oder Spurenelementen ausgelöst. Eine mögliche Störung der Kollagensynthese kann darin bestehen, daß zuviel Kollagen synthetisiert wird. Die Ätiologie dieser Pathologie ist bis jetzt noch ungeklärt. Die Symptome sind z. B. an der Kelloid-Bildung in der Haut erkennbar, wie sie nach Verletzungen bzw. Operationen im Bereich von Narben entstehen kann.

Des weiteren kann auch zu wenig oder insuffizientes Kollagen synthetisiert werden. Man sieht dies z. B. bei Erkrankungen wie Skorbut, wo durch Vitamin-C-Mangel zu wenig und instabiles Kollagen gebildet wird.

Auch beim Ehlers-Danlos-Syndrom liegt dieses Problem vor. Patienten mit diesem Krankheitsbild zeigen u. a. eine sehr große Gelenkbeweglichkeit. Es handelt sich um eine Störung in der Bildung des Kollagens Typ III, was u. a. auch zur Bildung von Aorta-Anomalien wie Aneurysmen führen kann.

Beim Typ VI des Ehlers-Danlos-Syndroms führt eine gestörte Hydroxylierung von Lysin dazu, daß nur sehr wenige Crosslinks innerhalb und zwischen den kollagenen Molekülen gebildet werden können. Es entsteht ein sehr instabiles und hypermobiles Gewebe. Ähnliches entsteht beim Typ VII. Das Enzym Prokollagenpeptidase ist hier vermindert aktiv. Deshalb können die C- und N-Termini nicht abgebaut werden und die Moleküle sich nicht ausreichend aneinander stabilisieren. Auch diese Patienten zeigen eine vergrößerte Mobilität. Eine vergrößerte Mobilität kann nur begrenzt indirekt durch muskuläre Stabilisation kompensiert werden.

Zusammenfassung: Kollagensynthese

Die primären Eiweißketten des kollagenen Moleküls werden innerhalb des endoplasmatischen Retikulums der Zelle produziert. Drei Molekülketten verbinden sich spiralig und stabilisieren sich dadurch. Sie werden über den Golgi-Apparat ins Interstitium transportiert. Im Interstitium findet die Bildung von Mikrofibrillen, Fibrillen und Fasern statt. Die Stabilität innerhalb und zwischen den kollagenen Molekülen beruht auf folgenden Vorgängen:

- Hydroxylierung von Prolin und Lysin ermöglicht die Bildung von H-Brücken.
- Durch die Umsetzung von Lysin und Hydroxylysin in Allysin und Hydroxyallysin werden kovalente Bindungen (Crosslinks) gebildet.
- Zwischen den verschiedenen Sulfatgruppen der Aminosäuren (vor allem Zystin) entstehen Disulfitbrücken.

All diese Prozesse stehen unter dem Einfluß von Enzymen, Vitaminen und Spurenelementen. Störungen in der Kollagensynthese werden durch einen Mangel an Enzymen, Vitaminen und/oder Spurenelementen ausgelöst und mindern die Stabiliät und Funktion des Kollagens.

Abbau und Degeneration

Der Abbau des Kollagens findet im extrazellulären Raum unter Einfluß des Enzyms Kollagenase statt. Kollagenase ist in der Lage, die Moleküle voneinander zu lösen und die Helixstruktur aufzubrechen. Danach können intrazellulär die Reste von anderen,

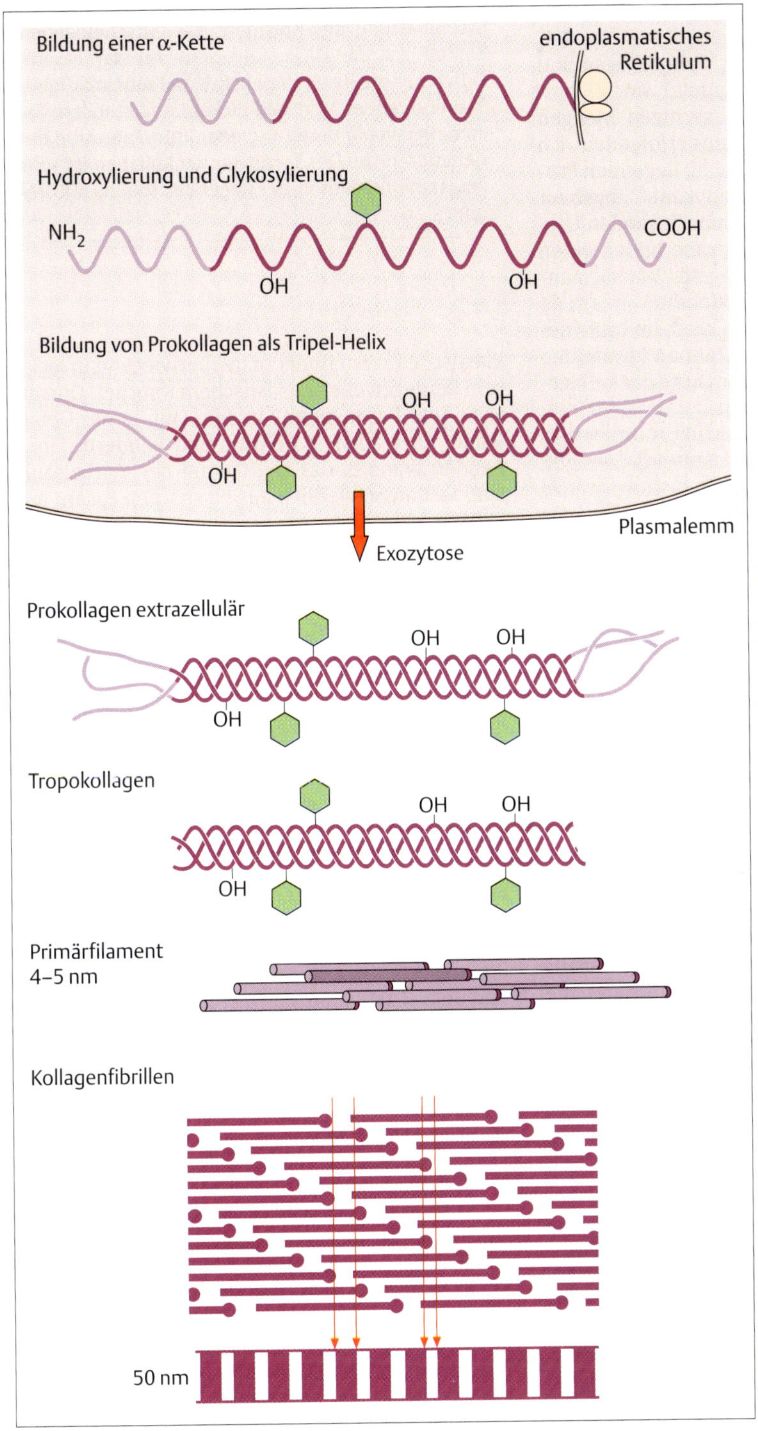

Abb. 1.**23** Übersicht über die Kollagensynthese und den Kollagenaufbau: Die Primärfilamente bilden Kollagenfibrillen mit ihrer typischen Querstreifung.

eher unspezifischen Proteasen, den Kathepsinen (Pepsin und Trypsin), weiter abgebaut werden. Kollagenase wird überwiegend von Makrophagen und neutrophilen Granulozyten freigesetzt. Auch Fibroblasten können Kollagenase in geringen Mengen freisetzen. Der Abbau des Kollagens erfolgt deutlich leichter, wenn zuerst die oberflächig liegenden Proteoglykane und Glykosaminoglykane abgebaut wurden. Die um die Fasern herum liegenden Glykosaminoglykane und Proteoglykane bilden einen Wassermantel. Eine Veränderung des Wassermantels hat zur Folge, daß sich die Mobilität innerhalb des Gewebes deutlich verändern kann. Im Laufe des Alterungsprozesses nimmt der Zahl an kovalenten Bindungen zu und damit auch die Dicke der kollagenen Fibrillen und deren Stabilität.

Prinzipiell ist eine kollagene Struktur um so dikker und stabiler, je mehr sie belastet wird. Dies gilt, solange die Belastung nicht die Belastungsgrenze überschreitet. Wird ein Gewebe dagegen nicht oder nur sehr wenig belastet, sinkt dessen Belastbarkeit. Das kollagene Bindegewebe verliert also unter Immobilisation deutlich und rasch seine Belastbarkeit und degeneriert.

Untersuchungen haben gezeigt, daß z. B. die Belastbarkeit einer Sehne nach einer vierwöchigen Immobilisationsperiode um 80% reduziert ist. Wird eine kollagene Struktur z. B. bei schwerer körperlicher Arbeit oder durch Training deutlich beansprucht, werden bindegewebige Strukturen wie Sehnen und Bänder dicker und stabiler (Tabary 1984).

Unter besonderen Umständen kann Kollagen sogar als *Antigen* wirken. Beispielsweise bei chronischem Rheuma produziert der Körper durch einen auto-immunen Defekt Antikörper gegen die Kollagene des Typs I, II und III. Die Membrana synovialis setzt Antikörper gegen das Kollagen Typ II frei, die den Knorpel angreifen und zerstören. Der Turnover, der Neubau von Kollagen, geht sehr langsam vonstatten. In der Regel liegt der Turnover zwischen 300 und 500 Tagen, dauert aber von Gewebe zu Gewebe unterschiedlich lange. In manchen Gewebsarten, z. B. in der Bandscheibe, kann er zwischen 60 und 100 Jahren dauern!

Zusammenfassung:
Abbau und Degeneration des Kollagens

Der Abbau des Kollagens findet überwiegend extrazellulär unter Einfluß des Enzyms Kollagenase statt. Es wird von Makrophagen, neutrophilen Granulozyten und in geringen Mengen auch von Fibroblasten produziert. Intrazellulär wird das Kollagen unter Einfluß unspezifischer Proteasen (Kathepsinen) abgebaut.

Die Belastung des Kollagens hat entscheidenden Einfluß auf die Dicke und Stabilität der Fasern. Durch höhere Belastungen, z. B. bei regelmäßigem Training, entwickeln sich dickere und stabilere Fasern. Bei wenig Belastung oder Immobilisation degenerieren sie. Der Turnover von Kollagen ist sehr langsam und liegt in der Regel bei 300 bis 500 Tagen.

1.4.2 Elastische Fasern

Elastische Fasern findet man überwiegend in lockerem Bindegewebe, in elastischem Knorpel (Ohrmuschel und Nasenspitze), in der Haut, in der Gefäßwand, aber auch in Sehnen und Bändern. Einige Bänder, wie z. B. das Lig. flavum der Wirbelsäule, sind fast ausschließlich aus elastischen Fasern aufgebaut.

Der Stoff *Elastin*, der in den elastischen Fasern in großen Mengen vorhanden ist, hat eine gelbliche Farbe. Daraus resultiert die gelbe Farbe der entsprechenden Strukturen. Das Lig. flavum ist nach dem gelben Farbton benannt, es heißt übersetzt *gelbes Band*. (Abb. 1.**24**)

Der Anteil an elastischen Fasern beträgt in Gefäßen ca. 50%. In anderen Bindegewebsformen wie z. B. in der Haut und in Sehnen nur ca. 2–5%.

Aufbau

Elastin ist ein Strukturprotein, das den gleichen Aminosäurengehalt hat wie das Kollagen. Man unterscheidet zwischen Alpha-Elastin, das aus ca. 17 Proteinketten mit je ca. 35 Aminosäuren besteht, und Beta-Elastin, das nur 2 Proteinketten mit je ca. 27 Aminosäuren hat. Nur 10% der Proteinketten bilden eine Helix.

Mikrostruktur

Auch im Elastin findet man die Aminosäuren Prolin, Hydroxyprolin und Glycin, jedoch im Gegensatz zum Kollagen kein Hydroxylysin und Methionin. Ein deutlicher Unterschied zwischen Elastin und Kollagen besteht darin, daß die Aminosäuren Valin, Leuzin, Isoleuzin und Alanin innerhalb des Elastins in viel größeren Mengen vorhanden sind (ca. 90%). Zusätzlich enthält Elastin die für dieses Strukturprotein typischen Aminosäuren Desmosin und Isodesmosin. Sie sind für die Polymerisation des Elastins mit verantwortlich. Desmosin und Isodesmosin werden unter dem Einfluß des Enzyms Lysinoxidase aus Lysin und Isolysin gebildet. (Abb. 1.**25**)

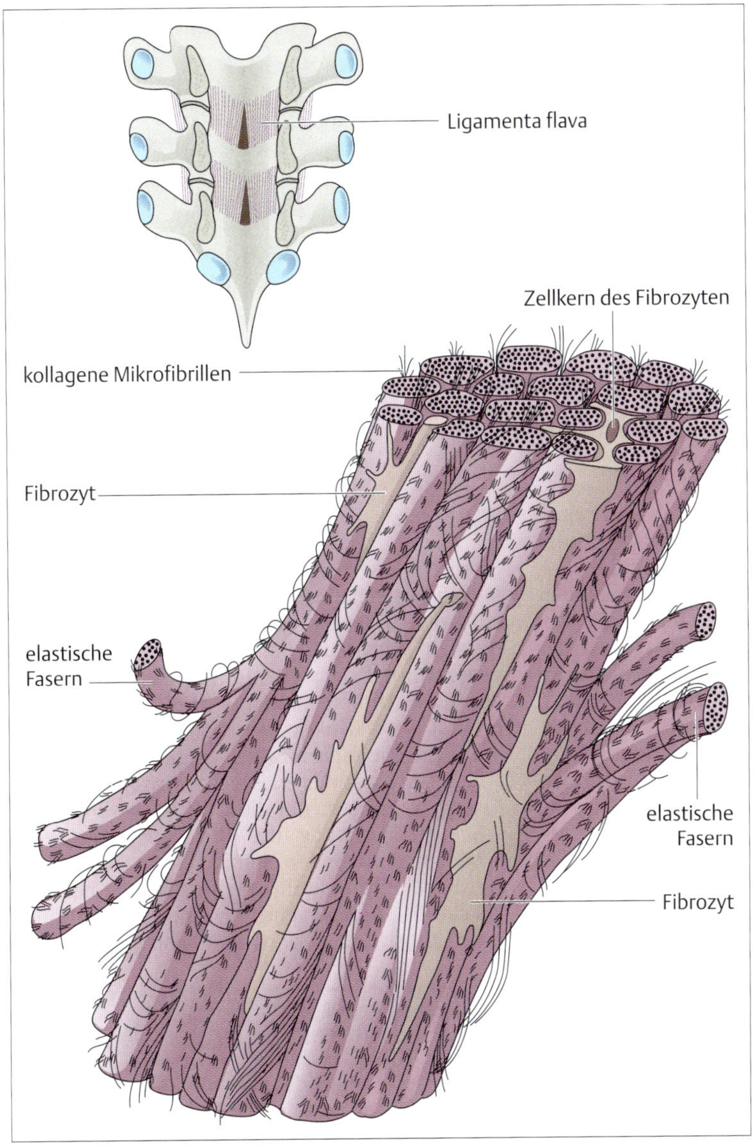

Abb. 1.**24** Aufbau eines elastischen Bandes am Beispiel des Lig. flavum: Es besteht aus elastischen Fasern und kollagenen Mikrofibrillen.

Der Prolingehalt liegt, wie auch bei Kollagen, bei ca. $^1/_9$ der vorhandenen Aminosäuren. Pro 1000 Aminosäuren findet man 100 – 400 Valinreste und pro 100 Aminosäuren 70 – 80 Zystinreste. Durch den hohen Gehalt des schwefelreichen Zystins können sehr viele stabile Disulfidbrücken gebildet werden. Für den Aufbau der Aminosäureketten wird auch hier das Triplet Gly-X-Y benutzt. Man findet hier oft die Reihenfolge: Gly-Val-Pro-Gly oder Val-Pro-Gly-Gly. Elastische Fasern sind, genau wie das Kollagen, von einem Wassermantel umgeben.

Die Mikrofibrillen sind unverzweigte Glykoproteinketten mit einem Durchmesser von 10 – 11 nm. Sie ähneln den Telopeptidketten des Kollagens und sind aus hydrophilen Aminosäuren aufgebaut, vor allem aus Zystin. Innerhalb der Mikrofibrillen sorgen große Mengen an Disulfatbrücken für Stabilität. Die elastischen Mikrofibrillen bilden das Gerüst, aus denen die elastischen Fasern entstehen.

Makrostruktur des elastischen Netzwerks

Die elastischen Fasern bestehen aus einer amorphen Masse Elastin, die von elastischen Mikrofibrillen umgeben ist. Die Mikrofibrillen dienen dem Ela-

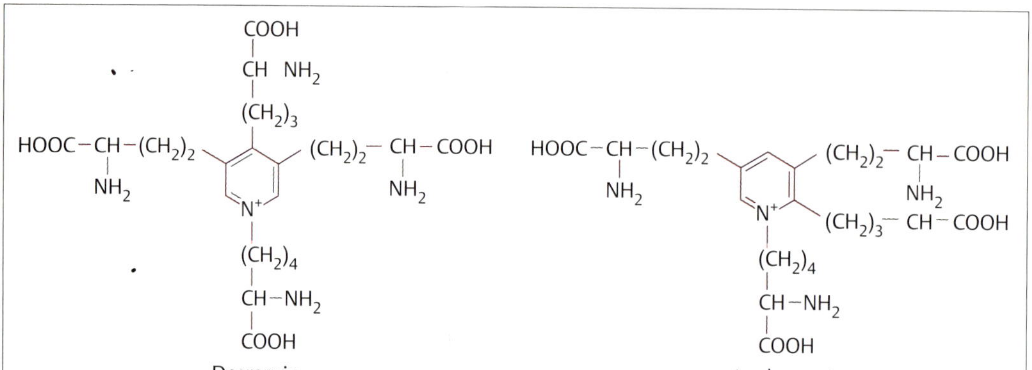

Abb. 1.25 Molekularer Aufbau von Desmosin und Isodesmosin.

stin als Orientierung bei der Bildung der elastischen Fasern. Elastische Fasern sind sehr verzweigt und besitzen viele Verbindungen untereinander. Dadurch entsteht der netzartige Aufbau. Sie können sich um 100 bis 150% verlängern. Während der Verlängerung speichern sie potentielle Energie, die dafür sorgt, daß sie nach der Belastung wieder in ihre Ursprungsform zurückkehren können. (Abb. 1.26)

Werden die Fasern um mehr als 150% verlängert, entsteht eine Verformung der Strukturen. Erhöht sich die Belastung weiter, kommt es zur Zerstörung. Die Reißfestigkeit der elastischen Fasern beträgt ca. 300 N/cm^2. Allerdings gilt: Je mehr die Fasern gedehnt werden, um so größer wird ihre Zugfestigkeit. Der Widerstand wird immer größer.

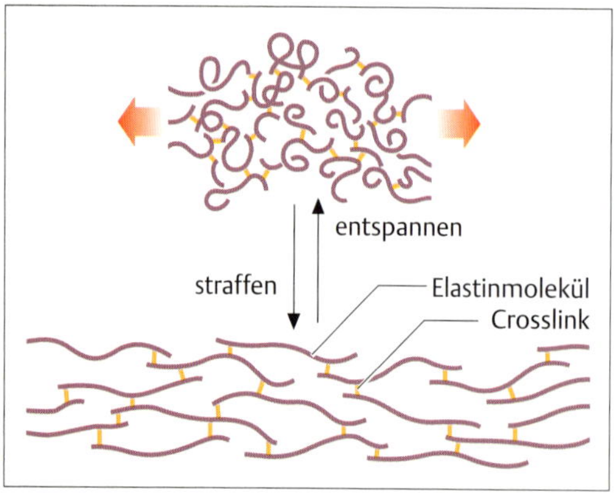

Abb. 1.26 Verhalten des elastischen Netzwerks unter Spannung und bei Entspannung.

Funktion

Elastische Fasern verleihen dem Gewebe ihrem Namen entsprechend Elastizität und Mobilität, was z. B. bei der Haut und bei den Gefäßen extrem wichtig ist. In Sehnen und Bändern sorgen elastische Fasern dafür, daß der wellenförmige Verlauf der kollagenen Fasern beibehalten wird. Wirken Belastungen auf diese Strukturen ein, so werden sie zuerst durch die elastischen Fasern aufgefangen und daraufhin langsam und gleichmäßig auf die kollagenen Fasern übertragen. Auf diese Weise wird einer zu schnellen Belastung des Kollagens vorgebeugt. Schädigungen können damit vermindert werden. Das Funktionsoptimum von Elastin liegt bei 37 °C. Bei ca. 20 °C dagegen entsteht eine kristalline, glasartige Konsistenz. Es wird zerbrechlich.

Zusammenfassung:
Aufbau und Funktion des Elastins

Elastische Fasern findet man überall im Körper. Vor allem in Gefäßen ist ihr Anteil mit ca. 50% des gesamten Gewebes verhältnismäßig hoch. Im Bewegungsapparat liegt der Anteil an elastischen Fasern bei ca. 2–5%. Eine Ausnahme bildet das Lig. flavum der Wirbelsäule, das überwiegend aus elastischen Fasern aufgebaut ist.

Die elastischen Mikrofibrillen ähneln den Telopeptiden der kollagenen Moleküle. Elastin ist ähnlich aufgebaut wie Kollagen, enthält jedoch die für das Elastin typischen Aminosäuren Desmosin und Isodesmosin. Einzelne elastische Fasern sind aus einem Netzwerk elastischer Mikrofibrillen aufgebaut, in deren Mitte sich amorphes Elastin befindet. Sie bilden durch die starke interne Verzweigung ein stabiles Netzwerk, das unter Zugbelastung um bis zu 150% verlängert werden kann.

Elastinsynthese

Elastische Fasern werden innerhalb des endoplasmatischen Retikulums der Fibroblasten des Bindegewebes und der glatten Muskelzellen der Gefäße produziert. Solange es sich innerhalb der Zellen befindet, spricht man von Proelastin. Außerhalb der Zellen wird es zu Tropoelastin. Es wird spekuliert, daß die Telopeptidketten, nachdem sie wie bei der Kollagensynthese extrazellulär von Prokollagenmolekülen abgespalten worden sind, zu Mikrofibrillen werden.

Bei der Elastinsynthese kann man drei Stadien unterscheiden:

- Im ersten Stadium spricht man von *Oxytalfasern*. Das sind Bündel elastischer Mikrofibrillen, die sich noch nicht zu elastischen Fasern ausdifferenziert und noch kein Elastin eingelagert haben.
- Im zweiten Stadium findet man dann die *Elauninfasern*. Hier sieht man, daß die Mikrofibrillen nur im Zentrum eine geringe Menge Elastin enthalten.
- Im dritten und letzten Stadium sieht man dann, daß das amorphe Elastin komplett von einem dichten Netz der elastischen Mikrofibrillen umgeben ist.

Nicht alle elastischen Fasern kommen zur vollen Reifung. Auch in hohem Alter werden noch Oxytalfasern gefunden. Die Synthese von Elastin kann durch Kupfermangel gestört werden sowie durch die Anwesenheit von Lathyrogen-beta-Aminoprorionitril und D-Penicillamin.

Zusammenfassung: Elastinsynthese

Elastische Fasern werden im endoplasmatischen Retikulum der Fibroblasten und der glatten Muskelzellen produziert. Bei ihrer Synthese unterscheidet man drei Stadien:

- Bildung von Oxytalfasern, die nur als elastische Mikrofibrillen vorkommen
- Elauninfasern, d.h. elastische Mikrofibrillen mit kleinen Mengen Elastin
- komplett ausgebildete elastische Fasern

Abbau und Degeneration

Elastische Fasern werden durch das Pankreasenzym Elastase abgebaut und bei extrem niedrigen pH-Werten (pH = 2) durch Pepsine (Thrypsin und Pepsin). Mit zunehmendem Alter wird die Menge an Elastase größer. Bei Rauchern, bei Patienten mit Pankreatitis, Lungenemphysem und Arteriosklerose existiert ebenfalls mehr Elastase. Dadurch vermindert sich die Elastizität des Gewebes, und die Belastbarkeit wird geringer.

Während des Alterungsprozesses kommt es neben dem Zerfall der elastischen Fasern auch zur Einlagerung von Kalziumsalzen. Diese Veränderungen mindern die Elastizität des Gewebes. Es wird straffer und das Kollagen ist weniger gegen einwirkende Kräfte geschützt, d.h. Belastungen wirken schneller ein. Die Folge sind häufigere Überlastungen und Schädigungen.

Zusammenfassung: Abbau und Degeneration des Elastins

Elastin wird unter Einfluß des Enzyms Elastase abgebaut, das im Pankreas gebildet wird. Es ist z.B. bei Rauchern oder Patienten mit Pankreatitis vermehrt vorhanden. Im Laufe des Alterungsprozesses lagern sich Kalziumsalze in die elastischen Fasern ein, die diese weniger belastbar und anfälliger gegen einwirkende Kräfte machen.

1.4.3 Grundsubstanz

Die Grundsubstanz besteht aus *Glykosaminoglykanen* und *Proteoglykanen* bzw. *Proteoglykanaggregaten*. Glykosaminoglykane kommen vorwiegend im extrazellulären Raum vor, haben jedoch auch im in-

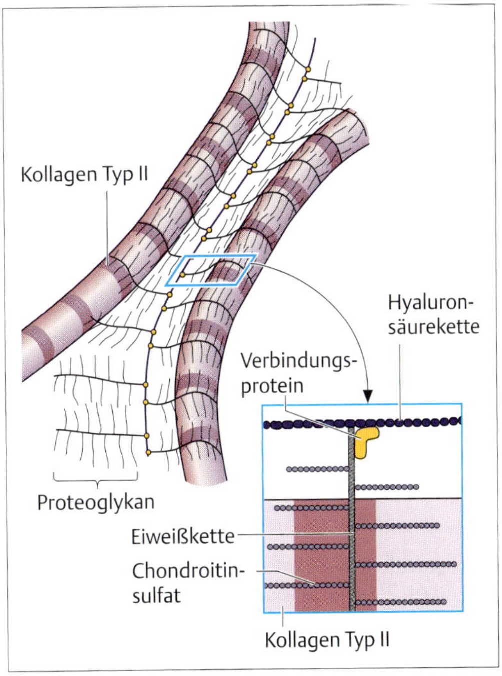

Abb. 1.27 Verbindung zwischen kollagenen Fasern durch ein Proteoglykanaggregat.

trazellulären Raum spezifische Aufgaben. Die Proteoglykane und Proteoglykanaggregate, die aus Glykosaminoglykanen aufgebaut sind, verbinden den Zellen, kollagene und elastische Fasern und binden sich an Wasser. (Abb. 1.**27**)

Aufbau

Proteoglykane sind um eine lange Eiweißkette herum aufgebaut. An diese Eiweißkette werden die Glykosaminoglykane gebunden. Zu den Glykosaminoglykanen zählen zum einen bürstenähnlich strukturierte Polysaccharidketten mit sich regelmäßig wiederholenden Disacchariden, die über kovalente Bindungen an die Eiweißkette gebunden werden, und zum anderen lange, unverzweigte und fadenförmige Ketten wie Hyaluronsäure oder Heparin. Die gestreckte Form entsteht durch die starke negative Ladung, aufgrund derer sich die Moleküle gegenseitig abstoßen und den größtmöglichen Abstand zueinander suchen. Die Hyaluronsäure benötigt zur Bindung an die Eiweißkette ein Linkprotein. Sind mehrere Glykosaminglykane an eine Eiweißkette gebunden, entsteht die Struktur des Proteoglykans.

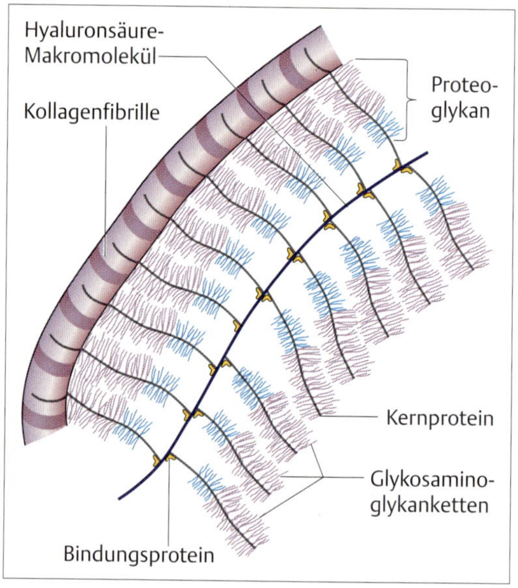

Abb. 1.**28** Aufbau eines Proteoglykanaggregats: Die zentrale Hyaluronsäurekette wird mit Proteoglykanen verbunden.

Vergleich: Proteoglykane – Bürste

Der Aufbau der Proteoglykane gleicht einer Bürste. Der Stiel der Bürste wird von einer Eiweißkette gebildet und ist ca. 300 nm lang. Die Borsten werden durch die Glykosaminoglykane gebildet. Sie sind 60 – 100 nm lang und mit einem Abstand von 15 – 30 nm zueinander an den Bürstenstiel gebunden.

Die Eiweißketten, an die sich die Glykosaminoglykane binden, sind je nach Art und Funktion des Gewebes unterschiedlich aufgebaut. Sie enthalten je nachdem Glutamat, Glyzin, Serin und Threonin, jedoch kein Zystein. In einigen Geweben, z.B. im Knorpel, findet man auch Proteoglykane, die an eine Hyaluronsäurekette gebunden sind, so daß ein Proteoglykanaggregat entsteht. Dabei können bis zu 40 Proteoglykane gebunden werden, die eine Länge bis zu einem Mikrometer erreichen. (Abb. 1.**28**)

Aufbau eines Proteoglykans

Die zentrale Eiweißkette eines Proteoglykans enthält über 2000 Aminosäuren, als häufigste Glutamat, Glyzin, Serin und Threonin. (Abb. 1.**29**)

Die äußeren 60% dieser Kette werden als Bindungsstelle für ca. 80 – 100 Chondroitinsulfatketten benutzt. Die darauf folgenden 10% werden für ca. 50 – 60 Keratansulfatketten verwendet. Weiter kön-

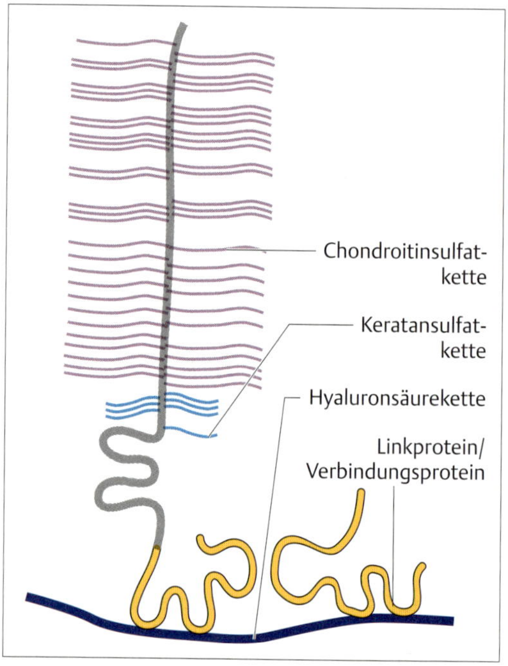

Abb. 1.**29** Aufbau eines Proteoglykans mit seinen Glykosaminoglykanen: An die zentrale Eiweißkette werden Chondroitinsulfatketten und Keratansulfatketten gebunden (kovalente Bindungen) sowie Hyaluronsäure über ein Linkprotein.

nen vereinzelt noch einige andere, kürzere Oligosaccharidketten gebunden sein. Die restlichen 30% bleiben frei. Sie werden für die Bindung des Proteoglykans an eine Hyaluronsäurekette mittels eines Verbindungsproteins verwendet. Die Bindung des Verbindungsproteins geschieht über kovalente Bindungen. Das gesamte Aggregat hat ein sehr hohes Molekulargewicht.

Molekularstruktur der Glykosaminoglykane

Glykosaminoglykane, die im Bindegewebe vorkommen, sind:

- Hyaluronsäure
- Chondroitin-4-Sulfat
- Chondroitin-6-Sulfat
- Dermatansulfat
- Keratansulfat
- Heparansulfat
- Heparin

(Abb. 1.**30**)

Alle Glykosaminoglykane mit Ausnahme der Hyaluronsäure sind sulfatisiert. Sie besitzen viele Hydroxyl- und Carboxyl-Gruppen, wodurch sie einen stark hydrophilen Charakter bekommen. Glykosaminoglykane sind stark negativ geladen und können deshalb sehr viel Wasser binden. Zusätzlich können die Glykosaminoglykane sich an Natrium-Ionen binden. Der Eiweißanteil dieser Moleküle ist sehr gering und beträgt in der Regel zwischen 10 und 20%.

Hyaluronsäure: Sie besitzt keine Sulfat- und keine Azetatgruppen. Sie kann sich nicht wie die anderen Glykosaminglykane direkt an eine Eiweißkette binden. Hyaluronsäure ist im gesamten Körper vertreten, sogar in der Synovialflüssigkeit. Oft bildet sie die zentrale Kette der Proteoglykanaggregate, wie man sie vor allem im Knorpel und in der Bandscheibe häufig findet. Hyaluronsäure ist extrem stark negativ geladen und hat deshalb eine sehr große Affinität zu Wasser. Die Halbwertszeit der Hyaluronsäure beträgt 2–4 Tage. Abgebaut wird sie vom Enzym Hyaluronidase und von Radikalen. Die von den Zellen durchgeführte Produktion wird durch Insulinmangel, durch Kortisol (Streßhormon) und Kortison (in Medikamenten) gehemmt.

Chondroitin-4-Sulfat und Chondroitin-6-Sulfat: Diese Sulfate sind die meistverbreiteten Proteoglykane der Grundsubstanz. Zumeist sind sie an Hyaluronsäure oder an die Zellmembran gebunden. Ihre Halbwertszeit beträgt 7–10 Tage und entspricht damit den anderen sulfatisierten Glykosaminoglykanen.

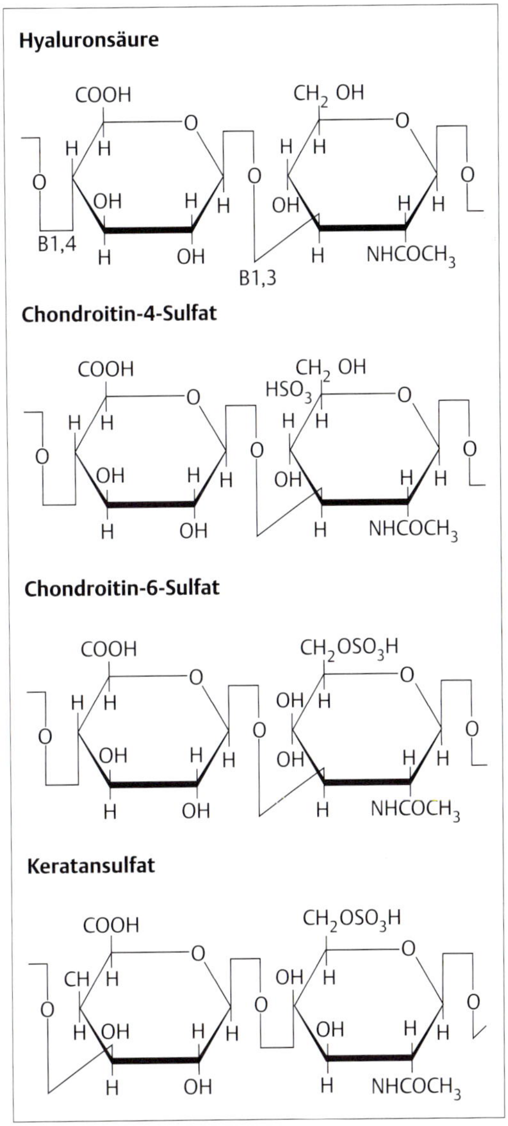

Abb. 1.**30** Strukturformeln der Glykosaminoglykane.

Dermatansulfat: Dieses Glykosaminoglykan findet man oft in Kombination mit Chondroitinsulfat-Glykosaminoglykanen in der Haut, in Sehnen und in den meisten anderen Bindegewebsarten. Dermatansulfat-Proteoglykane gehen keine Verbindung mit Hyaluronsäure ein. Sie spielen eine kontrollierende Rolle bei der Reifung der kollagenen Fibrillen.

Keratansulfat: Dieses Glykosaminoglykan findet man sehr oft in Verbindung mit Chondroitinsulfat und Hyaluronsäure, z.B. in großen Mengen im Knorpel und der Bandscheibe. Keratansulfat kontrolliert die räumliche Ausrichtung der kollagenen Fibrillen und Fasern.

Heparansulfat: Dieses Glykosaminoglykan findet man vor allem an der Zelloberfläche. Es verbindet sich mit der Zellmembran bzw. mit der Glykokalyx der Zellmembran und hat auf diese Weise Einfluß auf alle Funktionen der Zellmembran. Diese Funktion ist so wichtig, daß ich darauf näher eingehen möchte: Die Zellmembran selbst ist aus einer Doppelschicht von Protein- und Lipidmolekülen aufgebaut. (Abb. 1.**31**)

Zellwachstum und Zellteilung werden durch die Verbindung von Heparansulfat mit der Zellmembran kontrolliert. Die Glykokalyx ist ein dünner Film negativ geladener Zuckermoleküle an der Zellmembran. Sie bestimmt die Resorption, die Aufnahme von Substanzen, also Endozytose, Pinozytose und Phagozytose, die Durchschleusung der Bestandteile, also die Zytopempsis, und die Abgaben der Zelle, die Exozytose. Innerhalb der Zellmembran befinden sich zusätzlich Chondroitinsulfat-Glykosaminoglykane und die Vernetzungsproteine Fibronektin und Laminin.

Manchmal sieht man, daß Zellen Verbindungen zueinander haben. Man nennt diese zellhaftenden Stellen *Nexus* oder *Gap-Junction*. An diesen Stellen findet über Natrium-, Kalium- und Kalziumionen ein Informationsaustausch zwischen den Zellen statt. Durch die Heparansulfatketten können die Zellen miteinander und mit der Basalmembran in Verbindung treten. Außerdem können verschiedene Wachstumshormone und Lektine und alle zellmembranständigen Rezeptoren und Antigene über Heparansulfat gebunden werden.

Heparin: Heparin kann prinzipiell von allen Zellen synthetisiert werden. Besonders Mastzellen und die basophilen Granulozyten im Blut können große Mengen Heparin ins Interstitium freisetzen. Hier kann es von Makrophagen und Fibroblasten aufgenommen werden und erhöht so die Abwehrfunktion dieser Zellen. Unter Einfluß von Heparin wird die Mobilität und die Zahl der Makrophagen erhöht. Dagegen hemmt es die Aktivität der B- und T-Lymphozyten und die der Osteoblasten. Heparin bindet sich an Kollagen und an Fibronektin und kann auf diese Weise die Bildung von Kollagen kontrollieren und einer übermäßigen Kollagenproduktion vorbeugen. Heparin hat einen aktivierenden Einfluß auf ca. 50 enzymatische Prozesse. Es wird in sehr vielen Salben verwendet und verbessert die Aufnahme von Medikamenten durch die Haut.

Die wesentlichen Aufgaben des Heparins sind

- das Hemmen der Blutgerinnung,
- die Stimulation der Regenerationsprozesse der Zelle,

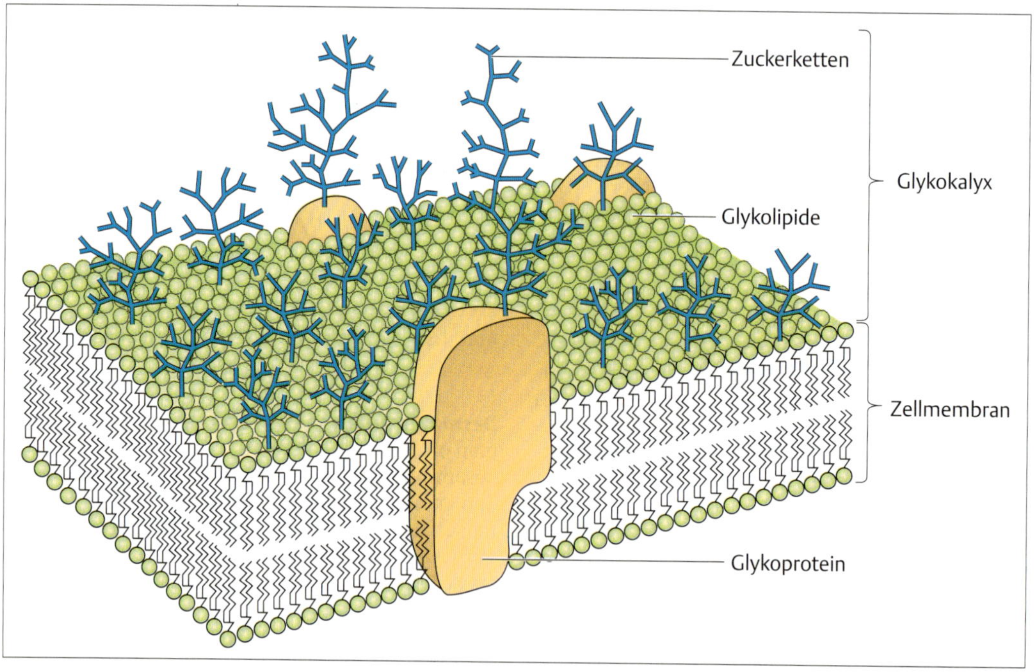

Abb. 1.**31** Zellmembran mit Glykokalyx: Die Zellmembran besteht aus einer Doppelschicht von Glykolipiden, die eine Zuckerschicht (Glykokalyx) bilden. In die Membran sind Glykoproteine eingelagert.

- die Förderung der Kontraktilität der Fibroblasten (Myofibroblasten) und deren Ausrichtung innerhalb des Bindegewebes,
- die Hemmung der Proteinkinase des Zellkerns und der Proteinkinaseenzyme innerhalb der Muskelzelle.

Funktion

Glykosaminoglykane und Proteoglykane haben sehr viele verschiedene Funktionen:

- Sie stabilisieren das Bindegewebe durch die Bindung an kollagene und elastische Fasern, an Zellen und an Wasser.
- Sie absorbieren als erste die Kräfte, die auf das Gewebe einwirken, besonders in ungeformtem Bindegewebe.
- Sie schützen das kollagene Netzwerk gegen übermäßige Belastung.
- Sie verleihen dem Gewebe Elastizität und Stabilität.
- Sie sorgen dafür, daß das Gewebe nach einer Belastung in seine Ursprungsform zurückkehrt (Viscoelastizität).
- Sie bilden eine Art Sieb, das verhindert, daß großmolekulare Strukturen aus den Gefäßen ins Gewebe vordringen.
- Sie binden Wasser und liefern damit einen Transportweg für Nährstoffe und Abfallprodukte.
- Sie schützen das Gewebe und die Zelle gegen eindringende Bakterien. Bakterien können sich nur schlecht durch das dichte Netzwerk bewegen und in das Gewebe penetrieren. Nur wenn sie das Enzym Hyaluronidase ausscheiden, das Matrix abbaut, können sie tiefer ins Gewebe eindringen und müssen durch das Immunsystem abgewehrt werden.
- Sie sind größtenteils verantwortlich für die Absorption der Kompressionskräfte auf Knorpel, Bandscheiben, Menisken usw. Durch ihre starke negative Ladung und damit ihre Fähigkeit, sich an Wasser zu binden, verhindern sie, daß zu viel Verformung des Gewebes entsteht.

Einige Funktionen der Grundsubstanz beruhen darauf, daß Bewegungen des Gewebes die Wassermenge verändern, die an Proteoglykane und Glykosaminoglykane gebunden ist. Unter Belastung des Gewebes muß Wasser abgegeben werden, das bei Entlastung wieder aufgenommen wird. Durch die Wasserabgabe und -aufnahme ändert sich die elektrische Ladung der Glykosaminoglykane und Proteoglykane beständig. (Abb. 1.**32**)

Es entstehen Spannungsschwankungen, die man als *piezoelektrische Aktivität* bezeichnet. Die piezoelektrische Aktivität reizt die Zellen zur Synthese und dient gleichzeitig als Reiz für die Organisation

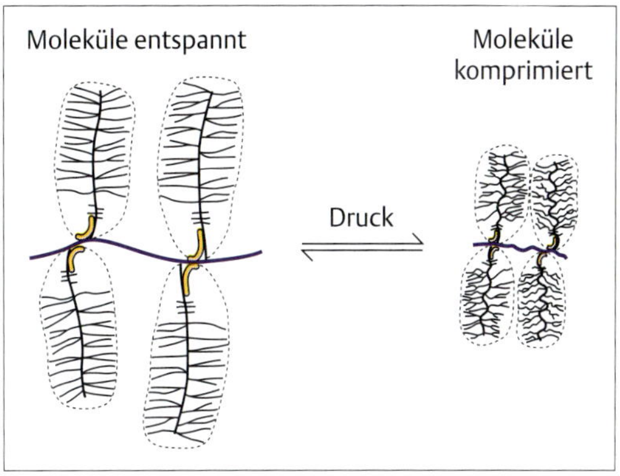

Abb. 1.**32** Veränderungen der Proteoglykanaggregate bei Kompression.

und Ausrichtung der kollagenen Moleküle und Fibrillen.

Im intrazellulären Raum lockern Glykosaminoglykane die Chromatinstruktur innerhalb des Zellkerns auf, so daß die DNS besser und leichter ablesbar ist. In Zellen des Immunsystems koppelt sich ein Glykosaminoglykan an Proteasen, d.h. an Enzyme, die Proteine abbauen, und verhindert damit, daß sich Zellen selbst zerstören.

Zusammenfassung:
Aufbau und Funktion der Grundsubstanz

Glykosaminoglykane und Proteoglykane werden von allen Zellen des Bewegungsapparates produziert. Glykosaminoglykane sind bürstenähnliche Polysaccharide mit Ausnahme der Hyaluronsäure und des Heparins: Diese haben eine eher gestreckte Form. Alle Glykosaminoglykane binden sich an eine Eiweißkette und bilden auf diese Weise ein Proteoglykan. Hyaluronsäure braucht dazu ein Verbindungsprotein (Linkprotein). Glykosaminoglykane, Proteoglykane und Proteoglykanaggregate binden sich an Wasser sowie an kollagene und elastische Fasern. Die Glykosaminoglykane des Bindegewebes sind:

- Hyaluronsäure, die in allen Geweben vorkommt,
- Chondroitin-4- und -6-Sulfat, welche ebenfalls in allen Geweben vorkommen,
- Dermatansulfat, das vor allem in der Haut vorkommt,
- Keratansulfat, das überwiegend in Knorpel und Bandscheibe vorkommt,
- Heparansulfat, das überwiegend in der Zellmembran vorkommt, und
- Heparin, das überall im Körper vorkommt.

Glykosaminoglykane und Proteoglykane haben intra- und extrazelluläre Funktionen:

- Sie binden sich an kollagene und elastische Fasern und an Wasser.
- Sie absorbieren große Teile der einwirkenden Kräfte (Druck und Zug).
- Sie filtern das Gewebe, um großmolekulare Stoffe wie Bakterien fernzuhalten.
- Sie lösen bei Verformungen eine piezoelektrische Aktivität aus.

Die wichtigste Funktion des Heparins ist die Hemmung der Blutgerinnung.

Synthese

Die Synthese der Hyaluronsäureketten, der Eiweißketten und einiger Oligosaccharide findet im endoplasmatischen Retikulum von allen Bindegewebszellen statt. Weitere Oligosaccharide und die Glykosaminoglykane werden im Golgi-Apparat synthetisiert, wo auch ein Teil der Glykolisierung und die gesamte Sulfatisierung stattfinden. (Abb. 1.**33**)

Die Zellen müssen ständig synthetisch aktiv bleiben, da die Lebensdauer der Glykosaminoglykane nur sehr gering ist. Der Turnover von Hyaluronsäure beträgt ca. 2 – 4 Tage, die der anderen sulfatisierten Glykosaminoglykane ca. 7 – 10 Tage. Glykosaminoglykane müssen also laufend neu produziert werden, damit ihre Menge nicht abnimmt. Restprodukte der Glykosaminoglykane, die extrazellulär abgespalten werden, haben auf die Zellen einen Rückkopplungseffekt, der die Synthese kontrolliert. Auch die mechanische Verformung der Zelle selber stellt einen Synthesereiz dar.

Abbau und Degeneration

Proteoglykane und Glykosaminoglykane werden von Hyaluronidase abgebaut, die sie in Oligo- und Polysaccharide spaltet. Hyaluronidase wird auch bei Infiltrationen oder Injektionen benutzt. Dieses Enzym sorgt dafür, daß das gespritzte Medikament besser und tiefer in das Gewebe eindringen kann. Werden zu wenig Glykosaminoglykane synthetisiert, degeneriert das Gewebe. Zu wenig Glykosaminoglykane bedeuten automatisch weniger im Gewebe gebundenes Wasser und dadurch eine verminderte Belastbarkeit. Bei funktionellen Fehlbelastungen oder nach einem Trauma lösen Antigene von Chondroitinsulfat autoaggressive Prozesse im Knorpel aus. Bei Rheuma bildet der Körper Antikörper gegen Knorpel-Proteoglykane. Ca. 40% dieser Antikörper findet man im Serum und ca. 60% in der Synovia vor. Auch während des Alterungsprozesses

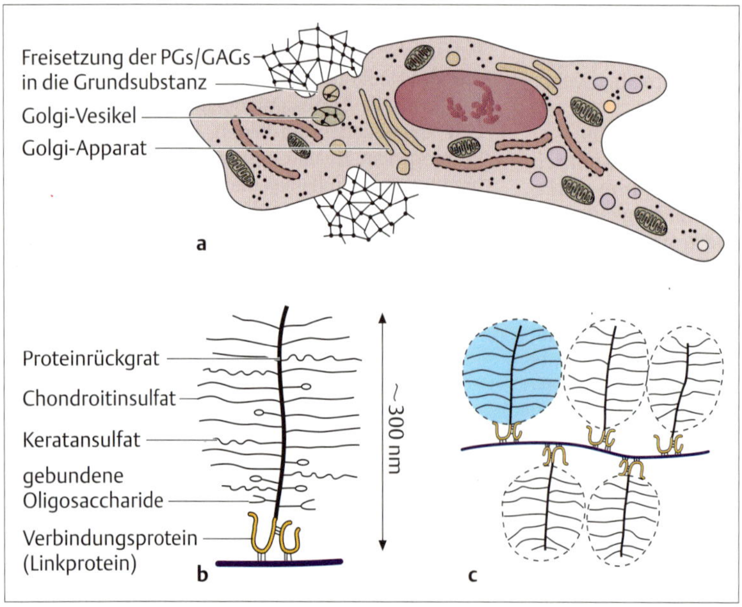

Abb. 1.**33** Synthese der Proteoglykane und Glykosaminoglykane am Beispiel eines Fibroblasten.

entstehen vermehrt Antigen-Aktivitäten.

Zusammenfassung: Synthese, Abbau und Degeneration der Grundsubstanz

Die Synthese der Glykosaminoglykane und Proteoglykane findet teilweise im endoplasmatischen Retikulum, teilweise im Golgi-Apparat statt. Der Abbau wird durch Hyaluronidase gewährleistet. Der Turnover dieser Bestandteile geht sehr schnell und beträgt bei Hyaluronsäure 2–4 Tage, bei anderen Glykosaminoglykanen 7–10 Tage. Eine verminderte Glykosaminoglykansynthese führt zu verminderter Wasserbindung und damit zu einer geringeren Belastbarkeit des Gewebes. Bei Fehlbelastungen, Traumen oder im Alter entstehen Antigen-Aktivitäten gegen Proteoglykane.

1.4.4 Wasser

Wasser ist ohne Zweifel die Komponente des Bindegewebes, die wir in unserem Körper am häufigsten antreffen. Wasser kommt in unserem Körper an unterschiedlichen Stellen vor, und zwar

- als interstitielle Flüssigkeit zwischen den Zellen,
- als Bestandteil des Blutes in unseren Gefäßen,
- als Bestandteil des Liquors,
- als axoplasmatische Flüssigkeit im Nervensystem und
- innerhalb unserer Zellen.

Wasseranteile der Gewebe

Der Wassergehalt unseres Körpers beträgt ca. 60% des Gesamtgewichts. Selbstverständlich ist der prozentuale Anteil von Mensch zu Mensch verschieden. Vor allem aber bestehen erhebliche Unterschiede zwischen dem weiblichen und dem männlichen Körper. Bei Frauen beträgt der Wasseranteil meistens ca. 52%, bei Männern ca. 63%. Diese Unterschiede sind zumeist auf unterschiedliche Mengen an Fettgewebe zurückzuführen. Fettgewebe besitzt einen sehr niedrigen Wassergehalt (ca. 10%). Besitzt man viel Fettgewebe und damit ein hohes Körpergewicht, wird automatisch der prozentuale Anteil das Wassers geringer. Berechnet man dagegen den Wassergehalt eines Körpers hinsichtlich des Körpergewichts ohne Fettanteil (lean body mass), dann beträgt er normalerweise konstant – bei Frauen und Männern – ca. 72%.

Je nachdem, wo sich das Wasser in unserem Körper befindet, unterscheidet man

- intrazelluläre Flüssigkeit,
- interstitieller Flüssigkeit,
- transzelluläre Flüssigkeit und
- intravaskuläre Flüssigkeit.

Die intrazelluläre Flüssigkeit macht den weitaus größten Anteil aus und beträgt ca. 70% der vorhandenen Flüssigkeitsmenge. Innerhalb einer Zelle nimmt das Wasser ca. 80% der Gesamtmasse der Zelle ein. Die restlichen 30% gehören zur extrazellulären Flüssigkeit. Sie verteilen sich in ca. 20% intravaskuläre, ca. 13% transzelluläre (Augen, Gelenke, Bauchraum, Rückenmark, Gehirn usw.) und ca. 67% interstitielle Flüssigkeit.

Bei einem Menschen mit einem Körpergewicht von 60 kg könnte die Verteilung der Flüssigkeit wie folgt aussehen:

Körpergewicht:	60 kg
Wassergehalt (60%)	36 Liter
Verteilung:	
intrazellulär (70%)	25 Liter
extrazellulär	11 Liter
– interstitiell (67%)	7,4 Liter
– intravaskulär (20%)	2,2 Liter
– transzellulär (13%)	1,4 Liter

Aggregatzustände

Wasser kennt man in drei verschiedenen Erscheinungsformen, die von der Temperatur abhängig sind. Es kommt als Eis, als fließendes Wasser oder als Dampf vor. (Abb. 1.**34a**)

Bei niedrigen Temperaturen bilden die einzelnen Wassermoleküle eine homogene Menge von Kristallen. Es entsteht die harte und stabile Struktur des Eises. Bei hohen Temperaturen spaltet das Wasser sich in einzelne Wassermoleküle. Es entsteht Dampf. Zwischen diesen beiden Extremen liegt das fließende Wasser. In unserem Körper mit einer durchschnittlichen Temperatur von ca. 37° C befindet sich 50% des Wassers in einer halbkristallinen Form und bildet Flüssigkristalle. (Abb. 1.**34b**) Durch diese Flüssigkristalle kann das Wasser Informationen speichern und weiterleiten. Eine Erhöhung der Temperatur sorgt dafür, daß das Wasser flüssiger wird und weniger Flüssigkristalle besitzt. Eventuell gespeicherte Informationen werden gelöscht.

Aufbau

Wasser bildet im flüssigen Zustand Dipole, die im Körper als einzelne freie Moleküle vorhanden sein können. (Abb. 1.**35**)

Der größte Teil des Wassers liegt jedoch entweder mittels Wasserstoffbrücken (H-Brücken) bzw. über Waalsche Kräfte miteinander verbunden vor. Oder aber die Wassermoleküle bilden ein großes Molekül-Cluster. (Abb. 1.**36**)

Zusätzlich können die Wassermoleküle sich mittels Wasserstoffbrücken an andere Moleküle der

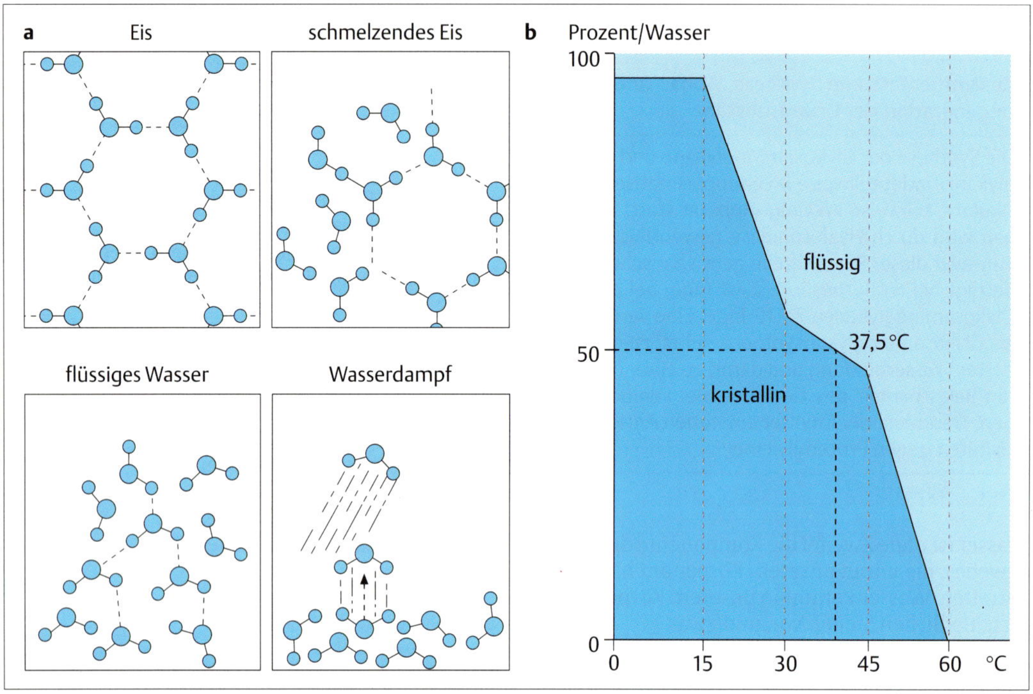

Abb. 1.**34** a u. **b** Aggregatzustände des Wassers (**a**) und prozentuale Verteilung von flüssigem und kristallinem Wasser bei verschiedenen Temperaturen (**b**).

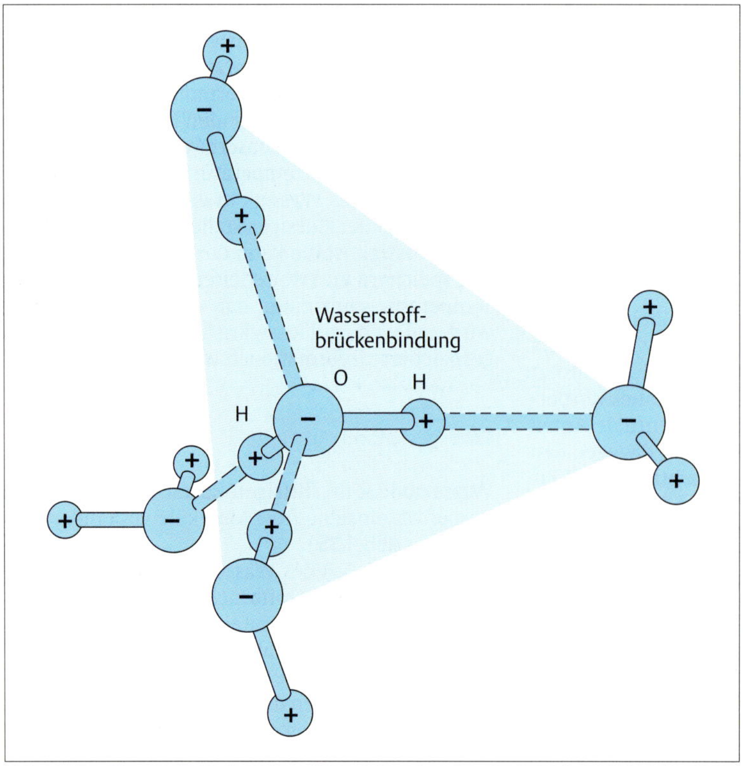

Abb. 1.**35** Wassermoleküle (Dipole) werden über Wasserstoffbrücken miteinander verbunden.

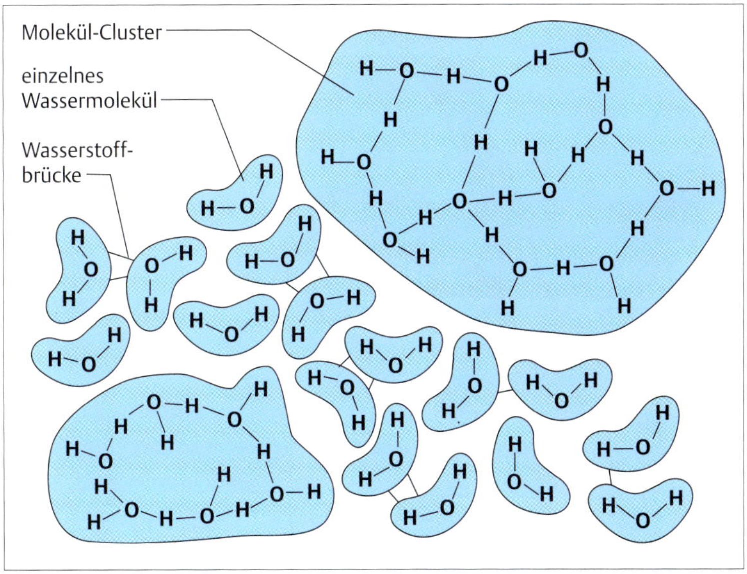

Abb. 1.**36** Wassermoleküle: einzeln, über Wasserstoffbrücken und zum Molekülcluster verbunden.

Grundsubstanz gebunden sein, z.B. an Kollagen, Glykosaminoglykane oder Proteoglykane. (Abb. 1.**37**)

Moleküle wie Zucker, Harnstoff usw., die im Wasser aufgelöst werden, zerstören den homogenen Aufbau des Wassers und werden von Heine als „Strukturbrecher" bezeichnet. Gelöste Gase wie Sauerstoff, Wasserstoff, Stickstoff usw. dagegen unterstützen den Aufbau des Wassers und werden demzufolge „Strukturmacher" genannt (Heine 1991).

Funktion

Wasser besitzt folgende wichtigen Funktionen:

- Es dient als Transport- und Lösungsmittel.
- Es dient als Wärmepuffer.
- Es ermöglicht Oxidation und Reduktion.
- Es übermittelt Informationen.
- Es gibt dem Gewebe Volumen und erfüllt dadurch mechanische Funktionen.

Wasser dient als Transportmedium und Lösemittel für alle möglichen Ionen, Gase und kleinmolekularen Strukturen. So wird ein Milieu geschaffen, in dem Zellen leben und arbeiten können. Es gleicht dem ursprünglichen Milieu der Einzeller.

Wasser dient auch als Wärmepuffer. Es kann durch seinen molekularen Aufbau sehr gut Wärme puffern und besitzt durch seine stabile Konstruktion einen sehr hohen Siedepunkt (100° C). Es kostet daher sehr viel Energie, die Temperatur von Wasser um ein Grad zu steigern. Dagegen wird sehr viel Energie frei, wenn Wasser seine Temperatur um ein Grad senkt. Die Wärmepufferfunktion ist sehr wichtig, da Zellen eine konstante Temperatur benötigen, um ihren Aufgaben nachzukommen. Die Temperatur innerhalb der Zelle ist immer höher als die außerhalb der Zelle, damit die Zelle immer überschüssige Wärme abgeben kann, die durch energieliefernde Prozesse entstanden ist.

Der Unterschied zwischen intra- und extrazellulärer Temperatur erzeugt an der Zellmembran und deren Glykokalyx eine *Grenzflächentemperatur*. Diese Grenzflächentemperatur hat Einfluß auf das Wasser innerhalb der Zellmembran und auf die Glykokalyx, die ihre Konsistenz von flüssig zu kristallin ändern kann. Wird sie mehr kristallin, wird ihre Speicherkapazität für Wärme größer, es bleibt mehr Wärme innerhalb der Zelle. Wird sie dagegen flüssiger, gibt die Zelle mehr Wärme an das Interstitium ab.

Wasser ermöglicht Oxidation und Reduktion, so daß viele chemische Prozesse in unserem Körper stattfinden können. So sind z.B. sehr viele Oxidationsprozesse essentiell für den Aufbau und die Stabilität unseres Bindegewebes verantwortlich.

Wasser ist außerdem Speicher und Überbringer von Informationen, die auf unseren Körper einwirken. Durch den besonderen Aufbau und die Vernetzung der Wassermoleküle besitzt das Wasser zu ca. 50% eine flüssigkristalline Struktur. Mit dieser Struktur kann es Information speichern und über den gesamten Körper weiterleiten. Diese Fähigkeit erhält das Wasser durch seine Interaktion mit den Zuckerpolymeren der Grundsubstanz (Glykosaminoglykane und Proteoglykane) und des Kollagens.

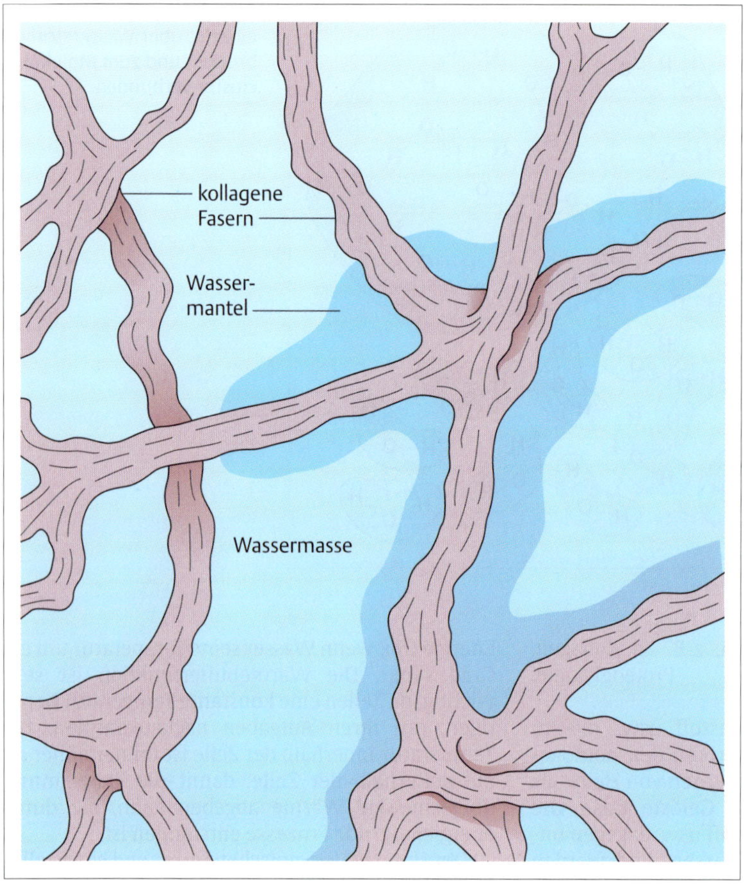

Abb. 1.**37** Wassermantel, hier z. B. um kollagene Fasern.

Auf diese Weise lassen sich viele Veränderungen erklären, die in unserem Körper als Folge verschiedenster Reize stattfinden. Zu diesen Reizen gehören z. B. Farbe, Strahlung, elektromagnetische Felder, Erdstrahlen, aber auch Infiltrationen wie bei der Neuraltherapie, Akupunktur, homöopathische Präparate usw.

Wasser bestimmt zum größten Teil das Volumen des Gewebes und hat daher in Zusammenarbeit mit anderen extrazellulären Bestandteilen eine wichtige mechanische Funktion. Vor allem in Strukturen, die unter Kompressionsbelastungen gebracht werden, wie Knorpel, Bandscheiben, Menisken, hat das Wasser eine große, druckabsorbierende Wirkung. Das Wasser bildet um und innerhalb der Glykosaminoglykane und Proteoglykane einen Wassermantel, so daß ein großer Widerstand gegen Verformung bzw. Kompression entsteht. (Abb. 1.**38**)

Zusammenfassung: Wasser

Wasser ist die wahrscheinlich wichtigste Substanz unseres Körpers. Der Wasseranteil am Gesamtgewicht unseres Körpers beträgt ca. 60 %. Man unterscheidet

- intrazelluläres Wasser,
- interstitielles Wasser,
- intravaskuläres Wasser und
- transzelluläres Wasser (Augen, Bauchraum, Liquor usw.).

Wasser erscheint abhängig von der Temperatur in drei Formen:

- Eis
- flüssiges Wasser
- Wasserdampf

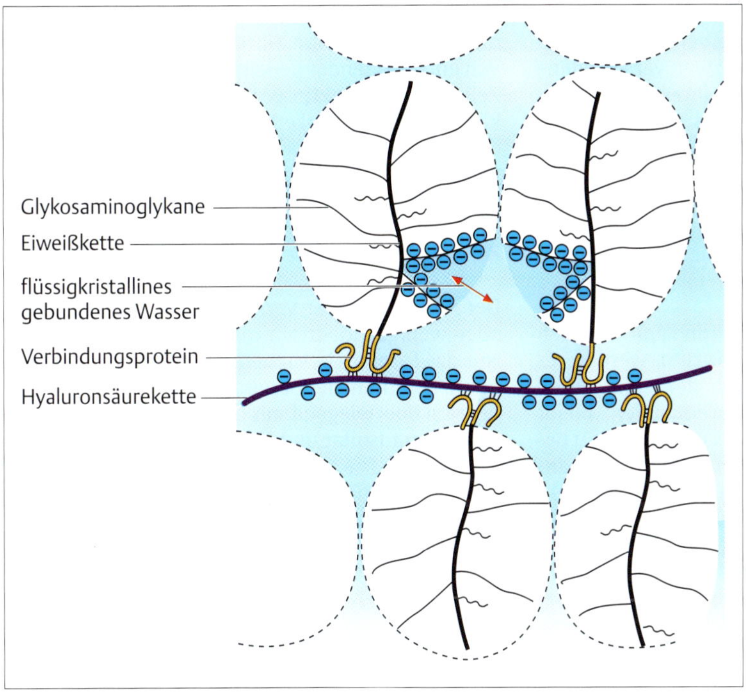

Abb. 1.38 Gebundenes flüssigkristallines Wasser als Wassermantel innerhalb der Proteoglykane.

In unserem Körper liegt das Wasser zu ca. 50 % als Flüssigkristall vor. Das Wassermolekül bildet Dipole, die durch Wasserstoffbrücken miteinander verbunden sind. Wasser dient als

- Transport- und Lösemittel,
- Wärmepuffer,
- Speicher und Überträger von Information.

Zusätzlich ermöglicht das Wasser verschiedene Oxidations- und Reduktionsprozesse.

1.4.5 Nicht-kollagene Proteine

Zu den nicht-kollagenen Proteinen gehören die *Vernetzungsproteine* und die *Verbindungsproteine*.

In den verschiedenen Geweben findet man folgende Vernetzungsproteine:

- *Fibronektin* in Kapseln, Ligamenten, Nerven, Menisken, dem Discus interarticularis, der Bandscheibe, dem Insertions- und Sehnenbereich, dem Muskel-Sehnen-Übergang und dem Bindegewebe des Muskelbauchs und der Haut,
- *Laminin* in der Basalmembran der Haut, der Nerven, Muskeln und Gefäße,
- *Chondronektin* in Knorpel, Bandscheibe, Insertions- und Knorpelbereichen der Sehnen,
- *Osteonektin* in Knochen und Insertionsbereichen,
- *Osteopontin* in Knochen und Insertionsbereichen,
- *Osteokalzin* in Knochen und Insertionsbereichen,
- *Dekorin* in Knochen und Insertionsbereichen,
- *Tenaskin R und C* im Bereich der Sehne, der Insertion, des Muskel-Sehnen-Übergangs und im Bindegewebe des Muskelbauchs,
- *Anchorin DII* im Knorpel,
- *Thrombospindin* im Meniskus,
- *Integrin* im Discus interarticularis, am Muskel-Sehnen-Übergang und im Bindegewebe des Muskelbauchs,
- *Vinkulin* am Muskel-Sehnen-Übergang und im Bindegewebe des Muskelbauchs,
- *Talin* am Muskel-Sehnen-Übergang und im Bindegewebe des Muskelbauchs,
- *Vibronektin* am Muskel-Sehnen-Übergang und im Bindegewebe des Muskelbauchs sowie zwischen Zell- und Basalmembran.

Zusätzlich gibt es das

- 116 kD-Protein im Meniskus,
- 58 und 59 kD-Proteine in der Bandscheibe,
- 24, 60 und 63 kD-Phosphoproteine im Knochen,
- Alpha-2-HS-Glykoproteine im Knochen und
- Alpha-Aktin in der Zellmembran, im Muskel-Sehnen-Übergang und im Bindegewebe des Muskelbauchs.

Die Verbindungsproteine, die Proteoglykane an Hyaluronsäureketten binden können, werden auch *Linkproteine* genannt. Es gibt zwei verschiedene Verbindungsproteine, die sich in ihrem Molekulargewicht unterscheiden (42 kD- und 50 kD-Proteine) (s. Abb. 1.**43**).

Aufbau

Fibronektin

Das Vernetzungsprotein Fibronektin kann von allen Zellen außer Tumorzellen produziert werden. Es kontrolliert u.a. das Wachstum der Zelle. (Weil Krebszellen kein Fibronektin produzieren, bleibt deren Wachstum ungebremst.) Das Fibronektin besteht aus zwei Proteinketten von je 60–70 nm Länge und ca. 2–3 nm Dicke, die mittels Disulfitbrükken miteinander verbunden sind. (Abb. 1.**39**)

Innerhalb dieser Ketten gibt es Domänen von dicht gefalteten Proteinketten, die größer als 2000 Aminosäuren sind. Jede Domäne kann sich an bestimmte Komponenten des Bindegewebes binden:

- Domäne I bindet sich an Fibrin, Aktin, Heparin und Transglutaminase-Substrat.
- Domäne II bindet sich an kollagene Fasern.
- Von Domäne III ist noch nicht geklärt, woran sie sich spezifisch binden kann.
- Domäne IV bindet sich an die Zelloberfläche. In diesem Bereich sieht man, daß die Reihenfolge der Aminosäuren Arginin-Glyzin-Asparagin-Serin ist.
- Domäne V bindet sich an Heparin.
- Domäne VI bindet sich an Fibrin.

Gerade die Domänen I und VI sind durch ihre Bindungsmöglichkeit an Fibrin für die Blutgerinnung von entscheidender Bedeutung. Auch innerhalb der Zelle hat Fibronektin verschiedene Funktionen. Es kann z.B. die Aktinketten innerhalb der Zelle mit der Zellmembran verbinden, wodurch eine Kontraktion der Zelle möglich wird.

Andere Vernetzungsproteine

Der Aufbau anderer Vernetzungsproteine ist mehr oder weniger identisch mit dem von Fibronektin. Nur das Laminin besitzt einen anderen Aufbau: Laminin kommt in der Baselmembran vor und verbindet sich überwiegend mit dem Kollagen Typ IV und mit Heparansulfat und Heparin. Es hat die Form eines Kreuzes. Die beiden Arme des Kreuzes sind mittels Disulfitbrücken miteinander verbunden. Der Zucker- und Sialsäuregehalt beträgt durchschnittlich etwa 15–20% und 4–6%. Laminin wird von Epithel- und Endothelzellen und von Zellen der quergestreiften Muskeln produziert.

Dekorin: Knochen und Insertion. (Abb. 1.**40**)

Tenaskin R und C: Sehne, Insertion, Muskel-Sehnen-Übergang und Bindegewebe des Muskelbauchs. (Abb. 1.**41**)

Integrin: Discus interarticularis, Muskel-Sehnen-Übergang und Bindegewebe des Muskelbauchs. (Abb. 1.**42**)

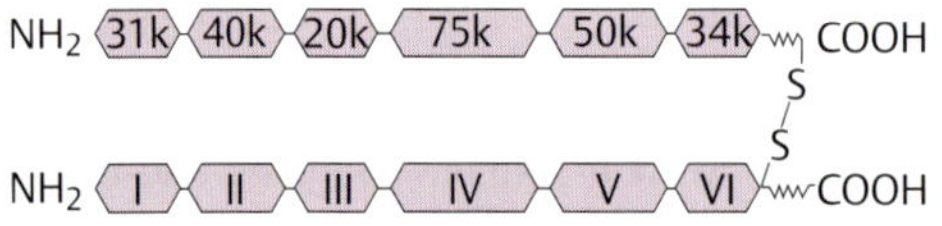

Domäne	Bindungsstelle
I	Fibrin, Heparin, Aktin, Transglutaminase-Substrate
II	Kollagen
III	Unbekannt
IV	Zelloberfläche
V	Heparin
VI	Fibrin

Abb. 1.**39** Aufbau eines nicht-kollagenen Proteins am Beispiel des Fibronektins.

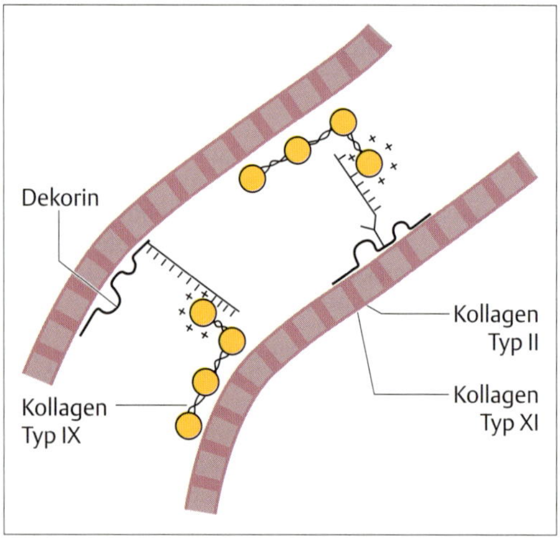

Abb. 1.**40** Vernetzung über das Vernetzungsprotein Dekorin im Knochen- und Insertionsbereich.

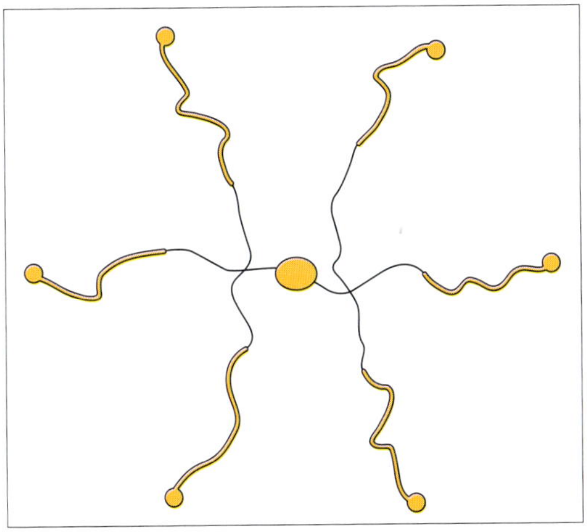

Abb. 1.**41** Vernetzung über das Vernetzungsprotein Tenaskin in Sehnen, Insertionsbereichen, am Muskel-Sehnen-Übergang und im Bindegewebe des Muskelbauchs.

Funktion

Alle Vernetzungsproteine haben die Aufgabe, die verschiedenen extrazellulären Bestandteile innerhalb des Bindegewebes miteinander zu verbinden und zu vernetzen. Aus diesem Grund werden sie oft mit einem Klebemittel verglichen. So entsteht das stabile homogene Netzwerk, das dem Bindegewebe seine verschiedenen Funktionen ermöglicht.

Fibronektin hilft den beweglichen Zellen, ihren Weg durch das Bindegewebe zu finden.

Vinkulin, Spektrin und Aktomyosin, die man an der Innenseite der Zellmembran findet, steuern die Aktivität des Zellkerns, der Mitochondrien und des Golgi-Apparates. Die verschiedenen Oligosaccharidketten haben Verbindungen innerhalb des Interstitiums mittels Kalzium-Ionen. Sie haben Verbindungen mit der Zellmembran und dadurch auch mit intrazellulären Strukturen. Über diesen Weg können sich Ladungs- und Spannungsänderungen aus dem Interstitium auf die intrazellulären Struk-

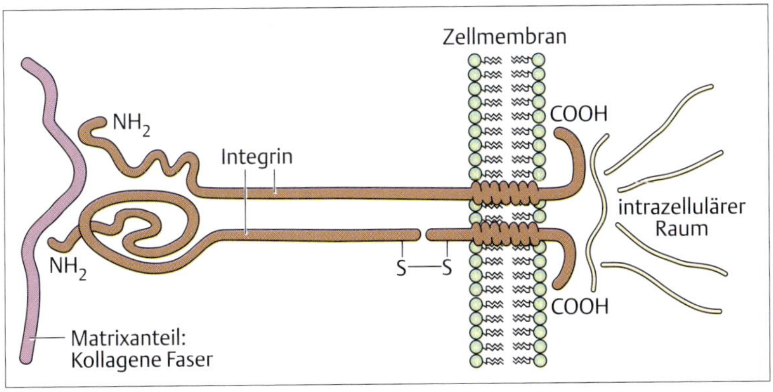

Abb. 1.**42** Vernetzung über das Vernetzungsprotein Integrin im Bereich des Discus interarticularis, des Muskel-Sehnen-Übergangs und des Bindegewebes des Muskelbauchs.

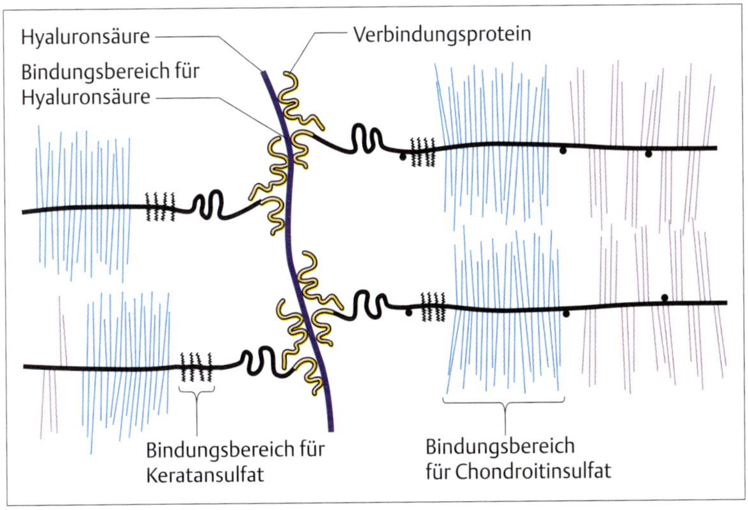

Abb. 1.**43** Verbindungsproteine binden die Proteoglykane an die zentrale Hyaluronsäurekette.

turen übertragen und damit deren Aktivität steuern.

Die Funktion des Verbindungs- oder Linkproteins besteht darin, die verschiedenen Proteoglykane an eine Hyaluronsäurekette binden zu können. Auf diese Weise können z. B. im Knorpel oder in der Bandscheibe große Proteoglykanaggregate entstehen. Durch die Bildung dieser Struktur kann das Gewebe große Mengen Wasser binden und seine druckabsorbierende Aufgabe gewährleisten. Das Linkprotein bindet sich mit Hilfe kovalenter Bindungen an die zentrale Eiweißkette des Proteoglykans und an die Hyaluronsäurekette.

Während des Alterungsprozesses sieht man, daß die Menge an Verbindungsproteinen zunimmt. Das führt dazu, daß die Mobilität des Bindegewebes abnimmt.

Zusammenfassung: Nicht-kollagene Proteine

Die nicht-kollagenen Proteine haben die Aufgabe, die extrazellulären Bestandteile miteinander zu verbinden. Sie sind aus zwei langen Eiweißketten aufgebaut, die mittels Disulfitbrücken miteinander verbunden sind. Innerhalb dieser Ketten gibt es bestimmte Abschnitte (Domänen), in denen sie sich an unterschiedliche Strukturen binden können. Die bekanntesten nicht-kollagenen Proteine sind Fibronektin, Chondronektin, Osteonektin, Osteokalzin, Osteopontin, Laminin, Tenaskin, Dekorin, Anchorin DII, Thrompospinidin, Integrin, Vinkulin, Talin und Vibronektin. Das Verbindungs- oder Linkprotein bindet die verschiedenen Proteoglykane an eine zentrale Hyaluronsäurekette und bildet so Proteoglykanaggregate, vor allem im Knorpel und in der Bandscheibe.

1.5 Physiologie: Ernährung des Bindegewebes

Durchblutung und Innervation des Bindegewebes sind normalerweise sehr gut. Die einzige Ausnahme ist das Knorpelgewebe, das nach heutigem Kenntnisstand nicht durchblutet und nicht innerviert ist. In einigen Geweben wie Bandscheiben, Disken, Menisken und Teilen der direkten Insertionen von Bändern und Sehnen am Knochen gibt es Bereiche, die durchblutet und innerviert sind, und solche, die es nicht sind.

Der Weg, den Sauerstoff, Nährstoffe und Abfallprodukte von und zur Zelle zurücklegen, geht von den Kapillaren über die interstitielle Flüssigkeit bis zur Zelle, um von dort wieder über das Interstitium zum Venen- und Lymphsystem abtransportiert zu werden. Dieser Transportweg ist von verschiedenen Komponenten abhängig: Einerseits sind Konzentrationsunterschiede zwischen Eiweißen und anderen Molekülen und zwischen Gefäßsystem und Interstitium notwendig (COD = colloid-osmotischer Druck). Andererseits spielt auch der Blutdruck für diesen Transportweg eine essentielle Rolle.

Die Gefäßwand ist normalerweise nur für Wasser und kleine Moleküle durchlässig. Man spricht deshalb von einer semipermeablen Wand. Unter Einfluß gewisser Mediatoren kann sich die Durchlässigkeit der Gefäßwand jedoch deutlich verändern. Aus der semipermeablen kann eine permeable Wand werden.

Auf der arteriellen Seite im Gewebe ist der Blutdruck, den man hier auch den orthostatischen Druck nennt, höher als der colloid-osmotische Druck (COD). Wasser und Moleküle treten aus dem Gefäßsystem aus und bewegen sich ins Interstitium. Hier werden die Moleküle über die interstitielle Flüssigkeit zu den Zellen transportiert, die die Moleküle dann aufnimmt und verwertet. Die von der Zelle produzierten Produkte, auch Abfallprodukte, können dann wiederum über das Interstitium zum Venen- und Lymphsystem transportiert werden. Da der Blutdruck auf der venösen Seite im Gewebe viel geringer ist als der colloid-osmotische Druck, werden Wasser und Moleküle in das Gefäßsystem aufgenommen.

Bei Veränderungen in der Gefäßwand, verursacht durch Mediatoren, z. B. Entzündungsmediatoren wie Heparin oder Prostaglandin-2, aber auch bei strukturell bedingten Veränderungen, kann es passieren, daß Wasser nicht aus dem Interstitium ins Venen-oder Lymphsystem transportiert, sondern dort eingelagert wird. Es entstehen dann Schwellungen im Gewebe, die *Ödeme* genannt werden.

Das Lymphsystem ist im Gegensatz zum venösen System in der Lage, eventuell ausgetretene Eiweiße aufzunehmen. Das ist sehr wichtig, um den colloidosmotischen Druckunterschied zwischen Interstitium und Gefäßsystem zu gewährleisten. Die beschriebenen Transportprozesse werden *Diffusion und Osmose* genannt.

1.5.1 Diffusion

Diffusion ist ein passiver Transport von ungeladenen Teilchen, der von einem Konzentrationsunterschied abhängig ist. Die Teilchen bewegen sich dabei immer von der Stelle höherer zu der Stelle niedrigerer Konzentration. Die Bedingung für diese Bewegung ist, daß die Struktur bzw. das Gewebe für die Teilchen durchlässig ist. (Abb. 1.**44**)

Bei einer permeablen Membran können alle Teilchen vom Ort der höheren zum Ort der niedrigeren Konzentration diffundieren, um einen Druckausgleich herbeizuführen. (Abb. 1.**45**)

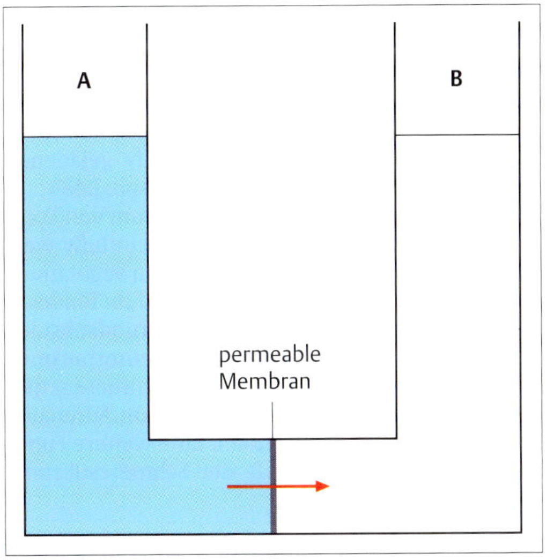

Abb. 1.**44** Permeable Membran als Voraussetzung für die Diffusion.

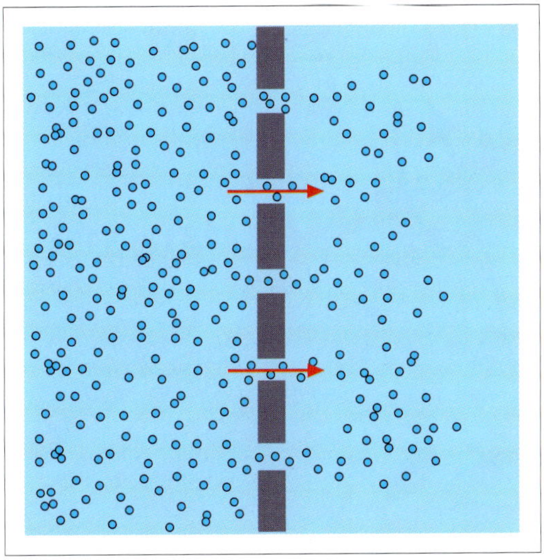

Abb. 1.**45** Teilchen diffundieren durch die permeable Membran vom Ort höherer Konzentration zum Ort niedrigerer Konzentration.

Die Diffusion ist abhängig von:
- Temperatur: je höher desto schneller
- Konzentrationsunterschied: je größer desto schneller
- Diffusionsoberfläche: je größer desto schneller
- Größe der Partikel (Teilchen): je kleiner desto schneller
- Viskosität des Gewebes: je geringer desto schneller

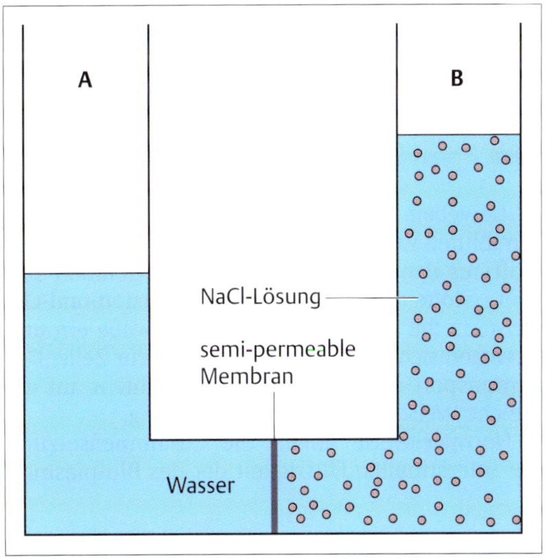

Abb. 1.**46** Semipermeable Membran als Voraussetzung eines Osmoseprozesses.

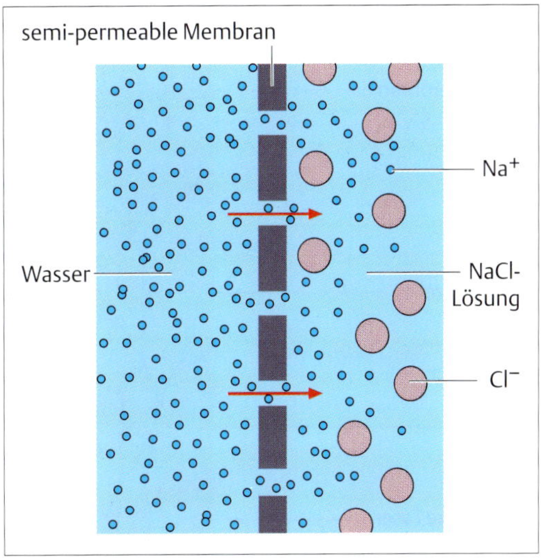

Abb. 1.**47** Nur kleinere Teilchen können die semipermeable Membran passieren.

1.5.2 Osmose

Osmoseprozesse sind prinzipiell mit den Diffusionsprozessen vergleichbar. Der Unterschied besteht lediglich darin, daß bei der Osmose zwischen den beiden Flüssigkeiten unterschiedlicher Konzentration eine selektiv durchlässige Wand, d. h. eine semi-permeable Membran, liegt. (Abb. 1.**46**)

Diese Membran läßt also manche Teilchen durch, andere hingegen nicht. (Abb. 1.**47**)

Bei einer NaCl Lösung können die kleineren Natrium-Ionen die Membran passieren, die größeren Chlor-Ionen hingegen nicht.

Permeabilität der Membranen

In Geweben, die selbst nicht oder nur teilweise durchlutet werden, treten Nährstoffe und Sauerstoff aus den in der Nähe liegenden Gefäßen aus. Diese Stoffe dringen dann, über Diffusion und Osmose, in die nicht durchbluteten Gewebe ein und bewegen sich durch das Interstitium zur Zelle. Der Abtransport der Abfallprodukte geschieht auf die gleiche Weise in umgekehrter Richtung.

Normalerweise ähnelt die Zusammensetzung der interstitiellen Flüssigkeit der des Blutplasmas. Nur der Eiweißgehalt des Plasmas ist unter normalen Umständen sehr viel höher als der des Interstitiums. Die Bedingungen für das Ein- und Ausströmen durch die Gefäßwand sind durch die Endothelzellen der Zellmembran festgelegt. Sie hängen vor allem von der Glykokalyx ab, einer negativ geladenen Zuckerschicht an der Zellmembran. (Abb. 1.**48**)

Die Ladung dieser Zuckerschicht kann von Polypeptiden und Neurotransmittern beeinflußt werden. Die Neurotransmitter werden von vegetativen Nervenfasern freigesetzt, welche blind im Bindegewebe enden, und gelangen über die Grundsubstanz zu den Zellen. Die Polypeptide und Neurotransmitter haben außerdem Einfluß auf die Syntheseaktivitäten der Zelle und die Freisetzung von Adrenalin, Noradrenalin und Azetylcholin. Eine weitere Funktion der Neuropeptide, z.B. der Schmerzsubstanz

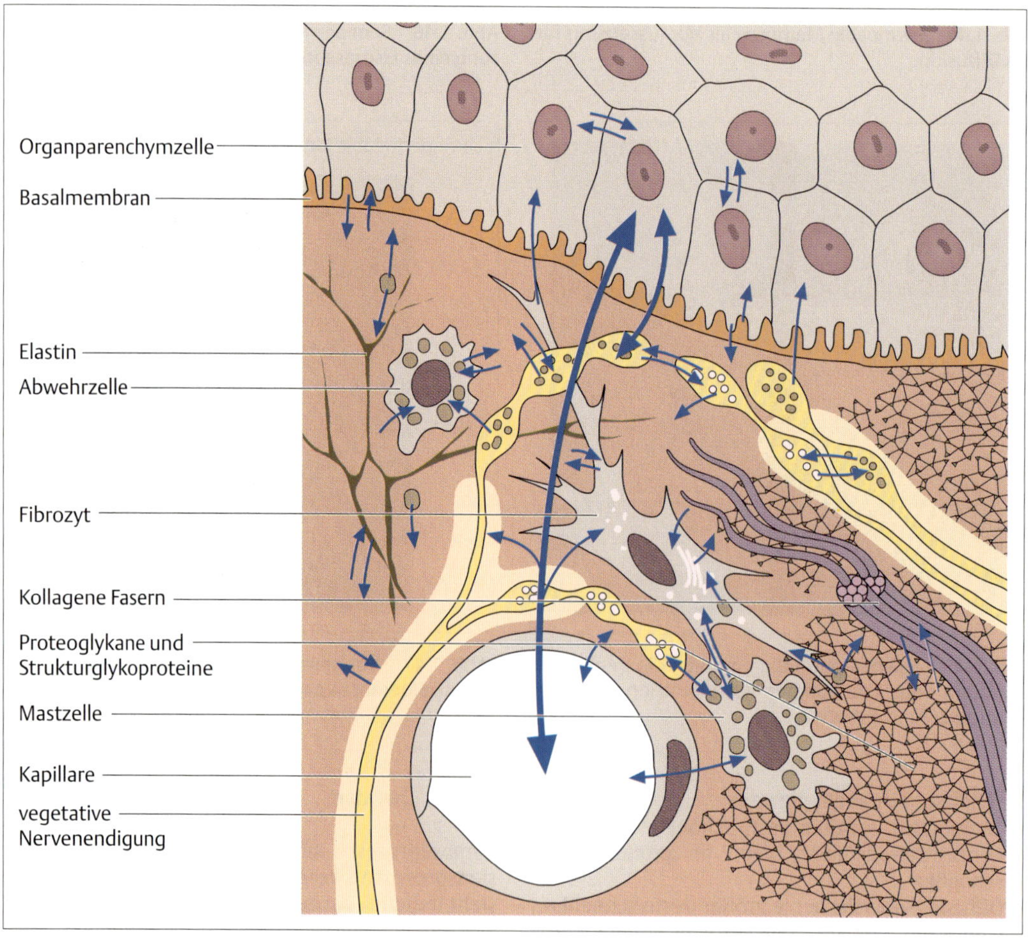

Abb. 1.**48** Aus freien Nervenendigungen werden Neurotransmitter und Polypeptide freigesetzt, die die Ladung der Glykokalyx beeinflussen, die Synthesebereitschaft der Zellen steigern, als Schmerzmediatoren fungieren und die Mastzellen stimulieren.

Substanz P, besteht darin, die Mastzelle zur Freisetzung von Histamin, Heparin usw. zu stimulieren und die Lymphozyten zur Freisetzung von Immunglobulin M anzuregen. Indem sich Mastzelle und vegetative Fasern gegenseitig beeinflussen, wird über die Freisetzung von Neuropeptiden und Histamin die Durchblutung des Gewebes reguliert.

1.5.3 Physiologische Be- und Entlastung

Einer der wichtigsten Faktoren für den Erhalt des Bindegewebes ist neben einer guten und ausreichenden Ernährung die regelmäßige physiologische Be- und Entlastung der Gewebe durch normale Belastungsreize. Für Strukturen, z. B. Sehnen, deren Insertionen am Knochen und an den Muskeln und für das Bindegewebe des Muskelbauchs bestehen diese Reize aus Kontraktionen und Verlängerungen der Muskeln. Dieses Bindegewebe kann seine normale Funktion und Länge nur beibehalten, wenn der Muskel regelmäßig auf maximale Länge gebracht, aber auch maximal kontrahiert wird.

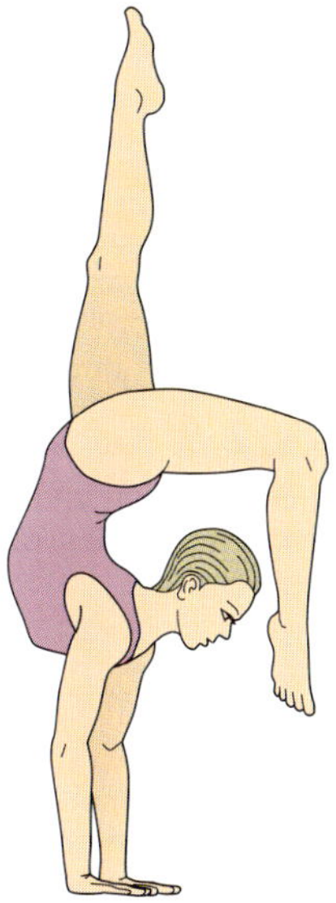

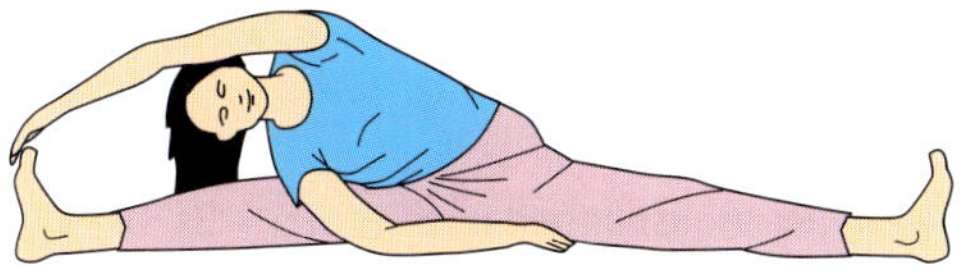

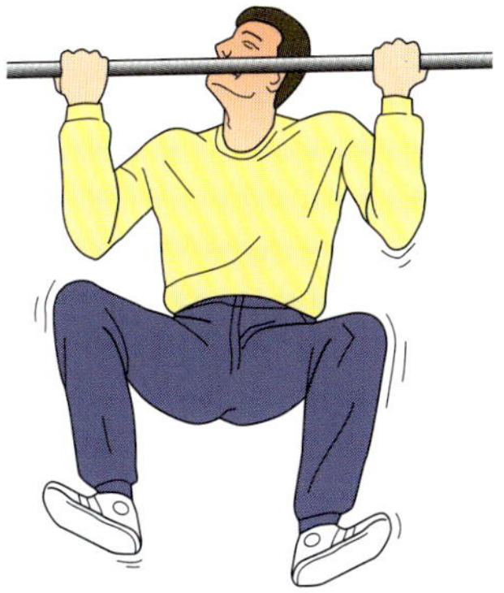

Strukturen wie Kapseln und Bänder bekommen ihre Reize durch die Bewegungen der Gelenke. Auch sie müssen ab und zu auf maximale Länge gebracht werden. Das bedeutet, daß die maximalen Bewegungsmöglichkeiten der Gelenke genutzt werden müssen.

Strukturen wie Knorpel, Disken, Menisken, aber auch die Bandscheibe erhalten ihre physiologischen Belastungen durch Kompression. Die Kompression entsteht durch die Belastungen durch die Körpergewichte, aber auch durch Kräfte, die von Muskelkontraktionen ausgehen.

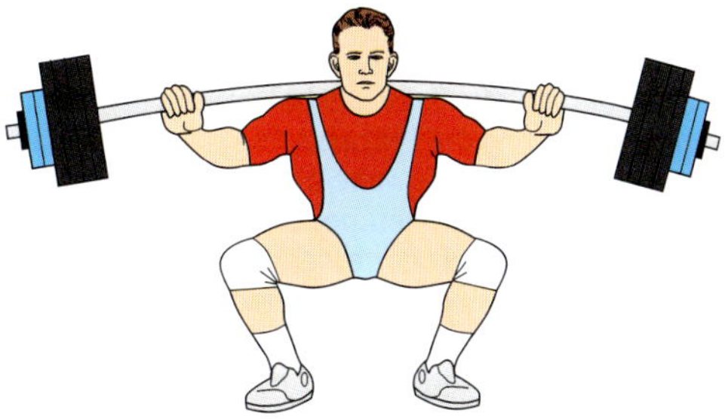

Ensteht ein Mangel an diesen physiologischen Reizen, so kommt es gezwungenermaßen zu einer Degeneration des Bindegewebes. Schlußfolgernd kann man sagen, daß die Physiologie unseres *Bewegungs*apparates darin besteht, daß er *bewegt* und *belastet* wird.

Zusammenfassung: Ernährung des Bindegewebes/und phys. Be- und Entlastung

Für den Erhalt des Bindegewebes und seiner Funktionen gibt es zwei essentielle Faktoren:

- Die Zellen benötigen für die ständige Synthese extrazellulärer Bestandteile ein ausreichendes Angebot an Sauerstoff und Nährstoffen. Diese Stoffe werden über Gefäße geliefert, die direkt im Gewebe verlaufen. Nährstoffe und Sauerstoff erreichen die Zellen immer über die interstitielle Flüssigkeit mit Hilfe von Diffusions- und Osmoseprozessen.
- Zum Erhalt des Bindegewebes sind die normalen physiologischen Belastungen des Gewebes erforderlich, die durch Bewegungen entstehen. Einerseits wird durch ständig wechselnde Belastung die Durchblutung und damit die Synthese der Zelle stimuliert. Andererseits entsteht durch die Bewegung eine piezoelektrische Aktivität, die die Zelle ebenfalls zur Synthese stimuliert und gleichzeitig die Organisation und Ausrichtung der kollagenen Moleküle und Fibrillen veranlaßt.
- Die mechanische Verformung der Zelle selbst liefert einen zusätzlichen Synthesereiz.

1.6 Wundheilung

Physiotherapeuten sind sehr häufig damit beschäftigt, Patienten mit Verletzungen am Bewegungsapparat zu behandeln. Es ist deshalb meiner Meinung nach sehr wichtig, die Prozesse zu kennen, die nach einer Verletzung im Gewebe ablaufen.

Wenn wir Physiotherapeuten den Ablauf der Wundheilung mit seinen verschiedenen Stadien genau kennen, können wir die Therapie effektiver gestalten. Effektiv heißt, daß sie in Abhängigkeit zu den Phasen der Wundheilung, in denen sich ein Patient befindet, gewählt und geplant wird.

Es wird immer wieder diskutiert, ob Wundheilung mit Regeneration gleichzusetzen sei. Sichtet man die Literatur, stellt man fest, daß viele Autoren der Meinung sind, daß Wundheilung immer ein Reparaturprozeß ist, bei dem das Originalgewebe durch ein Ersatzgewebe ersetzt wird. Sie sprechen dann von Narbengewebe. Andere Autoren sind dagegen der Auffassung, daß es Kriterien dafür gibt, ob nach einer Verletzung Narbengewebe entsteht oder das Originalgewebe wieder neu aufgebaut wird. Ein Kriterium ist die Anzahl physiologischer Reize, die das Gewebe während der Wundheilung bekommt. Je optimaler physiologische Reize auf das heilende Gewebe einwirken können, desto eher

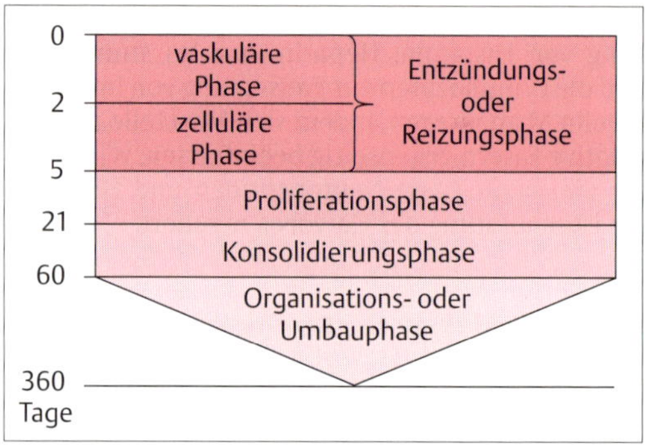

Abb. 1.**49** Phasen der Wundheilung.

kann eine Heilung mit normalem Gewebe, also mit weniger Narbengewebe entstehen. Man kann dann von Regeneration sprechen anstatt von Reparatur. Ich werde im weiteren Verlauf dieses Buches die Wundheilung immer auch als Regeneration beschreiben.

Wundheilung wird häufig in drei oder eventuell in vier Phasen eingeteilt. (Abb. 1.**49**)

Die *Entzündungs-* oder *Reizungsphase* dauert vom 0. bis 5. Tag. Sie wird unterteilt in

- vaskuläre Phase: 0.–2. Tag
- zelluläre Phase: 2.–5. Tag

Die *Proliferationsphase* dauert vom 5. – 21. Tag.

Die *Umbauphase* wird manchmal unterteilt in

- Konsolidierungsphase: 21. – 60. Tag
- *Organisationsphase*: 60. – 360. Tag

Es gibt Autoren, die die Konsolidierungsphase als eigenständige Phase der Wundheilung beschreiben, auf die dann die Umbauphase oder Organisationsphase folgt (Currier 1992). Diese Einteilung werde auch ich vornehmen. Die letzte Phase der Wundheilung wird ab und zu auch als Reifungsphase bezeichnet.

1.6.1 Entzündungs- oder Reizungsphase

Man unterscheidet hier eine *vaskuläre* und eine *zelluläre* Phase. In der *vaskulären Phase* findet vor allem die Gerinnung statt. Das Gewebe beginnt mit der Reparatur des Gefäßsystems. In den ersten 48 Stunden kommt es zu einer Invasion von Leukozyten und Makrophagen ins Verletzungsgebiet, die über die Sauerstoffkonzentration gesteuert wird. Durch die Gefäßverletzung tritt sauerstoffreiches Blut ins Interstitium. Dadurch erhöht sich der Sauerstoffgehalt. Durch die Erhöhung der Sauerstoffkonzentration steigt auch der pH-Wert. Die aktivierten Makrophagen setzen den notwendigen Reiz für die Fibroblasten, die damit beginnen, sich zu teilen und neue Zellen zu bilden. Die so entstehenden Bindegewebszellen werden Myofibroblasten genannt und wandern mit den Makrophagen in das Verletzungsgebiet hinein.

Bereits während der Entzündungsphase wird mit der Kollagensynthese begonnen. Es handelt sich dabei um die Synthese des Kollagens Typ III (retikuläre Fasern). Da die retikulären Fasern mit anderen Färbungsmethoden sichtbar gemacht wurden als Kollagen Typ I, ging man ursprünglich davon aus, daß die Kollagensynthese erst in einer späteren Phase der Wundheilung einsetzt. Der Kollagen Typ III stellt eine wichtige Vorstufe für die Bildung des gut organisierten und funktionsfähigen Netzwerkes des Kollagens Typ I dar. Kollagen Typ III wird genutzt, um die Wunde so schnell wie möglich mit Bindegewebe zu schließen. Diesen Ablauf der Wundheilung mit der primären Produktion von Kollagen Typ III findet man in jedem Gewebe, in dem eine Verletzung stattfand.

Vom 2. bis 5. Tag der Wundheilung spricht man von der *zellulären Phase*. Während des 2. und 3. Tages dominiert die Neubildung von Fibroblasten bzw. Myofibroblasten. Die Bildung des Kollagens Typ III sieht man hauptsächlich ab dem 3. Tag, wobei die Fasern sich anfänglich an den Wundrändern in Nachbarschaft von Kapillargefäßen plazieren.

In dieser ersten Zeit werden kaum Glykosaminoglykane und Proteoglykane synthetisiert, so daß die Belastbarkeit des neuen Gewebes deutlich reduziert ist. In dieser Phase wird Stabilität durch interzelluläre Verbindungen zwischen Myofibroblasten und retikulären Fasern erzeugt. Das ist der Grund, warum man während der gesamten Entzündungsphase mit jeder Form von mechanischer Belastung auf das Verletzungsgebiet sehr zurückhaltend sein muß. Daraus ergibt sich, daß man in dieser und in der nachfolgenden Proliferationsphase eventuelle Schmerzangaben des Patienten als Bewegungsgrenze unbedingt respektieren muß. Die Behandlung besteht jetzt aus Entlastungen oder Immobilisation. Soll dennoch bewegt werden, bleiben Bewegungen und damit Belastungen im Matrixbelastungsbereich (s. Abb. 1.**51** S. 51), z. B. hubfreie Mobilisation, wie sie sich nach Bandscheibenverletzungen anbietet, oder Pendelübungen nach Schulter- oder Knieverletzungen.

1.6.2 Proliferationsphase

Diese Phase umfaßt den Zeitraum vom 5. bis 21. Tag. Die Zahl der Monozyten, Leukozyten, Lymphozyten und Makrophagen wird langsam abgebaut. Nach ca. 14 Tagen findet man nur noch Fibroblasten und Myofibroblasten im neu gebildeten Gewebe, im Wundrandbereich noch einige Mastzellen. Die eigentliche Entzündung sollte zu dieser Zeit normalerweise beendet sein. Schont sich der Patient während dieser Phase der Wundheilung nicht, weil er seine Verletzung bagatellisiert und das Gewebe ständig neu schädigt, kann es passieren, daß das Gewebe sich noch immer in einer akuten Situation und damit in der Entzündungsphase befindet. Bewegungen verursachen immer noch viel Schmerzen und sind stark eingeschränkt. Eventuell entstehen Kapselmuster, die die Bewegungsgrenze festlegen. Besonders in dieser Phase der Wundheilung muß ernsthaft überlegt werden, inwieweit Eisanwendungen in der Therapie die physiologischen Prozesse positiv unterstützen.

Längere Eisanwendungen verursachen bekanntlicherweise eine Vasokonstriktion der Gefäße und Kapillaren. Während der Wundheilung aber versucht der Körper, die Durchblutung im Verletzungsgebiet so optimal wie möglich zu gestalten, damit genügend Sauerstoff und Nährstoffe angeboten werden können. Um dieses Ziel zu erreichen, werden im Verletzungsgebiet *Entzündungsmediatoren* freigesetzt.

Der Körper schützt das heilende Gewebe außerdem gegen mögliche Überbelastungen und erneute Schädigungen, und zwar durch das Freisetzen von *Schmerzmediatoren*. Diese Mediatoren senken die Reizschwelle der Rezeptoren in der Nähe des Verletzungsgebiets. Die Rezeptoren können rechtzeitig warnen, wenn die Belastungen drohen, zu hoch zu werden. Eisanwendungen hemmen nun die Aktivität dieser Rezeptoren und die Weiterleitung ihrer Impulse über die peripheren Nerven.

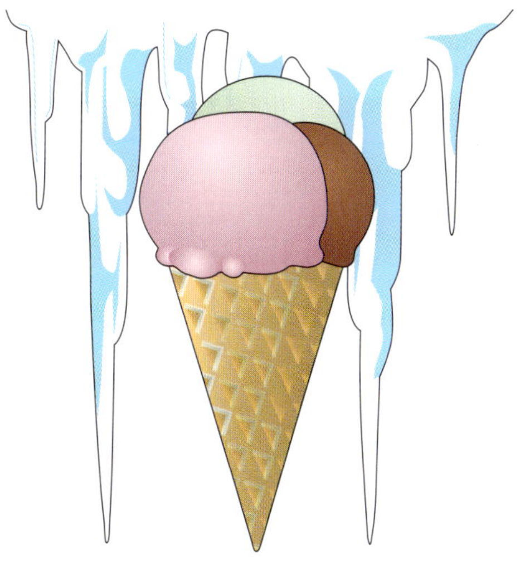

Weiter hat man in mehreren Untersuchungen festgestellt, daß längere Eisanwendungen zu manchmal irreversiblen Schäden der peripheren Nerven führen können (Basset 1992, Drez 1981, Green 1989, Parker 1983). Vielleicht ist das der Grund, warum Patienten nach einigen Minuten feststellen, daß z.B. eine Eispackung Schmerzen verursacht. Der Grund für diesen Schmerz könnte in der gesenkten Durchblutung des Nervs durch Eisanwendung liegen, was eine Bedrohung für die Nervenstruktur darstellt.

Bei Untersuchungen an der Freien Universität in Brüssel haben Forscher festgestellt, daß längere Eisanwendungen auch häufig Ödeme verursachen, die durch Schädigungen der Wand der Lymphgefäße entstehen (Leduc 1979, Lievens 1984, Meeuwsen 1986).

Während der gesamten Proliferationsphase ist die Synthese von Kollagen sehr ausgeprägt. Den Höhepunkt der Neubildung sieht man um den 14. Tag herum. Die Fasern sind zunächst sehr dünn und liegen eng aneinander. Oft wird in der Literatur behauptet, daß die Organisation in diesem neu heranwachsenden Gewebe schlecht sei. Neuere Untersuchungen haben jedoch mittlerweile deutlich gezeigt, daß der Organisationsgrad davon abhängig ist, ob Gewebe während der Wundheilung seine normalen physiologischen Belastungsreize erhält oder nicht. Werden keine Reize gesetzt, so ist die Organisation tatsächlich nicht gut. Das Gewebe braucht für die Organisation und die Ausrichtung seiner produzierten kollagenen Moleküle unbedingt Belastungsreize. Wird das Gewebe während dieser Phase innerhalb physiologischer Grenzen belastet, so sieht man, daß die Organisation gut ist und ein normales funktionsfähiges Gewebe aufgebaut wird. (Abb. 1.**50**)

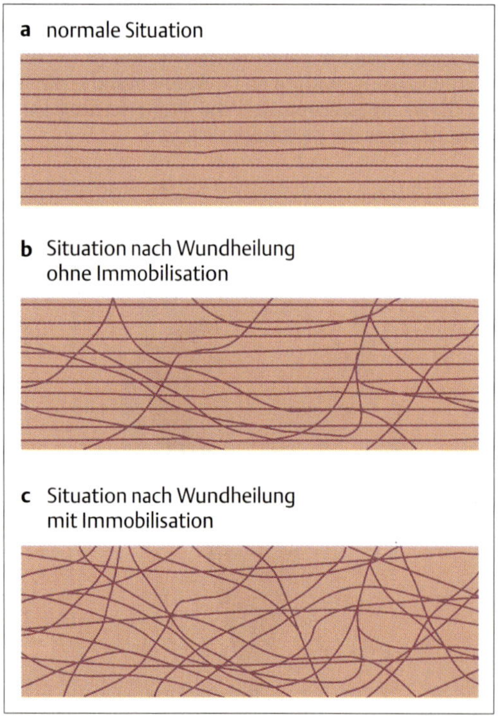

Abb. 1.**50** Kollagenstruktur nach Wundheilung mit und ohne Immobilisation.

Die Produktion von Grundsubstanz, also von Glykosaminoglykanen und Proteoglykanen ist in dieser Zeit immer noch sehr gering. Das Gewebe ist deshalb wenig elastisch und nur gering belastbar. Aus diesem Grund zeigen die Myofibroblasten eine starke Aktivität, um die Wunde zu stabilisieren und zusammenzuziehen. Der große Vorteil der Wundkontraktion besteht darin, daß die Wunde nicht nur stabiler, sondern auch kleiner wird. So ist sie schneller zu überbrücken und zu schließen. Das ist der Grund, warum diese Phase auch oft als Kontraktionsphase bezeichnet wird.

1.6.3 Konsolidierungsphase

Dies ist die Zeit vom 21. bis 60. Tag. Jetzt wird das neu gebildete Kollagen vermehrt stabilisiert und organisiert. Fibroblasten beginnen zunehmend, Grundsubstanz zu synthetisieren. Die Belastbarkeit des Gewebes wird dadurch deutlich erhöht. Die Wundkontraktion durch die Myofibroblasten als Schutz vor zu großer Belastung ist nicht mehr notwendig. Dies bedeutet eine Abnahme an Myofibroblasten und eine Vorherrschaft an Fibroblasten.

Die Kollagenfasern werden nun dicker. Durch die Zunahme von Grundsubstanz wird der Abstand zwischen den Fasern größer. All diese Faktoren sind Voraussetzung dafür, ein stabiles Netzwerk aus Kollagen bilden zu können.

Nach ca. vier Wochen ist das Kollagen schon deutlich dicker und stabiler. Obwohl die Zahl der Zellen und die Durchblutung sich verringern, bleibt die Kollagensynthese noch immer sehr hoch. Das weitere Umbauen von Kollagen Typ III in Kollagen Typ I vergrößert die Stabilität weiter. Durch die vermehrte Produktion von Grundsubstanz kommt es gleichzeitig zu einer verbesserten Elastizität. In der Behandlung des Patienten kann ab jetzt die Belastung auf das Gewebe deutlich gesteigert werden. In dieser Phase behandelt man vor allem im kollagenen Belastungsbereich. (s. Abb. 1.**51** Zone B)

Der Übergang von der Konsolidierungs- zur nachfolgenden Organisations- oder Umbauphase verläuft fließend.

1.6.4 Organisations- oder Umbauphase

Bis zum ca. 120. Tag bleibt die Kollagensynthese hoch. Danach läuft sie langsam aus. Bis zum ca. 150. Tag sind ca. 85% des ursprünglich angelegten Kollagens Typ III durch neues und stabileres Kollagen ersetzt. Zwischen dem 180. und 360. Tag geht die Zahl der Fibroblasten immer mehr zurück. Nach Abschluß der Umbauphase sind häufig noch 3 bis 5% zellige Anteile zu finden. Somit hat sich der ursprüngliche Verletzungsbereich von einem überwiegend zellulären Gewebe in ein normales kollagenes Bindegewebe entwickelt.

Wird während der Wundheilung das Gewebe längere Zeit immobilisiert, sind die hierdurch entstandenen Veränderungen und eventuellen Bewegungseinschränkungen nur noch geringfügig therapeutisch beeinflußbar. Je länger die Immobilisation andauert, um so schlechter ist die Prognose bezüglich der Wiedererlangung normaler physiologischer Beweglichkeit. Die therapeutische Konsequenzen der Wundheilung werden ausführlich in Band 3 dieser Reihe besprochen.

Die Belastbarkeit des verletzten Gewebes läßt sich anhand der Kollagen-Belastungskurve verdeutlichen. (Abb. 1.**51**)

Die Belastbarkeit des Gewebes ist davon abhängig, welche Zellen in den einzelnen Phasen aktiv sind und welche Gewebeanteile sie synthetisieren. Sie ergibt sich aus den Hauptaufgaben von Myofibroblasten und Fibroblasten, die sehr unterschiedlich sind. Myofibroblasten sind vor allem in der ersten Phase der Wundheilung für die Synthese des Kollagens Typ III verantwortlich und in der Proliferationsphase für die Stabilität des neuwachsenden Gewebes mittels Wundkontraktion. Die Behandlung sollte in der Entzündungs-und Proliferationsphase aus Entlastung und dosierter Bewegung im Matrixbelastungsbereich bestehen.

Die Fibroblasten werden dagegen erst zu einem späteren Zeitpunkt der Wundheilung aktiv. Sie sind für den Umbau des ursprünglich angelegten Kollagens Typ III in das eigentliche und belastungsstabile Kollagen, meistens Typ I, zuständig. Die Therapie sollte dann aus viel Bewegen und Belasten im Matrixbelastungsbereich und am Anfang des kollagenen Belastungsbereichs bestehen. (s. Abb. 1.**51** Zone A und Anfang Zone B)

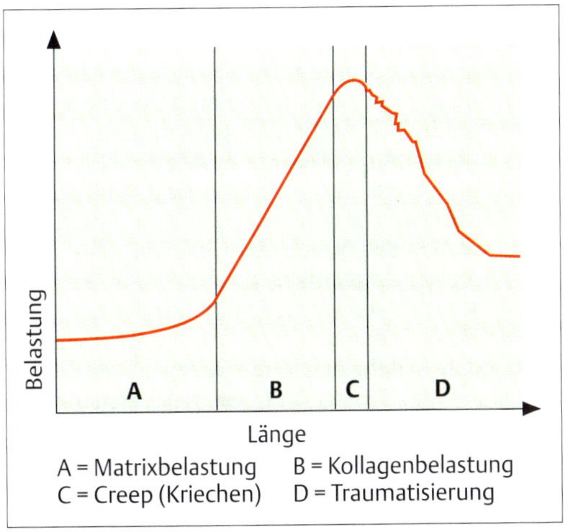

Abb. 1.**51** Kollagenbelastungskurve: Im Matrixbelastungsbereich kann eine kollagene Struktur verlängert werden, ohne daß die Belastung zunimmt. Wird über diesen Bereich hinaus weiter verlängert, werden die kollagenen Fasern erheblich belastet. Im Creepbereich verformen sich die kollagenen Fasern. Darüber hinaus führt eine weitere Belastung zum Trauma.

Zusammenfassung: Wundheilung

Die Wundheilung der meisten Gewebe (außer Knorpel) durchläuft drei Stadien:

- Entzündungsphase mit vaskulärer und zellulärer Phase
- Proliferationsphase
- Umbauphase mit Konsolidierungs- und Reifungsphase

Während aller Phasen ist es physiotherapeutisch sehr wichtig, das verletzte und heilende Gewebe des Patienten adäquat zu ent- und belasten. Entlastung steht während der Entzündungsphase im Vordergrund. In den anderen Phasen stellt dosierte Belastung einen wichtigen Reiz dar. Immobilisation von heilenden Geweben verursacht die Bildung von Narbengewebe, weil den von den Zellen produzierten kollagenen Molekülen die Reize zur Organisation und Ausrichtung des Gewebes fehlen. Physiologische Belastungen während der Wundheilung stimulieren dagegen die Bildung eines Gewebes, das in Aufbau und Belastbarkeit so normal wie möglich ist.

2 Strukturen der Funktionseinheit Gelenk

Im weiteren Verlauf dieses Buches werde ich die funktionell zusammenhängenden Strukturen des *physiologischen Gelenks* besprechen. Dabei werde ich auf das *periphere Gelenk* und das *Wirbelsäulensegment* eingehen und folgende Strukturen näher behandeln:

- Knochen
- Gelenkknorpel
- Menisken
- Intraartikuläre Disken
- Meniskoiden
- Bandscheibe
- Gelenkkapsel und Bänder
- Synovialflüssigkeit
- Knochen-Sehnen-Übergang
- Seknae
- Muskel-Sehnen-Übergang
- Bindegewebe innerhalb des Muskelbauchs
- Kontraktile Elemente der quergestreiften Muskulatur
- Periphere Nerven

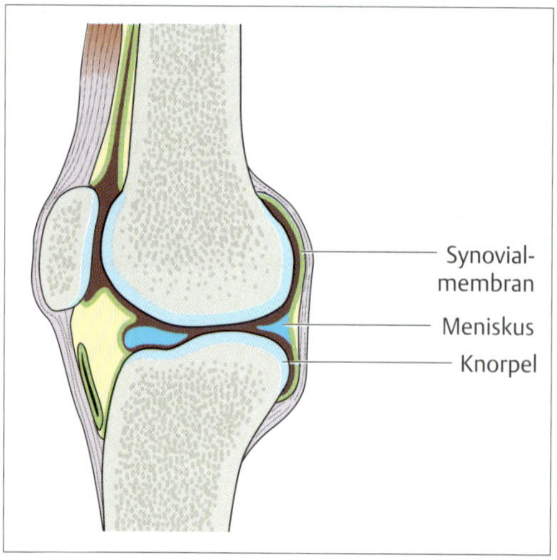

Abb. 2.1 Aufbau eines peripheren Gelenks: Sagittalschnitt durch das Kniegelenk (mod. nach Netter).

Peripheres Gelenk

Das Gelenk ist zunächst die Stelle, an der sich zwei oder mehrere *Knochen* treffen und miteinander bzw. gegeneinander bewegen. (Abb. 2.**1**)

Die einzelnen Bestandteile eines Gelenks differenzieren sich während des Wachstums aus. Die peripheren Gelenke sind dabei ähnlich aufgebaut. (Abb. 2.**2**)

Die Knochen benötigen eine Schutzschicht, die in der Lage ist, für eine reibungs- und verschleißlose Bewegung zu sorgen. Diese Schicht sollte auch die Belastung reduzieren, die bei Bewegungen auf die Knochen einwirkt. Diese Funktionen erfüllt der *Gelenkknorpel*.

Das Gelenk muß außerdem Strukturen besitzen, die eine Bewegung steuern und begrenzen. Hierfür sind die *Bänder* und die *Kapsel* verantwortlich. Die Kapsel produziert zusätzlich Synovialflüssigkeit, die für die Schmierung des Gelenks von essentieller Bedeutung ist und außerdem für die Ernährung des Knorpels sorgt.

Als weitere Struktur finden wir die *Muskeln* vor, die Bewegungen initiieren und ermöglichen. Dabei sind nicht-kontraktile und kontraktile Elemente von Bedeutung. Muskeln könnten jedoch ohne ein Steuerungssystem nicht funktionieren. Eine weitere notwendige Struktur des physiologischen Gelenks sind somit die *Nerven*. Strukturen, die nur in bestimmten Gelenken zu finden sind, sind *Disken* und *Menisken*. Diese *intraartikulären Strukturen* sind sowohl in den peripheren Gelenken als auch in den Wirbelsäulengelenken zu finden. Für den Discus intervertebralis werde ich die im deutschsprachigen Raum gängige Bezeichnung Bandscheibe verwenden. In den peripheren Gelenken werden sie Meniskus oder Discus interarticularis genannt, in den Facettengelenken der Wirbelsäule werden sie meist als Meniskoiden bezeichnet. Ihre Funktion ist in allen Fällen die gleiche: das Ausgleichen von möglicherweise vorhandener Gelenkinkongruenz. Eine Inkongruenz zwischen den Gelenkpartnern hätte eine viel zu hohe Belastung pro cm^2 zur Folge. Durch den Ausgleich vergrößert sich die Stabilität des Gelenks, wobei sich gleichzeitig die Belastung auf die Knorpelflächen der Gelenkpartner verringert. Die intraartikulären Strukturen verteilen und reduzieren also die Belastung und schützen das Gelenk so vor zu schnellem Verschleiß.

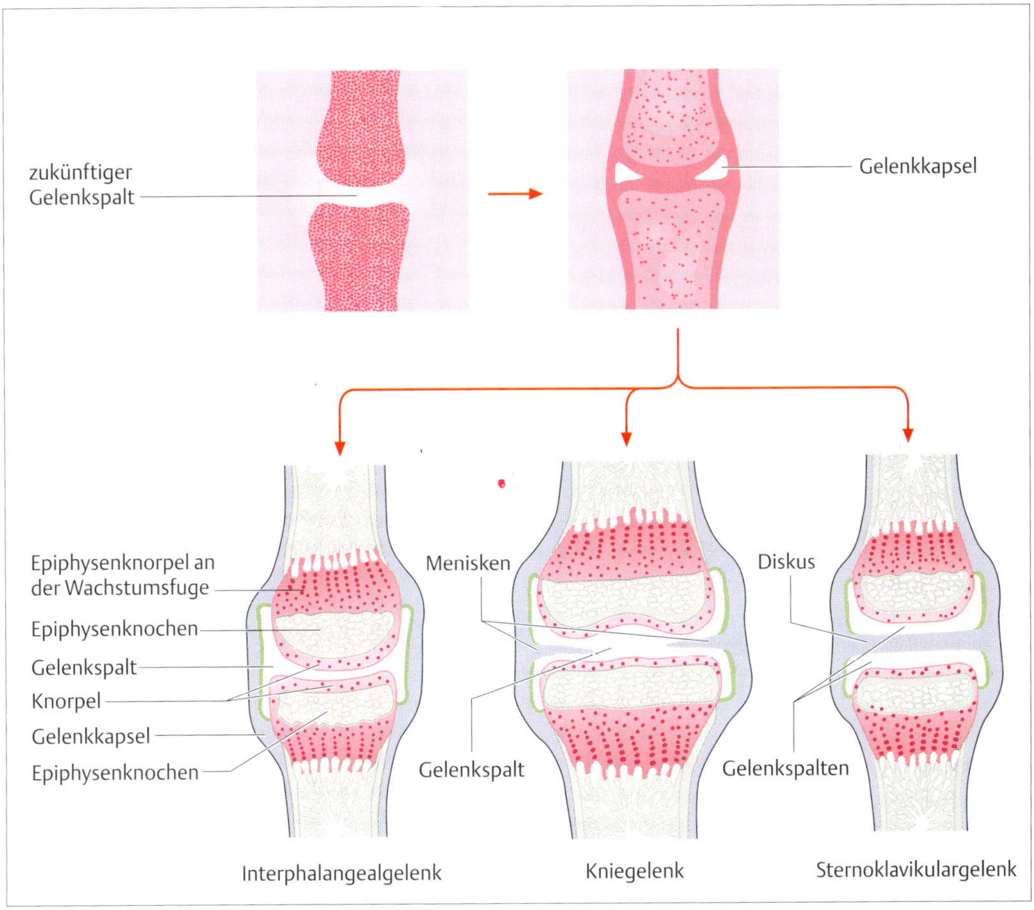

Abb. 2.2 Entwicklung und Aufbau verschiedener peripherer Gelenke (mod. nach Netter).

Für die *Durchblutung* der Gelenke sorgen Blutgefäße, die in Kapseln, Bändern, Menisken, Disken, Knochen und Muskeln zu finden sind. Die einzige Struktur in diesem Bereich, die nach heutigem Kenntnisstand nicht durchblutet wird, ist der Gelenkknorpel. Er erhält die Nährstoffe über den Prozeß der Diffusion und der Osmose. Alle Strukturen, die durchblutet werden, werden auch innerviert. Damit werden alle genannten Strukturen außer dem Gelenkknorpel sensorisch (afferent) und vegetativ (efferent) innerviert. Allein das Muskelgewebe wird zusätzlich motorisch (efferent) innerviert.

Wirbelsäulensegment

Während ein einzelnes peripheres Gelenk bereits eine funktionelle Einheit bilden kann, ist es bezüglich der Wirbelsäule sinnvoll, ein Bewegungssegment als funktionelle Einheit zu betrachten. In ei-

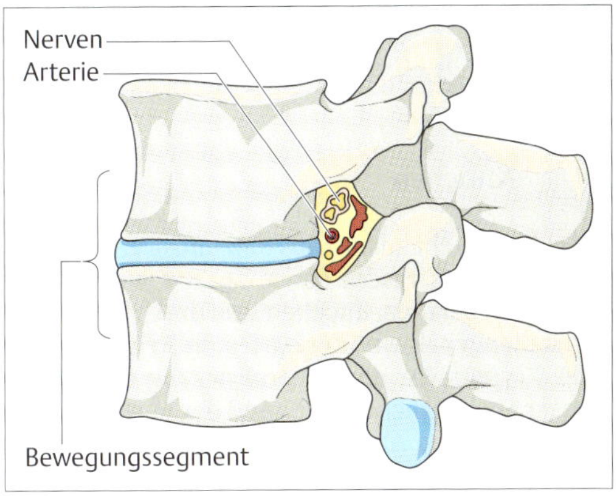

Abb. 2.3 Aufbau eines Bewegungssegments: zwei benachbarte Wirbelkörper und die eingeschlossene Bandscheibe, Nerven und Arterie.

nem Bewegungssegment finden immer gleichzeitig Bewegungen in zwei synovialen Gelenken zwischen den Wirbelkörpern und im Bandscheibengelenk und der Bandscheibe statt. Junghans hat 1959 als erster vom Bewegungssegment als funktioneller Einheit der Wirbelsäule gesprochen. Daher findet sich auch die Bezeichnung Bewegungssegment nach Junghans. (Abb. 2.**3**)

Nach Junghans umfaßt ein Bewegungssegment zwei halbe Wirbelkörper und alles das, was sich dazwischen befindet: zwei Facettengelenke, ihre intraartikulären Strukturen, Meniskoiden, das Bandscheibengelenk, Bänder, Muskeln, Nerven und Gefäße.

Zusammenfassung: Peripheres Gelenk und Wirbelsäulensegment

Das periphere Gelenk besteht aus

- zwei oder mehreren artikulierenden Knochen, die mit einer knorpeligen Schutzschicht überzogen sind,
- Kapsel und Ligamenten,
- eventuell intraartikulären Strukturen wie Disken oder Menisken,
- Muskeln,
- Nerven und Gefäßen.

Das Wirbelsäulensegment besteht aus

- zwei Facettengelenken,
- ihren intraartikulären Strukturen, den Meniskoiden,
- dem Bandscheibengelenk,
- Bändern,
- Muskeln,
- Nerven und Gefäßen.

In einem Bewegungssegment finden immer gleichzeitig Bewegungen in zwei Facettengelenken und im Bandscheibengelenk statt.

2.1 Knochen

Knochen besteht zu 60% aus Kalziumsalzen, zu 30% aus kollagenen Fasern sowie zu 10% aus Wasser, Zellen und Gefäßen. Knochen sind durch den hohen Mineraliengehalt eine der härtesten Strukturen unseres Körpers. Da die Mineralisierung Diffusionsprozesse unmöglich macht, muß der Austausch von Nährstoffen und Abfallprodukten über das Gefäßsystem stattfinden, das deshalb überall im Knochengewebe zu finden ist.

Knochen sind ebenfalls eine Form von Bindegewebe, obwohl wahrscheinlich viele Menschen dies nicht erwarten würden. Die Besonderheit des Knochens, im Gegensatz zu anderen Bindegewebsformen, liegt darin, daß sich die Matrix nicht – wie normalerweise in unserem Körper – an Wasser bindet, sondern an Mineralien. Während eine Bindung der Matrix an Wasser für eine stabile, aber auch elastische Struktur sorgt, entsteht bei der Bindung der Matrix, hier vor allem an Kalzium, die typische harte und unelastische Struktur des Knochens. Daß Knochen jedoch nicht so unelastisch sind, wie man zunächst annehmen könnte, wird in diesem Kapitel aufgezeigt.

2.1.1 Äußere Erscheinung

Knochen sind normalerweise weiß bis gelblichweiß. Ihre Farbe kann sich während des Alterungsprozesses zu mehr gelb-braun verändern. Die Farbveränderungen findet man auch in den meisten anderen Formen von Bindegewebe unseres Körpers. Die Form der Knochen ist unterschiedlich und variiert von *lang* und *rund*, wie z. B. die *Röhrenknochen* (Femur (Abb. 2.**4**), Humerus), zu *kurz* und *kastenförmig*, wie z. B. die Wirbelkörper (Abb. 2.**5**) und die Hand- und Fußwurzelknochen (Abb. 2.**6**), bis hin zu *flach*, wie z. B. die Schädelknochen, Skapula (Abb. 2.**7**) und Ilium.

Knochengewebe macht einen sehr stabilen und rigiden Eindruck, was aber nicht ganz den physiologischen Gegebenheiten entspricht. Auch Knochen besitzt ein gewisses Maß an Flexibilität und kann sich veränderten Belastungen anpassen.

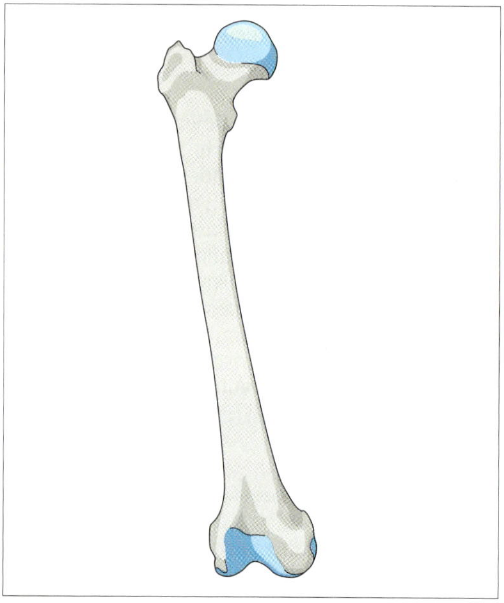

Abb. 2.**4** Röhrenknochen: Femur.

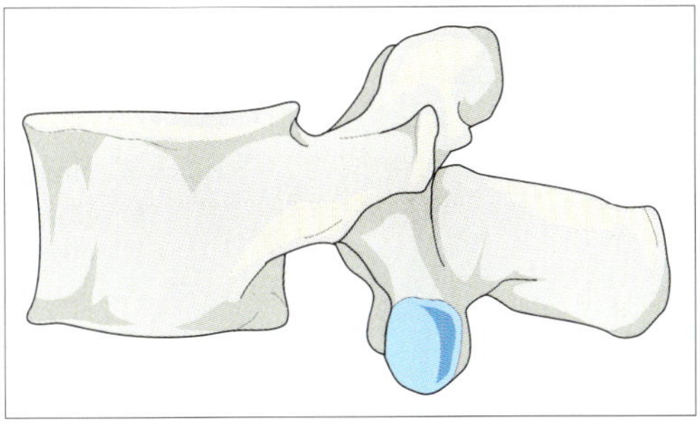

Abb. 2.5 Kastenknochen: Wirbelkörper.

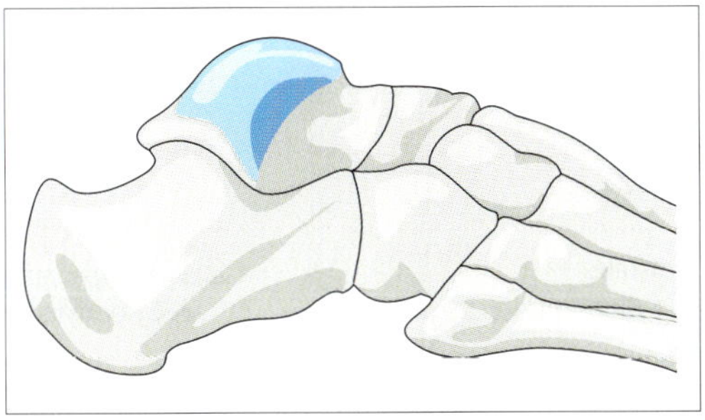

Abb. 2.6 Kastenknochen: Fußwurzelknochen.

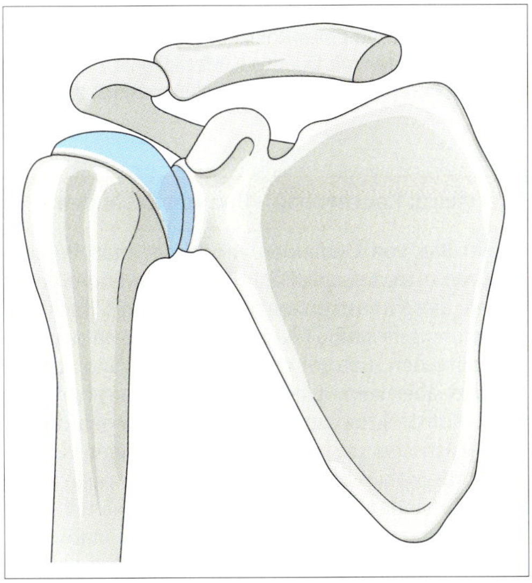

Abb. 2.7 Flacher Knochen: Skapula.

2.1.2 Funktion

Die Funktionen der Knochen sind sehr vielseitig:

- Knochen haben eine tragende Funktion. Dadurch sind wir in der Lage, uns gegen die Schwerkraft zu bewegen und zu halten.
- Knochen haben eine schützende Funktion. Der Thorax schützt z.B. die inneren Organe, der Schädel und die Wirbelsäule das Nervensystem.
- Knochen haben eine formgebende Funktion. Der Thorax, das Becken, der Schultergürtel und der Schädel bestimmen die Form eines Menschen.
- Knochen bieten eine Ansatzfläche für Muskeln und Bänder, die die Bewegungen ermöglichen und stabilisieren.
- Knochen haben eine bewegende Funktion. Die Knochen bilden Gelenke, die uns Bewegungen ermöglichen.
- Knochen haben eine produzierende Funktion. Sie bilden in ihrem Inneren, d.h. im Knochenmark, Blutzellen.
- Knochen haben eine Speicherfunktion. Nicht zu unterschätzen ist die Tatsache, daß Knochen Kalzium und Phosphate speichern. Die Speicherfunktion ist deshalb sehr wichtig, weil die Mineralien an vielen unterschiedlichen Stellen des Körpers gebraucht werden.

Funktion des Kalziums

Kalzium spielt erstens bei der Kontraktion der Muskeln eine große Rolle. Vor allem der Herzmuskel ist sehr stark von der Kalziumkonzentration abhängig. Die Kontraktionskraft des Herzmuskels korreliert direkt mit dem Kalziumspiegel in der Gewebsflüssigkeit des Herzens.

Kalzium ist zweitens beim Prozeß der Blutgerinnung nach Verletzungen wichtig.

Drittens spielt Kalzium eine entscheidende Rolle bei der Funktion vieler Enzyme.

Des weiteren kommt Kalzium bei der Impulsweiterleitung der Nerven sowie bei der Reizbarkeit von Nerven- und Muskelmembranen eine entscheidende Bedeutung zu. (vgl. auch Kap. 4, S. 276)

Funktion der Phosphate

Phosphate werden für den Aufbau von Adenosintriphosphat (ATP) benötigt. Es dient als Energielieferant in allen energieverbrauchenden Prozessen. (s.S. 197)

Zusammenfassung:
Äußere Erscheinung und Funktion des Knochens

Ein Knochen kann unterschiedlich aussehen.
Es gibt

- lange und runde Röhrenknochen,
- kurze und kastenförmige Knochen und
- flache Knochen.

Der Knochen hat verschiedene Funktionen, und zwar

- eine tragende Funktion,
- eine schützende Funktion,
- eine formgebende Funktion,
- eine bewegende Funktion,
- eine produzierende Funktion,
- eine Speicherfunktion für Kalzium und Phosphate
- und bietet eine Ansatzfläche.

Kalzium benötigt der Körper für die Kontraktion der quergestreiften Muskulatur und des Herzmuskels, des weiteren zur Blutgerinnung und zur Impulsübertragung und -weiterleitung der Nerven. Phosphate spielen eine Rolle in der Energiebereitstellung durch ATP.

2.1.3 Aufbau

Der Aufbau eines typischen *Röhrenknochens* läßt sich wie folgt beschreiben:

In der Mitte findet man die *Diaphyse*, das eigentliche Rohr des Knochens. Die Diaphyse besteht aus einer sehr kompakten Masse von Knochengewebe und wird deshalb auch *Ossa compacta* oder einfach *Kompakta* bzw. *Kortikalis* genannt.

An beiden Enden dieses Rohres befinden sich die *Epiphysen*, die eine dünne Schicht von Kompakta aufweisen. Unter dieser Schicht befindet sich mehr schwammähnlich aufgebautes Knochengewebe, die *Ossa spongiosa* oder einfach *Spongiosa*.

Zwischen Diaphyse und Epiphyse befindet sich die *Metaphyse*, eine Übergangszone, die im Jugendalter bis zum Ende des Wachstums auch *Wachstumsscheibe* genannt wird. (Abb. 2.**8**)

Die *kurzen Knochen* bestehen hauptsächlich aus Spongiosa und sind von einer dünnen Schicht von Kortikalis umgeben. Dagegen sind die *flachen Knochen* fast nur aus Kortikalis und einer ganz geringen Menge an Spongiosa zwischen den beiden Kortikalisschichten aufgebaut. Spongiosa kann, wie z. B. in einigen Teilen des Iliums und der Skapula, sogar ganz fehlen.

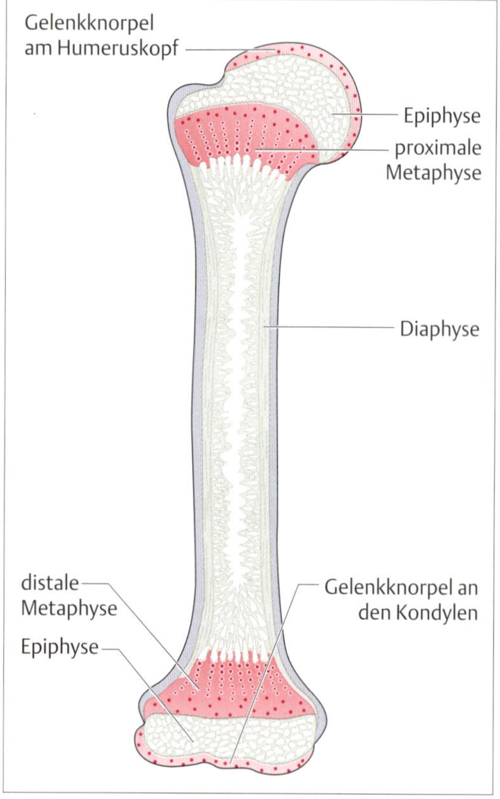

Abb. 2.**8** Aufbau eines Röhrenknochens: Humerus einer Zehnjährigen mit Diaphyse, Metaphysen, Epiphysen und den Knorpelflächen in den Gelenkbereichen.

Vergleich: Knochenbau – Bau von Gebäuden

Beim Bau von Gebäuden verwendet man Beton. Würde man ausschließlich Beton verwenden, bekäme diese Konstruktionen bei mechanischer Verformung sehr schnell Risse und würde bald zusammenbrechen. Beton ist zwar sehr hart und stabil, besitzt aber keine Elastizität und Verformbarkeit. Eine Konstruktion aus Metall wäre dagegen deutlich elastischer und mobiler, hätte aber eine viel zu geringe Stabilität. Deshalb wählt man beim Bau von Gebäuden eine Kombination aus Metall und Beton, nämlich Stahlbeton, um eine optimale Kombination von Stabilität und Elastizität zu erreichen.
Nach einem ähnlichen Prinzip ist auch der Knochen aufgebaut: Er ist aus kollagenen Fasern, Matrix und Mineralien aufgebaut, wobei die kollagenen Fasern für Elastizität sorgen und die Mineralien die Stabilität gewährleisten.

Diaphyse

Die Diaphyse eines Röhrenknochens muß hauptsächlich Biege- und Rotationskräfte abfangen. Dazu muß sie eine besondere Bauweise haben. Der Körper hat im Bereich der Diaphyse ein stabiles Rohr aus Kortikalis konstruiert.

Vergleich: Diaphyse – Rohr und Stab

Ein Rohr und ein massiver Stab können beide Kräfte abfangen. Bei auftreffenden Kräften sind bei Rohr und Stab die Spannungen am Rand am größten. Rohr und Stab unterscheiden sich jedoch vor allem dadurch, daß das Rohr nicht so schwer ist: Bei gleicher Kraftableitung kommt das Rohr mit deutlich weniger Material aus.

Die Leichtbauweise des Rohrs trifft man auch beim Aufbau der Diaphyse an: Wie beim Rohr kann den Biege- und Rotationskräften mit geringem Materialaufwand standgehalten werden. Die auftreffenden Kräfte sind auch bei der Diaphyse im Randbereich am größten und werden dort durch die massivere Kortikalis abgeleitet. In der Mitte des Röhrenknochens wirken nur noch wesentlich geringere Kräfte ein, so daß hier durch die schwammähnliche Spongiosa Material gespart werden kann. Der Röhrenknochen ist stabil und bleibt zugleich leicht.

Die Kortikalis besteht aus einzelnen Knochengewebsschichten, den *Lamellen*. Die Lamellen sind parallel zur Knochenoberfläche und damit parallel zur Knochenlängsachse angeordnet. Innerhalb der Lamellen verlaufen die kollagenen Fasern parallel zueinander und parallel zur Diaphyse. Die kollagenen Fasern der einzelnen Schichten sind Lamelle für Lamelle *entgegengesetzt spiralig* angeordnet. Dadurch ist die Kortikalis in der Lage, Rotationskräfte aus verschiedenen Richtungen abzufangen.

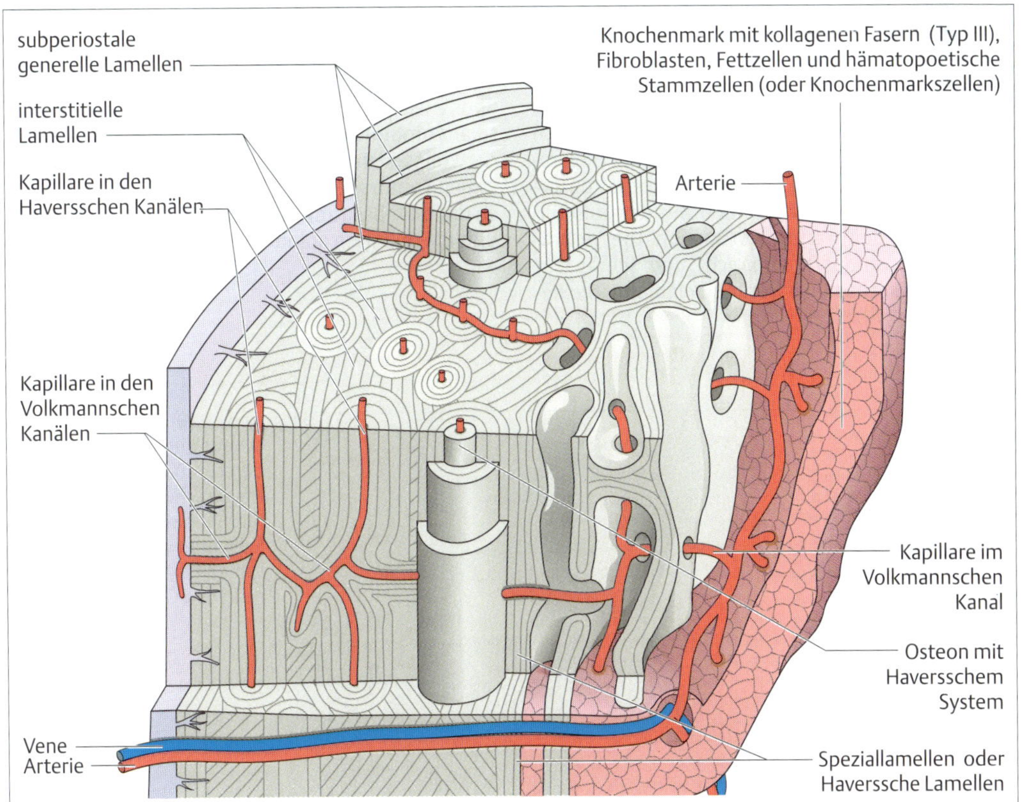

Abb. 2.9 Frontal-, Transversal- und Sagittalschnitt durch die Kortikalis und das angrenzende, innen liegende Knochenmark eines Röhrenknochens. Die Kortikalis ist aus einem Lamellensystem aufgebaut (subperiostale generelle Lamellen, interstitielle Lamellen, Speziallamellen oder Haverssche Lamellen). Die Blutversorgung erfolgt über Kanalsysteme (Haverssche und Volkmannsche Kanäle).

Die Lamellen selber sind sehr dünn, in einer Größenordnung zwischen 3 und 7 µm. Die meisten Lamellen sind zirkulär um eine Höhle aufgebaut, in der sich Gefäße, Nerven und eine dünne Schicht Bindegewebe befinden. Der Kanal, der dadurch entsteht, wird *Haversscher Kanal* genannt. Der Komplex aus *Haversschen Kanälen*, dem *Haversschen System*, und den angrenzenden Knochenlamellen wird als *Osteon* bezeichnet. (Abb. 2.**9**)

Als äußere Schicht eines Osteons findet man eine ganz dünne Kittschicht, die Zementlinie, an der die verschiedenen Osteone miteinander in Kontakt kommen. Diese Zementlinie ist im Gegensatz zu den restlichen Bestandteilen des Knochens arm an Mineralien und kollagenen Fasern. (Abb. 2.**10**)

Im allgemeinen findet man das Haverssche System nur im Bereich der Diaphyse. Sie bildet also Osteone mit Lamellen, die sich um das Haverssche System aufbauen mit Osteozyt, Kapillargefäß, perivaskulärem Raum, Osteoblasten, Osteoklasten, Makrophage und Nerven. (Abb. 2.**11**)

Die Lamellen der Osteone nennt man Speziallamellen oder Haverssche Lamellen. Zwischen den Osteonen liegen sogenannte Schalt- oder interstitielle Lamellen.

Die Innenseite des Haversschen Kanals wird durch eine Schicht aus innerer Knochenhaut, dem *Endost*, und lockerem Bindegewebe ausgekleidet, in dem Gefäße und Nerven verlaufen. Die Haversschen Kanäle sind durch Verbindungskanäle untereinander, mit der Markhöhle und mit der äußeren Knochenhaut, dem *Periost*, verbunden. Die Verbindungskanäle verlaufen senkrecht und schräg zur Knochenlängsachse und werden *Volkmannsche Kanäle* genannt. (Abb. 2.**9**)

Neben der Kortikalis findet man an der Innenseite der Diaphyse meistens noch etwas Spongiosa. Der Hohlraum des Knochenschafts ist mit rötlichem Knochenmark gefüllt, das für die Produktion von roten und weißen Blutzellen verantwortlich ist. Im Laufe der Jahre wird das rote Knochenmark durch ein gelblich-weißes Fettgewebe ersetzt. Die blutbildende Funktion geht damit verloren. Eine Ausnahme bilden die flachen Knochen, deren Knochenmark nicht in Fettgewebe umgebaut wird. Sie behalten ihre Fähigkeit, Blutzellen zu produzieren.

Epiphyse

Im Bereich der Epiphysen eines Röhrenknochens muß der Knochen hauptsächlich Druckbelastung abfangen. Um dazu in der Lage zu sein, ist er hier aus Spongiosa aufgebaut. In der Spongiosa verlaufen die kollagenen Fasern in Richtung der Kraft- und Belastungslinien, der Vektoren. Diese Konstruktion, die *Trabekelstruktur* genannt wird, kann sich veränderten Belastungen besonders gut anpassen. (Abb. 2.**12**, Abb. 2.**13 a – c**).

Die kollagenen Fasern in der Spongiosa werden durch Kalziumphosphatkristalle stabilisiert. Die Spongiosa wird hier von einer dünnen Schicht Kortikalis umhüllt. Interessanterweise zeigt der Verlauf der kollagenen Fasern in der Spongiosa eines proximalen Femurs sehr große Ähnlichkeit mit der Konstruktion eines Krahns, der ebenfalls hohen Druck- und Biegekräften standhalten muß. (Abb. 2.**14**)

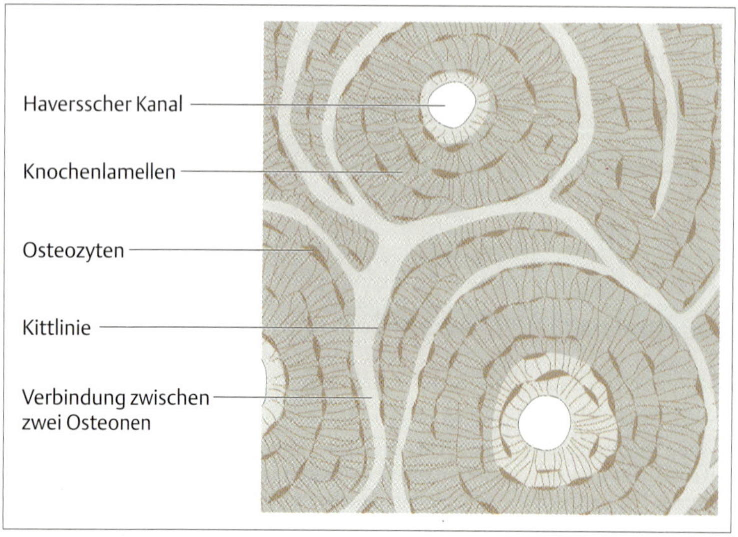

Abb. 2.**10** Transversalschnitt durch Osteone mit den zentral liegenden Haversschen Kanälen. Die Kittlinien sind die äußeren Schichten der Osteone. Im Lamellensystem der Osteone liegen Osteozyten.

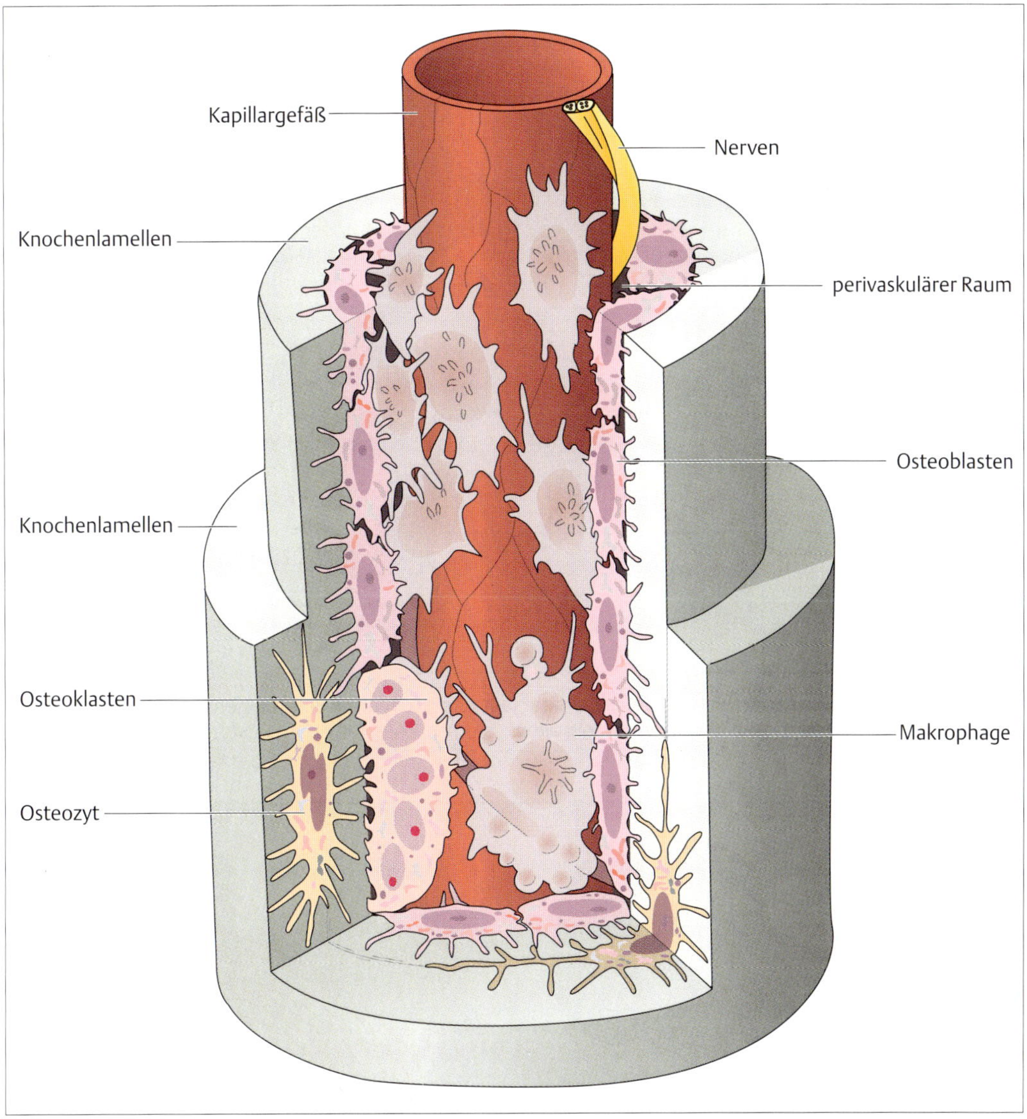

Abb. 2.**11** Die Lamellen eines Osteons bauen sich um eine Kapillare auf. Im Haversschen Kanal liegen außer dem Blutgefäß Nerven und Zellen.

Periost und Endost

An der Außenseite wird der Knochen vom *Periost* umhüllt. An der Innenseite findet man eine ähnliche Struktur, die *Endost* genannt wird.

Das *Periost* besteht aus zwei Schichten. Die äußere oder fibröse Schicht enthält elastische Fasern und vor allem Fasern des Kollagens Typ I. Sie sind im Gegensatz zu denen im Knochen nicht mineralisiert. Die Zellen, die man hier vorfindet, sind Fibroblasten.

Die innere oder osteogene Schicht ist reich an Zellen, die den Fibroblasten ähneln. Sie können bei Bedarf in Osteoblasten, Osteozyten oder Knochendeckzellen umgewandelt werden.

Das Periost wird am Knochen durch Sharpey Fasern fixiert, die aus retikulären Fasern aufgebaut sind. (Abb. 2.**15**)

Das *Endost* ist einschichtig und viel dünner als das Periost. Periost und Endost sind reich an Gefäßen und Nerven, die über die Volkmannschen Kanäle ins Innere des Knochens gelangen. Auf diesem

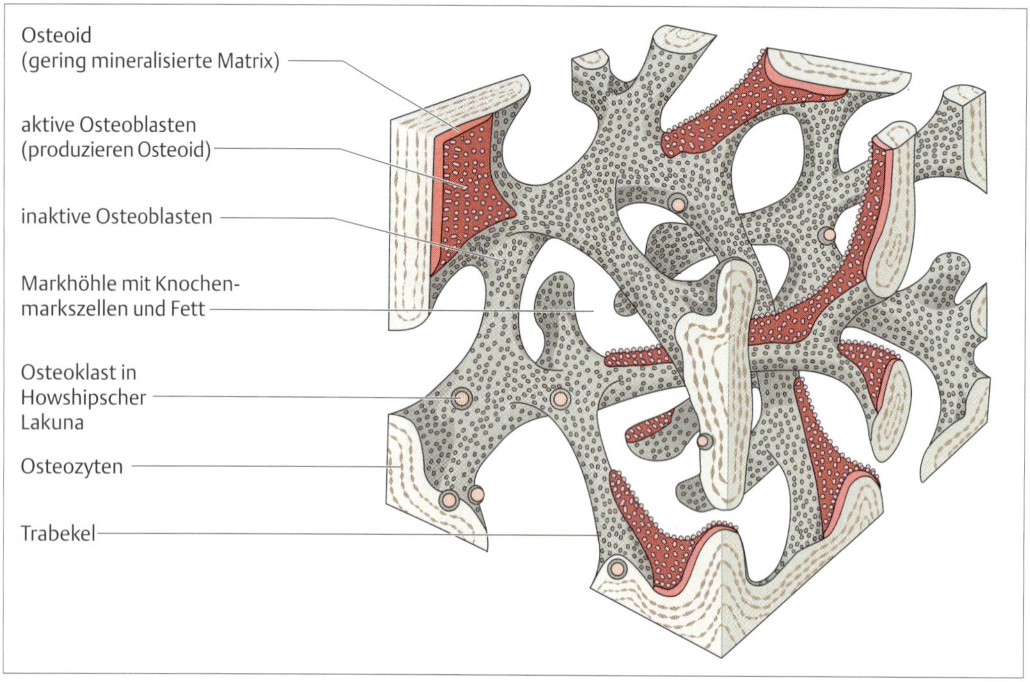

Abb. 2.**12** Spongiosakonstruktion: Die Trabekelstruktur läßt Anpassungen an Belastungen zu. Für den Umbau, der sich an Kraftlinien orientiert, sind die Zellen ständig aktiv.

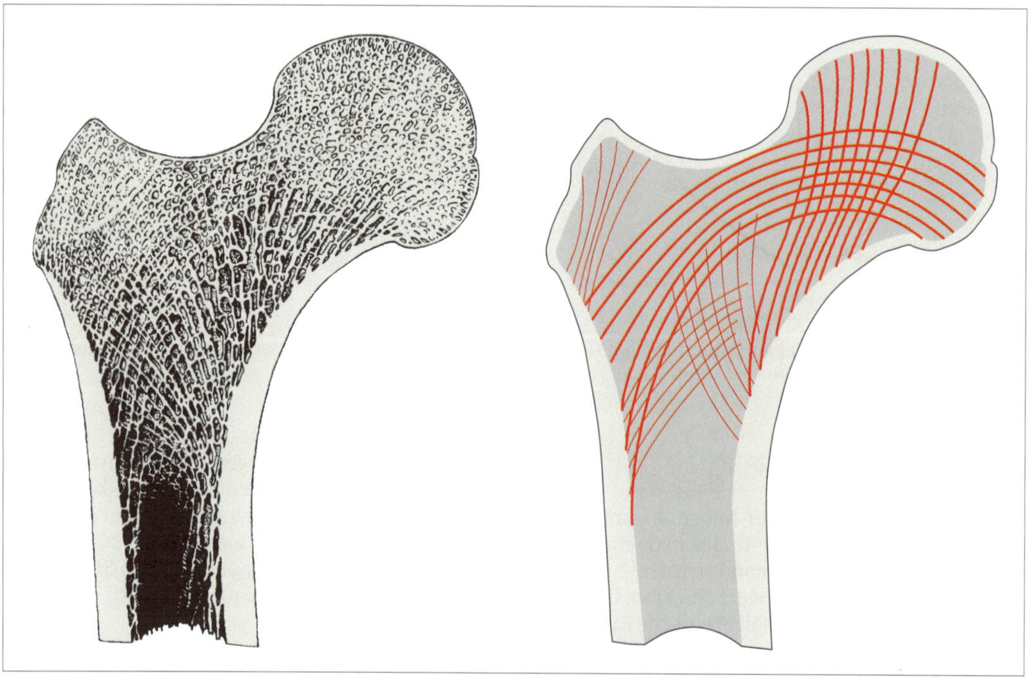

Abb. 2.**13 a – c** An Kraft- und Belastungslinien ausgerichtete Spongiosastrukturen: im Femurhals und Femurkopf (**a**), im Kalkaneus (**b**), im Wirbelkörper (**c**).

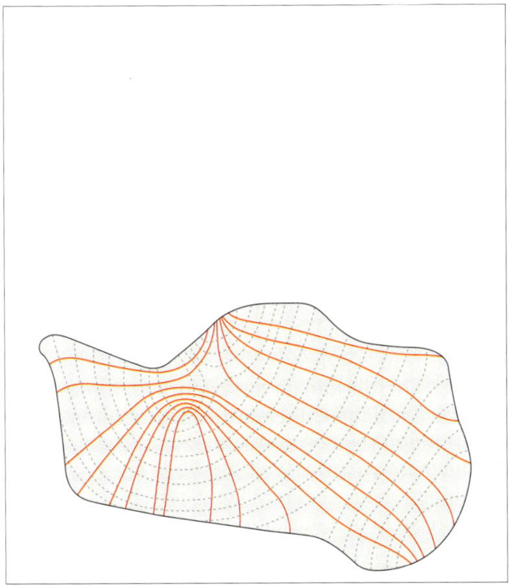

Abb. 2.**13 b**

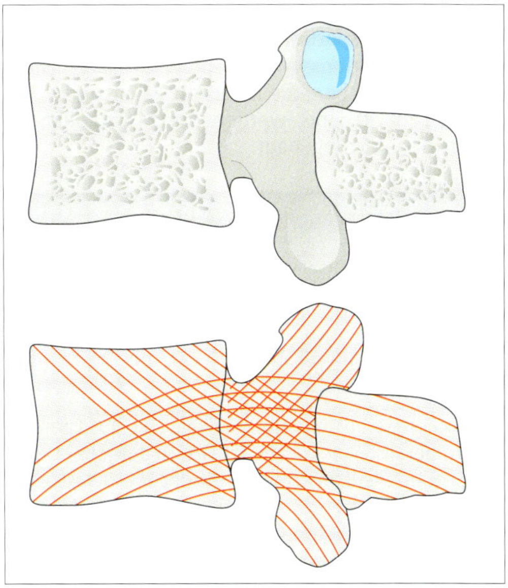

Abb. 2.**13 c**

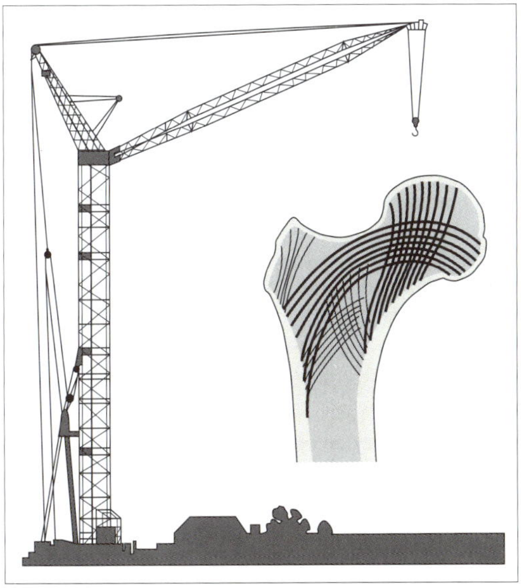

Abb. 2.**14** Die Belastung, die auf den Oberschenkelhals einwirkt, kann mit der Belastung verglichen werden, der ein Baukran standzuhalten hat. Die Krankonstruktion ist ähnlich aufgebaut wie die Spongiosastruktur des Knochens (mod. nach Regling).

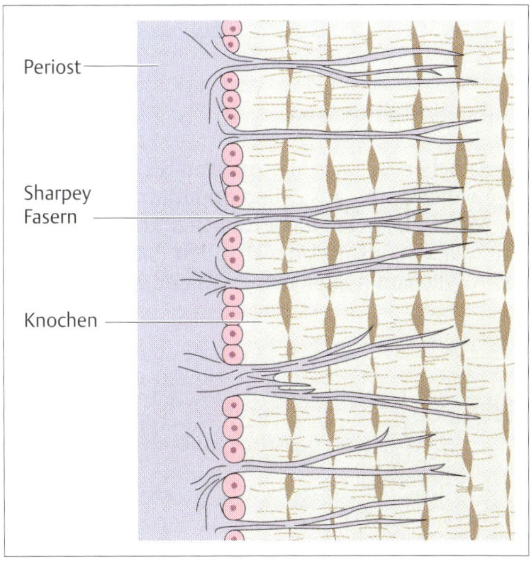

Abb. 2.**15** Sharpey-Fasern fixieren das Periost am Knochen.

Weg werden Nährstoffe und knochenproduzierenden Zellen transportiert, so daß Knochenwachstum und Regenerationsprozesse gewährleistet sind. Stellen am Knochen, die nicht mit Periost oder Endost abgedeckt sind, werden durch Osteoklasten angegriffen und abgebaut.

Zusammenfassung: Aufbau des Knochens

Ein typischer Röhrenknochen besteht aus

- einer Diaphyse, dem Knochenschaft,
- den Epiphysen an beiden Enden und
- einer Längenwachstumsschicht, der Metaphyse.

Die Diaphyse besteht aus Kortikalis, die aus Lamellen mineralisierter kollagener Fasern aufgebaut ist. Diese Lamellenkonstruktion erhöht die Belastbarkeit des Schafts.
Die Epiphysen bestehen aus Spongiosa, deren mineralisierte kollagene Fasern sich an den Kraftlinien ausrichten und eine schwammähnliche Struktur aufweisen.
Die Gefäße und Nerven des Knochens verlaufen parallel zur Knochenlängsachse durch die Haversschen Kanäle und schräg und senkrecht zur Knochenlängsachse durch die Volkmannschen Kanäle.
Die Außenseite des Knochens ist durch Periost abgedeckt, die Innenseite mit Endost ausgekleidet.

2.1.4 Komponenten

Der Knochen ist – wie alle anderen Formen des Bindegewebes auch – aus Zellen und Matrix aufgebaut, die Matrix besteht wiederum aus kollagenen Fasern, der Grundsubstanz, also den Proteoglykanen und Glykosaminoglykanen, Wasser sowie nichtkollagenen Proteinen. Hinzu kommt beim Knochen ein hoher Anteil an Mineralien.

Zellen

Im Knochen gibt es

- Osteoblasten und Knochendeckzellen,
- Ostezyten und
- Osteoklasten. (Abb. 2.**16**)

Knochenzellen liegen immer in der Nähe und parallel zu einem Blutgefäß, wobei kleine Kanäle, die Canaliculi, grundsätzlich senkrecht auf die Gefäße zulaufen. Durch die Kanäle verlaufen die zytoplasmatischen Zellausläufer, über die die Zellen miteinander in Verbindung stehen. Der Kontakt der Zellen untereinander ist wichtig, weil hierüber ein Austausch von Ionen und anderen kleineren Bestandteilen möglich ist. In den Ausläufern findet man Aktinfilamente. Es wird diesbezüglich diskutiert, ob durch die eventuell vorhandene Kontraktilität der Strom der Gewebsflüssigkeit stimuliert werden kann.

Osteoblasten und Knochendeckzellen

Die Osteoblasten sind knochenproduzierende Zellen und damit für den Aufbau und Erhalt des Knochens verantwortlich. Sie liegen in Gruppen an der Knochenoberfläche und haben eine kubusähnliche Form. Sie besitzen einen großen Golgi-Apparat, ein endoplasmatisches Retikulum und einen großen Zellkern, der sich innerhalb der Zelle an der dem Knochen abgewandten Seite befindet. Osteoblasten synthetisieren Kollagen Typ I, Glykoproteine, Proteoglykane und das Enzym alkalische Phosphatase, das eine bedeutende Rolle bei der Kalzifizierung des Knochens spielt.

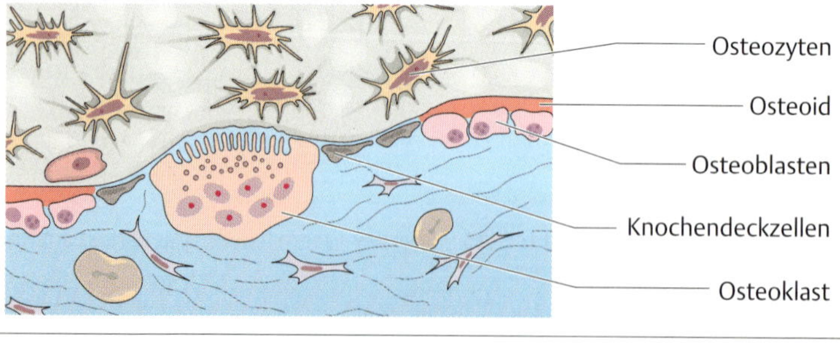

Abb. 2.**16** Knochenzellen: Im Bereich des neu entstehenden Knochengewebes (Osteoid) liegen Osteoblasten, die knochenproduzierenden Zellen. Sie werden zu Osteozyten, wenn sie sich vollständig in das Knochengewebe eingebaut haben und dort ruhen. Osteozyten können wieder aktiv werden, wenn sie von Osteoklasten wieder aus dem Knochen befreit werden. Osteoklasten bauen auf der Innenseite der Kortikalis bei Bedarf Knochen ab. Knochendeckzellen sind ruhende Knochenzellen.

Osteoblasten bauen sich zwischen die kollagenen Fasern in die kalzifizierte Matrix ein. Dabei entstehen Höhlen, die *Lakunae*, die durch kleine Kanäle, die *Canaliculi*, Kontakt mit anderen Lakunae und der Knochenoberfläche halten.

Nachdem der Osteoblast sich in die kalzifizierte Matrix eingebaut hat, wird seine Aktivität gesenkt und er wird zum *Osteozyten*. Osteoblasten und Osteozyten haben aufgrund von zytoplasmatischen Ausläufern Kontakt miteinander.

Beim Erwachsenen sind ca. 90–95% der an der Außenseite des Knochens vorhandenen Osteoblasten nicht aktiv. Sie werden deshalb auch Oberflächenosteozyten oder ruhende Osteoblasten genannt. Da diese Zellen den Osteoblasten eigentlich nicht mehr ähnlich sind, ist es wohl richtiger, sie als *Knochendeckzellen* zu bezeichnen. Knochendeckzellen, deren Aufgabe bis jetzt noch ungeklärt ist, sind somit inaktive Osteoblasten, die bei Bedarf jedoch wieder aktiviert und in Osteoblasten umgewandelt werden können.

Osteozyten

Osteozyten liegen im Inneren des Knochens innerhalb der mineralisierten Matrix. Osteozyten sind in ihrer Form deutlich flacher als Osteoblasten und sind vergleichbar mit einer Mandel. (Abb. 2.**17**)

Osteozyten produzieren genau so viel Matrix, wie es für den Erhalt des Knochengewebes notwendig ist. Diese Matrixsynthese ist von einer guten Durchblutung abhängig. Osteozyten liegen deshalb immer sehr dicht bei einem Blutgefäß und zudem eng beieinander. Ihr Abstand ist normalerweise nicht größer als 0,2 mm. Störungen in der Durchblutung führen direkt zum Zelltod und damit zum Zerfall des Knochens. Die Lebensdauer eines Osteozyten kann ca. 20 Jahre betragen. Osteoblasten und Osteozyten können sich nicht mehr teilen.

Osteoklasten

Während Osteoblasten von Mesenchymzellen abstammen, entstehen Osteoklasten aus der hämatogenen Ursprungszelle. Sie sind eigentlich spezialisierte Makrophagen und damit phagozytierende Zellen.

Ein Osteoklast ist eine große, mehrkernige Zelle, die zwischen 3 und 50 Kerne aufweisen kann. Ein Osteoklast besitzt Aktinfilamente, wodurch er sich bewegen kann. Osteoklasten sind wie alle Makrophagen sehr mobile Zellen und für den Knochenabbau verantwortlich.

Knochenabbau ist nötig bei veränderter Belastung, nach Frakturen und zur Freisetzung von Kalzium und Phosphaten, einem hormonell gesteuerten Prozeß. Beim Knochenabbau legt sich der Osteoklast auf den Knochen (Abb. 2.**17**) und beginnt an der Kontaktfläche, Knochengewebe wegzufressen. Unter der Zelle entsteht dabei eine Höhle, die *Howshipsche Lakuna* genannt wird. Osteoklasten sind reich an Vakuolen und Lysosomen. Sie besitzen einen gut entwickelten Golgi-Apparat, ein endoplasmatisches Retikulum und Mitochondrien. Sie sind in der Lage, Substanzen freizusetzen, die für den Abbau von Knochen sehr wichtig sind.

Der Knochenabbau ist ebenso wichtig wie der Knochenaufbau. Ohne Knochenabbau wären unsere Knochen sehr dick und schwer. Knochenheilung nach einer Fraktur wäre unmöglich, Fragmente würden nicht abgebaut und Knochen könnten nicht als Kalzium- und Phosphatspeicher dienen. Kalzium und Phosphate werden beim Knochenabbau freigesetzt.

Zu den Substanzen, die Osteoklasten für den Abbau produzieren, gehören die stark saure Phosphatase, Zitronensäure, Milchsäure und saure Hydroxylasen. Zitronensäure und Milchsäure bauen die Mineralien ab und die sauren Hydroxylasen greifen die Matrix an. Der Abbau des Knochens findet teil-

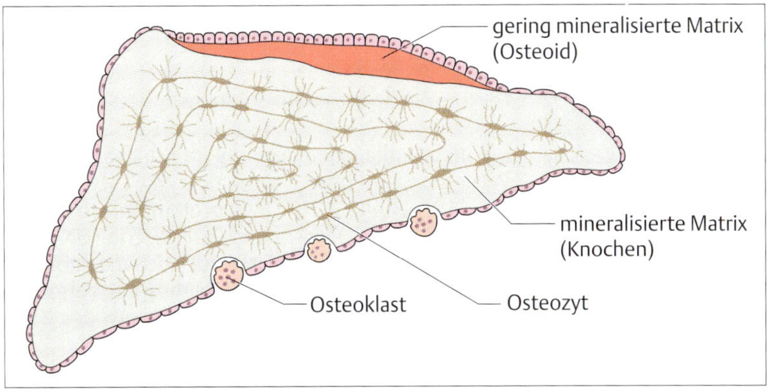

Abb. 2.**17** In der mineralisierten Matrix des Knochens liegen Osteozyten. Osteoklasten liegen auf dem Knochen.

weise extrazellulär und teilweise intrazellulär statt.

Durch den Knochenabbau werden eingebaute Osteozyten wieder freigesetzt, die sich dann in Knochendeckzellen umwandeln und eventuell wieder zu Osteoblasten aktiviert werden.

Die Lebensdauer eines Osteoklasten beträgt meistens nur einige Tage. Sie besetzen normalerweise nur 1% der Knochenoberfläche. Ein Osteoklast kann pro Zeiteinheit so viel an Knochen abbauen, wie ca. 100 bis 150 Osteoblasten aufgebaut haben. Da sowohl die Aktivität der Osteoklasten als auch der Osteoblasten u.a. hormonell gesteuert werden, können Knochendicke und -stabilität sowie die Kalziumfreigabe bzw. -speicherung sehr genau kontrolliert werden.

Während der Entstehung des knöchernen Skeletts ist im Knochen außerdem noch eine Zelle zu finden, die dem Osteoklasten sehr ähnlich ist, der *Chondroklast*. Er baut während des Verknöcherungs- und Wachstumsprozesses Knorpel ab, der durch Knochen ersetzt wird.

Zusammenfassung: Knochenzellen

Die Zellen im Knochen sind:

- Osteoblasten und Knochendeckzellen,
- Osteozyten und
- Osteoklasten.

Osteoblasten sind knochenproduzierende Zellen und für den Aufbau und Erhalt des Knochens verantwortlich. Nicht aktive Osteoblasten an der Knochenoberfläche werden Knochendeckzellen genannt.
Osteozyten sind ehemalige Osteoblasten, die durch den Verknöcherungsprozeß im Knochengewebe eingebaut sind. Sie sorgen für den Erhalt des Knochens, indem sie den Knochenabbau dem Aufbau anpassen.
Osteoklasten sind für den Abbau des Knochens verantwortlich. Durch sie kann die Dicke des Knochens bestimmt und Kalzium und Phosphat aus dem Knochen freigesetzt werden.
Das hormonell gesteuerte Wechselspiel der Aktivität von Osteoblasten und Osteoklasten reguliert und kontrolliert den Zustand des Knochens. Je nach Erfordernis kann Auf- oder Abbau überwiegen.

Matrix

95% der organischen Bestandteile des Knochens werden durch kollagene Fasern gebildet. Nur 5% bestehen aus amorpher Matrix, wovon 1–2% *Glykoproteine*, *Proteoglykane*, *Proteine* und *Lipide* sind. Die Grundsubstanz ist wie überall aus Glykoaminoglykanen (GAGs) aufgebaut, bestehend aus Chondroitin-4-Sulfat, Chondroitin-6-Sulfat und Keratansulfat.

50% des Trockengewichts der Matrix bestehen aus anorganischen Bestandteilen wie Kalzium, Magnesium, Kalium, Natrium, Phosphat, Bicarbonat und Bizitrat. Davon sind 85% Kalziumphosphat, 6–10% Kalziumcarbonat und 0,7 –1,5% Magnesiumphosphat. Kalziumfluorid, Kalziumchlorid und Alkalisalze liegen in noch geringeren Mengen vor.

Kalziumphosphat bildet *Kristalle*, die Hydroxyapatit-Kristalle ($Ca10(PO4)6(OH)2$) genannt werden und wie feine Nadeln aussehen. Die Kristalle legen sich parallel an die kollagenen Fasern und stabilisieren sie auf diese Weise. Durch die Verbindung zwischen kollagenen Fasern und Kristallen entsteht die harte und stabile Struktur des Knochens: Ohne diese Kristalle wäre der Knochen genauso biegsam wie eine Sehne. Dagegen wäre ein Knochen ohne kollagene Fasern sehr zerbrechlich. Um die Kristalle herum liegt eine ganz dünne Wasserschicht, deren Funktion bisher nicht geklärt ist. Im folgenden möchte ich näher eingehen auf die kollagenen Fasern und die nicht-kollagenen Proteine des Knochens.

Kollagene Fasern

Die Fasern im Knochen sind *kollagene Fasern Typ I*. Sie werden von sogenannten Hydroxyapatit-Kristallen der Matrix umgeben und dadurch stabilisiert.

Die Fasern in der Diaphyse verlaufen parallel zur Knochenlängsachse. In den einzelnen Lamellen verlaufen die Fasern abwechselnd links und rechts spiralig, wodurch unterschiedliche Rotationskräfte abgefangen werden können.

Die Fasern in den Epiphysen verlaufen in Richtung der Kraftlinien, der Kraftvektoren, die sich aus der Beanspruchung des jeweiligen Knochenteils ergeben. Der Verlauf der Fasern kann sich ändern, wenn über längere Zeit andere (eventuell nicht physiologische) Kräfte auf den Knochen auftreffen.

Nicht-kollagene Proteine

Die nicht-kollagenen Proteine im Knochen sind die Vernetzungsproteine Osteocalcin (OC), Osteopontin (OPN), Alpha-2-HS-Glykoprotein, Knochen-Sialoprotein (BSP), Decorin und Osteonectin (ON). Des weiteren werden in der Literatur noch die Substanzen 24-kDa, 60-kDa und 63-kDa Phosphoprotein als Bestandteile der nicht-kollagenen Fasern des Knochens erwähnt.

Der Gesamtanteil von nicht-kollagenen Proteinen beträgt ca. 10% des Trockengewichts der Matrix. Zusätzlich findet man ein Verbindungsprotein, das die unterschiedlichen Proteoglykankomponenten verbindet und damit für die Bildung der Proteoglykane der Grundsubstanz wichtig ist.

Die nicht-kollagenen Proteine im Knochen haben – wie auch in allen anderen Bindegeweben – die Aufgabe, Verbindungen zwischen den verschiedenen Bestandteilen des Bindegewebes herzustellen. Sie verbinden Knochenzellen, kollagene Fasern und die Grundsubstanz miteinander. Außerdem hat man festgestellt, daß den nicht-kollagenen Proteinen im Knochen eine wichtige Rolle bei der Mineralisierung und beim Turnover des Knochens zukommt. Knochen-Sialoprotein und Osteopontin stimulieren die Mineralisierung des Knochens und hemmen die Aktivität der Osteoklasten. Das Osteocalcin dagegen stimuliert die Osteoklasten zum Knochen- und damit zum Mineralienabbau.

Neuere Untersuchungen haben ergeben, daß die Verknöcherung unseres Skeletts von einer Gewebeschicht eingeleitet wird, die nur aus Grundsubstanz und aus nicht-kollagenen Proteinen aufgebaut ist (Meyer 1997).

Auch die Zementlinien werden aus Grundsubstanz und aus nicht-kollagenen Proteinen (vor allem Osteopontin) gebildet und enthalten keine kollagenen Fasern.

Zusammenfassung: Matrix des Knochens

Die Fasern des Knochens sind kollagene Fasern Typ I. Sie verlaufen in der Diaphyse parallel zur Knochenlängsachse und innerhalb der Lamellen rechts und links spiralig, in der Epiphyse in Richtung der Kraftvektoren. Die Fasern sind so auf das Abfangen von Rotationskräften und Druckbelastung ausgerichtet. Die Grundsubstanz der Knochen ist aus Keratansulfat, Chondroitin-4- und Chrondroitin-6-Sulfat aufgebaut. Sie bindet sich im Gegensatz zu jedem anderen Gewebe nicht an Wasser, sondern an Mineralien. Dadurch erhält der Knochen seine stabile Struktur. Der Anteil kollagener Fasern hält ihn gleichzeitig elastisch. Die nicht-kollagenen Proteine verbinden Zellen, Fasern und Grundsubstanz miteinander. Sie sind außerdem für die Mineralisierung des Knochens bedeutsam.

2.1.5 Knochenbildung

Das knöcherne Skelett unseres Körpers entsteht durch eine Verknöcherung des ehemals bindegewebigen und knorpeligen Skeletts. Dabei entsteht zuerst eine geflechtartige Knochenstruktur, die *Primärknochen*, *Primitivknochen* oder *Faserknochen*. Erst danach entsteht der eigentliche *Sekundär-* oder *Lamellenknochen*.

Es gibt zwei unterschiedliche Formen der Verknöcherung, die *endesmale* bzw. *desmale* Verknöcherung und die *enchondrale* Verknöcherung.

Endesmale oder desmale Verknöcherung

Die endesmale oder desmale Verknöcherung ist ein Verknöcherungsprozeß von Bindegewebe. Auf diese Weise entstehen die meisten flachen Knochen, wie die Schädelknochen, ein Teil des Beckens, der Skapula, der Klavikula und des Unterkiefers. Bei den anderen Knochen spielt diese Form der Verknöcherung eine geringere, aber dennoch nicht unwichtige Rolle.

Im Bindegewebe entstehen primäre Knochenbildungskerne. (Abb. 2.**18**)

Primäre Knochenbildungskerne sind Gruppen von differenzierten Mesenchymzellen, die sich in Osteoblasten umwandeln können. Diese Osteoblasten produzieren Osteoid, eine proteoglykanhaltige Interzellulärsubstanz, die durch die Freisetzung von Kalksalzen zu Knochen wird.

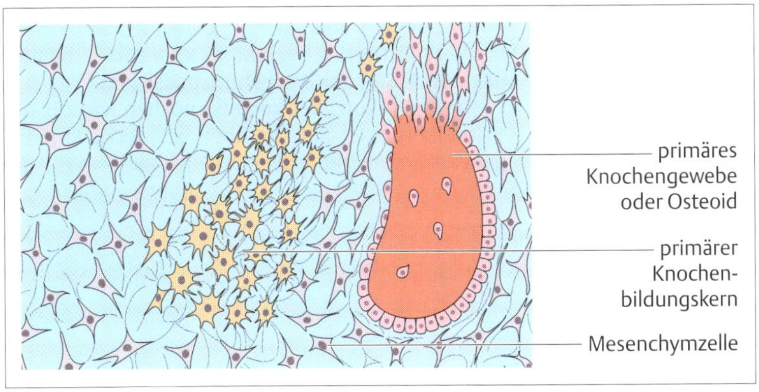

Abb. 2.**18** Desmale Verknöcherung über primäre Knochenbildungskerne.

Dieser Vorgang bewirkt, daß sich um die Zellen herum eine Knochenschicht aufbaut und der Raum zwischen den Zellen damit ausgefüllt wird. Um die zytoplasmatischen Ausläufer der Zellen bilden sich kleine Kanäle, die Volkmannschen Kanäle. Durch Freisetzung der alkalischen Enzyme Phosphatase und Pyrophosphatase werden Kalziumionen in die Matrix und um die kollagenen Fasern eingelagert. So kommt die Verknöcherung zustande.

In diesem Prozeß spielen auch Phospholipide eine bedeutende Rolle. Sobald die Osteoblasten vollständig in die mineralisierte Matrix eingebaut sind, wandeln sie sich in Osteozyten um. Ein Wachstum des so entstandenen Knochens ist dann nur noch durch einen kontrollierten Knochenab- und -aufbau, also ein ausbalanciertes Zusammenspiel von Osteoblasten und Osteoklasten, möglich.

Enchondrale Verknöcherung

Die zweite Form der Verknöcherung, die den weitaus größten Teil unseres Skeletts betrifft, ist die enchondrale Verknöcherung. Dabei handelt es sich um eine Verknöcherung von Knorpelgewebe. Die enchondrale Form der Verknöcherung findet man hauptsächlich in kurzen Knochen und in Röhrenknochen. Sie beginnt bereits im embryonalen Stadium, etwa in der 6. bis 7. Woche nach der Befruchtung.

Der enchondrale Verknöcherungsprozeß beginnt also bereits im Mutterleib direkt unter dem Perichondrium, einer Hüllschicht des knorpeligen Skeletts, und zwar mit einer desmalen Verknöcherung in der Mitte des knorpeligen Skeletts. Die Zellen direkt unter dem Perichondrium verändern sich zu Osteoblasten und beginnen mit der Knochenproduktion. Das Perichondrium wird zum Periost. Hierdurch entsteht ein dünner Knochenmantel um die Knorpelstruktur. Durch die Bildung des Knochenmantels kann die Knorpelzelle sich nicht mehr über den Prozeß der Diffusion ernähren. Die Chondrozyten fangen an zu hypertrophieren, und die Matrix beginnt zu verkalken. Dadurch wird die Diffusion noch schwieriger, so daß es zu einer Destruktion von Chondrozyten kommt. Innerhalb des mineralisierten Knorpels bilden sich Lakunen.

Die Entwicklung des Knochenmantels, die in der Mitte begonnen hat, breitet sich in Richtung beider Epiphysen aus. Der Knochenmantel deckt die beiden Enden des Knochens jedoch nicht ab. An den Epiphysen bleibt der Knorpel erhalten, er wird zum Gelenkknorpel.

Als nächstes sieht man, daß in die Mitte der Knorpel-Knochen-Struktur ein Gefäß einsproßt, das von osteogenen Ursprungszellen begleitet wird. Diese Struktur wird als primärer Knochenkern oder Periostknopf bezeichnet. Die osteogenen Ursprungszellen, die von Mesenchymzellen abstammen, wandern zu den Osteoblasten und beginnen dort, innerhalb des mineralisierten Knorpels Knochen zu bilden. Der ursprüngliche mineralisierte Knorpel wird auf Dauer vollständig durch Knochengewebe ersetzt.

Mit dem Einwachsen des Gefäßes erreichen auch hämatogene Stammzellen die Knorpelstruktur. Diese Zellen entwickeln sich zu Osteoklasten. Die Osteoblasten setzen mit der Produktion von Osteoid ein, das nach der Mineralisierung zu Knochengewebe wird. Zur gleichen Zeit wird von den Chondroklasten der mineralisierte Knorpel abgebaut. Auf diese Weise entsteht nun langsam die Struktur der Diaphyse. Die Osteoklasten beginnen, an der Innenseite der Diaphyse Knochen abzubauen, wodurch sich aus einem massiven Knochen ein Knochenrohr entwickelt.

Parallel zum Entwicklungsprozeß des Knochenmantels sieht man im Inneren des knorpeligen Skeletts, daß sich der Knochenaufbau und -abbau vom Zentrum aus in Richtung der beiden Epiphysen entwickelt.

Die nächste Phase ist die Verknöcherung der Epiphysen. Dieser Prozeß beginnt nach Auffassung verschiedener Autoren erst nach der Geburt. Andere sind dagegen der Meinung, daß er schon vor der Geburt einsetzt. Die Verknöcherung der Epiphysen, die direkt in der Mitte der Epiphysen beginnt, wird ebenfalls durch das Einwachsen von Gefäßen in die Epiphysen eingeleitet. Durch die Gefäße gelangen Osteoblasten in die Epiphysen und fangen vom Zentrum aus an, Knorpel durch Knochen zu ersetzen. (Abb. 2.**19**)

Nachdem die Verknöcherung der Epiphysen und der Diaphyse beendet ist, bleibt nur noch eine dünne knorpelige Trennschicht zwischen Diaphyse und Epiphyse übrig. Diese Schicht, die Metaphyse, wird *Epiphysenfuge* oder *Wachstumsscheibe* genannt. An der epiphysären Seite der Wachstumsscheibe findet ununterbrochen ein Knorpelwachstum statt, wobei der Knorpel an der diaphysären Seite abgebaut und durch Knochen ersetzt wird.

Die Verknöcherung der Diaphyse ist normalerweise bei der Geburt bereits vollendet. Der Prozeß der Verknöcherung beginnt im Mutterleib und hört nach Abschluß der Wachstumsphase auf.

Die Entstehung der kurzen Knochen wie z. B. der Wirbelkörper ist mit den oben besprochenen Vorgängen in den Epiphysen vergleichbar.

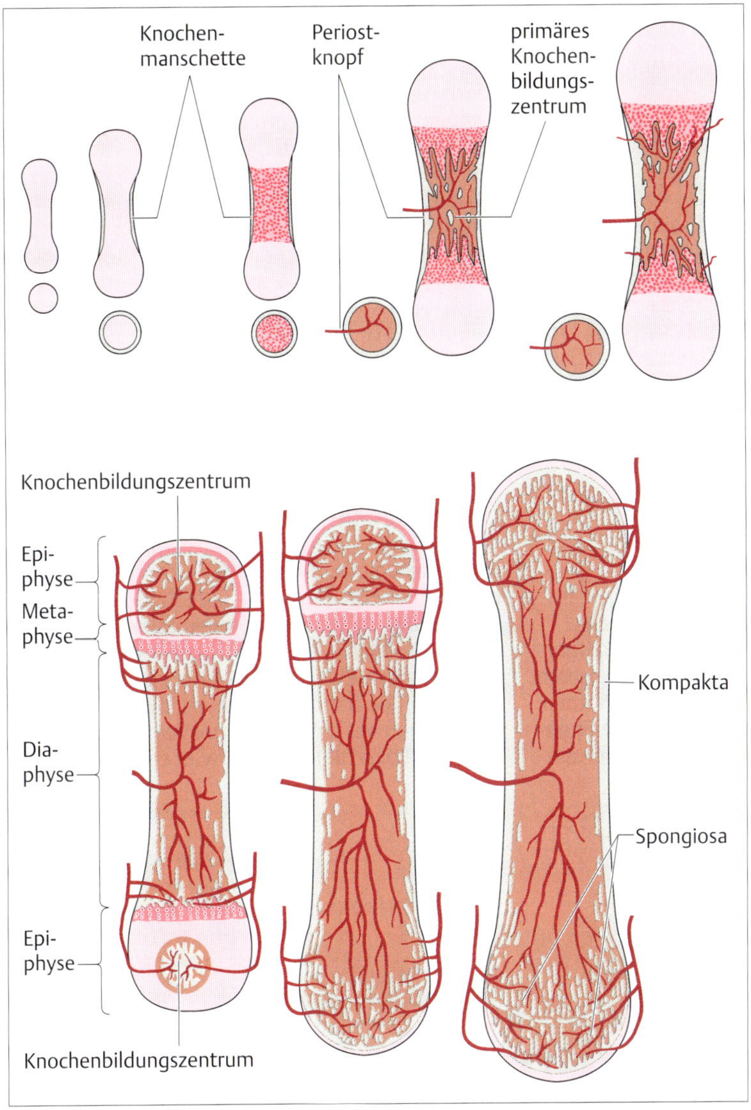

Abb. 2.**19** Enchondrale Verknöcherung über Umwandlung von Knorpelgewebe in Knochengewebe (mod. nach Netter).

Zusammenfassung: Knochenbildung

Es gibt zwei Arten der Verknöcherung: erstens die endesmale oder desmale und zweitens die enchondrale. Die Verknöcherung eines Röhrenknochens startet in der Mitte der Diaphyse mit dem Prozeß der desmalen Knochenbildung. Nach dem Einsprossen der ersten Gefäße in die Mitte der Diaphyse beginnt die enchondrale Verknöcherung. Beide Verknöcherungsprozesse bewegen sich von der Mitte der Diaphyse aus in Richtung der Epiphysen.

Die Verknöcherung der Epiphysen beginnt etwas später und wird ebenfalls durch das Einsprossen von Gefäßen initiiert.
Zwischen der Diaphyse und den Epiphysen entstehen die Wachstumsscheiben, die durch ein Wachstum von Knorpelgewebe auf der epiphysären Seite und einem Verknöcherungsprozeß auf der diaphysären Seite gekennzeichnet sind. Bei flachen Knochen findet nur eine desmale Verknöcherung statt.

2.1.6 Knochenwachstum

Es gibt zwei Arten von Knochenwachstum, das Längen- und das Breitenwachstum.

Längenwachstum

Das Längenwachstum entsteht durch Wachstum des Knorpels innerhalb der Epiphysenfuge. Der Knorpel wird an der diaphysären Seite in Knochen umgewandelt. Zum Ende der Wachstumsphasen eines Menschen stoppt das Knorpelwachstum und die Epiphysenfuge wird knöchern durchbaut. (Abb. 2.**20**, Abb. 2.**21**)

Die Wachstumsscheibe wird in fünf Zonen unterteilt, in

- die Ruhezone,
- die Proliferationszone,
- die Schwellungszone,
- die Kalzifizierungszone und
- die Knochenbildungszone.

Die *Ruhezone* ist eine Schicht von hyalinem Knorpel, in der allem Anschein nach keine nachweisbare Aktivität vorhanden ist. Dies erklärt ihren Namen. Die *Proliferationszone* ist die Zone, in der die Chondrozyten sehr aktiv sind und sich teilen. Hier entstehen flache Zellen, deren Längsachsen parallel zur Knochenlängsachse ausgerichtet sind. In der *Schwellungszone* werden die Chondrozyten sehr hypertroph. Zugleich wird die synthetisierte Matrix in dünnen, länglichen Platten angeordnet, die parallel zur Knochenlängsachse aufgebaut werden. In der *Kalzifizierungszone* werden die Matrixlamellen kalzifiziert; die Chondrozyten verschwinden. In der *Knochenbildungszone* sieht man Gefäße und osteogene Ursprungszellen einsprossen: Die Knochenbildung beginnt. Das ursprüngliche Knorpelgewebe wird durch Knochen ersetzt.

Durch das Längenwachstum der Wachstumsscheibe an der Seite der Diaphyse wird diese und damit der gesamte Knochen länger. (Abb. 2.**22**)

Breitenwachstum

Das Breitenwachstum wird auch als appositionelles Wachstum bezeichnet. Das Wachstum geht von den Osteoblasten aus, die auf der Außenseite des Knochens im Periost liegen. Die Osteoblasten produzieren Osteoid, das dann durch den Mineralisierungsprozeß der Matrix und die kollagenen Fasern stabilisiert wird. Dadurch wird der Knochen dicker.

Damit der Knochen nicht zu dick und massiv wird, bauen auf der Innenseite, vom Endost ausgehend, Osteoklasten Knochen wieder ab. (Abb. 2.**23**)

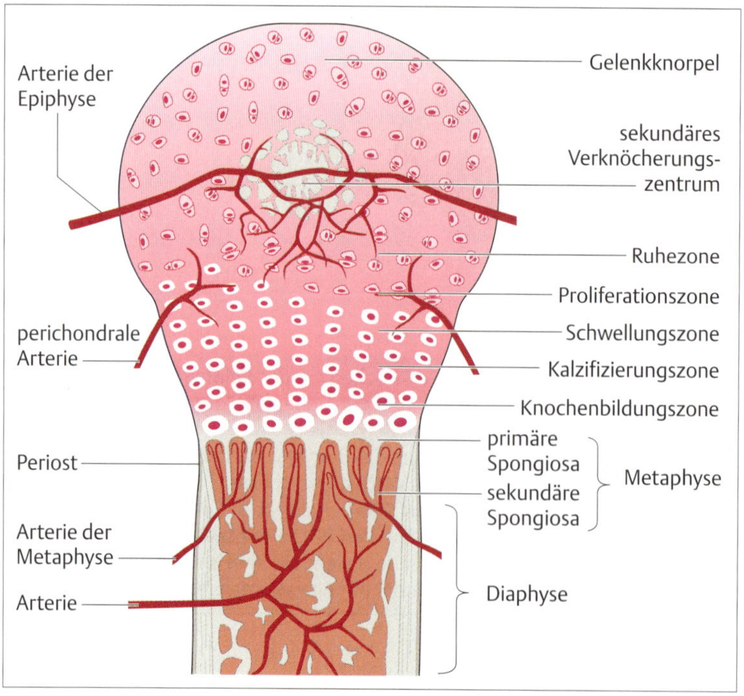

Abb. 2.**20** Längenwachstum des Knochen: Knorpel wird an der diaphysären Seite in Knochen umgewandelt (mod. nach Netter).

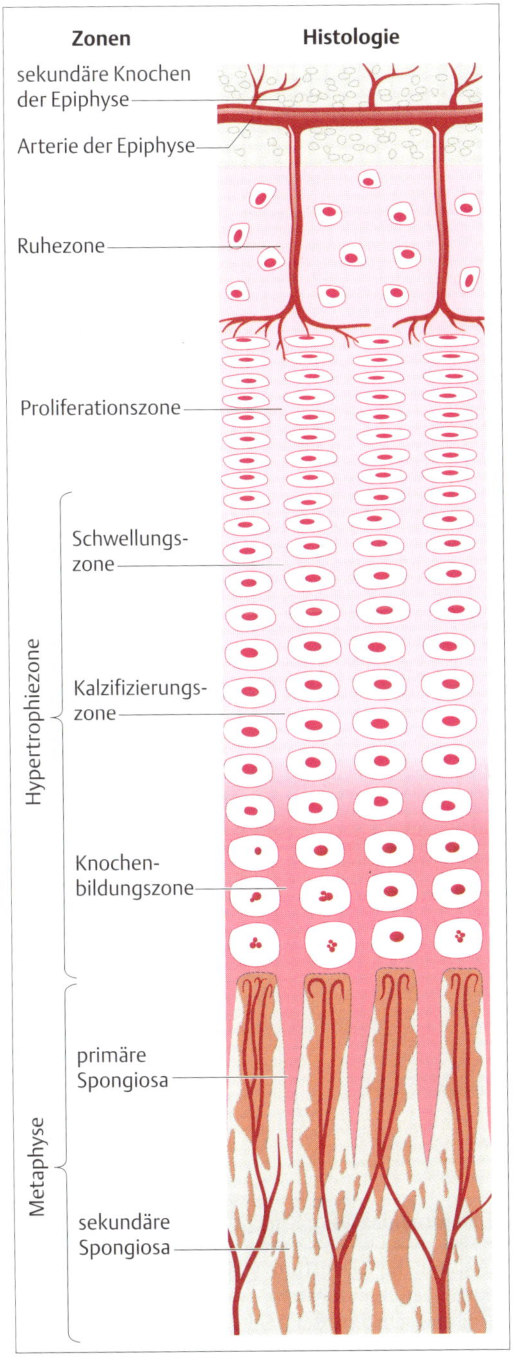

Abb. 2.**21** Längenwachstum des Knochen: Die fünf Zonen der Wachstumsscheibe (mod. nach Netter).

Hormonelle Einflüsse auf das Knochenwachstum

Das Knochenwachstum steht unter dem Einfluß von verschiedenen Hormonen:

- Wachstumshormone
- Schilddrüsenhormone
- Geschlechtshormone Testosteron und Östrogen
- Nebennierenmarkshormone

Wachstumshormon Somatotropin

Der Hypothalamus produziert den Somatropin-Releasing-Faktor, der auch Wachstumshormon-Releasing-Faktor genannt wird. Dieser stimuliert die Hypophyse, die daraufhin das Wachstumshormon Somatotropin produziert. Es gelangt mit dem Blut zu den Körperzellen. Dort bewirkt es eine erhöhte Aminosäureaufnahme, eine erhöhte Eiweißsynthese und eine erhöhte Freisetzung von Fetten, wodurch mehr Energie bereitgestellt werden kann.

Das Wachstumshormon Somatotropin hat auf den Knochen keine direkte Wirkung, aber es stimuliert die Leber zur Freisetzung von Somatomedin: Dieses stimuliert die Chondroblasten in der Wachstumsscheibe zum erhöhten Knorpelwachstum und zur Matrixsynthese und damit zum Knochenlängenwachstum.

Schilddrüsenhormon Thyroxin

Der Hypothalamus produziert den Thyreotropin-Releasing-Faktor. Dieser regt die Hypophyse zur Produktion eines die Schilddrüse stimulierenden Hormons an. Diese produziert daraufhin das Schilddrüsenhormon Thyroxin, das die Eiweißsynthese stimuliert. Die Eiweiße erhöhen die Verbrennung von Zucker und Fetten und sorgen damit für eine erhöhte Energiebereitstellung.

Des weiteren aktiviert das Hormon das Knorpelwachstum und die Hypertrophie des Knorpels in der Wachstumsscheibe. Gleichzeitig werden die Osteoblasten an der diaphysären Seite der Wachstumsscheibe zur Verknöcherung stimuliert. Das Knochenlängenwachstum wird gefördert.

Geschlechtshormone

Testosteron sorgt für erhöhte Eiweißsynthese und stimuliert damit die Osteoblasten zur vergrößerten Osteoidbildung. Testosteron, das männliche Hormon bedingt, daß Männer dickere und festere Knochen besitzen als Frauen.

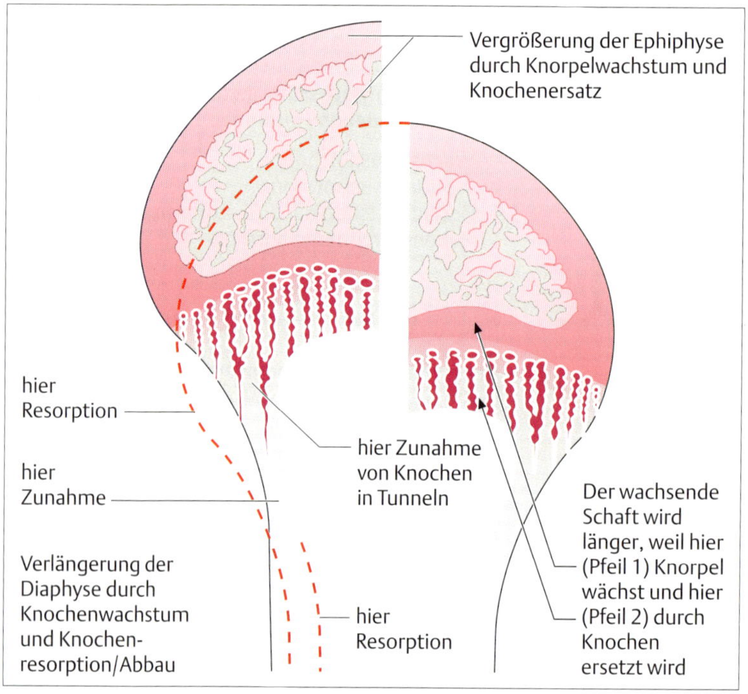

Abb. 2.**22** Längenwachstum des Knochen: Durch das Längenwachstum der Wachstumsscheibe wird der gesamte Knochen länger.

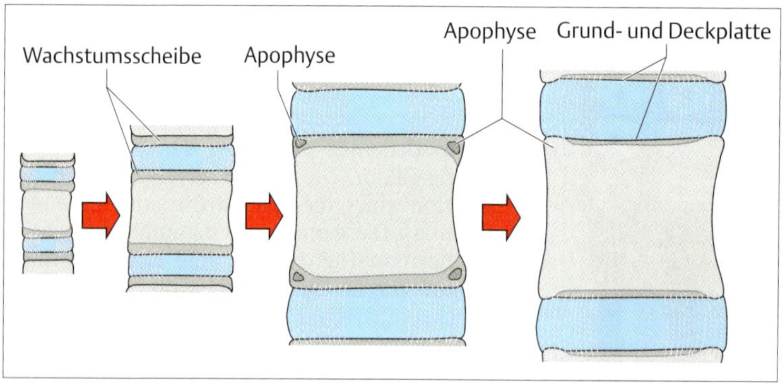

Abb. 2.**23** Schematische Darstellung des Breiten- und Längenwachstums am Beispiel eines Wirbelkörpers.

Nebennierenmarkshormone bzw. Nebennierenmarksandrogene stimulieren bei Frauen und Männern die gleichen Prozesse wie Testosteron.

Östrogen hemmt das Knorpelwachstum der Wachstumsscheibe, stimuliert dagegen deren Verknöcherung und beendet damit das Knochenlängenwachstum.

Das Knochenwachstum hört bei Männern durchschnittlich ein Jahr später auf als bei Frauen, womit auch zu erklären ist, daß Männer meistens längere Knochen haben und größer sind als Frauen.

Zusammenfassung: Knochenwachstum

Das Knochenwachstum vollzieht sich einerseits durch Längenwachstum und andererseits durch Breitenwachstum. Beim Längenwachstum wird auf der epiphysären Seite der Wachstumscheibe ständig Knorpel aufgebaut, der auf der diaphysären Seite in Knochen umgewandelt wird. Breitenwachstum entsteht mit Hilfe der Osteoblasten durch Knochenbildung an der Außenseite des Knochens im Periost. Parallel dazu geschieht auf der Innenseite des Knochens ein Knochenabbau.

Das Wachstumshormon Somatotropin und das Schilddrüsenhormon Thyroxin haben Einfluß auf das Längenwachstum der Knochen. Das Geschlechtshormon Testosteron und die Nebennierenmarkshormone stimulieren die Osteoidbildung. Das Geschlechtshormon Östrogen bewirkt die Beendigung des Knochenwachstums.

2.1.7 Durchblutung und Innervation

Durchblutung

Das Knochengewebe ist ein sehr gut durchblutetes Gewebe. Im gesamten Bereich trifft man Gefäße an. Eine große Arterie durchbohrt die Knochenwand in der Mitte der Diaphyse und gelangt bis in den Knochenmarksraum, wo sie sich aufteilt und den ganzen Bereich der Diaphyse durchblutet. Die kleineren Gefäße, die außerdem auch das Endost versorgen, gelangen über das Volkmannsche System ins Knochengewebe, wo sie mit den Gefäßen des Haversschen Systems anastomosieren. Von außen wird der Knochen von periostalen Gefäßen durchblutet, die ebenfalls über das Volkmannsche System mit den Gefäßen des Haversschen Systems in Verbindung stehen. Diese mehrfache Versorgung verdeutlicht, daß die Diaphyse sehr stark durchblutet wird. Da in die Epiphyse ebenfalls ein oder manchmal mehrere Gefäße eintreten, ist auch in diesem Bereich eine gute Durchblutung gewährleistet. (Abb. 2.**24**, Abb. 2.**25**)

Weil der Verknöcherungsprozeß unseres Skeletts mit der Einsprossung von Gefäßen in die Diaphyse und Epiphyse beginnt, sind Gefäße schon sehr früh bei der Entwicklung des Knochens zu finden. Gefäße, die erst später in den Knochen eintreten, sind sogenannte metaphysäre Gefäße, was bedeutet, daß sie erst nach dem Abschluß des Knochenwachstums ihre Funktion erhalten.

Große Blutungen und Hämatome nach Frakturen weisen auf diese sehr gute Durchblutung des Knochens hin.

Die einzigen Bereiche des Knochens, die nicht durchblutet werden, sind die beiden Knochenenden, an denen der Knochen mit einer dünnen Schicht Knorpelgewebe (Gelenkknorpel) abgedeckt ist.

Innervation

Der Knochen zeigt eine reiche Innervation. Dabei befinden sich neben sehr vielen vegetativen Nerven im Bereich der Gefäße überall im gesamten Kno-

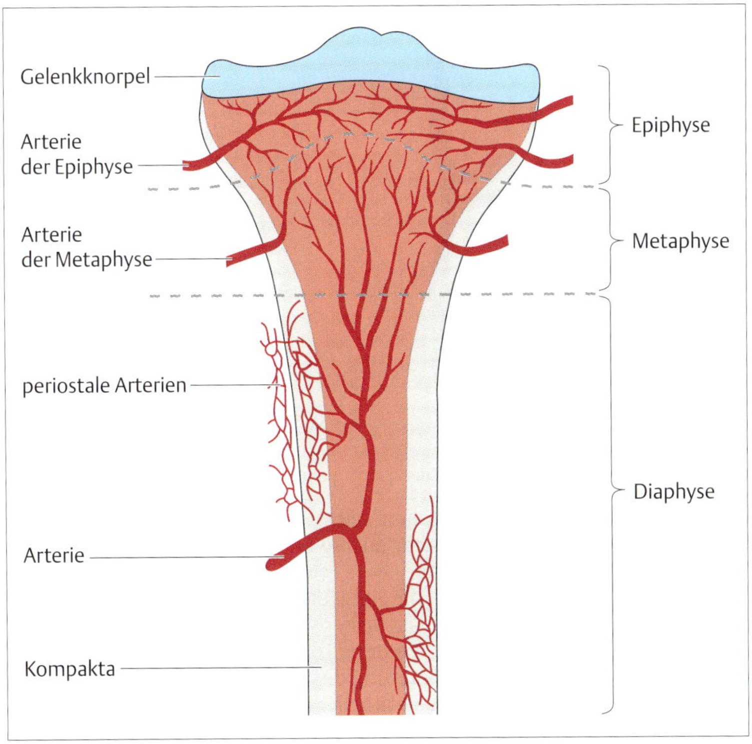

Abb. 2.**24** Arterielle Versorgung des Knochens.

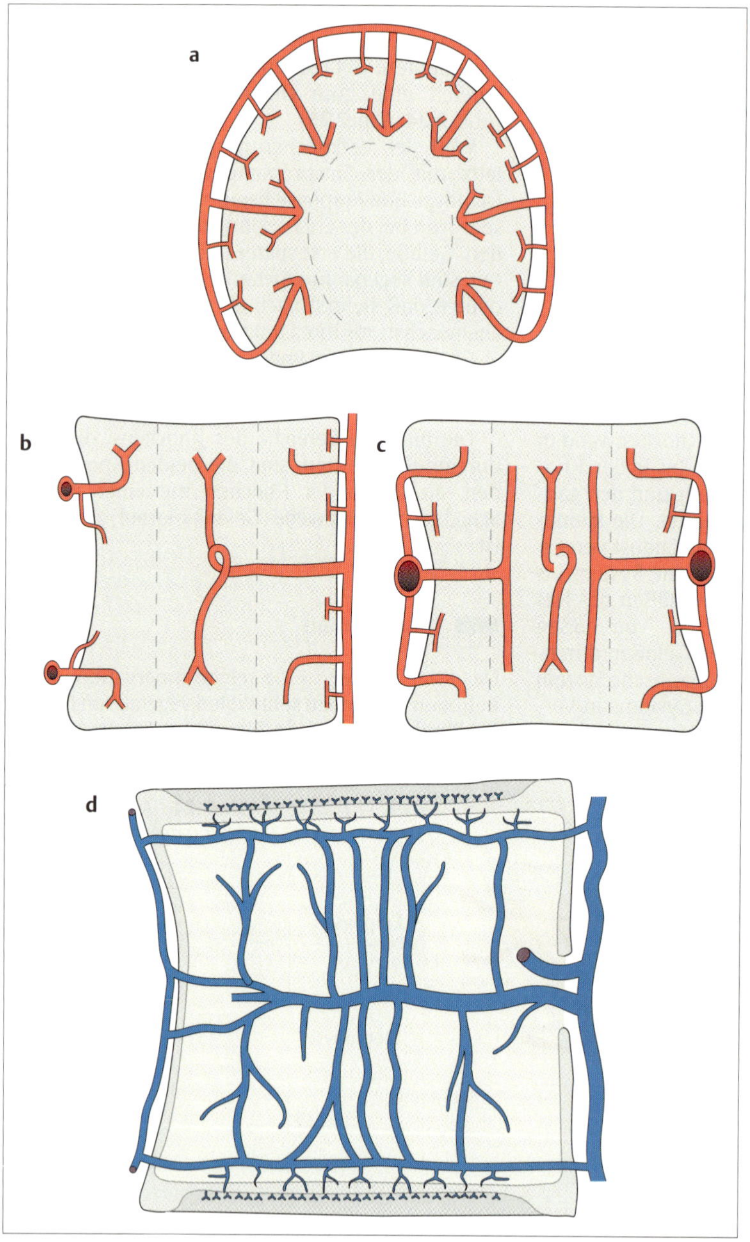

Abb. 2.**25 a–d** Arterielle Versorgung eines Wirbelkörpers: transversaler und vertikaler Schnitt (**a**), sagittaler Schnitt (**b**). Frontaler Schnitt (**c**), sagittaler Schnitt (**d**) venöse Versorgung eines Wirbelkörpers.

chenbereich sensorische Nerven. Alle Nerven verlaufen zunächst parallel zu den Gefäßen und erreichen so den Bereich des Knochenmarks und das Endost. Von dort aus gelangen sie über die Volkmanschen Kanäle und das Haversssche System tief in den Knochen. Die sensorischen Nerven breiten sich darüber hinaus im gesamten Knochen aus.

Das Periost ist ebenfalls gut innerviert, so daß auch von hier aus Nerven in den Knochen gelangen. Im Knochen selbst sind überwiegend unmyelinisierte, aber auch wenige myelinisierte Nerven anzutreffen.

Über die Aufgaben der sensorischen Nerven im Knochen ist bisher wenig bekannt. Schmerzweiterleitung, Weiterleitung von Belastungsreizen, aber auch Steuerung des Knochenaufbaus bzw. -abbaus werden als mögliche Funktionen aufgeführt.

Die Anzahl der Nerven im Knochen kann stark variieren. Man hat festgestellt, daß z. B. bei einer Arthrose die Menge an Nerven und Gefäßen im subchondralen Knochenbereich deutlich zunimmt und diese sogar in die kalzifizierte Knorpelzone eindringen.

Die erhöhte nervale und vaskuläre Versorgung liefert eine mögliche Erklärung für die Belastungsschmerzen, über die Arthrosepatienten häufig klagen.

Zusammenfassung: Durchblutung und Innervation des Knochens

Knochengewebe ist sehr gut durchblutet. Es wird über Gefäße versorgt, die über das Endost und das Periost in das Haverssche und Volkmannsche System und von dort aus in alle Bereiche des Knochens vordringen. Nur der Gelenkknorpel an den Epiphysen wird nicht durchblutet.
Mit den Gefäßen gelangen auch vegetative Nerven in den Knochen. Zusätzlich innervieren sensorische (afferente) Nerven den gesamten Knochenbereich. Über die sensorischen Nerven ist der Knochen in der Lage, Informationen über die auf ihn einwirkenden Kräfte an das zentrale Nervensystem weiterzuleiten.

2.1.8 Physiologie: Regulation des Kalziumhaushalts

Auch Knochen ist, wie alle Gewebe unseres Körpers, abhängig von physiologischen Reizen. Be- und Entlastung sind die Reize, die der Knochen für eine physiologische Entwicklung benötigt. Belastung verursacht in der Diaphyse vor allem Biege- und Rotationskräfte, in den Epiphysen eine Verformung des Fasernetzes durch die dabei auftretende Kompression.

Ohne den ständigen Wechsel von Be- und Entlastung wäre der Knochen nicht in der Lage, seine Stabilität zu gewährleisten und damit seinen verschiedenen Funktionen nachzukommen. Die Regulation des Mineralgehalts und damit der Stabilität des Knochens ist jedoch nicht nur von Belastungsreizen, sondern ebenfalls von Hormonen, Vitaminen und damit von der Ernährung abhängig. Eines der ersten Zeichen von Qualitätsverlust des Knochens ist eine Demineralisierung, besser bekannt als Osteoporose. Die physiologischen Mechanismen zur Regulation des Kalziumhaushalts, pathophysiologische Veränderungen und die Anpassung des Knochens an veränderte Belastungen (höhere oder geringere) werden im folgenden differenziert beschrieben.

Belastungsreize und piezoelektrischer Effekt

Die physiologischen Kräfte, die auf den Knochen einwirken, sorgen für Biegekräfte im Knochen. Diese Biegungen verursachen durch Veränderungen im kollagenen Netzwerk und der Grundsubstanz eine Änderung der elektrischen Spannung, den piezoelektrischen Effekt. Sind weniger negative Teilchen im betroffenen Knochenbereich, so werden die Osteoklasten zum Knochenabbau stimuliert. Steigt dagegen die Zahl der negativen Teilchen, erfolgt durch die Osteoblasten ein Knochenaufbau. (Abb. 2.**26**) Auch die mechanische Verformung der

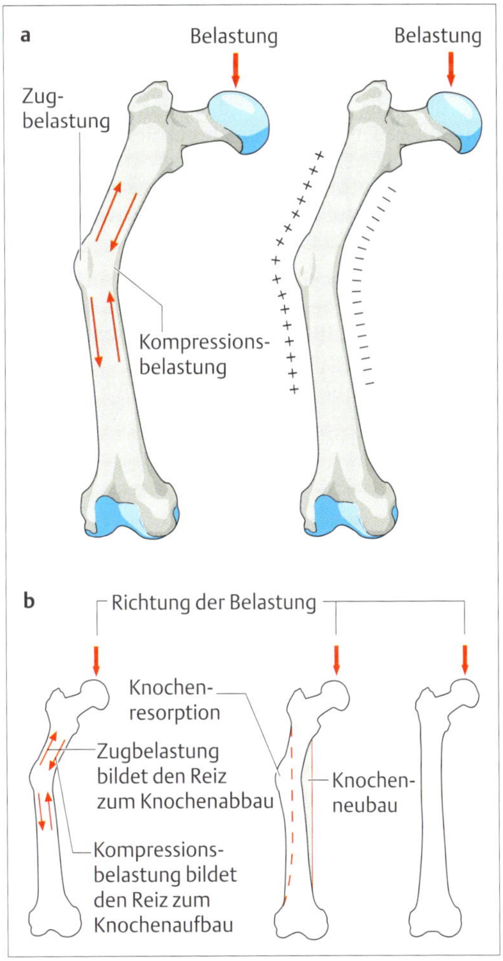

Abb. 2.**26** Belastungsreize auf den Röhrenknochen wirken in Form von Kompressions- und Zugkräften. Durch die Biegespannung entsteht der piezoelektrische Effekt, der die Knochenzellen zu Auf- und Abbau stimuliert.

Zellen selber hat einen stimulierenden Einfluß auf deren Aktivität.

Mehrere Untersuchungen haben nachgewiesen, daß gesteigerte Belastung, wie z. B. das Tragen von Lasten aber auch Krafttraining, eine größere Stabilität und eine höhere Mineralisierung des Knochens zur Folge haben.

Vitamine und Hormone

Ein konstanter Kalziumspiegel ist für unseren Körper von sehr großer Bedeutung. Der Körper versucht ständig, eine Kalziumkonzentration von ca. 2,4 mmol/l oder 100 mg/l im Blut beizubehalten. Kalzium ist zu 99% im Knochenskelett gespeichert. Der restliche Anteil liegt hauptsächlich in ionisierter Form vor, wobei er unter anderem an Eiweiße im Blut gebunden ist. Eine geringfügige Menge ist in nicht-ionisierter Form in unserem Körper zu finden. Das über die Nahrung aufgenommene Kalzium wird entweder im Knochen gespeichert oder es verläßt den Körper über den Urin oder Stuhl.

Die Regulierung des Kalziumhaushalts, bei der nur das ionisierte Kalzium verwendet wird, ist von verschiedenen Faktoren abhängig:

- Vitamin D ermöglicht die Aufnahme von Kalzium aus der Nahrung.
- Kalzitonin ist für die Speicherung von Kalzium im Knochen verantwortlich.
- Das Parathormon kann dem Knochen Kalzium entziehen und die Resorption von Kalzium aus dem Vorurin erhöhen.

Vitamin D

Vitamin D kann nicht direkt über die Nahrung aufgenommen werden, sondern nur über eine Vorstufe in Form von 7-Dehydrocholesterol, das in tierischen Eiweißprodukten wie Eiern, Milch und Milchprodukten, Leber und Fisch vorhanden ist. Ein sehr bekannter Lieferant von Vitamin D_3 ist der Lebertran, der früher häufig, heute jedoch seltener eingenommen wird.

Neben Vitamin D_3 kann durch den Verzehr von Hefe und Pilzen auch Vitamin D_2 zugeführt werden. Beide Vitamine haben als wichtigste Vertreter des Vitamin D die gleiche biochemische Wirkung.

7-Dehydrocholesterol, eine Vorstufe des Vitamin D_3, wird unter dem Einfluß von UV-Strahlung in der Haut in Vitamin D_3 bzw. Cholecalciferol umgewandelt und in Leber und Niere weiter aufbereitet. In der Leber erhält Cholecalciferol eine Hydroxylgruppe an der 25. Bindungsstelle und wird als 25-Hydroxycholecalciferol (25-OH-D_3) bezeichnet. In der Niere findet dann eine zusätzliche Hydroxylierung statt, bei der sich eine Hydroxylgruppe an die 1. Bindungsstelle bindet. Es entsteht 1,25-Hydroxycholecalciferol (1,25-(OH)2-D_3). Das 1,25-Hydroxycholecalciferol wird zu den Darmzellen transportiert, wo es die Produktion von Eiweißen stimuliert. Die Eiweiße sind schließlich für die Aufnahme von Kalzium aus der Nahrung verantwortlich. In der Niere wird durch 1,25-Hydroxycholecalciferol außerdem die Resorption von Kalzium und Phosphaten aus dem Vorurin gewährleistet.

Da die Lebensdauer von Vitamin D_3 nur 2 – 5 Tage beträgt, ist die Funktion der Leber, große Mengen von 25-Hydroxycholecalciferol speichern zu können, für die Regulation des Vitamin D-Haushalts und damit des Kalziumhaushalts ebenfalls sehr wichtig. Ein Vitamin D-Mangel liegt jedoch selten vor, da der Mensch Vitamin D unter dem Einfluß von UV-Strahlung auch aus körpereigenem Cholesterin produzieren kann.

Kalzitonin

Kalzitonin wird auch Thyreokalzitonin genannt und in den C-Zellen der Schilddrüse produziert. Unter dem Einfluß von Kalzitonin wird die Aktivität der Osteoklasten und damit die Resorption von Kalzium aus den Knochen gehemmt. Gleichzeitig werden die Osteoblasten zum Knochenaufbau stimuliert, wobei Kalzium verbraucht wird und somit der Kalziumspiegel im Blut sinkt.

Die Menge des produzierten Kalzitonins ist abhängig von der Höhe der Kalziumkonzentration im Blut: je höher der Kalziumspiegel im Blut, desto mehr Kalzitonin wird freigesetzt. Des weiteren ist die Menge des produzierten Kalzitonins von Hormonen abhängig, die bei einem hohen Kalziumangebot der Nahrung im Magen-Darm-Trakt produziert werden.

Der Einfluß von Kalzitonin auf die Kalziumregulation ist bei Kindern von größerer Bedeutung als bei Erwachsenen, da der Knochenaufbau bei Kindern intensiver ist und schneller abläuft.

Parathormon

Das Parathormon wird in der Nebenschilddrüse (Glandula parathyroidea) gebildet und besitzt eine sehr kurze Lebensdauer von einer halben Stunde. Es stimuliert zunächst die Osteozyten zur Freisetzung von Kalzium und Phosphaten. Dadurch werden die Osteoklasten zum Knochenabbau und damit zur Freisetzung von Kalzium aktiviert. Gleichzeitig werden die Osteoblasten in ihrer Aktivität gehemmt.

Die Kalziumkonzentration im Blut ist direkt verantwortlich für die Menge an Parathormon, die freigesetzt wird. Verringert sich die Kalziumkonzentration im Blut, wird vermehrt Parathormon produziert und infolgedessen Kalzium aus dem Knochen freigesetzt. Erhöht sich dagegen der Kalziumspiegel, so wird die Aufnahme von Eiweißen in die Nebenschilddrüse gehemmt und damit die Produktion von Parathormon gesenkt. Die Freisetzung von Kalzium aus dem Knochen wird somit reduziert.

Um zu vermeiden, daß zuviel freigesetztes Kalzium über den Urin ausgeschieden wird, sorgt das Parathormon außerdem dafür, daß die Resorption von Kalzium aus dem Vorurin erhöht und demgegenüber die Ausscheidung von Phosphaten stimuliert wird. Das Parathormon gewährleistet, daß nur ganz geringe Mengen (5% – 10%) Kalzium über den Urin ausgeschieden werden.

Zusammenfassung: Regulation des Kalziumhaushalts

Knochen ist für den Erhalt seiner Stabilität und damit für seine Aufgabe als Schutz- und Stützgewebe auf einen ausreichenden Mineraliengehalt angewiesen. Dazu muß der Kalziumhaushalt reguliert werden. Die Mineralisierung ist abhängig vom Wechsel von Be- und Entlastungsreizen: Hohe Belastung verursacht eine Zunahme der Mineralisierung, geringe Belastung dagegen eine Abnahme. Die Mineralisierung ist auch von Vitaminen und Hormonen abhängig: Vitamin D ermöglicht die Aufnahme von Kalzium aus der Nahrung, wodurch der Körper Kalzium im Knochen speichern kann. Kalzitonin erhöht die Aktivität der Osteoblasten und senkt die Aktivität der Osteoklasten, wodurch die Mineralisierung des Knochens erhöht wird. Das Parathormon dagegen steigert die Aktivität der Osteoklasten und hemmt die Aktivität der Osteoblasten. Hierdurch entsteht eine Demineralisierung des Knochens.

2.1.9 Pathophysiologie: Demineralisierung und Osteoporose

Unterbelastung oder Immobilisation sind deutliche Beispiele für eine unphysiologische Beanspruchung des Knochens. Schon nach sehr kurzer Immobilisationszeit tritt eine Demineralisierung des Knochens und damit Osteoporose auf. (Abb. 2.**27**)

Nach einer Immobilisationszeit von vier Wochen ist bereits erkennbar, daß ca. 340 mg Kalzium pro Tag mit dem Urin ausgeschieden werden, während die physiologische Konzentration bei 180 mg pro Tag liegt. Im Verlauf des Alterungsprozesses ist ein geringer Verlust von Kalzium aus dem Knochen physiologisch. Nach dem vierzigsten Lebensjahr verliert man ca. 0,5% bis 1,5% Kalzium pro Jahr.

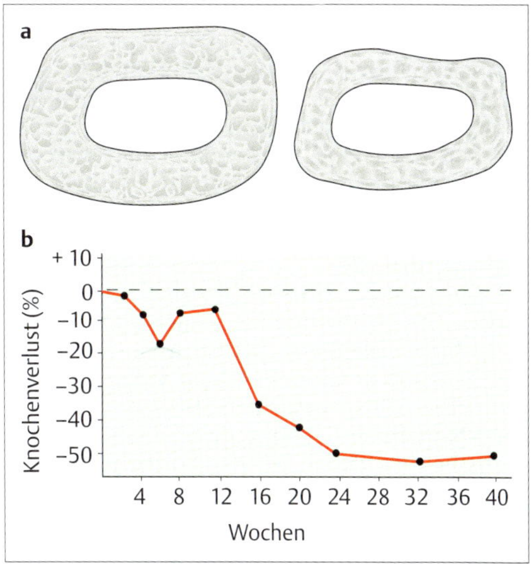

Abb. 2.**27** Immobilisationsosteoporose: Knochenabbau innerhalb von wenigen Wochen am Beispiel eines Röhrenknochens eines Hundes.

Steigt der Kalziumverlust jedoch auf 3% bis 4%, entsteht eine Osteoporose. Man spricht in diesem Fall von sogenannten *Fast Loosers*.

Als Prophylaxe wird eine Zufuhr von Vitamin D und ca. 1000 mg Kalzium pro Tag empfohlen, wobei die Kalziumgabe bei Frauen nach der Menopause auf ca. 1500 mg pro Tag steigen sollte. Untersuchungen haben jedoch gezeigt, daß die meisten Menschen nur ca. 600 bis 800 mg Kalzium pro Tag zu sich nehmen. (Dietl 1995)

Kalziumgabe

Um eine ausreichende Menge an Kalzium zu erhalten und damit für eine gute Knochenstabilität zu sorgen, wird immer wieder zum Verzehr von Kuhmilch und Milchprodukten geraten. Ob diese Empfehlung jedoch wirklich ohne weiteres zu akzeptieren ist, erscheint mir fraglich. Dagegen spricht, daß Tiere, Vegetarier und ein sehr großer Teil der Weltbevölkerung nicht unter Osteoporose leiden, obwohl sie keine oder kaum Kuhmilch zu sich nehmen. Verschiedene Untersuchungen haben gezeigt, daß bei Vegetariern die Kalziumkonzentration im Urin deutlich niedriger war als bei Personen, die sich nicht vegetarisch ernähren. Des weiteren konnte bei Vegetariern eine höhere Knochendichte und ein selteneres Auftreten von Osteoporose und Knochenfrakturen nachgewiesen werden. Hier stellt sich die sehr viel grundsätzlichere Frage, ob ein Mensch überhaupt Kalzium aus der Milch aufnehmen kann. Positive Angaben gehen von einer Kalziumresorption von 30% aus, weniger positiven Aussagen zufolge ist der Mensch in keiner Weise in der Lage, Kalzium aus der Milch zu resorbieren. Aus der Literatur ist weiter zu entnehmen, daß der Konsum von tierischen Eiweißen dazu führt, daß der pH-Wert in unserem Körper deutlich absinkt. Ob dies beim Trinken von Kuhmilch ebenfalls geschieht, wird diskutiert. Einige Autoren sind der Meinung, daß Milch die gleichen Auswirkungen wie alle anderen tierischen Eiweiße hat und zur Senkung des pH-Wertes führt. Andere Autoren vertreten dagegen die These, daß Milch eine mehr neutrale Reaktion in unserem Körper verursacht. Zur Neutralisierung des gesenkten pH-Wertes bzw. zur Aufrechterhaltung des Neutralwertes muß der Körper Basen rekrutieren. Die vom Körper verwendeten Basen sind u.a. Kalziumphosphate aus dem Knochen. Die Folge dieses Vorgangs ist natürlich eine Demineralisierung des Knochens. Die Reaktionen unseres Körpers auf tierische Eiweiße wurde in einer umfassenden Untersuchung von A. Wachmann aufgezeigt und später von Abelow bestätigt (Abelow 1992, Dietel 1995, Ellis 1972, Wachmann 1968, Willet 1994).

Daraus ist zu schließen: Milch kann sicherlich nicht als einzige und beste Kalziumprophylaxe angesehen werden. Auch durch den Verzehr von beispielsweise Obst und Gemüse können wir sehr viel Kalzium aufnehmen.

Östrogenbehandlung

Auch die immer wieder erwähnte Behandlung mit Östrogenen ist nicht unumstritten. Da der Körper bei einem hohen Östrogenspiegel vermehrt Kalzium speichern kann, werden Frauen in der Menopause zur Prophylaxe und Therapie auch mit Östrogenen behandelt. In nicht industrialisierten Ländern, in denen eine medizinische Versorgung kaum gewährleistet ist, erhalten vergleichbare Frauen jedoch keine Östrogene und zeigen trotzdem deutlich weniger Osteoporose. Dieses Faktum läßt den Schluß zu, daß die Osteoporoseprävention auch durch eine ausgewogene und naturbelassene Ernährung und normale körperliche Belastung gefördert werden kann.

Regeneration: Ernährung und Bewegung

Vielleicht liegt eine Ursache für die häufiger auftretende Osteoporose in europäischen Ländern darin, daß unsere Nahrung nicht mehr die notwendigen Mengen an Vitaminen und Mineralien enthält. Eine weitere Ursache besteht sicherlich darin, daß sich viele Menschen zu selten und zu wenig körperlich betätigen. Untersuchungen haben gezeigt: Je stärker Knochen physiologisch belastet werden, desto größer ist die Mineralisierung, die Knochendicke und damit die Stabilität des Knochens. Dagegen nimmt die Dicke des Knochens ab, je weniger man belastet (Sabo 1995). Patienten mit Coxarthrose oder Gonarthrose bekommen von Ärzten und Therapeuten z.B. häufig die Empfehlung, zur Schonung ihrer Gelenken mehr Fahrrad zu fahren. Der Nachteil dieser Aktivität ist jedoch die geringe Reizintensität, so daß die Demineralisierung der Knochen der unteren Extremität weiter fortbesteht.

Damit die Knochen ausreichend axiale Belastung erhalten und die Mineralisierung des Knochens stimuliert wird, sollten Patienten mit Coxarthrose oder Gonarthrose regelmäßig gehen. Günstig ist, die Belastung der Gelenke durch den Gebrauch von ein oder zwei Gehstützen zu verringern.

Zusammenfassung: Demineralisierung und Osteoporose

Immobilisation führt in sehr kurzer Zeit zu einer starken Demineralisierung und damit zur Inaktivitätsosteoporose. Pathophysiologische Veränderungen im Knochen verursachen ebenfalls Osteoporose. Als weitere Ursachen sind der Alterungsprozeß, bei Frauen aufgrund der gesenkten Östrogenproduktion in der Menopause, aber auch der Konsum großer Mengen von tierischen Eiweißen anzusehen. Die genannten Faktoren haben eine gesenkte Belastbarkeit des Knochens zur Folge.
Die Regeneration der Knochen kann durch eine Steigerung der Mineralisierung bewirkt werden. Sie ist einerseits von der Qualität unserer Nahrung, andererseits von der Menge an physiologischen Belastungsreizen abhängig. Die Regeneration kann durch eine ausgewogene Ernährung und mit Hilfe von Training bzw. Rehabilitation gefördert werden. Über die Nahrung wird dem Körper Kalzium zur Verfügung gestellt, das durch physiologische Belastungsreize vermehrt in die Knochen eingelagert werden kann. Die Belastbarkeit des Knochens steigt wieder.

Eine Osteoporose-Therapie sollte das Training des Bewegungsapparates durch adäquate Belastung zum Ziel haben und eine Ernährungsberatung im Sinne einer ausgewogenen, naturbelassenen Nahrung enthalten.

2.1.10 Knochenheilung

Knochenheilung ist ein Prozeß, der normalerweise mit einer größeren Geschwindigkeit vonstatten geht als in den meisten anderen Geweben unseres

Bewegungsapparates. Der Grund liegt darin, daß die Stabilität des Skeletts für Menschen von essentieller Bedeutung ist. Für Tiere stellt sie eine Lebensnotwendigkeit dar, da ohne Stabilität keine Mobilität und damit fast kein Überleben möglich wäre.

Hämatom

Nach einer Fraktur entsteht normalerweise ein großes Hämatom, da nicht nur der reich durchblutete Knochen, sondern auch viele Weichteilstrukturen und damit viele Gefäße verletzt worden sind. Es kommt zu einer Ansammlung von geronnenem Blut, totem Knochengewebe, nekrotischem Knochenmark und zerstörtem Weichteilgewebe im Frakturgebiet. Obwohl oft behauptet wird, daß dieses Hämatom für die Knochenheilung entscheidend sei, weil sich hierdurch der Kallus entwickeln könne, ist ein solcher Zusammenhang eher in Frage zu stellen, denn Knochenheilung findet z.B. auch bei Patienten mit Hämophilie (Blutern) statt, obwohl bei ihnen kein Hämatom entsteht.

Entzüngungsreaktion

In das Verletzungsgebiet wandern Makrophagen, Leukozyten und Mastzellen ein, die für die Freisetzung von Schmerz- und Entzündungmediatoren, wie z.B. Bradykinin, Prostacyclin, Thromboxan, Substance-P, Histamin und Prostaglandin-2, verantwortlich sind. Durch die Entzündungsmediatoren wird eine Entzündungsreaktion verursacht, womit die Wundheilung ihren Anfang nimmt.

Resorption

Gleichzeitig werden Makrophagen und Osteoklasten aktiv, indem sie das zerstörte Weichteil- und Knochengewebe als Fremdkörper erkennen und phagozytieren bzw. resorbieren. Die Resorption wird dadurch ermöglicht, daß es durch die Verletzung der Gefäße zu einer Ischämie und damit zum Zelluntergang kommt. Dies führt zu einer Freisetzung von verschiedenen lysosomalen Enzymen, wie z.B. Kollagenase, das die kollagenen Fasern angreift, und zur Freisetzung von anderen Enzymen, die die Matrix angreifen.

Wundkontraktion

Als nächstes gelangen Mesenchymzellen in das Verletzungsgebiet, wo sie sich zu Fibroblasten, Chondroblasten und Osteoblasten entwickeln. Zu Beginn eines Wundheilungsprozesses besitzen die neu gebildeten Fibroblasten im allgemeinen kontraktile Eigenschaften und werden deswegen Myofibroblasten genannt. Während des Heilungsprozesses eines Knochens sind sie dort zu finden, wo die Stabilität des heilenden Gewebes wiederhergestellt werden muß (Wundkontraktion).

Revaskularisierung

Das Frakturgebiet wird dann, ausgehend vom umliegenden Gewebe, Schritt für Schritt revaskularisiert. Die vorhandenen Fibroblasten, Chondroblasten und Osteoblasten synthetisieren das sogenannte Granulationsgewebe, das die Fraktur überbrückt. Nach ca. drei bis vier Tagen entwickelt sich nun um die Fraktur eine Weichteilhülle, die man *Weichteilkallus* nennt. Nachdem sich dieser Weichteilmantel gebildet hat, ist der Entzündungsprozeß normalerweise beendet.

Granulation

In das Granulationsgewebe wird zu Beginn Kollagen Typ I, II und III angelegt, wobei es sich bei dieser weichen Struktur vor allem um Kollagen Typ I handelt. Der Weichteilkallus, der hauptsächlich aus Knorpelgewebe besteht, benötigt manchmal einen Monat, um die Frakturteile zu stabilisieren, so daß auf diese Weise eine interne Fixation entsteht. Das gesamte Frakturgebiet wird damit ruhiggestellt und ist gegen erneute Verletzungen geschützt.

Mineralisierung

Danach wird dann der Kallus mit Hilfe des Mineralisierungsprozesses durch den *harten Kallus* ersetzt, was in der Regel zwei Monate dauert. Es entsteht jetzt eine Struktur von mineralisiertem Knorpel, die im Laufe der Zeit über den Prozeß der *enchondralen Verknöcherung* in Knochen umgebaut wird. Sie ist mit dem Primitivknochen vergleichbar, der zu Anfang des Verknöcherungprozesses zu finden ist. Allmählich bildet sich nun das Haverssche System aus, wobei gleichzeitig mit Hilfe der Osteoklasten überflüssiges Knochenmaterial abgebaut wird. Periost und Endost wachsen jeweils wieder zusammen. Der Knochenauf- und -abbau wird durch die auf den Knochen einwirkenden physiologischen Belastungsreize reguliert. Letztendlich ist der Knochen wieder vollständig als eine homogene Knochenstruktur durchbaut, in der kaum Narben zu entdekken sind. Der gesamte Prozeß der Knochenheilung steht unter dem ständigen Einfluß von verschiedenen Wachstumshormonen, die hier nicht weiter besprochen werden.

Die Knochenheilung läuft in ähnlicher Weise ab wie die Heilung in allen übrigen Bindegeweben. (Abb. 2.**28**)

Sie durchläuft die gleichen Wundheilungsphasen. Die erste Phase der Knochenheilung wird als *Entzündungsphase* bezeichnet, die im Gegensatz zu anderen Bindegewebsformen sehr kurz ist. Sie dauert zumeist nur drei bis vier Tage. In dieser Phase wird das Frakturgebiet durch Granulationsgewebe überbrückt.

Als nächstes folgt die *Proliferationsphase*. In dieser Phase gehen die vorhandenen Bindegewebszellen zur Synthese über. Hier wird in großen Mengen Kollagen synthetisiert, vor allem Kollagen Typ I, II und III, wobei Typ I den größten Anteil ausmacht. Es wird jetzt knorpelähnliches Gewebe synthetisiert.

Bei der letzten Phase der Knochenheilung handelt es sich schließlich um die *Umbauphase*. Hier wird das knorpelähnliche Gewebe langsam durch normales Knochengewebe ersetzt.

Komplikationen bei der Knochenheilung führen zu einer *Delayed union* oder *Non-union*. Es entwickelt sich eine *Pseudarthrose*. Die Ursache für das Entstehen einer Pseudoarthrose ist bis heute noch nicht eindeutig geklärt. Die Erklärungsmodelle variieren von zu hoher oder zu niedriger Belastung im Frakturgebiet bis hin zu einem Mangel an Vitamin A und D oder zu hoher Dosierung dieser Vitamine. Aber auch Medikamente wie Korticosteroide und Antikoagulanzien werden als Verursacher erwähnt. Diabetes oder eine Denervierung des Knochens gelten als weitere negative Faktoren. Das Phänomen der Pseudarthrose stellt insgesamt ein noch nicht geklärtes Rätsel dar.

Zusammenfassung: Knochenheilung

Die Wundheilung nach einer Fraktur läßt sich mit allen anderen Wundheilungprozessen unseres Bewegungsapparates vergleichen. Auch hier werden alle Phasen, wie Entzündung, Proliferation und Umbau durchlaufen. Die Frakturteile werden zunächst vom Weichteilkallus überbrückt, der später in einen harten Kallus (mineralisierten Knorpel) umgebaut wird. Diese Knorpelstruktur wird schließlich wieder durchblutet und letztendlich in normales Knochengewebe umgewandelt. Der Prozeß gleicht der enchondralen Verknöcherung unseres Skeletts. Nach Beendigung der Wundheilung zeigt der Knochen nur eine ganz geringe Menge an Narbengewebe.

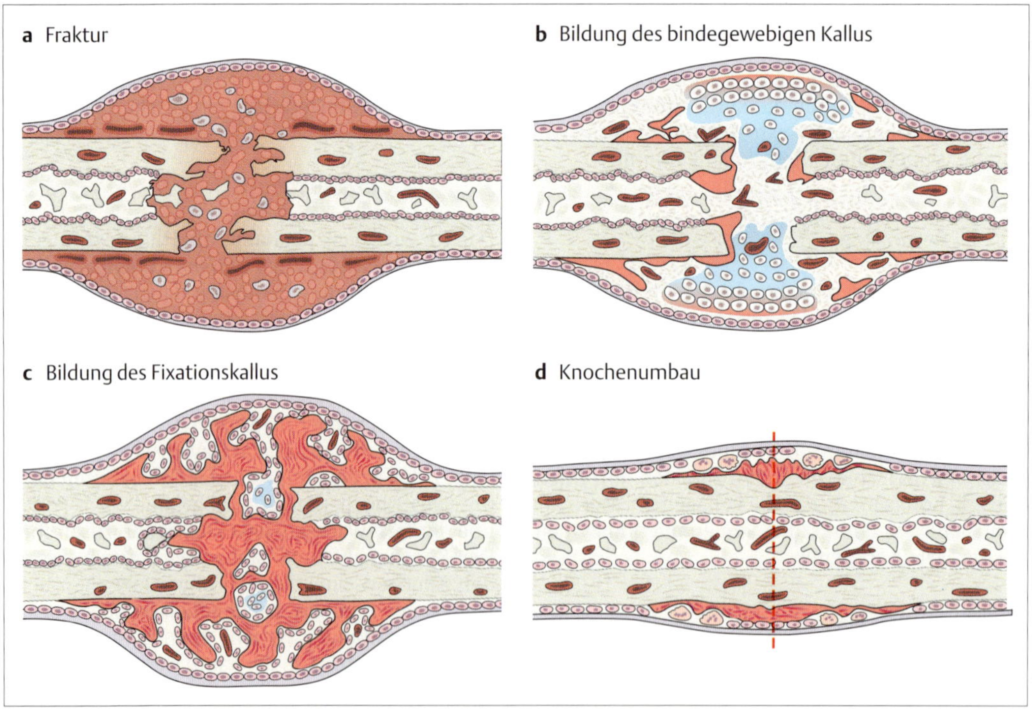

Abb. 2.**28** Phasen der Knochenneubildung nach einer Fraktur (mod. nach Netter).

Die Belastbarkeit einer verletzten Struktur hängt jedoch nicht nur vom Heilungsstadium, sondern auch von der Art der ärztlichen Versorgung ab. In der physiotherapeutischen Behandlung ist zunächst der Stabilitätsgrad der versorgten Struktur zu berücksichtigen. In Deutschland wird die Stabilität mittels der Begriffe lagerungs-, bewegungs-, belastungs- oder trainingsstabil eingeteilt.

2.2 Gelenkknorpel

Auch der Gelenkknorpel ist eine Form des Bindegewebes, die wir in allen synovialen Gelenken des Körpers finden. Die Knochenenden synovialer Gelenke sind an beiden Seiten mit *hyalinem* Knorpel überzogen. Der Gelenkknorpel bildet die Abdeckschicht der Knochen im Gelenk und ermöglicht dort eine reibungslose Bewegung zwischen den beiden Gelenkpartnern. Auf der wellenförmigen Knorpeloberfläche liegen Glykoproteine. Die visköse Synovialflüssigkeit geht zur Mitte des Knorpels hin in eine wässerige Synovialflüssigkeit über (Abb. 2.**29**).

Das einzige synoviale Gelenk, das nicht an beiden Seiten mit hyalinem Knorpel überzogen ist, ist das Sakroiliakalgelenk. Während sich an der sakralen Seite des Gelenks hyaliner Knorpel befindet, liegt auf der Seite des Iliums ein mehr faseriger Gelenkknorpel. Eine eindeutige Erklärung hierfür ist bisher nicht gefunden.

2.2.1 Äußere Erscheinung

Der Gelenkknorpel bildet über beiden Enden des Knochens eine weiße, durchscheinende und glänzende Abdeckschicht. Die Farbe des Gelenkknorpels kann sich im Laufe des Alterungsprozesses in gelb bis gelbbraun verändern. Die Dicke der Knorpelschicht beträgt in der Regel einige Millimeter bis zu einem guten halben Zentimeter. Die Menge an Belastung und deren Intensität, die vor allem im Jugendalter während der Wachstumsphase auf den Knorpel einwirkt, kann die Dicke dieser Schicht beeinflussen. Sie wird um so dicker, je stärker sie innerhalb des physiologischen Rahmens belastet wird. Natürlich sind jedoch auch in diesem Zeitraum die Wachstumsmöglichkeiten der Knorpelschicht begrenzt.

2.2.2 Funktion

Der Gelenkknorpel dient der Absorption von Stoß- und Kompressionskräften. Er ist ein Puffer für alle Kräfte, die ansonsten direkt auf den Knochen auftreffen würden. Geht die knorpelige Schutzschicht z. B. bei einer Arthrose verloren, entstehen kleine Risse in den subchondralen Knochenbereichen, die bei Belastung Schmerzen verursachen können.

Eine weitere Aufgabe des Gelenkknorpels besteht darin, die Reibungskräfte zwischen den Gelenkpartnern zu reduzieren. Diese Funktion wird maßgeblich von der Synovialflüssigkeit unterstützt. Sie ist für die Schmierung eines Gelenks mit verantwortlich.

Zusammenfassung: Äußere Erscheinung und Funktion des Gelenkknorpels

Der Gelenkknorpel ist eine weiße, durchscheinende und glänzende Abdeckschicht des Knochens, die bis zu 0,5 cm dick werden kann. Sie dient als Schutzschicht zur Absorption von Stoß- und Kompressionskräften und zur Reduktion der Reibung. Bei letzterem wird der Gelenkknorpel von der Synovialflüssigkeit unterstützt.

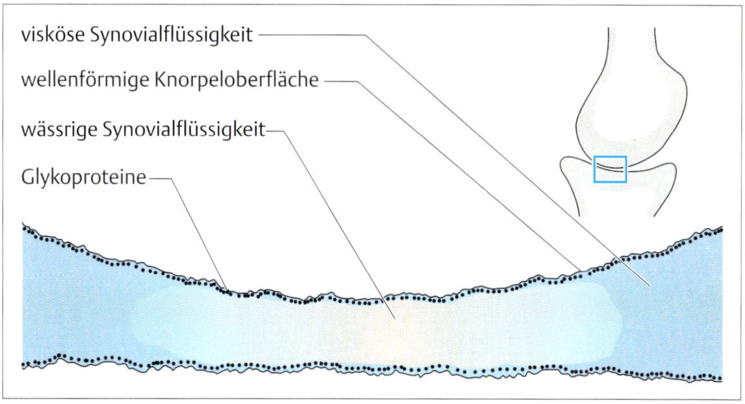

Abb. 2.**29** Gelenk mit Gelenkspalt und Gelenkknorpel, der eine wellenförmige Oberfläche aufweist. Darauf liegen Glykoproteine, visköse und wässerige Synovialflüssigkeit.

2.2.3 Aufbau

Innerhalb des Gelenkknorpels kann man vier Zonen unterscheiden:

- Zone I: Oberflächliche Knorpelzone
- Zone II: Mittlere Knorpelzone oder Übergangszone
- Zone III: Tiefe oder radiale Knorpelzone
- Zone IV: Kalzifizierte Knorpelzone

(Abb. 2.**30**)

Zone I: Oberflächliche Knorpelzone

Die oberflächliche Knorpelzone ist die dünnste der vier Zonen des Gelenkknorpels. Direkt an der Oberfläche dieser Zone findet man eine dünne Schicht zellfreier Matrix und dünner kollagener Fibrillen. Über der oberflächlichen Knorpelzone liegt ein ganz dünner Film Synovialflüssigkeit, der *Lamina splendens* genannt wird, deren Aufgabe noch nicht geklärt ist. Die Zellen dieser Zone haben eine längliche Form und liegen mit ihren Längsachsen parallel zur Knorpeloberfläche. Sie sind in diesem Bereich wahrscheinlich inaktiv (s. S. 9 f, Chondrozyten), obwohl man ein endoplasmatisches Retikulum, einen Golgi-Apparat und Mitochondrien antrifft.

Die Wasserbindung der Matrix ist in diesem Bereich deutlich höher als in den anderen drei Zonen. Die Aufgabe der oberflächlichen Knorpelzone besteht hauptsächlich darin, Scherkräfte abzufangen und Reibungskräfte zu reduzieren. Die kollagenen Fibrillen sind hier am dünnsten und verlaufen parallel zur Knorpeloberfläche.

Zone II: Mittlere Knorpelzone oder Übergangszone

Die mittlere Knorpelzone, auch Übergangszone genannt, ist etwas dicker als die oberflächliche Knorpelzone. Die kollagenen Fibrillen verlaufen hier schräg zur Knorpeloberfläche und bilden Bögen, die Arkaden.

Die Zellen dieser Zone sind rundlicher und aktiv (s. S. 9 f, Chondroblasten). Eine spezifische, mechanische Aufgabe der mittleren Knorpelzone ist nicht bekannt.

Zone III: Tiefe oder radiale Knorpelzone

Die tiefe oder radiale Knorpelzone ist mit Abstand die dickste der vier Zonen. Die kollagenen Fibrillen besitzen hier den größten Durchmesser. Sie verlaufen in dieser Zone senkrecht zur Knorpeloberfläche.

Die Zellen der tiefen Knorpelzone sind aktive Chondroblasten (s. S. 9 f). Sie haben eine runde Form und liegen in Gruppen bzw. Ketten zusammen.

Die Proteoglykane und Glykosaminoglykane binden sich in dieser Zone stärker an kollagene Fibrillen als in den anderen Zonen. Die Aufgabe der tiefen Knorpelzone besteht im Absorbieren von Kompressionskräften.

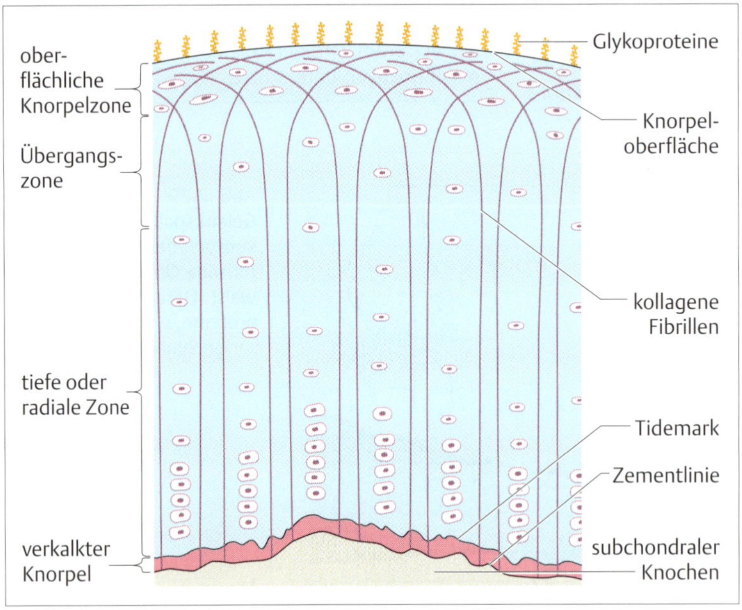

Abb. 2.**30** Aufbau des Gelenkknorpels: Zone I: Oberflächliche Knorpelzone, Zone II: Mittlere Knorpelzone oder Übergangszone, Zone III: Tiefe oder radiale Knorpelzone, Zone IV: Kalzifizierte Knorpelzone.

Zone IV: Kalzifizierte Knorpelzone

Die kalzifizierte Knorpelzone ist normalerweise sehr dünn. Die Grenze zwischen tiefer und kalzifizierter Knorpelzone wird von der Tidemark, dem Grenzstreifen, gebildet. Man nennt diesen Streifen auch *blue line*. Die Bezeichnung verdankt er der Tatsache, daß er bei den gängigen Färbungen während histologischer Untersuchungen durch den hohen Mineraliengehalt eine blaue Färbung annimmt.

Die kollagenen Fibrillen laufen durch die Tidemark in die kalzifizierte Zone und verbinden so den weicheren verformbaren mit dem harten nicht verformbaren Gelenkknorpel. Sie verbinden und stabilisieren den Gelenkknorpel mit dem Knochen.

In der kalzifizierten Zone gibt es einige kleine Zellen, wahrscheinlich Chondrozyten, die normalerweise wenig aktiv sind. Sie besitzen ein kleines Zytoplasma und haben fast kein endoplasmatisches Retikulum. Die untere Grenze dieser Zone wird von der *Zementlinie* gebildet, die die Grenze zum subchondralen Knochen darstellt. Die Aufgabe der kalzifizierten Knorpelzone ist die Verbindung des Gelenkknorpels mit dem Knochen.

Zusammenfassung: Aufbau und Aufgaben des Gelenkknorpels

Der Gelenkknorpel wird in vier Zonen unterteilt:

- Die oberflächliche Knorpelzone (ca. 5%) absorbiert die Scherkräfte und reduziert die Reibungskräfte.
- Die Übergangszone (ca. 15%) hat keine weiteren spezifischen Aufgaben.
- Die tiefe Knorpelzone (ca. 40–60%) absorbiert Kompressionskräfte.
- Die kalzifizierte Knorpelzone (ca. 30%) verbindet den Gelenkknorpel mit dem Knochen.

2.2.4 Komponenten

Der Gelenkknorpel ist, wie alle anderen Bindegewebsarten auch, aus Zellen und Matrix aufgebaut. Die *Zellen* des Gelenkknorpels heißen *Chondroblasten* und *Chondrozyten*.

Diese Zellen synthetisieren die Bestandteile der Matrix, die beim Knorpel aus kollagenen Fasern, Proteoglykanen und Glykosaminoglykanen sowie nicht-kollagenen Proteinen zusammengesetzt ist. Die Grundsubstanz der Matrix bindet im Knorpelgewebe sehr viel Wasser. Ein Wasseranteil von 60 bis 80% macht die Besonderheit des Knorpelgewebes aus. Durch diesen kann der Knorpel seine zentrale Funktion erfüllen, nämlich Kompressionsbelastungen absorbieren.

Zellen

Der Zellanteil im Gelenkknorpel beträgt 10% und weniger. Die Zellen des Gelenkknorpels sind Chondroblasten und Chondrozyten. Die Zellen im Gelenkknorpel haben keinen direkten Kontakt zueinander. Sie können sich vom Jugendalter an bis zum Ende des Wachstums teilen, eine Fähigkeit, die nach der Wachstumsphase nahezu gänzlich verschwindet. Beim Erwachsenen findet nur noch eine ganz geringe bis gar keine Zellteilung mehr statt. Da die Zellen nur eine begrenzte Lebensdauer haben, nimmt die Zahl der Zellen folglich im Laufe der Jahre ab. In der oberflächlichen Knorpelzone, in der von Anfang an nur wenige Zellen vorhanden sind, verschwinden die Zellen während das Alterungsprozesses fast gänzlich.

Chondroblasten

Chondroblasten haben eine rundliche Form und gehören zu den aktiven Zellen. Sie haben ein deutlicher ausgeprägtes und größeres endoplasmatisches Retikulum als Chondroklasten und verfügen über eine größere Zahl an Mitochondrien.

Chondroblasten sind Zellen, die bei ihrer Syntheseaktivität auf Sauerstoff angewiesen sind, jedoch in geringerem Ausmaß als andere Bindegewebszellen. Beispielsweise benötigen die Fibroblasten im Kapselgewebe deutlich mehr Sauerstoff.

Chondroblasten können eine anaerobe Glykolyse durchführen. Aus diesem Grund findet man Chondroblasten in Geweben, die keine direkte Durchblutung besitzen, also in avaskulären Geweben, die einen niedrigen pH-Wert aufweisen.

Avaskuläre Gewebe besitzen deutlich geringere Regenerations- und Heilungsmöglichkeiten als durchblutete. Wie verschiedene Untersuchungen belegen, finden jedoch trotzdem Regenerationsprozesse statt (Mitchell 1976, Mitchell 1980, Woo 1991).

Chondrozyten

Chondrozyten sind den weniger aktiven oder inaktiven Zellen zuzurechnen. Bei histologischen Untersuchungen hat man festgestellt, daß Chondrozyten eher länglich aussehen und ein weniger ausgeprägtes endoplasmatisches Retikulum sowie weniger Mitochondrien besitzen als Chondroblasten.

Zusammenfassung: Zellen des Gelenkknorpels

Die Zellen des Gelenkknorpels sind Chondroblasten und Chondrozyten. Chondroblasten sind die synthetisch aktiveren Zellen. Chondrozyten hingegen sind wenig bis gar nicht aktiv. Die Zellen des Gelenkknorpels synthetisieren die Bestandteile der Matrix.

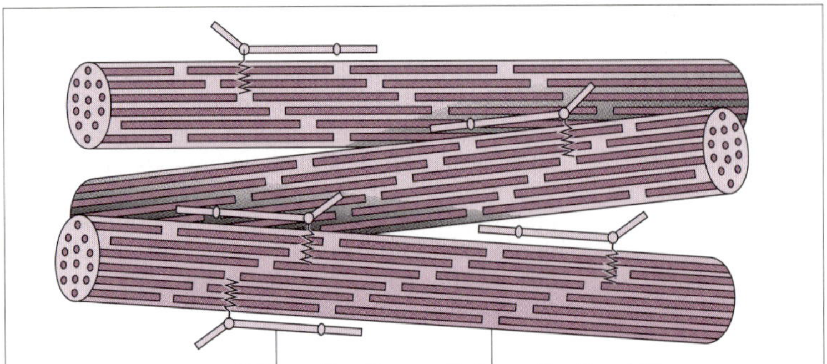

Abb. 2.**31** Crosslinks zwischen Kollagen Typ II und Kollagen Typ IX und XI.

Matrix

Die Matrix des Knorpels besteht aus Wasser und *Makromolekülen*, also den verschiedenen Proteinen. Im Knorpel findet man

- 50% kollagene Fasern bzw. Fibrillen, also kollagene Proteine, überwiegend vom Kollagen Typ II,
- 30–35% nicht-kollagene Proteine wie die Vernetzungsproteine Anchorin DII und Chrondronectin sowie Verbindungs- oder Linkproteine und
- 15–20% Proteoglykane und Glykosaminoglykane.

Im Gelenkknorpel unterscheiden wir drei Formen von Matrix:

- *Perizelluläre Matrix*: Dies ist die Matrix, die sich in einer ganz dünnen Schicht direkt um die Zelle legt. In diesem Bereich finden wir auch viele nicht-kollagene Proteine wie Anchorin DII und Chrondronectin, welche die Matrix mit der Zelle bzw. mit der Zellmembran verbinden.
- *Territoriale Matrix*: Sie umschließt die perizelluläre Matrix mehrerer Zellen. Sie ist vor allem in der tiefen Zone des Gelenkknorpels zu finden, in der die Zellen in Ketten angeordnet liegen.
- *Interterritoriale Matrix*: Diese stellt den deutlich größten Anteil der Matrix des Gelenkknorpels dar und macht dessen eigentliches Volumen aus.

Die Makromoleküle des Knorpels binden sehr viel Wasser. Das Verhältnis von Wasser zu Makromolekülen liegt zwischen 60–80% Wasser zu 20–40% Makromolekülen. Dieses Verhältnis verschiebt sich von der Oberfläche in die Tiefe zugunsten der Makromoleküle. In den oberflächlichen Bereichen ist die im Knorpelgewebe gebundene Wassermenge also deutlich höher als in den tiefer gelegenen. Das *interstitielle Wasser*, die *Gewebsflüssigkeit*, enthält Gase, kleinere Proteine und Metaboliten.

Kollagene Fasern

Die kollagenen Fasern des Gelenkknorpels bestehen vorwiegend aus kollagenen Fibrillen vom Typ II. Kollagen Typ II trifft man in Geweben an, die wie das Knorpelgewebe eine sehr hohe Konzentration an Proteoglykanen und Wasser besitzen, und deren größte und regelmäßigste Belastungsform die Kompression ist (Abb. 2.**31**).

Im Knorpel sind in geringeren Prozentanteilen außerdem die Kollagene der Typen V, VI, IX und XI vorhanden. Ihr prozentualer Anteil liegt in Größenordnungen von 5 bis 10 Prozent. Die Aufgaben der verschiedenen kollagenen Fasern sind noch weitgehend ungeklärt. Wahrscheinlich sind sie für die Stabilität des kollagenen Netzwerks mit verantwortlich.

Vom Kollagen Typ VI nimmt man an, daß er die Dicke des Kollagens Typ II bestimmt und kontrolliert (Fleischmajer 1990). Die Kollagene der Typen IX und XI sind in der Lage, sehr viele Verbindungen (Crosslinks) mit den Fasern des Kollagens Typ II einzugehen. Sie könnten auf diese Weise das kollagene Netzwerk stabilisieren (Abb. 2.**32**).

Das kollagene Netzwerk bildet ein Geflecht, in dem die Proteoglykane, Glykosaminoglykane und das von ihnen gebundene Wasser Platz finden. Da die Grundsubstanz sehr viel Wasser binden kann, wird das kollagene Netzwerk unter Spannung gebracht und in diesem Zustand gehalten. Gerade diese Kombination eines kollagenen Netzwerks mit einer wassergefüllten Grundsubstanz verleiht dem Gelenkknorpel seine Fähigkeit, Kompressionskräfte zu absorbieren.

Vergleich: Gelenkknorpel – Wasserbett

Zum besseren Verständnis kann man sich den Knorpel wie ein Wasserbett vorstellen. Das Wasser des Bettes wird von einer Hülle zusammengehalten, die es erlaubt, sich auf das Bett zu legen. Die

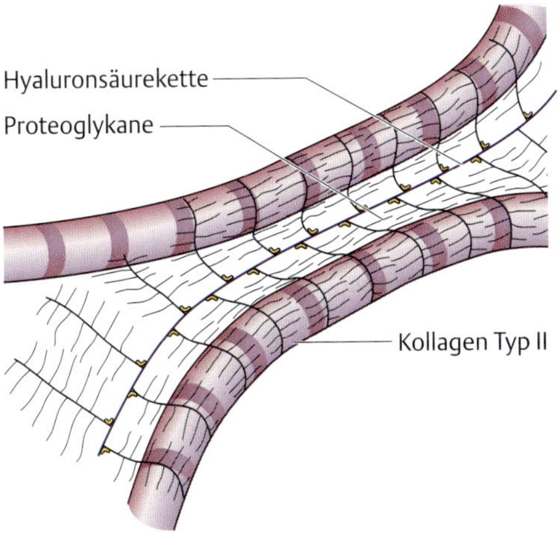

Abb. 2.**32** Verbindung zwischen kollagenen Fibrillen und Proteoglykanaggregaten zur Stabilisierung des kollagenen Netzwerks.

Menge an Wasser, die in der Hülle, dem kollagenen Netzwerk, untergebracht werden muß, ist abhängig vom Körpergewicht des Menschen, der sich auf dieses Bett legen möchte: Je größer das Körpergewicht, desto mehr Wasser wird gebraucht. Auf diesem Prinzip beruhen z. B. auch Auto- oder Fahrradreifen. Wasser wird hier durch Luft ersetzt: Auch dabei gilt, daß die im Reifen benötigte Luftmenge individuell an das Gewicht des Fahrzeugs angepaßt werden muß. Je größer also die Kompressionskräfte sind, die das jeweilige Knorpelgewebe abzufangen hat, desto mehr Wasser muß im kollagenen Netzwerk gebunden werden.

Grundsubstanz

Die Grundsubstanz des Gelenkknorpels ist aus einer zentralen Kette von Hyaluronsäure aufgebaut, an die mit Hilfe von Verbindungsproteinen, den Linkproteinen, Proteoglykane gebunden sind. Die Proteoglykane werden von einer zentralen Eiweißkette gebildet, an die wiederum verschiedene Glykosaminoglykane (GAGs) gebunden sind. Die GAGs, die wir im Gelenkknorpel vorfinden, sind Chondroitin-4-Sulfat, Chondroitin-6-Sulfat, Keratansulfat und in der oberflächichen Schicht etwas Dermatansulfat. Durch die Bindung von mehreren Proteoglykanen an eine Hyaluronsäurekette entstehen Proteoglykanaggregate.

Die verbindenden zentralen Eiweißketten kann man in drei Abschnitte unterteilen:

- Abschnitt I: Bindung mit Hyaluronsäure
- Abschnitt II: Bindung mit Keratansulfat
- Abschnitt III: Bindung mit Chondroitinsulfat

Im Bindungsabschnitt mit Hyaluronsäure kann sich das Ende der zentralen Eiweißkette nur mit Hilfe eines Verbindungsproteins, eines Linkproteins, an die Hyaluronsäurekette binden. Im hyaluronsäurenahen Bereich der zentralen Eiweißkette können sich die Keratansulfatketten an die Eiweißkette binden. In diesem Abschnitt werden ca. 60% der vorhandenen Keratansulfatgruppen gebunden. Die restlichen Bereiche der zentralen Eiweißkette werden für die Bindung mit den Chondroitinsulfatketten genutzt. Hier binden sich über 90% der vorhandenen Chondroitinsulfatketten (Abb. 2.**33**).

Die Glykosaminoglykane der Grundsubstanz des Knorpels haben eine sehr starke negative Ladung, die es ihnen ermöglicht, mit Wasser eine sehr stabile Bindung einzugehen. Durch diese negative Ladung und die starke Affinität, die die Grundsubstanz des Knorpels zu Wasser hat, entsteht ein Wassermantel um die Glykosaminoglykane und Proteoglykane. Der Wassermantel ist sehr stabil und kann so der Verformung durch Kompression widerstehen. Die eigentliche Funktion des Gelenkknorpels beruht also auf der Stabilität dieses Wassermantels (Abb. 2.**34**).

Die Glykosaminoglykane können sich außer an Wasser auch an Na+- und Ca 2 +-Ionen binden. Dadurch entsteht ein starker osmotischer Schwellungsdruck, der unter dem Namen *Donnan osmotischer Druck* bekannt ist und im Knorpelgewebe ca. 0,35 MPa beträgt.

Das kollagene Netz verhindert, daß die Matrix ihre maximale Aufnahmekapazität für Wasser ausschöpft. Unter pathophysiologischen Umstände, z. B. bei beginnender Arthrose, wenn das kollagene Netzwerk nicht mehr intakt ist, nimmt die Grundsubstanz mehr Wasser auf. Die Folge ist eine Schwellung des Gelenkknorpels.

Während der Kompression des Gelenkknorpels wird die Grundsubstanz gezwungen, Wasser abzugeben. Die negative Ladung der einzelnen Sulfatketten wird dadurch größer. Als Folge entsteht eine starke abstoßende Kraft zwischen den einzelnen Glykosaminoglykanen und ein großer Widerstand gegen weitere Verformungen des Gelenkknorpels. Nach der Kompression nimmt der Gelenkknorpel seine Ursprungsform sofort wieder an, weil die Grundsubstanz jetzt wieder in der Lage ist, Wasser aufzunehmen.

Während eines Belastungswechsels nehmen ungefähr 70% des Wassers im Gelenkknorpel an diesem Transportgeschehen teil. Für diesen Transport von Wasser, den darin gebundenen Gasen, kleinen Proteinen und der Glukose benötigt der Gelenkknorpel ein gewisses Maß an Permeabilität. Man

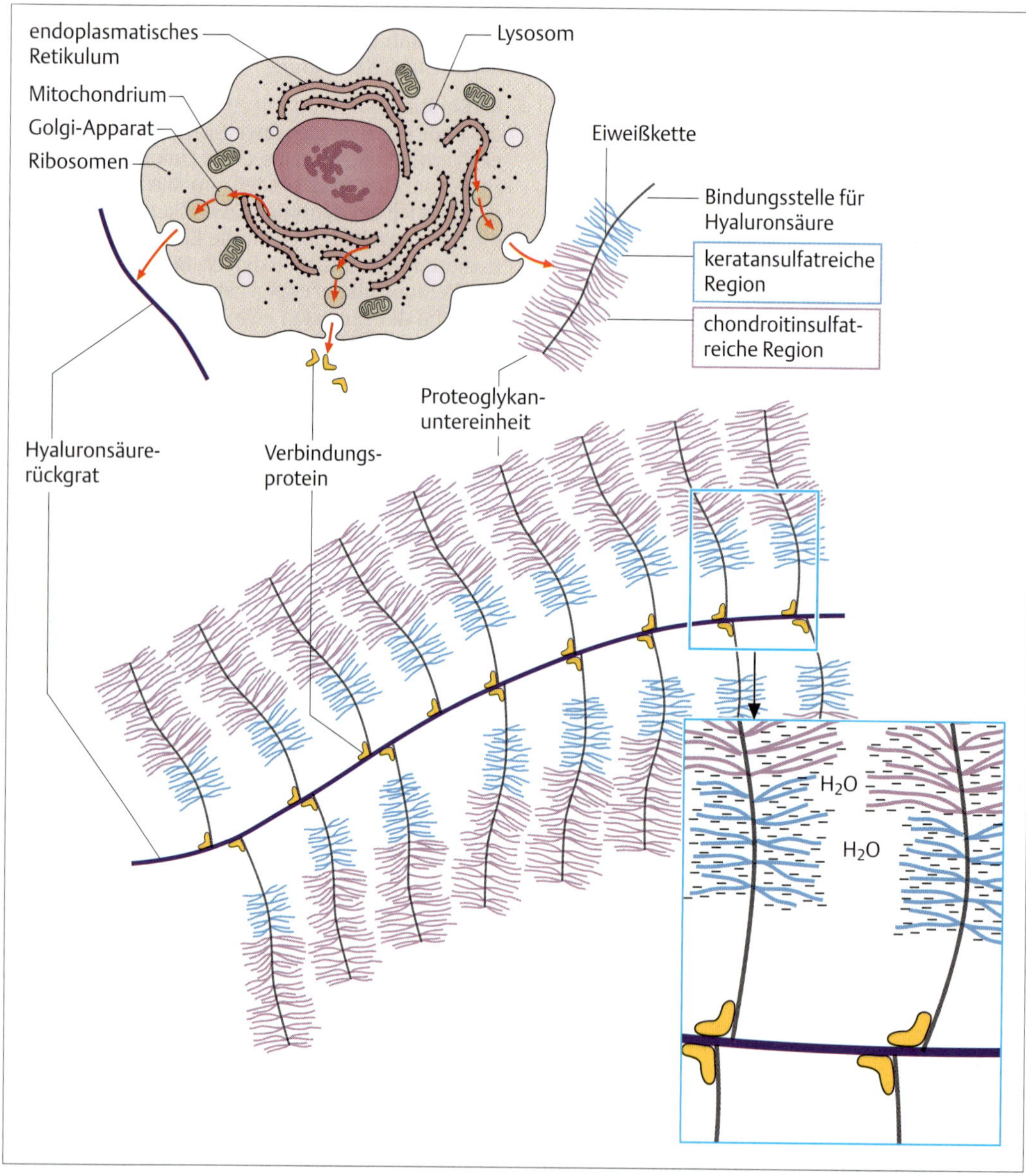

Abb. 2.**33** Synthese der Proteoglykane und Proteoglykanaggregate im Gelenkknorpel (mod. nach Netter).

hat festgestellt, daß die entsprechenden Poren zwischen 3 und 6 nm groß sind.

Die Grundsubstanz verbindet sich jedoch nicht nur mit Wasser, sondern auch mit den kollagenen Fibrillen. In der oberflächlichen Knorpelzone werden ca. 20% der Bindungsstellen für die Bindung an Kollagen verwendet und ca. 80% für die Bindung an Wasser. In der tieferen Knorpelzone werden dagegen ca. 35% der Bindungsstellen für die Bindung an die kollagenen Fibrillen und nur ca. 65% für die Bindung an Wasser aufgewendet. Durch die vermehrte Bindung an kollagene Fibrillen in der tieferen Zone des Gelenkknorpels wird das kollagene Netzwerk besser stabilisiert.

Nicht-kollagene Proteine

Die nicht-kollagenen Proteine des Gelenkknorpels werden von den Vernetzungsproteinen Chondro-

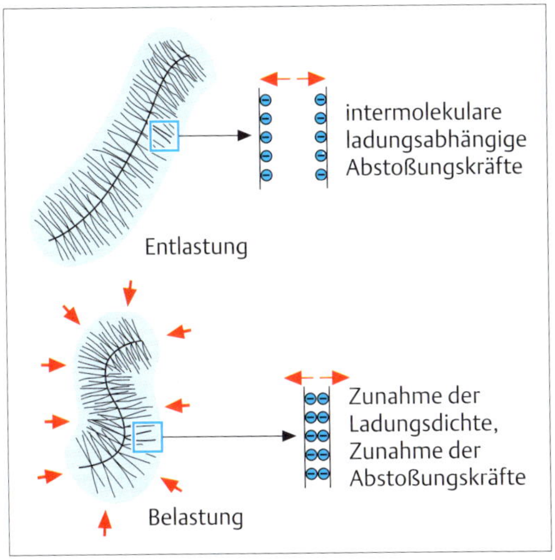

Abb. 2.**34** Proteoglykanaggregate unter Druckbelastung (mod. nach Woo).

nectin, Anchorin DII und dem Verbindungsprotein, dem Linkprotein, in den Proteoglykanaggregaten gebildet. Die Aufgabe des Verbindungsproteins besteht in der Verbindung der Eiweißketten der Proteoglykane mit der zentralen Hyaluronsäurekette. Die Vernetzungsproteine Chondronectin und Anchorin DII können die Zellen an die Proteoglykanaggregate und an die kollagenen Fibrillen binden. Aus allen Verbindungen innerhalb des Knorpels resultiert seine große Stabilität.

Zusammenfassung: Matrix des Gelenkknorpels

Im Knorpel lassen sich drei Formen der Matrix unterscheiden:

- perizelluläre Matrix
- territoriale Matrix
- interterritoriale Matrix

Die kollagenen Fasern des Knorpels bestehen überwiegend aus Kollagen Typ II und in geringen Mengen aus Kollagen Typ V, VI, IX und XI. Die Grundsubstanz des Knorpels ist aus Hyaluronsäure, Chondroitinsulfat, Keratansulfat und etwas Dermatansulfat aufgebaut.
Die Grundsubstanz ist stark negativ geladen und bindet viel Wasser. Durch die Bindung an Wasser und kollagene Fibrillen entsteht ein homogenes Netzwerk, das Kompressionsbelastungen überaus gut widerstehen kann. Die Bindung an Fibrillen ist in der tiefen Knorpelzone größer als in der oberflächlichen, wodurch das kollagene Netzwerk dort besser stabilisiert wird. Die nicht-kollagenen Proteine im Knorpel sind die Vernetzungsproteine Chondronektin und Anchorin DII sowie die Verbindungsproteine der Proteoglykanaggregate.
Durch das ausgefeilte Zusammenspiel aller Komponenten besitzt der Gelenkknorpel ein optimales Verhältnis zwischen Elastizität und Stabilität.

2.2.5 Physiologie: Regulation des Wasserhaushalts

Auch der Gelenkknorpel ist, wie alle Gewebe unseres Körpers, abhängig von physiologischen Reizen. Er benötigt sie, um die Syntheseaktivitäten der Knorpelzellen zu fördern und damit den Wasserhalt des Knorpelgewebes zu regulieren. Die Syntheseaktivitäten sind abhängig vom Nährstoffangebot durch die Synovialflüssigkeit und den subchondralen Knochen, von der Zusammensetzung und Durchlässigkeit der Matrix und von den Be- und Entlastungsreizen, die auf den Gelenkknorpel einwirken.

Syntheseaktivitäten

Die Syntheseaktivitäten des Knorpelgewebes sind im Jugendalter bis zum Abschluß der Wachstumsphase sehr hoch, danach nehmen sie deutlich ab. Der Gelenknorpel kann seine Aufgaben nur erfüllen, wenn der Neubau an extrazellulären Bestandteilen mit den physiologischen Abbauprozessen des Knorpels Schritt halten kann. Besonders die ständige Erneuerung der Proteoglykane und Glykosaminoglykane geht relativ schnell. Der Turnover von Hyaluronsäure beträgt 2 – 4 Tage, die der anderen Glykosaminoglykane 7 – 10 Tage. Der Turnover der kollagenen Fibrillen dagegen verläuft bedeutend langsamer.

Nährstoffangebot

Für die Synthese von *Proteoglykanen*, *Glykosaminoglykanen* und *kollagenen* und *nicht-kollagenen Proteinen* benötigen die Zellen vor allem Sauerstoff, Aminosäuren und Glykose. Diese Stoffe gelangen über Diffusion und Osmose von der Synovialflüssigkeit und vom subchondralen Knochen zu den Zellen (Abb. 2.**35**).

Für die Qualität und Quantität der angebotenen Nährstoffe ist die Durchblutung des subchondralen Knochens und der Gelenkkapsel verantwortlich. Die qualitative Zusammensetzung der von der Gelenkkapsel produzierten Synovialflüssigkeit hat großen Einfluß auf die adäquate Versorgung des Knorpels mit Nährstoffen. Die Qualität der Synovi-

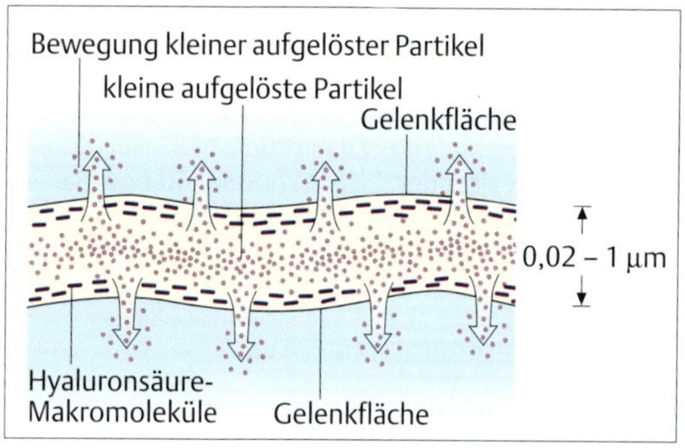

Abb. 2.**35** Partikeltransport von der Synovialflüssigkeit zum Knorpel (mod. nach Woo).

alflüssigkeit bestimmt deshalb in hohem Maße die Regenerationsmöglichkeiten des Gelenkknorpels. Die Qualität der Nährstoffe, die den Knorpelzellen angeboten werden, ist an die Qualität der Synovialflüssigkeit gekoppelt.

Piezoelektrischer Effekt

Belastungswechsel stimulieren den Transport von Sauerstoff und Nährstoffen durch den Knorpel und verursachen Schwankungen der elektrischen Spannung im Gewebe. Sie fördern die *piezoelektrischen Aktivität*. Diese elektrischen Impulse liefern einen Reiz an die Knorpelzellen, die dadurch zur Synthese übergehen und die Organisation und Ausrichtung der kollagenen Moleküle und Fibrillen bewirken. Durch den elektrischen Reiz organisiert sich das Gewebe. Die Fasern richten sich so aus, daß ein optimales Verhältnis von Stabilität und Elastizität erreicht wird.

Belastung und Entlastung

Bei den Transportmöglichkeiten unterscheidet man zwischen einem Transport von Flüssigkeit in und einem aus dem Gelenkknorpel. Der Transport ist von Druckunterschieden abhängig. Unter Druck verändert sich die Form des Gelenkknorpels, weil sich das Wasser infolge des Druckgefälles von einem Bereich mit hohem zu einem mit niedrigerem Druck bewegt. Reduziert man die Belastung, nimmt der Knorpel seine ursprüngliche Form wieder an. Unter Entlastung normalisiert sich die Wasserverteilung wieder, da sich die Matrix wieder mit Wasser füllen kann. Man bezeichnet dies als *Viskoelastizität* (Abb. 2.**36**).

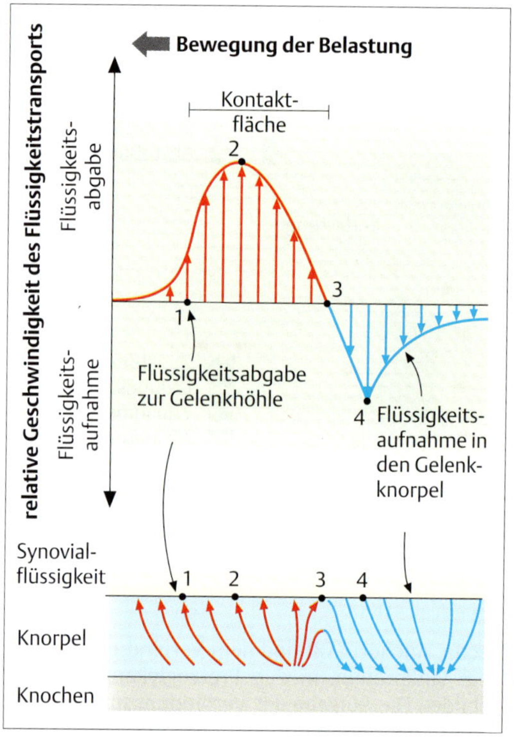

Abb. 2.**36** Flüssigkeitstransport bei Be- und Entlastung (mod. nach Woo).

Vergleich: Gelenkknorpel – Schwamm

Ein Schwamm ist in der Lage, Wasser und darin enthaltene Stoffe aufzunehmen. Wenn der Schwamm nicht komprimiert wird, nimmt er bei ausreichendem Angebot so viel Wasser auf, bis seine Aufnahmekapazität erschöpft ist. Diese ist durch die Gewebsstruktur festgelegt. Der Schwamm saugt sich voll. Wenn der Schwamm zusammengedrückt wird, wird damit – je nach Kraftaufwand – mehr oder weniger Wasser aus dem Schwamm herausgedrückt. Er wird ausgepreßt. So kann auch der Knorpel unter Entlastung die Flüssigkeit aufnehmen, in der seine Nährstoffe enthalten sind. Unter Belastung gibt der Knorpel Flüssigkeit ab.

Während der Druckbelastung bewegt sich das Wasser nicht nur innerhalb des Knorpels, sondern dringt auch in die Synovialflüssigkeit und in den subchondralen Knochen ein. Während der nachfolgenden Entlastung bewegt sich das Wasser aus dem subchondralen Knochen und dem Gelenkraum wieder in den Knorpel zurück. Die Menge an Wasser, die dabei den Gelenkknorpel verlassen kann, ist limitiert. Die Grenze wird durch das Gleichgewicht (Equilibrium) zwischen der einwirkenden Kompressionskraft, der Verformungskraft des Knorpels wie auch der Bindungskraft des Wassers an die Matrix bestimmt.

Die mechanischen Belastungen, die auf den Gelenkknorpel als viskoelastische Struktur einwirken, verursachen folgende Phänomene:

- Biphasic creep behavior (biphasisches Kriechverhalten), auch kurz *Creep* (Kriechen) genannt
- Biphasic stress-relaxation behavior (biphasisches Streß-Entlastungsverhalten), auch kurz Stress-relaxation (Streß und Entlastung) genannt.

Creep (Kriechen) wird durch die Verformung des kollagenen Netzwerks und der kollagenen Fibrillen verursacht. Diese Verformung ist abhängig von der Wassermenge, die den Gelenkknorpel verlassen kann. Das Höchstmaß an Verformung ist erreicht, wenn ein Gleichgewicht zwischen folgenden Kräften erreicht ist: der Verformungs- bzw. Kompressionskraft, der Bindungskraft des Wassers an die Matrix und den Abstoßkräften der Glykosaminoglykane, wenn sie aufeinander gepreßt werden (Abb. 2. **37**).

Allerdings kommt eine solche Gleichgewichtssituation äußerst selten vor, da sie beim Menschen normalerweise erst nach ca. 16 Stunden Belastung erreicht wird (Abb. 2.**38**).

Die Verformung der kollagenen Fibrillen, die vor allem durch Scherkräfte entsteht, hat eine Belastbarkeitsgrenze. Wird diese überschritten, werden die kollagenen Fibrillen zerstört (Abb. 2.**39**).

Im Fußbereich der Längenbelastungskurve findet eine Verformung durch Wasseraustritt statt. Im linearen Bereich entsteht eine Verformung des kollagenen Netzwerks.

Stress-relaxation (Streß-Entlastung) bedeutet, daß sich Wasser während der Kompression aus dem Gelenkknorpel in die Synovialflüssigkeit und den subchondralen Knochen bewegt, aber auch durch den Gelenkknorpel selbst. Dies geschieht so lange, bis sich überall der gleiche Druck aufgebaut hat und ein Gleichgewicht (Equilibrium) erreicht ist.

Hinzu kommt die *intrinsische viskoelastische Eigenschaft* (flow-independent viscoelastic behavior). Sie wird durch eine Bewegung der Makromoleküle verursacht, die nicht von externen Faktoren (z. B. von Belastungsunterschieden) abhängig ist.

Es findet zunächst ein Austritt von Flüssigkeit aus dem Knorpel statt, dann eine Umverteilung der Flüssigkeit innerhalb des Knorpels, bis sich eine Gleichgewichtssituation einstellt (Abb. 2.**40**).

Auch die mechanische Verformung der Zellen selber hat einen starken Einfluß auf die Syntheseaktivitäten der Knorpelzellen.

Die physiologischen Mechanismen innerhalb des Gelenkknorpels können durch verschiedene Einflüsse gestört werden. Negative Einflüsse auf den Gelenkknorpel haben z. B. chronische Entzündungen der Gelenkkapsel, Blutungen innerhalb des Gelenks, bestimmte Medikamente (z. B. Kortikostero-

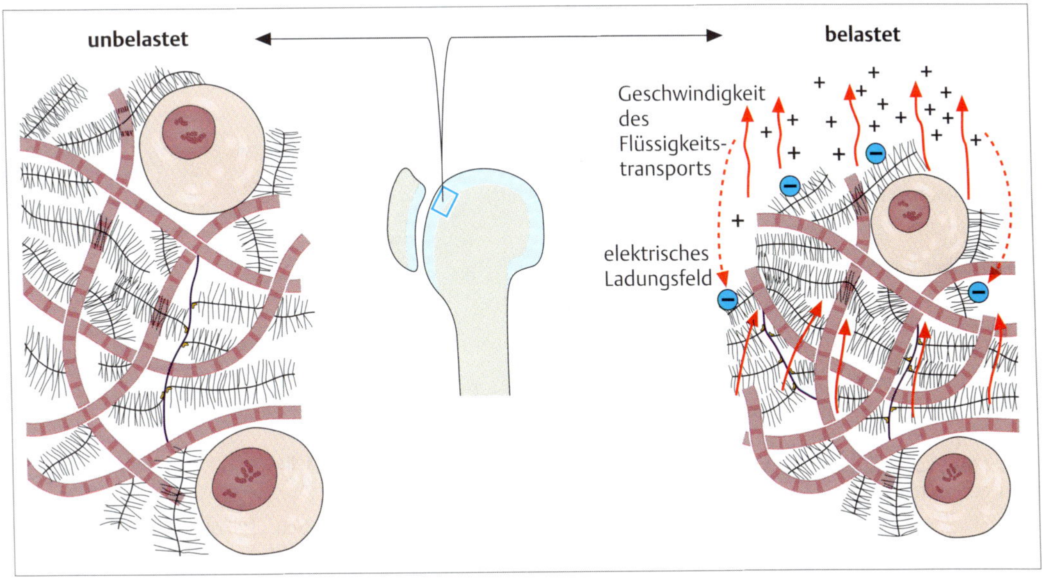

Abb. 2.**37** Verformung des Knorpels während Belastung: Unter Belastung wird Wasser abgegeben. Die Ladung des Gewebes wird negativ.

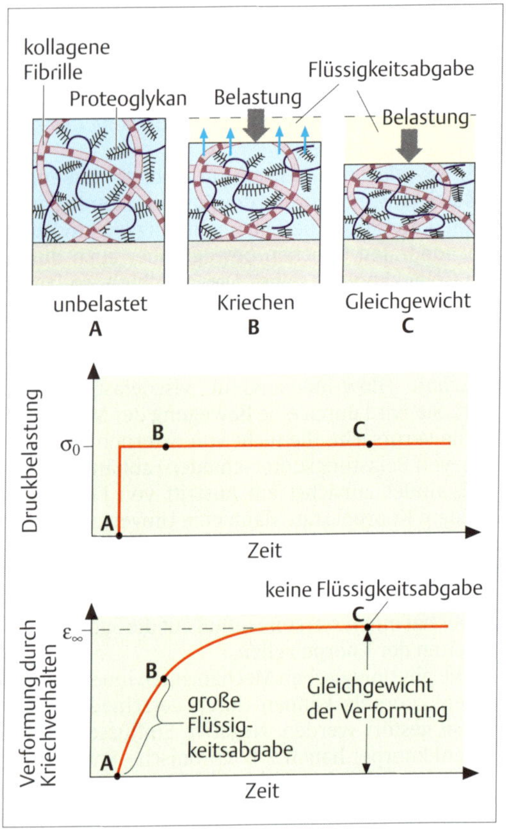

Abb. 2.**38** Wassertransport von und zum Knorpel (mod. nach Woo).

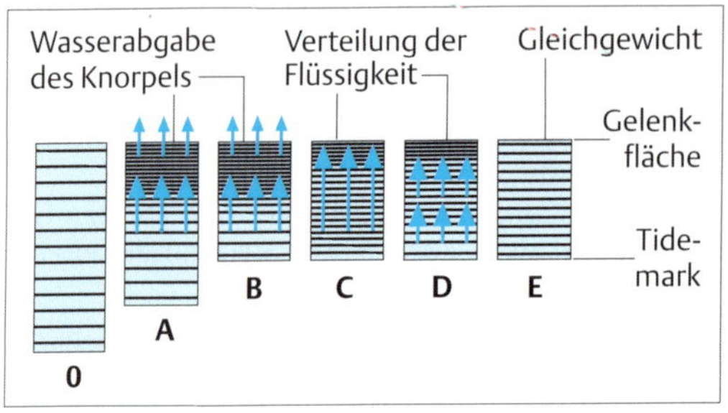

Abb. 2.**40** Wassertransport von und zum Knorpel (mod. nach Woo).

ide), aber auch gewisse Nahrungsmittel wie beispielsweise Schweinefleisch. Selbstverständlich können durch die normale und stetige Be- und Entlastung des Gelenks, neben den für den Stoffwechsel benötigten, auch knorpelschädigende Stoffe in die Knorpelzellen gelangen und diese angreifen (Abb. 2.**41**).

Bei Belastung werden die Abfallprodukte zur Synovialflüssigkeit und zum subchondralen Knochen transportiert. Bei Entlastung werden Nährstoffe und Sauerstoff in den Knorpel und zu den Zellen transportiert. Einseitige Kompression oder ständige Entlastung wirken sich demzufolge negativ auf die Funktion des Gelenkknorpels aus, da das Kräftegleichgewicht, das den Wassertransport regelt, dadurch gestört wird.

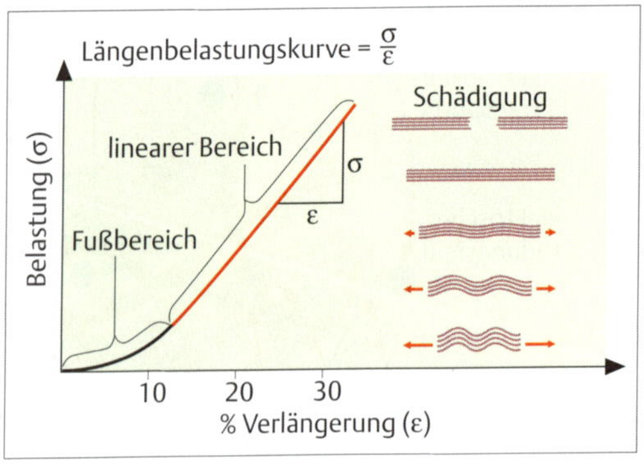

Abb. 2.**39** Längenbelastungskurve für Knorpelgewebe (mod. nach Woo).

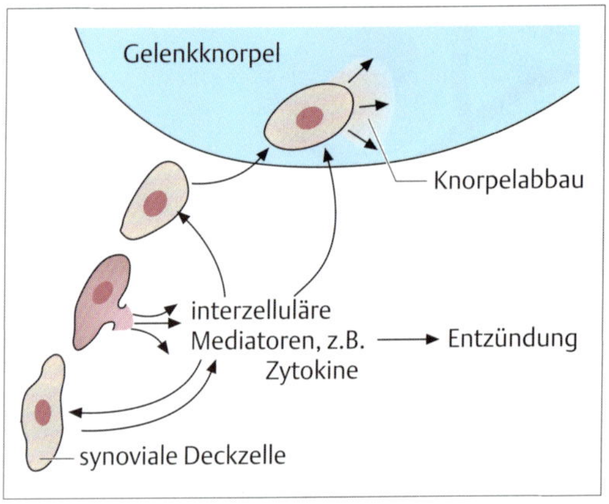

Abb. 2.**41** Knorpelabbau als Folge einer Schädigung der synovialen Deckschicht der Kapsel.

Zusammenfassung: Regulation des Wasserhaushalts im Gelenkknorpel

Zur Erhaltung des Gelenkknorpels ist eine ständige Synthese und Neubildung von Fibrillen und Grundsubstanz notwendig. Der Reiz zur Synthese wird zum einen durch die piezoelektrische Aktivität hervorgerufen, die durch Be- und Entlastung entsteht, zum anderen spielt jedoch auch die mechanische Verformung der Knorpelzellen selbst eine wichtige Rolle.
Für die Synthese benötigen die Zellen Sauerstoff und Nährstoffe aus der Synovialflüssigkeit. Die Qualität der Synovialflüssigkeit bestimmt in hohem Maße die Qualität der Nährstoffe für die Knorpelzellen.
Für den Transport von Wasser und den darin enthaltenen Nährstoffen ist ein regelmäßiger Wechsel von Be- und Entlastung des Gelenkknorpels wichtig. Ständige Be- oder dauerhafte Entlastung wirkt sich negativ auf die Physiologie des Gelenkknorpels aus, weil dadurch der Transport negativ beeinflußt wird.

2.2.6 Pathophysiologie: Degeneration und Arthrose

Für die Entstehung degenerativer Erscheinungen des Gelenkknorpels und von Arthrosen gibt es verschiedene Hypothesen. Die wesentlichen Ursachen einer Arthrose sind:

- Verminderter Wechsel zwischen Be- und Entlastung
- Zunehmende Verknöcherung des Knorpelgewebes
- Traumen

Alle diese Faktoren bringen Veränderungen im Knorpel selbst mit sich. Es kann zu einer Schädigung des kollagenen Netzwerkes im Gelenkknorpel kommen, sei es durch eine verminderte Matrixsynthese des Knorpels, durch Veränderungen, die vom Knochen oder dem Gefäß- und Nervensystem ausgehen oder durch Traumen. Immer dann, wenn der Gelenkknorpel seiner Funktion, Belastungen vom Knochen fernzuhalten, langfristig nicht mehr nachkommen kann, führen die degenerativen Erscheinungen am Knorpel zu einer manifesten Arthrose.

Verminderter Wechsel zwischen Be- und Entlastung

Ein verminderter Wechsel zwischen Be- und Entlastung des Gelenkknorpels kann wiederum sehr unterschiedliche Ursachen haben. Im folgenden möchte ich eingehen auf

- Altersbedingte Degeneration
- Unterbelastung
- Überbelastung

Altersbedingte Degeneration

Eine Degeneration des Gelenkknorpels erfolgt im Laufe unseres Alterungsprozesses. Verschiedene Autoren geben an, daß die Syntheseaktivität der Zellen mit zunehmendem Lebensalter geringer wird. Daraus resultieren Veränderungen der Zusammensetzung der Grundsubstanz sowie der Produktion der Grundsubstanz, aber auch eine Verkürzung der Hyaluronsäure- und Chondroitinsulfatketten (Woo 1991). Zudem werden die Abnahme der Chondroitinsulfatmenge und die Zunahme der Keratansulfatmenge erwähnt. Ob Alterung jedoch immer in einem direkten Zusammenhang mit Degeneration stehen muß, ist meiner Meinung nach in Frage zu stellen. Ich denke vielmehr, daß die während des Alterungsprozesses entstehende Degeneration zu einem großen Teil auf einem Mangel an positiven physiologischen Reizen beruht, den der zunehmende Bewegungsmangel im höheren Lebensalter mit sich bringt. Die zweite wesentliche Ursache für degenerative Erscheinungen am Gelenkknorpel kann Immobilisation sein.

Unterbelastung

Die wahrscheinlich größte Bedrohung der Funktion und Stabilität des Gelenkknorpels ist eine chronische Unterbelastung, die das Leben in einer Wohlstandsgesellschaft aber leider mit sich bringen kann. Bei vielen Menschen, deren Tagesablauf hauptsächlich aus sitzenden Tätigkeiten besteht, wird der Gelenkknorpel durch diese einseitige Belastungsform bzw. durch fehlende Belastung nicht ausreichend ernährt. Eine nicht ausreichende Versorgung hat auf Dauer negative Auswirkungen auf den Aufbau und die Stabilität des Gelenkknorpels.

Der Mangel an Druckwechsel hat zur Folge, daß die Knorpelzellen nicht ausreichend zur Synthese stimuliert werden und durch den mangelnden Flüssigkeitstransport nicht genügend Nährstoffe bekommen. Die Zellen können keine ausreichende Menge an Matrix synthetisieren, vor allem Grundsubstanz. Das führt auf Dauer zu einem Verlust an Grundsubstanz und bedeutet automatisch, daß weniger Wasser innerhalb des Knorpels gebunden werden kann. Die Spannung des kollagenen Netzwerks nimmt dadurch ab, was zwingend zu einer größeren Verformbarkeit des Knorpels führt.

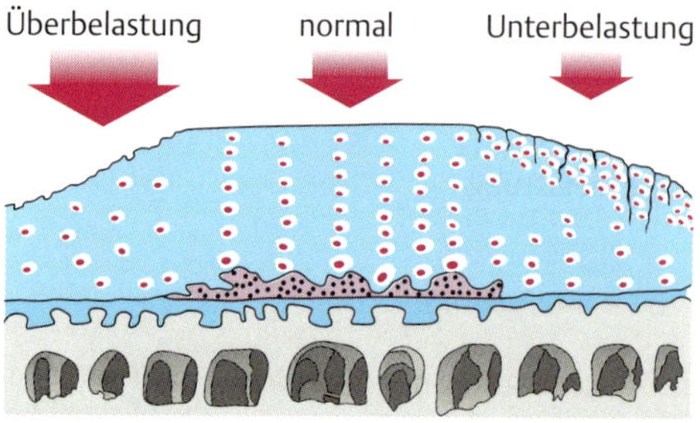

Abb. 2.**42** Einfluß von Über- und Unterbelastung auf den Knorpel: Bei Überlastung entstehen Drucknekrosen. Bei Unterbelastung bilden sich Risse (mod. nach Woo).

Eine erhöhte Verformung des Knorpels hat wiederum eine größere Belastung für die einzelnen kollagenen Fibrillen zur Folge, wodurch eine Schädigung entstehen kann (Abb. 2.**42**).

Überbelastung

Aber auch eine ständige Belastung im Sinne einer Überbelastung hat negative Folgen. Berufe, in denen die Gelenke ständig einseitig belastet werden, führen früher oder später zu Knorpelschädigungen, z. B. zu einer Arthrose. Übergewicht der Betroffenen unterstützt häufig die weitere Schädigung des Knorpels.

Vergleich: Gelenkknorpel – Autoreifen

Zum besseren Verständnis kann man den Gelenkknorpel mit einem Autoreifen vergleichen. Solange der Autoreifen mit ausreichend Luft aufgepumpt ist und der Stahlmantel des Reifens unter genügend Spannung steht, hat dieser Reifen eine sehr große Belastbarkeit und kann viele Kilometer zurücklegen. Die Luft des Reifens entspricht den Glykosaminoglykanen und dem daran gebundenen Wasser, der Stahlmantel des Reifens dem kollagenen Netzwerk.

Läßt man dagegen Luft aus dem Reifen, nimmt seine Verformbarkeit zu. In diesem Fall wirkt auf den Stahlmantel des Reifens durch die erhöhte Verformbarkeit eine größere Belastung: Er wird in Mitleidenschaft gezogen.

Wenn daraufhin Risse im Stahlmantel entstehen, kann es passieren, daß sich Luft zwischen Stahlmantel und Gummibezug des Reifens sammelt. Als sichtbare Folge dieses Vorgangs entwickelt sich unter der Gummischicht eine (weiche) Beule. Wird der Reifen dann weiter belastet, so wird mit hoher Wahrscheinlichkeit die Gummischicht beschädigt und Luft kann aus dem Reifen austreten. Diese Situation nennt man dann einen *Platten*! (Abb. 2.**43**)

Wenn auf einen unterernährten und untrainierten Gelenkknorpel plötzlich große Belastungen auftreffen, ist die Grenze der Belastbarkeit schnell erreicht und überschritten. Die hieraus resultierende Überbelastung hat einen traumatisierenden Effekt auf das kollagene Netzwerk. Der erste Bereich, in dem es häufig zu Schädigungen kommt, ist die Übergangszone. Durch eine Schädigung der kollagenen Fibrillen kann die Grundsubstanz plötzlich vermehrt Wasser binden, da sie vom kollagenen Netzwerk nicht daran gehindert wird. Durch die größere Wasseransammlung in der Übergangszone wird die Spannung auf die oberflächliche Knorpelzone von unten her deutlich größer, wodurch diese nun in Richtung der Gelenkknorpeloberfläche weggedrückt wird.

Bei Arthroskopien kann beobachtet werden, wie Schwellungen oder Blasen auf der Gelenkknorpeloberfläche entstehen. Dieses Phänomen wird in der englischsprachigen Literatur *blistering* genannt. Drückt man während der Arthroskopie mit einem Tasthaken auf diese Blase, ist der Gelenkknorpel in diesem Bereich weich und verformbar. Es ist dann nur noch eine Frage der Zeit, bis diese Schicht des Gelenkknorpels traumatisiert und geschädigt wird.

Bei einer manifesten Schädigung gelangt Knorpelmaterial in die Synovialflüssigkeit. Dieses kommt in Kontakt mit der Gelenkkapsel und wird

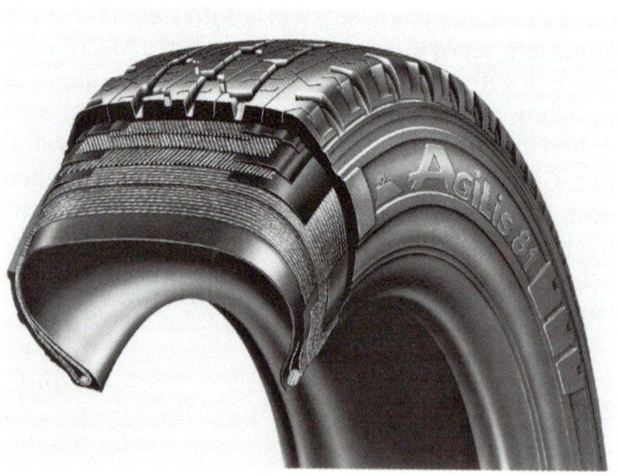

Abb. 2.**43** Aufbau eines Autoreifens (zur Verfügung gestellt durch Michelin Reifenwerke in Karlsruhe).

als Fremdkörper angegriffen. Die Reaktion der Gelenkkapsel auf den Fremdkörper führt zu einer Entzündung der Kapsel. Dieser Mechanismus ist eine mögliche Erklärungen für Arthritiden, die sehr häufig bei Arthrosen auftreten.

Löst sich das Gelenkknorpelmaterial vom Gelenkknorpel ab, so entstehen die bei Arthrose bekannten Risse und Löcher in der Oberfläche. Nehmen die Risse und Löcher innerhalb des Knorpels zu, kann der Gelenkknorpel seine schützende Funktion für den Knochen nicht mehr ausreichend übernehmen. Der subchondrale Knochenbereich wird einer deutlich erhöhten Belastung ausgesetzt. Die Folge sind weitere Schädigungen in diesem Bereich sowie starke Belastungsschmerzen.

Verknöcherung

Eine andere Ursache der Arthrose kann in Veränderungen bestehen, die vom Knochen ausgehen. Sie stellen einen anderen Weg des Arthroseprozesses dar.

Verschiebung der Tidemark

Das erste Anzeichen einer Arthrose besteht in der Verschmälerung des Gelenkspalts, was auf dem Röntgenbild zu erkennen ist. Auf einer Röntgenaufnahme werden nicht nur die Knochen, sondern auch die mineralisierte Knorpelzone dargestellt. Oettmeier hat gezeigt, daß die erste Veränderung in einer Verschiebung der Tidemark, d.h. des Grenzstreifens, in Richtung Knorpeloberfläche besteht (Oettmeier 1989 und 1992). Hierdurch wird die mineralisierte Knorpelzone größer. Wenn diese mineralisierte Knorpelzone dicker, die weichere Knorpelzone dagegen schmaler wird, so läßt sich dies einwandfrei auf dem Röntgenbild feststellen. Ein Verschmälerung des Gelenkspalts ist bereits vorhanden, bevor auf arthroskopischem Wege Veränderungen im Gelenk zu sehen sind.

Das läßt den Schluß zu, daß der Verknöcherungsprozeß unseres Skeletts, der vor unserer Geburt begonnen hatte und nach der Wachstumsphase beendet war, wieder einzusetzen scheint. Der weiche Bereich des Gelenkknorpels, der die auf den subchondralen Knochen einwirkenden Belastungen absorbieren soll, wird durch die Verschiebung der Tidemark dünner, die Belastung bei mechanischer Beanspruchung entsprechend größer. Die Belastungsgrenze wird hierdurch sehr schnell erreicht und überschritten. Dies hat wiederum eine Schädigung des kollagenen Netzwerks zur Folge. Aus den damit verbundenen Veränderungen entsteht eine Arthrose.

Zusätzlich sieht man, daß eine Verschiebung der Tidemark eine Verschlechterung der Diffusions- und Osmoseprozesse zwischen dem subchondralen Knochenbereich und dem Gelenkknorpel zur Folge hat. Dadurch können die Zellen die Matrixsynthese schlechter durchführen. Die negativen Konsequenzen wurden bereits beschrieben.

Die Ergebnisse von Oettmeier sind von vielen anderen Untersuchungen bestätigt worden. Ihre Hypothese lautet, daß Arthrose einerseits von der Knorpeloberfläche und andererseits gleichzeitig von der Knochenseite her beginnen kann. Nach Oettmeier laufen also zwei Prozesse parallel zueinander ab: die von der Oberfläche ausgehende Arthrose bei Traumen, Unter- oder Überbelastung und die vom Knochen ausgehende Arthrose durch Verschiebung der Tidemark.

Steigerung des pH-Werts durch vermehrte Gefäßeinsprossung

Eine weitere Veränderung bei Arthrosen besteht darin, daß die Menge an Gefäßen und Nerven im subchondralen Knochenbereich zunimmt. Diese Nerven und Gefäße dringen zudem in die kalzifizierte Gelenkknorpelzone ein. Wenn Gefäße in den Knorpelbereich vordringen, kommt es dort automatisch zu einer Steigerung des pH-Wertes und es entsteht ein Milieu, das für Chondroblasten und Chondrozyten ungeeignet ist. Einen ähnlichen Ablauf kann man beim Verknöcherungsprozeß unseres Skeletts feststellen. Dringen Gefäße in das Knorpelgewebe des Skeletts ein, so beginnt dessen Verknöcherung, weil sich die Sauerstoffmenge plötzlich erhöht und der pH-Wert ansteigt. Dadurch entsteht ein Lebensmilieu, das für Osteoblasten und Osteozyten deutlich geeigneter ist, als für Chondroblasten und Chondrozyten. Die Osteoblasten produzieren nun eine Matrix, die reich an Mineralien ist, was die Verknöcherung bewirkt. Dieser Ablauf würde auch die bereits angesprochene Verschiebung der Tidemark und die Vergrößerung der kalzifizierten Knorpelzone erklären. Die Tatsache, daß sich bei Arthrose direkt unter dem Knorpelbereich eine erhöhte Konzentration von Nerven bildet, ist möglicherweise auch die Erklärung für die oft erwähnten Belastungsschmerzen.

Traumen

Außer den oben erwähnten Veränderungen und den daraus resultierenden Schädigungen des Knorpels, die sich zumeist über einen längeren Zeitraum entwickeln, gibt es natürlich auch traumatische Verletzungen des Knorpels. Diese Knorpelschädigungen können bei Verletzungen im Sport, aber auch im Alltag entstehen. Dabei kommt es manchmal zu Absprengungen größerer Knorpelfragmente, die dann als *freie Gelenkkörper* innerhalb der Gelenkkapsel für Probleme sorgen können. Als Folge dieser Knorpelschäden kann es zu einer verfrühten Arthrose des betroffenen Gelenks kommen.

Neuerdings versucht man diese freien Fragmente mittels arthroskopisch durchgeführter Operationen wieder zu fixieren.

Zusammenfassung:
Degeneration und Arthrose des Gelenkknorpels

Eine Degeneration des Knorpels entsteht während des Alterungsprozesses und bei Immobilisation. Sie wird in Verbindung gebracht mit

- gesenkter Matrixsynthese,
- Verkürzung der Hyaluronsäure- und Chondroitinsulfatketten,
- Abnahme der Chondroitinsulfatmenge und der
- Zunahme von Keratansulfat.

Ein Mangel an physiologischen Belastungsreizen sowie chronische Unter- oder Überbelastung des Knorpels führen zu einem Mangel an Nährstoffen, zu einer gesenkten Matrixsynthese und damit zu einem Matrixverlust. Ein Matrixverlust bewirkt, daß der Knorpel weniger Wasser binden kann. Dadurch entsteht ein gesenkter Widerstand des Gelenkknorpels gegen mechanische Verformungen, so daß das kollagene Netzwerk vermehrt belastet wird. Die kollagenen Fibrillen werden geschädigt. Sind die kollagenen Fibrillen der Übergangszone geschädigt, führt dies zu einer Schwellung der Oberfläche des Gelenkknorpels. Wird diese im Anschluß ebenfalls zerstört, entstehen Risse und Löcher im Knorpel. Die Belastung auf den subchondralen Knochen steigt.
Arthrose ist ein Prozeß, bei dem die Schutzschicht des Knochens durch den Funktionsverlust des Knorpelgewebes geschädigt und zerstört wird. Mögliche Ursachen der Arthrose sind

- eine Schädigung des Knorpels aus Altersgründen, durch Immobilisation sowie chronische Unter- oder Überbelastung (von der Knorpeloberfläche ausgehende Arthrose),
- eine Verschiebung der Tidemark, wobei die mineralisierte Knorpelzone dicker und der weiche Knorpelbereich dünner wird (vom Knochen ausgehende Arthrose),
- Verknöcherung der weichen Knorpelzone durch vermehrtes Einsprießen von Gefäßen und infolge dessen erhöhtem pH-Wert, welcher die Aktivität der knochenproduzierenden Zellen steigert. Dadurch verschiebt sich wahrscheinlich die Tidemark.
- Traumen.

Das erste Zeichen einer Arthrose ist eine Verschmälerung des Gelenkspalts, sichtbar auf dem Röntgenbild. Erst später kommt es zu sichtbaren Veränderungen der Knorpeloberfläche, die nur arthroskopisch feststellbar sind.

2.2.7 Regeneration

In der Physiotherapie beschäftigt man sich mit der Frage, ob eine Regeneration des Gelenkknorpels möglich ist. So deutet beispielsweise eine Untersuchung von Salter an, daß sich der Gelenkknorpel tatsächlich regenerieren kann (Salter 1980, 1984 und 1989). Salter benutzt die kontinuierliche passive Bewegung eines Gelenks als Regenerationsreiz.

In Tierversuchen konnte er nach einer Schädigung der Gelenkknorpelfläche eine Heilung bzw. eine Regeneration des Knorpels durch kontinuierliche passive Bewegung feststellen. Salter gibt an, daß der geschädigte Gelenkknorpel durch Neubildung von hyalinem Gelenkknorpel heilt.

Andere Autoren erwähnen eine Heilung zu mehr faserigem Gelenkknorpel. Die Frage, ob eine Heilung hin zu hyalinem oder faserigem Gelenkknorpel erfolgt, ist anscheinend von der Größe der Verletzung abhängig. Nach Angaben in der Literatur können kleine Schädigungen hyalin ausheilen, bei größeren Schädigungen kommt es dagegen zu einer Produktion von einem mehr faserigen Ersatzgewebe (Woo 1991).

Ein weiterer wichtiger Punkt für die Heilung scheint zu sein, ob es gleichzeitig zu Verletzungen im subchondralen Knochenbereich kommt. In der Literatur wird häufig angedeutet, daß die Heilungschancen in diesem Fall größer sind. Als Erklärung hierfür wird oftmals das Einsprossen neuer Gefäße aus dem subchondralen Knochenbereich in das verletzte Knorpelgebiet genannt. Hierdurch können sich neue Zellen in das Knorpelgebiet bewegen und so eine bessere Heilung des geschädigten Gewebes ermöglichen (Woo 1991). Diese Betrachtungsweise wird fraglich, wenn man sich dabei den Entstehungsmechanismus der Arthrose vor Augen hält. Gerade das Einsprossen von Gefäßen in den Knorpelbereich wird von anderer Seite als Ursache für die Arthrose gesehen (Oettmeier 1989). Dagegen sollte die Heilungschance ohne Schädigung des subchondralen Knochens deutlich geringer sein.

Nach einer Verletzung des Knorpels kann man eine deutlich gesteigerte Aktivität der Zellen feststellen. Die Zellen synthetisieren in deutlich größerer Menge extrazelluläre Bestandteile, die zur Regeneration des Knorpels beitragen können.

In der Physiotherapie kann man das regelmäßige Be- und Entlasten des Gelenkknorpels, wie es im Prinzip bei allen physiologischen Bewegungen stattfindet, zur Regeneration nutzen. So kann man in der Therapie den Patienten mit einer geringen Belastung des betroffenen Gelenks üben lassen. Dies kann man z.B. durch Fahrradfahren, Aquajogging, Gehen unter Entlastung (Unterarmgehstützen, Zuggerät, Gehbarren usw.) erreichen. Auch durch Übungen im Sitzen mit Fuß-Boden-Kontakt unter geringem Druck auf die Gelenke oder mittels hubfreier Mobilisationen kann man den Knorpel positiv stimulieren. Dieser physiologische Reiz läßt sich auch manuell durch intermittierende Kompressionen, Gleitbewegungen mit und ohne Kompression sowie durch passive anguläre Bewegungen mit und ohne Kompression geben. Weitere Informationen dazu erhalten Sie in Band III dieser Reihe zur Therapie des Bewegungsapparats.

Zusammenfassung: Regeneration des Gelenkknorpels

Regeneration des Knorpels ist möglich, wenn die Gelenke und damit der Knorpel genügend physiologische Be- und Entlastungsreize bekommen. Inwieweit eine gleichzeitiger Schädigung des subchondralen Knochens einen positive oder negativen Einfluß hat, ist noch fraglich.

In der Physiotherapie werden die Gelenkflächen mit Hilfe dosierter Druckbelastung während aktiver und passiver Bewegungen behandelt. In der Manuellen Therapie kann man die Gelenke mit intermittierender Kompression und Gleittechniken (ohne und mit Kompression) behandeln.

2.2.8 Gelenkschmierung

Die Gelenkschmierung ist notwendig, um die Reibungskräfte bei Bewegungen wie Gehen, Laufen usw. auf ein Minimum zu reduzieren. Die Belastungsintensität auf den Gelenkknorpel unterliegt bei allen Bewegungen großen Schwankungen, die abhängig sind vom Körpergewicht der bewegenden Person, der Geschwindigkeit der Bewegung und dem Ausmaß an Muskelaktivität über dem Gelenk. Sie kann variieren von einer minimalen Belastung bis hin zu einer Belastung, die das Körpergewicht um ein Mehrfaches pro cm^2 übersteigt.

Die Gelenkschmierung hält die Reibung und damit die Belastung auf die Knorpelflächen so gering wie möglich. Es gibt zwei Formen von Gelenkschmierung:

- Grenzschmierung
- Schmierung mittels Flüssigkeitsfilm

Die *Grenzschmierung* wird durch eine dünne Schicht von Glyko- bzw. Schmierungsproteinen, z.B. Lubricin, gewährleistet. Die Proteine heften sich an die Oberfläche des Gelenkknorpels und verhindern damit einen direkten Kontakt zwischen den Knorpelflächen. Der Abstand zwischen den Gelenkknorpelflächen liegt infolgedessen zwischen 1 und 100 nm (Abb. 2.**44**).

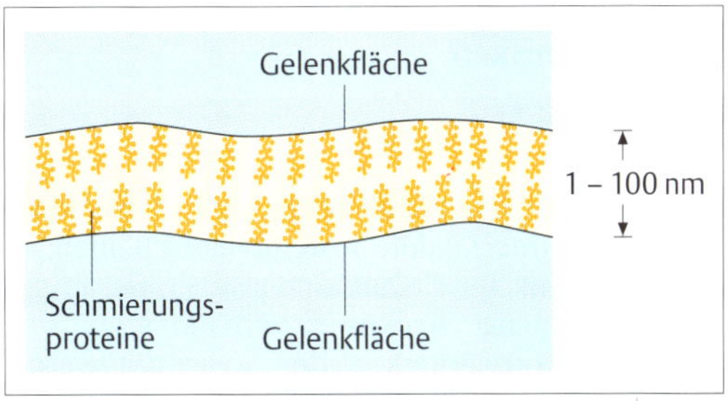

Abb. 2.**44** Grenzschmierung.

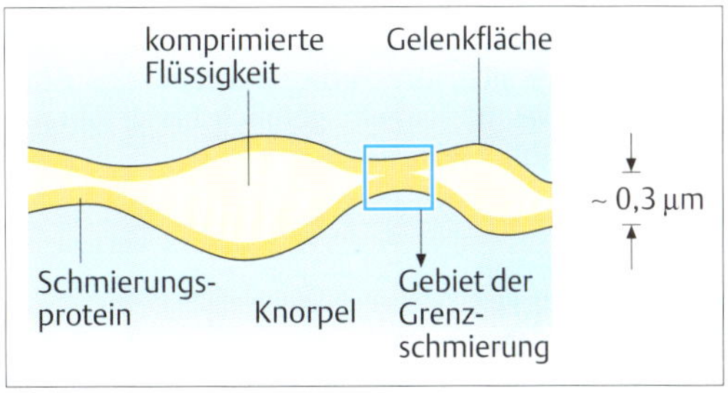

Abb. 2.**45** Schmierung mittels Flüssigkeitsfilm.

Bei der *Schmierung mittels Flüssigkeitsfilm* unterscheidet man zwischen squeeze film lubrication oder komprimierter Filmschmierung und hydrodynamischer Schmierung, die vor allem bei Rollbewegungen entsteht. Durch diese Form der Schmierung wird ebenfalls ein direkter Kontakt zwischen den sich bewegenden Gelenkknorpelflächen vermieden. Zwischen den beiden, nicht völlig kongruenten Knorpelflächen werden während der Belastung kleine Wassermengen eingeklemmt und festgehalten. Diese winzigen Wasserbereiche können jetzt wie eine Art Kugellager funktionieren (Abb. 2.**45**).

Zusammenfassung: Gelenkschmierung

Die Gelenkschmierung reduziert die Reibungskräfte zwischen zwei sich miteinander oder gegeneinander bewegenden Gelenkflächen auf ein Minimum. Durch sie können die Gelenke ohne Verschleiß ein Leben lang funktionieren. Es gibt zwei verschiedene Formen der Gelenkschmierung:

- Grenzschmierung durch Glykoproteine, die sich an die Knorpelflächen festheften,
- Schmierung mittels Flüssigkeitsfilm, der durch das Einklemmen von kleinen Wassermengen zwischen den beiden nicht kongruenten Gelenkflächen entsteht.

2.3 Menisken

2.3.1 Äußere Erscheinung

Das einzige Gelenk in unserem Körper, in dem Menisken als *intraartikuläre Strukturen* erscheinen, ist das Kniegelenk. Pro Gelenk sind zwei große, ausgeprägte, knorpelige Strukturen vorhanden, die sich nur in ihrer Form unterscheiden. So hat der *laterale Meniskus* eine runde Form, während der *mediale Meniskus* eine mehr sichelähnliche Form aufweist. Beide sind weiße, glänzende, elastische und außerordentlich zug- und druckbelastbare Strukturen. Wie die meisten kollagenen Strukturen unseres Körpers kann sich ihre Farbe während des Alterungsprozesses nach mehr gelblich bis gelbbraun verändern (Abb. 2.**46**).

2.3.2 Funktion

Die Aufgabe der Menisken besteht darin, die beträchtliche Gelenkinkongruenz zwischen Tibia und Femur auszugleichen. Dadurch wird die Stabilität des Gelenks vergrößert und gleichzeitig die Belastung auf die Knorpelflächen dieser Knochen verringert. Ohne die Menisken wäre die Belastung auf Tibia und Femur sehr hoch, was starke Verschleißerscheinungen und Schädigungen zur Folge haben könnte. Neben der wichtigen Aufgabe, für Stabilität zu sorgen, sind die Menisken – wie alle anderen knorpeligen Strukturen auch – dafür zuständig, den Körper zu tragen und Stöße zu absorbieren. Zusätzlich sind sie für die Schmierung des Gelenks mit verantwortlich.

Zusammenfassung: Äußere Erscheinung und Funktion der Menisken

Der laterale Meniskus hat eine runde Form, der mediale ist dagegen mehr sichelförmig. Beide sind in der Lage, Druck- und Zugbelastungen zu absorbieren. Die Funktion der Menisken ist:

- Absorption von Druckbelastungen
- Vergrößerung der Kongruenz der Gelenkflächen
- Vergrößerung der Stabilität
- Unterstützung der Gelenkschmierung

2.3.3 Aufbau

Die Menisken unterscheiden sich in ihrem Aufbau nur geringfügig voneinander. Der laterale Meniskus ist eine mehr runde Struktur, die im äußeren Bereich am dicksten ist und Richtung Zentrum immer dünner wird. Der mediale Meniskus ist mehr halbmond- oder sichelförmig und hat seine größte Dikke im äußeren, posterioren Bereich. Der äußere Bereich beider Menisken ist also am dicksten. In diesem Teil befinden sich die meisten Zellen. Er ist hier außerdem am stärksten innerviert und durchblutet. Die Orientierung der Fasern ist innerhalb der verschiedenen Bereiche eines Meniskus sehr unterschiedlich: Man findet zirkuläre und horizontale Fasern, aber auch Fasern, die von außen nach innen verlaufen (Abb. 2.**47**).

Die äußeren Bereiche der Menisken sind mit der Kapsel verwachsen, wobei die Verbindungen auf der medialen Seite deutlich stabiler sind als auf der lateralen. Demzufolge besitzt der laterale Meniskus mehr Mobilität als der mediale (Abb. 2.**48**) (Abb. 2.**49**).

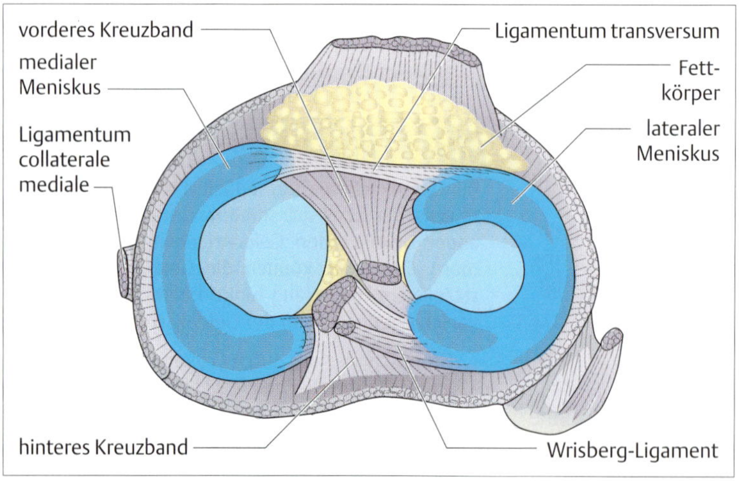

Abb. 2.**46** Kniegelenk mit Menisken. Das Wrisberg-Ligament ist das Lig. menisco-femorale.

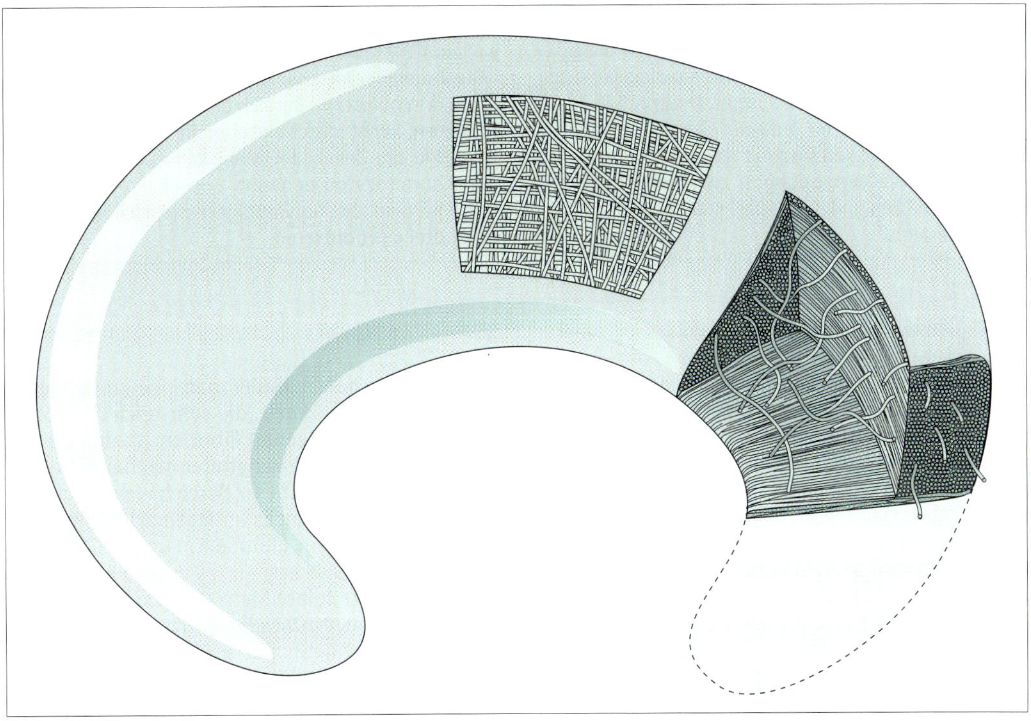

Abb. 2.**47** Aufbau und Faserverlauf des Meniskus, verdeutlicht durch Fensterausschnitt und Schnitt in drei Ebenen (mod. nach Finerman und Noyes).

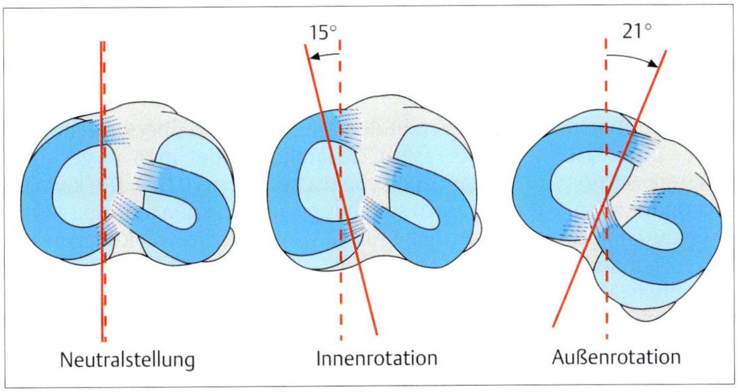

Abb. 2.**48** Bei Rotationsbewegungen im Kniegelenk verlagert sich der Meniskus (mod. nach Finerman und Noyes).

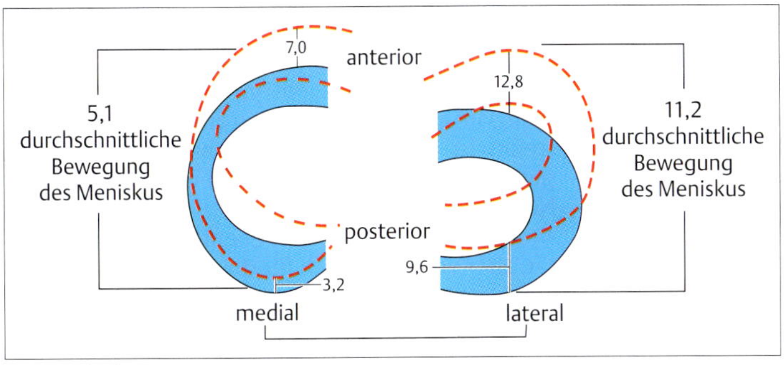

Abb. 2.**49** Durchschnittliche Bewegungen der Menisken gegenüber dem Tibiaplateau bei Rotationen des Kniegelenks in mm (mod. nach Finerman und Noyes).

Zusammenfassung: Aufbau der Menisken

Der laterale Meniskus ist am Rand am dicksten und wird zur Mitte hin immer dünner. Der mediale Meniskus ist im hinteren äußeren Bereich am dicksten. Beide Menisken sind mit der Kapsel verwachsen, wobei die Verbindungen zwischen dem medialen Meniskus und der Kapsel stabiler sind als die zum lateralen.

Zusammenfassung: Zellen der Menisken

Die Zellen der Menisken sind Fibroblasten im äußeren, durchbluteten Bereich und Chondroblasten im inneren, nicht durchbluteten Bereich. Manchmal werden die Zellen der Menisken auch einfach Fibrochondrozyten genannt. Alle Zellen der Menisken können die notwendigen extrazellulären Bestandteile produzieren.

2.3.4 Komponenten

Die Komponenten oder Bestandteile der Menisken sind wie bei allen bindegewebigen Strukturen auch Zellen und Matrix. Die Matrix in den Menisken ist aus kollagenen Fasern, der Grundsubstanz, bestehend aus Proteoglykanen und Glykosaminglykanen, und dem daran gebundenen Wasser sowie aus nicht-kollagenen Proteinen aufgebaut.

Die Menisken bestehen zu ca. 74% aus Wasser. Das Trockengewicht der Matrix besteht zu ca. 75% aus kollagenen Fasern und zu 0,6% aus elastischen Fasern. Die nicht-kollagenen Proteine machen ca. 8 bis13% aus. Den restlichen Anteil, der bei 11,5 bis 16,5% liegt, nehmen die Proteoglykane und die Glykosaminoglykane ein.

Zellen

Über die Bezeichnung der Zellen der Menisken treten in der Literatur Unstimmigkeiten auf. Einige Autoren beschreiben sie als Fibroblasten im äußeren Bereich und Chondroblasten bzw. Chondrozyten im inneren Bereich. Andere sprechen über fibroblast- bzw. chondroblastähnliche Zellen. Weitere Autoren nennen sie schließlich einfach Fibrochondrozyten.

Da der äußere Bereich der Menisken durchblutet wird, ist zu erwarten, daß die dort vorhandenen Zellen sich als Fibroblasten oder als fibroblastähnliche Zellen präsentieren. Im inneren Bereich ist keine Durchblutung mehr vorhanden, was darauf schließen läßt, daß hier Chrondroblasten bzw. Chrondrozyten vorzufinden sind. Die Fibroblasten und Chondrozyten sind zum einen in der Lage, alle Matrixkomponenten zu synthetisieren, zum anderen sorgen sie für Regenerations- und Heilungsprozesse, obwohl man bisher noch keine Erklärung dafür gefunden hat, wie Heilung im avaskulären Bereich vonstatten gehen kann.

Matrix

Um eine Zelle herum findet man eine große Menge von *perizellulärer Matrix*, die sehr reich an Proteoglykanen und kollagenen Fibrillen ist und die die Aufgabe hat, die Zelle vor großer mechanischer Belastung zu schützen. Dieser Bereich weist auch eine sehr hohe Menge an nicht-kollagenen Proteinen auf wie Thrombospindin, Fibronektin und Kollagen Typ VI.

Um die perizelluläre Matrix herum kommt dann eine Schicht von *territorialer Matrix*, die nun mehrere Zellen umschließt. Der größte Teil der Matrix wird von der *interterritorialen Matrix* gebildet, die dann auch das eigentliche Volumen der Menisken bestimmt. Die Matrix ist in der Lage, sich sehr stark an Wasser und an die Zellen zu binden, wodurch die Menisken ihre große Stabilität und damit Widerstand gegen Verformungen erreichen.

Kollagene und elastische Fasern

Die Fasern in den Menisken sind überwiegend kollagene Fasern. Zusätzlich findet man in geringen Mengen auch elastische Fasern (0,6%). Die kollagenen Fasern sind hauptsächlich Kollagen Typ I (90%). Der restliche Anteil von 10% wird von Kollagen Typ II (1 bis 2%), Typ III (< 1%), Typ V (1 bis 2%) und Typ VI (1%) gebildet.

Die Fasern verlaufen zirkulär, horizontal und radial. Die Kräfte, die auf die Menisken einwirken, sind Zug- und Kompressionskräfte. Da die Verformung und damit die Zugbelastung auf die Menisken den größten Belastungsfaktor darstellt, ist auch verständlich, daß die kollagenen Fasern vom Kollagen Typ I den größten Anteil ausmachen. Man findet jedoch auch Kollagen Typ V vor, das immer gemeinsam mit Kollagen Typ I in einem Gewebe anzutreffen ist. Diese beiden Kollagentypen können sich gut miteinander verbinden und damit ein stabiles Netzwerk bilden.

Kollagen Typ VI scheint ebenfalls für die Stabilität, aber vor allem auch für die Dicke des Kollagens Typ I verantwortlich zu sein. Das Kollagen Typ I bildet eine große Anzahl von Crosslinks und weist

Ähnlichkeiten mit dem Kollagen der Bandscheibe auf.

Grundsubstanz

Die Grundsubstanz stimmt mit der des Knorpels in vielen Punkten überein. Sie wird von einer zentralen Kette Hyaluronsäure (6%) gebildet, an die durch ein Verbindungsprotein Proteoglykane gebunden sind. Diese Proteoglykane setzen sich zusammen aus einer Eiweißkette, an die Glykoaminoglykane sowie Chondroitin-6-Sulfat (60%), Chondroitin-4-Sulfat (25%) und Dermatansulfat (5%) gebunden sind. Einen ähnlichen Aufbau besitzt insbesondere die Grundsubstanz von jungem Knorpel. Zusätzlich aber binden sich die Glykosaminoglykane an Na^{+}- und Ca^{2+}-Ionen, wodurch ein starker osmotischer Schwellungsdruck entsteht, der als *Donnan osmotischer Druck* bezeichnet wird.

Nicht-kollagene Proteine

Die nicht-kollagenen Proteine in den Menisken sind Thrombospindin, Fibronektin und das 116 kD Protein. Sie stellen Verbindungen zwischen den einzelnen Bindegewebsanteilen der Menisken her. Sie binden die Zellen aneinander oder an kollagene Fasern bzw. an die Grundsubstanz. Auch Kollagen Typ VI hat offensichtlich die gleichen Möglichkeiten wie die nicht-kollagenen Proteine. Ein weiteres wichtiges nicht-kollagenes Protein ist das Link- oder Verbindungsprotein, das die Eiweißketten mit ihren Glykosaminoglykanen an die zentrale Hyaluronsäurekette bindet.

Zusammenfassung: Matrix der Menisken

Man unterscheidet in den Menisken zwischen perizellulärer, territorialer und interterritorialer Matrix. Die perizelluläre Matrix umschließt eine Zelle, die territoriale Matrix umschließt mehrere Zellen. Die interterritoriale Matrix macht den größten Teil der Matrix aus und bildet das eigentliche Volumen der Menisken. Durch die Matrix und deren Verbindung mit Wasser und Zellen bekommen die Menisken ihre große Stabilität.
Die kollagenen Fasern der Menisken sind überwiegend vom Typ I (90%). Die restlichen 10% sind Kollagene der Typen II, III, V und VI. Zudem findet man in den Menisken eine geringe Menge an elastischen Fasern (0,6%). Der Faserverlauf variiert von zirkulär zu horizontal und radial.
Die Grundsubstanz der Menisken ist aufgebaut aus Proteoglykanaggregaten, die aus einer zentralen Hyaluronsäurekette und daran gebundenen Proteoglykanen bestehen. Die Glykosaminoglykane sind Chondroitin-4- und -6-Sulfat sowie Dermatansulfat. Die nicht-kollagenen Proteine sind die Vernetzungsproteine Thrombospindin und Fibronektin sowie das Verbindungsprotein der Proteoglykanaggregate.

2.3.5 Durchblutung und Innervation

Durchblutung

Der Meniskus ist nur in den äußeren Bereichen durchblutet. Die Penetrationstiefe der Gefäße im medialen Meniskus liegt dabei zwischen 10 und 30%, im lateralen Meniskus zwischen 10 und 25%. Die Gefäße stammen von der Art. articularis genu medialis und lateralis (Abb. 2.**50**).

Innervation

Der Meniskus wird im äußeren Bereich innerviert. Dort wird er zu 2/3 von Nerven versorgt. Es handelt sich dabei um Nervenfasern des Typs I und des Typs II. Die Aufgaben dieser Nerven sind bisher noch nicht vollständig geklärt. Man kann jedoch davon ausgehen, daß sie Schmerzen innerhalb des Kniegelenks anzeigen. Ob diese Nerven auch propriozeptive Aufgaben wahrnehmen, ist noch unklar.

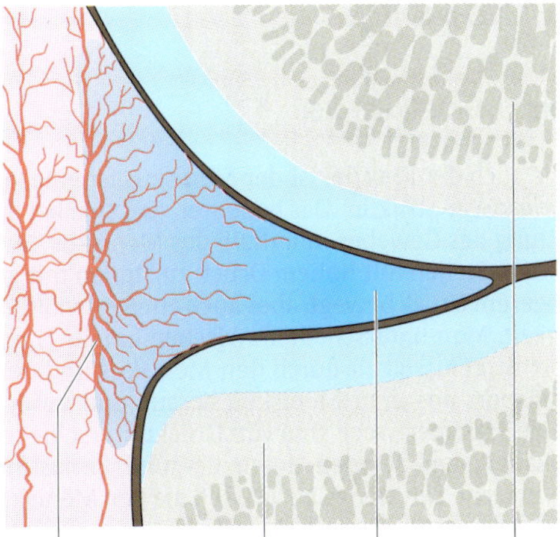

Abb. 2.**50** Durchblutung des Meniskus: Kapillare sprossen von lateral aus der Kapsel in den Meniskus ein.

**Zusammenfassung:
Durchblutung und Innervation der Menisken**

Die Menisken werden nur in den äußeren, dickeren Bereichen durchblutet, wobei die Gefäße ungefähr im äußeren Drittel penetrieren. Die Innervation findet in den äußeren zwei Dritteln statt. Ob die Nerven außer einer sensorischen auch noch eine propriozeptive Funktion haben, ist noch ungeklärt.

2.3.6 Physiologie: Transportmechanismen

Da der Meniskus nur in den Randbereichen durchblutet wird, erhält er seine Nährstoffe auch nur dort ohne Verzögerung. Seine Abfallprodukte kann er ebenfalls nur in den Randbereichen auf direktem Weg abgeben. Die avaskulären Bereiche des Meniskus bekommen dagegen ihre Nährstoffe nur über den Prozeß der Diffusion und Osmose.

Um die physiologischen Funktionen des Meniskus zu gewährleisten, laufen sowohl Prozesse ab, die von einer physiologischen Be- und Entlastung abhängig sind, als auch solche, die unabhängig davon stattfinden. Die *viskoelastische Eigenschaft* einer Struktur, also die Eigenschaft, sich unter Einfluß externer Kräfte zu verformen und nach der Belastung die Ursprungsform wieder anzunehmen, ist also druckabhängig. Aufgrund der viskoelastischen Eigenschaft entstehen die Phänomene *stress-relaxation* und *creep*. Außerdem wird durch die Verformung des Gewebes eine *piezoelektrische Aktivität* ausgelöst. Druckunabhängig ist dagegen die *intrinsische Viskoelastizität*.

Viskoelastizität

Wie auch der Knorpel ist der Meniskus eine *viskoelastische Struktur*. Das bedeutet, daß sich bei Belastung des Gewebes innerhalb des Meniskus Wasser von Stellen mit hohem Druck zu Stellen mit geringerem Druck bewegt, aber auch zur Synovialflüssigkeit. Man unterscheidet zwischen einem Transport von Flüssigkeit durch den Meniskus und dem Transport aus dem Meniskus heraus und zurück. Beide Transportwege sind von Druckunterschieden abhängig und werden durch Be- und Entlastung verursacht. Die Menge an Wasser, die den Meniskus verlassen kann, ist jedoch begrenzt. Sie wird bestimmt durch das Gleichgewicht (Equilibrium) zwischen der Kompressions-, Verformungs- und Bindungskraft des Wassers an die Matrix (Abb. 2.**51**) (Abb. 2.**52**).

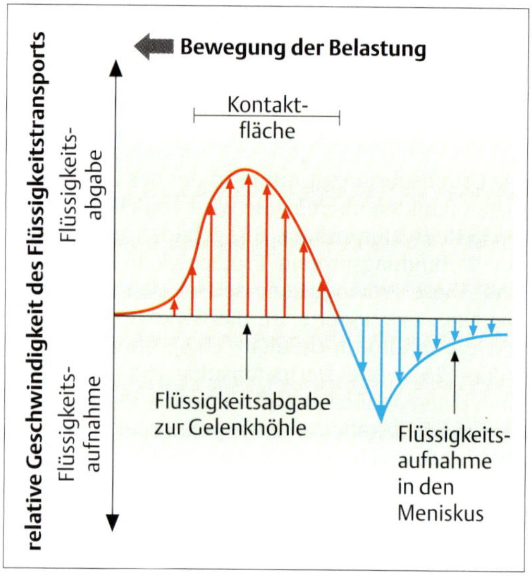

Abb. 2.**51** Austausch von Synovialflüssigkeit zum Meniskus und zurück (mod. nach Woo und Buckwalter).

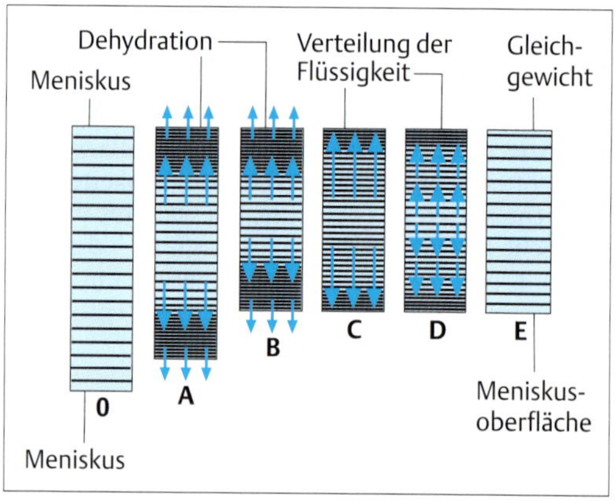

Abb. 2.**52** Wassertransport von und zum Meniskus (mod. nach Woo und Buckwalter).

Stress-relaxation und Creep

Die mechanischen Belastungen, die auf den Meniskus als viskoelastische Struktur einwirken, verursachen folgende Phänomene:

- Biphasic stress-relaxation behavior (biphasisches Streßentlastungsverhalten), auch kurz *Stress-relaxation* (Streß und Entlastung) genannt
- Biphasic creep behavior (biphasisches Kriechverhalten), auch kurz *Creep* (Kriechen) genannt

Stress-relaxation (Streß-Entlastung) bedeutet, daß sich bei Belastung Wasser vom Meniskus zur Synovialflüssigkeit, aber auch durch den Meniskus bewegt, und zwar so lange, bis sich überall der gleiche Druck aufgebaut hat und ein Gleichgewicht erreicht ist. Durch die mechanische Belastung wird Wasser aus dem Gewebe heraustransportiert und das Gewebe verformt sich. Nach der Belastung nimmt das Gewebe seine Ursprungsform wieder an. Die Flüssigkeit, die bei Belastung aus dem Meniskus gepreßt wird, ist für die Schmierung des Gelenks mit verantwortlich.

Creep (Kriechen) entsteht durch die Verformung des Gewebes und die anschließende Verformung des kollagenen Netzwerks bzw. der kollagenen Fasern. Diese Verformung ist direkt abhängig von der Wassermenge, die den Meniskus verlassen kann. Ein Austreten von Wasser ist nur soweit möglich, bis ein Gleichgewicht zwischen folgenden Kräften erreicht ist: der Verformungs- bzw. Kompressionskraft, der Bindungskraft des Wassers an Matrix und der Abstoßkraft der Sulfatgruppen, wenn sie aufeinander gepreßt werden. Eine solche Gleichgewichtssituation kommt äußerst selten vor, da sie beim Menschen normalerweise erst nach ca. 16 Stunden Belastung erreicht wird (Abb. 2.**53**).

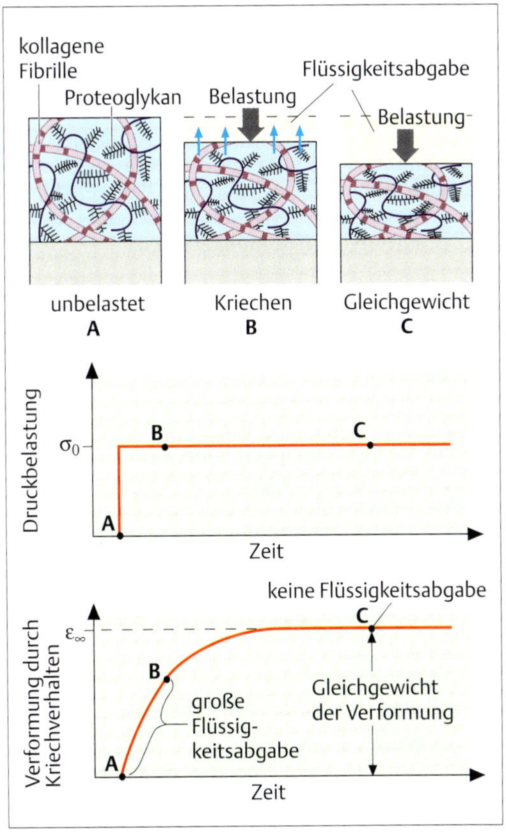

Abb. 2.**53** Wassertransport von und zum Meniskus (mod. nach Woo und Buckwalter).

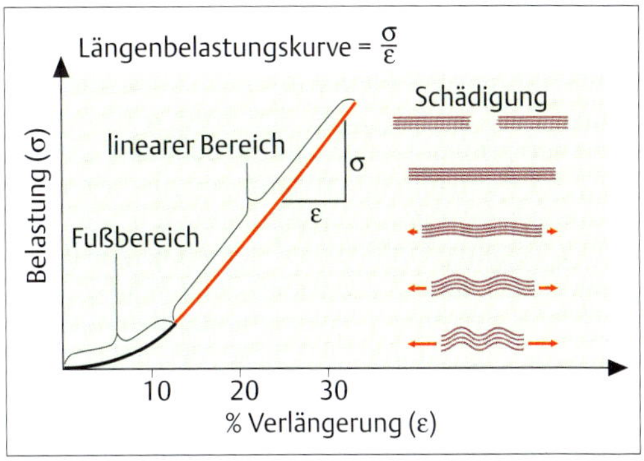

Abb. 2.**54** Längenbelastungskurve für das Meniskusgewebe (mod. nach Woo und Buckwalter).

Die Verformbarkeit der kollagenen Fasern, die vor allem bei Scherkräften entsteht, ist begrenzt. Wenn die Grenze der Belastbarkeit überschritten wird, kommt es zur Zerstörung der kollagenen Fasern (Abb. 2.**54**).

Piezoelektrische Aktivität

Durch die unterschiedlichen Belastungen entsteht auch ein ständiger Wechsel der elektrischen Ladung des Gewebes. Durch den Ladungswechsel entsteht die sogenannte *piezoelektrische Aktivität*, die für die Fibrochrondrozyten der Reiz zur Synthese ist. Zusätzlich verursacht die mechanische Verformung der Zellen einen die Synthese aktivierenden Reiz. Negativ auf die Funktion des Meniskus wirkt sich folglich sowohl eine ständige Kompression als auch eine ständige Entlastung aus.

Intrinsische viskoelastische Eigenschaft

Neben der viskoelastischen Eigenschaft besitzt der Meniskus die *intrinsische viskoelastische Eigenschaft* (flow-independent viscoelastic behavior), die durch die Bewegung der Makromoleküle verursacht wird. Sie ist nicht von externen Faktoren wie Belastungsunterschieden auf den Meniskus abhängig.

Für den Austausch von Stoffen benötigt der Meniskus ein gewisses Maß an Permeabilität. Dadurch können Sauerstoff und Nährstoffe den Zellen zugeführt, weiterverarbeitet und später als Abfallprodukte wieder ausgeschieden werden. Die Nährstoffe und den Sauerstoff brauchen die Zellen, um eine Synthese von Grundsubstanz und Fasern durchzuführen. Dieser Austausch wird durch Druckwechsel gefördert.

Verantwortlich für die Qualität und Quantität der den Menisken angebotenen Nährstoffe ist die Durchblutung der Gelenkkapsel. Vor allem die qualitative Zusammensetzung der Synovialflüssigkeit hat einen großen Einfluß auf die adäquate Versorgung mit Nährstoffen und damit auf die Regenerationsmöglichkeiten des avaskulären Teils des Meniskus. Negative Einflüsse auf den Meniskus haben chronische Entzündungen der Gelenkkapsel, Blut im Gelenk, bestimmte Medikamente, aber auch gewisse Nahrungsmittel, da diese bei Belastungswechsel in den Meniskus gelangen können.

Zusammenfassung: Transportmechanismen der Menisken

Die Physiologie eines Meniskus ist mit der von Knorpel vergleichbar. Der Meniskus benötigt für den Erhalt seiner Struktur und Funktion einen regelmäßigen Wechsel zwischen Be- und Entlastung. Durch diesen Belastungswechsel wird zum einen der Transport eines Teils der Nährstoffe und Abfallprodukte gewährleistet, zum anderen wird dadurch eine piezoelektrische Aktivität erzeugt, die den Zellen als Stimulus dient, zur Synthese überzugehen.
Der Flüssigkeitstransport, der im Meniskus und von dort zur Synovialflüssigkeit stattfindet, ist abhängig vom Gleichgewicht zwischen dem Druck, der auf den Meniskus einwirkt, und der Bindungskraft zwischen Wasser und Matrix.

2.3.7 Pathophysiologie: Degeneration und Traumen

Pathophysiologische Veränderungen des Meniskus sind zum einen die Degeneration, die altersbedingt oder durch Immobilisation auftreten kann. Zum anderen können pathophysiologische Veränderungen vor allem nach Traumen beobachtet werden.

Degeneration

Während eines Degenerationsprozesses im Meniskus kommt es zu einem Verlust von Proteoglykanen und Glykosaminoglykanen. Bei beginnenden Arthroseprozessen hat man einen Verlust von 30% des Chondroitinsulfats und 50% des Dermatansulfats festgestellt. Im fortgeschrittenen Verlauf kann dieser Verlust die 70%-Grenze überschreiten. Eine Degeneration des Meniskus stellt man bereits bei geringen arthrotischen Veränderungen im Kniegelenk fest, die, je weiter die Arthrose fortschreitet, entsprechend größer werden. Während eines Degenerationsprozesses nimmt die Menge an nicht-kollagenen Proteinen zu, was einen negativen Einfluß auf die Belastbarkeit des Meniskus hat.

Immobilisation

Immobilisation hat einen pathophysiologischen Einfluß auf den Meniskus. Wird nicht bewegt, treten sehr schnell degenerative Veränderungen ein. Die Immobilisation hat einen Wasser- und Grundsubstanzverlust sowie einen Verlust von Kollagen zur Folge und führt dadurch zu einer stark verminderten Belastbarkeit. Den größten Einfluß auf eine gesenkte Belastbarkeit hat dabei sicherlich der Verlust an Grundsubstanz, durch den automatisch der Wassergehalt des Meniskus sinkt. Genau wie beim Knorpel steht das kollagene Netzwerk nicht mehr unter Spannung, wodurch die Verformbarkeit des Meniskus und dementsprechend die Belastung auf die kollagenen Fasern zunimmt.

Als weiterer negativer Faktor entstehen während einer Immobilisation Fettverklebungen zwischen den Menisken und den Gelenk- bzw. Knorpelflächen, wodurch die Mobilität der Menisken gegenüber den Gelenkflächen drastisch eingeschränkt wird. Diese Hypomobilität hat zur Folge, daß die Menisken bei Bewegungen des Kniegelenks eingeklemmt werden können und infolgedessen einem erhöhten Druck ausgesetzt sind. Ist dies mit einer bereits verringerten Belastbarkeit kombiniert, erklärt sich die große Gefahr, die sich für die Menisken nach Ruhigstellung während des Rehabilitationsprozesses ergibt, wie auch die hierbei immer wieder auftretenden Komplikationen.

Traumen

Menisken sind dafür bekannt, daß sie sehr häufig verletzt werden. Grundsätzlich können alle Bewegungen im Kniegelenk mit genügender Amplitude und/oder Geschwindigkeit eine Verletzung eines oder beider Menisken hervorrufen. Es dominieren jedoch Traumen, die durch eine Flexions-, Valgisierungs- und Außenrotationsbewegung zustande kommen. Die durch ein Trauma verursachten Risse können in verschiedenen Bereichen des Meniskus entstehen. Man unterscheidet zwischen

- radialen Rissen,
- Längsrissen und
- vertikalen oder horizontalen Rissen.

Radiale Risse verlaufen von außen nach innen und haben eine relativ gute Prognose, da hier die Verletzung im vaskulären Bereich liegt. *Längsrisse* hingegen können durch den vaskulären, den avaskulären und/oder durch beide Bereiche laufen. Risse im vaskulären Bereich weisen im Hinblick auf eine Heilung eine deutlich bessere Prognose auf als die anderen. Jedoch können auch Risse im avaskulären Bereich heilen. Wie dies geschieht, ist jedoch bis jetzt noch ungeklärt.

Neben den radialen und längsverlaufenden Rissen kommen auch *vertikale* und *horizontale Risse* vor. Vor allem letztere treten als Folge von degenerativen Veränderungen der Menisken auf, meistens in Kombination mit degenerativen Veränderungen im Gelenkknorpel. Auch bei diesen Rissen ist die Heilungschance davon abhängig, ob der Riß durch den vaskularisierten Bereich des Meniskus verläuft oder nicht.

Zusammenfassung: Degeneration und Traumen der Menisken

Während einer Immobilisation degenerieren die Menisken und die Belastbarkeit der Menisken sinkt. Gleichzeitig verringert sich die Mobilität der Menisken gegenüber der Knorpelfläche. Durch diese Hypomobilität kann die Belastung auf die Menisken während Bewegungen extrem zunehmen, wodurch ein erhöhtes Risiko für Verletzungen entsteht.
Pathologische Veränderungen im Meniskus sieht man vor allem auch nach Traumen. Dabei ist der mediale Meniskus häufiger betroffen als der laterale. Risse im vaskularisierten Bereich zeigen eine deutlich bessere Prognose als die im nicht-vaskularisierten Bereich. Auch Risse, die nur partiell im durchbluteten Teil verlaufen, haben noch immer gute Heilungschancen.

2.3.8 Regeneration und Wundheilung

Bei Verletzungen im vaskularisierten Bereich des Meniskus laufen die gleichen Wundheilungsprozesse ab wie üblicherweise in unserem Körper. Bei der Verletzung kommt es zu einer Blutung mit einer daran anschließenden Gerinnung und Hämatombildung. Die aus dem Gefäßsystem freigesetzten Zellen wie Leukozyten, Monozyten und Makrophagen setzen Schmerz- und Entzündungsmediatoren frei und leiten damit die erste Phase der Wundheilung ein. Diese Entzündungsphase dauert ca. 4 bis 5 Tage.

In der nachfolgenden Proliferationsphase beginnen die Zellen mit einer erhöhten Synthese, vor allem von Kollagen Typ III, mit dem die Wunde geschlossen und aufgefüllt wird. Dieser Vorgang ist nach ca. 10 Wochen beendet. Danach folgt die Umbauphase, in der das ursprünglich angelegte Kollagen Typ III in das eigentliche Kollagen des Meniskus umgebaut wird: vor allem in Kollagen Typ I. Oft dauert es mehrere Monate, bis das gesamte Verletzungsgebiet des Meniskus wieder funktionell umgebaut ist. Während der Wundheilung ist auch ein erneutes Einsprossen von Gefäßen in das Verletzungsgebiet und damit eine Revaskularisierung zu sehen (Abb. 2.**55**).

Untersuchungen von Webber haben aufgezeigt, daß auch Verletzungen im avaskulären Bereich heilen können (Webber 1985). Wie dieser Heilungsvorgang zustande kommt, ist jedoch noch nicht genau geklärt. Man geht jedoch davon aus, daß die Reparaturprozesse hier vor allem durch die Gelenkkapsel initiiert werden und dann weiter über die Synovialflüssigkeit verlaufen. Die Zellen, die im Me-

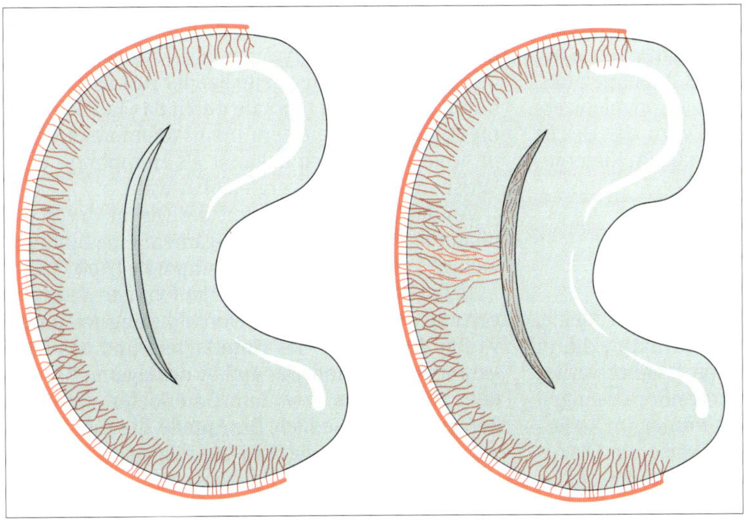

Abb. 2.**55** Längsriß eines Meniskus: Während der Wundheilung sprossen in das avaskuläre Gewebe des Verletzungsgebiets Gefäße ein.

niskus in der direkten Umgebung des Verletzungsgebiets liegen, entwickeln eine erhöhte Aktivität und beginnen, vermehrt Kollagen und andere Matrixkomponenten zu synthetisieren. Die für die Heilung notwendigen Nährstoffe und Sauerstoff erreichen die Zellen über die Synovialflüssigkeit.

Für die Wundheilung ist es wichtig, das heilende Gewebe regelmäßig physiologischen Belastungen auszusetzen. Patienten sollten das Kniegelenk in reduzierter Form bewegen und belasten. Ohne physiologische Reize dieser Art kann kein funktionsfähiges und belastungsstabiles Gewebe aufgebaut werden. Unterbleiben die physiologischen Belastungsreize, entsteht ein minderwertiges Ersatzbzw. Narbengewebe.

Zusammenfassung:
Regeneration und Wundheilung der Menisken

Die Wundheilung des Meniskus findet vor allem im vaskulären Gebiet des Meniskus statt und durchläuft alle Phasen der Wundheilung. Sie wird mit der Entzündungsphase eingeleitet. Während der darauf folgenden Proliferationsphase wird die Wunde mit Hilfe eines Netzwerks aus dünnen Kollagenfasern vom Typ III geschlossen. In der anschließenden Umbauphase wird dieses Gewebe durch das belastungsstabile Kollagen des Typs I ersetzt.
Obwohl im avaskulären Bereich des Meniskus keine Wundheilung stattfinden kann, kann man auch hier eine Regeneration des verletzten Gewebes feststellen.

2.4 Intraartikuläre Disken

Ein Diskus oder *Discus articularis* ist eine intraartikuläre Struktur, zu der sich in der Literatur leider nur relativ wenig Angaben existieren. Der einzige Diskus, der etwas ausführlicher beschrieben wird, ist der Discus interarticularis des Kiefergelenks. Vereinzelt wird auch der Diskus im Handgelenk erwähnt. Im nachfolgenden Kapitel wird der Discus interarticularis am Beispiel des Diskus im Kiefergelenk besprochen.

2.4.1 Äußere Erscheinung

Der Discus interarticularis ist eine zumeist kleine, weiß glänzende, knorpelähnliche Struktur, die in ihrer Form von rund zu elipsoid bis länglich variieren kann. Man findet diese Struktur nur in wenigen Gelenken, jedoch auch dort nicht immer. Im Kiefer- und im Handgelenk ist normalerweise ein Diskus vorhanden, im Akromioklavikular- und Sternoklavikulargelenk häufig, jedoch ebenfalls nicht immer.

2.4.2 Funktion

Der Discus interarticularis vergrößert die Kontaktflächen zwischen zwei artikulierenden Knochen, damit die Belastung pro Quadratzentimeter so gering wie möglich gehalten wird. Er gleicht vorhandene Gelenkinkongruenzen aus und vergrößert dadurch die Gelenkstabilität. Eine weitere Aufgabe besteht darin, Stöße zu dämpfen. Außerdem hat der Diskus allem Anschein nach auch eine propriozeptive Funktion. Es wird des weiteren vermutet, daß der Diskus im Kiefergelenk zusätzlich das Wachstum der Kondylen reguliert.

Zusammenfassung: Äußere Erscheinung und Funktion der intraartikulären Disken

Der intraartikuläre Diskus ist eine weiße, meistens längliche bis elipsoide Struktur, die man in einigen Gelenken unseres Körpers vorfinden kann. Ihre Funktion ist:

- Vergrößerung der Kongruenz der Gelenkflächen
- Vergrößerung der Stabilität
- Absorption von Kompressionskräften

2.4.3 Aufbau

Disken sind deutlich kleiner und kompakter als Menisken, mit denen sie sich aber von ihrem histologischen Aufbau her am ehesten vergleichen lassen. Der Diskus des Kiefergelenks ist elipsoid, im posterioren Bereich am dicksten und in der Mitte am dünnsten. Der mediolaterale Durchmesser ist deutlich größer als der anteroposteriore (Abb. 2.**56**).

Der Diskus ist durch kollaterale Bänder seitlich auf dem Caput mandibulae fixiert, die – verglichen mit dem Kniegelenk – dort als meniskotibiale Bänder oder als Coronary Ligaments bezeichnet werden. Auf der medialen Seite hat der Diskus eine Verbindung zum Os temporale durch das Tanaka-Ligament, das dann mit dem meniskofemoralen Band im Kniegelenk, auch bekannt als Humphrey- oder Wrisberg-Ligament, vergleichbar wäre.

An der Hinterseite besitzt der Diskus durch das bilaminäre oder posteriore Ligament eine bindegewebige Verbindung zum Os temporale (Abb. 2.**57**).

In der bilaminären Zone verlaufen sehr viele Nerven und Gefäße, die für die Durchblutung und Innervation des Diskus, des Unterkiefers und des Ohrs verantwortlich sind. Der Aufbau des Ligaments ist in dem zum Diskus bzw. zum Unterkiefer laufenden Bereich unterschiedlich. Die Anteile, die zum Diskus ziehen, sind überwiegend aus elastischen Fasern aufgebaut, wohingegen diejenigen, die am Unterkiefer ansetzen, aus Kollagen bestehen, vor allem

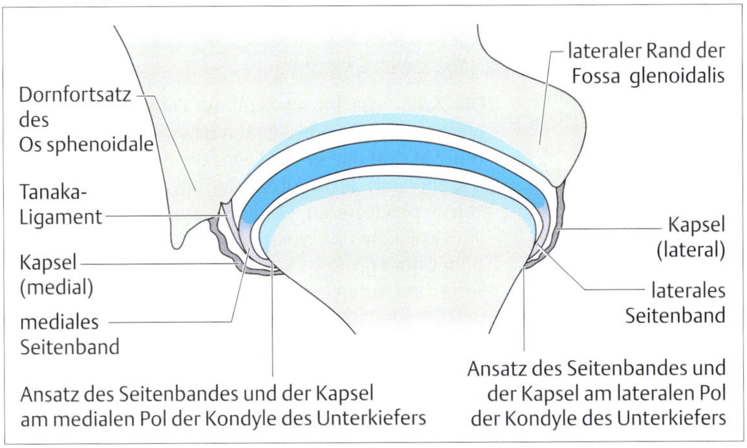

Abb. 2.**56** Frontalschnitt durch das Kiefergelenk.

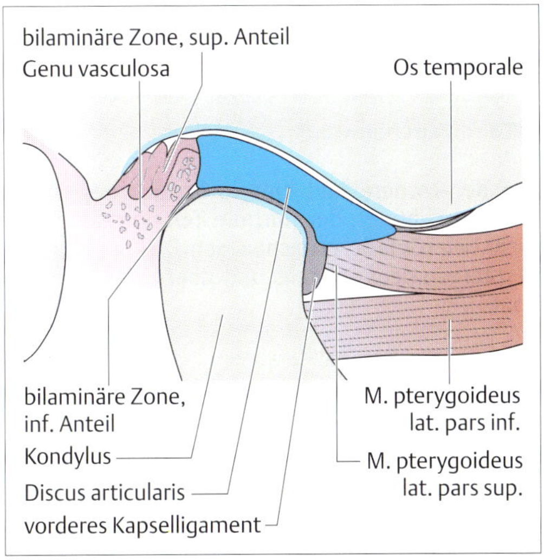

Abb. 2.**57** Sagittalschnitt durch das Kiefergelenk.

aus Kollagen Typ I. Der elastische Anteil kann als Antagonist des M. pterygoideus lateralis betrachtet werden, der den Diskus bei Kontraktionen nach vorne zieht. Auf der Oberfläche des Diskus liegt eine ganz dünne Schicht, die ausschließlich aus Proteoglykanen besteht und die Reibung zwischen Diskus und Gelenkflächen des Kiefergelenks reduziert.

Zusammenfassung: Aufbau der intraartikulären Disken

Der Diskus des Kiefergelenks ist elipsoid, im posterioren Bereich am dicksten und in der Mitte am dünnsten. Er wird seitlich durch kollaterale Bänder auf dem Caput mandibulae stabilisiert. Auf der medialen Seite gibt es eine Verbindung zum Os temporale durch das Tanaka-Ligament. In der bilaminären Zone verlaufen viele Nerven und Gefäße, die das Gelenk, den Diskus, aber auch das Ohr versorgen.

2.4.4 Komponenten

Über die Zusammensetzung der verschiedenen Komponenten eines Diskus sind bis auf den Diskus des Kiefergelenks wenig Angaben verfügbar.

Zellen

Die in dem Diskus des Kiefergelenks vorhandenen Zellen sind Fibroblasten, Fibrozyten, Chondrozyten und Fibrochondrozyten. Die jeweilige Zellart ist dabei von der unterschiedlichen Durchblutung des Diskus abhängig. In den durchbluteten anterioren und posterioren Anteilen findet man mehr Fibroblasten bzw. fibroblastähnliche Zellen, im avaskulären, mittleren Bereich dominieren dagegen Chondrozyten bzw. chondrozytähnliche Zellen. Einige Autoren erwähnen grundsätzlich nur Fibrochondrozyten im Bereich des Diskus. Alle genannten Zelltypen können die notwendigen Matrixkomponenten wie kollagene Fasern, Proteoglykane und Glykosaminoglykane sowie nicht-kollagene Proteine produzieren. Je nach vorherrschender Matrixkomponente kann der Diskus unterschiedlichen Funktionen nachkommen und ist unterschiedlich stark belastbar.

Matrix

Die Zusammensetzung der Matrix stimmt nicht mit der von Knorpel überein. Daraus läßt sich schließen, daß die Absorption von Kompression sicherlich nicht die wichtigste Aufgabe des Diskus ist. Die Zusammensetzung der Matrix entspricht eher derjenigen von Geweben, die primär unter Zugbelastung stehen und sich stark verformen können müssen.

Kollagene und elastische Fasern

Die kollagenen Fasern bilden ca. 60% des Trockengewichts des Diskus. Es sind überwiegend kollagene Fasern der Typen I, II und III. Es sind jedoch auch geringe Mengen der Kollagene Typ VI und IX vorhanden. Die Fasern richten sich im hinteren und vorderen Bereich vor allem mediolateral aus, im mittleren Bereich dagegen mehr anteroposterior.

Die Tatsache, daß man sowohl Kollagen Typ I wie Kollagen Typ II vorfindet, deutet darauf hin, daß der Diskus sowohl Kompressions- als auch Zugbelastungen ausgesetzt ist. Daß im gesamten Bereich zusätzlich elastische Fasern zu finden sind, erklärt vermutlich die große Verformbarkeit des Diskus. Die elastischen Fasern verlaufen im äußeren Bereich des Diskus parallel zu den kollagenen Fasern, im inneren Bereich dagegen mehr schräg dazu.

Grundsubstanz

Die Grundsubstanz des Diskus besteht aus Proteoglykanen und Glykosaminoglykanen. Sie ist zu ca. 5,6% aus Hyaluronsäure, zu ca. 69,9% aus Chondroitin-4-Sulfat und Chondroitin-6-Sulfat, zu ca. 24,5% aus Dermatansulfat und in ganz geringen Mengen aus Keratansulfat zusammengesetzt.

Nicht-kollagene Proteine

Die wichtigsten nicht-kollagenen Proteine des Diskus sind Fibronektin und Integrin. Im Bereich der Ansätze bzw. der Übergänge vom Diskus zum M. pterygoideus lateralis im anterioren Teil und zur bilaminären Zone im posterioren Teil findet man zusätzlich etwas Tenaskin. Laminin ist vor allem in der Basalmembran der Gefäße vorhanden, die innerhalb des Diskus verlaufen.

Die nicht-kollagenen Proteine sind für die Verbindungen zwischen den einzelnen Gewebekomponenten wie den Zellen, den kollagenen Fasern, den Proteoglykanen und Glykosaminoglykanen verantwortlich und damit für die Stabilität des Gewebes. Wie überall werden die Eiweißketten mit ihren Glykosaminoglykanketten durch ein Linkprotein an die Hyaluronsäureketten gebunden.

Zusammenfassung: Zellen und Matrix der intraartikulären Disken

Die Zellen der intraartikulären Disken sind Fibroblasten und Chondroblasten bzw. Fibrochondrozyten. Sie sind alle in der Lage, die notwendigen extrazellulären Bestandteile der intraartikulären Disken zu produzieren. Die kollagenen Fasern werden vom Kollagen der Typen I, II und III gebildet. Zudem findet man größere Mengen elastische Fasern. Die Fasern verlaufen im anterioren und posterioren Bereich mediolateral, im mittleren Bereich mehr anteroposterior. Die Grundsubstanz besteht aus Hyaluronsäure, Chondroitin-4- und 6-Sulfat und Dermatansulfat. Die nicht-kollagenen Proteine sind die Vernetzungsproteine Fibronektin und Integrin sowie etwas Tenaskin und die Verbindungsproteine (Linkproteine) der Proteoglykanaggregate.

2.4.5 Durchblutung und Innervation

Durchblutung

Nur der vordere und hintere Bereich des Diskus wird durchblutet, der mittlere Teil normalerweise nicht. Die Gefäße erreichen den Diskus über den M. pterygoideus lateralis und über die bilaminäre Zone.

Innervation

Der anteriore und posteriore Teil des Diskus wird über Äste des N. trigeminus innerviert, die über das perikapsuläre Gewebe zum Diskus gelangen. Der mittlere Teil des Diskus wird nach heutigem Kenntnisstand nicht innerviert. Der posteriore Teil wird besser innerviert als der anteriore, die äußeren Bereiche besser als die inneren. Im Diskus sind außerdem verschiedene Rezeptoren wie Ruffini-Endungen bzw. Ruffini-Rezeptoren, Pacini-Körperchen und Golgi-Rezeptoren vorzufinden. Außerdem enthält das Diskusgewebe freie Nervenendungen und vegetative Fasern. Demnach ist der Diskus sensibel und propriozeptiv innerviert. Neben Schmerzen können auch Informationen über Zug- und Druckverhältnisse innerhalb des Diskus weitergeleitet werden.

Zusammenfassung: Durchblutung und Innervation der intraartikulären Disken

Durchblutet und innerviert werden nur der anteriore und posteriore Bereich, nicht aber der dünnere mittlere Bereich. Der Diskus wird nicht nur sensorisch, sondern auch propriozeptiv innerviert.

2.4.6 Physiologie: Anpassung an Belastungen

Bei Kieferbewegungen wie dem Öffnen und Schließen des Mundes und den Kaubewegungen wird der Diskus sehr stark komprimiert und verformt. Beim Öffnen und Schließen ist die Verformung und damit die Zugbelastung größer als beim Kauen, bei dem die Kompressionsbelastung vorherrscht. Beim Kauen und Beißen auf harten und/oder sehr großen Nahrungsbrocken können die Kompressionsbelastungen extrem hoch werden.

Beim normalen Kauvorgang und anderen Kieferbewegungen werden die hinteren Strukturen und der M. pterygoideus lateralis regelmäßig be- und entlastet bzw. ge- und entspannt. Dadurch ist die Durchblutung dieser Strukturen sehr gut und beeinflußt auch die Durchblutung der anterioren und posterioren Anteile des Diskus positiv. Der posteriore und anteriore Anteil des Diskus wird durchblutet, während der mittlere Teil seine Nährstoffe und Sauerstoff nur über den Prozeß der Diffusion und Osmose erhält. Für diesen Prozeß ist regelmäßige Be- und Entlastung des Diskus notwendig. Die Nährstoffe werden aus den anterioren und posterioren Diskusbereichen und aus der Synovialflüssigkeit zum mittleren Teil transportiert. Im Laufe der Zeit können bei der Okklusion, also der Art und Weise, wie die Zähne der Maxilla und Mandibula beim Mundschluß aufeinandertreffen, langsam Veränderungen entstehen. Dabei sieht man, daß der Diskus sich auf veränderte Belastungen einstellen kann, und zwar durch die Ausrichtung der kollagenen Fasern und die Zusammensetzung und Menge der Bestandteile der Grundsubstanz.

Zusammenfassung: Anpassung an Belastungen der intraartikulären Disken

Alle Kieferbewegungen verursachen einen ständigen Wechsel von Be- und Entlastung des Diskus. Beim Öffnen und Schließen des Mundes sind die Verformungen und damit die Zugbelastungen auf den Diskus vorherrschend, bei Kauaktivitäten hingegen dominieren die Druckbelastungen. Solange sich diese Belastungen im physiologischen Bereich bewegen, ist die optimale Ernährung und Syntheseaktivität des Diskus gewährleistet. Seine normale Funktion und Belastbarkeit bleiben erhalten. Bei langsam entstehenden Veränderungen der Belastung kann sich der Diskus daran anpassen.

2.4.7 Pathophysiologie: Degeneration und Traumen

Pathophysiologische Prozesse innerhalb des Diskus können als physiologische Degeneration während des Alterungsprozesses oder aber durch veränderte Belastungen entstehen. Sie treten auch z.B. nach Traumen des Unterkiefers bzw. eines oder beider Kiefergelenke auf.

Degeneration

Degenerative Veränderungen entstehen während des physiologischen Alterungsprozesses wie auch durch lang anhaltende Veränderungen der Belastungen der Disken. Während der degenerativen Prozesse verringert sich die Menge der Matrixkomponenten. Die Menge der kollagenen Fasern, der Proteoglykane, Glykosaminoglykane und nicht-kollagenen Proteine nimmt ab. Vor allem der Verlust von Proteoglykanen und Glykosaminoglykanen hat sehr negative Auswirkungen auf die Belastbarkeit des Diskus. Zudem können makrophagenähnliche Zellen aus dem Synovium in den Diskus gelangen und das Gewebe angreifen. Unter dem Einfluß dieser Zellen werden Enzyme wie Kollagenase und Proteinasen freigesetzt, die für den Abbau von Kollagen und anderen Eiweißen verantwortlich sind.

Untersuchungen haben gezeigt, daß sich innerhalb des Diskus Rezeptoren befinden, die auf Hormone wie Testeron und Östrogen reagieren. Die Degeneration des Diskus wird offensichtlich durch eine erhöhte Aktivierung der Östrogenrezeptoren beschleunigt. Bei einer Osteoarthrose des Kiefergelenks entstehen neben degenerativen Veränderungen im Bereich des Knorpels auch sehr große Degenerationserscheinungen im Diskus.

Veränderte Belastung

Veränderte und/oder vermehrte Kauaktivitäten können zu einer chronischen Überbelastung der Disken führen. Dies betrifft sicherlich nicht nur das ständige Kaugummikauen, sondern vor allem die pathologischen Kauveränderungen wie Bruxismus (Knirschen) und Clenching (dauerhaftes Beißen), bei denen die Zähne und Disken über längere Zeit und mit erhöhter Kompression belastet werden. Die Durchblutung verschlechtert sich dann wesentlich.

Eine geringe Überbelastung, die auf Dauer ebenfalls traumatisierend wirkt, kann durch eine veränderte Körperhaltung entstehen, die man heutzutage bei sehr vielen Menschen beobachten kann: Die Haltung ist durch eine Anteroposition des Kopfes gekennzeichnet, die zu einer Verlängerung bzw. Dehnung der anterioren Muskeln wie Platysma und

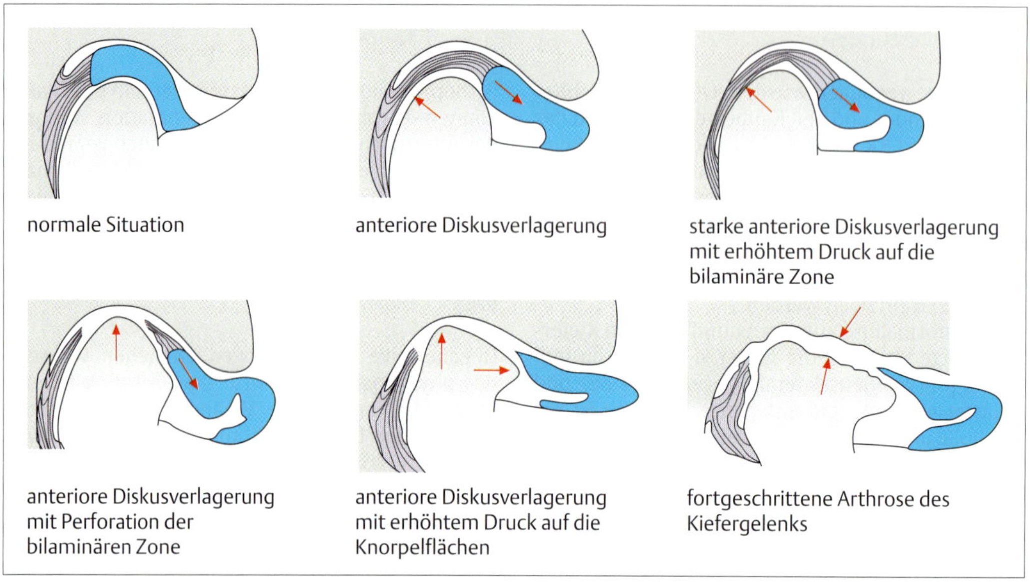

Abb. 2.**58** Anteriore Diskusverlagerung und deren pathologische Konsequenzen für den Diskus und die bilaminäre Zone (mod. nach Steenks und de Wijer).

supra- und infrahyoidale Muskulatur führt. Durch die erhöhte Spannung dieser Muskeln wird der Unterkiefer nach unten gezogen und damit der Mund geöffnet. Um dem vorzubeugen, müssen jetzt die Kaumuskeln eine erhöhte Aktivität entwickeln, durch die der Mund weiter geschlossen gehalten werden kann. Die ständige Aktivität der Kaumuskeln hat auf Dauer einen negativen Einfluß auf die Disken des Kiefergelenks, da diese jetzt unter einem dauerhaft erhöhten Druck stehen.

Bei einer veränderten Okklusion, die ebenfalls sehr oft durch diese Haltungsänderung provoziert wird, kommt es zu einer Bewegung zwischen Diskus und Caput mandibulae, durch die eine Diskusverlagerung nach anterior entsteht (Abb. 2.**58**).

Durch diese Positionsänderung wird der Diskus bei jeder Kiefer- und Kaubewegung unter vermehrte Belastung gebracht. Bei einer anterioren Verlagerung des Diskus, bei der er sich gegenüber dem Caput mandibulae nach anterior bewegt, kommt es zu einer vermehrten Druckbelastung auf die hinteren stabilisierenden Strukturen. Die bilaminäre Zone wird vermehrt komprimiert und baut sich histologisch um. Die erhöhte Kompressionsbelastung bewirkt hier eine schlechtere Durchblutung, wodurch sich auch der pH-Wert verändert. Es entsteht ein Milieu, das jetzt mehr mit dem von Knorpel zu vergleichen ist. Die bilaminäre Zone wird zu einer mehr diskusähnlichen Struktur. Die Zellen wandeln sich von Fibroblasten in chondrozytähnliche Zellen um, die faserigen Komponenten enthalten mehr Kollagen Typ II. Die Proteoglykanaggregate verändern sich ebenfalls. Die posterioren Strukturen können durch die erhöhte Belastung ebenfalls irritiert und geschädigt werden.

Eine Immobilisation des Kiefergelenks wird nur in sehr seltenen Fällen durchgeführt, überwiegend nach komplizierten Frakturen im Bereich des Unterkiefers, manchmal auch bei komatösen Patienten. Immobilisation verursacht immer eine gesenkte Kollagen-und Grundsubstanzsynthese, wodurch die Belastbarkeit der Struktur sinkt. Auch die Beweglichkeit des Diskus gegenüber den Gelenkflächen wird geringer, so daß die Belastungen des Diskus bei Bewegungen des Unterkiefers und beim Kauen deutlich steigen.

Traumen

Traumen im Unterkieferbereich entstehen durch Gewalteinwirkung, beispielsweise durch einen Schlag gegen den Unterkiefer wie beim Boxen, aber auch durch Stürze und Autounfälle. Sie können auch bei zahnärztlichen Behandlungen auftreten, z.B. beim Ziehen von Zähnen, insbesondere der Weisheitszähne des Unterkiefers. Auch Wurzelkanalbehandlungen, bei denen der Patient den Mund über einen längeren Zeitraum maximal geöffnet halten muß, können an den Kiefergelenken und den Disken ein Trauma auslösen. Nach Traumatisierungen kommt es häufig zu Rissen im Diskus, die vor allem im dünnen mittleren Teil des Diskus zu finden sind.

Zusammenfassung: Traumen und Degeneration der intraartikulären Disken

Pathologische Veränderungen im Kiefergelenk entstehen als degenerative Erscheinungen während des physiologischemn Alterungsprozesses, bei veränderter Belastung und nach Traumen. Bei degenerativen Erscheinungen, sei es durch langandauernde chronische Überbelastung oder im Alter, verändert sich vor allem die Zusammensetzung der Matrix, wodurch die Belastbarkeit gesenkt wird. Schädigungen des Diskus verursachen vor allem Risse im mittleren Teil des Diskus. Haltungsfehler und/oder veränderte Kaubewegung sind häufig Ursache einer erhöhten Belastung. Eine Unterbelastung durch Immobilisation tritt selten auf.

2.4.8 Regeneration und Wundheilung

Nach Verletzungen des Diskus sieht man vor allem im durchbluteten anterioren und posterioren Bereich Heilungsvorgänge ablaufen wie in jeder anderen Bindegewebsform auch. Die Heilung beginnt mit der Entzündungsphase, in der unter dem Einfluß von Makrophagen, Leukozyten usw. Entzündungs- und Schmerzmediatoren freigesetzt werden. Nach einigen Tagen geht diese Phase in die Proliferationsphase über. Hier werden mit Hilfe von Fibroblasten und Myofibroblasten große Mengen kollagener Fasern, vor allem vom Typ III, und in geringeren Mengen elastische Fasern, Fibronektin, Proteoglykane und Glykosaminoglykane synthetisiert. In der nachfolgenden Umbauphase wird dann das Reparaturgewebe in ein funktionsfähiges und belastungsstabiles Gewebe umgewandelt, das von seiner Zusammensetzung her dem eigentlichen Diskusgewebe gleicht.

Die Funktionalität und Belastbarkeit des Gewebes nach einer Wundheilung ist von der Anzahl physiologischer Belastungsreize während der Wundheilung abhängig: je weniger Belastung, desto minderwertiger ist das Gewebe, je mehr physiologische Belastung, desto besser und funktioneller wird das neu entstehende Gewebe aufgebaut.

Im Bereich des Diskus des Kiefergelenks kann – wie beim Meniskus des Kniegelenks – nach einer Entfernung erneut eine fast normale Diskusstruktur aufbaut werden.

Wird der Diskus überbelastet und verletzt, steigt üblicherweise die Zahl der Zellen wie Fibroblasten, Chrondrozyten und Myofibroblasten. Gleichzeitig ist aber zu erkennen, daß jetzt auch der mittlere Anteil des Diskus durchblutet und innerviert wird. Er entwickelt verstärkt regenerative Kapazitäten. Auch der mittlere Teil des Diskus ist hierdurch in der Lage, nach einer Schädigung zu regenerieren bzw. zu heilen.

Zusammenfassung: Regeneration und Wundheilung der intraartikulären Disken

Nach einer Schädigung des Diskus findet im vaskularisierten Bereich eine normale Wundheilung statt. Die Wundheilung durchläuft alle Stadien: Entzündungs-, Proliferations-und Umbauphase. Wichtig ist, daß während der Wundheilung physiologische Reize auf die heilende Struktur einwirken, damit das neue Gewebe seine normale Belastbarkeit zurückbekommt. Obwohl der mittlere Teil des Diskus nicht durchblutet wird, finden nach einer Verletzung auch hier regenerative Prozesse statt.

2.5 Meniskoiden

Die Meniskoiden sind *interartikuläre Strukturen* in den Facettengelenken der Wirbelsäule, die sich mit den Menisken und Disken in anderen Gelenken vergleichen lassen. Die ersten Aussagen zu den Meniskoiden machte Henle bereits 1855. Seitdem findet man immer wieder vereinzelte Angaben zu diesen Strukturen. Kos und Wolf beschreiben sie schließlich im Jahre 1972 ausführlicher und erheben die Hypothese, daß Meniskoiden für das Phänomen der Gelenkblockierung verantwortlich sein könnten. Histologische Daten sind jedoch selten vorzufinden (Henle 1855, Kos und Wolf in Lewit 1979).

2.5.1 Äußere Erscheinung

Die Meniskoiden sind Ausläufer der Pars synovialis der Gelenkkapsel der Facettengelenke. Sie sind weiß bis gelblich und haben eine zapfenähnliche Form.

2.5.2 Funktion

Die Funktion der Meniskoiden ist noch immer nicht eindeutig geklärt. Man geht momentan davon aus, daß es sich um Strukturen handelt, die – ähnlich wie die Menisken – die Gelenkkongruenz vergrößern, die Belastung auf die Knorpelflächen verringern und die Stabilität der Gelenke erhöhen.

2.5.3 Aufbau

Meniskoiden treten in drei verschiedenen Erscheinungsformen auf. Erstens gibt es einen rein bindegewebigen Ausläufer der Kapsel, der in seinem Aufbau dem Faserknorpel des Meniskus ähnelt und die deutlich kleinste Variationsform darstellt. Zweitens gibt es eine aus reinem Fettgewebe aufgebaute

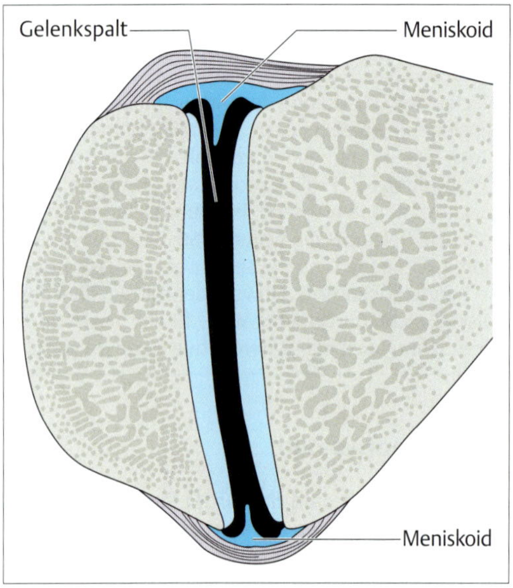

Abb. 2.**59** Schnitt durch ein Wirbelbogengelenk mit Meniskoiden.

Form, deren Größe ca. 2 mm beträgt. Die dritte Variante, eine Kombination aus Fettgewebsbasis und bindegewebigen Ausläufern, ist die deutlich größte der drei Erscheinungsformen. Sie kann bis zu 5 mm groß sein (Abb. 2.**59**).

2.5.4 Komponenten

Aussagen hierüber sind in der Literatur so gut wie nicht vorzufinden. Werden sie dennoch vereinzelt getroffen, beruhen sie auf Spekulationen, Hypothesen und Erwartungen, die sich aus der allgemeinen Bindegewebsphysiologie ableiten lassen.

Die Komponenten der drei Erscheinungsformen der Meniskoiden sind verschieden: Die bindegewebige Form, die einen Ausläufer der Kapsel darstellt, dürfte aus den gleichen Bestandteilen aufgebaut sein wie auch die Kapsel selbst. Die kollagenen Fasern sind hauptsächlich Kollagen Typ I, wobei auch Kollagen Typ II zu erwarten ist. Die Zellen sind wahrscheinlich Fibroblasten. Ob diese Struktur innerviert und durchblutet wird, ist unbekannt. Die fettgewebige Form weist als Zellkomponenten nicht nur vereinzelte Fettzellen, sondern auch Fibroblasten auf. Das Fettgewebe wird von verschiedenen bindegewebigen Lamellen durchzogen. Die Außenseite ist zusätzlich von Bindegewebe umhüllt. Das Bindegewebe innerhalb und außerhalb des Fettgewebes besteht aus Fibroblasten, kollagen Fasern Typ I und einer Grundsubstanz aus Hyaluronsäure, Dermatansulfat und etwas Heparansulfat.

Die fettgewebige Form der Meniskoiden ist reich durchblutet und vor allem vegetativ innerviert. Ob auch eine sensorische bzw. propriozeptive Innervation vorliegt, ist nicht bekannt. Die dritte und größte Form der Meniskoiden besteht aus einer Fettgewebsbasis, die innen durch bindegewebige Lamellen stabilisiert und von außen davon umhüllt wird. Im Basisbereich findet man Fettzellen und Fibroblasten. Hinsichtlich der kollagenen Fasern dominiert Kollagen Typ I, und die Grundsubstanz ist aus Hyaluronsäure, Dermatansulfat und Heparansulfat aufgebaut. Der bindegewebige Ausläufer, der dem normalen Meniskus ähnlich ist, enthält folgende Komponenten: Der zelluläre Anteil besteht aus Chondrozyten, da dieser Teil im Gegensatz zur Fettgewebsbasis nicht durchblutet wird. Die kollagenen Fasern sind Kollagene der Typen I und II und die Grundsubstanz ähnelt der der Menisken. Sie besteht aus Hyaluronsäure, Chondroitinsulfat und Keratansulfat. Durchblutet und innerviert wird nur die Basis dieser dritten Form der Meniskoiden.

Da über diese Strukturen so wenig bekannt ist, ist es mir zu dieser Zeit nicht möglich, über das Thema Physiologie und Pathophysiologie sowie über Degeneration und Regeneration Näheres auszuführen.

Zusammenfassung: Meniskoiden

Meniskoiden sind meniskus- bzw. diskusähnliche Strukturen in den Facettengelenken der Wirbelsäule. Ihre Aufgabe besteht darin, die Gelenkkongruenz zu vergrößern und die Kompressionsbelastung auf die Gelenkflächen zu verringern. Es gibt drei verschiedene Erscheinungsformen:

- Die kleinste ist ein bindegewebiger Ausläufer der Gelenkkapsel.
- Die mittlere ist etwa 2 mm groß und aus Fettgewebe aufgebaut.
- Die größte etwa 5 mm groß und besteht aus einer Fettgewebsbasis und bindegewebigen Ausläufern.

Innerviert ist nur der Teil, der aus Fettgewebe aufgebaut ist.

2.6 Bandscheibe

Ein besonderer und sehr wichtiger Diskus unseres Körpers ist der Discus intervertebralis, die Bandscheibe. Sie liegt nicht intraartikulär, sondern *intersegmental* bzw. *intervertebral*. Man findet sie zwischen allen Wirbeln ab C2-C3 bis einschließlich L5-S1.

2.6.1 Äußere Erscheinung

Die Bandscheibe ist eine runde bis elipsoide, weiß glänzende Struktur, die im Laufe des Alterungsprozesses ihre Farbe zu gelb bis gelbbraun verändern kann. In jungen Jahren ist diese Struktur gelartig und durchscheinend, mit fortschreitendem Alter ändert sie sich zu einer weiß glänzenden, homogenen, elastischen und besonders biegsamen und belastungsstabilen Struktur. Im höheren Alter verschwinden diese Eigenschaften häufig wieder und die Bandscheibe wird trockener, unelastischer und weniger belastbar. Ihre Konsistenz erinnert dann manchmal an nassen Sand.

2.6.2 Funktion

Die Bandscheibe hat verschiedene Funktionen. Sie ist zunächst dafür zuständig, Kompressions- und Stoßkräfte zu absorbieren, die auf die Wirbelsäule bzw. auf die Wirbelkörper einwirken. Des weiteren kommt durch die Bandscheibe ein gewisses Maß an Beweglichkeit zwischen den einzelnen Wirbeln zustande. In diesem Zusammenhang wird häufig erwähnt, daß die Dicke der Bandscheibe das *Ausmaß* an Beweglichkeit zwischen zwei Wirbeln bestimmt, die Facettengelenke hingegen den *Verlauf* der Bewegung steuern. Außerdem hält die Bandscheibe die Ligamente in der Wirbelsäule unter Spannung, wodurch die Bandscheibe auch für die Stabilität in der Wirbelsäule mit verantwortlich ist.

Die Kräfte, die während einer Bewegung der Wirbelsäule entstehen, werden nicht nur durch die kollagenen Fasern der Bandscheibe absorbiert, sondern auch durch die Ligamente, die zwischen und entlang den Wirbeln verlaufen. Nach Auffassung von Gracovetsky stabilisiert dabei auch die Fascia thoracolumbalis die Wirbelsäule, besonders bei Flexion. Einerseits geschieht dies passiv durch den kollagenen Aufbau der Faszie, andererseits aktiv, da die Faszie durch verschiedene Muskeln wie den M. latissimus dorsi, die Glutäen, die Rückenstrecker, aber vor allem auch durch die Bauchmuskeln gestrafft wird (Gracovetsky 1981).

Zusammenfassung: Äußere Erscheinung und Funktion der Bandscheibe

Die Bandscheibe ist eine runde bis elipsoide Struktur, die man zwischen allen Wirbeln ab C2-C3 bis L5-S1 findet. Sie ist in jungen Jahren eine weiße, gelartige, durchscheinende Struktur, die im Laufe der Jahre zu einer gelbbraunen, ausgetrockneten und unelastischen Struktur wird. Die Bandscheibe hat folgende Funktionen:

- Sie absorbiert Kompressions- und Stoßkräfte.
- Sie ermöglicht Bewegungen zwischen den Wirbelkörpern.
- Sie hält Spannung auf die Ligamente der Wirbelkörper.
- Sie vergrößert die Stabilität der Wirbelsäule.

2.6.3 Aufbau

Der Aufbau der Bandscheibe verändert sich vom Jugendalter bis zum Erwachsenenalter sehr deutlich. Nach der Geburt besteht die Bandscheibe etwa zur Hälfte aus Nucleus pulposus, der zu dieser Zeit eine überwiegend gelartige Konsistenz hat und wenig kollagene Fasern aufweist. Die äußere Hälfte der Bandscheibe enthält kollagene Fasern, die sich in unterschiedlich dicken Ringen strukturieren. Im Laufe des Wachstums verschwindet die ursprünglich deutliche Trennung zwischen Nukleus und Anulus. Die Bandscheibe hat sich zu einer mehr homogenen faserknorpeligen Struktur entwickelt (Abb. 2.**60**).

Den größten Teil unseres Lebens besitzt die Bandscheibe einen lamellen- oder schalenförmigen Aufbau. Die Schalen, ca. 12 Laminae, lassen sich in einen äußeren, einen inneren und einen zentralen Teil unterteilen. Die Schalen sind unterschiedlich dick, wobei die Lamellen im anterioren und lateralen Bereich deutlich dicker sind als im posterioren (Abb. 2.**61**).

Vergleich: Bandscheibe – Zwiebel

Zum besseren Verständnis kann man den Aufbau der Bandscheibe mit einer Zwiebel vergleichen. Der äußere Teil der Bandscheibe entspricht dabei den dünnen, braunen Schalen der Zwiebel, der innere Teil den dickeren weißen. Der zentrale Kern der Bandscheibe, der Nucleus pulposus, entspricht dem Kern der Zwiebel. Dort ist keine deutliche Schalenstruktur mehr erkennbar.

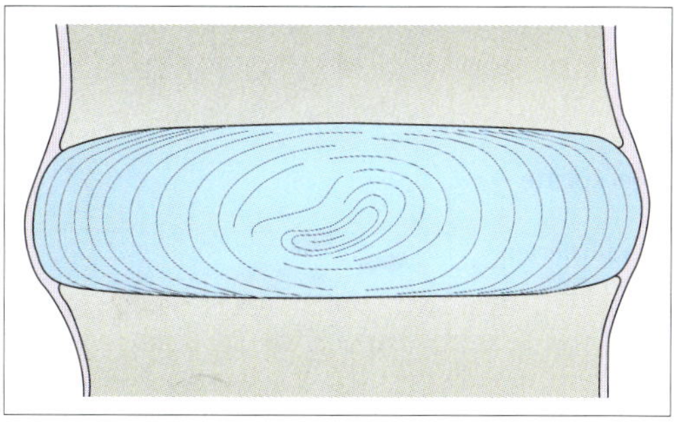

Abb. 2.**60** Schematische Darstellung der Bandscheibe.

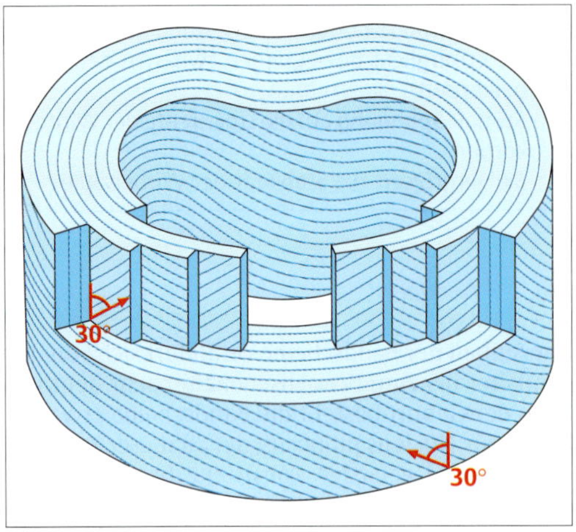

Abb. 2.**61** Schematische Darstellung der Lamellen des Anulus fibrosus (mod. nach Bogduk und Livingstone).

Der äußere Bereich der Bandscheibe ist relativ dünn und hauptsächlich aus kollagenen Fasern aufgebaut. Im inneren Bereich findet man ein Gebiet mit überwiegend faserigem Knorpel. Darin eingebettet liegt der Nucleus pulposus. Zwischen den verschiedenen Bereichen der Bandscheibe liegen Übergangszonen, die – außer in sehr jungen Jahren – von Schicht zu Schicht gleichmäßig ineinander übergehen. Plötzliche Übergänge von Bereichen mit überwiegend kollagenen Fasern zu Bereichen, die fast ausschließlich aus Grundsubstanz aufgebaut sind, gibt es nicht mehr. Die oft gewählte Darstellung der Bandscheibe als faserige Wand mit einem in der Mitte deutlich abgegrenzten weichen Kern entspricht somit nicht den bestehenden Tatsachen. Nur bei einer sehr jungen Bandscheibe läßt sich diese deutliche Abgrenzung erkennen. Diskussionen darüber, wohin der Kern bei bestimmten Bewegungen wandert, sind irreführend. Man bekommt dadurch den falschen Eindruck, daß es sich um die Bewegung einer bestimmten, morphologisch klar abgrenzbaren Struktur handelt. Durch Kontrastmitteldarstellungen konnte jedoch gezeigt werden, daß sich – wie auch beim Knorpel – lediglich Wasser von einem Bereich mit hohem Druck zu einem Bereich mit niedrigerem Druck bewegt, da sich das Kontrastmittel an Wasser bindet.

Auch der Übergang von einem Fasertyp zum anderen verläuft in der Bandscheibe sehr gleichmäßig. In den äußeren Bereichen findet man vor allem Kollagen Typ I, weil dieser Teil der Bandscheibe hauptsächlich Zugbelastungen ausgesetzt ist. Der innere Bereich hingegen wird mehr durch Kompressionskräfte belastet und enthält aus diesem Grund mehr Kollagen Typ II.

Um die Rotationsachse der Wirbelsäule herum befindet sich die größte Menge an Grundsubstanz und die geringste Anzahl an Fasern. Da man sich sehr nah an der Achse befindet, ist hier die Zugbelastung am geringsten. Die Druckbelastung stellt in diesem Bereich die vorherrschende Belastungsform dar.

Bezüglich der *Deckplatte* oder *Endplatte* wird immer noch diskutiert, ob diese Struktur zur Bandscheibe oder zum Wirbelkörper gezählt werden soll. Bei Verletzungen der Wirbelsäule hat sich gezeigt, daß die Deckplatte eine festere Verbindung mit der Bandscheibe besitzt als mit den Wirbelkörpern. Aus diesem Grund ist es wahrscheinlich richtiger, die Deckplatte als eine Struktur der Bandscheibe zu betrachten (Abb. 2.**62**).

Die Deckplatte ist eine knorpelähnliche Struktur, die vor allem den Bereich des Nukleus abdeckt und ihn von den Wirbelkörpern abgrenzt. Im äußeren

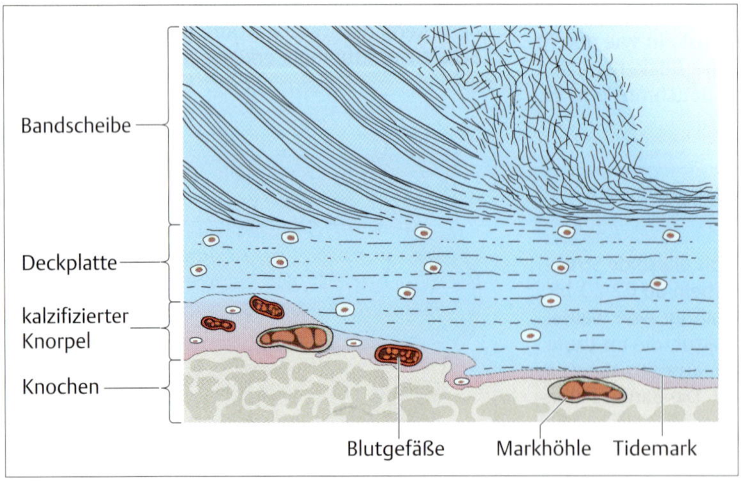

Abb. 2.**62** Übergang von der Bandscheibe zum Wirbelkörper mit Deckplatte.

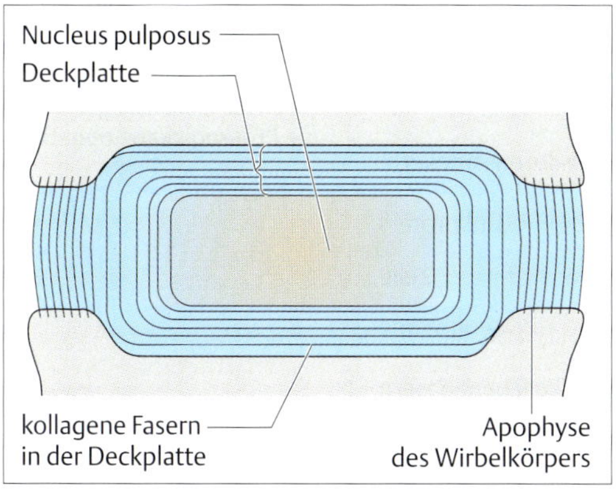

Abb. 2.**63** Verbindung der Bandscheibe mit dem Wirbelkörpern (mod. nach Bogduk und Twomey).

Bereich verbindet sich ein Teil des Anulus direkt mit den Wirbelkörpern. Die Deckplatte ist ca. 1 mm dick und ähnlich aufgebaut wie die Wachstumsscheibe (Epiphysenfuge). Sie besteht am Anfang der Entwicklung nur aus hyalinem und faserigem Knorpel, beginnt aber während des Wachstumsprozesses von den Wirbelkörpern ausgehend zu verknöchern. Die Deckplatten werden dann zunehmend dünner, wobei die Kalzifizierung im zentralen Bereich etwas geringer ist als in den Randbereichen. Da Diffusions- und Osmosevorgänge nur in knorpeligem Bindegewebe möglich sind, werden diese Transportprozesse durch die fortschreitende Verknöcherung immer schlechter. Die Bandscheibe erhält in den von den Deckplatten abgedeckten Bereichen immer weniger Nährstoffe und degeneriert dort schneller. Die Permeabilität der Deckplatte wird in der Literatur verschieden beziffert. Die Angaben bezüglich der Durchlässigkeit im äußeren Bereich liegen bei ca. 11%, für den zentralen Bereich zwischen ca. 36 und 80%.

Bandscheibe und Wirbelkörper werden zur Stabilisierung auf zwei Arten miteinander verbunden. Im äußeren Bereich liegt eine direkte Verbindung von einem Teil der Fasern des Anulus mit den Wirbelkörpern vor. Wo die Fasern jedoch parallel zu den Wirbelkörpern bzw. zur Bandscheibe verlaufen, verbinden sich die restlichen Fasern des Anulus mit der Deckplatte (Abb. 2.**63**).

Zusammenfassung: Aufbau der Bandscheibe

Die Bandscheibe wird üblicherweise unterteilt in den Anulus fibrosus, die faserige Außenseite, und den Nucleus pulposus, das wässerige Innere. Diese Trennung ist in ganz jungem Alter deutlich, wird im Laufe der Jahre jedoch immer unschärfer. Die Bandscheibe wird von ihren benachbarten Wirbelkörpern an beiden Seiten durch die Deckplatte getrennt. Die Deckplatte besteht zu Beginn aus hyalinem Knorpel, der im Laufe der Jahre jedoch kalzifiziert.

2.6.4 Komponenten

Die Bandscheibe ist, wie alle anderen Bindegewebsarten auch, aus Zellen und Matrix aufgebaut. Die Zellen der Bandscheibe sind Fibroblasten, Fibrozyten, Chondroblasten, Chondrozyten und in jungem Alter Notochordalzellen. Die von diesen Zellen synthetisierte Matrix besteht aus folgenden extrazellulären Bestandteilen: kollagene und elastische Fasern sowie Proteoglykane, Glykosaminoglykane und Vernetzungs- und Verbindungsproteine. Daran wird Wasser gebunden (Abb. 2.**64**).

Zellen

In jungen Jahren sind die Zellen der Bandscheibe im äußeren Bereich Fibroblasten und in den übrigen Bereichen Notochordalzellen, die sich im Laufe der Jahre unter dem Einfluß der immer schlechter werdenden Durchblutung in Chondroblasten bzw. Chondrozyten umwandeln. Normalerweise sind ab dem 10. Lebensjahr in der Bandscheibe keine Notochordalzellen mehr zu finden (Abb. 2.**65**).

Die äußere Schicht der Bandscheibe enthält ausschließlich Fibroblasten und Fibrozyten (5%) bzw. – nach Auffasung von Postachini – fibroblastähnliche Zellen (Postachini 1984). Da diese Zellen normalerweise nur in durchbluteten Strukturen zu finden sind, ist für diesen Teil der Bandscheibe ebenfalls eine Durchblutung anzunehmen. Diese Hypothese wurde unter anderem von Brunner bestätigt, der Kapillaren in diesem Teil der Bandscheibe nachweisen konnte (Brunner 1989).

Die Zellen im restlichen Teil der Bandscheibe sind überwiegend Chondroblasten und Chondrozyten. Da diese Zellen in nicht durchbluteten Geweben wie z.B. Knorpel auftreten, wurde angenommen, daß auch die Bandscheibe in diesem Bereich nicht durchblutet wird und ihre Nährstoffe und den Sauerstoff ausschließlich über Diffusion und Osmose erhält. Postachini hat in seinen Untersuchungen jedoch festgestellt, daß auch in den inneren Teilen der Bandscheibe vereinzelt Fibroblasten anzutreffen sind (Postachini 1984). Forschungen von Johnson haben dies einige Jahre später bestätigt (Johnson 1986).

Demnach sind in der gesamten Bandscheibe mehr oder weniger viele Fibroblasten anzutreffen. Obwohl die Bandscheibe nur in einem kleinen Be-

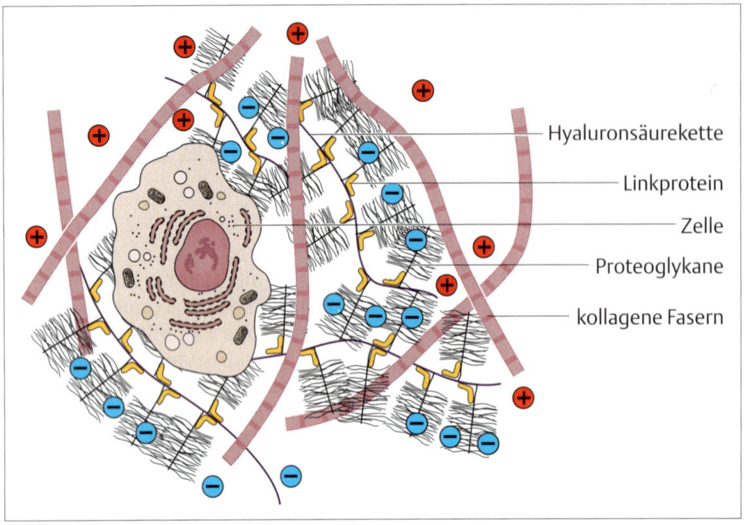

Abb. 2.**64** Die Zelle und ihre extrazellulären Bestandteile: Die kollagenen Fasern sind positiv geladen, die Proteoglykane negativ.

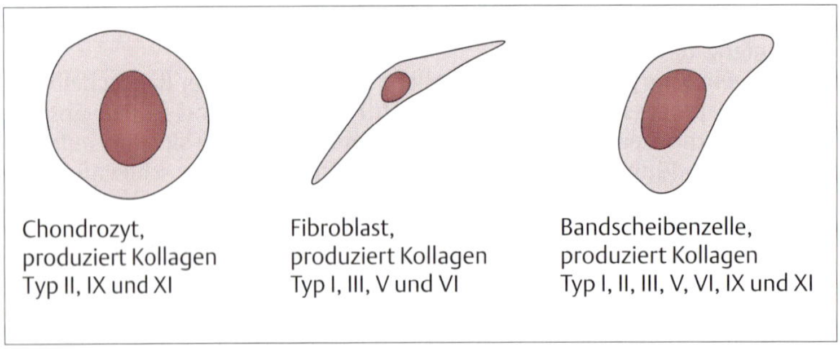

Abb. 2.**65** Zellen der Bandscheibe.

reich durchblutet wird, scheint sie auch über Diffusion und Osmose reichlich mit Sauerstoff und Nährstoffen versorgt zu werden. Folglich ist sie im gesamten Bereich zur Regeneration und Heilung in der Lage. Die Zellen in der Deckplatte sind Chondrozyten. Sie weisen ihren weitaus höchsten Anteil innerhalb der gesamten Bandscheibe in diesem Bereich auf.

Zusammenfassung: Zellen der Bandscheibe

Die Zellen der Bandscheibe sind im äußeren Bereich Fibroblasten bzw. Fibrozyten. Ihr Anteil nimmt ab, je weiter man ins Innere der Bandscheibe gelangt. Im Inneren findet man überwiegend Chondroblasten bzw. Chondrozyten. Diese Zellen stammen von den embryonalen Notochordalzellen ab. Die Zellen der Deckplatte sind Chondrozyten. In der Deckplatte befinden sich die meisten Chondrozyten innerhalb der gesamten Bandscheibe.

Matrix

Man kann in der Bandscheibe drei Formen von Matrix unterscheiden:

- *Perizelluläre Matrix*: Dies ist die Matrix, die sich in einer ganz dünnen Schicht direkt um die Zelle legt. In diesem Bereich finden man viele nichtkollagene Proteine wie Fibronektin, Chondronektin, 58-kD und 59-kD Proteine.
- *Territoriale Matrix*: Sie umschließt die perizelluläre Matrix mehrerer Zellen.
- *Interterritoriale Matrix*: Diese stellt die deutlich größte Menge der Matrix dar und macht das eigentliche Volumen der Bandscheibe aus.

Die Makromoleküle der Matrix können unterteilt werden in

- kollagene Proteine bzw. kollagene Fasern,
- Proteoglykane und Glykosaminoglykane der Grundsubstanz und
- nicht-kollagene Proteine wie Verbindungs- und Vernetzungsproteine.

Der Anteil an kollagenen Fasern macht im Anulusbereich ca. 80% aus, im Nukleusbereich ca. 10 bis 20%, bei Kindern weniger. Das Verhältnis von Fasern zu Grundsubstanz in der Bandscheibe verschiebt sich ausgehend von der Oberfläche in die Tiefe wie folgt: Im äußeren Bereich beträgt das Verhältnis 80% Fasern zu 20% Grundsubstanz, im inneren Bereich dagegen liegt es bei ca. 99% Grundsubstanz zu ca. 1% Fasern. Diese Angaben beziehen sich ausschließlich auf ganz junge Bandscheiben und ändern sich im Jugendalter. Die faserigen Komponenten im Nukleusbereich machen bei Erwachsenen dann ca. 20% aus. Im Laufe des Alterungsprozesses kann der Anteil noch weiter steigen. Das Gesamtverhältnis von Fasern zu Grundsubstanz in der Bandscheibe beträgt 40 : 60. Die Grundsubstanz der Bandscheibe bindet sehr viel Wasser. Das Verhältnis von Wasser zu Makromolekülen liegt bei ca. 70% Wasser zu ca. 30% Makromolekülen. Dieses Verhältnis verschiebt sich von außen nach innen. Die Wassermenge in den äußeren Bereichen ist also deutlich niedriger als im Inneren. Im Wasser, der Gewebsflüssigkeit, findet man Gase, kleinere Proteine und Metabolite.

Kollagene und elastische Fasern

Die Fasern in der äußeren Schicht sind überwiegend kollagene Fasern vom Typ I, wie man sie auch in Kapseln, Sehnen, Bändern und Aponeurosen findet. Diese Strukturen sind auf Zugbelastung ausgerichtet. Der einzige Unterschied zwischen dem Kollagen Typ I in der Bandscheibe und dem in den genannten Strukturen besteht darin, daß die Bandscheibe mehr Hydroxylysin enthält. Lediglich in den Menisken des Kniegelenks findet man den gleichen Aufbau vom Kollagen Typ I.

Je weiter man ins Innere der Bandscheibe gelangt, desto mehr Kollagen Typ II findet man vor, da diese Bereiche hauptsächlich auf Kompressionsbelastungen ausgerichtet sind. Auch im Kollagen Typ II ist die Menge an Hydroxylysin deutlich höher als im vergleichbaren Knorpel. Kollagen Typ I und II bilden die weitaus größten Anteile an kollagenen Proteinen in der Bandscheibe. In geringeren Mengen sind auch andere Kollagentypen vorzufinden: Im Bereich des Anulus fibrosus Kollagen Typ III, V, VI und IX, im Gebiet des Nucleus pulposus Kollagen Typ VI, IX und XI.

Vom Kollagen Typ VI (ca. 5%) nimmt man an, daß er das kollagene Netzwerk stabilisiert und die Dicke der kollagenen Fasern der Typen I und II kontrolliert. Des weiteren verringert Kollagen Typ VI vermutlich den Gleitwiderstand zwischen den kollagenen Fasern untereinander.

Das Verhältnis zwischen Kollagen Typ V und XI ist mit dem Verhältnis zwischen Kollagen Typ I und II vergleichbar, da man das Kollagen Typ V immer dort vorfindet, wo vermehrt Kollagen Typ I vorhanden ist, das Kollagen Typ XI dort, wo sich Kollagen Typ II in größeren Mengen befindet. Das Kollagen Typ I bildet Crosslinks mit dem Kollagen Typ V, und Kollagen Typ II sich mit Typ XI verbindet.

Der Verlauf der kollagenen Fasern in den verschiedenen Laminae weist kleine Unterschiede auf. In der äußeren Lamina, in der die längsverlaufenden Bänder einen engen Kontakt mit der Bandscheibe aufweisen, sind die Fasern mehr longitudinal orientiert. In den direkt darunter liegenden Laminae (ca. 10) sieht man den typischen schrägen Faserverlauf. Die Fasern verlaufen in einem Winkel von ca. 25 bis 30° zur Horizontalebene und kreuzen sich dann von Lamina zu Lamina in einem Winkel von 120° (vgl. Abb. 2.**61**). Durch diesen schrägen Verlauf der Fasern kann die Bandscheibe sowohl longitudinal einwirkende Kräfte, wie sie bei Flexion, Extension und Seitneigung entstehen, als auch schräg einwirkende Kräfte, wie sie bei Rotationsbewegungen auftreten, absorbieren. Zusätzlich können horizontal einwirkende Kräfte abgefangen werden, die durch Kompression der Bandscheibe hervorgerufen werden. Je weiter man ins Innere der Bandscheibe gelangt, desto geringer wird der Organisationsgrad der Fasern. Die spezifische Ausrichtung der kollagenen Fasern nimmt ab. Es entsteht ein mehr ungeformtes Bindegewebe.

Die Bandscheibe besitzt elastische Fasern zu einem Anteil von ca. 10%. Dadurch hat sie ein gewisses Maß an Verformbarkeit und Elastizität. Sie kann sich bei Bewegungen der Wirbelsäule innerhalb bestimmter Grenzen verformen. Der Verlauf der elastischen Fasern ist horizontal, vertikal und zirkulär. Ihre Zahl nimmt von außen nach innen zu.

Grundsubstanz

Der Aufbau der Grundsubstanz der Bandscheibe ist dem des Knorpels sehr ähnlich. Die Grundsubstanz besteht hauptsächlich aus Proteoglykanaggregaten. Diese sind aus einer zentralen Hyaluronsäurekette aufgebaut, an die mit Hilfe von Verbindungsproteinen Eiweißketten gebunden sind. An die Eiweißketten sind Glykosaminoglykane angelagert. Chondroitinsulfat lagert sich vor allem am Ende der Kette an, Keratansulfat ist hauptsächlich am Anfang der Kette zu finden. In geringerer Menge ist in der Grundsubstanz der Bandscheibe auch Heparansulfat vorzufinden (Abb. 2.**66**).

Die Proteoglykane und Glykosaminoglykane der Grundsubstanz besitzen auch in der Bandscheibe eine sehr starke negative Ladung, wodurch sie eine äußerst feste Bindung mit Wasser eingehen können. Dadurch entsteht die große Stabilität und Widerstandskraft gegen Verformung der Bandscheibe,

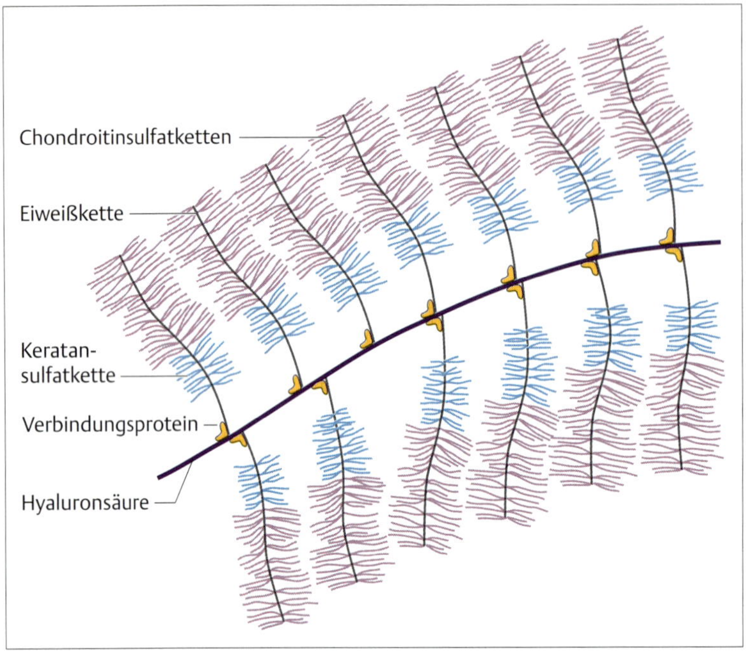

Abb. 2.**66** Struktur eines Proteoglykanaggregats in der Grundsubstanz der Bandscheibe.

durch die sie Stöße absorbieren kann. Neben Wasser bindet sich die Grundsubstanz der Bandscheibe auch an kollagene Fibrillen der Typen I und II und stabilisiert damit das kollagene Netzwerk (Abb. 2.**67**).

Die Fähigkeit der Grundsubstanz, sich äußerst stark an Wasser zu binden und dadurch das kollagene Netzwerk unter Spannung zu halten, läßt sich mit einen prall gefüllten Auto- oder Fahrradreifen vergleichen.

Vergleich: Wasserbindung der Grundsubstanz – prall gefüllter Autoreifen

Man kann die Wasserbindung der Grundsubstanz mit einem prall gefüllten Autoreifen vergleichen, der ebenfalls großen Widerstand gegen Verformung leisten kann. Die im Reifen benötigte Luftmenge muß individuell an das Gewicht des Fahrzeugs angepaßt werden. Je größer also die Kompressionskräfte sind, die das jeweilige Fahrzeug abzufangen hat, desto mehr Luft muß im Reifen gebunden werden. Je größer dementsprechend die Kompressionskräfte sind, die die Grundsubstanz abzufangen hat, desto mehr Wasser muß im kollagenen Netzwerk gebunden werden.

Die Grundsubstanz ist nicht in der Lage, die maximale Aufnahmekapazität für Wasser auszuschöpfen, weil dies durch das kollagene Netzwerk verhindert wird.

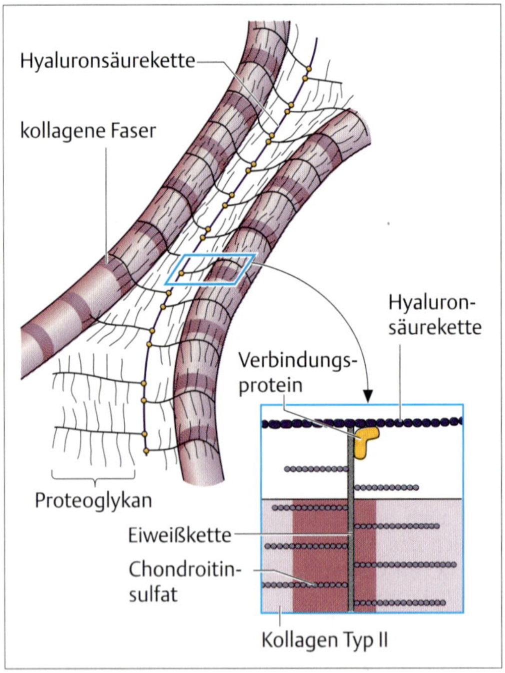

Abb. 2.**67** Verbindung zwischen Proteoglykanaggregaten und kollagenen Fasern in der Bandscheibe.

Nicht-kollagene Proteine

Die nicht-kollagenen Proteine der Bandscheibe sind Fibronektin, Chondronektin und die 58-kD und 59-kD Proteine (Abb. 2.**68**).

Fibronektin stellt Verbindungen zwischen den Zellen und Matrix her. Die Fibronektinketten weisen Domänen auf, in denen sie sich an Fibroblasten oder Fasern, vor allem Kollagen Typ I und kollagene Fibrillen, binden können. Chondronektin ist hingegen die Struktur, die sich primär an Chondroblasten und Kollagen Typ II zu binden vermag. Die Besonderheiten und Funktionen der 58-kD und 59-kD Bindungsproteine sind bis jetzt kaum untersucht worden. Durch diese Vernetzungsproteine werden die gesamten Bindegewebskomponenten miteinander verbunden und vernetzt. Hierdurch erhält auch das Bindegewebe der Bandscheibe seine Struktur und Stabilität.

Zusammenfassung: Matrix der Bandscheibe

Man unterscheidet zwischen einer perizellulären, einer territorialen und einer interterritorialen Matrix. Der faserige Anteil wird von verschiedenen Typen von kollagenen Fasern und elastischen Fasern gebildet. Die kollagenen Fasern bilden ein geformtes Bindegewebe und verlaufen in den verschiedenen Lamellen parallel zueinander, und zwar in einem Winkel von ca. 30° zur Deckplatte, wobei dieser Winkel von Lamelle zu Lamelle entgegengesetzt verläuft. Dadurch kreuzen sich die Fasern in einem Winkel von ca. 120°.
An der Außenseite der Bandscheibe herrscht die Zugbelastung vor. Dementsprechend ist hier Kollagen der Typen I, III, V und VI anzutreffen. An der Innenseite dominiert die Druckbelastung und entsprechend Kollagen Typ II, V, IX und XI. Durch ca. 10% elastische Fasern besitzt die Bandscheibe ein gewisses Maß an Elastizität.
Die Grundsubstanz der Bandscheibe besteht aus Proteoglykanen, die aus Chondroitinsulfat und Keratansulfat aufgebaut sind. Die Proteoglykane binden sich durch ein Verbindungsprotein an eine zentrale Hyaluronsäurekette und bilden auf diese Weise ein Proteoglykanenaggregat. Diese binden sehr viel Wasser. Da im Inneren der Bandscheibe mehr Proteoglykane und Glykosaminoglykane vorhanden sind als außen, ist der Wassergehalt im Inneren ebenfalls größer. Der Transport von Nährstoffen von den Wirbelkörpern zur Bandscheibezelle findet über die Grundsubstanz statt. Verbindungs- und Vernetzungsproteine verbinden wie in allen Geweben Zellen und Bestandteile der Grundsubstanz miteinander und geben der Bandscheibe Stabilität. Der Organisationsgrad des Gewebes ist außen höher als innen. Im Inneren der Bandscheibe befindet sich ungeformtes Bindegewebe.

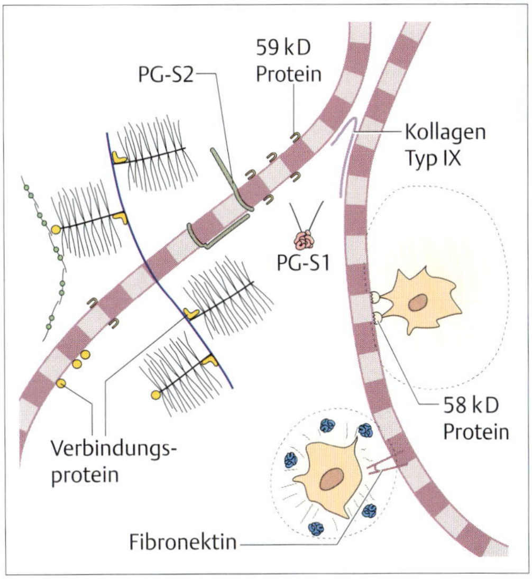

Abb. 2.**68** Übersicht über die verschiedenen Vernetzungsproteine in der Bandscheibe.

2.6.5 Durchblutung und Innervation

Durchblutung

Die äußeren Schichten der Bandscheibe werden über die Gefäße in den längs verlaufenden Ligamenten, Ligg. longitudinale posterior und anterior, Anastomosen von Arterien, die die Wirbelkörper versorgen, und den M. iliopsoas durchblutet. Über diesen Weg erhalten die Fibroblasten den für ihre Syntheseaktivität benötigten Sauerstoff und Nährstoffe. Das Lig. longitudinale posterior ist verhältnismäßig schmal, was möglicherweise zu einer verringerten Durchblutung des hinteren Teils der Bandscheibe führt. Nach Angaben von Brunner soll es jedoch im

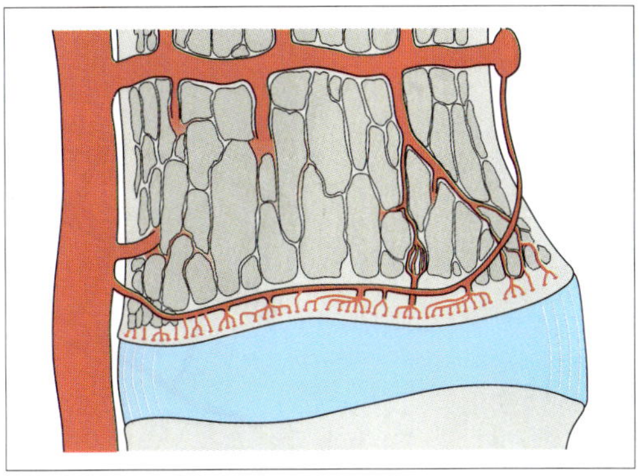

Abb. 2.**69** Durchblutung des Wirbelkörpers und der Deckplatte.

äußeren Bereich der Bandscheibe Kapillaren geben (Brunner 1989). Das Innere der Bandscheibe wird nur bis zu einem gewissen Alter von Gefäßen versorgt, die von den Wirbelkörpern aus in die Bandscheibe hineinführen (Abb. 2.**69**) (Abb. 2.**70**).

Danach findet der Austausch von Nährstoffen und Abfallprodukten in diesem Teil der Bandscheibe nur noch über den Prozeß der Diffusion und Osmose statt. Verantwortlich für die Qualität und Quantität der angebotenen Nährstoffe ist die

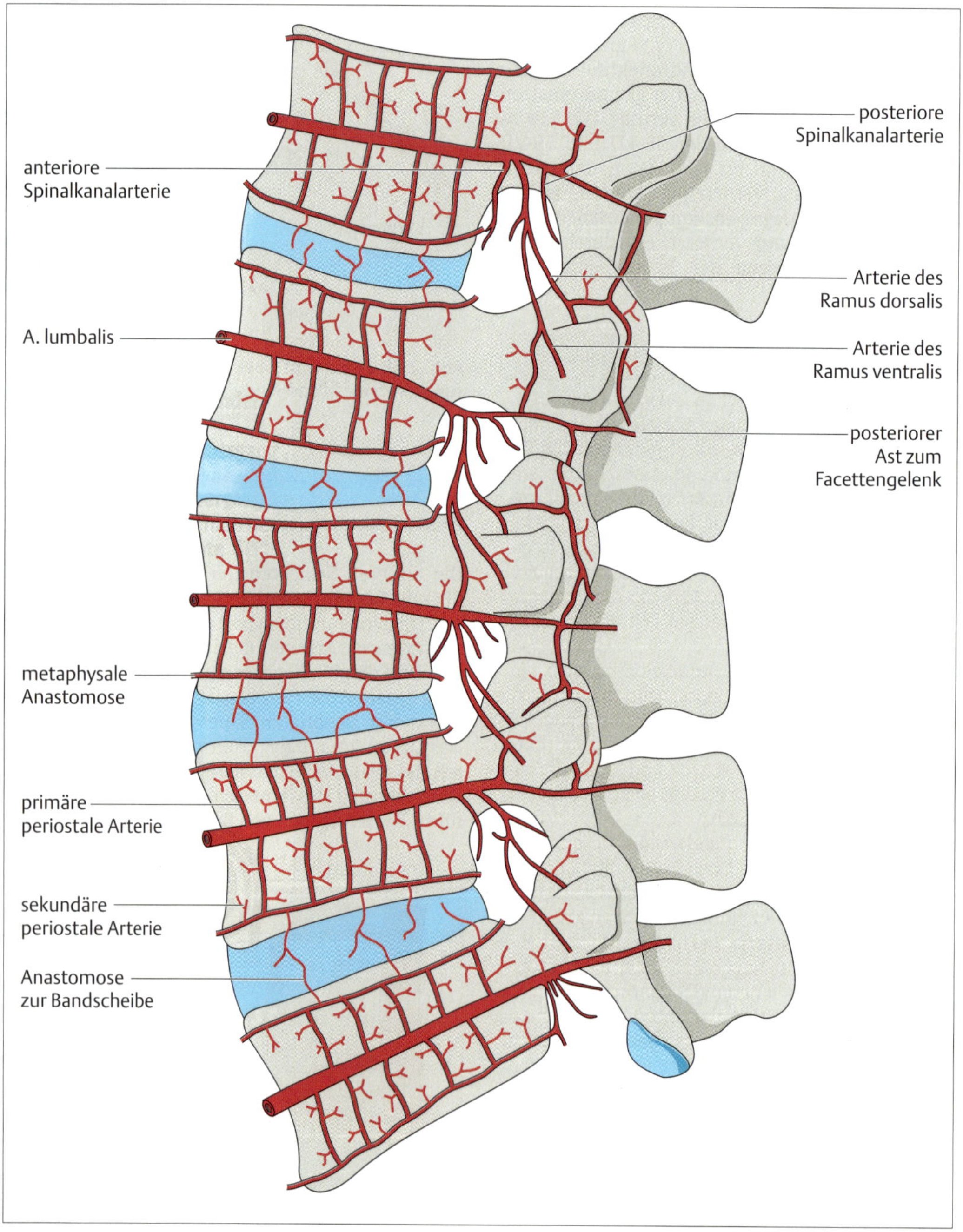

Abb. 2.**70** Blutversorgung der Wirbelkörper und der Bandscheibe (mod. nach Bogduk und Twomey).

Durchblutung der Wirbelkörper und der Ligamente. Da die Bandscheibe den größten Teil unseres Lebens nicht oder nur wenig duchblutet wird, ist sie größtenteils von einer guten Durchblutung der Wirbelkörper abhängig, damit über Diffusion und Osmose die Nährstoffe zu den Zellen der Bandscheibe gelangen können.

Die Deckplatte wird durch Gefäße versorgt, die in den Wirbelkörpern verlaufen. Dabei wird das Zentrum besser durchblutet als die äußeren Bereiche. Die Durchblutung der Deckplatte nimmt ebenfalls im fortschreitenden Alter ab.

Ob die Bandscheibe über die Deckplatte durchblutet wird und wenn ja bis zu welchem Zeitpunkt, ist Gegenstand einer langjährigen und immer noch anhaltenden Diskussion. Ein Extrem bildet die These, daß die Bandscheibe ihr ganzes Leben lang überhaupt nicht durchblutet wird und das Gewebe komplett avaskulär sei (Ferguson 1950, Radcliffe 1980, Whalen 1985). Weit verbreitet ist die Auffassung, daß die Durchblutung mit dem zweiten Lebensjahr endet (Töndury 1958). Andere Autoren geben hingegen das vierte Lebensjahr (Taylor 1993) oder das zwanzigste Lebensjahr (Rudert 1995) als Endzeitpunkt der Durchblutung an. Zwei ältere Untersuchungen aus den dreißiger Jahren sprechen vom dreißigsten Lebensjahr (Übermuth 1929, Böhmig 1930).

Die verschiedenen Untersuchungsergebnisse machen deutlich, daß bisher keine genaueren Angaben über das Ende der Durchblutung der Bandscheibe zu machen sind und weitere Forschungsarbeit zu leisten ist.

Daß die Möglichkeit einer Kapillarisierung der Bandscheibe generell besteht, ist an der Pathologie ablesbar. Nach einem Prolaps ist sogar eine sehr reiche Kapillarisierung der Bandscheibe im Verletzungsgebiet zu sehen.

Innervation

Die Bandscheibe wird im gesamten äußeren Drittel innerviert. Die Nerven kommen zum einen vom R. ventralis, zum anderen vom N. sinuvertebralis des zugehörigen Segmentes, aber auch von den Ästen der darüber- und darunterliegenden Segmente. Klinisch relevant ist dies insofern, als eine rein segmentale Schmerzproblematik in der Wirbelsäule normalerweise kaum anzutreffen ist. Betroffene Patienten geben meistens Schmerzen in mehreren Segmenten an, möglicherweise mit unterschiedlicher Intensität (Abb. 2.**71**).

Der N. sinuvertebralis wird auch N. oder R. meningeus, N. oder R. recurrens, N. oder R. recurrens meningeus oder N. bzw. R. von Luschka genannt. Seine Funktion besteht in der sensorischen Innervierung. Die Bandscheibe ist also schmerzempfindlich. So vertreten viele Autoren die Meinung, daß Rückenschmerzen, wie sie unter anderem bei einem sogenannten Hexenschuß entstehen, von der Bandscheibe verursacht werden. Zum anderen ha-

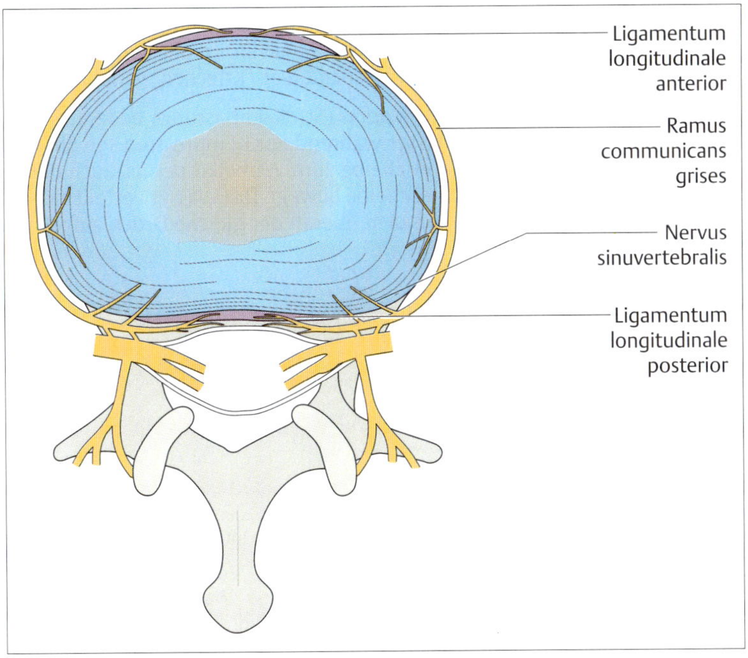

Abb. 2.**71** Innervation Bandscheibe.

ben die Nerven propriozeptive Anteile. Insbesondere in dem Bereich, in dem die Bandscheibe mit dem M. iliopsoas verwachsen ist, sind sehr viele Propriorezeptoren vorhanden. Man kann daher annehmen, daß der Bandscheibe bei der Regulierung der Haltung und Bewegung der Wirbelsäule eine wesentliche Bedeutung zukommt.

Zusammenfassung: Durchblutung und Innervation der Bandscheibe

Die Bandscheibe wird nur im äußeren Bereich durchblutet. Die Gefäße findet man in einer ganz dünnen Schicht an der Außenseite der Bandscheibe. Nach einer Verletzung der Bandscheibe können die Gefäße tiefer in die Bandscheibe vordringen. Bis zu einem gewissen Alter wird die Bandscheibe über Gefäße aus den Wirbelkörpern durchblutet. Innerviert wird das äußere Drittel der Bandscheibe, überwiegend vom N. sinuvertebralis und dem Ramus ventralis.

2.6.6 Physiologie: Transportmechanismen

Hinsichtlich der Transportmöglichkeiten von Flüssigkeit und Nährstoffen innerhalb der Bandscheibe unterscheidet man zwischen druckabhängigen und druckunabhängigen Prozessen. Der Transport von Flüssigkeit durch die Bandscheibe und aus der Bandscheibe heraus ist von Druckunterschieden abhängig, die durch Be- und Entlastung verursacht werden. Sie werden als viskoelastische Eigenschaft der Bandscheibe bezeichnet. Die intrinsische viskoelastische Eigenschaft der Bandscheibe (flow-independent viscoelastic behavior) bezieht sich hingegen auf die Bewegung der Makromoleküle und ist nicht von externen Faktoren wie Belastungsunterschieden auf die Bandscheibe abhängig.

Viskoelastizität

Die Bandscheibe verdankt ihre viskoelastischen Eigenschaften der Tatsache, daß sich Wasser bzw. interstitielle Flüssigkeit innerhalb der Bandscheibe von Stellen mit hohem Druck zu Stellen mit niedrigerem Druck bewegen kann. Gleichzeitig findet auch ein Transport von der Bandscheibe zum Wirbelkörper und zurück statt. Während einer Belastungsphase gibt die Bandscheibe Wasser an den Wirbelkörper ab, das sie während Entlastung wieder aufnehmen kann. Prinzipiell nehmen während eines Belastungswechsels ungefähr 70% des Wassers der Bandscheibe an den Transportvorgängen teil. Für den Transport von Wasser und den damit verbundenen Gasen, kleinen Proteinen und der Glukose benötigt die Bandscheibe ein gewisses Maß an Permeabilität, weshalb die von der Grundsubstanz gebildeten Poren zwischen 3 und 6 nm groß sind.

Hydration und Dehydration

Wenn die durch die Schwerkraft verursachte Kompression der Bandscheibe entfällt, füllt sich die Bandscheibe mit Flüssigkeit, die vor allem aus den angrenzenden Wirbelkörpern kommt. Dieser Effekt wird *Hydration* genannt. Wenn die Schwerkraft erneut auf die Bandscheibe einwirkt, wird die Flüssigkeit wieder aus der Bandscheibe herausgepreßt. Es kommt zur *Dehydration* (Abb. 2.**72**).

Die Menge an Wasser, die die Bandscheibe verlassen kann, ist begrenzt. Sie wird durch das Gleichgewicht (Equilibrium) zwischen der Kompressionsbzw. Verformungskraft und der Bindungskraft des Wassers an die Matrix bestimmt. Durch diesen Austausch von Flüssigkeit, in der Sauerstoff und Nährstoffe enthalten sind, wird die Bandscheibe versorgt. Hierdurch können die ernährten Zellen die Synthese durchführen.

Stress-relaxation und Creep

Die mechanischen Belastungen, die auf die Bandscheibe als viskoelastische Struktur einwirken, verursachen folgende Phänomene:

- Biphasic stress-relaxation behavior (biphasisches Streß-Entlastungsverhalten), auch *stress-relaxation* (Streß und Entlastung) genannt
- Biphasic creep behavior (biphasisches Kriechverhalten), auch *Creep* (Kriechen) genannt

Stress-relaxation (Streß-Entlastung) bedeutet, daß sich Wasser während der Kompression sowohl von der Bandscheibe zum Wirbelkörper als auch durch die Bandscheibe bewegt. Das Wasser verteilt sich so lange, bis sich überall der gleiche Druck aufgebaut

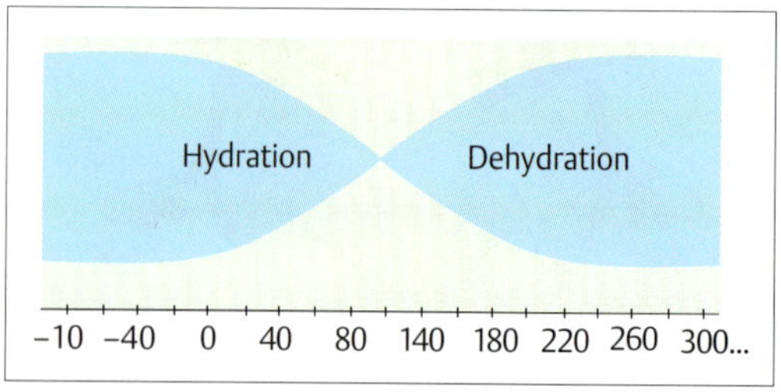

Abb. 2.**72** Druckabhängige Wasserverteilung innerhalb der Bandscheibe: Hydration und Dehydration (mod. nach Krämer).

hat und ein Gleichgewicht (Equilibrium) erreicht ist (Abb. 2.**73**).

Creep (Kriechen) wird durch die Verformung des kollagenen Netzwerkes und letztendlich die Verformung der kollagenen Fasern verursacht. Diese Verformung ist direkt abhängig von der Menge an Wasser, die die Bandscheibe verlassen kann. Das kollagene Netzwerk der Bandscheibe kann sich nur soweit verformen, bis ein Gleichgewicht zwischen folgenden Kräften erreicht ist: der Verformungs- bzw. Kompressionskraft, der Bindungskraft des Wassers an die Matrix und den Abstoßkräften der Glykosaminoglykane, wenn sie aufeinander gepreßt werden. Diese Gleichgewichtssituation kommt äußerst selten vor, da sie normalerweise erst nach ca. 16 Stunden Belastung erreicht wird. Der Wasserverlust in einer gesunden Bandscheibe beträgt während des Tages ca. 10 bis 12%, bei einer degenerierten Bandscheibe ca. 25% (Abb. 2.**74**).

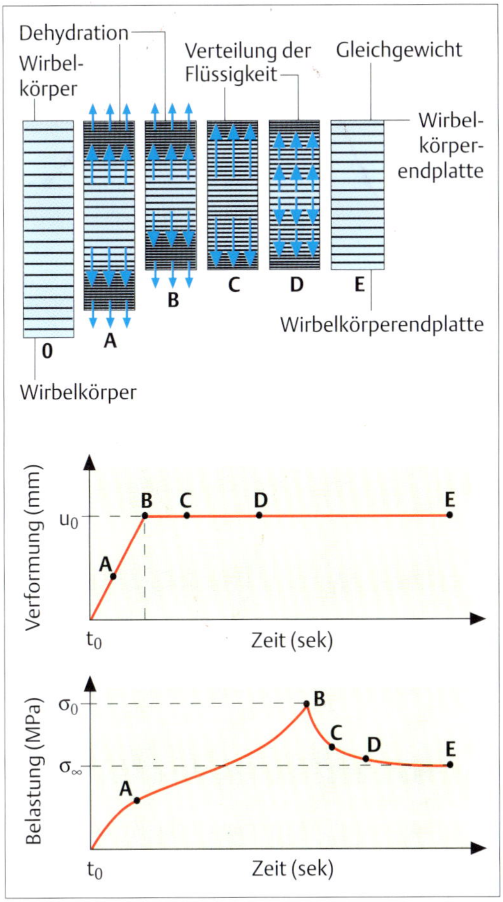

Abb. 2.**73** Wassertransport von und zur Bandscheibe bei unterschiedlichen Verformungs- und Belastungszuständen.

Die Verformung der kollagenen Fibrillen, die vor allem bei Scherkräften und Zugkräften entsteht, hat eine Belastungsgrenze. Wenn diese überschritten wird, kommt es zur Zerstörung der kollagenen Fasern und damit des kollagenen Fasernetzes (Abb. 2.**75**).

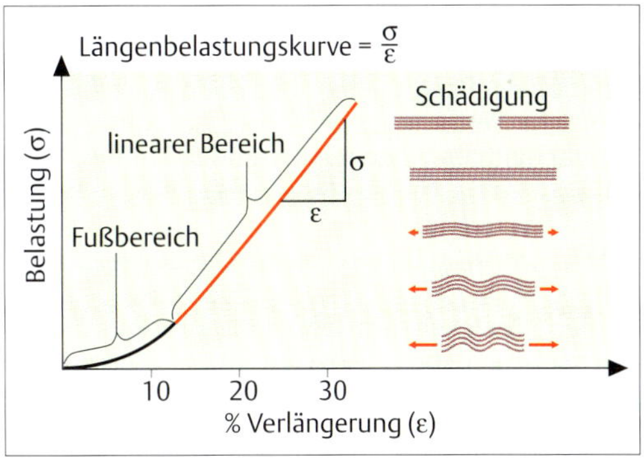

Abb. 2.**74** Längenbelastungskurve der kollagenen Fasern der Bandscheibe.

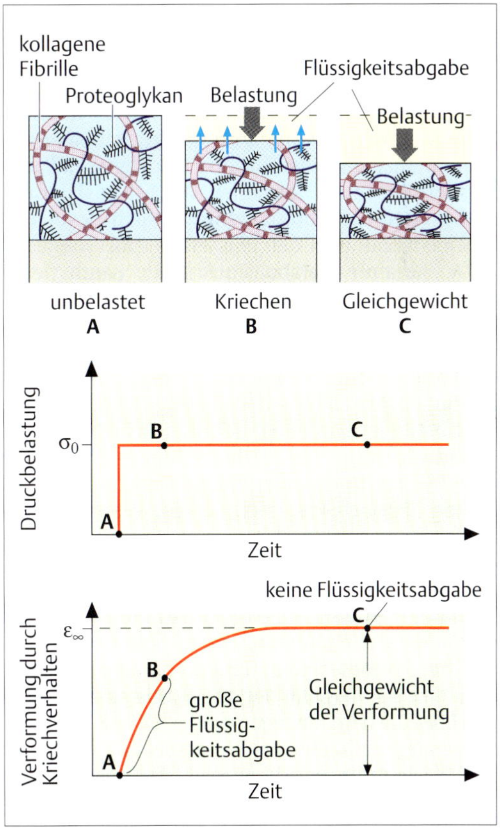

Abb. 2.**75** Wassertransport von und zu der Bandscheibe bei Entlastung und steigender Belastung.

Piezoelektrische Aktivität

Durch einen Wechsel von Be- und Entlastung entsteht ein ständiger Wechsel der elektrischen Spannung innerhalb der Bandscheibe. Dieser Ladungs- bzw. Spannungswechsel verursacht die piezoelektrische Aktivität. Sie ist für die Zellen der Reiz, zur Synthese überzugehen – ein weiterer Grund, warum sich Be- und Entlastung positiv auf Erhalt und Funktion der Bandscheibe auswirken. Auch die mechanische Verformung der Zellen hat auf die Syntheseaktivitäten einen regulierenden Einfluß.

Intrinsische viskoelastische Eigenschaft

Ob der Flüssigkeitstransport über druckabhängige Mechanismen den einzigen bzw. wichtigsten Transportweg für Nährstoffe in der Bandscheibe darstellt, ist jedoch zu bezweifeln. Der Austausch von kleinen Partikeln wie Sauerstoff, Aminosäuren, Glukose, Sulfaten und Abfallprodukten wie Laktat erfolgt auch durch Diffusion und Osmose.

Diffusion und Osmose

Diffusion und Osmose können unabhängig vom Wassertransport ablaufen, und zwar deutlich schneller als die beschriebenen druckabhängigen Phänomene. Allein der Austausch von großen Partikeln wie Enzymen, Hormonen, Wachstumsfaktoren und großen Abfallprodukten innerhalb der Bandscheibe ist nur über den Wassertransport möglich.

Der gesamte Metabolismus in der Bandscheibe verläuft hauptsächlich anaerob, so daß sehr viel Laktat anfällt. Dabei findet man die höchste Laktatkonzentration im Bereich des Nukleus, da hier die deutlich geringste Sauerstoffversorgung stattfindet. Dies hat außerdem zur Folge, daß der pH-Wert in den verschiedenen Anteilen der Bandscheibe unterschiedlich ist. Im Nukleusbereich liegt er deutlich niedriger als in den äußeren Teilen. In einer degenerierten Bandscheibe liegt der pH-Wert deutlich niedriger als normal. Der Sauerstoffgradient hat direkt Einfluß auf die Chondrozyten im Hinblick auf die Produktion von Chondroitin- und Keratansulfat. Wenn der pH-Wert niedrig ist, nämlich bei einem gesenktem Sauerstoffgradienten, dann vermindern sich die Syntheseaktivitäten und damit die Grundsubstanz. Die Aktivität der grundsubstanzabbauenden Enzyme wird hingegen größer (Abb. 2.**76a** u. **b**).

In einer umfangreichen Untersuchung von Holm und Nachemson wurde gezeigt, daß regelmäßige Bewegungen der Wirbelsäule einen deutlichen Einfluß auf die Syntheseaktivität der Bandscheibe haben, obwohl der Transport von Sauerstoff, Nährstoffen und Abfallprodukten nicht ausschließlich von

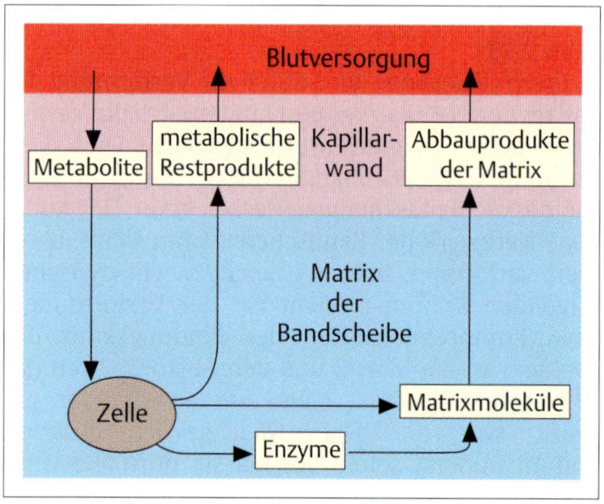

a

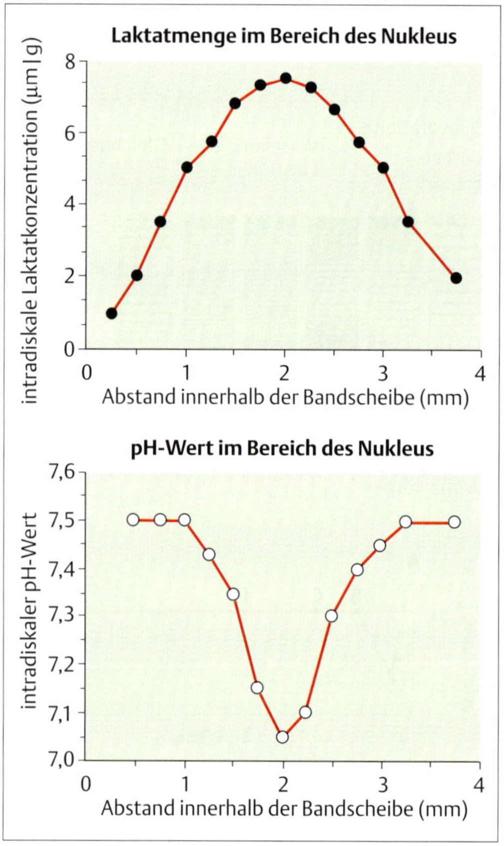

b

Abb. 2.**76a** u. **b** Schematische Darstellung der Transportwege zwischen Bandscheibe und Gefäß (**a**). Laktatkonzentration und pH-Wert innerhalb der Bandscheibe (**b**) (mod. nach Frymoyer & Gordon).

einem Transport über die Wasserbewegung abhängig ist. Durch die Nährstoffe und den Sauerstoff, die den Zellen durch Diffusion und Osmose zur Verfügung gestellt werden, könnten sie Grundsubstanz und Fibrillen synthetisieren (Holm 1983). Noch ein Grund, warum sich Be- und Entlastung positiv auf Erhalt und Funktion der Bandscheibe auswirken.

Zusammenfassung: Transportmechanismen in der Bandscheibe

Die Bandscheibe ist für den Erhalt ihrer Funktion und Stabilität von einer ständigen Synthese und Neubildung von Fasern und Grundsubstanz abhängig. Für die Synthese benötigen die Zellen erstens eine piezoelektrische Aktivität, die durch Be- und Entlastung entsteht. Zweitens brauchen sie Aminosäuren, Glukose und Sauerstoff sowie die Möglichkeit, Abfallprodukte abtransportieren zu können. Der Transport der Nährstoffe und Abfallprodukte wird durch einen ständigen Wechsel von Be- und Entlastung der Bandscheibe gewährleistet. Demzufolge haben Bewegungen einen positiven Einfluß auf die physiologischen Funktionen der Bandscheibe. Die mechanische Verformung der Zellen selbst hat ebenfalls einen die Syntheseaktivitäten fördernden Effekt.

2.6.7 Pathophysiologie: Degeneration, Prolaps und Protrusion

Die größte Beeinträchtigung für die Funktion und Stabilität der Bandscheibe ist eine chronische Unterbelastung. Bedingt durch die Lebensweise in unserer heutigen Gesellschaft herrscht mangelnde Bewegung und Belastung unserer Wirbelsäule im Alltag vor. Viele Menschen führen in ihrem Tagesablauf hauptsächlich sitzende Tätigkeiten aus. Dabei beginnt diese einseitige und statische Belastung bereits im Kindesalter, spätestens dann, wenn die Kinder schulpflichtig werden. Neben dem Sitzen haben auch andere einseitige Belastungen, z.B. Überbelastungen, negative Auswirkungen auf die Bandscheibe. Durch den Mangel an Druckwechseln und damit an stimulierenden Reizen wie auch durch den ungenügenden Transport von Nahrungsstoffen sind die Zellen nicht mehr in der Lage, ausreichend Grundsubstanz zu synthetisieren. Dadurch wird die Spannung innerhalb der Bandscheibe geringer und die Verformbarkeit größer. Das hat eine stärkere Belastung der kollagenen Fasern zur Folge.

Neben den physiologischen Degenerationserscheinungen im Alter sind die bekanntesten pathologischen Veränderungen der Bandscheibe die *Bandscheibenprotrusion* und der *Bandscheibenprolaps* (*Bandscheibenvorfall*). Warum diese in immer jüngerem Alter auftreten, kann ebenfalls durch mangelnde Bewegung, durch berufliche Gegebenheiten und fehlende körperliche Aktivitäten neben dem Beruf erklärt werden. Durch diesen Mangel an Bewegungsreizen verringert sich die Syntheseaktivität der Zellen in der Bandscheibe, und die Belastbarkeit nimmt ab. Eine schlechte, unausgewogene Ernährung, Übergewicht und aktives oder passives Rauchen (Holm 1988) begünstigen darüber hinaus die pathophysiologischen Erscheinungsbilder.

Degeneration

Eine Degeneration der Bandscheibe erfolgt im Laufe unseres Alterungsprozesses, aber auch bei einem Mangel an physiologischen Belastungsreizen. Während der Alterung nimmt die Syntheseaktivität der Zellen ab. Die Degeneration wird von vielen Autoren mit Veränderungen in der Zusammensetzung und der Produktion der Grundsubstanz erklärt und mit einer Verkürzung der Hyaluronsäure- und Chondroitinsulfatketten in Verbindung gebracht. Des weiteren werden eine Abnahme der Chondroitinsulfatmenge und eine Zunahme der Keratansulfatmenge erwähnt (Chiang 1983, Nishiyama 1985, Stevens 1982, Urban 1988).

Diese Veränderungen können u.a. damit erklärt werden, daß die Zellen im inneren Bereich der Bandscheibe, nachdem sich die Deckplatte geschlossen hat, die Nährstoffe, die sie für die Synthesevorgänge benötigen, nur noch über Diffusions- und Osmoseprozesse erhalten. Die Durchlässigkeit der Deckplatte wird während des Alterungsprozesses durch die fortschreitende Kalzifizierung jedoch immer geringer, so daß die Zellen immer weniger Nährstoffe erhalten. Die Menge an Grundsubstanz nimmt ab, die Makromoleküle der Grundsubstanz werden kürzer, und es ist nicht mehr so viel Hyaluronsäure und Chondroitinsulfat zu verzeichnen, während dagegen die Keratansulfatmenge normalerweise zunimmt.

Diese Veränderungen haben zur Folge, daß die Bandscheibe weniger Wasser binden kann. Auf Grund dessen sind viele Autoren der Auffassung, daß die Bandscheibe während des Alterungsprozesses dünner wird (Amonoo-Kuofi 1991, Rolander 1966). Andere Autoren halten dagegen, daß nicht die Bandscheibe dünner, sondern diese in die Wirbelkörper eingedrückt werde (Twomey 1987). Sie erscheint bei bildgebenden Verfahren dann lediglich kleiner. Yasuma und seine Mitarbeiter beschreiben, daß abhängig davon, wo die größte Degeneration stattfindet, der eine oder der andere Prozeß abläuft: Eine Degeneration der Wirbelkörper z.B. durch Osteoporose oder Krebs führt dazu, daß die Bandscheibe in die Wirbelkörper eingedrückt wird. Liegt dagegen eine Degeneration der

Bandscheibe oder ein Bandscheibenprolaps vor, wird die Bandscheibe an sich dünner (Yasuma 1988), da im fortgeschrittenen Alter der Zellen überwiegend Keratansulfat synthetisiert wird, das ein geringeres Bindungsvermögen an Wasser besitzt als die anderen Glykosaminoglykane. Es bindet sich dagegen relativ gut an Kalziumionen, Magnesium, Fluor und Phosphat. Diese Substanzen erreichen die Bandscheibe vor allem über die Gefäße der längs verlaufenden Ligamente. Deshalb trocknet die Bandscheibe mit den Jahren aus. Es werden mehr Kalzium, Phosphat, Fluor und Magnesium einlagert. Die Bandscheibe verliert damit an Elastizität und gewinnt an Stabilität. Die Farbe der Bandscheibe ändert sich von weiß zu gelbbraun. Diese Verfärbung ist typisch für alle Bindegewebe, die einen langsamen Turnover aufweisen. Der Turnover des Kollagens der Bandscheibe wird von einigen Autoren auf über 100 Jahre datiert. Das bedeutet, daß die kollagenen Fasern, die zum Zeitpunkt der Geburt vorliegen, ein ganzes Leben lang vorhanden sind. Die Daten beruhen hauptsächlich auf den Turnover-Geschwindigkeiten von Kollagen Typ I und II, die deutlich niedriger sind als die von Kollagen Typ VI und IX. Eine weitere degenerative Veränderung während des Alterungsprozesses besteht in einer Verschiebung des Verhältnisses zwischen Kollagen Typ II und Kollagen Typ I in Richtung von Kollagen Typ I. Dies hat zur Konsequenz, daß die Bandscheibe nicht mehr in optimaler Form ihre kompressionsabsorbierende Funktion durchführen kann (Abb. 2.**77**).

Durch das Austrocknen der Bandscheibe treten im fortgeschrittenen Alter fast keine Protrusion und kein Prolaps mehr auf.

Ob Alterung jedoch immer im direkten Zusammenhang mit Degeneration stehen muß, ist meiner Meinung nach in Frage zu stellen. Ich denke, daß die während des Alterns entstehende Degeneration hauptsächlich auf einem Mangel an positiven physiologischen Reizen beruht, der durch den im Laufe der Jahre zunehmenden Bewegungsmangel entsteht. Weitere Ursachen für die Degeneration der Bandscheibe sind enzymatische Prozeße und der Verlust von Hyaluronsäure nach dem 40. Lebensjahr. Da Hyaluronsäure die zentrale Kette innerhalb der Proteoglykanaggregate bildet, hat der Verlust einen großen Einfluß auf den Aufbau der Grundsubstanz und damit deren Vermögen, Wasser zu binden.

Protrusion

Treffen plötzlich große Belastungen auf eine unterbelastete (untrainierte) und unterernährte Bandscheibe, ist die Belastbarkeitsgrenze schnell erreicht und überschritten. Die daraus resultierende Überbelastung hat einen traumatisierenden Effekt auf das kollagene Netzwerk: Als erstes kommt es im Übergangsbereich zwischen Kollagen Typ I und Typ II zu Schädigungen. Dieser Bereich liegt nah an der Außenseite der Bandscheibe. Durch die Schädigung des kollagenen Netzwerks kann die Grundsubstanz vermehrt Wasser binden, weil die Expansion nicht mehr vom kollagenen Netzwerk verhindert wird. Durch die größere Wasseransammlung wird die Spannung auf der Außenseite der Bandscheibe größer, so daß sie nach außen weggedrückt wird. Es

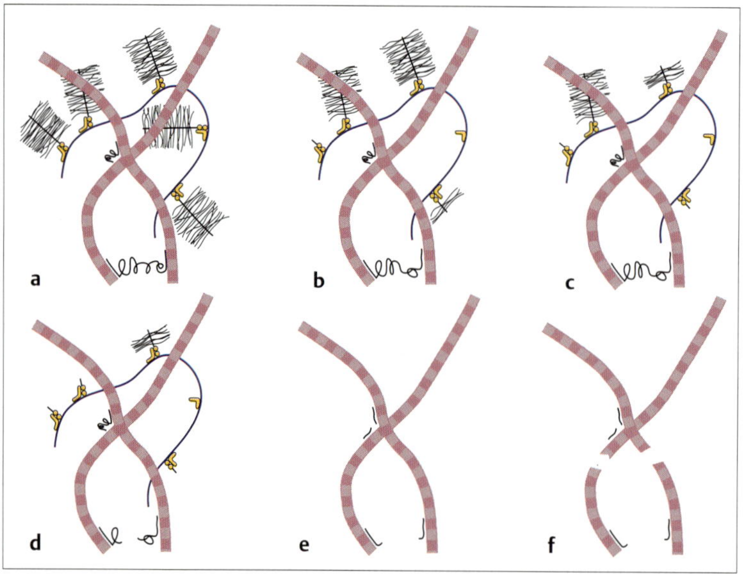

Abb. 2.**77 a – f** Degeneration der Matrix: Die undegenerierte Matrix (**a**) verliert zunehmend an Grundsubstanz (**b-e**) und die kollagenen Fasern fragmentieren (**f**).

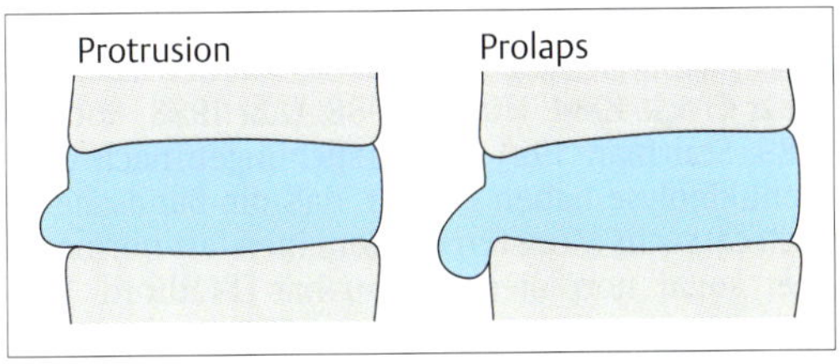

Abb. 2.**78** Protrusion und Prolaps in schematischer Darstellung.

entsteht eine Auswölbung, die Protrusion. Die Außenseite der Bandscheibe ist noch intakt, so daß kein Bandscheibenmaterial austreten kann (Abb. 2.**78**).

Prolaps

Wenn über die Protrusion hinaus die äußere Schicht der Bandscheibe geschädigt wird, kann Bandscheibenmaterial austreten. Es liegt ein Prolaps vor. Verliert das ausgetretene Material den Kontakt mit der Bandscheibe, wird von einem Sequester gesprochen.

Das prolabierte Material kann im ungünstigen Fall einen raumfordernden Prozeß im Bereich des Wurzelkanals und/oder des Rückenmarkskanals verursachen. Durch den auf die Wurzel oder das Rückenmark ausgeübten Druck wird die Durchblutung der neuralen Strukturen gedrosselt. Das Nervengewebe reagiert, indem es Schmerz- und Entzündungsmediatoren freisetzt. Interessanterweise zeigt sich in der Klinik, daß ein bis zwei Wochen nach einem Bandscheibenvorfall die Vorwölbung zwar noch gleich groß ist, die Schmerzproblematik sich jedoch in den meisten Fällen deutlich gebessert hat. Eine Erklärung dafür ist noch nicht bekannt.

Vergleich: Bandscheibe – Autoreifen

Zum besseren Verständnis kann man die Situation der Bandscheibe, genau wie die des Knorpels, mit einem Autoreifen vergleichen. Der Mantel des Reifens besteht aus mehreren Lamellen mit Stahlfasern. Solange der Autoreifen mit Luft gefüllt ist und der Mantel ausreichend unter Spannung steht, ist der Reifen stark belastbar und kann viele Kilometer sicher zurücklegen. Läßt man dagegen Luft aus dem Reifen, ist er stärker verformbar und die Belastbarkeit sinkt. Der Stahlmantel des Reifens wird stärker belastet, wodurch die Stahlfasern des Mantels in Mitleidenschaft gezogen werden. Entsteht dann ein Riß im Stahlmantel, entwickelt sich unter dem Gummi eine Beule. Wird der Reifen daraufhin weiter belastet, so ist die Wahrscheinlichkeit relativ groß, daß auch die Gummischicht beschädigt wird. Luft tritt aus den Reifen aus und es entsteht ein *Platter* (Abb. 2.**79**).

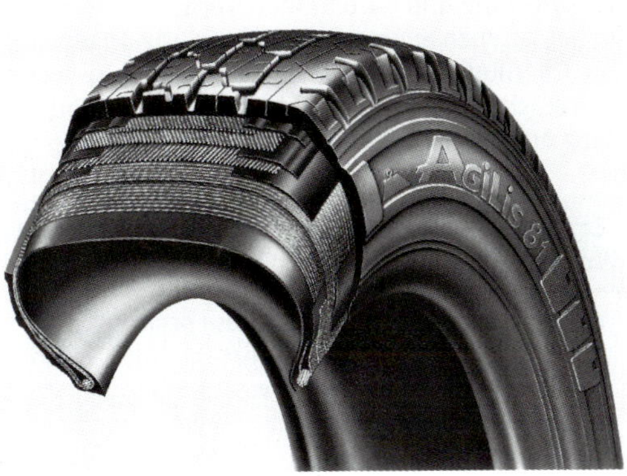

Abb. 2.**79** Aufbau eines Autoreifens (zur Verfügung gestellt von den Michelin Reifenwerken in Karlsruhe).

Unklarheit besteht darüber, um welches Material es sich bei prolabiertem Bandscheibengewebe handelt. Während man zunächst der Überzeugung war, es handele sich um Nukluesmaterial, ist Lipson zu dem Ergebnis gekommen, daß es sich um neu synthetisiertes Bandscheibengewebe handelt (Lipson 1988). Im histologischen Vergleich von Prolapsgewebe mit Nukluesgewebe fand er heraus, daß das Prolapsgewebe sehr viel jünger war als das Nukleusgewebe. Die Ergebnisse von Lipson sind später durch andere Untersuchungen bestätigt worden (Bernick 1991). Die alte Bezeichnung HNP für Hernia nuclues pulposus entspricht somit nicht den tatsächlichen Gegebenheiten. Es erscheint mir angemessener, einfach von prolabiertem Bandscheibenmaterial zu sprechen.

Auf der Grundlage dieser Studien erscheint es ratsam, bei Bandscheibenoperationen nicht mehr das gesamte Nukleusmaterial, sondern nur noch das Prolapsmaterial zu entfernen. Wird der Nukleus entfernt, entstehen folgende Nachteile: Die Spannung innerhalb der Bandscheibe wird geringer, sie fällt in sich zusammen, verliert an Dicke und die Wirbelkörper nähern sich an. Die Ligamente entspannen sich und die Stabilität innerhalb des Segments geht weiter zurück. Durch die vergrößerte Mobilität wird die Bandscheibe zusätzlich belastet. Diese Mehrbelastung erschwert den Heilungsprozeß der Bandscheibe und überlastet zudem die Facettengelenke, was wiederum zu Irritationen und Schädigungen führen kann. Auch die Chemonukleolyse und die mehr und mehr eingesetzte perkutane Nukleotomie verursachen eine Bandscheibensinterung und damit einen Verlust an Stabilität im betroffenen Segment. Bei der häufig angewandten Chemonukleolyse wird Chemopapain eingespritzt, das das gesamte Material der Grundsubstanz angreift und resorbiert.

Zusammenfassung: Degeneration, Protrusion und Prolaps der Bandscheibe

Während des Alterungsprozesses kommt es zu einem Verlust von Grundsubstanzbestandteilen und damit zu einem Verlust von Wasser. Hierdurch verliert die Bandscheibe an Höhe: Es liegt eine Bandscheibensinterung vor. Der Höhenverlust hat zur Folge, daß die Stabilität innerhalb des betroffenen Segments abnimmt. In der Folge lockern sich Bänder und Gelenke. Während des Alterungsprozesses werden innerhalb der Bandscheibe Mineralien eingelagert. Die Bandscheibe trocknet dadurch ein, verfärbt sich und wird weniger elastisch. Die Fähigkeit der Stoßabsorbierung geht zurück.
Ein Trauma der Bandscheibe kann mit und ohne Zerstörung der Außenwand auftreten. Ohne Zerstörung der Außenwand wird von einer Bandscheibenvorwölbung oder Protrusion gesprochen. Wenn Bandscheibenmaterial austritt, spricht man von einem Bandscheibenprolaps (Bandscheibenvorfall). Daß es sich bei dem austretenden Material um Nukleusmaterial handelt, ist sehr unwahrscheinlich. Nach einer Schädigung verliert die Bandscheibe an Höhe und die verbindenden Strukturen zwischen den Wirbeln lockern sich. Hypermobilität und Instabilität sind die Folge.
Negative Auswirkungen auf die Funktion der Bandscheibe haben sowohl eine ständige Kompression als auch eine ständige Entlastung der gesamten Bandscheibe oder Teile derselben.

2.6.8 Regeneration und Wundheilung

In der Literatur wird trotz vorhandener Belege daran gezweifelt, daß die Bandscheibe nach einem Prolaps wirklich heilen kann. Einige Studien gehen davon aus, daß sich nur ein Ersatzgewebe oder Narbengewebe bildet. Damit soll bewiesen werden, daß die Bandscheibe nach einem Vorfall ihren normalen Aufbau und ihre Funktion nicht wieder erlangen kann.

Daß der zentrale Bereich der Bandscheibe nicht regenerieren kann, weil dieses Gebiet avaskulär sei, wird mittlerweile jedoch immer öfter bestritten. Die deutlich nachweisbare Synthese und Regeneration auch in diesem Bereich der Bandscheibe deutet darauf hin, daß auch das zentrale Gebiet Sauerstoff erhält, und zwar über die Wirbelkörper. Vor allem dort zeigen sich gute synthetisierende Aktivitäten. Die Qualität der Regeneration konnte in verschiedenen Studien näher bestimmt werden (Bernick 1982, Crock 1984, Hirano 1988, Oda 1988, Roberts 1989, Stairman 1991). Untersuchungen nach Chemonukleolyse haben gezeigt, daß die Bandscheibe nach ca. sechs Monaten wieder einen fast normalen oder sogar normalen Aufbau hat (Bradford 1983 und 1984, Gordes 1989, Nitobe 1988, Suguro 1986, Takado 1988, Tsuchida 1987).

Meiner Meinung nach sind die ungünstigen Ergebnisse der meisten älteren Untersuchungen vor allem auf eine ungezielte, nicht adäquate oder nicht vorhandene Rehabilitation zurückzuführen. Obwohl man inzwischen weiß, daß nur dann ein nicht funktionsfähiges Narbengewebe entsteht, wenn man während des Heilungsprozesses nicht die richtigen physiologischen Reize setzt, besteht noch immer kein angemessenes und allseits akzeptiertes Rehabilitationskonzept für Patienten nach Bandscheibenvorfall. Die Rehabilitation eines Bandscheibenpatienten sollte sich in jedem Fall an den physiologisch ablaufenden Stadien der Wundheilung orientieren.

Nach einer Schädigung der Bandscheibe in Form eines Prolapses setzt folgender Heilungsvorgang ein: Direkt nach der Verletzung werden Entzündungs- und Schmerzmediatoren freigesetzt, was die heftigen lokalen Beschwerden nach einem Bandscheibenvorfall erklären könnte. Während der Entzündungsphase werden zudem Enzyme wie Kollagenase freigesetzt, die das zerstörte Gewebe angreifen und den Abbau durch Makrophagen ermöglichen. Die Enzyme greifen vor allem das Kollagen Typ II an. Der Ablauf eines normalen Heilungsprozesses erklärt sich daraus, daß eine deutliche Kapillarisierung im Verletzungsgebiet stattfindet. Eine gute Durchblutung und eine ausreichende Lieferung von Stoffen wie Sauerstoff, Nährstoffen, Vitamin C und Zink usw., die bei der Kollagensynthese eine sehr große Rolle spielen, ist notwendig.

Nach der Entzündungsphase setzt die Proliferationsphase ein. Die Zellen beginnen vor allem Kollagen Typ III zu synthetisieren, das für einen funktionellen Aufbau die entsprechend physiologischen Belastungsreize benötigt. Damit die Bandscheibe später wieder belastbar ist und alle ihre Funktionen wie vorher übernehmen kann, muß eine erneute Schädigung durch Überbelastung des neu aufgebauten Gewebes unbedingt vermieden werden. Die Belastungen sollten im Matrixbelastungsbereich liegen, der normalerweise dem schmerzfreien Bereich entspricht. Diese Belastungsreize, die durch regelmäßiges Be- und Entlasten der Bandscheibe gesetzt werden, führen zu einem guten Transport von Nährstoffen und Abfallprodukten durch die Bandscheibe und lösen die piezoelektrische Aktivität aus, die die Zellen zur Synthese und zur Orientierung der neu synthetisierten Kollagenmoleküle benötigen. Die gesteigerte Durchblutung bewirkt außerdem den Abtransport von schmerzverursachenden Stoffen und senkt damit die Schmerzen.

Nach der Proliferationsphase beginnt die Umbauphase. In dieser Phase ist es wichtig, allmählich mit steigenden Belastungen auf die Bandscheibe einzuwirken, da das Kollagen Typ III sonst nicht in funktionelles Gewebe, sprich Kollagen Typ I, umgebaut werden kann. In dieser Phase sollte der Patient im kollagenen Belastungsbereich üben (Abb. 2.**80**) (Abb. 2.**81**).

Die Wundheilung der Bandscheibe wird außerdem von verschiedenen Wachstumshormonen beeinflußt.

Da sich durch Rauchen die Versorgung des Gewebes verschlechtert, hat Rauchen einen direkten Einfluß auf die Regenerationsmöglichkeiten der Bandscheibe. Deshalb sollten insbesondere Patienten nach einer Bandscheibenverletzung nicht mehr rauchen (Holm 1988). Auch Durchblutungsstörungen in den segmentalen Gefäßen bedingen schlechtere Regenerationsmöglichkeiten, da sie eine deutlich verminderte Synthesebereitschaft der Bandscheibenzellen zur Folge haben (Pavlova 1989). Raucher und Patienten mit z. B. Arteriosklerose haben deshalb schlechtere Heilungschancen.

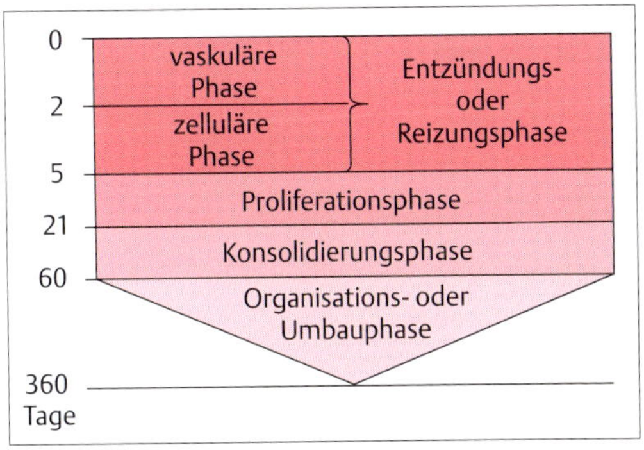

Abb. 2.**80** Zeitlicher Ablauf der Wundheilungsphasen der Bandscheibe.

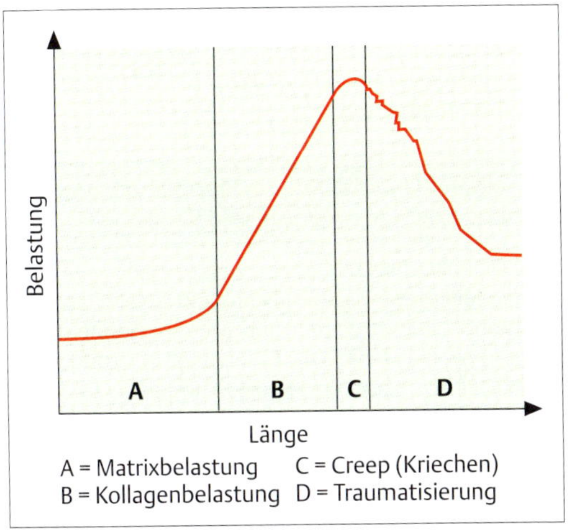

Abb. 2.**81** Längenbelastungskurve für das Kollagen der Bandscheibe.

Zusammenfassung: Wundheilung der Bandscheibe

Die Bandscheibe ist trotz vieler gegenteiliger Erwartungen in der Lage, nach einer Schädigung zu heilen. Die Wundheilung durchläuft die verschiedenen Phasen der Wundheilung wie Entzündungs-, Proliferations-und Umbauphase. Für eine optimale Wundheilung mit einem stabilen und funktionsfähigen Gewebe sind physiologische Belastungsreize während des gesamten Wundheilunsprozesses wichtig. Vermieden werden sollten dabei zu hohe Belastungen, da sonst die große Gefahr einer erneuten Schädigung entstehen würde.

2.7 Gelenkkapsel und Bänder

Die Gelenkkapsel oder *Capsula articularis* und die Bänder, die *Ligamente*, sind Strukturen, die man um jedes Gelenk und in jedem Wirbelsäulensegment unseres Körpers antrifft. Die Gelenkkapsel umschließt den Gelenkraum und produziert *Synovialflüssigkeit*. Die Ligamente steuern und regulieren die Bewegungen eines Gelenks bzw. eines Wirbelsäulensegments (Abb. 2.**82**).

2.7.1 Äußere Erscheinung

Die Gelenkkapsel ist eine dünne weißglänzende Hülle, die um ein Gelenk herum gelegen ist und manchmal weniger als einen Millimeter dick ist. Die Ligamente, die ebenfalls die für Bindegewebe typische weißglänzende Farbe haben, sind entweder rund und fest wie eine Sehne bzw. ein Kabel oder breit und flach wie ein Band, vergleichbar mit einem Sicherheitsgurt im Auto. Weil diese Form häufig auftritt und besonders typisch ist, nennt man Ligamente auch Bänder (Abb. 2.**83**).

2.7.2 Funktion

Die Kapsel ist vor allem für eine ausreichende Produktion von *Synovialflüssigkeit* verantwortlich, so daß Bewegungen widerstands- und reibungsfrei ablaufen können und eine ausreichende Ernährung des

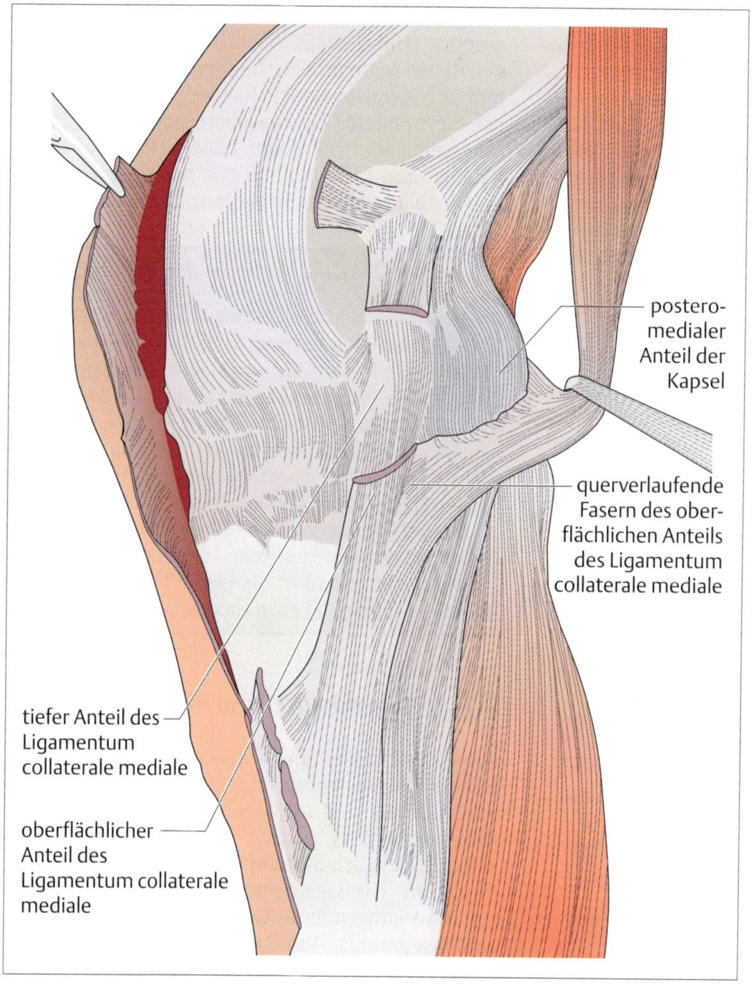

Abb. 2.**82** Gelenkkapsel und Bänder am Beispiel des Kniegelenks.

Knorpels erfolgen kann. Eine weitere wichtige Funktion der Kapsel besteht darin, Informationen über die Stellung und Bewegung eines Gelenks zu vermitteln. Dazu wird die Kapsel reich innerviert und weist viele Rezeptoren auf. Die *Propriozeption*, die Informationen aus Kapselrezeptoren, Muskelspindeln und anderen Rezeptoren im Bindegewebe des Muskels umfaßt, ist für die Kontrolle von Haltung und Bewegung unseres Körpers zuständig. Neben den propriozeptiven Informationen der Kapsel kommt auch dem Gleichgewichtsorgan eine große Bedeutung bei der Haltungskoordination unseres Körpers zu.

Sehr oft sind Muskeln mit der Kapsel verwachsen. Sie haben die Funktion, die Kapsel zu spannen und zu verhindern, daß die Kapsel zwischen den beiden bewegenden Gelenkpartnern eingeklemmt wird. Die Funktion der Bänder liegt in der Begrenzung und Kontrolle der Bewegungsausschläge. Dadurch sind sie für die Stabilität in einem Gelenk verantwortlich. Auch die Bänder besitzen Rezeptoren, die jedoch erst bei sehr großen Belastungen eines Gelenks ansprechen.

Zusammenfassung: Äußere Erscheinung und Funktion der Gelenkkapsel und Bänder

Die Gelenkkapsel bildet eine weiße, manchmal nur einen Millimeter dicke Hülle um ein Gelenk. Die Ligamente sind entweder rund wie eine Sehne oder flach wie ein Band. Die Gelenkkapsel produziert Synovialflüssigkeit, die für die Schmierung und für die Ernährung des Knorpels eine bedeutende Rolle spielt. Die vielen Rezeptoren der Gelenkkapsel geben dem zentralen Nervensystem Informationen über die Stellung und/oder die Bewegung des Gelenks. Die Ligamente steuern und begrenzen die Bewegung im Gelenk bzw. im Segment.

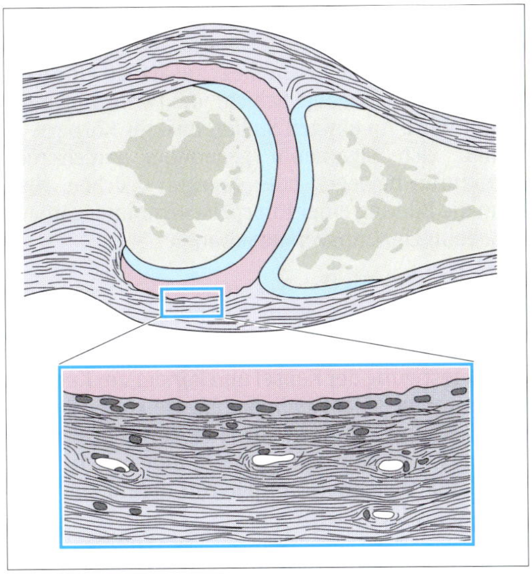

Abb. 2.**83** Gelenk mit Gelenkkapsel und Ausschnittsvergrößerung der Pars synovialis.

2.7.3 Aufbau

Die Kapsel besteht aus zwei Schichten. Die innere ist aus lockerem Bindegewebe aufgebaut und wird *Membrana synovialis* genannt. Die äußere ist aus ungeformtem, straffem kollagenen Bindegewebe aufgebaut und wird als *Membrana fibrosa* bezeichnet. Die Ligamente sind teilweise mit der Membrana fibrosa verwachsen oder aber sie verlaufen getrennt von der Kapsel.

Membrana synovialis

Die Membrana synovialis besteht aus einer inneren Schicht von Synovialzellen, die meistens zwischen ein und vier Zellen dick ist. Sie wird *Intima* genannt. Der restliche und damit weitaus größere Teil der Membrana synovialis dagegen wird als *Subintima* oder *Subsynovialis* bezeichnet. Die Membrana synovialis bildet sehr viele Falten aus, die Villi- und Plicae-Synovialis, um so ihre Oberfläche zu vergrößern. Villi- und Plicae-Synovialis sind vor allem im Bereich der Grenze zwischen Knochen und Knorpel anzutreffen. Ihre Zahl nimmt im Laufe des Alterungsprozesses zu (Abb. 2.**84**) vgl. Abb. 2.**96** S. 143.

Die Dicke dieses Teils der Kapsel kann sich bei verschiedenen Pathologien deutlich verändern und dicker werden.

Die Intima der Membrana synovialis verbindet sich mit der tangentialen Zone des Knorpels, die subsynoviale Schicht mit dem intrakapsulär liegenden Periost.

Man unterscheidet drei Formen der Subintima, die alle im gleichen Gelenk vorhanden sein können:

- *Areoläre Form*: Diese Form erkennt man an ihrem Aufbau aus lockerem Bindegewebe, das reich durchblutet wird.
- *Adipöse Form*: In diesem Fall besteht die Subintima überwiegend aus Fettgewebe und Fettzellen.
- *Fibröse Form*: Hier ist die Subintima sehr reich an kollagenen Fasern, aber arm an Gefäßen. Man findet diese Form vor allem dort, wo Bänder oder Sehnen eine Verbindung zur Kapsel haben.

Der Übergang von der einen in die andere Form verläuft fließend.

Membrana fibrosa

Die Membrana fibrosa der Kapsel ist aus einer zumeist dünnen Schicht von kreuz und quer verlaufenden kollagenen Fasern aufgebaut, die überwiegend zum Typ I gehören. Sie hat in dieser Form eigentlich keine kontrollierende, stabilisierende oder begrenzende Funktion, sondern unterstützt lediglich die Membrana synovialis.

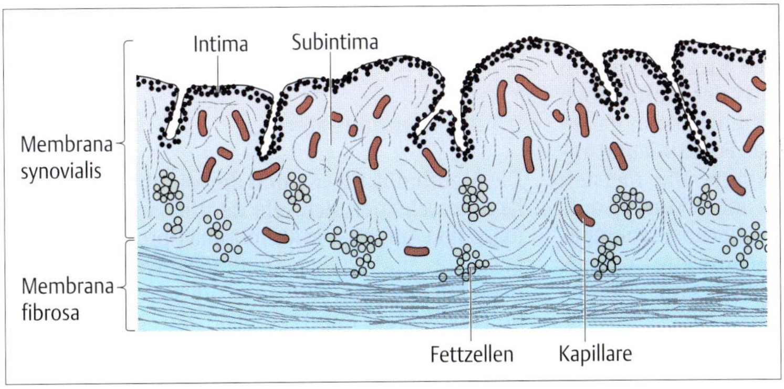

Abb: 2.**84** Aufbau einer Gelenkkapsel: Membrana fibrosa und Membrana synovialis mit Intima und Subintima.

Interkapsuläre Bänder

In den Teilen der Membrana fibrosa, die regelmäßig unter einer bestimmten mechanischen Belastung stehen, beginnt sich der Verlauf der kollagenen Fasern zu ändern. Die Fasern orientieren sich an den Kraftlinien bzw. der Kraftrichtung und richten sich dementsprechend aus. In diesem Bereich nimmt die Membrana fibrosa häufig auch an Dicke zu. Dann spricht man über ein Band oder Ligament, das letztlich nichts anderes ist als eine Adaptation der Membrana fibrosa auf eine regelmäßige mechanische Belastung, die ein Teil der Kapsel ist und bleibt. Die entsprechende Bezeichnung ist *interkapsuläres* oder *kapsuläres Band* bzw. Ligament. Dieser Teil der Kapsel hat eine mechanische Aufgabe in Form von Kontrolle und Stabilisation des Gelenks bzw. der Bewegung wie beispielsweise das Lig. collaterale mediale im Knie oder Ellenbogen.

Extrakapsuläre Bänder

Es gibt in unserem Körper auch Bänder oder Ligamente, die keine direkte Verbindung zur Kapsel aufweisen und eigenständige band- bzw. sehnenähnliche Strukturen sind. Zwischen der Kapsel und diesen Bändern ist jedoch etwas lockeres Bindegewebe zu finden, so daß immer eine Verbindung mit der Kapsel besteht. Beispiele solcher *extrakapsulären Ligamente* sind das Lig. collaterale laterale im Knie, die Ligg. sacrotuberale und sacrospinale des Iliosakralgelenks und die meisten Bänder in der Wirbelsäule. Diese Bänder besitzen eine überwiegend mechanische Aufgabe in Form von Steuerung sowie Begrenzung der Bewegung und damit Stabilisierung der Gelenke und Segmente. Ihre Struktur ähnelt dann auch häufig der von Sehnen.

Intrakapsuläre Bänder

Als besondere Variante gibt es die *intrakapsulären Bänder*. Diese Bänder liegen innerhalb der Gelenkkapsel, haben aber keine direkte Verbindung mit der Membrana fibrosa, wohl aber mit der Membrana synovialis. Beispiele sind die Kreuzbänder im Knie und das Lig. capitis femoris der Hüfte. Auch diese Ligamente, vor allem die Kreuzbänder, haben eine führende und stabilisierende Funktion und ähneln den extrakapsulären Bändern. Die meisten Bänder, die mit der Kapsel einen engen Kontakt aufweisen, sind mehr flach und bandförmig, wohingegen diejenigen, deren Kontakt nicht so eng ist, deutlich runder und mehr sehnenähnlich sind.

Periligament

Um die Ligamente herum liegt zusätzlich eine ganz dünne bindegewebige Schicht, die *Periligament* genannt wird. An einigen Stellen unseres Körpers, an denen sich Ligamente gegenüber knöchernen Strukturen bewegen oder dagegen drücken, sieht man die Bildung einer Knorpelschicht im Ligament, z. B. beim Lig. transversum atlantae.

Verbindungen

Die Befestigung der Kapsel und Bänder am Knochen findet teilweise auf *indirekte* Weise statt, nämlich dann, wenn sie mit dem Periost verwachsen sind. Teilweise werden Kapsel und Bänder auch *direkt* über eine Weichteil-Knorpel-Verbindung am Knochen befestigt (s. S. 147).

Zusammenfassung: Aufbau der Gelenkkapsel und Bänder

Die Kapsel ist aus zwei Schichten aufgebaut: der Membrana synovialis und der Membrana fibrosa. Die Membrana synovialis besteht aus Intima und Subintima. Die Intima ist eine ganz dünne Schicht, bestehend aus meistens nur vier Zellen. Ihre Dicke kann bei Pathologien zunehmen. Die Subintima kann aus lockerem Bindegewebe, Fettgewebe oder kollagenem Bindegewebe bestehen. Die Membrana fibrosa ist aus ungeformtem Bindegewebe aufgebaut, überwiegend aus Kollagen Typ I und einigen elastischen Fasern.
Es gibt drei Formen von Bändern, nämlich

- interkapsuläre Bänder, die eigentlich nur Verstärkungen der Membrana fibrosa sind,
- extrakapsuläre Bänder, die sich unabhängig von der Kapsel entwickeln, und
- intrakapsuläre Bänder, die innerhalb der Kapsel liegen und nur eine Verbindung mit der Membrana synovialis besitzen.

Ligamente sind entweder rund wie eine Sehne oder flach wie ein Band.

2.7.4 Komponenten

Die Membrana fibrosa und die Membrana synovialis unterscheiden sich sehr deutlich in ihrem histologischen Aufbau. Die Membrana fibrosa und die Ligamente sind kollagene Bindegewebsstrukturen mit allen damit verbundenen typischen Merkmalen im Hinblick auf ihre Histologie. Sie sind aus vielen kollagenen Fasern und Proteoglykanen zusammengesetzt.

Die Membrana synovialis dagegen ist überwiegend aus lockerem Bindegewebe und Fettgewebe aufgebaut und sehr reich an Gefäßen.

Zellen der Membrana synovialis

Intima

In der Intima trifft man drei unterschiedliche Zellarten an, nämlich

- Synovialzellen, auch Synoviozyten oder Liningzellen genannt,
- fibroblastähnliche Zellen und
- intermediäre Zellen oder Stellatumzellen.

Synovialzellen

Diese Zellen ähneln den Makrophagen und werden häufig als A-Zellen oder M-Zellen (makrophagenähnliche Zellen) bezeichnet. Sie stammen von den Mesenchymzellen ab und sind deshalb eigentlich spezialisierte Bindegewebszellen. Es sind flache bis eiförmige Zellen mit einem runden bis ovalen Zellkern, der unterschiedlich groß sein kann. Die A-Zellen besitzen einen großen Golgi-Apparat, viele Mitochondrien sowie viele Lysosomen und Vakuolen, was darauf schließen läßt, daß sie synthetisch sehr aktiv sind.

Fibroblastähnliche Zellen

Fibroblastähnliche Zellen oder B-Zellen werden manchmal auch F- (fibroblastähnliche) Zellen genannt. Die B-Zellen besitzen ein ausgeprägtes endoplasmatisches Retikulum, das in der Lage ist, kollagene Fasern und Grundsubstanz zu synthetisieren (Abb. 2.**85**).

Intermediäre Zellen oder Stellatumzellen

Intermediäre Zellen oder Stellatumzellen werden auch als C-Zellen oder AB-Zellen bezeichnet. Es wird diskutiert, ob sich diese Zellen nach Bedarf in A- oder B-Zellen umwandeln können.

Außerdem sind in der Intima noch Mastzellen, Leukozyten und Fettzellen vorhanden. Bei Erwachsenen hat man festgestellt, daß die Zahl an A-Zellen überwiegt.

Subintima

Die Zellen, die man in der Subintima vorfindet, sind überwiegend Fibroblasten und Fettzellen mit eini-

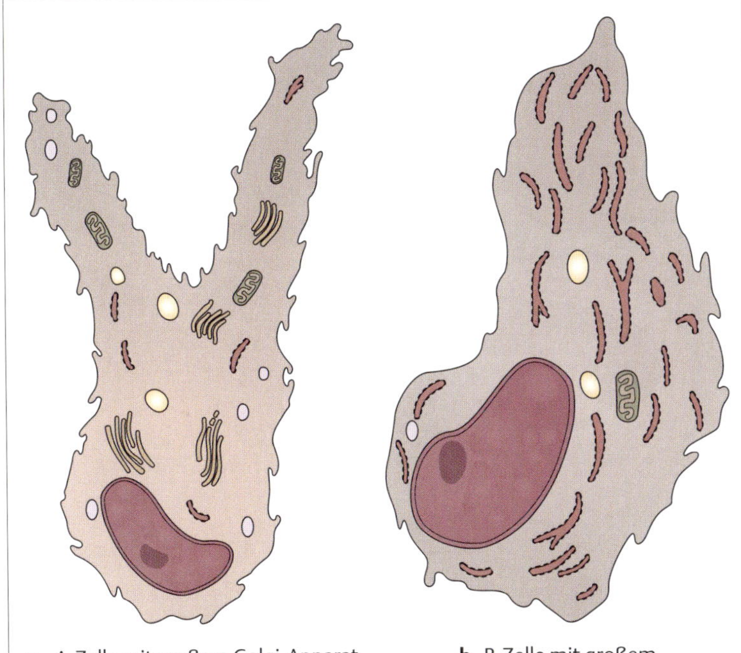

a A-Zelle mit großem Golgi-Apparat, Mitochondrien und kleinem endoplasmatischem Retikulum

b B-Zelle mit großem endoplasmatischem Retikulum

Abb. 2.**85** A-Zellen und B-Zellen der Membrana synovialis (Intima).

gen Makrophagen, Mastzellen und Leukozyten. Lymphozyten erscheinen hier nur, wenn eine rheumatische Erkrankung vorliegt. Die Anzahl der verschiedenen Zellen kann in den unterschiedlichen Anteilen der Subintima differieren. So enthält der adipöse Subintimatyp deutlich mehr Fettzellen, der fibröse Subintimatyp dagegen ist reicher an Fibroblasten (Abb. 2.**86**).

Zellen der Membrana fibrosa

Die Zellen der Membrana fibrosa sind Fibroblasten. Die Fibroblasten sind synthetisch aktiv und besitzen ein sehr großes endoplasmatisches Retikulum, dazu einen umfangreichen Golgi-Apparat und viele Mitochondrien, was auf starke Syntheseaktivitäten bezüglich Kollagen und anderen Matrixbestandteilen hinweist.

Zellen der Ligamente

Die Zellen der Ligamente unterscheiden sich nicht von denen der Membrana fibrosa und sind ebenfalls Fibroblasten. Im jungen Gewebe liegen die Zellen in Ketten von 2 bis 4 Zellen parallel zu den kollagenen Fasern. Vor allem in jungen Jahren sind sie synthetisch aktiv, was aus der Größe des endoplasmatischen Retikulums und des Golgi-Apparates abzuleiten ist.

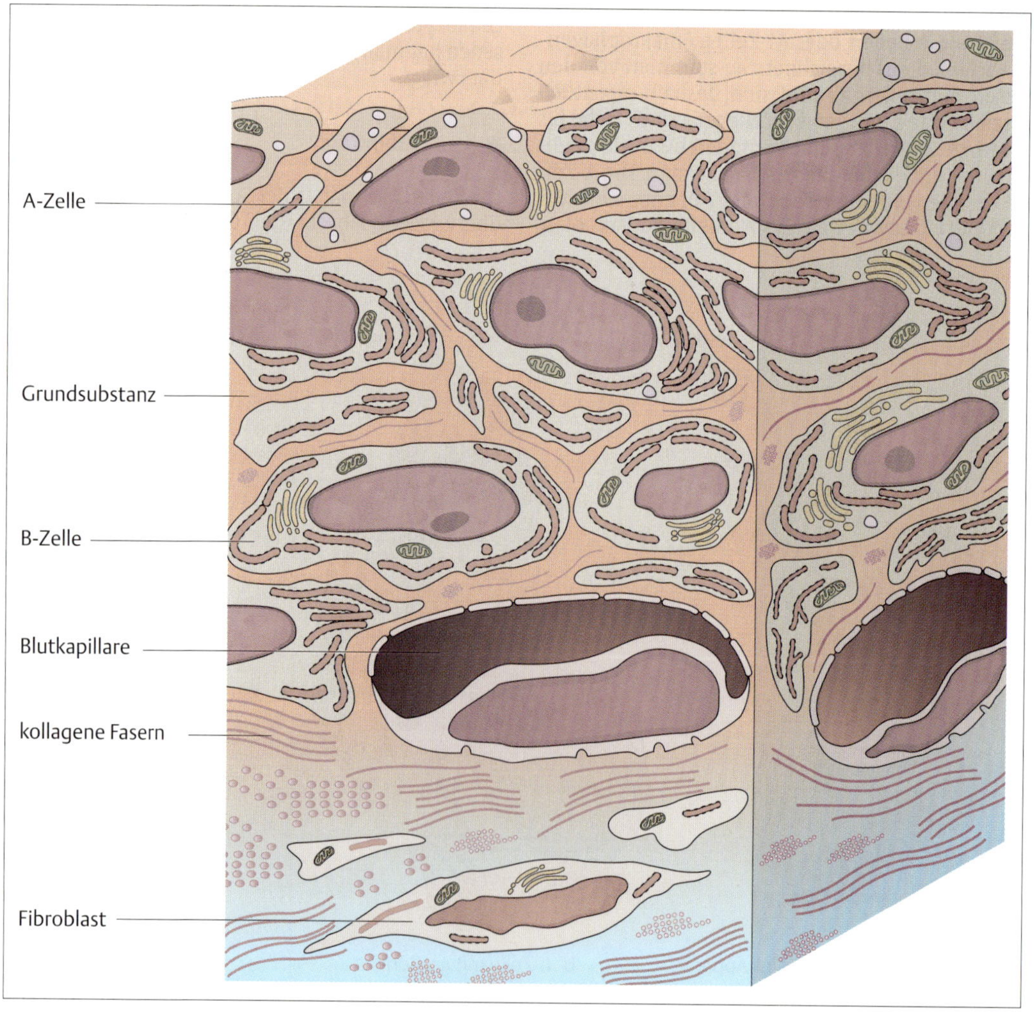

Abb. 2.**86** Schnitt in zwei Ebenen durch die Gelenkkapsel.

Die Menge der Fibroblasten, die im Vergleich zu anderen Bindegeweben deutlich geringer ist, nimmt während des Alterungsprozesses noch weiter ab. Demzufolge wird die Menge an produzierten kollagenen Proteinen, nicht-kollagenen Proteinen, Proteoglykanen und Glykosaminoglykanen geringer. Dieser quantitative Verlust wirkt sich auch auf die Qualität und Belastbarkeit der Ligamente aus: Sie nimmt ab. In höherem Alter sind die Zellen dann mit den Chondrozyten vergleichbar.

Zusammenfassung:
Zellen der Gelenkkapsel und Bänder

Die Zellen der Intima sind Synovialzellen (makrophagenähnliche Zellen), fibroblastähnliche Zellen und intermediäre Zellen. In der Subintima findet man überwiegend Fibroblasten und Fettzellen vor. Zusätzlich gibt es hier noch vereinzelt Makrophagen, Mastzellen und Leukozyten. Die Zellen der Membrana fibrosa und die der Ligamente sind Fibroblasten. Die Fibroblasten in den Ligamenten liegen häufig in Gruppen zusammen.

Matrix der Membrana synovialis

Intima

Zwischen den Zellen der Intima findet man eine große Menge extrazellulärer Matrix, die reich an kollagenen und nicht-kollagenen Proteinen, Proteoglykanen und Wasser sowie Elektrolyten ist.

Subintima

Auch die Matrix der Subintima weist reichlich kollagene Proteine, nicht-kollagene Proteine, Proteoglykane, Elektrolyte und Wasser auf. Im Gebiet der fibrösen Subintima ist die Menge an kollagenen und nicht-kollagenen Proteinen höher als in dem Bereich, in dem man eine mehr adipöse Subintima vorfindet. Hier ist die Menge an Fettzellen bzw. Fettgewebe größer.

Die Grundsubstanz der Intima und Subintima ist für die Diffusion von Stoffen vom Blutplasma zur Gelenkflüssigkeit von großer Bedeutung. Auch der subatmosphärische Druck im Gelenk wird durch die Grundsubstanz aufrechterhalten. Die Membrana synovialis funktioniert ähnlich wie ein Schwamm, der fortwährend Wasser abgibt und wieder aufsaugt.

Vergleich:
Matrix der Membrana synovialis – Schwamm

Ein Schwamm ist in der Lage, Wasser und darin enthaltene Stoffe aufzunehmen. Wenn der Schwamm nicht komprimiert wird, nimmt er bei ausreichendem Angebot so viel Wasser auf, bis seine Aufnahmekapazität erschöpft ist. Diese ist durch die Gewebsstruktur festgelegt. Der Schwamm saugt sich voll. Wenn der Schwamm zusammengedrückt wird, wird damit – je nach Kraftaufwand – mehr oder weniger Wasser aus dem Schwamm herausgedrückt. Er wird ausgepreßt. So kann auch die Matrix der Membrana synovialis unter Entlastung die Flüssigkeit aufnehmen, in der Nährstoffe enthalten sind. Unter Belastung gibt sie Flüssigkeit und Abfallprodukte ab.

Matrix der Membrana fibrosa

Die Matrix der Membrana fibrosa besteht aus kollagenen Proteinen, nicht-kollagenen Proteinen, Proteoglykanen und Glykosaminoglykanen. Die Grundsubstanz wird aus Glykosaminoglykanen und Proteoglykanen gebildet, die aus Hyaluronsäure, Chondroitin-4-Sulfat, Chondroitin-6-Sulfat und Dermatansulfat zusammengesetzt sind.

Matrix der Ligamente

Die Matrix der Ligamente unterscheidet sich in ihrem Aufbau nicht wesentlich von der der Membrana synovialis. Der Anteil an Grundsubstanz beträgt ca. 1 %. Sie besteht aus geringen Mengen Hyaluronsäure und Glykosaminoglykanen in Form von Chondroitin-4-und -6-Sulfat sowie Dermatansulfat, das weitaus die größte Menge darstellt. Trotz der geringen Menge an Proteoglykanen und Glykosaminoglykanen liegt der Wassergehalt der Ligamente noch immer bei 60 bis 70 % (Abb. 2.**87**).

Die perizelluläre Matrix der Ligamente ist mit der des Knorpels vergleichbar. Die nicht-kollagenen Proteine ermöglichen eine starke Bindung zwischen Proteoglykanen und der Zellmembran. Den weitaus größten Anteil der Matrix der Ligamente machen jedoch die kollagenen Fasern aus.

Kollagene Fasern der Membrana synovialis

Die Intima besteht aus einer dünnen Schicht synovialer Zellen mit dazwischen liegenden kollagenen Fasern des Typs I und III. An der Oberfläche (gelenkinnenwärts) weisen diese Bestandteile einen

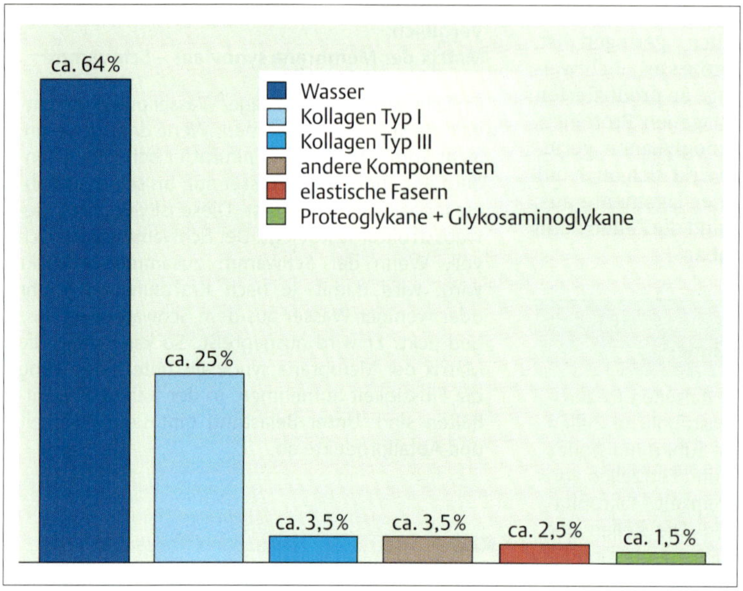

Abb. 2.**87** Zusammensetzung eines normalen Ligaments.

deutlich dichteren Aufbau auf als in tieferen Bereichen Richtung Subintima. In der Subintima findet man lockeres Bindegewebe, das aus kollagenen Fasern der Typen I, III, IV, V und VI und elastischen Fasern aufgebaut ist.

Kollagene Fasern der Membrana fibrosa

Die Fasern der Membrana fibrosa sind kollagene Fasern der Typen I, III, IV, V und VI. Der Anteil an kollagenen Fasern beträgt ca. 70 bis 80%, daneben gibt es noch ca. 3 bis 5% elastische Fasern. Der Faserverlauf in diesem Teil der Kapsel ist ungeformt, so daß die Fasern in unterschiedlichen Richtungen verlaufen. Der Grund dafür liegt in der Tatsache, daß die Kapsel bei Bewegungen in verschiedenen Richtungen unter Spannung gebracht wird. Da die kollagenen Fasern versuchen, sich an diese unterschiedlichen Belastungsformen anzupassen, entsteht ein Faserverlauf kreuz und quer, wie er für ungeformtes Bindegewebe typisch ist (Abb. 2.**88**).

Kollagene Fasern der Ligamente

Die Zusammensetzung der kollagenen Bestandteile kann pro Ligament geringere bis größere Unterschiede aufweisen. Die kollagenen Proteine bzw. kollagenen Fasern bestimmen ca. 70 bis 80% des Trockengewichts dieses Gewebes. Es ist zu ca. 90% aus Kollagen Typ I und zu ca. 10% aus Kollagen Typ III aufgebaut. Zusätzlich findet man geringe Mengen vom Kollagen Typ IV, V und VI und einige elastische Fasern vor, die in Ligamenten deutlich seltener als in Sehnen auftreten. Dieser Anteil kann bis zu ca. 5% betragen.

Die kollagenen Fasern liegen hier mehr oder weniger parallel aneinander und bilden so ein geformtes kollagenes Bindegewebe. Die Fasern zeigen einen wellenförmigen Verlauf im Gewebe, der durch die elastischen Fasern, die Matrix und möglicherweise auch durch die Anwesenheit von Aktinketten gewährleistet wird. Vor allem in den intervertebralen Ligamenten der Wirbelsäule findet man diesen Aufbau, der auch von Sehnen bekannt ist. Auf diese Weise können die einwirkenden Kräfte effektiver und gleichmäßiger aufgefangen werden. Die kollagenen Fasern sind in jungem Gewebe dünn, werden während der Wachstumsphasen dicker, um erst im höheren Alter wieder etwas dünner zu werden. Die Erneuerung von Kollagen in den Ligamenten und der Membrana fibrosa geht langsam vonstatten: Der Turnover der kollagenen Fasern beträgt 300 bis 500 Tage.

In unserem Körper findet man auch Ligamente, die einen vollständig anderen Aufbau besitzen, wie z. B. das Lig. nuchae und die Ligamenta flava. Diese Ligamente sind überwiegend zu ca. 75% aus elastischen Fasern aufgebaut und enthalten nur geringe Mengen an kollagenen Fasern. Sie sind deshalb sehr elastisch, können aber keine stabilisierenden Aufgaben übernehmen. Da das Elastin der elastischen Fasern eine gelbe Färbung verursacht, wird das Lig. flavum auch gelbes Ligament genannt.

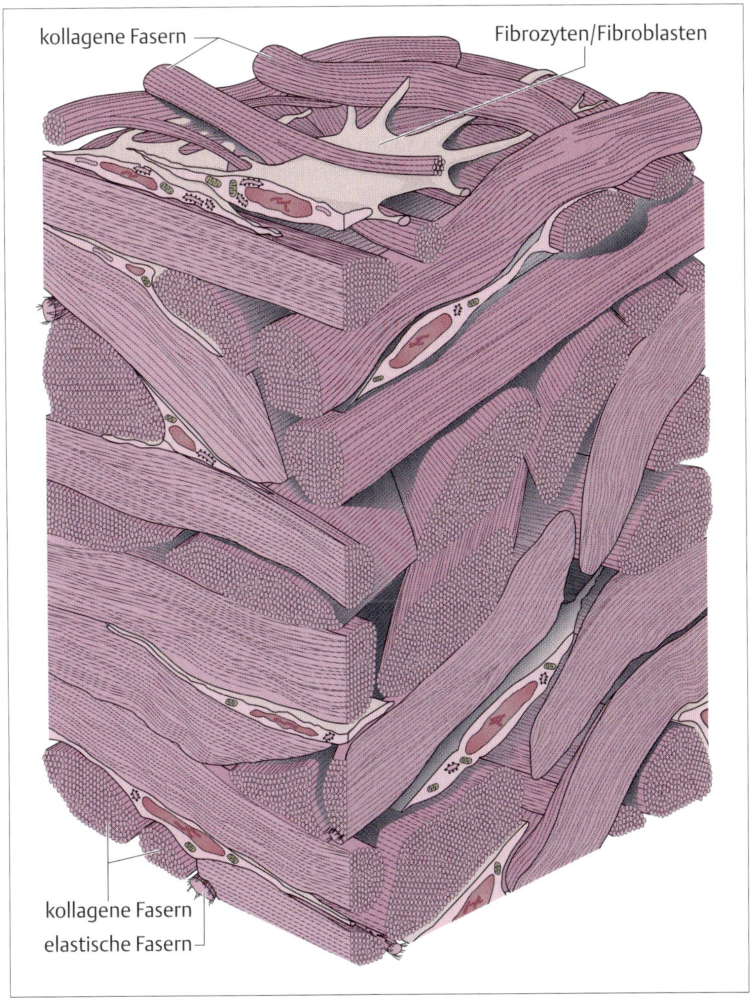

Abb. 2.**88** Schnitt in drei Ebenen: Verlauf der kollagenen Fasern in der Membrana fibrosa.

Nicht-kollagene Proteine

Die nicht-kollagenen Proteine der Kapsel sind vor allem Fibronektin und etwas Laminin, die eine Verbindung zwischen den Zellen und allen anderen Matrixkomponenten ermöglichen und damit für Stabilität im Gewebe sorgen.

In Ligamenten findet man neben Fibronektin und Laminin auch Tenaskin, das auch in Sehnen vorhanden ist. Außerdem erscheinen in Ligamenten wie auch in Sehnen Aktinketten. Diese Strukturen könnten auf eine Kontraktilität der Ligamente hinweisen.

In allen Geweben, in denen Proteoglykanaggregate vorhanden sind, findet man auch nicht-kollagene Proteine, die die Verbindung zwischen den Hyaluronsäureketten und den Eiweißketten mit ihren Glykosaminglykanen herstellen, die Verbindungsproteine (Linkproteine).

**Zusammenfassung:
Matrix der Gelenkkapsel und Bänder**

Die Menge an Grundsubstanz ist in der Intima und Subintima relativ groß. Sie hat einen sehr großen Einfluß auf die Zusammensetzung und Menge der Synovialflüssigkeit. In der Membrana fibrosa und in den Ligamenten ist der Anteil an Grundsubstanz deutlich geringer. Die in der Kapsel und den Ligamenten vorhandenen Proteoglykane und Glykosaminoglykane sind vor allem aus Dermatansulfat und geringen Mengen Hyaluronsäure und Chondroitinsulfat aufgebaut.

Die Fasern der Intima bestehen aus Kollagen Typ I und III. In der Subintima ist zusätzlich Kollagen der Typen IV, V und VI enthalten. Die gleichen Fasern findet man auch in der Membrana fibrosa und in den Ligamenten, wo sie den weitaus größten Anteil der extrazellulären Komponenten einnehmen. Der Anteil von Kollagen Typ I liegt bei ca. 90%. In einigen Ligamenten kann der Anteil an elastischen Fasern sehr viel größer sein. Man spricht dann von elastischen Bändern.

2.7.5 Durchblutung und Innervation

Durchblutung

Die Durchblutung der Membrana fibrosa und der Membrana synovialis geschieht über zwei voneinander getrennte arterielle Netzwerke. Die Gefäße der Membrana synovialis treten an der Knochen-Knorpel-Grenze ein. Vom Netzwerk der Membrana synovialis aus wird dann über ein Kapillarsystem die Intima durchblutet, wobei die Kapillare normalerweise nicht über die erste Reihe der Zellen hinauskommen. Man findet im diesem Teil der Kapsel auch sehr viele Lymphgefäße.

Die Ligamente werden zum einen über Gefäße durchblutet, die die Bänder im Bereich des Band-Knochen-Übergangs penetrieren. Zum anderen werden sie über Gefäße aus den umliegenden Geweben durchblutet. Innerhalb der Ligamente verlaufen die Gefäße parallel zu den kollagenen Fasern. Die Durchblutung der Ligamente ist verglichen mit der der Membrana fibrosa deutlich geringer. Daraus könnte sich erklären, warum interkapsuläre Ligamente sehr viel besser und schneller heilen als Ligamente, die keine Verbindung mit der Membrana fibrosa besitzen wie z.B. das Lig. collaterale im Knie.

Innervation

Membrana synovialis

Im Bereich der Intima der Kapsel werden keine Nerven vorgefunden. Im Bereich der Subintima erscheinen freie Nervenendigungen (Nozizeptoren) und modifizierte Pacini-Körperchen, die auf Längen- bzw. Spannungsänderungen der Kapsel reagieren. Die Nerven der Subintima produzieren Substance-P und andere Neuropeptide, was insbesondere bei Arthritiden festzustellen ist.

Membrana fibrosa

Hier befinden sich freie Nervenendigungen, Pacini-Körperchen und Ruffini-Körperchen. Die freien Nervenendigungen vermitteln überwiegend nozizeptive Reize. Die Pacini-Körperchen leiten Informationen über Bewegungen im Gelenk (dynamische Rezeptoren) an das zentrale Nervensystem weiter. Diese Rezeptoren werden in der Literatur auch als Gelenkrezeptoren Typ II bezeichnet. Sie besitzen eine niedrige Reizschwelle und adaptieren sich schnell. Man findet sie normalerweise in den tieferen Teilen der Kapsel. Außerdem treten sie z.B. im Kniegelenk vermehrt an der medialen und lateralen Seite auf.

Die Ruffini-Körperchen dagegen vermitteln Informationen über die Stellung und die Bewegungen im Gelenk und werden auch Gelenkrezeptoren Typ I genannt (statische und dynamische Rezeptoren). Sie haben ebenfalls eine niedrige Reizschwelle, adaptieren aber sehr langsam. Sie liegen überwiegend in den oberflächlichen Teilen der Kapsel, im Kniegelenk z.B. vor allem an der anterioren und posterioren Seite des Gelenks. Man geht davon aus, daß die Reizung dieser Rezeptoren über reflektorische Vorgänge im zentralen Nervensystem zu einer Schmerzlinderung und zu einer Senkung der Sympathikusaktivität führt und damit zu einer Normalisierung der physiologischen Abläufe und der Beweglichkeit des behandelten Gelenks beiträgt. Bei allen physiotherapeutischen Therapien, bei denen die Gelenke des Patienten aktiv oder passiv bewegt werden, werden die Gelenkrezeptoren des Typs I, vor allem aber die des Typs II stimuliert.

Ligamente

In den Ligamenten peripherer Gelenke findet man vor allem freie Nervenendigungen und Golgi-Rezeptoren. Die Golgi-Rezeptoren haben eine sehr hohe Reizschwelle und eine sehr langsame Adaptation. Man findet sie in größeren Mengen im Bereich von Ursprung und Ansatz. Normalerweise werden diese Rezeptoren nur bei sehr großen Belastungen aktiviert und haben dann vor allem eine warnende und schützende Funktion.

Die Innervation der Ligamente der Wirbelsäule verläuft dagegen etwas anders. In den inter- und supraspinalen Ligamenten findet man im Bereich der Gefäße einige Paccini-Körperchen und in der Peripherie zwischen den kollagenen Fasern Ruffini-Körperchen. Diese Rezeptoren, die Informationen über Haltung und Bewegung der Wirbelsäule vermitteln, werden bereits bei geringeren Belastungen aktiviert. Das läßt den Schluß zu, daß die Rezeptoren der Ligamente in der Wirbelsäule eine deutlich größere Bedeutung für die Propriozeption haben als die Ligamente in den peripheren Gelenken.

Zusammenfassung: Durchblutung und Innervation der Gelenkkapsel und Bänder

Die Durchblutung der Kapsel findet über Gefäßsysteme der Membrana fibrosa und der Membrana synovialis statt. Die Intima wird dabei von den Kapillaren der Gefäße der Membrana synovialis durchblutet. Ligamente werden grundsätzlich schlechter durchblutet als die Kapsel.
Innervation findet vor allem in der Membrana fibrosa statt. Dort befinden sich auch die meisten Rezeptoren. Man unterscheidet zwischen dynamischen und statischen Kapselrezeptoren, die Informationen über Bewegung bzw. Stellung eines Gelenks vermitteln. In den Ligamenten peripherer Gelenke findet man Golgi-Rezeptoren, die nur bei sehr großen Belastungen aktiviert werden. In den Ligamenten der Wirbelsäule findet man Pacini- und Ruffini-Rezeptoren, die schon bei geringeren Belastungen aktiviert werden. In der Membrana synovialis findet man nur einige freie Nervenendigungen, die Schmerzinformationen weiterleiten.

2.7.6 Physiologie: Adhäsion, subatmosphärischer Druck, physiologische Reize

Bei Bewegungen eines Gelenks und damit der Kapsel gelangen Sauerstoff und Nährstoffe von den extrakapsulären Gefäßen zu den intrakapsulären Gefäßen der Subintima. Von hier aus gelangen sie über den Prozeß von Diffusion und Osmose durch die Intima in die Gelenkflüssigkeit. Die Diffusion in der Synovia ist abhängig von der Permeabilität der Kapillaren, dem Abstand der Kapillaren zum Gelenkraum und von der chemischen Zusammensetzung der Matrix in der Intima und Subintima. Durch Bewegungen der Kapsel und damit durch den ständigen Wechsel von Anspannung und Entspannung findet der Transport von Stoffen vom Gefäßsystem zum Gelenkinneren und zurück statt. Die Nährstoffe erreichen über die Gelenkflüssigkeit die Chondrozyten im Knorpel (s. S. 85 f, Knorpelernährung). Die Abfallprodukte des Knorpels und der Kapsel wie CO_2, Laktat und andere metabolische Stoffe werden über Venen und Lymphgefäße aus der Kapsel abtransportiert und über die extrakapsulär verlaufenden Gefäße entsorgt.

Adhäsion

In einem Gelenk liegen mit den beiden artikulierenden Gelenkpartnern zwei feuchte Knorpeloberflächen aufeinander. Durch den Flüssigkeitsfilm entsteht eine starke Adhäsionskraft, die die Gelenkpartner zusammenhält: Die zwei Flächen kleben quasi zusammen. Es wäre nur unter großem Kraftaufwand möglich, sie voneinander zu separieren. Für unbelastete Gelenke wie in der oberen Extremität und in der unteren Extremität während der Schwungbeinphase ist dieser Umstand natürlich sehr wichtig. Wäre die Adhäsionskraft nicht vorhanden, würden sich die Gelenkpartner in der Entlastungsphase voneinander entfernen und während Belastung wieder aufeinanderprallen. Im Hinblick auf therapeutisches Vorgehen, z. B. bei manuellen Traktionstechniken, sollte man sich deshalb überlegen, inwieweit eine Separation der Gelenkpartner möglich ist, insbesondere bei größeren und mehr kongruenten Gelenken wie z. B. der Hüfte. Bei kleineren Gelenken ist man möglicherweise passiv in der Lage, diese Adhäsionskräfte zu überwinden und die Gelenkflächen voneinander zu separieren, was manchmal von einem Geräusch begleitet wird.

Subatmosphärischer Druck

Außerdem herrscht im Gelenk ein subatmosphärischer Druck (Unterdruck), der durch eine ständige Wiederaufnahme von Synovialflüssigkeit durch die Membrana synovialis entsteht. Dieser Unterdruck wird von regelmäßigen Bewegungen der Kapsel unterstützt, weil die intrakapsulär verlaufenden Gefäße dabei Flüssigkeit an die extrakapsulär gelegenen Gefäße abgeben. Dieser Vorgang wird als transsynoviale Diffusion bezeichnet. Die transsynoviale Diffusion ist abhängig von der Permeabilität der intrakapsulären Kapillaren, dem Abstand der Kapillaren zum Gelenkraum und von der chemischen Zusammensetzung der Matrix im Bereich der Intima und Subintima.

Physiologische Reize

Die physiologischen Reize, auf die Ligamente üblicherweise ansprechen, sind die Belastungsreize, die bei jeder Bewegung auf sie einwirken. Ohne diese Reize nimmt die Belastbarkeit eines Ligaments sehr stark ab. Die Frage, ob man mit Training überhaupt in der Lage ist, die Belastbarkeit eines gesunden Ligaments zu vergrößern, ist noch ungeklärt. Falls dies möglich ist, dann nur im ganz geringen Ausmaß. Eine Ausnahme könnten unsere Wachstumsphasen bilden, denn in diesen kommt es nicht nur zu einem Dickenwachstum, sondern auch zu einem Längenwachstum der Ligamente. Ein Ligament wächst dabei über seine gesamte Länge in Menge und Geschwindigkeit unterschiedlich. Insgesamt liegt das Längenwachstum durchschnittlich bei ca. 34 % seiner ursprünglichen Länge: ungefähr 12 % davon vollzieht sich im Bereich seines Ursprungs, 35 %

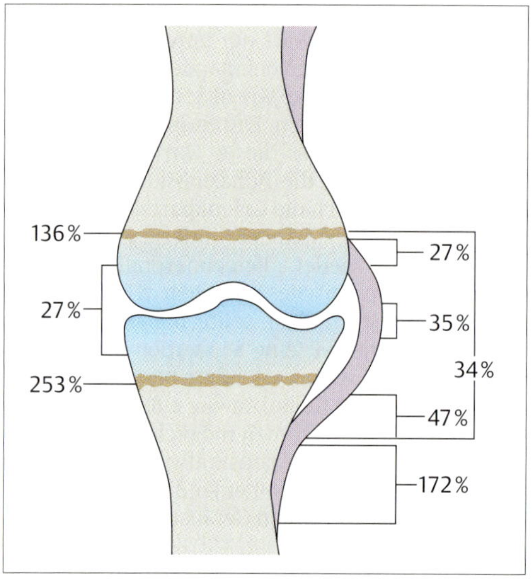

Abb. 2.**89** Wachstum eines Ligaments mit prozentualer Angabe des Wachstums (mod. nach Woo und Buckwalter).

im Bereich des Gelenkspalts und 47% im Bereich der Insertion. An der Stelle, an der beispielsweise das Lig. collaterale mediale mit seinem indirekten Ansatz mit dem Periost der Tibia verwachsen ist, liegt die Wachstumsrate bei ca. 172% (Abb. 2.**89**).

Inwieweit das periligamentäre Gewebe das Wachstum eines Ligaments beeinflußt, ist noch ungeklärt.

Zusammenfassung: Adhäsion und subatmosphärischer Druck der Gelenkkapsel

Die Ernährung der Kapsel und des Gelenkknorpels wird stark von Bewegungen des Gelenks bzw. der Kapsel beeinflußt. Dabei bewegt sich Blut von den extrakapsulären in die intrakapsulären Gefäße. Das Blut gibt seine Nährstoffe und Sauerstoff an die Zellen der Intima ab. Die Zellen der Intima produzieren Synovialflüssigkeit, mit der die Nährstoffe in den Gelenkraum gelangen. Durch Bewegungen und die hierdurch entstehende Belastung und Entlastung des Gelenkknorpels erreichen die Nährstoffe die Knorpelzellen, die dadurch ihre Synthese durchführen können. Innerhalb eines Gelenks sorgen Adhäsionskraft und ein Unterdruck dafür, daß die Gelenkflächen bei allen Bewegungen zusammengehalten werden.
Ligamente sind auf physiologische Belastungsreize angewiesen und nehmen während der Wachstumsphasen an Dicke und Länge zu.

2.7.7 Pathophysiologie: Degeneration und Traumen

Degeneration

Während des Alterungsprozesses, vor allem aber nach Verletzungen, kommt es zu einer Zunahme von Kollagen Typ II, das – ausgehend von der Kapsel-Knochen-Verbindung – mehr und mehr in die Kapsel hineinwächst und für eine Verknorpelung der Kapsel sorgt (faseriger Knorpel).

Degeneration im Alter

Während des Alterungsprozesses nimmt außerdem die Zahl der Fibroblasten sowie die Menge an produzierten Matrixkomponenten ab. Die Menge der kollagenen Fasern verringert sich nur in einem geringen Maße. Die Fasern werden im Laufe der Jahre jedoch deutlich dünner. Die Menge an lösbaren Crosslinks verringert sich, während die der nichtlösbaren Crosslinks (kovalente Bindungen) deutlich ansteigt. Das Gewebe wird dadurch straffer und weniger elastisch. Diese Verschiebung von lösbare in nicht-lösbare Crosslinks, die verstärkt bei der Diabetes-Erkrankung auftritt, ist vermutlich auch für die Braunfärbung insbesondere der Ligamente verantwortlich. Weiterhin kommt es zu einer Abnahme der Anzahl der Proteoglykane und Glykosaminoglykane, deren Ketten außerdem kürzer werden. Nur die Dekorinketten, kleine Ketten der Glykosaminoglykane, werden größer. Der Wassergehalt der Kapsel und der Ligamente wird insgesamt geringer. Diese Veränderungen haben zur Folge, daß die Elastizität und die Belastbarkeit der Kapsel und der Bandstrukturen im Alter abnimmt. Die Abnahme der Belastbarkeit muß im Hinblick auf den Alterungsprozeß keine große Konsequenzen haben, da ältere Menschen normalerweise ihren Bewegungsapparat weniger belasten. Bei Menschen, die dagegen auch im Alter körperlich noch aktiv bleiben, treten die altersbedingten Veränderungen in viel geringerem Maße auf.

Zudem hat unser Körper einen Schutzmechanismus eingebaut, der bewirkt, daß man die maximale Belastungsgrenze der bindegewebigen Strukturen normalerweise nicht erreicht. Man hat festgestellt, daß bei normalen physiologischen Bewegungen des Kniegelenks im Alltag nur 10% der maximalen Belastbarkeit des anterioren Kreuzbandes und nur 30% der maximalen Belastbarkeit des Lig. patellae in Anspruch genommen werden.

Degeneration durch Immobilisation

Auch während einer Immobilisation treten die genannten Veränderungen auf, und zwar in verstärktem Maße. Verglichen mit einem normalen Ligament nimmt die Länge eines immobilisierten Ligaments im Verhältnis zur Belastung vermehrt zu. Als Folge wird die Stabilität des betroffenen Gelenks geringer. Durch die Veränderungen innerhalb der Membrana fibrosa wird die Kapsel kleiner, wodurch sich die Mobilität der Gelenke verringert (Abb. 2.**90**).

Untersuchungen haben gezeigt, daß die Belastbarkeit von Ligamenten und Sehnen nach einer Immobilisationsperiode von vier Wochen nur noch 20% beträgt (Tabary 1972). Um die ursprüngliche 100%ige Belastbarkeit erneut zu erreichen, benötigt man zwischen vier Monaten und einem Jahr, obwohl einige Autoren daran zweifeln, ob der ursprüngliche Zustand jemals wieder erreichbar ist.

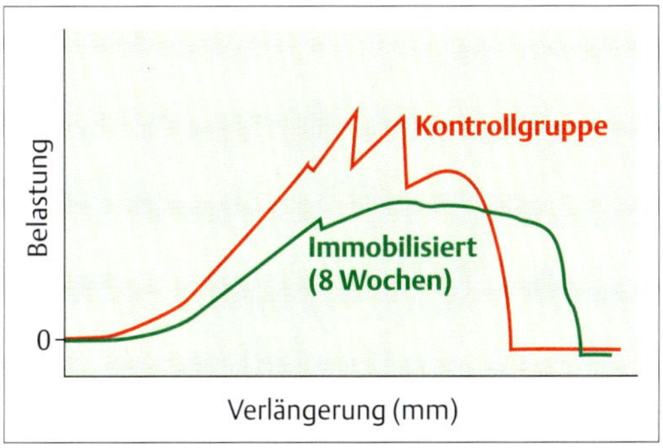

Abb. 2.**90** Längen-Belastungskurve eines Ligaments: normal und nach einer Immobilisation von 8 Wochen (mod. nach Frankel, Nordin und Snijders).

Traumen

Da die Membrana synovialis sehr dünn und wenig belastbar ist, hat sie sicherlich keine mechanische Bedeutung für das Gelenk, kann aber bei Traumen sehr häufig mit verletzt werden. Nach einem Trauma werden Entzündungsmediatoren freigesetzt und wird die Permeabilität der Gefäße vergrößert. Das führt zu einer *Synovitis.*

Synovitis

Die freigesetzten Entzündungsmediatoren sind Leukotrine, Prostaglandin E2, Histamin, Bradykinin und Zytokine. Zytokine wie Interleukin-1, die von den Synovialzellen produziert werden, erhöhen die Produktion von Kollagen Typ I. Prostaglandin E2 hat einen negativen Einfluß auf die Chondrozyten: Es verursacht einen deutlichen Abbau von Gewebe im Knorpel (Abb. 2.**91**).

Bei einer Schädigung des Knorpels kommt es zu freien Fragmenten in der Synovialflüssigkeit, die bei Kontakt mit der Synovia zu Entzündungen führen. Die damit einhergehende Freisetzung von Prostaglandin E2, Zytokinen, Metalloproteinase, Kollagenase, Gelatinase und Stromelysin verursacht einen weiteren Abbau des Knorpels. Neben Proteoglykanen des Knorpels können auch Fremdstoffe wie Zement, Metallfragmente und Polyethylenfragmente zu Entzündungen führen. Sie gelangen u.U. während oder nach einer Operation in das Gelenk und

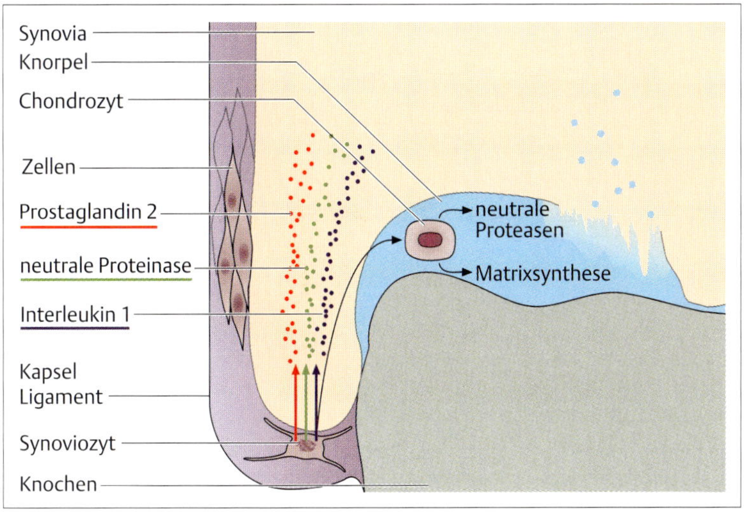

Abb. 2.**91** Veränderungen der Membrana synovialis bei einer Entzündung (Synovitis): Entzündungsmediatoren greifen die Chondrozyten an (mod. nach Woo und Buckwalter).

können, wenn sie mit der Synovia in Kontakt kommen, zu einer Entzündungsreaktion führen (Abb. 2.**92**).

Arthritis und Zysten

Bei einer Arthritis vermehrt sich der Transport von großen Molekülen wie Eiweißen, und der Transport von kleineren Molekülen wie Sauerstoff verringert sich. Hierdurch kommt es zu einer Ischämie in der Kapsel, die mit einer Senkung der Glukosekonzentration, des Sauerstoffdrucks und des pH-Werts einhergeht. Dagegen nehmen der Kohlendioxyddruck und die Laktatkonzentration zu. Eine Senkung des pH-Werts hat einen negativen Einfluß auf den Knorpel und die Kapsel. In diesem Zusammenhang sollte man die Wirkung von nicht-steroidalen Entzündungshemmern erwähnen: Sie nehmen Einfluß auf den Zyklooxygenase-Zyklus. Ein Endprodukt dieses Zyklus ist Prostaglandin-2, das einen dilatierenden und die Permeabilität vergrößernden Einfluß auf die Gefäßwand ausübt. Dadurch bewirken Entzündungshemmer eine stark gesenkte Durchblutung und führen gegebenenfalls zu einer Ischämie mit den genannten Folgen.

In einigen Gelenken bilden sich häufig Zysten. Sehr bekannt ist die Zyste in der Kniekehle, die Ba-

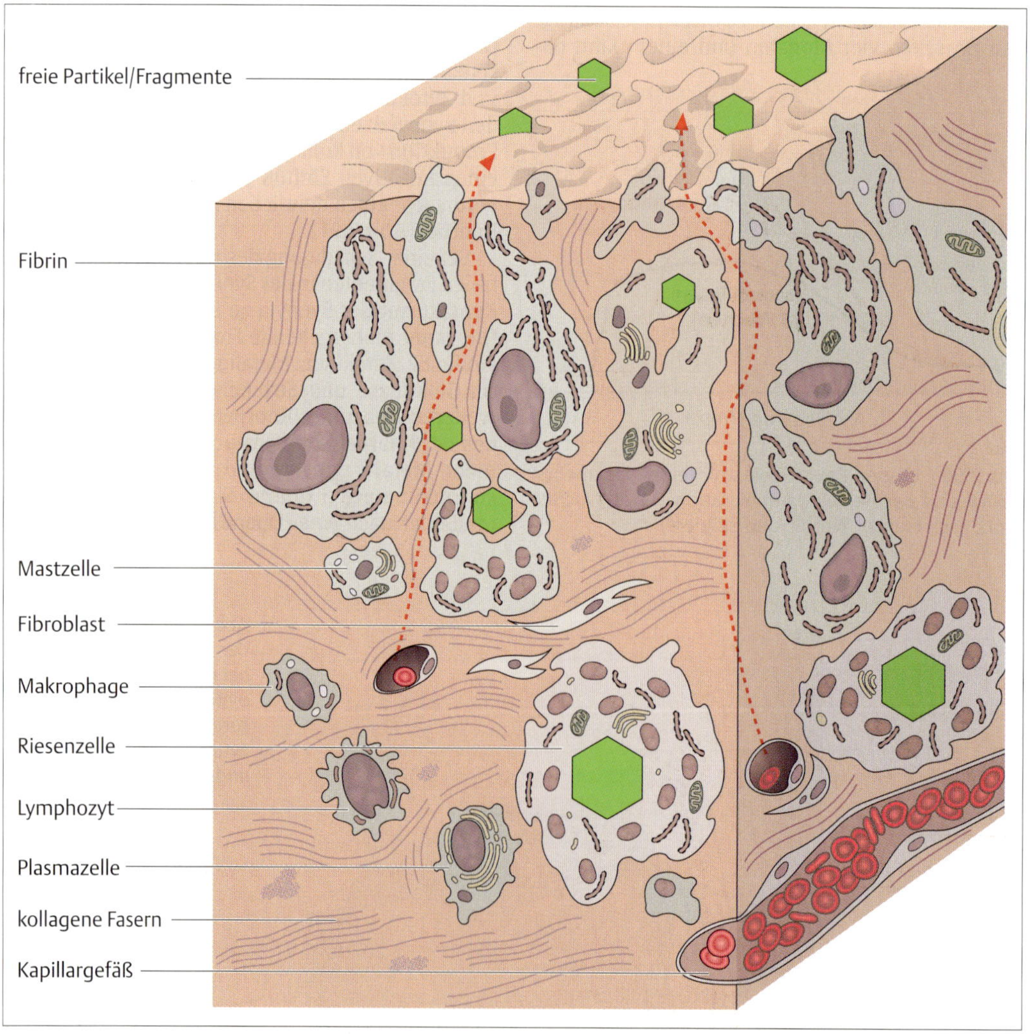

Abb. 2.**92** Einfluß von Knorpelfragmenten auf die Gelenkkapsel: Die Synovialflüssigkeit als Filtrat des Blutplasmas transportiert die Nährstoffe zur Kapseloberfläche. Freie Partikel lagern sich in die Kapsel ein (mod. nach Woo und Buckwalter).

ker-Zyste. Sie entsteht einerseits durch den chronisch erhöhten intrakapsulären Druck und andererseits durch die in der Membrana fibrosa entstandenen Risse.

Bänderrisse

Bei Traumen der Bänder kommt es häufig zu Schädigungen im Bereich der Insertion zum Knochen. Es kann hier auch zu knöchernen Ausrissen der Insertion kommen. Deutlich seltener kommt es zu Rissen im Bereich der Ligamente selbst.

Operationen

Bei offenen Gelenkoperationen (z.B. Kniegelenkoperationen) zeigen sich häufig nach etwa einem Jahr degenerative Veränderungen an allen beteiligten Ligamenten und dem Knorpel. Als Ursache hierfür wird der lange Kontakt mit Sauerstoff angegeben, durch den möglicherweise Sauerstoffradikale aktiv werden.

Wird Sehnenmaterial benutzt, um ein Ligament zu ersetzen, sieht man nach einiger Zeit, daß sich dieses Sehnenmaterial langsam zu einer mehr ligamentähnlichen Struktur umbaut. Dies geschieht sehr häufig z.B. beim Ersatz des vorderen Kreuzbands durch das mittlere Drittel des Lig. patellae.

Traumen oder Operationen in Kombination mit einer Immobilisation können in einem Gelenk zum Prozeß der Arthrofibrosierung führen. Hierbei entstehen Kontrakturen durch Verklebungen der Kapselfalten, durch Verklebungen der Kapsel mit dem Knochen und/oder durch Verklebungen zwischen Muskeln und Knochen. Außerdem kommt es zu Fibrosierungen und Verkürzungen von Muskeln und in einigen Fälle sogar zu Verkürzungen der Ligamente. Bei ca. 16% aller Kniegelenksoperationen entsteht ein Patella-infera-Syndrom, bei dem die Patella tiefer steht. Durch Fibrosierung des Fettkörpers von Hoffa in Kombination mit einer Immobilisation, einer gesenkten oder insuffizienten Aktivität des M. quadriceps und einer eingeschränkten Beweglichkeit der Patella gegenüber dem Femur kann es zu Verkürzung des Lig. patellae kommen.

Zusammenfassung: Degeneration und Traumen der Gelenkkapsel und Bänder

Während des Alterungsprozesses nimmt die Zahl der Fibroblasten ab. Das führt zu einer Senkung der extrazellulären Bestandteile wie Fasern, Proteoglykanen und Glykosaminoglykanen. Durch den Verlust an Grundsubstanz steigt die Zahl an Crosslinks in der Kapsel. Dies hat eine gesenkte Mobilität des Gelenks zur Folge. Im Laufe der Jahre nimmt zudem die Belastbarkeit der Kapsel und Ligamente ab. Die Einschränkung der Mobilität und Belastbarkeit ist sehr stark vom Ausmaß der Belastung abhängig, die ein Mensch im täglichen Leben auf seine Kapsel-Band-Strukturen bringt.

Während der Ruhigstellung eines Gelenks kommt es zu Verklebungen zwischen den verschiedenen Kapselanteilen, Kapsel-Knochen und/oder Muskel-Knochen. Unter besonderen Umständen kann es sogar zu Verkürzungen von Ligamenten kommen. Ligamente verlieren während Immobilisation sehr schnell ihre Belastbarkeit und gewinnen sie danach nur sehr langsam zurück.

Nach einem Trauma der Kapsel kommt es zur Freisetzung von Entzündungsmediatoren. Diese Mediatoren erhöhen die Produktion von Kollagen, verursachen jedoch auch einen Abbau des Knorpels. Freie Knorpelfragmente oder Fremdkörper können ebenfalls Entzündungen der Gelenkkapsel auslösen.

2.7.8 Regeneration und Wundheilung

Die Membrana synovialis der Gelenkkapsel zeigt eine gute Regeneration, die durch eine stark erhöhte Zellteilung der Synovialzellen der Subintima und eventuell der Intima entsteht. Sechs Monate nach einer Synovektomie hat sich im Gelenk wieder eine neue Membrana entwickelt. Synovektomien werden vor allem bei Rheumapatienten durchgeführt, da die Membrana synovialis durch den ständigen Entzündungsprozeß extrem dick wird und die Beweglichkeit im Gelenk beeinträchtigt.

Die Heilung von Ligamenten nach einer Verletzung geschieht über zwei Wege: durch einen Heilungsvorgang, der vom Ligament selber ausgeht, der *intrinsischen Heilung*, und durch Heilungsvorgänge, die vom umliegenden Gewebe ausgehen, der *extrinsischen Heilung*.

Bei allen Ligamenten sind die Heilungsmöglichkeiten bei partiellen Rupturen gut, weil hier das intakte Gewebe des Ligaments oder der Kapsel als Führung für die Regenerationsprozesse dient. Im Fall einer Totalruptur haben die extra- und intrakapsulären Ligamente keine Heilungschancen: Es gibt hier kein Führungsgewebe, um die Regeneration des Bindegewebes zu steuern. Außerdem zeigen Ligamente eine schlechte Durchblutung. Deshalb findet man um ein Ligament häufig ein gut durchblutetes Hüllgewebe. Demzufolge können Ligamente, die in einem engen Kontakt zur Kapsel stehen, viel besser heilen.

Untersuchungen haben gezeigt, daß partielle Rupturen der interkapsulären, extrakapsulären und intrakapsulären Ligamente konservativ behandelt gut ausheilen. Das hat zu einem deutlichen Rückgang von operativen Behandlungen geführt. Ob Totalrupturen der intra- und extrakapsulären Ligamente operativ behandelt werden sollten, wird in Fachkreisen immer noch diskutiert. Derzeit werden Patienten in bestimmte Gruppen eingeteilt: Zur risikoarmen Gruppe zählen z.B. Büroarbeiter mit Knieverletzung, die während ihrer täglichen Aktivitäten wenig Belastung auf die geschädigte Struktur bringen. Im Rahmen einer konservativen Behandlung kann in 75% der Fälle ein befriedigendes Resultat erzielt werden.

Zur risikoreichen Gruppe zählen Patienten, die während ihrer normalen Aktivitäten viel Belastung auf die verletzte Struktur bringen, z.B. Leistungssportler mit Knieverletzung. Hier haben bei konservativer Behandlung nur 20 bis 40% Erfolgsaussicht. Hier wäre eine stabilisierende Operation indiziert, deren Zeitpunkt jedoch wohl überlegt werden muß. Führt man die Operation innerhalb von 14 Tagen nach der Traumatisierung durch, können Teile des gerissenen Ligaments benutzt werden. Dies ist später nicht mehr möglich, weil die betroffenen Ligamente durch die Freisetzung von Kollagenasen zu weit abgebaut worden sind. Die Enden haben sich bereits zu weit voneinander entfernt. Operiert man hingegen zu schnell nach dem Trauma, kommt es häufig zu einer arthrofibrotischen Reaktion in der Gelenkkapsel. Dadurch nimmt die Mobilität des Gelenks dramatisch ab, die Probleme im Hinblick auf die Rehabilitation nehmen zu (Abb. 2.**93**).

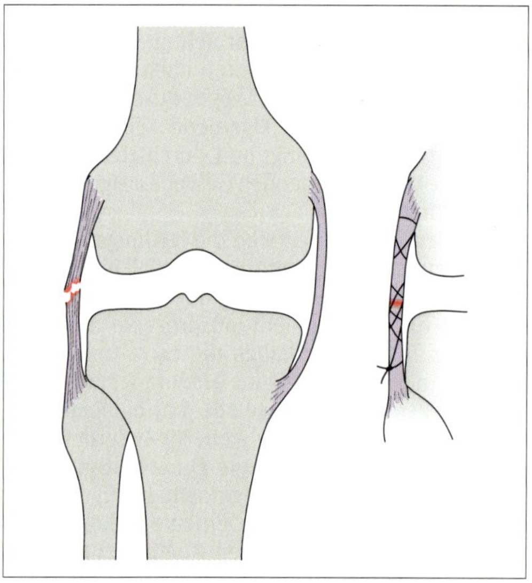

Abb. 2.**93** Bandnaht nach einer Totalruptur des Ligamentum kollaterale laterale des Knieglenks.

Hämatom

Die Wundheilung eines Ligaments und der Membrana fibrosa ist mit der in den meisten anderen Geweben vergleichbar. Als erste Reaktion auf eine Verletzung entsteht ein Hämatom, in dem es zu Fibrinniederschlägen kommt, um die Gerinnung einzuleiten. Die vorhandenen Zellen wie Makrophagen, Erythrozyten, Mastzellen, Leukozyten und nach einigen Stunden auch Lymphozyten reagieren auf Fibrin mit einer Freisetzung von vasodilatierenden Stoffen wie Histamin, Serotonin, Bradykinin und Prostaglandin. Man spricht jetzt über die Entzündungsphase der Wundheilung.

Ödem

Weil diese Stoffe zudem auch die Permeabilität der Gefäße erhöhen, entsteht gleichzeitig ein Ödem bzw. eine Schwellung des Gewebes. Die Makrophagen setzen angiogene Faktoren frei, die das Neuwachstum der Kapillare stimulieren. Die Kapillarisierung des Gewebes als nächste Phase der Wundheilung dauert normalerweise ca. 72 Stunden – abhängig von der Größe der Verletzung, der Gesundheit des Patienten und anderer Faktoren wie z.B. Diabetes, Durchblutungsstörungen usw. Nach ca. 24 Stunden sieht man, daß Monozyten und Makrophagen mit dem Abbau des geschädigten Gewebes beginnen. Am Ende der Entzündungphase wandern Fibroblasten in das Verletzungsgebiet ein. In der Literatur wird im Zusammenhang mit dem Wundheilungprozeß sehr häufig eine besondere Form der Fibroblasten erwähnt, die viele Aktinketten aufweist und sich demzufolge kontrahieren kann: der Myofibroblast. Diese Zellen sind für die Stabilität des heilenden Gewebes von Bedeutung.

Granulation

Die Proliferationsphase beginnt zumeist 48 bis 72 Stunden nach der Verletzung und kann bis zu 3 bis 6 Wochen dauern. Die Fibroblasten beginnen mit der Synthese von Matrixkomponenten wie kollagenen Fasern, zuerst überwiegend Kollagen Typ III, Proteoglykanen und Glykosaminoglykanen. Im Hämatom selber sieht man nun allmählich eine Organisation. Es entsteht ein reich durchblutetes Granulationsgewebe, das eine große Zahl an Fibroblasten bzw. Myofibroblasten, Makrophagen und Mastzellen enthält. Auch das Gefäßsystem beginnt sich neu zu organisieren.

Das zu Beginn der Wundheilung produzierte Kollagen ist überwiegend Kollagen Typ III. Es weist sehr dünne Fasern auf und ist nicht sehr belastbar. In dieser Phase ist die Aktivität der Myofibroblasten hauptverantwortlich für die Stabilität des Gewebes. Außerdem wird unser Körper in dieser Phase vor zu großen und damit schädigenden Reizen durch Schmerzreize aus den vermehrt reizbaren Nozizeptoren geschützt.

Wundkontraktion

Während der Wundkontraktion ist auch die Rolle des Fibronektins von großer Bedeutung, weil es den Verbindungsfaktor zwischen den Zellen und verschiedenen Matrixkomponenten wie Fasern und Proteoglykanen sowie der Zellen untereinander bildet. Aus diesem Grund ist die Produktion von Fibronektin in dieser Phase sehr hoch. Im späteren Stadium werden dann Kollagen Typ I und elastische Fasern produziert. Hier entwickelt sich ein Gewebe, das dem embryonalen Gewebe ähnelt und durch ein Kollagen gekennzeichnet ist, das reich an lösbaren Crosslinks ist.

Umbau

Nach ca. 6 Wochen beginnt die Umbauphase, die auch als Konsolidierungs- und Reifungsphase bezeichnet wird. In dieser Phase werden die kollagenen Fasern dicker, die Menge an extrazellulärer Grundsubstanz wird größer und organisiert sich zwischen das kollagene Fasernetz. Langsam nimmt jetzt die Zahl der Fibroblasten ab, und die vorhandenen Zellen werden flacher und weniger aktiv. Der gesamte Wundheilungsprozeß dauert ungefähr ein Jahr (Abb. 2.**94**).

Ob das Gewebe nun seinen ursprünglichen Aufbau und seine vorherige Belastbarkeit wieder besitzt, ist fraglich. Es besteht einerseits die Auffassung, daß die Belastbarkeit nach Abschluß der Wundheilung nicht mehr als 50 bis 70% beträgt. Andererseits wird behauptet, die Belastbarkeit könne deutlich größer sein, wenn während der Wundheilung physiologische Belastungsreize gesetzt werden (Abb. 2.**95**).

In Untersuchungen hat sich gezeigt, daß der Einfluß von Training auf die Dicke und damit die Stabilität der Ligamente relativ gering ist. Dagegen wurde aber nachgewiesen, welchen verheerenden Effekt Immobilisation auf die Ligamente hat (Tabary 1972).

Aus älteren Literaturangaben geht hervor, daß die Organisation des Gewebes während der Wundheilung schlecht sei und ein ausgeprägtes Narbengewebe entstehe. Neuere Untersuchungen belegen, daß die Bildung von Narbengewebe auf einen Mangel an physiologischen Belastungsreizen während der Wundheilungsphasen zurückzuführen sei. Werden diese physiologischen Belastungsreize gesetzt, sieht man eine deutlich bessere Organisation des heilenden Gewebes. Die Bildung von Narbengewebe ist deutlich geringer (Gelbermann 1981 und 1982, Madden 1977, Woo 1981).

Die Behandlung mit Immobilisation während der Wundheilung kann damit nur die Bildung von Narbengewebe provozieren und für ein unphysiologisches, nicht belastungfähiges Gewebe sorgen. Man sollte sich jedoch im klaren sein, daß die Belastungen während des gesamten Wundheilungsprozesses kontrolliert werden müssen, um keine erneuten Rupturen zu setzen. Es ist auch deshalb Vor-

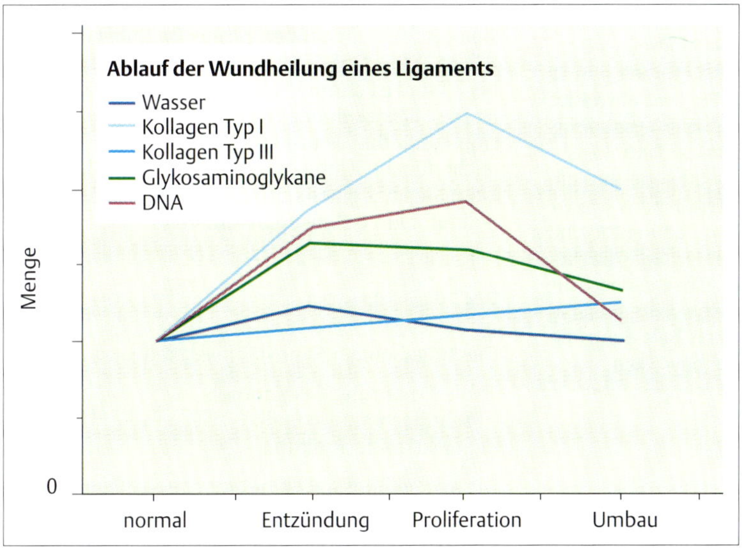

Abb. 2.**94** Veränderungen in der Zusammensetzung der Matrixkomponenten während der Wundheilung eines Ligaments.

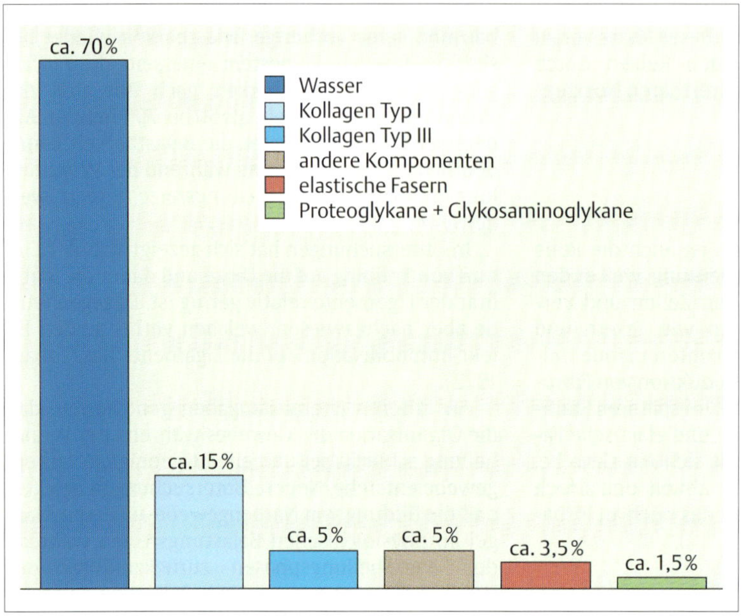

Abb. 2.**95** Zusammensetzung eines Ligaments nach der Wundheilung.

sicht geboten, weil die Belastbarkeit der heilenden Strukturen deutlich herabgesetzt ist.

Zusammenfassung: Wundheilung der Gelenkkapsel und Bänder

Die Kapsel zeigt eine sehr gute regenerative Kapazität nach Verletzungen. Vor allem die Membrana synovialis regeneriert schnell, was sich nach Synovektomien deutlich zeigt. Die Wundheilung der Membrana fibrosa und der Ligamente durchläuft alle Stadien der Wundheilung wie Entzündung, Proliferation und Umbau.
Nach einer Totalruptur ist die Heilung eines Ligaments, das keinen Kontakt zur Membrana fibrosa hat, schlechter als bei Ligamenten, die entweder nur teilruptiert sind oder Kontakt zur Kapsel besitzen. Nach Totalrupturen von extra- und intrakapsulären Ligamenten wird deshalb häufig operiert, um die beiden Enden des rupturierten Bandes wieder zu verbinden. Bei interkapsulären Ligamenten und bei teilrupturierten Ligamenten erfolgt die Behandlung zumeist konservativ. Entscheidend für die Qualität des Gewebes nach einer Wundheilung ist die Menge an physiologischen Belastungsreizen, die auf die heilende Struktur einwirken.

2.8 Synovialflüssigkeit

Wenn man über die Physiologie der Gelenke spricht, sollte man der Synovialflüssigkeit besondere Aufmerksamkeit schenken, weil sie für widerstands- und verschleißfreie Bewegungen im Gelenk essentiell ist. Ohne Synovialflüssigkeit würden unsere Gelenke wegen des hohen Reibungswiderstandes innerhalb kürzester Zeit warmlaufen und wären bald abgenutzt und verschlissen.

2.8.1 Äußere Erscheinung

Die Synovialflüssigkeit ist normalerweise eine klare, leicht gelbliche Flüssigkeit, die mit Fäden durchzogen ist. Ihre Menge in einem Gelenk ist unter physiologischen Umständen gering. Im Knie beträgt sie z. B. ca. 2 bis 4 ml. Sie hat einen pH-Wert von ca. 7,4 bis 7,7 und ist damit leicht alkalisch. Normalerweise ist die Flüssigkeitsmenge in den Gelenken sehr gering, und die Knorpeloberflächen sind lediglich leicht feucht. Unter pathologischen Bedingungen kann die Flüssigkeitsmenge im Gelenk deutlich zunehmen: Ein Gelenkerguß entsteht.

2.8.2 Funktion

Die Aufgaben der Synovialflüssigkeit sind

- die Ernährung des Knorpels,
- Schmierfunktion und
- Stoßdämpferfunktion.

Die Synovialflüssigkeit besitzt elastische und visköse Eigenschaften, die von der Temperatur im Gelenk und von der Bewegungsgeschwindigkeit abhängig sind. Im Fall eines Temperaturanstiegs bzw. einer Geschwindigkeitserhöhung bei wiederholten, schnellen Bewegungen nimmt die Viskosität der Gelenkflüssigkeit ab und der Reibungswiderstand zu.

2.8.3 Aufbau

Die Synovialflüssigkeit ähnelt in ihrer Zusammensetzung dem Blutplasma und in ihrer Konsistenz dem Eiweiß eines Hühnereis. (Synovium bedeutet übersetzt: wie ein Ei.) Die Zusammensetzung der kleinen Moleküle ist bei Blutplasma und Synovialflüssigkeit identisch. Lediglich der Eiweißgehalt der Synovialflüssigkeit beträgt nur ein Drittel von dem des Blutplasmas, was sich in pathologischen Situationen jedoch verändern kann. Einige Proteine wie z. B. Lubricin werden von der Kapsel produziert und sind nur innerhalb der Synovialflüssigkeit zu finden.

2.8.4 Komponenten

Zellen der Synovialflüssigkeit

Die Zellen, die man in der Synovialflüssigkeit antrifft, sind Synoviozyten, Monozyten, Lymphozyten und Granulozyten. Der Eiweißgehalt beträgt 15 bis 25 g/l, wobei die Eiweiße teilweise aus dem Blutplasma stammen und teilweise in den B-Zellen produziert werden.

Zusammensetzung der Synovialflüssigkeit

Der Zuckergehalt beträgt ca. 66 mg pro 100 ml. Der Hyaluronsäuregehalt liegt bei 2,5 bis 2,7 g/l und besteht aus freien Hyaluronsäureketten oder Proteoglykanaggregraten. Hyaluronsäure ist in der Lage, große Mengen Wasser zu binden, eine Fähigkeit, die im Laufe des Alterungsprozesses geringer wird. Der Hyaluronsäuregehalt bestimmt die Viskosität der Synovialflüssigkeit.

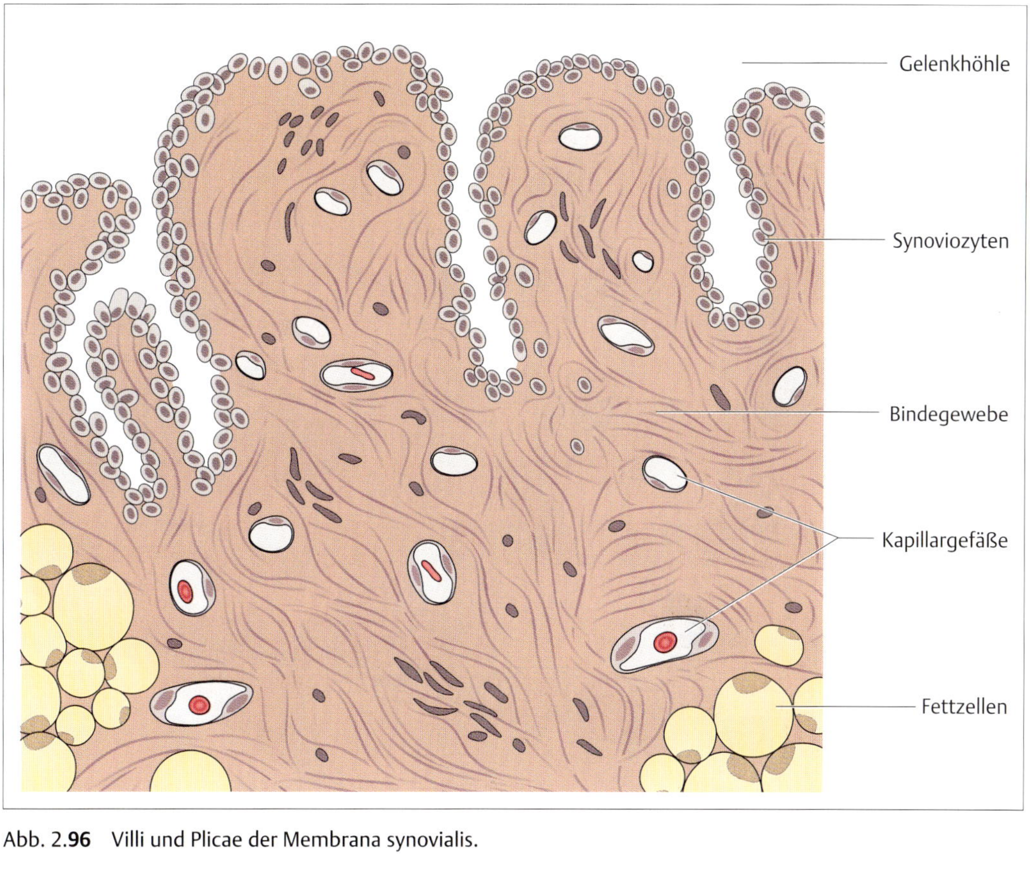

Abb. 2.**96** Villi und Plicae der Membrana synovialis.

2.8.5 Physiologie: Produktion und Resorption

Die Zellen der Membrana synovialis produzieren und resorbieren Synovialflüssigkeit. Die A- und B-Zellen produzieren vor allem Hyaluronsäure, die in freier Form oder an Eiweiße gebunden an die Synovialflüssigkeit abgegeben wird. Die B-Zellen produzieren zusätzlich die notwendigen Eiweiße. Die Membrana synovialis besitzt auf Grund ihrer Falten (Villi und Plicae) eine sehr große Oberfläche. Sie bestimmt die Menge und Zusammensetzung der Synovialflüssigkeit (Abb. 2.**96**).

Die Resorption der Synovialflüssigkeit findet allein über die A-Zellen statt. Blut, das beispielsweise durch ein Trauma in ein Gelenk gelangen kann, oder auch Gold, das häufig bei der Therapie von Rheumapatienten angewendet wird, wird über viele Jahre in den Synovialzellen gelagert. Da die Zellen der Intima nicht durch eine Basalmembran von denen der Subintima getrennt sind, gelangen die Synovialflüssigkeit und damit auch die eventuellen Fremdkörper zu den Zellen der Subintima. Hier sind dann Makrophagen in der Lage, die Fremdstoffe zu resorbieren.

Man hat feststellen können, daß die Aktivität der Synovialzellen durch die Bewegungen eines Gelenks bzw. der Gelenkkapsel beeinflußt wird (Abb. 2.**97**).

2.8.6 Pathophysiologie: Qualitative Veränderungen

Qualitative und quantitative Veränderungen der Matrix wirken sich auf die Zusammensetzung der Synovialflüssigkeit aus. Bei einem Mengenverlust an Matrix wird der Abstand zwischen Kapillaren und Gelenkhöhle verkleinert, z. B. bei Immobilisation. Bei Entzündungen dagegen kommt es zu einer Hypertrophie der Synovia, durch die der Transportweg verlängert wird.

Nimmt die Menge an Gelenkflüssigkeit während einer Pathologie, z. B. bei einer Arthritis, zu, vermindert sich der Unterdruck wie auch die Adhäsionskraft. Die Gelenkpartner können nicht mehr genü-

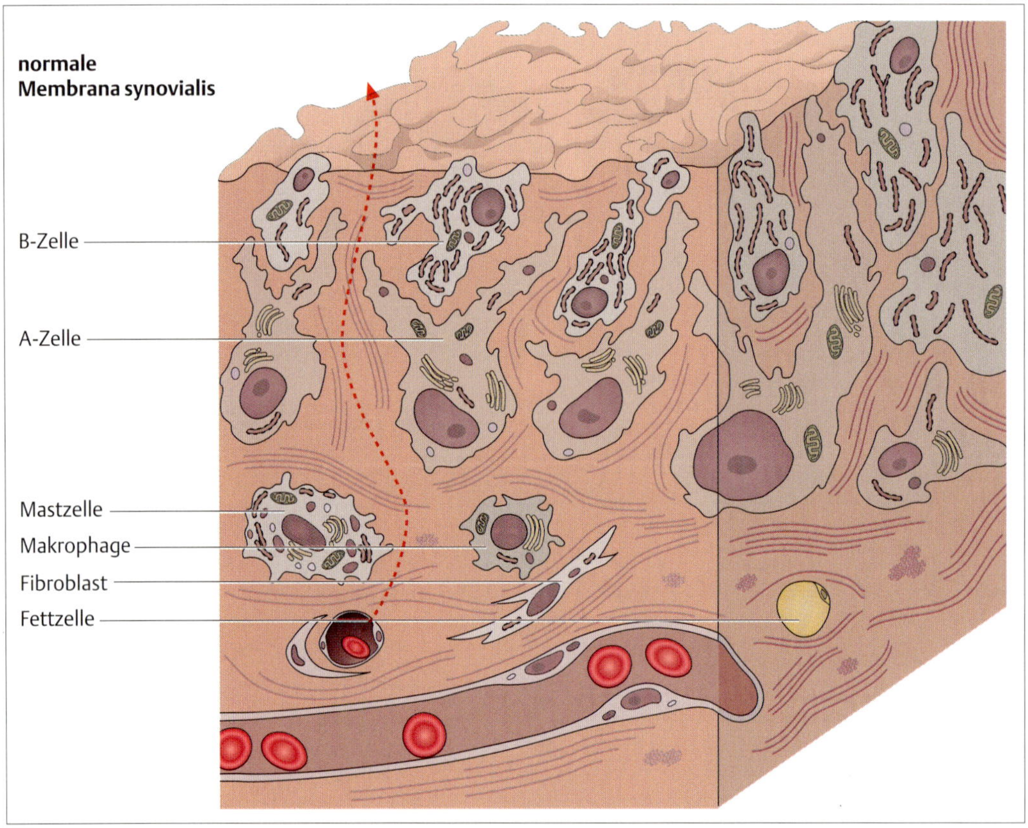

Abb. 2.**97** Transport von Nährstoffen durch die Membrana synovialis.

gend aneinandergehalten und durch die Adhäsionskraft stabilisiert werden. Es entsteht eine vergrößerte Beweglichkeit und das Gelenk lockert sich.

Zusammenfassung: Synovialflüssigkeit

Die Synovialflüssigkeit sorgt für widerstands- und verschleißfreie Bewegungen im Gelenk. Es handelt sich um eine klare Flüssigkeit, die dem Blutplasma ähnelt. Sie sorgt für die Ernährung des Knorpels, hat eine Schmierfunktion und dämpft Stöße ab. Die A- und B-Zellen der Intima produzieren die Synovialflüssigkeit mit fast der gleichen Geschwindigkeit, wie sie von den A-Zellen auch wieder resorbiert wird. Unter physiologischen Bedingungen ist nur sehr wenig Flüssigkeit in einem Gelenk vorhanden. Unter pathophysiologischen Umständen wird mehr Synovialflüssigkeit produziert. Es entsteht ein Gelenkerguß. Da die Adhäsionskräfte und der Unterdruck geringer werden, lockert sich dann das Gelenk.

2.9 Knochen-Sehnen-Übergang

Der Knochen-Sehnen-Übergang, der teno-ossale Übergang, gehört zu den *bindegewebigen, nicht-kontraktilen* Elementen des Muskels. Er ist in das Kontinuum der bindegewebigen Strukturen des Muskels eingebunden. Das bindegewebige Kontinuum des Muskels beginnt am Knochen und wird im weiteren Verlauf zur Sehne. Das Bindegewebe der Sehne geht in Form des Epimysiums, Perimysiums und Endomysiums in das Bindegewebe des Muskelbauchs über. Auf der anderen Seite des Muskelbauchs wird das Bindegewebe wieder zur Sehne, die dann wiederum eine Verbindung mit einem (anderen) Knochen eingeht. Die Sehnen stehen dabei auch in Verbindung mit der *kontraktilen* Einheit des Muskels. Das Bindegewebe des Muskels verbindet also zwei Knochen. Dank dieser Verbindung und durch die Funktion des kontraktilen Gewebes des Muskels können Knochen gegeneinander bewegt werden (Abb. 2.**98**).

Neben dem Knochen-Sehnen-Übergang, der in diesem Kapitel besprochen wird, gehören zu den bindegewebigen, nicht-kontraktilen Anteilen eines Muskels also auch

- die Sehne,
- der Muskel-Sehnen-Übergang und
- das Bindegewebe innerhalb des Muskelbauchs.

Diese Strukturen werden in den folgenden Kapiteln 2.10 – 2.12 beschrieben, in 2.13 werden kontraktile Anteile eines Muskels ausführlich besprochen.

Kontraktile und nicht-kontraktile Elemente des Muskels

Die Länge eines Muskels wird einerseits von der Länge der Sarkomere, den kontraktilen Einheiten eines Muskels, bestimmt und damit auch vom momentanen Kontraktionszustand der kontraktilen Elemente und andererseits von der Länge des Bindegewebes. Das bedeutet, daß sowohl die kontraktilen wie auch die nicht-kontraktilen Strukturen eines Muskels in der Lage sind, ihre Länge zu verändern. Diese Unterscheidung hat große Konzequenzen für das therapeutische Vorgehen bei Muskelverkürzungen:

- Muskelverkürzungen, die durch eine Aktivität des Muskels in Form eines Hypertonus entstanden sind, werden mit Entspannungstechniken behandelt.
- Verkürzungen durch Veränderungen des Bindegewebes müssen jedoch mit passiven Dehnungen behandelt werden.

Versucht man, einen aktiven oder hypertonen Muskel passiv zu dehnen, führt dies bei vielen Patienten zu Schmerzen. Die Schmerzen wiederum erhöhen die Abwehrspannung, und dies führt zu einer weiteren Erhöhung der Tonuslage. Umgekehrt wird ein bindegewebig verkürzter Muskel auf Entspannungtechniken nicht mit einer Verlängerung reagieren.

Die Länge des bindegewebigen Kontinuums, also der Muskelhüllen, ist auch von der Dicke des Muskelbauchs abhängig. Die Bindegewebsfasern verlaufen um den Muskelbauch. Die Dicke eines Muskelbauchs nimmt während und nach muskulärer Aktivität zu. Diese Hypertrophie wird vor allem bei Sportarten wie Bodybuilding beabsichtigt. Eine schnelle Zunahme der Dicke eines Muskels kann aber zu einer relativen Verkürzung der Bindegewebshüllen führen. Diese relative Verkürzung kann zu Einschränkungen der Beweglichkeit der Gelenke des Sportlers (Bodybuilders) führen (Abb. 2.**99**).

2.9.1 Äußere Erscheinung Knochen-Sehnen-Übergang

Die Ansatzstelle der Sehne am Knochen nennt man *Insertion*. Zwischen einer Ursprungs- oder Ansatzinsertion zu unterscheiden, ist funktionell nicht sinnvoll und strukturell ohnehin nicht möglich. Am Knochen-Sehnen-Übergang inseriert nicht nur die Sehne, sondern gelenknah auch Band- und Kapselgewebe. Man unterscheidet zwei Formen des tenoossalen Übergangs:

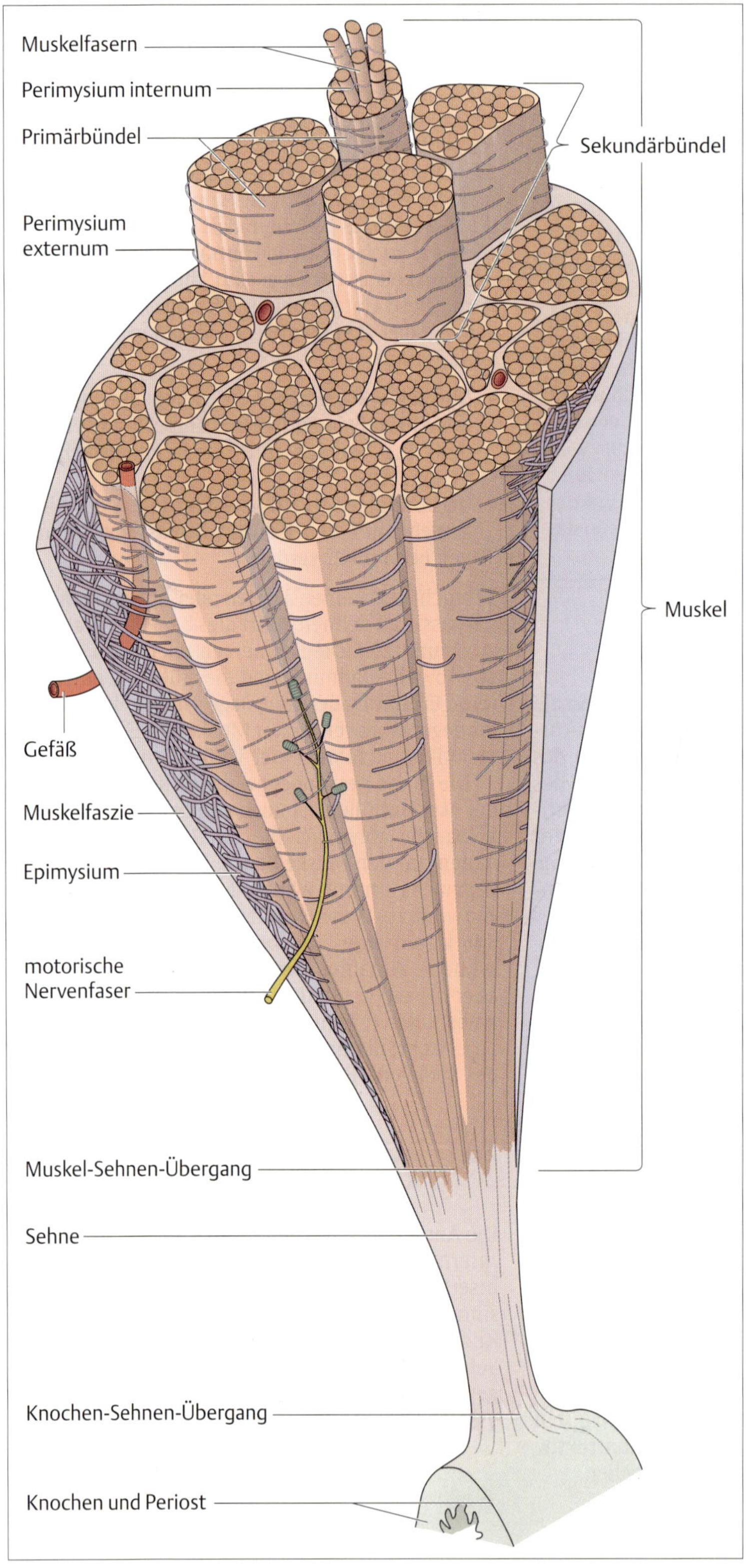

Abb. 2.**98** Aufbau eines Muskels: Knochen-Sehnen-Übergang, Sehne, Muskel-Sehnen-Übergang und das Bindegewebe des Muskelbauchs.

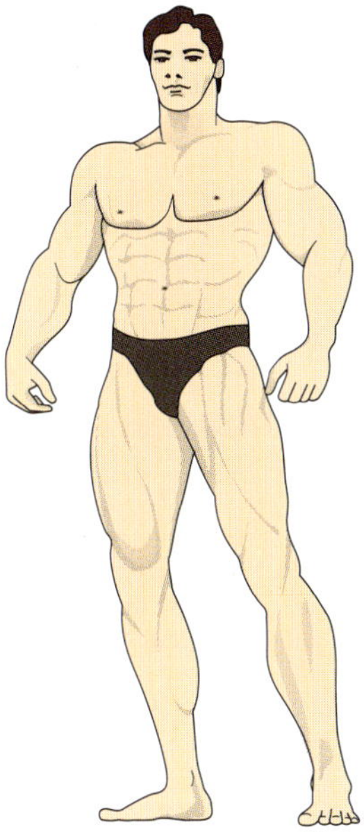

Abb. 2.**99** Bodybuilder.

- Beim *direkten Übergang* (direkte Insertion) dringen die Fasern der Sehne, des Bandes und der Kapsel senkrecht in den Knochen ein und verbinden sich mit ihm.
- Beim *indirekten Übergang* (indirekte Insertion) legen sich die Fasern mehr oder weniger parallel an den Knochen an und verbinden sich so mit Periost und Knochen.

Beide Formen kommen selten in Reinform vor. Meistens liegt eine Mischform aus direktem und indirektem Übergang vor, bei der die eine oder die andere Insertionsform überwiegt.

2.9.2 Funktion

Der Knochen-Sehnen-Übergang ist eine Übergangszone, in der eine Verbindung zwischen dem weichen, elastischen Bindegewebe der Sehne, des Bandes und der Kapsel und dem harten, unelastischen Knochengewebe stattfindet. Diese Verbindung ermöglicht, daß Knochen bewegt oder stabilisiert werden können.

Zusammenfassung: Äußere Erscheinung und Funktion des Knochen-Sehnen-Übergangs

Beim Knochen-Sehnen-Übergang unterscheidet man zwischen dem

- direkten Übergang, bei dem die Fasern der Sehne, des Bandes und der Kapsel senkrecht in den Knochen eindringen, und dem
- indirekten Übergang, bei dem sich die Fasern mehr oder weniger parallel an den Knochen anlegen und sich so mit Periost und Knochen verbinden.

Der Knochen-Sehnen-Übergang sorgt für die Bewegung und Stabilisierung der Knochen.

2.9.3 Aufbau

Der direkte und der indirekte Knochen-Sehnen-Übergang sind unterschiedlich aufgebaut.

Direkter Knochen-Sehnen-Übergang

Der direkte Übergang vollzieht sich auf einer sehr geringen Distanz von nur 1 mm und kann in vier Zonen eingeteilt werden:

- Zone 1: Sie besteht noch aus dem eigentlichen Sehnengewebe.
- Zone 2: Sie ist ein Gebiet mit faserigem Knorpel.
- Zone 3: Sie ist ein Gebiet mit mineralisiertem Knorpel.
- Zone 4: Sie wird vom Knochen gebildet.

Die Grenze zwischen Zone 2 und 3 wird von der *Tidemark* (Grenzlinie) oder der *blauen Linie* gebildet (vgl. Knorpel, S. 81). Die Tidemark ist manchmal, z. B. beim M. supraspinatus, eine Fortsetzung der blauen Linie des benachbarten Knorpels. Zone 2 ist normalerweise ca. 0,6 mm lang. Zone 3 ist normalerweise ca. 0,4 mm lang. Zone 3 und 4 werden durch die Zementlinie voneinander abgegrenzt. Sie ist wie die Zementlinie im Bereich des Knochen-Knorpel-Übergangs aufgebaut (s. S. 81) (Abb. 2.**100**).

Vergleich: Direkter Knochen-Sehnen-Übergang – Erasmus-Brücke

Die Verankerung einer Brücke mittels einer Stahl-Beton-Konstruktion am Boden läßt sich mit dem direkten Knochen-Sehnen-Übergang vergleichen: Bei der Erasmus-Brücke in Rotterdam sieht man, wie Stahlkabel in eine stabile Stahlmanschette übergehen. Aus dieser Manschette verbindet sich der Stahl der Stahl-Beton-Konstruktion mit der

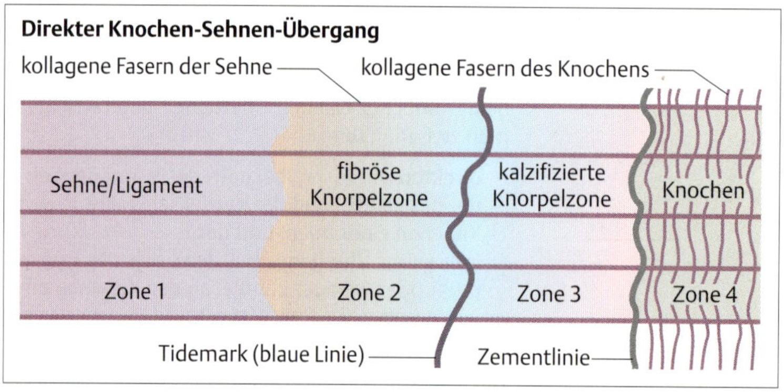

Abb. 2.**100** Aufbau eines direkten Knochen-Sehnen-Übergangs über seine 4 Zonen.

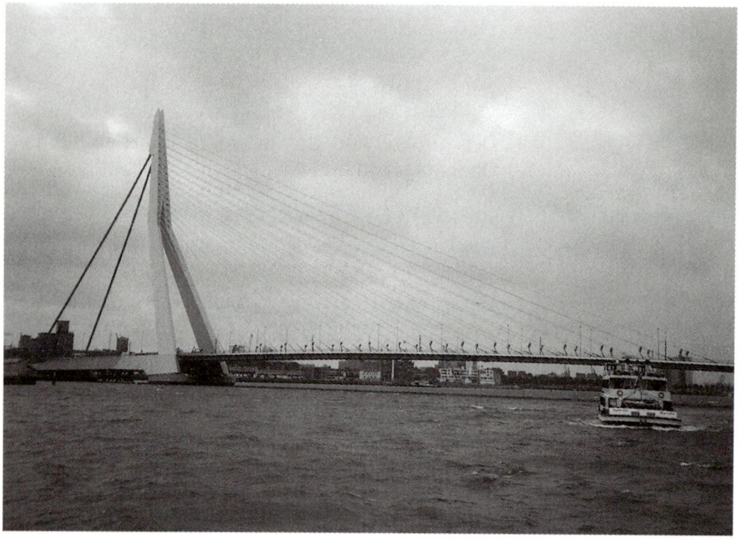

Abb. 2.**101** Erasmus-Brücke in Rotterdam (Übersichtsaufnahme).

Abb. 2.**102** Detailaufnahme der Erasmus-Brücke in Rotterdam: Übergang der Stahlkabel in die Fahrfläche mittels einer stabilen Stahlmanschette.

Abb. 2.**103** Detailaufnahme der Erasmus-Brücke in Rotterdam: Übergang der Stahlkabel in die Träger mittels Stahlmanschetten.

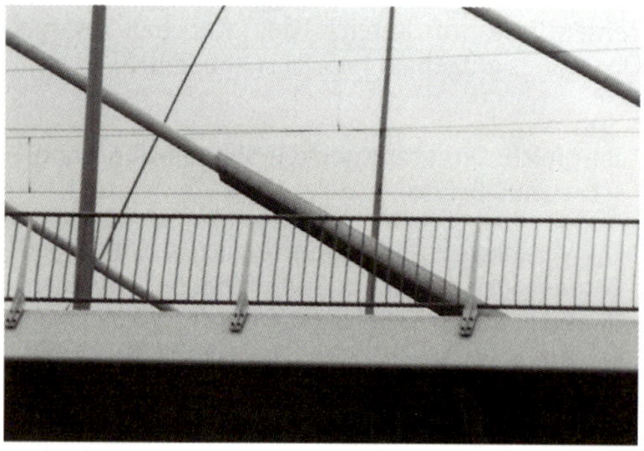

Abb. 2.**102**

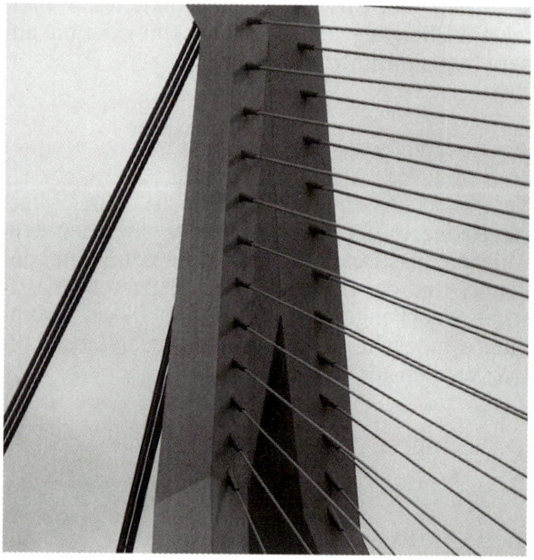

Abb. 2.**103**

Fahrfläche. Auf der anderen Seite gehen die Stahlkabel in eine stabile Stahlmanschette über, die sich daraufhin mit der Stahlkonstruktion des Trägers verbindet (Abb. 2.**101**) (Abb. 2.**102**) (Abb. 2.**103**). So geht auch beim direkten Muskel-Sehnen-Übergang die Sehne in den Knochen-Sehnen-Übergang über. Diese verbindet sich mit den Strukturen des Knochens.

Indirekter Knochen-Sehnen-Übergang

Am indirekten Knochen-Sehnen-Übergang wird ein *oberflächiger* und ein *tiefer Teil* unterschieden. Im oberflächigen Teil verbinden sich die Fasern der Sehne mit den oberflächigen und tiefen Schichten des Periosts. Im tiefen Teil verbinden sich die Fasern der Sehne direkt ohne intermediäre Knorpelzone mit dem Knochen.

Die Stabilität des oberflächigen Teiles des indirekten Übergangs entsteht durch Crosslinks (s. S. 27), die sich zwischen den Fasern des Periosts und denen der Sehne bilden. Zusätzlich wird diese Insertion über Sharpey-Fasern (s. S. 59) stabilisiert, die eine Verbindung zum Knochen herstellen. Es wird noch diskutiert, ob diese Sharpey-Fasern vom Periost oder vom Knochen gebildet werden (Abb. 2.**104**).

Der tiefe Teil des indirekten Knochen-Sehnen-Übergangs verbindet sich direkt mit dem Knochen. Es ist keine knorpelige Zwischenzone vorhanden. Die kollagenen Fasern der Sehne dringen direkt in den Knochen ein. Die Tidemark liegt zwischen Sehne und Knochen. Zum besseren Verständnis kann der oberflächliche Teil des indirekten Knochen-Sehnen-Übergangs mit einem Klebestreifen verglichen werden.

Vergleich: Indirekter Knochen-Sehnen-Übergang – Klebestreifen

Der Klebestreifen verbindet sich mit dem Poster und mit der Wand. Je größer und je schwerer das Poster ist, desto größer muß die Überlappungsfläche sein, damit am Klebestreifen an der Wand und am Poster eine ausreichende Haftung vorhanden ist. So auch beim Übergang vom Muskel zum Knochen: Je größer die Belastung ist, um so größer muß die Überlappungsfläche zum Knochen und damit der Muskel-Sehnen-Übergang sein, damit eine stabile Verbindung zustande kommt (Abb. 2.**105**).

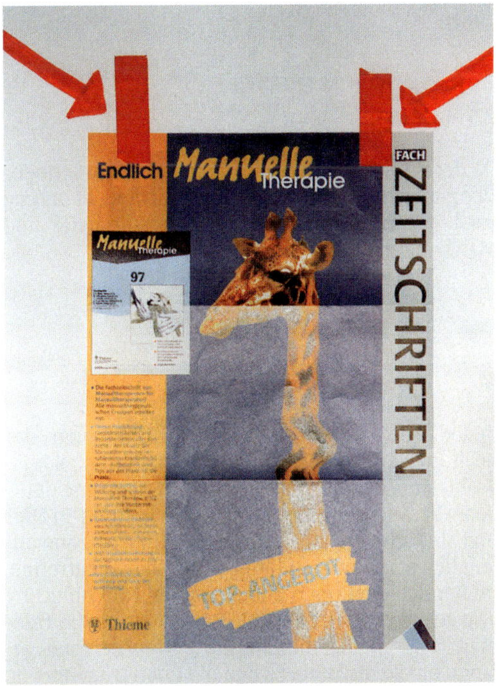

Abb. 2.**105** Das Poster wird mit Klebestreifen an der Wand befestigt. So verbindet auch der indirekte Knochen-Sehnen-Übergang den Muskel mit dem Knochen.

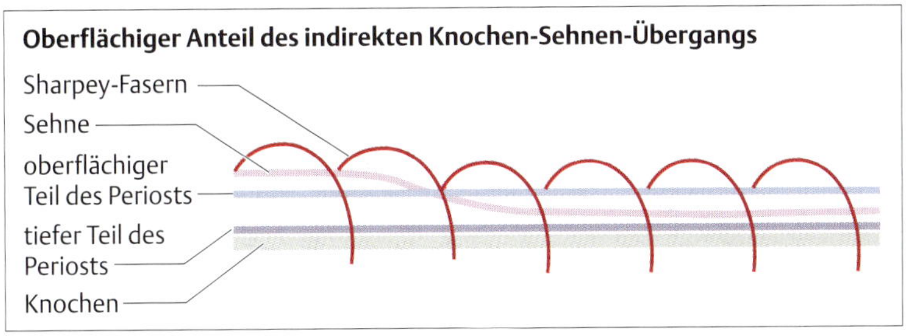

Abb. 2.**104** Oberflächiger Anteil des indirekten Knochen-Sehnen-Übergangs.

Zusammenfassung: Aufbau des Knochen-Sehnen-Übergangs

Die Verbindung zwischen Sehne und Knochen kann auf zwei Weisen erfolgen, im direkten und im indirekten Übergang. Beim direkten Übergang geht die Sehne über fibröses und mineralisiertes Knorpelgewebe in das Knochengewebe über. Der indirekte Übergang wird in einen oberflächigen und einen tiefen Teil gegliedert. Der oberflächige Teil verbindet sich mit den oberflächigen und tiefen Anteilen des Periosts. Crosslinks zwischen den Fasern des Periosts und denen der Sehne gewährleisten Stabilität. Sharpey-Fasern stellen eine zusätzliche Verbindung mit dem Knochen her. Die Fasern des tiefen Teils des indirekten Knochen-Sehnen-Übergangs verbinden sich direkt mit dem Knochen.

2.9.4 Komponenten

Da der direkte und der indirekte Knochen-Sehnen-Übergang unterschiedlich aufgebaut sind, haben sie auch unterschiedliche zelluläre Bestandteile und Matrixanteile.

Zellen

Direkter Knochen-Sehnen-Übergang

In der Zone 1 des Knochen-Sehnen-Übergangs, der noch im Bereich der Sehne liegt, befinden sich Fibroblasten. In Zone 2 und 3 erkennt man eine deutliche Veränderung der Zellen. Sie werden größer und sind im Bereich der faserigen Knorpelzone anfänglich als chondrozytähnliche Zellen anzutreffen. Im Bereich der Zonen 2 und 3 ist die Durchblutung also geringer als in Zone 1. Je näher man an die Tidemark und in die mineralisierte Knorpelzone gelangt, um so mehr herrschen die Chondrozyten vor. In Zone 4, in der man im eigentlichen Knochenbereich ist, findet man typischerweise Osteoblasten bzw. Osteozyten.

Indirekter Knochen-Sehnen-Übergang

Die Zellen des indirekten Übergangs sind und bleiben Fibroblasten. Das ergibt sich aus der Tatsache, daß die Sehne, das Band und die Kapsel ausschließlich Fibroblasten besitzen, und es diese Strukturen sind, die sich mit dem Periost verbinden. Auch die Zellen des Periosts sind Fibroblasten. Nur dort, wo die Sehne mit ihrem tiefen Anteil als indirekter Übergang in den Knochen eindringt, werden die vorhandenen Zellen zu Osteoblasten bzw. Osteozyten.

Matrix

Fasern des direkten Knochen-Sehnen-Übergangs

Die kollagenen Fasern in Zone 1 werden überwiegend vom Kollagen Typ I, III, V und VI gebildet. Außerdem befinden sich in diesem Bereich einige elastische Fasern. In Zone 2 und 3 sieht man zusätzlich noch Kollagen Typ II, IX, X und XI. Kollagen Typ II findet man vor allem im Bereich der faserigen Knorpelzone. Kollagen Typ X wird fast ausschießlich in Zone 3, der mineralisierten Knorpelzone, vorgefunden. Die Grenze zwischen der faserigen und der mineralisierten Knorpelzone wird von der Tidemark gebildet.

Fasern des indirekten Knochen-Sehnen-Übergangs

Die Fasern des indirekten Knochen-Sehnen-Übergangs sind aus dem Kollagen Typ I, III, V und VI aufgebaut. Zusätzlich findet man noch einige elastische Fasern. Es handelt sich hier um die gleichen Fasern wie in Sehnen und Periost.

Grundsubstanz des direkten Knochen-Sehnen-Übergangs

Die Grundsubstanz in Zone 1 besteht überwiegend aus Dermatansulfat mit geringen Anteilen an Hyaluronsäure und Chondroitinsulfat. In den Zonen 2 und 3 findet man einen für Knorpel typischen Aufbau der Grundsubstanz mit großen Mengen an Hyaluronsäure, Chrondroitin-4- und -6-Sulfat und Keratansulfat. In Zone 4 dagegen überwiegt Chondroitin-4-Sulfat, Chrondroitin-6-Sulfat und etwas Keratansulfat.

Obwohl die Grundsubstanzmenge in Zone 1 und 4 im Vergleich zu Zone 2 und 3 sehr gering ist, ist die Wassermenge vor allem in Zone 1 sehr hoch und beträgt ca. 70%. Durch die große Menge an Grundsubstanz im Knorpelbereich ist dieses Gewebe in der Lage, sehr viel Wasser an sich zu binden, um damit seine Stabilität zu gewährleisten. Die Grundsubstanz im knöchernen Bereich des Knochen-Sehnen-Übergangs bindet sich auch hier wie im Knochen nicht an Wasser, sondern an Mineralien (s. S. 64f).

Grundsubstanz des indirekten Knochen-Sehnen-Übergangs

Die Grundsubstanz in diesem Bereich beinhaltet Proteoglykane und Glykosaminoglykane, die überwiegend aus Dermatansulfat und geringen Mengen an Hyaluronsäure und Chondroitinsulfat bestehen. Wie bereits oben erwähnt, ist die Grundsubstanzmenge in diesem Bereich nicht sehr groß, der Wassergehalt im Gewebe aber dennoch sehr hoch. Das Wasser dient hier u. a. der reibungslosen Bewegung der kollagenen Fasern untereinander.

Nicht-kollagene Proteine des direkten Knochen-Sehnen-Übergangs

Die nicht-kollagenen Proteine im Bereich der Zone 1 sind Fibronektin, Laminin und Tenaskin. Im Bereich der Zone 2 und 3 kommt Chondronektin hinzu. In Zone 4 und damit im knöchernen Bereich findet man sehr viele unterschiedliche nicht-kollagene Proteine wie u.a. Osteokalzin, Osteopontin, Osteonektin, Dekorin und noch einige andere in geringeren Anteilen (vgl. Kap. 2.1, S. 64 f). Wie überall sind die nicht-kollagenen Proteine auch hier in der Lage, die verschiedenen Komponenten des Bindegewebes miteinander zu verbinden und damit als biologisches Klebemittel zu dienen (s. S. 43).

Nicht-kollagene Proteine des indirekten Knochen-Sehnen-Übergangs

Die nicht-kollagenen Proteine im Bereich der Sehne, des Periosts und damit des indirekten Übergangs sind Fibronektin, Laminin und Tenaskin. Auch hier spielen sie für die Stabilität der einzelnen Gewebekomponenten untereinander und damit für das Gewebe insgesamt eine sehr große Rolle.

Zusammenfassung: Zellen und Matrix des Knochen-Sehnen-Übergangs

Die Zellen des Knochen-Sehnen-Übergangs sind im Bereich der Sehne und des Periosts überwiegend Fibroblasten. Im Bereich der Knorpelzone des direkten Übergangs zeigen sich dagegen Chondroblasten bzw. Chondrozyten und im Bereich des Knochens erscheinen erwartungsgemäß Osteoblasten bzw. Osteozyten.
Die Fasern im Übergangsbereich sind vor allem die kollagenen Fasern Typ I, III, V und VI. Im Bereich der Knorpelzone liegt außerdem Kollagen Typ II, IX, X und XI vor. Die Grundsubstanz wird überwiegend von Dermatansulfat und geringen Mengen Hyaluronsäure und Chondroitinsulfat gebildet. Nur im Bereich der Knorpelzone ist der Bestandteil an Hyaluronsäure und Chrondroitinsulfat bedeutend größer. Die nicht-kollagenen Proteine sind hier zum größten Teil Tenaskin, Fibronektin und etwas Laminin. Im Knorpelbereich trifft man dagegen überwiegend Chondronektin an. Im Knochen werden die nicht-kollagenen Proteine von Osteokalzin, Osteopontin, Osteonektin und Dekorin gebildet.

2.9.5 Durchblutung und Innervation

Durchblutung

Direkter Knochen-Sehnen-Übergang

Der Knorpelbereich ist weder innerviert, noch weist er auch eine Durchblutung auf. Der innere Bereich der Sehne und des Bands wird über Gefäße durchblutet, die parallel zu den kollagenen Fasern verlaufen. Diese Gefäße sind jedoch nicht sehr zahlreich und nur sehr klein. Der Knochen dagegen wird reich durchblutet.

Beim direkten Übergang sieht man, daß die Gefäße im Inneren der Sehne oder des Bands blind als Kapillare enden. Sie weisen keine Verbindung mit den Gefäßen im Knochen auf. Die Gefäße, die im äußeren Bereich der Sehne, im sog. externen Peritendineum, verlaufen, verbinden sich dagegen mit den Gefäßen des Periosts.

Die Gewebe im Übergangsbereich sind durch die ungleichmäßige Durchblutung auch teilweise von Diffusions- und Osmoseprozessen abhängig, um ihren Stoffwechsel zu gewährleisten. Das hat natürlich für Dauer und Qualität von Regenerations- und Heilungsmöglichkeiten eher negative Konzequenzen.

Indirekter Knochen-Sehnen-Übergang

Beim tiefen Anteil des indirekten Übergangs sieht man, daß die Gefäße im inneren Teil der Sehne direkt mit den Gefäßen des Knochens anastomosieren. Im oberflächigen Teil verbinden sich die Gefäße mit den Gefäßen des Periosts. Die indirekte Insertion wird somit reich durchblutet. Die Regenerations- und Heilungsmöglichkeiten sind sehr gut.

Innervation

Direkter Knochen-Sehnen-Übergang

Bänder und Kapsel sind deutlich besser innerviert als Sehnen. Bänder, Kapsel und Sehnen werden dabei nicht nur sensibel, sondern auch propriozeptiv versorgt. Im Bereich der beiden Knorpelzonen des Knochen-Sehnen-Übergangs ist keine Innervation anzutreffen, was für Knorpel typisch ist (s. S. 44 u. 81). Erst im Bereich des Knochens ist wieder reichlich Innervation vorhanden.

Indirekter Knochen-Sehnen-Übergang

Der gesamte Bereich des indirekten Übergangs ist gut innerviert. Die Sehne, selbst sensibel und propriozeptiv innerviert, wird vor allem durch Nerven aus dem reich innervierten Periost versorgt. Auch der Knochen ist gut innerviert.

Zusammenfassung: Durchblutung und Innervation des Knochen-Sehnen-Übergangs

Das Gewebe im Bereich des direkten und indirekten Knochen-Sehnen-Übergangs ist durchblutet und innerviert. Eine Ausnahme bildet – wie stets – das Knorpelgewebe in den Zonen 2 und 3 des direkten Knochen-Sehnen-Übergangs. Dort fehlen die Durchblutung und Innervation. Von den beteiligten Strukturen werden der Knochen und das Periost am besten mit Blut versorgt. Bänder und Kapsel sind weniger gut, aber deutlich besser und reichlicher als das Sehnengewebe versorgt.

2.9.6 Physiologie: Spezifische Belastungsreize

Die Stabilität des Knochen-Sehnen-Übergangs ist, wie bei allen bindegewebigen Strukturen, von der Anzahl der physiologischen Belastungsreize abhängig. Diese unterscheiden sich je nach Zone beim direkten und indirekten Übergang.

Direkter Knochen-Sehnen-Übergang

Die adäquate Belastungsform in Zone 1 ist die Zugbelastung. Zug auf den teno-ossalen Übergang entsteht bei jeder Kontraktion eines Muskels. Für die Bänder- und Kapselstrukturen, die mit inserieren, kommt es normalerweise erst am Ende einer Gelenkbewegung zu einer Zugbelastung. Bei Bändern und Sehnen erkennt man die Ausbildung eines direkten Ansatzes. Die Kapsel dagegen entwickelt nur indirekte Ansätze mit dem Periost. In Zone 2 und 3 werden die Zugbelastungen in Druckbelastungen umgewandelt. Druck ist der physiologische Reiz für den Erhalt eines funktionsfähigen Knorpelgewebes (Abb. 2.**106**).

Durch die Verbindung der kollagenen Fasern einer Sehne oder eines Bandes mit den Fasern des Knochens entstehen auch auf diese Fasern Zugbelastungen. Wie in Kapitel 2.1 beschrieben, benötigt der Knochen diese Belastungen, ohne die er sich ab-

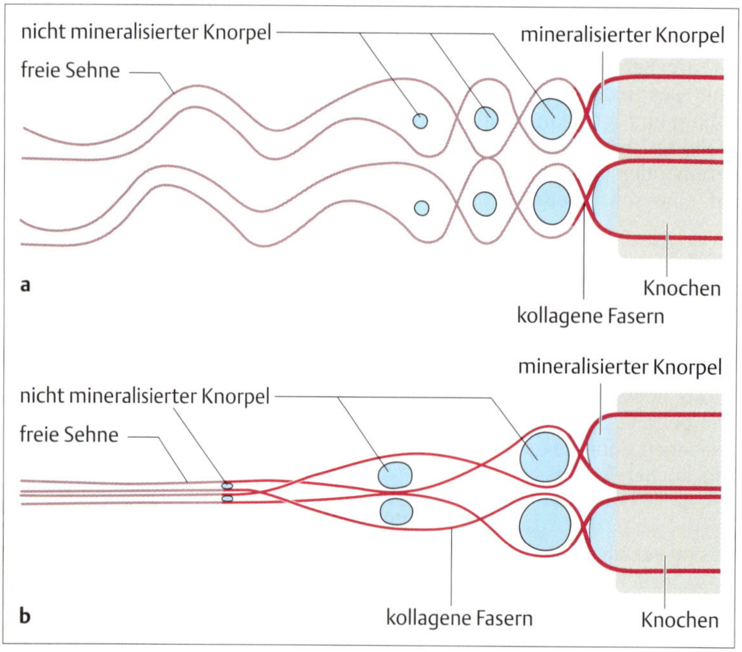

Abb. 2.**106 a – b** Belastung der Zone 2 während einer Zugbelastung auf den Knochen-Sehnen-Übergang: entlastet (**a**) und belastet (**b**) (mod. nach Rauber und Kopsch).

bauen würde. Der Verlust von Mineralien würde auch den Sehnen-Knochen-Übergang schwächen.

Indirekter Knochen-Sehnen-Übergang

Regelmäßige Belastungen stellen auch für den indirekten Übergang eine wichtige und funktionserhaltende Notwendigkeit dar. Die ständige Zugbelastung am Knochen durch den tiefen Teil des indirekten Übergangs einer Sehne bzw. eines Bandes gewährleistet, daß der Knochen seine Stabilität behält.

Im oberflächigen Teil des indirekten Ansatzes sorgen regelmäßige Belastungsreize dafür, daß immer wieder genügend Verbindungen, Crosslinks, zwischen den kollagenen Fasern der Sehne, des Bandes und des Periosts vorhanden sind.

Zusammenfassung: Spezifische Belastungsreize für den Knochen-Sehnen-Übergang

Der Knochen-Sehnen-Übergang benötigt zum Erhalt seiner physiologischen Funktionen unterschiedliche Belastungsreize, die dem verschiedenen Aufbau und den verschiedenen Zell- und Matrixkomponenten entsprechen. Beim direkten Knochen-Sehnen-Übergang sind folgende Reize notwendig:

- Zone 1: Zugbelastung
- Zone 2 und 3: Druckbelastung
- Zone 4: Zugbelastungen

Der indirekte Knochen-Sehnen-Übergang benötigt:

- Im tiefen Teil: Zugbelastung
- Im oberflächigen Teil: Zugbelastung

2.9.7 Pathophysiologie: Degeneration und Traumen

Pathophysiologische Veränderungen des Knochen-Sehnen-Übergangs sind zum einen degenerative Erscheinungen, die entweder während des Alterungsprozesses oder nach Immobilisation entstehen, zum anderen Traumen, wobei die verschiedenen Zonen des Übergangs unterschiedlich häufig betroffen sind und unterschiedliche Regenerationsmöglichkeiten aufweisen.

Degeneration im Alter

Die degenerativen Veränderungen entstehen während des Alterungsprozesses. Der Grund liegt darin, daß im höheren Alter die Anzahl der Zellen geringer wird, und daß die Syntheseaktivität der vorhandenen Zellen nachläßt. Hinzu kommt, daß sich ältere Menschen häufig weniger bewegen als jüngere, ihre Zellen sind dadurch in geringerem Maße zur Synthese stimuliert. Die gesenkte Syntheseaktivität führt letztlich zu einem quantitativen Verlust von Gewebe. Die Aufbauprozesse produzieren nicht mehr ausreichend neues Gewebe, die Abbauprozesse laufen jedoch weiter. Entsprechend nimmt die Belastbarkeit der Sehne und vor allem auch die des Knochens deutlich ab. Dennoch ist der Körper auch im hohen Alter noch in der Lage, bei Verletzungen des Übergangs zu regenerieren. Der Syntheseprozeß ist immer noch ausreichend genug, wieder einen belastungsstabilen Übergang zu gewährleisten.

Traumen des direkten und indirekten Knochen-Sehnen-Übergangs

Die Traumatisierung des Knochen-Sehnen-Übergangs, vor allem in chronischer Form (Mikrotraumen), ist ein Problem, mit dem viele Physiotherapeuten regelmäßig konfrontiert werden. Das bekannteste Beispiel hierfür ist sicher der berüchtigte Tennisellenbogen. Häufig liegen die Schädigungen im Bereich der Sehne oder des Ligaments.

Belastungen, die auf den Knochen-Sehnen-Übergang einwirken, erweisen sich als drei- bis viermal so groß wie gleiche Kräfte, die auf eine Sehne oder ein Ligament einwirken. Außerdem sind die Kräfte, die auf den Übergang einer Sehne treffen, normalerweise viel größer als die, die auf den Übergang einer Kapsel oder eines Bandes wirken. Der Grund dafür liegt in der geringeren Elastizität der Sehnen verglichen mit einem Band oder einer Kapsel. Die gering elastische Sehne absorbiert die Kräfte in geringerem Maße als z. B. das Band. Die einwirkenden Kräfte übertragen sich also viel schneller auf den Knochen-Sehnen-Übergang.

Die Geschwindigkeit, mit der ein Band oder eine Sehne unter Spannung gebracht wird, beeinflußt die Art der entstehenden Verletzung: Bei schnell auftretenden Belastungen entstehen vor allem Schädigungen der Sehne oder des Ligaments selbst. Bei langsam auftretenden Belastungen findet die Schädigung vor allem im Bereich der Zone 4 statt. Eine Ausnahme bilden junge Menschen. Bei ihnen wird unabhängig von der Geschwindigkeit der eintretenden Belastung in den meisten Fällen die Zone 4 geschädigt. Direkte Übergänge sind häufiger von Traumen betroffen als indirekte.

Traumen in Zone 4

Am meisten in Mitleidenschaft gezogen ist die Zone 4 des direkten Übergangs. Es kann zu Abriß- oder Avulsionsfrakturen kommen. Bei älteren Menschen mit Osteoporose nimmt die Häufigkeit dieser Verletzungsart zu. Sie kann aber auch Folge einer Ruhigstellung sein, die zur Demineralisierung des Knochens führt, oder sie entsteht bei sehr jungen Menschen, deren Knochen noch nicht endgültig ausgewachsen sind.

Eine Verletzung im Bereich der Zone 4 hat eine gute Prognose. Der Knochen heilt normalerweise gut. Voraussetzung ist aber, daß in der Zeit der Heilung die Belastung auf den Übergang deutlich reduziert wird. Entsteht eine Diastase zwischen den beiden Knochenteilen, kann es notwendig sein, diese Teile operativ zu verbinden (Abb. 2.**107**).

Traumen in Zone 1, 2 und 3

Probleme in Zone 1, 2 und 3 des direkten Übergangs sind eher selten. Liegt in diesen Zonen doch ein Defekt vor, dann in ca. 70% der Fälle im Bereich der Zone 3 bzw. im Übergang von Zone 3 zu 4. Die Zone 2 und/oder der Übergang von Zone 1 zu 2 sind in ca. 30% der Fälle betroffen. Da dieser Bereich schlecht durchblutet ist, sind die Heilungsmöglichkeiten hier nicht sehr gut. Dies zeigt sich hin und wieder auch bei der Behandlung des Tennisellenbogens, bei der dann nur eine unbefriedigende oder nur sehr langsame Reaktion auf die Therapie erfolgt.

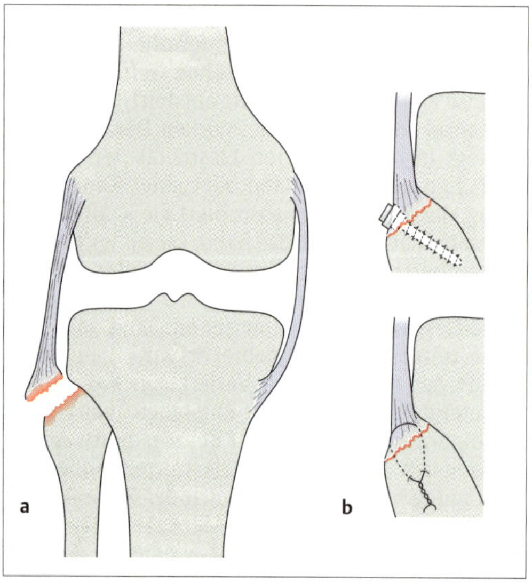

Abb. 2.**107 a** u. **b** Avulsionsfraktur und deren Behandlung: nach Abriß (**a**) und die operativen Methoden Schraube und Cerclage (**b**).

Immobilisation

Große Probleme für den Knochen-Sehnen-Übergang entstehen durch Immobilisation. Stärke und Stabilität des Übergangs werden durch die Ruhigstellung sehr stark vermindert, weil Belastung und Belastbarkeit in sehr kurzer Zeit gravierend abnehmen. Betroffen sind dabei alle Anteile des Übergangs, die Sehne, der Übergang und der Knochen, in dem die Sehne verankert ist. Nach 8 Wochen Immobilisation sinkt die Belastbarkeit des Übergangs um 61 bis 69%. Es treten dann ca. 20% mehr Avulsionsfrakturen auf.

Der indirekte Übergang ist von einer Immobilisation stärker betroffen als der direkte. Das liegt möglicherweise daran, daß im direkten Übergang in Zone 2 und 3 weniger Umbauaktivität vorhanden sind als im indirekten Übergang. Außerdem wird beim indirekten Übergang im subperiostalen Bereich durch eine erhöhte Aktivität von Osteoklasten Knochen resorbiert. Dadurch verliert vor allem der tiefe Teil dieses Übergangs an Festigkeit, die Stabilität des Knochens wird schlechter.

Zusammenfassung: Pathophysiologie des Knochen-Sehnen-Übergangs

Eine Traumatisierung des Knochen-Sehnen-Übergangs findet man vor allem beim direkten Übergang. Der indirekte Übergang dagegen ist deutlich seltener von Verletzungen betroffen. Die meisten Verletzungen des direkten Übergangs entstehen in dem Übergang von Zone 3 zu Zone 4. Durch die gute Durchblutung des Knochens besteht aber eine gute Prognose. Die Verletzungen, die in dem Übergang von Zone 1 zu Zone 2 stattfinden, zeigen auf Grund der geringeren Durchblutungssituation in diesem Bereich eine deutlich schlechtere Prognose.

Die Geschwindigkeit, mit der Kräfte auf einen Übergang einwirken, hat einen sehr großen Einfluß auf das Ausmaß und die Häufigkeit von Verletzungen. Je schneller die Kräfte einwirken, desto größer ist diese Belastung und damit die Gefahr einer Verletzung.

Sehnen sind häufiger verletzt als Bänder und Kapsel. Der Grund ist ihre deutlich geringere Elastizität. Die Gefahr für Verletzungen steigt besonders nach einer Immobilisationsperiode, weil auch im Knochen-Sehnen-Übergang die Belastbarkeit aller ruhiggestellten Strukturen sehr stark abnimmt.

2.9.8 Regeneration

Die negativen Auswirkungen einer Immobilisation können wieder rückgängig gemacht werden, aber es braucht viel Zeit und regelmäßige physiologische Belastungen. Der Übergang darf auf keinen Fall überlastet werden, denn dadurch können erneut Verletzungen entstehen. Die Gefahr einer Überbelastung ist aber vorhanden, da die Belastbarkeit des Übergangs nach einer Immobilisationsperiode von ca. 4 Wochen nur noch ca. 20% beträgt.

Wird der Übergang über einen Zeitraum von ca. 9 Wochen nach einer Immobilisation regelmäßig und physiologisch belastet, gestaltet sich der morphologische Aufbau wieder normal. Die Belastbarkeit ist dagegen noch immer nicht höher als ca. 80%.

Die normale Belastbarkeit eines Übergangs ist nach einer Ruhigstellung erst nach einer Zeitspanne von vier Monaten bis zu einem Jahr wieder hergestellt.

Sehnen und Ligamente erholen sich nach einer Ruhigstellung deutlich schneller als die Übergänge.

Trainingseffekte

Der Effekt, den Training auf einen Übergang hat, ist noch nicht gänzlich untersucht worden. Man kann zum einen feststellen, daß die morphologischen Veränderungen durch Training nur ganz gering sind: Ligament oder Sehne werden etwas dicker, die Menge an Kollagen nimmt etwas zu und die kollagenen Fasern nehmen in ihrem Umfang leicht zu. Aber trotz dieser nur geringfügigen Veränderungen steigt die Belastbarkeit eines Übergangs nach Training deutlich und nachweisbar an.

Verlauf und Prognose

Die Heilung nach einer Verletzung des indirekten Knochen-Sehnen-Übergangs nimmt einen unterschiedlichen Verlauf und hat eine andere Prognose als die des direkten Übergangs. Der indirekte Übergang wird, wie schon besprochen, seltener verletzt und heilt außerdem schneller und besser, weil das Gewebe besser durchblutet ist. Die Heilung läuft in drei Stadien ab (s. S. 48 ff).

Wundheilungsphasen

In der vaskulären Phase der Entzündungsphase erfolgen die Gerinnung und die Reparatur des Gefäßsystems. In der zellulären Phase findet die Einwanderung von Fibroblasten und Myofibroblasten statt, die die Synthese von Kollagen Typ III einleiten. In der nachfolgenden Proliferationsphase wird die Produktion von Kollagen und anderen Matrixkomponenten gesteigert, wobei die Produktion von Kollagen deutlich im Vordergrund steht. In der abschließenden Umbauphase wird das ursprünglich angelegte Netzwerk, überwiegend aus Kollagen Typ III bestehend, in das belastungsstabilere Kollagen Typ I umgewandelt. Außerdem nimmt die Produktion von Glykosaminoglykanen und Proteoglykanen deutlich zu.

Die Wundheilung des direkten Übergangs verläuft erheblich komplizierter, vor allem wenn die Verletzung im Übergang zwischen Zone 1 und 2 aufgetreten ist. In diesem Bereich, der schlecht bzw. nicht durchblutet wird, kann keine normale Wundheilung mit ihren verschiedenen Stadien ablaufen. Alle Stoffe, die das Gewebe zur Heilung bzw. Regeneration benötigt, müssen durch Diffusion und Osmose von dem umliegenden Gewebe geliefert werden. Um die Diffusions- und Osmoseprozesse bzw. die Durchblutung des umliegenden Gewebes so gut wie möglich zu unterstützen und die Versorgung mit Nährstoffen für das Verletzungsgebiet zu verbessern, werden hier häufig durchblutungsfördernde Maßnahmen, wie z. B. Friktionen, als Therapie angewandt.

Verletzungen im Übergang von Zone 3 zu 4 oder von Zone 4 haben wieder eine bessere Prognose, weil die Durchblutung in diesen Bereichen deutlich besser ist. Die Wundheilung ist mit der eines Knochens nach einer Fraktur vergleichbar (s. S. 76 ff).

Bei allen Verletzungen im Übergangsbereich ist es wichtig, daß physiologische Belastungen in dosierter Form auf das heilende Gewebe einwirken können. Ohne diese Belastungsreize kann kein stabiler und funktionsfähiger Übergang entstehen.

Zusammenfassung: Regeneration des Knochen-Sehnen-Übergangs

Die Regeneration des Knochen-Sehnen-Übergangs nach einer Immobilisation dauert sehr lange, bis zu einem Jahr. In vielen Fällen ist sie nicht gänzlich möglich. Training beeinflußt die Regeneration positiv. Fraglich ist bei jetzigem Kenntnisstand, wie konkret die Übergangsbereiche von Training beeinflußt werden können. Obwohl im morphologischen Aufbau einer Sehne bzw. eines Ligaments nur geringfügige Veränderungen auftreten, nimmt die Belastbarkeit dieser Strukturen durch Training offensichtlich zu. Der Heilungsprozeß nach einer Verletzung verläuft beim indirekten Übergang deutlich günstiger als beim direkten Übergang. Der Grund dafür liegt in der besseren Durchblutung des indirekten Übergangs. Im Bereich des direkten Übergangs haben die Verletzungen im Knorpelbereich die schlechteste Prognose. Hier fehlt die Durchblutung völlig. Außer im Knorpelbereich durchläuft die Wundheilung alle Phasen, die man in der Regel auch in allen anderen Gewebsarten vorfindet.

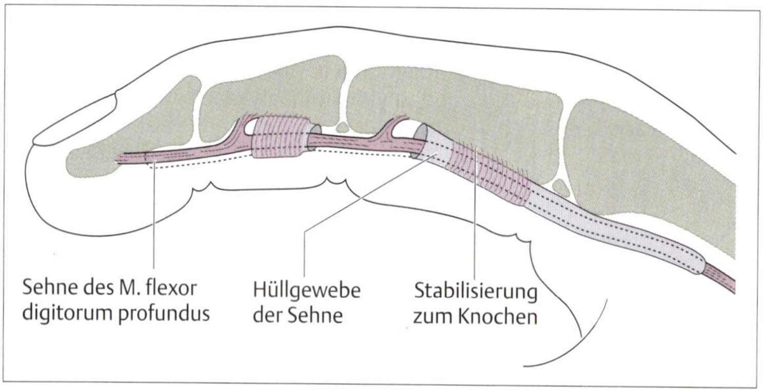

Abb. 2.**108** Sehne des M. flexor digitorum profundus im Bereich des Fingers.

2.10 Sehne

Die Sehne gehört zu den *bindegewebigen, nicht-kontraktilen* Elementen des Muskels. Sie ist in das Kontinuum der bindegewebigen Strukturen des Muskels eingebunden. Das bindegewebige Kontinuum des Muskels beginnt am Knochen, am teno-ossalen Übergang, und wird im weiteren Verlauf zur Sehne. Das Bindegewebe der Sehne geht in Form des Epimysiums, Perimysiums und Endomysiums in das Bindegewebe des Muskelbauchs über. Auf der anderen Seite des Muskelbauchs wird das Bindegewebe wieder zur Sehne, die dann wieder eine Verbindung mit einem (anderen) Knochen eingeht. Die Sehnen stehen dabei auch in Verbindung mit der *kontraktilen* Einheit des Muskels.

Das Bindegewebe des Muskels verbindet also zwei Knochen. Dank dieser Verbindung und durch die Funktion des kontraktilen Gewebes des Muskels können Knochen gegeneinander bewegt werden.

Neben der Sehne, die in diesem Kapitel besprochen wird, gehören zu den bindegewebigen, nicht-kontraktilen Anteilen eines Muskels also auch

- der Knochen-Sehnen-Übergang,
- der Muskel-Sehnen-Übergang und
- das Bindegewebe innerhalb des Muskelbauchs.

Der Knochen-Sehnen-Übergang ist bereits in Kapitel 2.9 besprochen worden. Der Muskel-Sehnen-Übergang und das Bindegewebe innerhalb des Muskelbauchs werden in den Kapiteln 2.11 und 2.12 beschrieben. Das Kapitel 2.13 beschäftigt sich mit den kontraktilen Anteilen eines Muskels (Zu den grundsätzlichen Unterschieden zwischen bindegewebigen, nicht-kontraktilen und kontraktilen Elementen des Muskels s. S. 145).

2.10.1 Äußere Erscheinung

Sehnen sind feste, meist runde Strukturen mit einer weißglänzenden Farbe. Ihr Aussehen erinnert an ein Seil oder ein Kabel (Abb. 2.**108**).

Es gibt auch flache und breite Sehnen, z. B. die des M. tensor fascia latae. Diese Sehnenform ähnelt eher z. B. einem Sicherheitsgurt im Auto. Einige Muskeln zeigen keine deutlich ausgeprägte Sehnen in ihrem Ursprungsbereich, sondern sie sind direkt mit ihrem Muskelgewebe und dem sie umgebenden Bindegewebe mit dem Knochen verwachsen. Beispiele dafür sind die Ursprünge der Mm. pectineus und extensor carpi radialis longus.

2.10.2 Funktion

Sehnen übertragen die Aktivität des Muskels auf den Knochen und ermöglichen damit Bewegungen.

Zusammenfassung: Äußere Erscheinung und Funktion der Sehne

Sehnen sind feste, weißglänzende Strukturen, die entweder rund wie ein Seil oder Kabel sind oder flach wie ein Sicherheitsgurt. Sie übertragen die Muskelaktivitäten auf den Knochen.

2.10.3 Aufbau

Der Aufbau einer Sehne ist nicht in allen Bereichen einheitlich und damit eher kompliziert. Es gibt Bereiche, in denen man nur Sehnengewebe vorfindet, in anderen Bereichen hat sich um die Sehne eine Gleitschicht entwickelt, die Sehnenscheide (Vagina tendinis bzw. Vagina tendinum). Die Sehnenscheiden werden dort gebraucht, wo sich die Sehne gegenüber einem anderen Gewebe, meistens dem Knochen, bewegt. Ein typisches Beispiel sind die Sehnenscheiden im Bereich des Handgelenks. An den Stellen, an denen die Sehne um einen Knochen gelenkt wird und einem großen Druck ausgesetzt ist, entwickelt sich ein faseriger Knorpelbereich innerhalb der Sehne. Die Sehne des M. biceps brachii

z. B. weist im Bereich des Radius einen faserigen Knorpelbereich auf.

Makroskopischer Aufbau

Grundsätzlich kann der Aufbau einer Sehne wie folgt beschrieben werden: Der Hauptanteil der Sehne wird durch lange, wellenförmig angelegte kollagene Fasern des Typ I bestimmt. Die Fasern liegen parallel aneinander und verlaufen vom Knochen-Sehnen-Übergang in Richtung Muskelbauch oder umgekehrt. Zusätzlich zum wellenförmigen Verlauf sind die einzelnen Fasern noch leicht spiralig angeordnet (Abb. 2.**109**).

Der wellenförmige Verlauf gewährleistet, daß die auf die Sehne einwirkenden Belastungen besser abgefangen werden können. So wird bei einer Zugbelastung zunächst die Wellenform aufgehoben. Anschließend kommt es zu einer langsamen und gleichmäßigen Belastung des Kollagens. Auch nachdem die kollagenen Fasern unter Spannung gebracht wurden, wird durch die spiralige Anordnung eine sehr große Belastungsstabilität erreicht. Die Belastbarkeit einer Sehne ist sehr hoch und kann 500 bis 1000 kg/cm^2 betragen, sie ist damit stabiler als ein Stahlseil der gleichen Größenordnung. Das Aufheben der Wellenform und damit das Straffen der kollagenen Fasern hat eine Verlängerung der Sehne um ca. 5% zur Folge. Durch elastische Fasern und verschiedene Komponenten der Grundsubstanz wird die Sehne nach der Belastung wieder in ihre ursprüngliche Wellenform zurückgebracht.

Mikroskopischer Aufbau

Betrachtet man den mikroskopischen Aufbau einer Sehne bzw. einer Sehne mit Sehnenscheide sieht man folgendes: Um einige Sehnenfasern befindet sich eine dünne Schicht aus ungeformtem Bindegewebe mit Nerven und Gefäßen. Auf diese Weise entstehen kleine Bündel aus Sehnenfasern. Diese Bindegewebsschicht wird *Endotenon* bzw. *Endoteneum* genannt. Um mehrere dieser Sehnenbündel legt sich wieder eine neue Schicht aus ungeformtem Bindegewebe, in der ebenfalls Nerven und Gefäße verlaufen. Diese Schicht, die die einzelnen Bündel voneinander trennt, wird als *Peritenon internis* bzw. *Peritendineum internum* bezeichnet. Die nächste Schicht aus ungeformtem Bindegewebe ist das *Peritenon externis* bzw. *Peritendineum externum.* Auch diese Schicht ist reich an Nerven und Gefäßen. Um das Peritenon externis liegt das *Paratenon* bzw. *Paratendineum.* Das Besondere am Paratenon ist, daß es nicht nur aus lockerem faserigem Bindegewebe aufgebaut ist, sondern daß es auch mit Hilfe von Synovialzellen, die an der Außenseite liegen, eine Art von Synovialflüssigkeit produzieren kann. Damit entsteht eine fast reibungslose Beweglichkeit der Sehne gegenüber umliegenden Strukturen (Abb. 2.**110**).

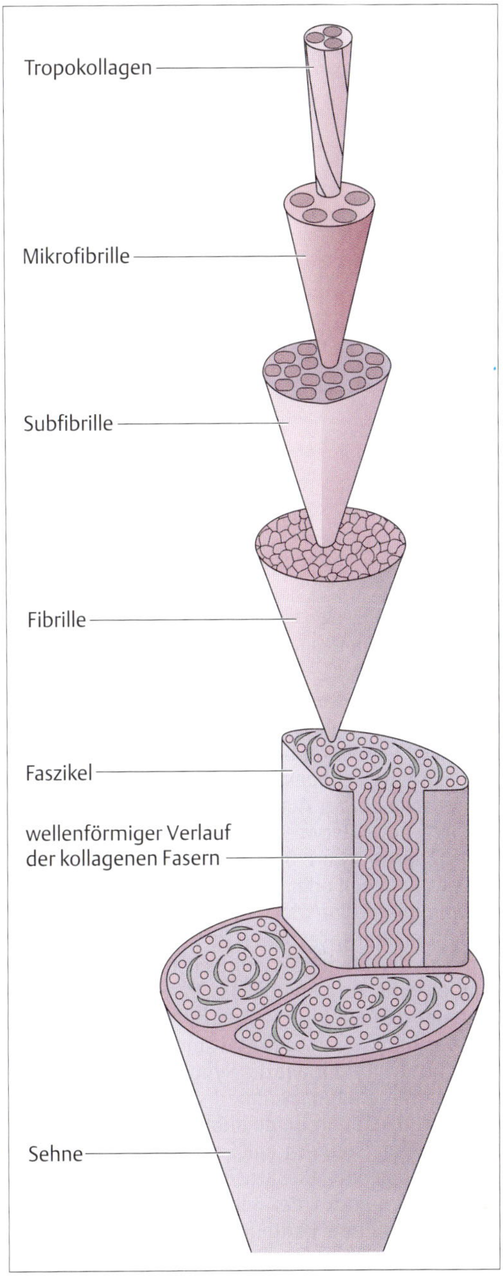

Abb. 2.**109** Aufbau einer Sehne vom Faszikel (makroskopisch) bis zum Tropokollagen (mikroskopisch).

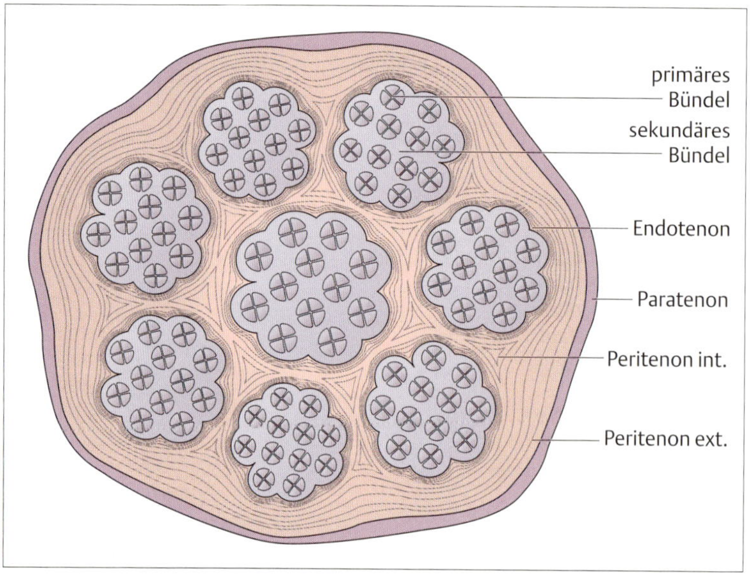

Abb. 2.**110** Querschnitt durch eine Sehne.

Sehnenscheiden

An Stellen, an denen die Sehne extrem großen Reibungskräften ausgesetzt ist, reicht die Schmierung durch das Paratenon nicht mehr aus. Hier entwikkelt sich eine Sehnenscheide. Das *untere Blatt* der Sehnenscheide legt sich dabei in dem Bereich an, in dem sich normalerweise das Peritenon externis befindet. Dieses untere Blatt der Sehnenscheide wird auch als *Epitenon* oder *Epitendineum* bezeichnet.

Das *äußere Blatt* der Sehnenscheide wird vom Peritenon externis gebildet. Es wird an der Außenseite von der Membrana fibrosa stabilisiert, die eigentlich eine Fortsetzung des Paratenons ist. Das Epitenon und die Innenseite des Peritenons bilden die Membrana synovialis und sind in der Lage, eine ähnliche Flüssigkeit wie die Synovialisflüssigkeit zu produzieren. Dadurch können sich nicht nur beide Blätter der Sehnenscheide reibungslos gegeneinander bewegen, sondern auch die Sehne gegenüber ihren umliegenden Strukturen.

An beiden Enden der Sehnenscheide verbinden sich Epitenon und Peritenon miteinander und die Hülle wird geschlossen. Durch das *Mesotenon* oder *Mesotendineum* wird die Sehnenscheide an ihrer Außenseite mit dem umliegenden Gewebe verbunden. Über das Mesotenon geraten auch viele Nerven und Gefäße in die Sehnenscheide (Abb. 2.**111**).

Bursen

Eine Struktur unseres Körpers, die einer Sehnenscheide sehr ähnlich ist, ist der Schleimbeutel, die *Bursa*. Auch bei der Bursa entwickeln sich zwei unterschiedliche Blätter. Betrachtet man z. B. die Bursa subacromiale, erkennt man, daß sich das untere Blatt mit der Rotatorenmanschette und das obere Blatt mit dem Akromion verbindet. Eine Bursa weist an ihrer Außenseite eine bindegewebige Schicht und an ihrer Innenseite eine Schicht mit synovialen Deckzellen auf, die ebenfalls eine Art von Synovialflüssigkeit produzieren. Diese Flüssigkeit, die reich an Hyaluronsäure ist, bewirkt wie bei der Sehnenscheide eine reibungslose Beweglichkeit zwischen beiden Blättern.

Faszien

Um den gesamten Muskel mit seinen Sehnen und Sehnenscheiden verlaufen Faszien, die einzelne Muskeln bzw. Muskelgruppen voneinander trennen. In den Faszien kommt es an den Stellen, die großen mechanischen Belastungen unterliegen, zu einer speziellen Organisation der Fasern. Die Fasern verstärken sich, richten sich der Belastung entsprechend aus und erhalten damit einen geformten Verlauf. Solche Verstärkungen in den Faszien werden u. a. als *Retinacula* bezeichnet. Ein Beispiel ist das Retinaculum flexorum am Handgelenk. Hin und wieder kann zwischen Muskel, Sehne und Faszien auch Fettgewebe eingelagert sein, das gegen Druckbelastungen schützt und als Energiereserve dient.

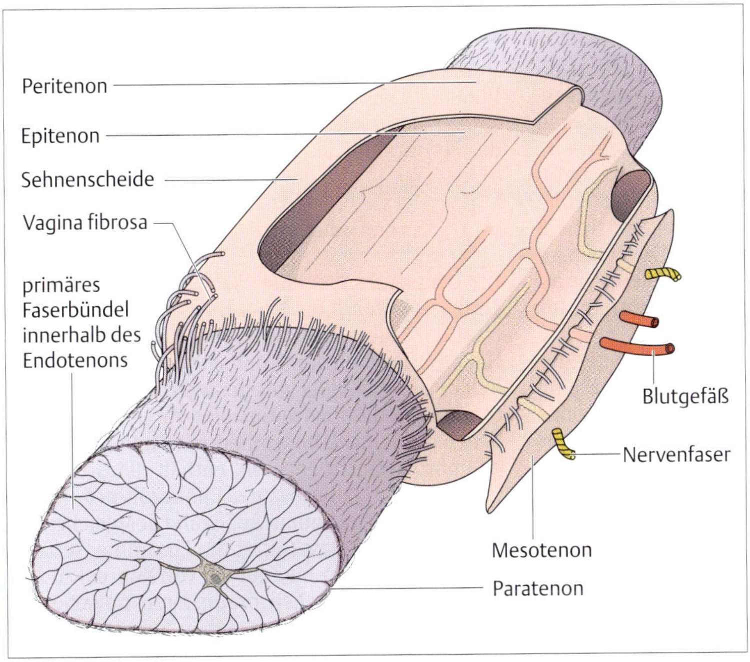

Abb. 2.**111** Aufbau einer Sehnenscheide.

Zusammenfassung: Aufbau einer Sehne

Eine Sehne ist aus einer großen Menge wellenförmig angelegter Fasern überwiegend des Kollagens Typ I aufgebaut. Alle Fasern verlaufen mehr oder weniger parallel zueinander und parallel zum Verlauf der Sehne. Zwischen den kollagenen Fasern innerhalb der Sehne befinden sich verschiedene elastische Fasern, die für die Absorption einwirkender Belastungen eine sehr wichtige Funktion besitzen. Um jeweils mehrere Sehnenfasern liegt eine dünne Schicht Bindegewebe, das Endotenon. So entstehen kleine Bündel. Zwischen den verschiedenen Bündeln bildet sich das Peritenon internis, das vom Peritenon externis umhüllt ist. Um die gesamte Sehne befindet sich das Paratenon, das die Sehne von den umliegenden Strukturen trennt. Diese Gewebsschicht ist in der Lage, ein Art Synovialflüssigkeit zu produzieren, die der Sehne ein reibungsloses Bewegen gegenüber den umliegenden Geweben ermöglicht. An Stellen, an denen die Sehne großer Reibung ausgesetzt ist, bildet sich eine Sehnenscheide, die diese Kräfte optimal absorbieren kann. Eine Sehnenscheide zeigt in ihrem Aufbau und ihrer Funktion sehr große Übereinstimmungen mit einer Bursa. An der Stelle, an der die Sehne vor allem Druck ausgesetzt ist, bildet sich Knorpelgewebe.

2.10.4 Komponenten

Zellen

Die Zellen einer Sehne sind sehr unterschiedlich, obwohl sie alle von den Mesenchymzellen abstammen.

Zellen der Sehne

Die eigentlichen Sehnenzellen liegen zwischen den Sehnenbündeln aus kollagenen Fasern. Es sind spezialisierte Fibroblasten, die *Tenoblasten*, *Tenozyten* oder *Flügelzellen* genannt werden. Die Bezeichnung Flügelzelle ist entstanden, weil die Tenozyten starke zytoplasmatische Ausläufer haben, mit denen sie in der Lage sind, Kontakt mit umliegenden Zellen herzustellen. Diese Zellen produzieren vor allem kollagene Fasern, außerdem elastische Fasern und geringe Mengen Grundsubstanz. Sie besitzen daher ein sehr großes endoplasmatisches Retikulum mit vielen Ribosomen und Mitochondrien. In den Zellen befinden sich auch Aktin- und Myosinfilamente, die es ihnen ermöglichen zu kontrahieren. Die Konsequenzen, die sich aus diesen Aktin- und Myosinfilamenten für die Zellen ergeben, sind bisher noch ungeklärt.

Zellen der Bindegewebshüllen

Die Zellen der Bindegewebshüllen, die in Form von Endotenon, Peritenon, Paratenon usw. vorliegen, sind *Fibroblasten*. Auch diese Zellen produzieren Kollagen, elastische Fasern und Grundsubstanzkomponenten wie Proteoglykane, Glykosaminoglykane und nicht-kollagene Proteine. Die in der Sehne vorhandenen Fibroblasten unterscheiden sich je nach ihrer Lage deutlich voneinander. Die Zellen im äußeren Bereich sehen anders aus als die mehr im Inneren der Sehne. Sie sind innen flügelförmig, außen hingegen länglich.

Im Paratenon befindet sich außerdem an der Außenseite eine Schicht von *Synovialzellen*, die eine der Synovialflüssigkeit ähnliche Substanz produzieren. Die Funktion dieser Flüssigkeit entspricht der der Synovialflüssigkeit. In der Sehnenscheide sind im Epitenon und Peritenon ebenfalls Synovialzellen vorhanden. Durch die Produktion von Synovialflüssigkeit in dieser Hülle bewegen sich die zwei Blätter der Sehnenscheide widerstandsfrei gegeneinander.

Zellen der Knorpelschicht

Die Stellen einer Sehne, in denen sich faseriges Knorpelgewebe bildet, weisen zusätzlich *Chondroblasten* bzw. *Chondrozyten* auf. Sie sind neben der Produktion von Fasern auch noch in der Lage, größere Mengen Grundsubstanz zu synthetisieren. Ihr Aufbau ähnelt dem von Knorpel.

Matrix

Kollagene und elastische Fasern

Das Trockengewicht einer Sehne wird zu ca. 70 bis 80% von ihren Fasern bestimmt. Es sind überwiegend kollagene Fasern des Typ I (ca. 95%) und außerdem geringe Mengen des Kollagens Typ III (ca. 5%), V und VI. Diese Kollagenformen befinden sich vor allem in dem umhüllenden Bindegewebe des Mesotenons, Peritenons, Paratenons usw. Neben den kollagenen Fasern findet man in einer Sehne elastische Fasern (ca. 1%). Sie liegen im Peritenon internis zwischen den kleinen Kollagenbündeln und den Tenoblasten.

Der Kollagengehalt einer Sehne beträgt vor der Geburt ca. 18%, nach der Geburt steigt diese Menge aber enorm an und erreicht am 2. Tag postnatal ca. 80%. Am dritten Tag sinkt die Zahl auf ca. 75% und bleibt daraufhin in der Regel für unser restliches Leben konstant. Im höheren Alter kann der Kollagengehalt jedoch etwas geringer werden. Vor allem während einer Immobilisation nimmt die Kollagenmenge deutlich ab (Abb. 2.**112**).

Die Fasern der Sehne und vor allem die des umhüllenden Gewebes gehen in die Fasern des Muskelbauchs über. So geht das Peritenon z. B. direkt in das Perimysium des Muskelbauchs über.

Grundsubstanz

Die Grundsubstanz einer Sehne nimmt nur einen geringen Anteil ihres Trockengewichts ein und beträgt normalerweise nicht mehr als 0,5 bis 1%. Der Hauptbestandteil der Grundsubstanz wird von Dermatansulfat gebildet mit geringen Mengen Hyaluronsäure und Chondroitinsulfat. An den Stellen, an denen die Sehne komprimiert wird und eine faserige Knorpelschicht entsteht, enthält die Grundsubstanz mehr Hyaluronsäure, Chondroitin-4 und 6-Sulfat und Keratansulfat. Auf Grund der gleichen Art mechanischer Belastung ist die Zusammensetzung der Grundsubstanz hier mit der von Knorpel zu vergleichen. Grundsätzlich produzieren Gewebe, die mehr unter Zugbelastung stehen, weniger Proteoglykane und Glykosaminoglykane als Strukturen, die einer vermehrten Druck- oder Reibungsbelastung unterliegen. Obwohl die Grundsubstanzmenge einer Sehne deutlich geringer ist als in vielen anderen Bindegewebsformen, ist sie trotzdem in der Lage, große Mengen Wasser zu binden. So beträgt der Wassergehalt einer Sehne zwischen 65 und 75%. Wie stets ermöglicht das Wasser in einem Gewebe ein reibungsloses Bewegen der Fasern gegeneinander.

Nicht-kollagene Proteine

Die nicht-kollagenen Proteine einer Sehne werden von Fibronektin und Tenaskin gebildet. In den faserigen Knorpelbereichen ist außerdem noch etwas Chondronektin zu finden. Auch hier sind die Vernetzungsproteine als nicht-kollagene Proteine in der Lage, die unterschiedlichen Komponenten des Bindegewebe miteinander zu verbinden und zu stabilisieren. Dem Verbindungsprotein als weiterem nicht-kollagenem Protein ist es möglich, die Eiweißketten der Proteoglykane an die zentrale Hyaluronsäurekette zu binden. Die Synovialzellen im Epitenon und Peritenon wie auch im Endotenon und Paratenon produzieren große Mengen Fibronektin, das sich an Hyaluronsäure bindet und für eine gute Gleitschicht sorgt.

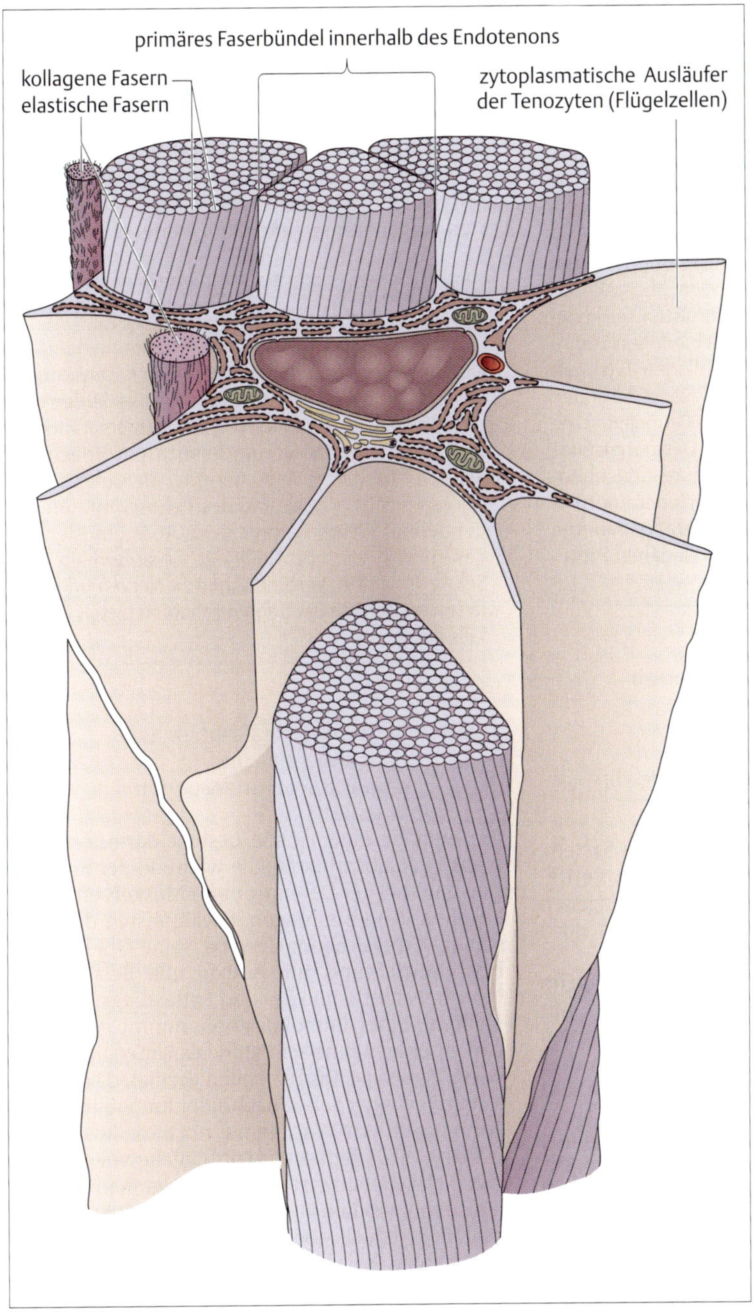

Abb. 2.**112** Kollagene und elastische Fasern einer Sehne: Flügelzellen.

Zusammenfassung: Zellen und Matrix der Sehne

Die Zellen in einer Sehne sind überwiegend Fibroblasten, die auch Tenozyten oder Flügelzellen genannt werden. Im Bereich des Paratenons und innerhalb einer Sehnenscheide befinden sich außerdem synoviale Deckzellen, die für die Schmierung verantwortlich sind. Im Bereich der Knorpelzone einer Sehne findet man zusätzlich Chondroblasten bzw. Chondrozyten.
Die Fasern einer Sehne sind zum größten Teil kollagene Fasern des Typ I. In den verschiedenen Trennschichten trifft man auf etwas Kollagen Typ III, V und VI. Zwischen den kollagenen Fasern befinden sich wenige elastische Fasern. Die Grundsubstanz wird in einer Sehne vor allem von Dermatansulfat und geringen Mengen Hyaluronsäure und Chondroitinsulfat gebildet. Nur im Bereich der Knorpelzonen ist der Anteil der beiden zuletzt genannten Komponenten größer. Die nicht-kollagenen Proteine sind Fibronektin und Tenaskin.

2.10.5 Durchblutung und Innervation

Durchblutung

Die Durchblutung einer Sehne erfolgt über vier verschiedene Systeme:

- Das erste System ist das longitudinale System. Hier verlaufen die Gefäße im Paratenon, Peritenon und Endotenon parallel zu den kollagenen Fasern. Dieses System ist in Ligamenten noch ausgeprägter als in Sehnen.
- Im zweiten System verbinden sich die Gefäße im Bereich des Knochen-Sehnen-Übergangs mit den Gefäßen der Sehne. Die Gefäße stammen überwiegend aus dem Periost. Es ist auch eine Anastomosierung zwischen den Gefäßen des Knochens und der Sehne möglich.
- Im dritten System verlaufen die Gefäße parallel zur Sehne und geben Anastomosen an die Gefäße ab, die in der Sehne verlaufen.
- Im vierten System verlaufen die Gefäße im Bereich der Sehnenscheide und stellen über das Mesotenon eine Verbindung zur Sehne und Sehnenscheide her. Die Sehnenscheide ist deutlich reicher durchblutet als die Sehne selbst.

An Stellen mit erhöhtem Druck ist die Sehne avaskulär, also ohne Gefäße. Das ist ein Grund, weshalb es hier zur Bildung von faserigem Knorpel und zur Entwicklung von Chondroblasten kommt. An diesen Stellen sind die Zellen von Diffusions- und Osmoseprozessen für den Transport ihrer Nährstoffe und Abfallprodukte abhängig.

Innervation

Die Innervation einer Sehne entspricht ihrer Durchblutungssituation. Wieder ist die Sehnenscheide besser als die restlichen Anteile der Sehne innerviert. Sehnen werden sowohl sensorisch und propriozeptiv als auch vegetativ versorgt. Die propriozeptiven Informationen werden von Golgi-Rezeptoren aufgenommen und dann weitergeleitet.

Zusammenfassung: Durchblutung und Innervation der Sehne

Durchblutung und Innervation einer Sehne geschehen über vier Systeme. Zunächst verlaufen die Gefäße und Nerven innerhalb der Sehne parallel zu den kollagenen Fasern. Im Bereich des Knochen-Sehnen-Übergangs verbinden sich die Gefäße und Nerven des Knochens und des Periosts mit denen der Sehne. Weiter kommt es zu Anastomosierungen mit Nerven und Gefäßen, die außerhalb der Sehne verlaufen. Verbindungen zu Nerven und Gefäßen im Bereich der Sehnenscheiden treten ebenfalls auf.

2.10.6 Physiologie: Reaktionen auf Belastungsreize und Temperaturveränderungen

Die Aufgabe einer Sehne besteht darin, Zugbelastungen zu absorbieren, die während der Kontraktion oder bei der Dehnung eines Muskels enstehen. Regelmäßige Belastungen gewährleisten dem sich ständig erneuerndem Gewebe, seine Orientierung bzw. Ausrichtung, um Aufbau und Belastbarkeit beizubehalten. Ohne Be- und Entlastungsreize, z. B. während einer Immobilisation, nimmt die Belastbarkeit einer Sehne sehr stark ab. Untersuchungen, wie z. B. die von Tabary, haben gezeigt, daß die Belastbarkeit einer Sehne nach einer Immobilisationsperiode von vier Wochen nur noch ca. 20% beträgt (Tabary 1972). Um die ursprüngliche volle Belastbarkeit wieder zu erreichen, benötigt man viel Zeit, meistens zwischen vier Monaten und einem Jahr. Es bestehen jedoch auch Zweifel daran, ob die ursprüngliche Belastbarkeit jemals wieder erlangt werden kann. Dabei stellt sich die Frage, ob und wie mit Hilfe von Training die Belastbarkeit einer Sehne wieder vergrößert werden kann.

Trainingseffekte

Durch Aktivitäten (z. B. Krafttraining), bei denen man eine Sehne sehr stark belastet, wird die Kollagensynthese angeregt. Interessant ist dabei, daß die

Menge an Kollagen in der Sehne trotz erhöhter Kollagensysnthese kaum zunimmt. Anscheinend wird der Abbau von Kollagen ebenfalls in fast der gleichen Größenordnung angeregt. Man konnte feststellen, daß durch Training überwiegend dicke kollagene Fasern abgebaut und durch dünnere kollagene Fibrillen ersetzt werden. Das bedeutet, daß die Stabilität der Sehne zunimmt, ihre Elastizität dagegen abnimmt. Obwohl die Sehne belastungsstabiler ist, ist sie durch den Verlust an Elastizität anfälliger für Verletzungen. Dies gilt insbesondere dann, wenn Belastungen sehr schnell einwirken. Präparate wie anabole Steroide verstärken außerdem die o. g. Veränderungen in einer Sehne.

Diffusion und Osmose

Durch den regelmäßigen Wechsel von Be- und Entlastung werden die Gefäße ständig komprimiert, gedehnt und entspannt. Hierdurch werden der Transport von Nährstoffen und Abfallprodukten bzw. die Diffusions- und Osmoseprozesse in einer Sehne stimuliert. Den Zellen können so ständig ausreichend Sauerstoff und Nährstoffe geliefert werden, gleichzeitig können sie ihre Abfallprodukte fortlaufend abgeben. Das innere Milieu bleibt optimal erhalten, so daß eine ständige Neubildung von Sehnengewebe gewährleistet ist.

Stress-relaxation und Creep

Eine ständige Zugbelastung führt dazu, daß Sehnen und auch Ligamente ein wenig *lockerer* werden. Verantwortlich dafür ist das Phänomen *Stress-relaxation* (Belastung-Entspannung). Dieses Phänomen besagt, daß die Belastung auf eine Struktur dann geringer wird, wenn sie lange genug einwirkt. Außerdem wird bei einer über lange Zeit konstant einwirkenden Belastung auch die Verformbarkeit größer. Dieses Verhalten bindegewebiger Strukturen bezeichnet man als *Creep* (Kriechen). Diese beiden Verhaltensweisen werden normalerweise nur bei Versuchssituationen im Labor und nicht unter normalen physiologischen Bedingungen erreicht, da die Belastungszeit sehr groß sein muß (Abb. 2.**113** und Abb. 2.**114**).

Bei zyklischen Bewegungen, die über eine längere Zeit dauern, wie z. B. Fahrradfahren, Schwimmen oder Rudern können jedoch vorübergehend ähnliche Phänomene entstehen. Auch hier können Sehnen und Bänder lockerer werden, wobei sie sich normalerweise nach einer Ruhephase wieder erholen und in ihren alten Zustand zurückkehren (Abb. 2.**115**).

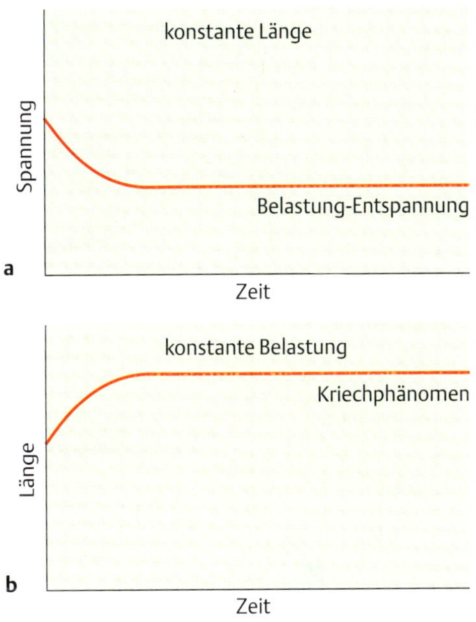

Abb. 2.**113 a** u. **b** Stress-relaxation und Creep: abnehmende Spannung bei gleichbleibender Länge der Sehne (**a**) und zunehmende Länge bei konstanter Belastung der Sehne (**b**) (mod. nach Currier).

Temperaturveränderungen

Auch die Temperatur hat einen Einfluß auf die Verformbarkeit einer Sehne. Die Verformbarkeit nimmt pro einem Grad Temperaturanstieg um ca. 1% zu (Abb. 2.**116** und Abb. 2.**117**).

Zusammenfassend läßt sich sagen, daß durch den Anstieg der Temperatur und durch zyklische Bewegungen, die länger durchgeführt werden (Dauersportarten), die Verformbarkeit von Sehnen steigt und die Belastbarkeit sinkt. Die Sehnen werden anfälliger für Verletzungen. Dies gilt vor allem dann, wenn die Belastungen sehr hoch sind oder schnell auf die Sehne einwirken.

Zusammenfassung: Physiologie der Sehne

Eine Sehne hat die Aufgabe, Zugbelastungen zu absorbieren, die während Kontraktionen oder Dehnungen eines Muskels entstehen. Um ihre Belastbarkeit zu erhalten, muß eine Sehne regelmäßig beansprucht werden. Das Gewebe braucht ständig die für seinen Neubau notwendigen Informationen und Reize. Wird eine Sehne über längere Zeit mit deutlich gesteigerten Belastungen konfrontiert (z. B. Krafttraining), wird die Kollagen-

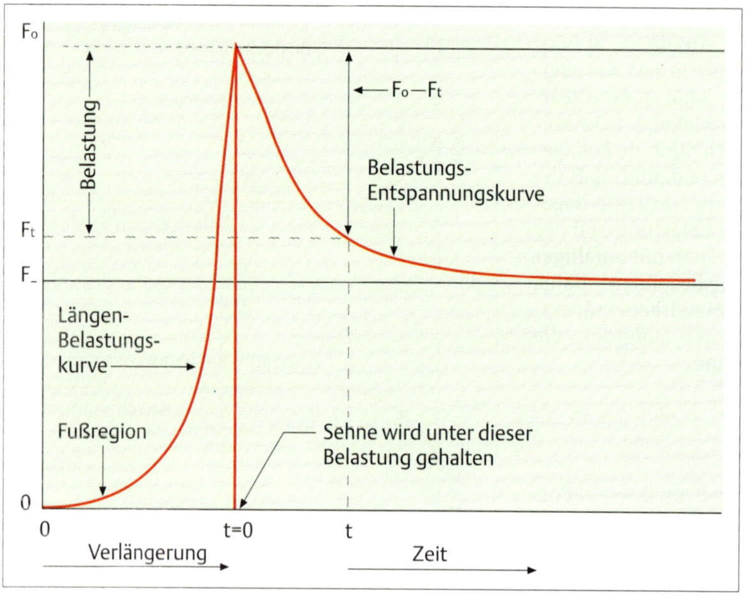

Abb. 2.**114** Spannungs-Dehnungs-Diagramm: Länge und Spannung der Sehne nehmen unter Dehnung zu. Wird an einem bestimmten Punkt die Länge konstant gehalten, nimmt die Spannung mit der Zeit ab.

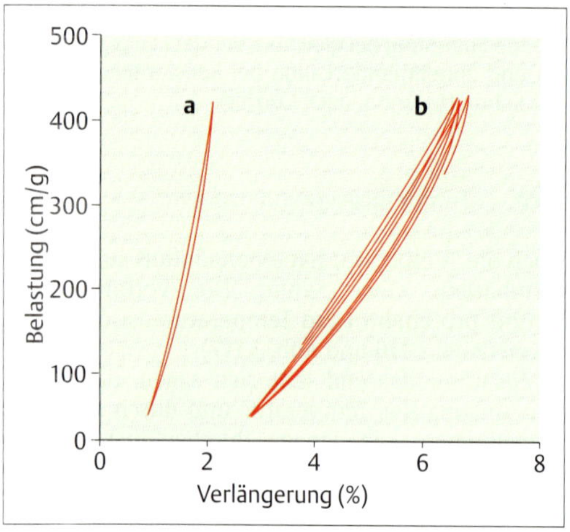

Abb. 2.**115** Längenveränderungen einer Sehne während zyklischer Bewegungen: Längenveränderung während einer Bewegung (**a**) und Längenveränderung nach lange durchgeführten zyklischen Bewegungen (**b**) (mod. nach Currier).

menge größer, die Menge der elastischen Fasern nimmt dagegen ab. Wird das Sehnengewebe über lange Zeit einer gleichbleibenden Belastung ausgesetzt, wird ihre Dehnbarkeit größer. Eine ähnliche Veränderung zeigt sich beim Anstieg der Temperatur in einer Sehne.

2.10.7 Pathophysiologie: Degeneration und Traumen

Pathophysiologische Veränderungen der Sehne entstehen entweder durch Degeneration im Alter, nach Immobilisationsperioden oder aber durch Traumen.

Degeneration

Degeneration im Alter

Degenerativen Veränderungen entstehen während des Alterungsprozesses. Die Anzahl der Zellen nimmt ab. Außerdem sind die vorhandenen Zellen synthetisch weniger aktiv. Ein Grund liegt u. a. auch darin, daß ältere Menschen körperliche Aktivitäten in der Regel seltener durchführen. Durch die gesenkte Syntheseaktivität kommt es zu einem Verlust an Gewebe. Während die Abbauprozesse im normalen Umfang weiterlaufen, reichen die Aufbauprozesse nicht mehr aus, um genügend neues Gewebe zu produzieren. Die Folge ist, daß die Belastbarkeit der Sehne abnimmt (Abb. 2.**118**).

Degeneration durch Immobilisation und Unterbelastung

Die Belastbarkeit einer Sehne sinkt vor allem auch nach längerer Ruhigstellung erheblich und beträgt nach einer vierwöchigen Immobilisation nur noch

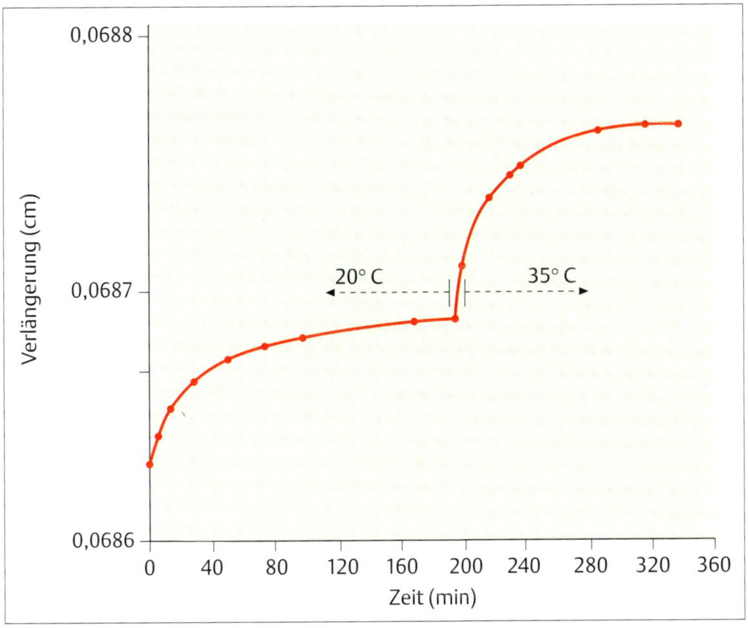

Abb. 2.**116** Längenveränderungen einer Sehne unter Einfluß einer Temperaturerhöhung (mod. nach Currier).

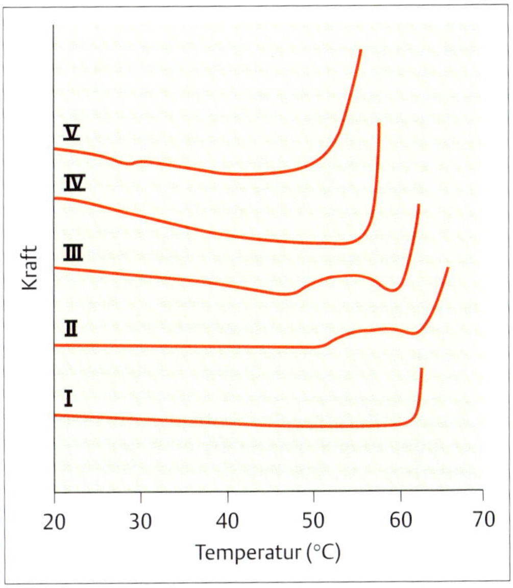

Abb. 2.**117** Einfluß von Temperatur und Dauer einer Belastung auf die Länge einer Sehne: I: unbelastet, II: 1% Belastung während 22 Stunden, III – V: 10% Belastung während 4, 17 und 69 Stunden (mod. nach Currier).

20% (Tabary 1972). Man kann sich gut vorstellen, daß jetzt auch geringe Belastungen zu einer Verletzung der Sehne führen können. Der Gedanke, daß unter Immobilisation nur die Ruhigstellung mit Gips oder ähnlichem gemeint ist, wäre dabei zu einseitig. Auch die Tatsache, daß die Strukturen unseres Bewegungsapparates nicht regelmäßig physiologisch belastet werden, hat negative Folgen auf deren Belastbarkeit. Sehr viele Menschen sind den größten Teil ihres Lebens körperlich nicht aktiv und führen häufig nur sitzende Tätigkeiten aus. Auch das sind Gründe dafür, daß Verletzungen leichter geschehen.

Die Abnahme der Belastbarkeit und Erhöhung des Verletzungsrisikos kommt bei Immobilisation bzw. chronischer Unterbelastung einer Sehne deshalb zustande, weil die Menge an kollagenen und nicht-kollagenen Komponenten sinkt. Obwohl sich bei einer vollständigen Ruhigstellung die Kollagensynthese erhöht, kommt es gleichzeitig zu einem Kollagenabbau, der höher als der Aufbau ist. Letztlich verringert sich dadurch die Kollagenmenge. Eine Immobilisation von 12 Wochen bewirkt einen Mengenverlust von 16% des Kollagens. Das während der Immobilisationsperiode synthetisierte Kollagen zeigt außerdem eine deutlich schlechtere Organisation und Ausrichtung des Gewebes und damit eine geringere Elastizität und Belastbarkeit als normales Gewebe (Abb. 2.**119**).

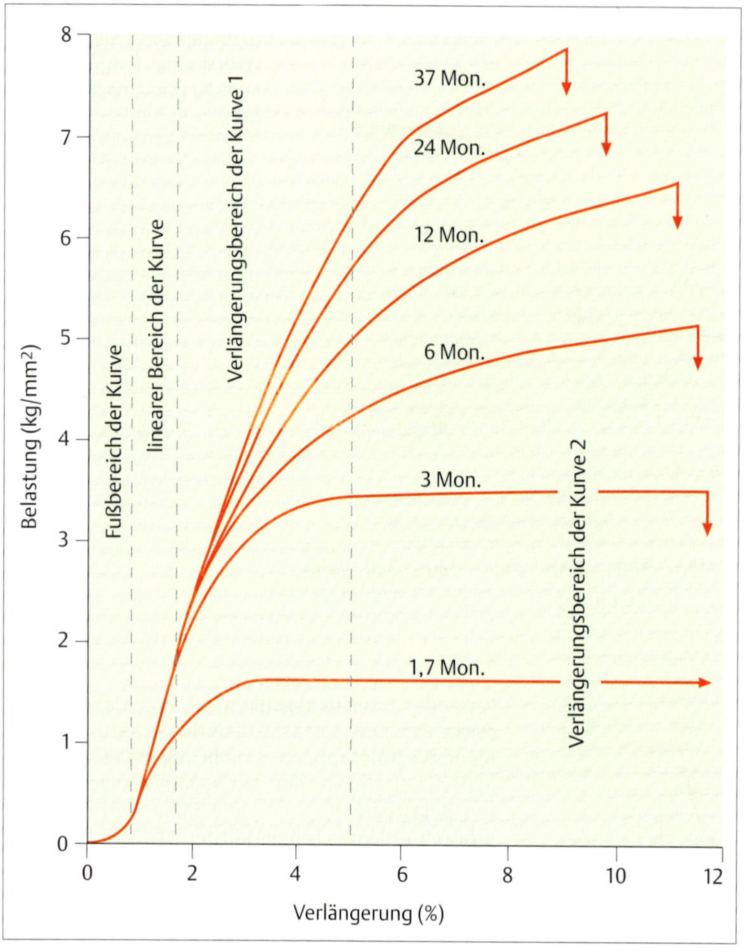

Abb. 2.**118** Einfluß des Alters auf die Dehnbarkeit einer Sehne (Untersuchung einer Sehne aus dem Schwanz einer Ratte) (mod. nach Currier).

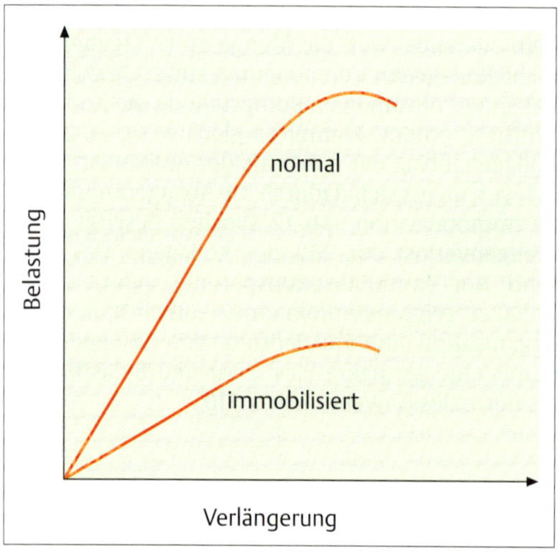

Abb. 2.**119** Veränderung der Dehnbarkeit nach einer Immobilisationsperiode (mod. nach Frankel und Nordin).

Traumen

Rupturen und chronische Tenopathien

Die Traumatisierung einer Sehne in Form einer partiellen oder totalen Ruptur ist eine pathologische Veränderung, mit der Physiotherapeuten oft konfrontiert werden. Totalrupturen sind eher selten, da Sehnen normalerweise eine sehr große Belastbarkeit besitzen. Partielle Risse können entstehen, wenn Sehnen einer Beanspruchung ausgesetzt werden, die bei ca. einem Drittel ihrer maximalen Belastbarkeit liegt. Partielle Risse kommen im Gegensatz zu Totalrupturen auch deshalb häufiger vor, weil Sehnen bei einer Belastung meist nur teilweise und nicht in ihrer Gesamtheit beansprucht werden.

Totale Rupturen der Sehne werden normalerweise operiert, um die Kontinuität der Sehne wiederherzustellen. Dadurch kann eine Heilung stattfinden (Abb. 2.**120**).

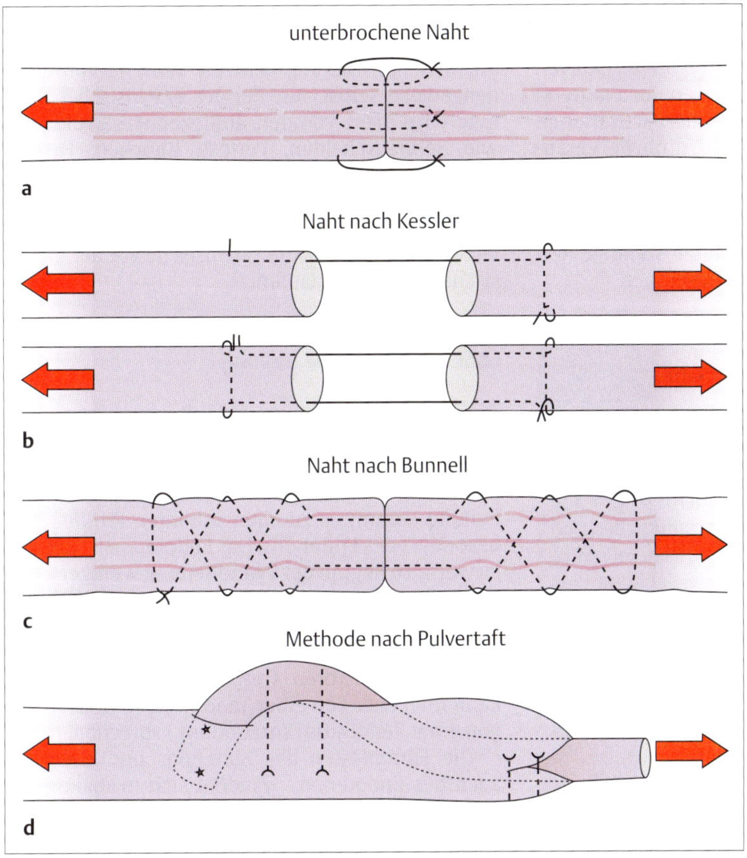

Abb. 2.**120 a – d** Beispiel einiger operativer Techniken nach einer Totalruptur der Sehne: unterbrochene Naht (**a**), Naht nach Kessler (**b**), Naht nach Brunnell (**c**) und Methode nach Pulvertaft (**d**).

Bei kleineren Abständen (Diastasen) zwischen den rupturierten Sehnenanteilen wird seit einigen Jahren auch eine konservative Behandlung mit einer Immobilsation in einer verkürzten Stellung der Sehne durchgeführt.

Chronische Tendinitiden oder Tendopathien entstehen, wenn partielle Rupturen nicht ausheilen können. Grund dafür ist häufig, daß sie nicht genügend entlastet werden. Gerade kleine Verletzungen der Sehne, bei denen es zu keiner Entzündungsreaktion kommt, haben sehr häufig die Tendenz, chronisch zu werden. Sie werden deshalb oft als chronische Tendinitis bezeichnet. Treffender wäre, sie als chronische Tendonosis bzw. Tendopathie zu bezeichnen, eben weil hierbei keine Entzündung abläuft. Die Anwendung entzündungshemmender Medikamente ist deshalb bei Tendopathien nicht sehr sinnvoll. Eine chronische Tendopathie wird im Rahmen der Physiotherapie mit Friktionen behandelt. Durch die mechanische Reizung über eine längere Zeit werden Mastzellen zur Freisetzung von Entzündungmediatoren stimuliert, was den Ablauf der Wundheilung verbessert.

Sehnenscheidenentzündung

Als weitere Pathologie neben den Tendinitiden können im Bereich der Sehnenscheiden Irritationen auftreten, die zu einer sog. Sehnenscheidenentzündung bzw. Tendovaginitis führen. Die klassischen Symptome sind Schmerz, Schwellung und Krepitation. Durch eine erhöhte Reibung, aber vor allem durch eine Kombination aus erhöhtem Druck und gleichzeitiger Reibung werden die Strukturen der Sehnenscheide irritiert bzw. verletzt. Dies führt zu einer erhöhten Aktivität der synovialen Deckzellen, die die Freisetzung von Flüssigkeit erhöhen und die Resorption dieser Flüssigkeit verringern. So füllt sich die Sehnenscheide mit Flüssigkeit und schwillt an. Es kommt zu einer Spannungserhöhung. Außerdem wird das gesamte Gewebe sehr schmerzempfindlich, weil es außerdem zu einer Freisetzung von Schmerzmediatoren kommt. Eine weitere Veränderung ist die Bildung von Fibrinniederschlägen zwischen beiden Blättern der Sehnenscheide. Sie erklären möglicherweise die entstehenden Krepitationsgeräusche. Diese Fibrinniederschläge führen zu

Verklebungen und sind für eine gesenkte Mobilität zwischen beiden Blättern verantwortlich. Durch die entstandene Hypomobilität werden die Strukturen der Sehnenscheide bei Bewegungen fortwährend erneut irritiert, was zu chronischen Irritationen bzw. Entzündungen führen kann. Ähnliche Veränderungen treten auch in der Bursa bei einer Bursitis auf. Bei der Therapie beider Pathologien ist es wichtig, beide Blätter der Bursa bzw. Sehnenscheide gegeneinander zu mobilisieren, um die ständige Reizung und damit Überlastung zu beseitigen.

Zusammenfassung: Degeneration und Traumen der Sehne

Das Sehnengewebe degeneriert während des Alterungsprozesses aufgrund einer Abnahme der Zellen und demzufolge einer Abnahme aller Matrixkomponenten. Dies führt zu einem langsamen Rückgang der Belastbarkeit. Noch deutlicher und schneller ist eine Senkung der Belastbarkeit während einer Immobilisation zu sehen. Hier kommt es in kurzer Zeit zu einer drastischen Abnahme der Belastbarkeit, wodurch das Verletzungsrisiko der Sehne erheblich steigt. Die Abnahme der Belastbarkeit wird bei einer Immobilisation durch eine Senkung der Kollagenproduktion, aber vor allem auch durch eine schlechtere Organisation des Kollagens verursacht.

Traumatische Verletzungen im Bereich der Sehne zeigen sich meistens in Form partieller Rupturen. Totale Rupturen sind eher selten. Weil die Verletzungen häufig durch chronische Überlastungen während der Heilungsphase nicht völlig ausheilen können, entstehen chronische Tendopathien. Irritationen in der Sehnenscheide sind eine andere Pathologie im Bereich einer Sehne. Es entwickeln sich in kurzer Zeit Symptome wie Schmerz, Schwellung und Krepitation. Bei der Sehnenscheidenentzündung entwickeln sich zwischen den beiden Blättern der Sehnenscheide Verklebungen, verursacht durch Fibrinniederschläge. Die Folgen sind einerseits eine gesenkte Mobilität zwischen beiden Blättern, anderseits entstehen durch diese Fibrinniederschläge wahrscheinlich die typischen Krepitationsgeräusche.

2.10.8 Regeneration und Wundheilung

Die regenerativen Möglichkeiten einer Sehne sind normalerweise gut. Wichtig sind auch hier regelmäßige physiologische Belastungen. Überbelastungen müssen dabei vermieden werden. Die Sehne ist, wie oben beschrieben, nach einer Ruhigstellung nur noch sehr wenig belastbar.

Die Heilung einer Sehne nach einer Verletzung kann auf zwei verschiedene Arten erfolgen: Bei der intrinsischen Heilung geht die Heilung vom Sehnengewebe selbst aus. Bei der extrinsischen Heilung wird diese von den umliegenden Strukturen, wie Sehnenscheiden, Periost, Knochen, Faszien oder auch der Subkutis eingeleitet. In welcher Weise sich die Heilung vollzieht, ist von der Stelle und der Größe der Verletzung abhängig. Bei großen Verletzungen wird stets die extrinsische vor der intrinsischen Heilung ablaufen.

Intrinsische Heilung

Die intrinsische Heilung verläuft etwas langsamer als die extrinsische. Der Grund liegt wahrscheinlich darin, daß hier normalerweise die Entzündungsphase (s. S. 48 f) fehlt. In der ersten Phase der Wundheilung kommt es zu einer erhöhten Proliferation besonders des Epitenons. Das Endotenon ist normalerweise zu Beginn der Wundheilung weniger aktiv. Es werden nur sehr wenige Entzündungmediatoren freigesetzt. Bei ganz geringfügigen Verletzungen der Sehne werden manchmal überhaupt keine Entzündungsmediatoren freigesetzt. In diesem Fall kann man eher von einer Tendinosis (Irritation) als von einer Tendinitis (Entzündung) sprechen.

Die Fibroblasten des Epitenons und eventuell auch des Endotenons wandeln sich in makrophagenähnliche Zellen um und bewegen sich in Richtung Verletzungsgebiet. Nach ca. sechs Wochen hat das Epitenon das verletzte Gebiet überbrückt und beginnt nun, die Wunde mit Kollagen zu füllen. Daraufhin erhöht das Endotenon seine Aktivität und füllt die Wunde von innen her mit Kollagen aus. Die höchste Aktivität zeigt das Endotenon zwischen der sechsten und zwölften Woche nach der Verletzung. Die Wunde schließt sich zumeist zwischen der neunten und zwölften Woche. Zunächst wird auch hier Kollagen Typ III synthetisiert, das dann während der Umbauphase größtenteils in Kollagen Typ I umgebaut wird. Die Organisation und Ausrichtung der kollagenen Moleküle und letztlich der kollagenen Fasern ist auch hier von den Belastungen abhängig, die während der Wundheilung auf die Sehne einwirken. Außerdem wird dadurch die Bildung von Narbengewebe so gering wie möglich gehalten und die Belastbarkeit der Sehne damit deutlich verbessert.

Extrinsische Heilung

Den Verlauf der extrinsischen Heilung einer Sehne kann man in drei Phasen unterteilen.

Entzündungsphase

In der ersten Phase, der Entzündungsphase, entsteht – durch die Verletzung des Gewebes und der Gefäße ein Hämatom. Gleich nach der Verletzung beginnt der Gerinnungsprozeß. Gleichzeitig gelangen Mastzellen, Makrophagen, Leukozyten usw. in das Verletzungsgebiet und produzieren Schmerz- und Entzündungsmediatoren. Die Entzündungphase, die im umliegenden Gewebe und auch im Hüllengewebe der Sehne, dem Endotenon und Epitenon, abläuft, dauert meist nur drei bis fünf Tage.

Proliferationsphase

In der sich anschließenden Proliferationsphase beginnen Fibroblasten Kollagen Typ III zu produzieren und das Verletzungsgebiet damit aufzufüllen. Diese Phase setzt meist am fünften Tag nach der Verletzung ein und dauert durchschnittlich ca. vier Wochen. Die Kollagensynthese ist vor allem in der ersten Woche der Proliferationsphase sehr hoch. Die Fibroblasten stammen aus dem umliegenden Gewebe und auch aus dem Endotenon und Epitenon. Gerade die Zellen des Endotenons zeigen eine sehr hohe Aktivität. Sie synthetisieren nicht nur sehr viel Kollagen, sondern bauen es auch in großer Geschwindigkeit wieder ab, weil sonst der Umfang der Sehne zu groß würde. Die Organisation und Ausrichtung der gebildeten kollagenen Fasern ist von physiologischen Belastungen abhängig, die während der Wundheilung auf die Sehne einwirken. Mit der Dosierung der Belastung muß man sehr vorsichtig sein, weil das Gewebe in dieser Zeit extrem empfindlich ist und schnell erneut verletzt werden kann.

Umbauphase

In der letzten Phase der Wundheilung, der Umbauphase, wird der größte Teil der kollagenen Fasern des Typ III in kollagene Fasern des Typ I umgebaut. Die Tenozyten sind in dieser Phase nicht sehr aktiv, insbesondere nicht bei Immobilisation des Gewebes. Ein Teil der während der Wundheilung vorhandenen Fibroblasten wandelt sich später in Tenoblasten bzw. Tenozyten um. Die synoviale Schicht der Sehnenscheide wird erst nach den anderen Anteilen der Sehne repariert. Sie heilt meistens erst nach ca. 21 Tagen.

Komplikationen

Eine Komplikation stellen Kalzifizierungen dar, die sich in einer Sehne entwickeln können. Radiologisch sind sie nur bei ca. 25% der Patienten festzustellen, bei mikroskopischen Untersuchungen sind sie aber bei 50% nachweisbar. Der Grund dieser Kalzifizierungen ist hier ebenso wie bei einer Kalzifizierung im Muskelbauch (Myositis ossificans) noch nicht geklärt. Der auslösende Faktor scheint ein lokales Trauma zu sein. Diskutiert wird auch, daß es evtl. erst dann zu einer Kalzifizierung kommt, wenn das Nervensystem mitbetroffen ist.

Zusammenfassung: Wundheilung der Sehne

Die regenerativen Kapazitäten einer Sehne nach einer Immobilisation sind gut, wenn man zu Beginn der Rehabilitationsphase die äußerst geringe Belastbarkeit der Sehne berücksichtigt und Überbelastungen vermeidet. Bei der Heilung einer Sehne nach einer Verletzung kann die intrinsische von der extrinsischen Heilung unterschieden werden. Die intrinsische Heilung findet vor allem bei sehr kleinen Verletzungen statt, wobei der Heilungsprozeß häufig ohne Entzündungsphase abläuft. Demzufolge ist die intrinsische Heilung häufig etwas langsamer als die extrinsische, bei der die Heilung unter Freisetzung von Entzündungsmediatoren abläuft. Die intrinsische Heilung geht von den verschiedenen Hüllengeweben der Sehne (Epitenon und Endotenon) aus.
Die extrinsische Heilung erfolgt ausgehend von den benachbarten Geweben, wie Sehnenscheiden, Periost, Faszien, Subkutis und Knochen. Aber auch hier spielen die Hüllgewebe der Sehne eine wichtige Rolle. Bei der extrinsischen Heilung laufen alle Phasen der Wundheilung ab, die Entzündungs-, Proliferations- und Umbauphase. Wie in allen Geweben ist eine dosierte Belastung während der Heilung notwendig, um eine gute Organisation und Belastbarkeit einer Sehne zu gewährleisten.

2.11 Muskel-Sehnen-Übergang

Der Muskel-Sehnen-Übergang gehört zu den *bindegewebigen, nicht-kontraktilen* Elementen des Muskels. Er ist in das Kontinuum der bindegewebigen Strukturen des Muskels eingebunden. Das bindegewebige Kontinuum des Muskels beginnt am Knochen, am teno-ossalen Übergang, und wird im weiteren Verlauf zur Sehne. Das Bindegewebe der Sehne geht in Form des Epimysiums, Perimysiums und Endomysiums in das Bindegewebe des Muskelbauchs über. Auf der anderen Seite des Muskelbauchs wird das Bindegewebe wieder zur Sehne, die dann wiederum eine Verbindung mit einem (anderen) Knochen eingeht. Die Sehnen stehen dabei auch in Verbindung mit der *kontraktilen* Einheit des Muskels. Das Bindegewebe des Muskels verbindet also zwei Knochen. Dank dieser Verbindung und durch die Funktion des kontraktilen Gewebes des Muskels können Knochen gegeneinander bewegt werden.

Neben dem Muskel-Sehnen-Übergang, der in diesem Kapitel besprochen wird, gehören zu den bindegewebigen, nicht-kontraktilen Anteilen eines Muskels also auch

- der Knochen-Sehnen-Übergang,
- die Sehne und
- das Bindegewebe innerhalb des Muskelbauchs.

Der Knochen-Sehnen-Übergang und die Sehne sind bereits in den Kapiteln 2.9 und 2.10 besprochen worden. Das Bindegewebe innerhalb des Muskelbauchs wird in Kapitel 2.12 beschrieben. Das Kapitel 2.13 beschäftigt sich mit den kontraktilen Anteilen eines Muskels. (Zu den grundsätzlichen Unterschieden zwischen bindegewebigen, nicht-kontraktilen und kontraktilen Elementen des Muskels s. S. 145)

2.11.1 Äußere Erscheinung

Beim Muskel-Sehnen-Übergang (teno-muskulärer Übergang) kann man eigentlich gar nicht von einem richtigen Übergang sprechen. Es handelt sich vielmehr um ein fließendes Ineinanderübergehen des Bindegewebes der Sehnen in das Bindegewebe des Muskelbauchs. Weder makroskopisch noch mikroskopisch läßt sich ein richtiger Übergang vom Bindegewebe der Sehne in das des Muskelbauchs feststellen. Die kollagenen Fasern einer Sehne sind normalerweise nicht direkt mit den eigentlichen Muskelfasern bzw. dem Muskelgewebe verbunden, sondern über verschiedene dazwischenliegende Membranen. Diese sorgen dafür, daß dennoch eine klare Trennung zwischen beiden Geweben beibehalten bleibt.

2.11.2 Funktion

Die besondere Funktion des Muskel-Sehnen-Übergangs besteht darin, die Konktraktionsbewegungen des Muskels auf die Sehne zu übertragen. Ein kontraktiles Gewebe überträgt also Bewegung auf ein nicht-kontraktiles Gewebe und ermöglicht damit Bewegungen.

Zusammenfassung: Äußere Erscheinung und Funktion des Muskel-Sehnen-Übergangs

Der Muskel-Sehnen-Übergang ist ein fließender Übergang vom Bindegewebe der Sehnen in das Bindegewebe des Muskelbauchs. Die kollagenen Fasern der Sehnen sind normalerweise nicht direkt, sondern über verschiedene dazwischenliegende Membranen mit den eigentlichen Muskelfasern verbunden. Die Membranen sorgen dafür, daß dennoch eine klare Trennung zwischen beiden Geweben besteht. Der Muskel-Sehnen-Übergang überträgt die Kontraktionsbewegungen des Muskels auf die Sehne und ermöglicht dadurch Bewegungen.

2.11.3 Aufbau

Der Übergang von Muskel und Sehne vollzieht sich am Ende der Muskelzellen, die in diesem Bereich zylindrische Zapfen bilden. Das Besondere des Muskel-Sehnen-Übergangs ist, daß das eigentliche Muskelgewebe bzw. die Muskelzellen vom Bindegewebe des Muskels getrennt sind. Trotzdem muß eine sehr stabile Verbindung ermöglicht werden, damit der Muskel seine Kontraktionskraft auf die Sehne übertragen kann. Um die Muskelzelle liegt wie um jede Zelle unseres Körpers eine Zellmembran, die von einer ganz dünnen Membran, der Verbindungsmembran oder *Lamina lucida*, umgeben wird. Über dieser Verbindungsmembran liegt dann die eigentliche Basalmembran, die aus zwei Schichten besteht. Die innere Schicht, die Kontakt mit der *Lamina lucida* hat, wird *Lamina densa* oder *Lamina basalis* genannt. Die äußere Schicht, die eine Verbindung zur Sehne aufweist, wird als *Lamina reticularis* bezeichnet. Die einzelnen Membrane sind miteinander verbunden.

(Abb. 2.**121**)

Dünne Aktinketten verbinden die Sarkomere (kontraktile Einheiten des Muskels) mit der eigentlichen Zellmembran. Die Verbindung zwischen den Aktinketten und der Zellmembran wird dabei von den nicht-kollagenen Proteinen Vinkulin, Talin und Alpha-Aktinin hergestellt. Der Verbindung zwischen der Zellmembran und der Basalmembran wird von den Glykoproteinen Integrin und Vitronektin hergestellt. An der Außenseite der Basalmembran verbindet sich das Sehnengewebe mit Hilfe von Vernetzungsproteinen mit der Basalmembran der Muskelzelle. Diese können sich wiederum sehr gut an das Glykoprotein Integrin binden.

Die Zellmembran einer Muskelzelle ist wie die meisten anderen Zellmembranen unseres Körpers aus einer zweilagigen Schicht von Fettmolekülen aufgebaut. Sie besitzt aber zusätzlich noch die

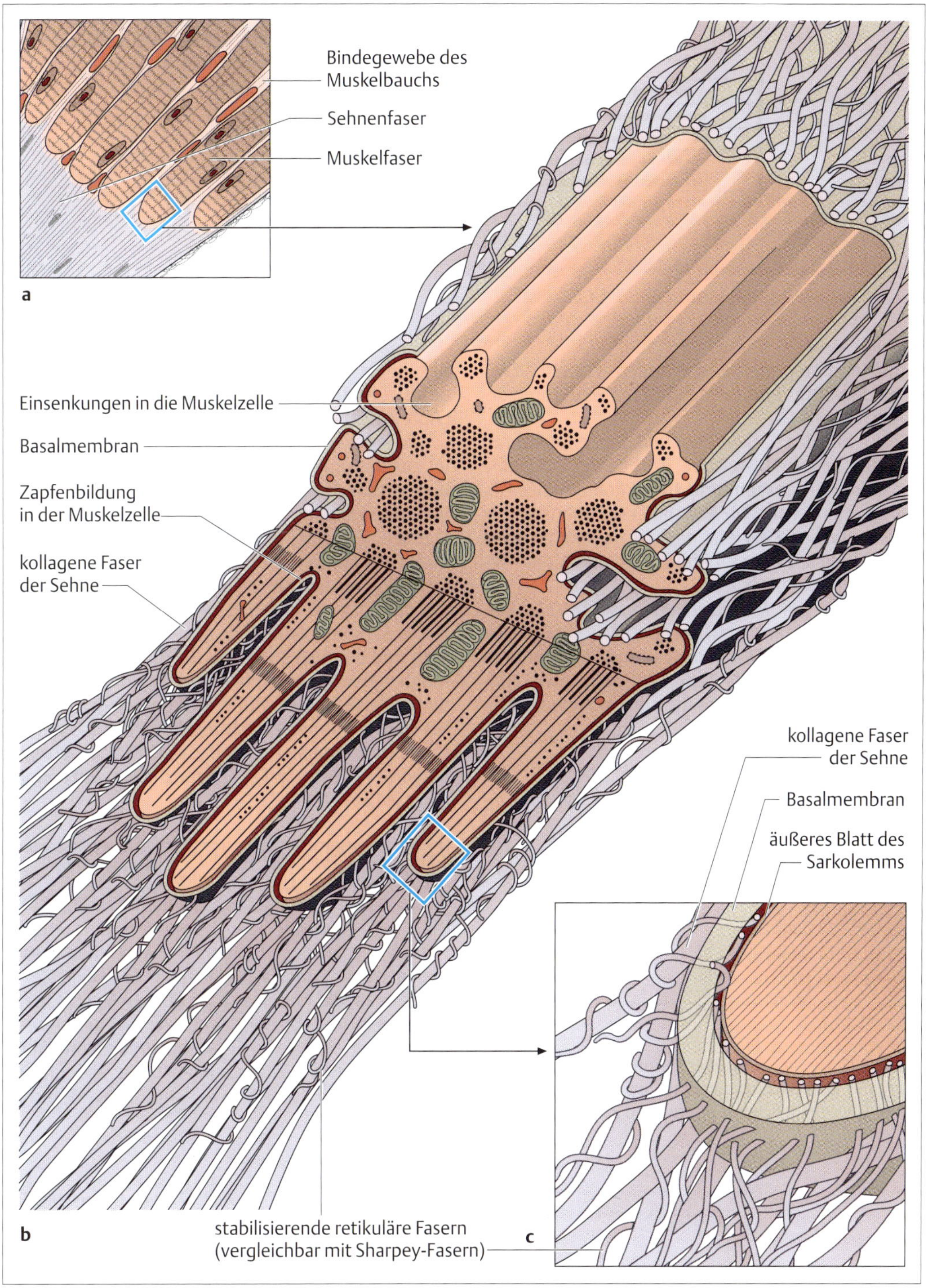

Abb. 2.**121 a – c** Aufbau eines Muskel-Sehnen-Übergangs: Teil des Muskel-Sehnen-Übergangs (**a**), Detailaufnahme einer Muskelfaser (**b**) und Detail eines Zapfens einer Muskelfaser (**c**) (mod. nach Krstic).

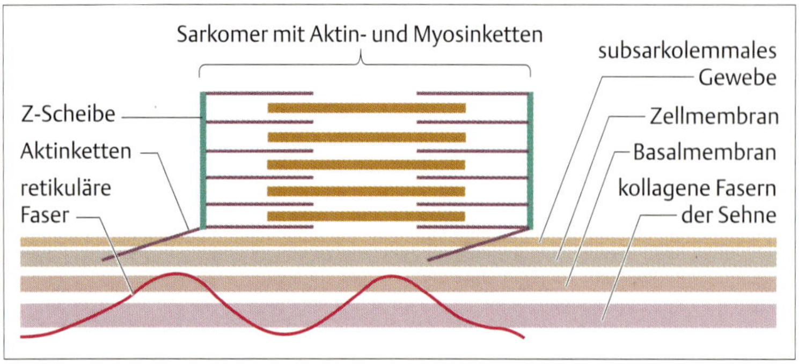

Abb. 2.**122** Verbindungen des Sarkomers mit der Basalmembran.

Transmembranproteine, die einen Kontakt zwischen den intra- und extrazellulären Strukturen ermöglichen.

Zwischen den Sarkomeren und der Zellmembran befindet sich ein Füllgewebe, das von der Z-Scheibe des Sarkomers ausgeht und subsarkolemmales Gewebe genannt wird. Die genaue Zusammensetzung dieses Gewebe ist bis jetzt noch nicht bekannt, man weiß lediglich, daß es Vinkulin, Talin und Alpha-Aktinin beinhaltet (Abb. 2.**122**).

Das Ende der Muskelzellen bzw. des Muskelbauchs mit seinen verschiedenen Membranen ist sehr stark gefaltet. Durch die Faltung der Membran entsteht eine mehr als 22mal so große Ansatzfläche. Sie ermöglicht es, daß die einwirkenden Kräfte besonders günstig verteilt werden, ähnlich wie beim indirekten Knochen-Sehnen-Übergang (Abb. 2.**123**).

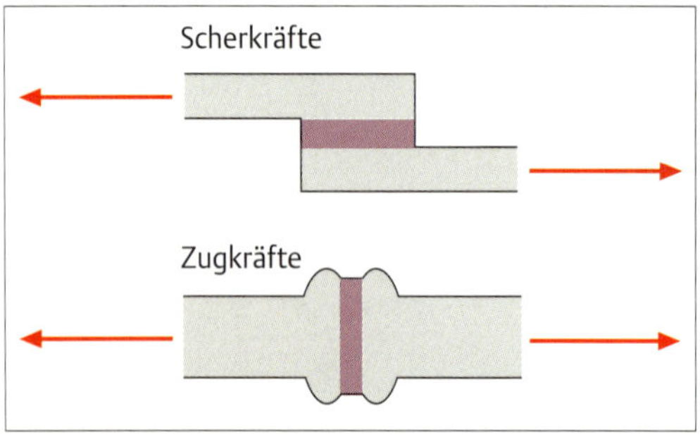

Abb. 2.**123 a** u. **b** Kraftübertragung beim indirekten Übergang im Vergleich zur Kraftübertragung beim direkten Übergang: Scherkräfte (**a**) und Zugkräfte (**b**).

Die kollagenen Fasern der Sehne legen sich parallel zur Basalmembran und verbinden sich mit den hier vorhandenen kollagenen Fasern durch Crosslinks. Zusätzlich werden sie mit Hilfe der nicht-kollagenen Proteine Fibronektin und Laminin und durch retikuläre Fasern (Kollagen Typ III) stabilisiert. So werden die kollagenen Fasern der Sehne mit der Basalmembran verbunden.

Die Sarkomere am Ende der einzelnen Muskelfasern sind deutlich kürzer als die im übrigen Muskel. Möglicherweise entsteht bei einer Kontraktion auf diese Weise eine Art Pufferwirkung zwischen Muskel und Sehne, weil sich die kürzeren Sarkomere schneller stabilisieren und die Kraft der übrigen Sarkomere besser auf die Sehne übertragen können (Abb. 2.**124**).

Zusammenfassung: Aufbau des Muskel-Sehnen-Übergangs

Das Muskelgewebe bzw. die Muskelzellen werden durch verschiedene Membranen vom Bindegewebe getrennt. Um die Muskelzelle liegt eine Zellmembran, die von einer ganz dünnen Schicht, der Lamina lucida, abgedeckt wird. An der Außenseite wird diese Lamina von der Basalmembran umhüllt, die aus zwei Schichten aufgebaut ist: die innere Schicht ist die Lamina basalis, die äußere Schicht

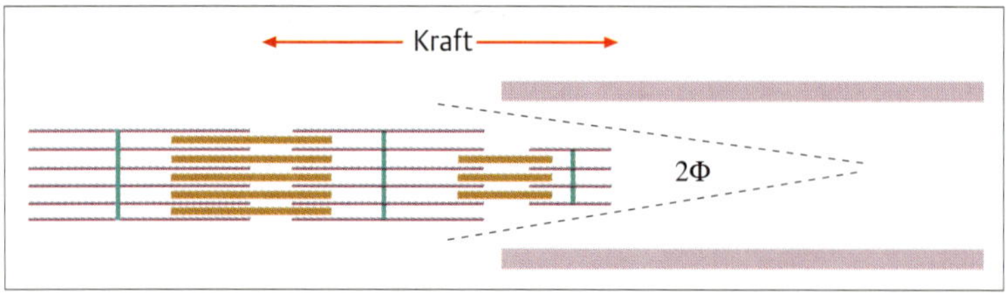

Abb. 2.**124** Unterschiedliche Länge der Sarkomere im Bereich eines Muskel-Sehnen-Übergangs (mod. nach Leadbetter).

wird Lamina reticularis genannt. An der Außenseite der Basalmembran befinden sich die kollagenen Fasern der Sehne bzw. das Bindegewebe des Muskelbauchs.
Die verschiedenen Membranen sind durch mehrere Vernetzungsproteine und durch dünne kollagene Fasern des Typs III miteinander verbunden und stabilisiert. An der Innenseite sind die Sarkomere mit Hilfe des subsarkolemmalen Gewebes und dünner Aktinketten mit der Zellmembran verbunden.
Die Verbindung zwischen Muskelgewebe und Bindegewebe erfolgt in Form eines indirekten Übergangs, durch den die einwirkenden Kräfte optimal verteilt werden können.

2.11.4 Komponenten

Bei der Betrachtung der Zusammensetzung der Komponenten in diesem Bereich muß man berücksichtigen, daß es sich um eine Verbindung von sehr verschiedenen Geweben handelt: das Muskelgewebe mit seinen typischen Merkmalen, die unterschiedlichen Membranen und das Sehnengewebe.

Zellen

Die Muskelzellen oder *Myoblasten* sind sehr lange Zellen mit mehreren Kernen, Mitochondrien, einem Golgi-Apparat und einem sarkoplasmatischen Retikulum, das man vor allem im Bereich des Übergangs in größeren Mengen vorfindet (s. S. 182).

Die Zellen in der Basalmembran sind *Satellitzellen*, die im Gegensatz zu den Myoblasten nur einen Kern aufweisen. Diese Zellen werden manchmal als embryonale Myoblasten beschrieben, bei denen noch keine Kernteilung stattgefunden hat. Es wird aber auch diskutiert, ob es sich um eigenständige Zellen handelt, die sich unabhängig aus den embryonalen Mesenchymzellen entwickelt haben. Satellitzellen werden normalerweise nur bei Verletzungen aktiv. Nach einer Schädigung der Basalmembran können sie mit dem Muskelgewebe in Kontakt kommen und sich daraufhin in Myoblasten umwandeln.

Die Zellen des Sehnengewebes, die *Fibroblasten*, besitzen ein gut entwickeltes endoplasmatisches Retikulum, viele Mitochondrien und einen Golgi-Apparat. Sie sind damit in der Lage, große Mengen Kollagen und andere Matrixbestandteile zu produzieren.

Matrix

Fasern

Die kollagenen Fasern in der Basalmembran sind überwiegend kollagene Fasern des Typ IV. Man findet auch Fasern des Typ I, III und V. Der Typ III wird vor allem nach Schädigungen während der Wundheilung gefunden.

In der Sehne befinden sich kollagene Fasern Typ I, III, V und VI und noch einige elastische Fasern. Als Verbindung zwischen den kollagenen Fasern der Sehne und der Basalmembran dienen zusätzlich retikuläre Fasern, bestehend aus Kollagen Typ III.

Grundsubstanz

Die Grundsubstanzkomponenten der Sehne sind Proteoglykane und Glykosaminoglykane, die aus Hyaluronsäure, Chondroitinsulfat und vor allem aus Dermatansulfat bestehen.

Die Grundsubstanz der Basalmembran unterliegt im Laufe der Jahre einigen Veränderungen. Im jungen Gewebe besteht sie aus Hyaluronsäure, die später von einer Grundsubstanz mit sehr langen Ketten aus Chondroitinsulfat ersetzt wird. Die eigentliche Zusammensetzung der Grundsubstanz bildet schließlich Heparansulfat, das aus Chondroitinsulfat in Heparansulfat umgebaut worden ist. Dieser Umbauprozeß ist deshalb wichtig, weil er die Verbindung zwischen den neuralen Strukturen und dem Muskelgewebe ermöglicht. Auch an der Zelloberfläche einer Muskelzelle befindet sich Hyaluronsäure. Durch ihre Fähigkeit, Wasser zu binden, entsteht eine Wasserschicht um die Zelle, die es den Muskelzellen ermöglicht, sich widerstandsfrei gegeneinander zu bewegen. Außerdem wird durch diesen Wassermantel der Transport interstitieller Flüssigkeit um die Zellen erleichtert. Neben Hyaluronsäure findet man Chondroitinsulfat. Es ist ebenfalls in der Lage, viel Wasser zu binden, und es kontrolliert zusätzlich das Wachstum der Basalmembran.

Nicht-kollagene Proteine

Die nicht-kollagenen Proteine oder Vernetzungsproteine der Zellmembran sind Vinkulin und Talin, die die Verbindung zwischen den Aktinketten des Sarkomers und der Zellmembran herstellen. Die Vernetzungsproteine zwischen der Zellmembran und der Basalmembran sind Integrin und Vitronektin. Die Vernetzungsproteine, die die Sehnenfasern mit der Basalmembran verbinden, sind Fibronektin und Laminin. Sie können sich sehr gut an das Integrin der Basalmembran binden. Die Basalmembran ist reich an Laminin und etwas Fibronektin. Das Sehnengewebe dagegen besitzt mehr Fibronektin und Tenaskin. Auch hier findet man außerdem die Verbindungsproteine wieder, die in der Grundsubstanz die verschiedenen Proteoglykane an die zentralen Hyaluronsäureketten binden.

Zusammenfassung: Zellen und Matrix des Muskel-Sehnen-Übergangs

Die Zellen des Muskel-Sehnen-Übergangs sind zum einen die eigentlichen Muskelzellen, die Myoblasten, zum anderen die Bindegewebszellen in Form von Fibroblasten. In der Basalmembran findet man zusätzlich wenige inaktive Satellitzellen.
Die Fasern sind überwiegend kollagene Fasern vom Typ I, III, V und VI. Innerhalb der Basalmembran überwiegt das Kollagen Typ IV, obwohl auch hier geringe Mengen Kollagen Typ I, III und V vorhanden sind. Hauptkomponente der Grundsubstanz ist Dermatansulfat neben geringen Mengen Hyaluronsäure und Chondroitinsulfat. In der Basalmembran ist meistens Heparansulfat anzutreffen. Die nicht-kollagenen Proteine in diesem Bereich sind Vinkulin, Talin, Alpha-Aktin, Integrin, Vitronektin, Laminin Tenaskin und Fibronektin. Sie verbinden die verschiedenen Gewebsschichten miteinander und stabilisieren sie.

2.11.5 Durchblutung und Innervation

Durchblutung

Das gesamte Muskelgewebe wie auch das Bindegewebe eines Muskels sind sehr reich durchblutet. Aufgrund dessen können Verletzungen dieser Gewebe in der Regel sehr schnell ausheilen. Es existiert sowohl ein ausgeprägtes Gefäßnetz im eigentlichen Muskelgewebe als auch ein weiteres Gefäßnetz, das für die Durchblutung des Bindegewebes des Muskels verantwortlich ist. Die Gefäße stellen Fortsetzungen von den Gefäßen der Sehnen des Muskels dar.

Innervation

Das Muskelgewebe und das Bindegewebe des Muskels bzw. des Muskel-Sehnen-Übergangs sind sehr gut innerviert. Im Muskelgewebe befinden sich motorische Nervenfasern. In der Muskelspindel und im Bindegewebe des Muskels bzw. des Übergangs findet man sehr viele sensorische und vegetativ sympathische Nervenfasern. Die große Menge vegetativ sympatischer Fasern deutet wiederum auf eine sehr gute Durchblutung dieses Gewebes hin. Die sensorischen Fasern leiten nicht nur Informationen über Schmerzen nach Verletzungen oder nach intensiver muskulärer Aktivität (Muskelkater) nach zentral, sie geben vor allem auch Informationen über die Spannungssituation eines Muskels weiter.

Zusammenfassung: Durchblutung und Innervation des Muskel-Sehen-Übergangs

Der Muskel-Sehnen-Übergang ist durch ein ausgeprägtes Gefäßnetz im eigentlichen Muskelgewebe und ein weiteres Gefäßnetz des Bindegewebes des Muskels gut durchblutet. Das Muskelgewebe und das Bindegewebe des Muskels bzw. des Muskel-Sehnen-Übergangs sind sensorisch und vegetativ sympathisch innerviert. Die sensorischen Nervenfasern leiten Informationen über Schmerzen und den Spannungszustand des Muskels weiter.

2.11.6 Physiologie: Belastungsreize

Auch für den Muskel-Sehnen-Übergang, der vom Aufbau her mit dem indirekten Knochen-Sehnen-Übergang zu vergleichen ist, stellen regelmäßige physiologische Belastungen eine wichtige und funktionserhaltende Notwendigkeit dar. Regelmäßige Zugbelastungen, die für einen ständigen Bindegewebsauf- und -umbau verantwortlich sind, gewährleisten den Erhalt der Stabilität. Die ständigen Erneuerungsprozesse sorgen immer wieder für genügend Verbindungen, die Crosslinks zwischen den kollagenen Fasern der Sehne und der Basalmembran. Die ständige Neusynthese von Kollagen benötigt diese Belastungsreize für einen funktionsfähigen Aufbau der kollagenen Moleküle. Außerdem werden immer wieder neue Vernetzungsproteine gebildet, die für die Stabilität des Gewebes mitverantwortlich sind.

Zusammenfassung: Belastungsreize des Muskel-Sehnen-Übergangs

Regelmäßige physiologische Belastungsreize sorgen dafür, daß der Muskel-Sehnen-Übergang funktionsfähig bleibt. Sie bilden einen Reiz zum Neu- und Umbau des Gewebes und sorgen damit für dessen Stabilität.

2.11.7 Pathophysiologie: Degeneration und Rupturen

Degeneration

Alterungsprozesse, Unterbelastung und Immobilisation führen auch beim Muskel-Sehnen-Übergang zur Degeneration. Die hierbei entstehenden Veränderungen sind durch eine Abnahme von Bindegewebe gekennzeichnet. Der größte Verlust liegt dabei im Bereich der Grundsubstanz, aber die Kollagenmenge nimmt auch ab. Das Bindegewebe verliert an Volumen und Stabilität. Zum Stabilitätsverlust tragen außerdem die einzelnen schwächer werdenden Verbindungen zwischen Bindegewebe und Basalmembran, zwischen Basalmembran und Zellmembran und zwischen Zellmembran und Sarkomer bei. Neben den Veränderungen im Bindegewebe kommt es nämlich auch zu einem Verlust von Muskelgewebe, einhergehend mit einer deutlichen Reduzierung der Anzahl der Sarkomere.

Rupturen

Die meisten Muskelverletzungen treten in diesem Übergang auf, obwohl die anatomischen Voraussetzungen für die Kraftübertragung so günstig gestaltet sind. Manchmal können die an diesen Übergang gestellten Anforderungen nicht bewältigt werden. Es kann zu Rupturen kommen, die meist partiell sind. Im Einzelfall entstehen aber auch totale Rupturen.

Zusammenfassung: Degeneration und Rupturen des Muskel-Sehnen-Übergangs

Degeneration des Muskel-Sehnen-Übergangs kommt im Alter, durch Unterbelastung und Immobilisation zustande. Dabei degenerieren das Bindegewebe des Muskels und das Muskelgewebe selbst. Obwohl die Kraftübertragung im Muskel-Sehnen-Übergang günstig ist, treten partielle, selten auch totale Rupturen auf.

2.11.8 Regeneration und Wundheilung

Nach einer Verletzung des Muskel-Sehnen Übergangs entsteht ein Hämatom. Die in das Wundgebiet eintretenden Zellen, wie Makrophagen, Mastzellen, Leukozyten, Monozyten usw. setzen Schmerz- und Entzündungsmediatoren frei. Dieser Vorgang leitet die erste Phase der Wundheilung, die Entzündungsphase, ein. Sie dauert ca. vier Tage und geht mit der Bildung eines Ödems und eines Granulationsgewebes einher.

In der nachfolgenden Proliferationsphase produzieren Fibroblasten mit großer Geschwindigkeit Kollagen Typ III. Um das Verletzungsgebiet zu schonen, wird die motorische Aktivität der Muskeln während dieser Phase der Wundheilung gehemmt, was sich jedoch bereits nach ca. einer Woche wieder normalisiert. Die Stabilität des Bindegewebes wird hier u. a. durch die Aktivität besonderer Fibroblasten, den Myofibroblasten, gewährleistet. Sie sind in der Lage, das Gewebe mit Hilfe von Fibronektin, das Myofibroblasten an andere Matrixkomponenten und an andere Zellen binden kann, zusammenzuziehen und damit zu stabilisieren.

Nach der Proliferationsphase, die meistens ca. zwei Wochen dauert, beginnt das Bindegewebe sich umzubauen, bis es seinen normalen Aufbau und seine Stabilität wieder erreicht hat. Die Qualität des neu entstehenden Gewebes ist von der Art der Belastungen abhängig, die auf das Bindegewebe einwirken. Je kleiner die Belastungen sind, desto geringer ist auch die Belastbarkeit des Gewebes am Ende der Wundheilung.

Zusammenfassung: Wundheilung des Muskel-Sehnen-Übergangs

Nach einer Verletzung im Bereich des Muskel-Sehnen-Übergangs zeigt der Muskel während der Wundheilung in diesem Bereich weniger Aktivität. So wird der Heilungsvorgang nicht negativ beeinflußt. Muskelkontraktionen könnten das heilende Gewebe leicht verletzen.
Der Heilungsprozeß des Bindegewebes beginnt mit der Entzündungsphase, auf die die Proliferationsphase folgt. In dieser Phase wird die Wunde mit Kollagen Typ III verschlossen. Die letzte Phase der Wundheilung ist die Umbauphase, in der das ursprünglich angelegte Kollagen Typ III in das stabilere Kollagen Typ I umgebaut wird.

2.12 Bindegewebe innerhalb des Muskelbauchs

Das Bindegewebe innerhalb des Muskelbauchs gehört zu den *bindegewebigen, nicht-kontraktilen* Elementen des Muskels. Es ist in das Kontinuum der bindegewebigen Strukturen des Muskels eingebunden. Das bindegewebige Kontinuum des Muskels beginnt am Knochen, am teno-ossalen Übergang, und wird im weiteren Verlauf zur Sehne. Das Bindegewebe der Sehne geht in Form des Epimysiums, Perimysiums und Endomysiums in das Bindegewebe des Muskelbauchs über. Auf der anderen Seite des Muskelbauchs wird das Bindegewebe wieder zur Sehne, die dann wiederum eine Verbindung mit einem (anderen) Knochen eingeht. Die Sehnen stehen dabei auch in Verbindung mit der *kontraktilen* Einheit des Muskels. Das Bindegewebe des Muskels verbindet also zwei Knochen. Dank dieser Verbindung und durch die Funktion des kontraktilen Gewebes des Muskels können Knochen gegeneinander bewegt werden.

Neben dem Bindegewebe innerhalb des Muskelbauchs, das in diesem Kapitel besprochen wird, gehören zu den bindegewebigen, nicht-kontraktilen Anteilen eines Muskels also auch

- der Knochen-Sehnen-Übergang,
- die Sehne und
- der Muskel-Sehnen-Übergang.

Diese Strukturen sind bereits in den Kapiteln 2.9 bis 2.11 besprochen worden. Das Kapitel 2.13 beschäftigt sich mit den kontraktilen Anteilen eines Muskels. (Zu den grundsätzlichen Unterschieden zwischen bindegewebigen, nicht-kontraktilen und kontraktilen Elementen des Muskels s. S. 145).

2.12.1 Äußere Erscheinung

Das Bindegewebe eines Muskels hat einen anderen embryonalen Ursprung als das eigentliche Muskelgewebe. Es sieht ähnlich aus wie weiße Spinnweben, ist extrem dünn und erscheint sehr zart und leicht verletzbar. Da die Menge an Bindegewebe aber so groß ist, ist der mechanische Schutz für den Muskel als kontraktile Einheit gut gewährleistet. Ohne dieses bindegewebige Schutzgewebe könnte er sehr schnell geschädigt werden.

2.12.2 Funktion

Das Bindegewebe schützt die Muskelzellen und ihre kontraktilen Eiweiße sowohl während einer Kontraktion, bei der der Muskelbauch anschwillt und dicker wird, als auch bei einer Dehnung. Eine weitere Aufgabe ist die Übertragung der Kontraktion auf die Sehne und damit auf den Knochen, damit Bewegung im Gelenk möglich wird.

Zusammenfassung:
Äußere Erscheinung und Funktion des Bindegewebes innerhalb des Muskelbauchs

Das Bindegewebe innerhalb des Muskelbauchs ähnelt weißen Spinnweben, ist extrem dünn, ist aber trotzdem sehr stabil. Es bietet dem Muskelgewebe einen mechanischen Schutz bei Kontraktion und Dehnung und sorgt für die Übertragung der Kontraktion auf die Sehne.

2.12.3 Aufbau

Das Bindegewebe eines Muskels unterteilt sich in *Endomysium, Perimysium* und *Epimysium*. Das Endomysium liegt direkt um eine Muskelfaser und trennt die einzelnen Fasern voneinander. Das Perimysium umschließt als nächste Schicht mehrere Muskelfasern und ordnet sie zu Bündeln. Der gesamte Muskel ist von der bindegewebigen Schicht des Epimysiums umhüllt. Diese Bindegewebsschichten sind wie das Hüllgewebe einer Sehne ungeformt und reich an Nerven und Gefäßen.

Das Epimysium des Muskels ist wiederum von einer Muskelfaszie umgeben, die die verschiedenen Muskeln bzw. Muskelgruppen voneinander trennt. Zwischen Muskel und Faszie befindet sich sehr häufig Fettgewebe, das einerseits als Polster dient und andererseits als Energiereserve eingesetzt werden kann.

Die Basalmembran, die die Muskelzellen bzw. -fasern vom Bindegewebe abtrennt, wird von Zellen auf beiden Seiten gebildet. Also sind Fibroblasten und Myoblasten gleichermaßen für die Bildung und den Erhalt der Basalmembran verantwortlich.

Zusammenfassung: Aufbau des Bindegewebes innerhalb des Muskelbauchs

Das Bindegewebe, das direkt um eine Muskelzelle liegt, nennt man Endomysium. Um mehrere Muskelzellen zusammen befindet sich das Perimysium, das die einzelnen Muskelfasern zu Bündeln vereinigt. Den gesamten Muskel umhüllt das Epimysium. Die verschiedenen Muskeln werden voneinander durch Muskelfaszien getrennt.

2.12.4 Komponenten

Wie beim Muskel-Sehnen-Übergang sind drei verschiedene Gewebeschichten zu unterscheiden: das Muskelgewebe, die Basalmembran und das Bindegewebe des Muskels.

Zellen

Die Muskelzellen oder *Myoblasten* sind sehr lange Zellen mit mehreren Kernen, Mitochondrien, einem Golgi-Apparat und einem sarkoplasmatischen Retikulum, das man vor allem im Bereich des Übergangs zur Sehne in größeren Mengen vorfindet. Die Zellen in der Basalmembran sind *Satellitzellen*, die im Gegensatz zu den Myoblasten nur einen Kern aufweisen (vgl. Muskel-Sehnen-Übergang, S. 173). Diese Zellen werden normalerweise nur bei Verletzungen aktiv. Nach einer Schädigung der Basalmembran können sie mit dem Muskelgewebe in Kontakt kommen und sich in Myoblasten umwandeln.

Die Zellen des Bindegewebes des Muskelbauchs, die Fibroblasten, besitzen ein gut entwickeltes endoplasmatisches Retikulum, viele Mitochondrien und einen Golgi-Apparat. Sie sind so in der Lage, große Mengen Kollagen und Komponenten der Grundsubstanz zu produzieren.

Matrix

Kollagene und elastische Fasern

Im Bindegewebe des Muskelbauchs befinden sich kollagene Fasern vom Typ I, III, V und VI und noch einige elastische Fasern. Die Verbindung zwischen den kollagenen Fasern des muskulären Bindegewebes und denen der Basalmembran erfolgt zum einen durch Crosslinks, die sich zwischen den verschiedenen kollagenen Fasern der Basalmembran und denen des Bindegewebes des Muskelbauchs bilden. Zum anderen sind retikuläre Fasern (Kollagen Typ III) vorhanden, die die zwei Gewebeschichten miteinander verbinden. Die kollagenen Fasern in der Basalmembran sind überwiegend kollagene Fasern vom Typ IV, obwohl auch Typ I, V und III vorhanden ist. Besonders nach einer Schädigung während der Wundheilung wird der Typ III gefunden.

Grundsubstanz

Die Grundsubstanzkomponenten des muskulären Bindegewebes sind Proteoglykane und Glykosaminoglykane, die vorwiegend aus Dermatansulfat bestehen. Hyaluronsäure und Chondroitinsulat findet man in geringeren Mengen. Die Grundsubstanz der Basalmembran unterliegt im Laufe der Jahre einigen Veränderungen. Im jungen Gewebe besteht sie aus Hyaluronsäure, die später von einer Grundsubstanz mit sehr langen Ketten aus Chondroitinsulfat ersetzt wird. Daraufhin wird Chondroitinsulfat in Heparansulfat umgebaut, das dann für den Rest unseres Lebens die Grundsubstanz bildet.

Nicht-kollagene Proteine

Die Vernetzungsproteine, die das Bindegewebe des Muskelbauchs mit der Basalmembran verbinden, sind Fibronektin und Laminin, die sich sehr gut an das Integrin der Basalmembran binden können. Die Basalmembran selbst ist reich an Integrin und Laminin und besitzt nur geringe Mengen Fibronektin. Das Bindegewebe des Muskelbauchs dagegen ist reich an Fibronektin und Tenaskin. Die Vernetzungsproteine zwischen der Zellmembran und der Basalmembran werden von Integrin und Vitronektin gebildet. Die nicht-kollagenen Proteine oder Vernetzungsproteine der Zellmembran sind Vinkulin, Talin und Alpha-Aktin, die die Verbindung zwischen den Aktinketten des Sarkomers und der Zellmembran herstellen. Auch im Bindegewebe des Muskelbauchs findet man außerdem die Verbindungsproteine wieder, die in der Grundsubstanz die Proteoglykane an die zentralen Hyaluronsäureketten binden, so daß die großen Proteoglykanaggregate entstehen können.

Zusammenfassung: Zellen und Matrix des Bindegewebes innerhalb des Muskelbauchs

Die Zellen im Bereich des Bindegewebes des Muskelbauchs sind genau wie im Bereich des Muskel-Sehnen-Übergangs Myoblasten und Fibroblasten. Auch hier findet man in der Basalmembran noch einige inaktive Satellitenzellen.
Das Bindegewebe wird hier überwiegend von den kollagenen Fasern Typ I, III, V und VI gebildet. In der Basalmembran findet man außerdem noch Kollagen Typ IV. Die Hauptkomponente der Grundsubstanz ist Dermatansulfat. Daneben sind in geringen Mengen Hyaluronsäure und Chondroitinsulfat vorhanden. In der Basalmembran ist dagegen meistens Heparansulfat anzutreffen. Die nicht-kollagenen Proteine in diesem Bereich sind Vinkulin, Talin, Alpha-Aktin, Integrin, Vitronektin, Laminin, Tenaskin und Fibronektin. Sie haben die wichtige Funktion, das Muskelgewebe durch die verschiedenen Membranen mit dem Bindegewebe zu verbinden und zu stabilisieren.

2.12.5 Durchblutung und Innervation

Durchblutung

Das gesamte Muskelgewebe wie auch sein Bindegewebe ist sehr reich durchblutet. Aufgrund dessen können diese Gewebe nach Verletzungen sehr rasch heilen. Die Gefäße haben einen wellenförmigen Verlauf und können sich bei einer Dehnung des Muskels sehr stark verlängern. So wird vermieden, daß die Durchblutung des Muskels bei Verlängerung schlechter wird.

Ein größeres Problem bei der Durchblutung des Muskels stellt die Kontraktion dar. Durch eine Kontraktion kommt es zu einer deutlichen Druckerhöhung innerhalb des Muskelgewebes und damit auch auf die Gefäße. Wird ein Muskel mit ca. 20% seiner maximalen Kontraktionskraft kontrahiert, wird die Durchlutung des Muskels völlig gedrosselt. Demzufolge kann ein chronisch gesteigerter Muskeltonus, was einer permanenten Muskelkontraktion entspricht, zu Durchblutungsstörungen und damit zu Schädigungen des Muskelgewebes führen.

Innervation

Das Muskelgewebe und das Bindegewebe des Muskels sind sehr gut innerviert. Im Muskelgewebe selbst befinden sich motorische Nervenfasern. In den Muskelspindeln des Muskels und im Bindegewebe des Muskels bzw. des Übergangs findet man sehr viele sensorische und vegetativ sympathische Nervenfasern. Die große Menge vegetativ sympatischer Fasern deutet auf eine sehr gute Durchblutung dieses Gewebes hin (vgl. Muskel-Sehnen-Übergang, S. 169 ff). Die afferenten Fasern leiten Informationen über Schmerzen und die Spannungssituation eines Muskels weiter. Die Rezeptoren in diesem Bereich sind die Pacini- bzw. paciniähnlichen Körperchen, die Ruffini-Körperchen, die Dolgiel-Rezeptoren und sehr viele freie Nervenendungen.

Zusammenfassung: Durchblutung und Innervation des Bindegewebes innerhalb des Muskelbauchs

Das gesamte Muskelgewebe wie auch das Bindegewebe des Muskels ist sehr reich durchblutet. Bei Muskeldehnungen verlängern sich die Gefäße innerhalb des Muskels ebenfalls. Bei Muskelkontraktionen oder chronischem Hypertonus wird die Blutversorgung jedoch gedrosselt.
Das Muskelgewebe selber ist durch motorische Nervenfasern innerviert. Die Muskelspindeln und das Bindegewebe des Muskels sind sensorisch und vegetativ sympathisch innerviert. Die Nervenfasern leiten dort Informationen über Spannungs- und Schmerzzustände weiter.

2.12.6 Physiologie: Belastungsreize

Das Bindegewebe wird bei jeder Muskelaktivität unter Belastung gebracht. Bei einer Kontraktion wird der Muskelbauch dicker, das Bindegewebe strafft und verlängert sich. Dabei wird das Muskelgewebe vom Bindegewebe stabilisiert. Gleichzeitig wird über das Bindegewebe die Kontraktionskraft auf die Sehne übertragen.

Durch regelmäßige Belastungen, die fortwährend einen Bindegewebsauf- und -umbau stimulieren, bleibt die Stabilität des muskulären Bindegewebes erhalten. Die Belastungsreize während der Neusynthese von Kollagen sorgen dafür, daß sich die kollagenen Moleküle zu organisierten und belastungsstabilen kollagenen Fibrillen bzw. Fasern anordnen. Nicht nur Kontraktionen stimulieren das Bindegewebe, sondern auch Bewegungen im Gelenk, bei denen der Muskel ohne eigene Kontraktion verlängert bzw. gedehnt wird, stellen einen physiologischen Reiz dar. Regelmäßige Belastungsreize (Kontraktionen und Dehnungen) sorgen also dafür, daß das Bindegewebe des Muskels seine schützende und stabilisierende Funktion ausüben kann (Abb. 2.**125**).

2.12.7 Pathophysiologie: Degenerationserscheinungen

Die Degeneration eines Muskelbauchs entwickelt sich während des Alterungsprozesses und während Unterbelastung bzw. Immobilisation. Wird ein Muskel über längere Zeit nicht mehr regelmäßig unter Dehnung gebracht oder maximal kontrahiert, so wird damit auch sein Bindegewebe nicht mehr endgradig belastet. Die daraufhin folgenden Veränderungen beinhalten eine Abnahme von Bindegewebe, die zum größten Teil im Bereich der Grundsubstanz (Proteoglykane und Glykosaminoglykane) liegt, aber auch kollagene Fasern betrifft. Durch den Verlust von Grundsubstanz kommt es zu einer Annäherung der kollagenen Fasern im ungeformten Bindegewebe des Endo-, Peri- und Epimysiums. Es bilden sich pathologische Crosslinks, wodurch die Entfaltungsmöglichkeiten des kollagenen Netzwerkes sehr stark eingeschränkt werden (Abb. 2.**126**).

Durch einen zusätzlichen Verlust von Muskelmasse wird die Spannung des Bindegewebes noch geringer, so daß weitere Crosslinks entstehen können. Die Folge dieser Veränderungen ist eine Muskelverkürzung, die mit einer Hypomobilität des betreffenden Gelenks einhergeht. Diese Änderungen sind innerhalb eines gewissen Rahmens reversibel. Voraussetzung ist, daß man das Bindegewebe wieder regelmäßig belastet und über längere Zeit in endgradige Belastungsbereiche bringt bzw. es dort hält. Das Mittel der Wahl sind also Muskeldehnungen.

Ischämie

Bei einer Ischämie eines Muskels oder eines Teils eines Muskels tritt eine intrinsische Degeneration auf. Eine Ischämie kann durch einen erhöhten Druck auf den Muskel bzw. auf die Gefäße des Muskels bei einer chronisch erhöhten Muskelaktivität (bzw. Muskeltonus) verursacht werden. Eine andere Ursache für eine Druckerhöhung, die häufig sehr gravierende Folgen haben kann, ist dann gegeben, wenn der Druck innerhalb einer Muskelfaszie, wie z. B. im Bereich des Unterschenkels, erhöht wird.

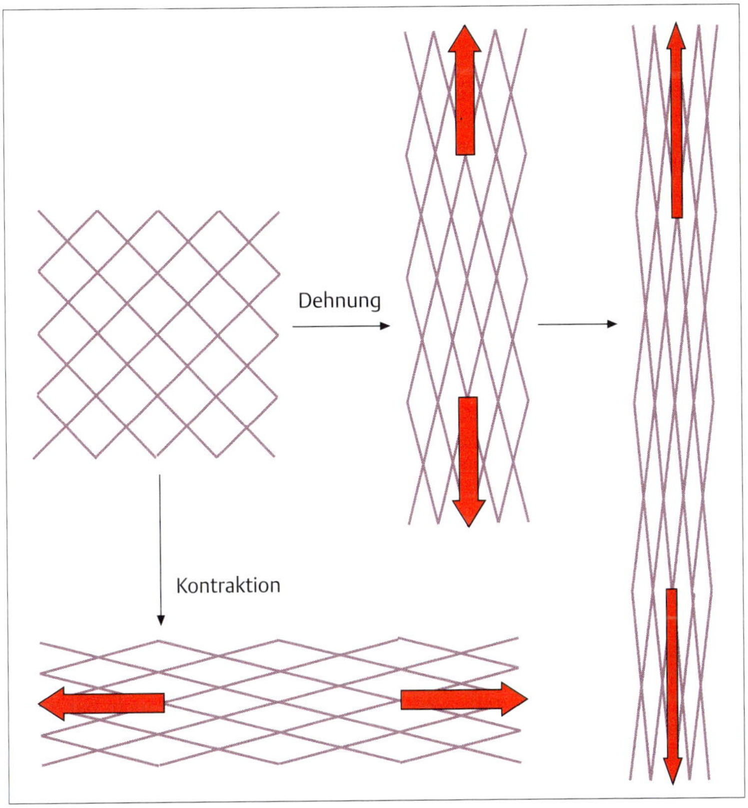

Abb. 2.**125** Verformung des kollagenen Netzwerkes des Bindegwebes des Muskelbauchs bei Kontraktion und Dehnung (mod. nach Bucher und Wartenberg).

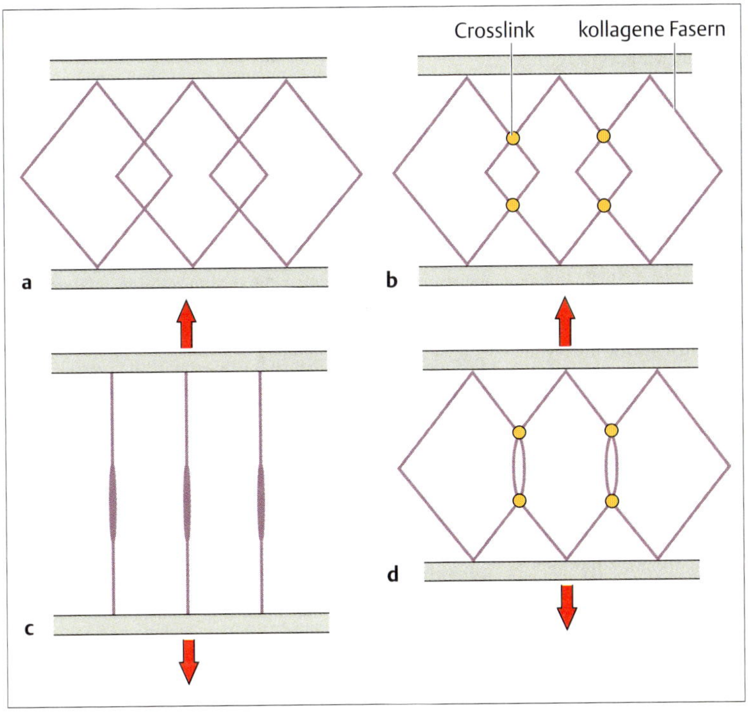

Abb. 2.**126 a** u. **d** Schematische Darstellung eines Gitternetzes im entspannten Normalzustand (**a**), entspannt mit pathologischen Crosslinks (**b**), im belasteten Normalzustand (**c**) und belastet mit pathologischen Crosslinks (**d**).

Diese Druckerhöhung kann zum einen durch eine starke Zunahme des Muskelvolumens während intensiver Muskelaktivität, zum anderen durch eine Blutung nach einer Fraktur verursacht werden. Man spricht in diesem Fall von einem Kompartmentsyndrom (oder Shin splint). Ist die Durchblutungsstörung von längerer Dauer, so kann dies zu großen Schäden im Muskelgewebe und häufig auch in den benachbarten Nerven führen.

Die Ischämie ist zunächst durch eine Schädigung der Zellmembran, einer Zerreißung der Sarkomere in Höhe des Z-Bandes (s. S. 183) und einer Schwellung der Mitochondrien charakterisiert. Im weiteren Geschehen wird dann das Muskelgewebe zerlegt und zerstört. Abhängig von der Durchblutung anderer Teile des Muskels oder des umliegenden Gewebes treten nach einer gewissen Zeit Makrophagen in das geschädigte Gewebe ein. Bei einer kleinen Verletzung, bei der keine Schädigung des Gefäßsystems stattgefunden hat, wie z. B. nach einer intramuskulären Infiltration (Spritze), wandern die Makrophagen meist erst nach ca. zwölf Stunden in das verletzte Gewebe ein. Bei großen Schädigungen, wie z. B. der Transplantation eines avaskulären Muskellappens, kann es sogar mehrere Wochen dauern, bis endlich Makrophagen das Gewebe erreichen.

Nachdem die Makrophagen das zerstörte Gewebe erreicht haben, beginnt der Abbau des zerstörten Gewebes. Daraufhin erfolgt dann die Regeneration des Muskels. Inwieweit die Anwesenheit von Makrophagen für die Regeneration verantwortlich ist, ist noch nicht völlig geklärt. Es wird ein Zusammenhang zwischen dem Erscheinen von Makrophagen und der Aktivierung muskelaufbauender Zellen vermutet. Warum und wie sich Makrophagen durch die Basalmembran in das Muskelgewebe bewegen, wird noch diskutiert. Möglicherweise liegen diesem Vorgang gewisse Enzymprozesse zugrunde, wie z. B. der membranolytische C5 b-9-membran-attack-complex. Man hat festgestellt, daß während eines Degenerationsprozesses als erstes Fibronektin, dann Laminin, dann Kollagen Typ IV und V und zum Schluß Heparansulfat verschwinden. Beim Regenerationsprozeß kommen diese Komponenten in der umgekehrten Reihenfolge wieder zurück.

Muskelatrophie

Immobilisation führt auch im Bereich des Muskelbauchs zu großen Veränderungen. Das Muskelgewebe und das Bindegewebe zeigen starke Degenerationserscheinungen. Als deutlichste Form der Degeneration fällt die Atrophie des Muskelgewebes auf. Ein Muskel, der in einer verkürzten Stellung immobilisiert wird, weist eine Abnahme in der Anzahl der hintereinander geschalteten Sarkomere auf wie auch eine Verkürzung des Bindegewebes durch die Bildung pathologischer Crosslinks. Das hat zur Folge, daß sich der Muskel in seiner gesamten Länge verkürzt. Würde man das Muskelgewebe in einer verlängerten Stellung immobilisieren, so käme es zu einer Zunahme der Zahl der Sarkomere und auch zu einer Verlängerung und einer Zunahme von Bindegewebe. In diesem Fall wäre der Muskel anschließend länger bzw. würde seine ursprüngliche Länge beibehalten. Diese Art der Immobilisation wird normalerweise ausschließlich bei Tierexperimenten durchgeführt, um die Veränderungen zu beobachten, die unter diesen besonderen Umständen auftreten können.

Selbstverständlich kann nur ein eingelenkiger Muskel bzw. eine eingelenkige Muskelgruppe während einer Immobilisation unter maximale Dehnung gebracht werden. Die Muskeln auf der anderen Seite der Gelenkachse befinden sich dabei dann in einer verkürzten Situation. Immobilisationen werden beim Menschen in der Regel in der Ruhe- oder Mittelstellung eines Gelenkes durchgeführt, bei der die Muskeln beiderseits der Gelenkachse etwas entspannt bzw. verkürzt sind.

Nicht nur bei Immobilisation kommt es zu einen Mengenverlust von Muskelgewebe (bzw. Sarkomeren) und Bindegewebe, sondern auch bei jeder Form von Unterbelastung eines Muskels. Obwohl die meisten Muskelverletzungen im Bereich des Muskel-Sehnen-Übergangs stattfinden, zeigen sich auch Verletzungen im Bereich des Muskelbauchs, normalerweise in Form partieller Rupturen. Totale Rupturen stellen eine absolute Seltenheit dar.

Zusammenfassung: Degeneration des Bindegewebes innerhalb des Muskelbauchs

Das Bindegewebe eines Muskelbauchs zeigt degenerative Veränderungen während des Alterungsprozesses, weil Kontraktionen und Verlängerungen als notwendige Belastungen nicht mehr ausreichend vorhanden sind. Folge ist eine Abnahme aller Matrixkomponenten, wobei der Verlust an Grundsubstanz im Vordergrund steht. Die kollagenen Fasern können sich nun einander annähern und es kommt zu der Bildung pathologischer Crosslinks. Hierdurch wird die Mobilität des Bindegewebes und damit die Mobilität des Muskels stark beeinträchtigt, es entstehen Muskelverkürzungen. Ischämie führt zu einem Abbau und zur intrinsischen Degeneration des Muskels. Dabei wird vor allem das eigentliche Muskelgewebe angegriffen und abgebaut.

2.12.8 Regeneration

Den Regenerationprozeß eines Muskels kann man in eine *kontinuierliche Regeneration* und eine *nicht-kontinuierliche Regeneration* unterteilen.

Kontinuierliche Regeneration

Die kontinuierliche Regeneration ist ein Prozeß, der ständig innerhalb des Muskels stattfindet. Dadurch ist ein Muskel in der Lage, sich immer wieder wechselnden Belastungen neu anzupassen. Genau das macht seine Trainierbarkeit aus.

Nicht-kontinuierliche Regeneration

Unter der nicht-kontinuierliche Regeneration versteht man die Regeneration, die nach einer Verletzung stattfindet. Bei einem Muskel spricht man nach einer Verletzung eher von Regeneration als von Wundheilung, weil der Muskel in der Lage ist, ein *identisches* Gewebe neu zu bilden. (Normalerweise entsteht während der Wundheilung ein immer mehr oder weniger ausgeprägtes Ersatzgewebe, das mit dem ursprünglichen Gewebe nicht identisch ist. Vgl. Wundheilung, S. 48 ff.)

Hämatombildung

Die Prozesse nach einer Verletzung im Muskelbauch sind mit den Vorgängen vergleichbar, die während der embryonalen Entwicklung eines Muskels ablaufen. Nach einer Verletzung sind das Muskelgewebe, das Bindegewebe, die Basalmembran und Gefäße geschädigt, und es kommt zur Bildung eines Hämatoms. Die nun eintretenden Zellen wie Makrophagen, Mastzellen, Leukozyten, Monozyten usw. setzen Schmerz- und Entzündungsmediatoren frei und leiten damit die ca. vier Tage dauernde Entzündungsphase ein. Sie ist mit der Bildung von Ödemen und Granulationsgewebe kombiniert.

Proliferation

In der Proliferationsphase beginnen Fibroblasten mit großer Geschwindigkeit, Kollagen vom Typ III und etwas vom Typ IV und V im Bereich des Bindegewebes der Muskeln zu produzieren. Neben Kollagen werden auch noch andere Matrixkomponenten wie Fibronektin, Hyaluronsäure, Dermatansulfat usw. synthetisiert und an das Interstitium abgegeben. Während dieser Phase der Wundheilung wird die motorische Aktivität des Muskels gehemmt, um das Verletzungsgebiet zu schonen. Der Grund für diese Hemmung liegt wahrscheinlich darin, daß eine eventuelle Muskelkontraktion das neu gebildete Gewebe leicht schädigen könnte. Um das Gewebe gegen diese erneute Schädigung zu schützen, werden Schmerz- oder Nozizeptoren durch die Freisetzung von Schmerzmediatoren aktiviert, die schon bei leichten Dehnungsreizen des verletzten Gewebes Schmerzreize erzeugen. Dieses Schmerzempfinden inhibiert (hemmt) die Motoneurone im Vorderhorn des Rückenmarks. Man spricht hierbei von einer Schmerzinhibierung (Pain-inhibition), die meistens nach ca. einer Woche wieder nachläßt.

Regeneration des Muskelgewebes

Gleichzeitig mit der Wundheilung des Bindegewebes findet die Regeneration des Muskelgewebes statt. Satellitzellen bewegen sich aus der Basalmembran Richtung Muskelgewebe und beginnen mit der Synthese des neuen Muskelgewebes. Die Satellitzellen wandeln sich in Myoblasten um und sind jetzt in der Lage, alle Komponenten zu synthetisieren, die für die Regeneration des Muskels notwendig sind. Sie werden aus diesem Grund auch muskeleigene Reparaturzellen genannt. Wichtig für die Regeneration eines Muskels ist eine physiologische Aktivität während der Regenerationszeit, weil auch das Muskelgewebe funktionelle Reize für seine Wiederherstellung benötigt.

Myoblasten des Muskelgewebes und Fibroblasten des Bindegewebes beginnen nach der Heilung, eine neue Basalmembran von beiden Seite aufzubauen. Wie in der embryonalen Entwicklung wird neben kollagenen Fasern und Vernetzungsproteinen Hyaluronsäure gebildet. Hyaluronsäure wird später von langen Ketten Chondroitinsulfat ersetzt und dies wiederum von Heparansulfat. Erst nach Beendigung dieser Vorgänge ist der Heilungsprozeß wirklich abgeschlossen.

Wird bei der Verletzung auch Nervengewebe geschädigt, beginnt das Muskelgewebe erst nach der Reinnervierung, die spezifische Funktion der Muskelfasern zu bestimmen. Gemeint sind die Funktionen der Muskelfasern vom Typ I und vom Typ II bzw. der phasischen und tonischen Fasern, auch fast-twitch- und slow-twitch-Fasern genannt (s. Kap. 2.13).

Komplikationen

Das größte Problem während der Wundheilung stellt die im Muskel stattfindende bindegewebige Veränderung dar, bei der das Muskelgewebe durch Bindegewebe ersetzt wird. Der Grund für diesen bindegewebigen Umbau liegt zum einen in einem Mangel bzw. Fehlen an physiologischen Reizen während der Regeneration des Muskels und seines Bindegewebes. Zum anderen wird dieser Umbau auch durch große Risse im Muskel verursacht, wodurch Fibroblasten durch die Basalmembran in das Muskelgewebe gelangen können und hier Bindegewebe produzieren. Diese Veränderungen sind normalerweise irreversibel und können über längere Zeit Probleme bzw. Schmerzen verursachen.

Zusammenfassung: Regeneration des Bindegewebes innerhalb des Muskelbauchs

Bei der Regeneration eines Muskels unterscheidet man zwischen einer kontinuierlichen Regeneration, die den Muskel in die Lage versetzt, sich veränderten Belastungen anzupassen bzw. trainierbar zu sein, und einer nicht kontinuierlichen Regeneration, die nach Verletzungen in Erscheinung tritt. Die Heilung des eigentlichen Muskelgewebes nach einer Verletzung ist mit der embryonalen Entwicklung dieses Gewebes vergleichbar. Die Heilung des Bindegewebes durchläuft alle bekannten Phasen der Wundheilung. Bei Verletzungen, bei denen die Basalmembran geschädigt wurde, wandeln sich die Satellitenzellen in Myoblasten um und produzieren neues Muskelgewebe. Myoblasten und Fibroblasten bilden gemeinsam von beiden Seiten eine neue Basalmembran. Große Verletzungen der Basalmembran können aber zu bindegewebigen Einwachsungen ins Muskelgewebe führen. Dieser bindegewebige Umbau wird außerdem von mangelnden physiologischen Belastungsreizen während der Wundheilung gefördert.

2.13 Kontraktile Elemente der quergestreiften Muskulatur

J. Cabri

Die Muskeln bewirken die Körperbewegungen. Das Muskelgewebe besteht aus langgestreckten Muskelzellen, die durch eine große Anzahl kontraktiler Filamente im Zytoplasma gekennzeichnet sind. Bei den Säugetieren unterscheiden wir aufgrund ihrer Morphologie und Physiologie drei Arten von Muskelgewebe:

- glattes Muskelgewebe mit spindelförmigen Zellen,
- Skelettmuskelgewebe, das auch quergestreiftes Muskelgewebe genannt wird, mit zylinderförmigen Zellen und
- Herzmuskelgewebe, ein quergestreiftes Gewebe mit parallel angeordneten Zellen, die durch Glanzstreifen, Disci intercalares, verbunden sind.

Das Skelettmuskelgewebe ist das am häufigsten vorkommende Gewebe im menschlichen Körper. Es beansprucht 40–50% des gesamten Körpergewichts. Es gibt 430 Skelettmuskeln, die zumeist in Paaren an beiden Seiten des Körpers vorhanden sind. Lediglich 80 Muskelpaare sind für die groben Bewegungen zuständig. Das Muskelgewebe weist drei wichtige Eigenschaften auf:

- *Kontraktion:* Das Muskelgewebe kann sich verkürzen. Hierbei handelt es sich um einen aktiven, energetischen Prozeß.
- *Dehnbarkeit:* Das Muskelgewebe kann gleichzeitig bis zu einer bestimmten Grenze verlängert werden, ohne daß dadurch ein Gewebeschaden auftritt.
- *Elastizität:* Nach Dehnung oder Verlängerung kann das Muskelgewebe wieder seine Originallänge annehmen.

Skelettmuskeln sind direkt oder indirekt mit dem Skelett verbunden. Legt man Muskelgewebe unter ein Mikroskop, so erkennt man zahllose kleine Querstreifen, daher der Name quergestreifter Muskel.

Die Muskeln selbst können Kräfte auslösen, was im Ergebnis zu Bewegungen führt. Gleichzeitig jedoch sollen die Muskeln dem Skelett Schutz geben, da sie in der Lage sind, die Kräfte, die auf das Skelett einwirken, zu verteilen und Stöße zu absorbieren. Skelettmuskeln können dynamisch oder statisch wirken. Dynamische Muskelarbeit läßt Lokomotion bzw. Stellungsänderungen im Raum zu. Statische Muskelarbeit entsteht, wenn Körperhaltungen stabilisiert werden müssen.

2.13.1 Funktionelle Histologie des Skelettmuskels

Die Skelettmuskulatur besitzt einen funktionellen histologischen Aufbau. Das Skelettmuskelgewebe ist eine Form quergestreiften Muskelgewebes. Es besteht aus Bündeln sehr langer, zylinderförmiger, vielkerniger Einheiten, die eine Querstreifung aufweisen. Muskelzellen sind äußerst spezialisiert, was sich auch in der Namensgebung der verschiedenen Teile widerspiegelt. So wird das Zytoplasma der Muskelzelle *Sarkoplasma* genannt. Das glatte endoplasmatische Retikulum heißt *sarkoplasmatisches Retikulum*, während die Mitochondrien *Sarkosomen* heißen.

Die strukturelle Einheit des Skelettmuskels ist die Muskelfaser, eine lange, zylindrische Zelle mit hunderten von Zellkernen. Innerhalb eines Muskels ist der Durchmesser der Muskelfasern relativ konstant: Dünne Muskelfasern befinden sich in den Augenmuskeln, während dicke Fasern z.B. in den Oberschenkelmuskeln vorhanden sind. Die Muskelfaser hat eine Stärke von ca. 10 – 100 μm und eine Länge von ca. 1 – 30 cm. Die längsten Muskelfasern befinden sich im M. sartorius.

Mikroskopischer Aufbau

Die große Anzahl von Fasern, aus denen die verschiedenen Skelettmuskeltypen bestehen, sind in deutlich zu unterscheidenden Muskeln angeordnet (Abb. 2.**127**).

Jeder einzelne Muskel ist von einer Bindegewebshülle, dem Epimysium, umgeben. Innerhalb des Muskels gibt es wieder Bündel, die Faszikel, die vom Perimysium umgeben sind. Ein Muskelbündel besteht aus mehreren Muskelfasern (muscle fibers). Aus dem Perimysium dringen Bindegewebsverzweigungen, in denen u. a. Blutgefäße liegen, in

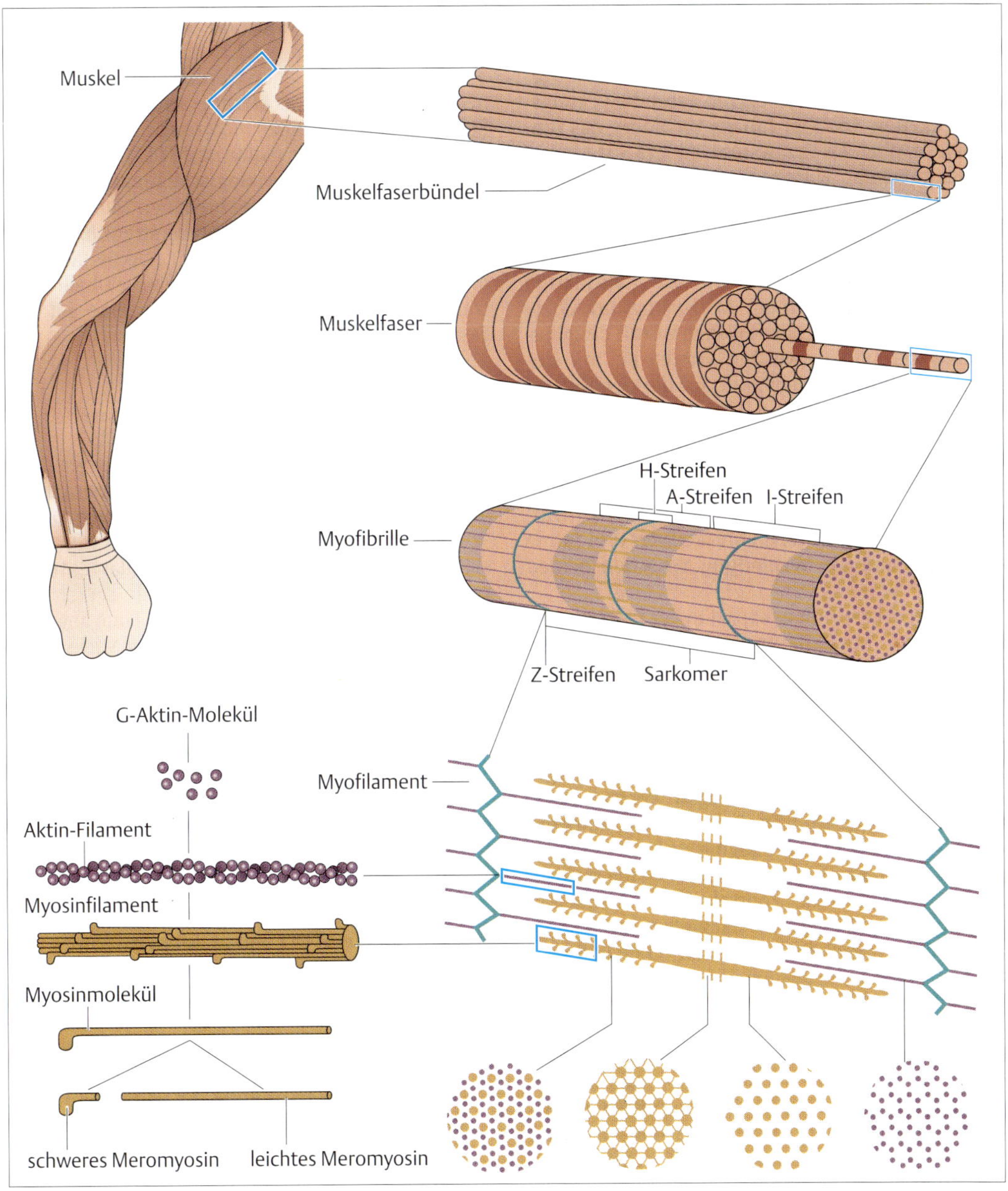

Abb. 2.**127** Histologischer Aufbau eines Muskels.

die Faszikel ein. Diese Verzweigungen werden immer feiner, so daß jede Muskelfaser von einer Schicht retikulärer Fasern umhüllt wird. Das Endomysium ist schließlich die Bindegewebsschicht, die jede individuelle Muskelfaser umgibt. Direkt unter dem Endomysium liegt das *Sarkolemm*, eine dünne elastische Schicht mit Einstülpungen, die in das Muskelgewebe eindringen. Jede Muskelfaser besteht aus verschiedenen Untereinheiten, den *Myofibrillen*, sie sind das kontraktile Element der Muskelfaser. Außer Blutgefäßen enthält jede Bindegewebsschicht kollagene und elastische Fasern, Fibroblasten, Lymphgefäße und Nerven.

Innerhalb des Faszikels verschafft das Bindegewebe der jeweils benachbarten Faser Bewegungsmöglichkeiten. Darüber hinaus verbindet das Bindegewebe, über das Epimysium, andere Strukturen, wie Haut, Sehnen, Knochenhaut, Aponeurosen und dergleichen. Eine äußerst wichtige Funktion des Bindegewebes besteht in der Kraftübertragung, ausgelöst durch die Muskelkontraktion. Von den gesonderten Muskelfasern wird die Kontraktion durch das Endomysium auf das Perimysium übertragen. Das darinliegende Kollagen ist mit dem Epimysium verbunden, welches wiederum mit der Sehne oder der Knochenhaut, auf die der Muskel seine Wirkung ausübt, in Verbindung steht. Die Kontraktionskraft äußert sich am stärksten an den Enden der Muskelfasern: Hier werden kollagene Fasern der Sehne gefunden, die in tiefe Falten des Sarkolemms des Muskelfaserendes eintreten. So wird die Kontaktfläche zwischen Muskelfaser und Sehne vergrößert und die Verbindung zwischen beiden gefestigt.

Mit einem Lichtmikroskop ist in der frischen, unbearbeiteten Muskelfaser eine querverlaufende Streifenzeichnung zu erkennen, die durch eine alternierend mehr oder weniger starke Lichtbrechung entsteht. Die stark lichtbrechenden Streifen, die *A-Sreifen* (anisotrop) sind deutlich von den *I-Streifen* (isotrop) zu unterscheiden, die weniger stark Licht brechen und deswegen weniger Farbe aufweisen. Mitten im I-Streifen wird die dunklere *Z-Linie* gefunden, die den Beginn und das Ende eines *Sarkomers* anzeigt. Das Sarkomer ist die kleinste funktionelle Einheit des kontraktilen Elements und läuft von einer Z-Linie zur nachfolgenden Z-Linie und umfaßt einen halben I-Streifen, einen vollständigen A-Streifen und wieder einen halben I-Streifen (vgl. Abb. 2.**127**).

Das Sarkoplasma jeder Muskelfaser ist größtenteils mit faserartigen Elementen, den Myofibrillen, gefüllt. Sie haben eine Stärke von 1 – 2 µm, können abhängig vom Durchmesser der Muskelfaser in verschiedener Anzahl vorhanden sein und verlaufen parallel von einem Ende der Muskelfaser zum anderen. Jede Myofibrille besteht aus der Aneinanderreihung zahlreicher Sarkomere. Weil die Streifen der Myofibrillen präzise nebeneinander liegen, entsteht der Eindruck von quer über die gesamte Muskelfaser verlaufenden Streifen.

Die Muskelzelle ist eine multinukleare Zelle. Die Kerne liegen direkt unter der Zellmembran bzw. dem Sarkolemm. Das *Sarkolemm* ist, wie die Membran des Neurons, eine reizbare Membran. Sie enthält Kanäle, die sich in Abhängigkeit von Aktionspotentialen öffnen und schließen. Die Skelettmuskelfaser besitzt an ihrer Oberfläche ein Nervenende, die *motorische Endplatte* (ME). An der motorischen Endplatte beginnt das Aktionspotential, das für die Kontraktion benötigt wird.

Mehrere Muskelzellen werden von einem Motoneuron innerviert. Das Motoneuron und seine Muskelzellen bilden eine *motorische Einheit*, man spricht auch von der *motor unit* (MU). Die motorische Einheit ist die physiologische funktionelle Einheit des Muskels. Die verschiedenen Muskelzellen der motorischen Einheit liegen verstreut in den diversen Faszikeln des Muskels. Die Aktivität jeder motorischen Einheit verursacht eine globale Kontraktion des Muskels, also nicht nur eine auf den Faszikel beschränkte Teilkontraktion.

Molekularstruktur der Muskelfaser

Elektronenmikroskopisch gesehen besteht die Myofibrille aus zwei verschiedenen Filamentarten: dicken *Myosin*- und dünnen *Aktinfilamenten*. Der A-Streifen ist dadurch gekennzeichnet, daß nur Myosinfilamente vorkommen. Die Aktinfilamente liegen zwischen den Myosinfilamenten, setzen sich zum I-Streifen fort und sind an der Z-Linie angeheftet. Im entspannten Zustand liegt in der Mitte des A-Streifens noch ein hellerer *H-Streifen*, auch Hensen-Scheibe genannt. Der H-Streifen ist der zentrale Teil der Myosinfilamente, in den sich die Aktinfilamente bei Kontraktion hineinschieben, so daß der H-Streifen vollständig verschwindet.

Das Sarkomer besitzt einen komplexen Aufbau. In Abb. 2.**128** sind die am Aufbau des Sarkomers beteiligten Proteine dargestellt:

- In den Z-Linien befindet sich Alpha-Aktin und Desmin. Das Alpha-Aktin hält die dünnen Filamente an ihrem Ort und in ihrer Position zu den anderen Muskeleiweißen. Langsame Fasern besitzen mehr Alpha-Aktin als schnelle Fasern. Desmin verbindet die Z-Linien benachbarter Myofibrillen und sorgt damit für die korrekte räumliche Anordnung im Sarkomer. Es ist damit auch für die Querstreifung der Muskulatur verantwortlich.
- In den dünnen Filamenten kommen Aktin, Tropomyosin, Tropolin und Nebulin vor. Aktin steht mit Myosin in Interaktion und bildet den Kern

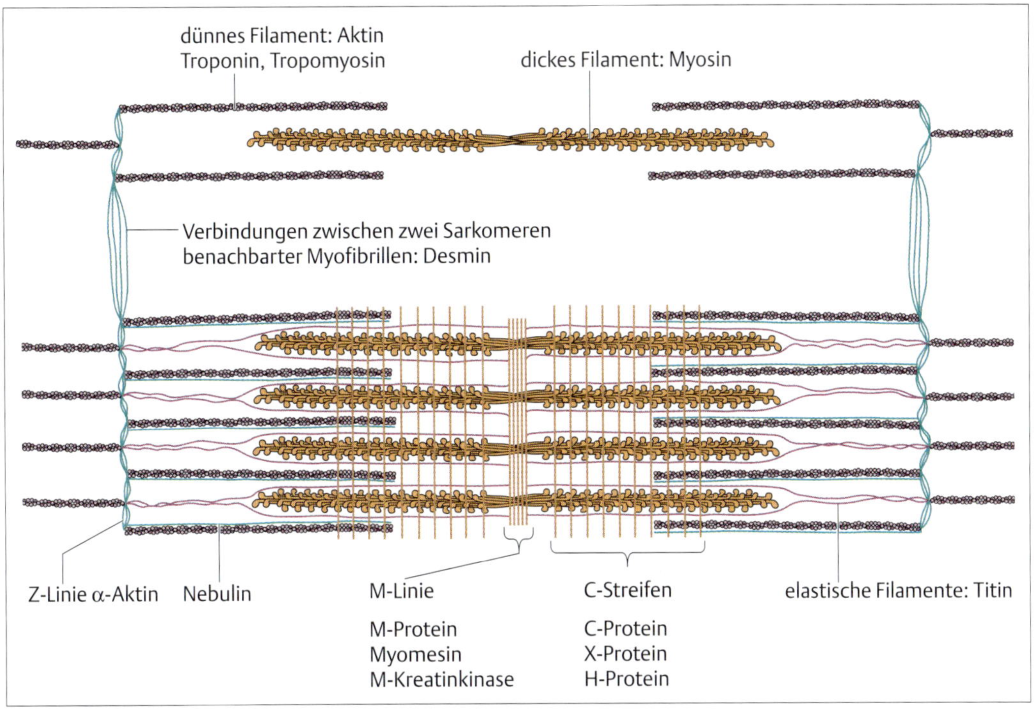

Abb. 2.**128** Proteine eines Sarkomers (nach Billeter u. Hoppeler 1994).

des dünnen Filaments. Tropomyosin überträgt Formänderungen des Troponinkomplexes auf das Aktin. Troponin bindet Kalzium, das ihm Formänderungen ermöglicht, und beeinflußt das Tropomyosin. Nebulin verläuft mit den dünnen Filamenten und soll die Zahl der einander zugordneten Aktinmonomere kontrollieren.

- In den dicken Filamenten ist Myosin enthalten, das wiederum ATP beinhaltet und für den Kraftschlag des Myosinkopfes verantwortlich ist.
- Im C-Streifen ist C-Protein. Es hält vermutlich die dicken Filamente in ihrer Anordnung. Außerdem könnte es für die Konstanz des Abstandes der H-Proteine benachbarter dicker Filamente während der Kontraktion verantwortlich sein.
- In der M-Linie befinden sich M-Protein, Myomesin und M-CK. M-Protein hält die dicken Filamente in ihrer regulären Anordnung. Myomesin bildet einen festen Verankerungspunkt für Titin und M-CK stellt Energie aus Kreatinphoshat für die ATP-Bildung bereit. Es befindet sich in der Nähe der Myosinköpfe.
- Im elastischen Filament befindet sich Titin. Es hält während der Kontraktion die dicken Filamente in der Mitte zwischen zwei Z-Streifen. Weiter soll es die Zahl der Myosinmoleküle in einem dicken Filament kontrollieren.

Sarkoplasmatisches Retikulum

Das Vorhandensein von Kalziumionen, wichtig für den Kontraktionszustand im Muskel, wird durch das *sarkoplasmatische Retikulum* (SR) geregelt (s. Abb. 2.**129**). Es besteht aus einem hauptsächlich longitudinal verlaufenden verzweigten System, das die Myofibrillen umgibt. An jedem Ende eines Sarkomers bildet dieses Retikulum die terminale Zisterne, die einen Ring rund um die Fibrille bildet. Sobald die Membran des sarkoplasmatischen Retikulums als Folge eines Nervenimpulses über ein fortgeführtes Aktionspotential entlang der Oberflächenmembran aktiviert wird, können die Kalziumionen, die im Ruhezustand im sarkoplasmatischen Retikulum gelagert wurden, gelöst werden und so in die unmittelbare Nähe der Myofilamente gelangen, wo sie sich an Troponin binden und die Brükkenbildung zwischen Aktin und Myosin verursachen können. Nach dem Freiwerden des Kalziums fungiert die Retikulummembran als eine Kalziumionenpumpe, die die Kalziumionen von den Myofilamenten zur Zisterne leitet.

Transversales System

Die Depolarisierung der Membran des sarkoplasmatischen Retikulums wird durch einen Nervenimpuls ausgelöst. Diese Depolarisation muß sich blitzschnell über die Länge der Muskelfaser ausbreiten können. Da die quergestreiften Muskelfasern jedoch ungemein dick sind, ist dazu ein System transversaler Tubuli, auch T-Tubuli genannt, notwendig, die eine uniforme Kontraktion gewährleisten (Abb. 2.**129**).

2.13.2 Muskelrezeptoren

Muskeln besitzen *freie Nervenendigungen* und zwei Arten von speziellen Rezeptoren: *Muskelspindeln* und *Golgi-Sehnenorgane*. Die Muskelspindeln messen die Länge des Muskels und liegen parallel zu den quergestreiften Muskelfasern. Die Golgi-Sehnenorgane sind Spannungsrezeptoren der Sehne. Sie liegen in Serie zu den quergestreiften Muskelzellen. Beide Rezeptoren gehören zu den Propriozeptoren und sind deshalb für Reize empfindlich, die im eigenen lokomotorischen System entstehen.

Freie Nervenendigungen

Die freien Nervenendigungen sind für die Schmerzleitung aus dem Muskel verantwortlich. Sie liegen verstreut im kontraktilen Teil des Muskels und sind in größerer Anzahl auch im myotendinösen Übergang zu finden.

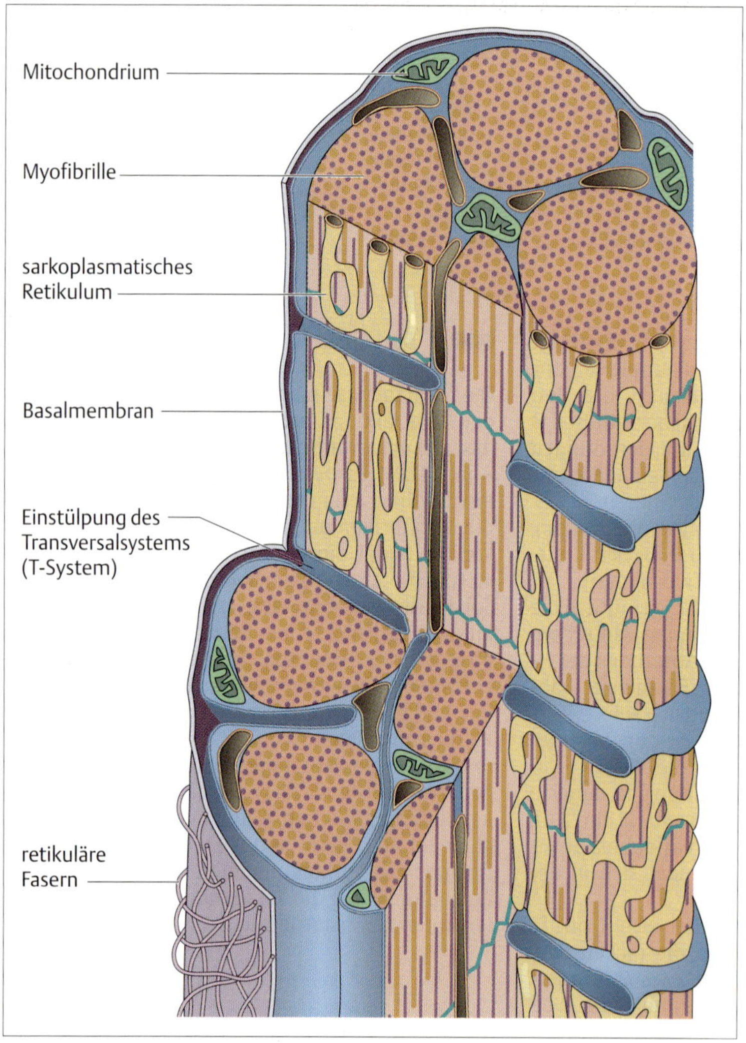

Abb. 2.**129** Aufbau einer Muskelfaser mit sarkoplasmatischem Retikulum und transversalem System.

Muskelspindel

Struktur der Muskelspindel und sensible Nerven

Muskelspindeln sind hochentwickelte Strukturen, die vielfach erforscht wurden und über die vieles bezüglich ihrer Mikrostruktur und Physiologie bekannt ist. Es existieren zwei Arten modifizierter Muskelfasern, die von sensiblen Nervenfasern der Gruppen Ia und II innerviert werden. Muskelspindeln kommen im gesamten Muskel vor und verdanken ihren Namen ihrer spindelartigen Form. Jede Muskelspindel besteht aus einer Bindegewebskapsel, in der sich 10 – 20 *intrafusale* Muskelfasern befinden. Sie liegen parallel zu den quergestreiften oder *extrafusalen* Muskelfasern. Die intrafusalen Muskelfasern sind schmal und besitzen keine Aktin- und Myosinfilamente in ihrem äquatorialen Bereich. Das bedeutet, daß dieser Bereich nicht kontraktil, sondern dehnbar ist. An ihren Enden hat die intrafusale Muskelfaser Aktin- und Myosinfilamente, die es ihr ermöglichen, sich zu kontrahieren.

Es gibt zwei Arten intrafusaler Muskelfasern: die Fasern, bei denen die Kerne in einem Sack auf Höhe des äquatorialen Bereichs zusammenliegen, und die Fasern, deren Kerne in einer Kette im äquatorialen Bereich hintereinander aufgereiht sind. Diese beiden Arten tragen deshalb die Bezeichnungen Kernsackfasern (Nuclear-bag-Fasern) und Kernkettenfasern (Nuclear-chain-Fasern). Pro Muskelspindel findet man 1 bis 3 Kernsäcke und 3 bis 7 Kernketten.

Eine dicke sensible Faser, die Ia-Faser, umschließt die nicht-kontraktile, dehnbare äquatoriale Zone der intrafusalen Fasern. Diese Ia-Afferenzen haben einen Durchmesser von 17 λ und eine Leitgeschwindigkeit von 120 m/s (432 km/h^{-1}) und sind damit die schnellsten aller Nervenfasern. Sie bilden die primärsensiblen Endigungen der intrafusalen Fasern. Der sensible äquatoriale Bereich der Nuclear-chain-Fasern wird zudem von zwei sekundärsensiblen Endigungen innerviert. Hierbei handelt es sich um Fasern der Gruppe II, auch *flower spray endings* genannt.

Die primären Ia-Afferenzen stammen also sowohl aus den Kernsackfasern als auch aus den Kernkettenfasern während die Gruppe-II-Afferenzen nur aus den Kernkettenfasern stammen.

Die Dehnung des äquatorialen Bereichs, der adäquate Reiz für diese Rezeptoren, kann von einer passiven Dehnung des Muskels, z.B. durch die Schwerkraft, oder einer Kontraktion längs der Gamma-Motoneuronen der kontraktilen Enden der intrafusalen Muskelfasern herrühren, z.B. zur Regelung von Länge und Tonus in den Anti-Schwerkraftmuskeln.

Statische und dynamische Eigenschaften der Muskelspindel

Bei Ausdehnung des äquatorialen Bereichs der Muskelspindel entsteht am sensiblen Ende der afferenten Fasern ein Generatorpotential. Dieses Potential wird in einer Reihe von Aktionspotentialen (AP) entlang der afferenten Fasern weitergeleitet.

Die statische Antwort der Muskelspindel stammt von den Kernkettenfasern: Bei Dehnung des äquatorialen Bereichs der Muskelspindel steigt die Frequenz der Aktionspotentiale sowohl in den Ia- als auch in den II-Afferenzen an. Dieser Frequenzanstieg erfolgt proportional zur Größe der Dehnung und kann minutenlang andauern, solange der adäquate Reiz vorhanden ist. Da die Ia- und II-Afferenzen von den Kernkettenfasern stammen, ist es wahrscheinlich, daß diese Rezeptoren die statischen oder tonischen Rezeptoren der Muskelspindel darstellen.

Die dynamische Antwort kommt von den Kernsackfasern: Dabei ist in den Ia-Afferenzen zu Beginn der Antwort auf die Dehnung eine deutliche, aber vorrübergehende Erhöhung der Aktionspotentiale zu beobachten. Sie lösen eine Veränderung der Muskelspindellänge aus und signalisieren gleichzeitig die Geschwindigkeit, mit der die Längenveränderung abläuft. Diese dynamische Antwort auf eine schnelle Dehnung ist heftig und tritt schon bei Dehnungen von wenigen λ und von nur wenigen Muskeln auf. Sobald die Länge nicht mehr zunimmt, stoppt der Anstieg der Aktionspotentialfrequenz und fällt in den Ia-Afferenzen bis auf einen Wert zurück, der mit der statischen Antwort der Muskelspindel für diese neue Länge übereinstimmt. Diese statische Antwort ist ebenfalls in den II-Afferenzen vorhanden. Die dynamische Antwort wird nur in den Ia-Afferenzen gegeben und ist wahrscheinlich den Kernsackrezeptoren zuzuschreiben, die nur durch Ia-Fasern innerviert werden. Der plötzlichen Dehnung im äquatorialen Bereich folgt wahrscheinlich durch eine Neuverteilung des Kernbündels, das seine Länge in diesem Bereich hält, eine Adaptation dieses Rezeptors. Eine Verringerung des Generatorpotentials und gleichzeitig eine Verringerung der Frequenz des Aktionspotentials ist hierbei die Folge.

Gamma-Innervation der Muskelspindel

Die kontraktilen Enden der Muskelspindel werden durch efferente Neuronen innerviert, die *Gamma-Motoneurone* (γ-Motoneurone). Das Axon des Gamma-Motoneurons hat einen Durchmesser von 5 λ. Das Axon des Gamma-Motoneurons, das die extrafusalen Muskelfasern innerviert, hat einen Durchmesser von 9 – 20 λ. Die Gamma-Motoneurone sind für die Kontrolle der statischen und dynamischen Antworten der Muskelspindeln verantwortlich.

Die kleinen Motoneurone oder Gamma-Neurone, die die intrafusalen Muskelfasern innervieren, machen 50% aller Motoneurone aus, die im Vorderhorn eines Rückenmarksegmentes vorkommen. Einige Gamma-Motoneurone innervieren die intrafusalen Kernkettenfasern (die statischen Gamma-Motoneuronen oder γ-s oder γ-2), andere innervieren die intrafusalen Kernsackfasern (die dynamischen Gamma-Motoneuronen oder γ-d oder γ-1).

Eine Aktivierung von γ-s hat zur Folge, daß ein Frequenzanstieg in den Ia- und II-Afferenzen erfolgt. Bei Aktivierung von γ-d steigt die Frequenz der dynamischen Antwort der Ia-Afferenzen an.

Regulierung der Empfindlichkeit der Muskelspindel

Die Muskelspindeln messen die Länge des Muskels und die Geschwindigkeit seiner Längenveränderung. Ein adäquater Reiz besteht in einer Dehnung des äquatorialen Bereichs. Es bestehen zwei Möglichkeiten, diesen Bereich zu dehnen:

- Erstens durch die Dehnung des gesamten Muskels und
- zweitens durch die Kontraktion der intrafusalen Muskelfasern parallel zu den Gamma-Motoneuronen.

Beide Phänomene können einander wechselseitig verstärken bzw. abschwächen. So verursacht z.B. die Dehnung eines Muskels bei gleichzeitigem Erschlaffen der intrafusalen Fasern lediglich eine geringe oder sogar keine Zunahme der Impulsfrequenz in den Ia- und II-Fasern. Andererseits führt eine Dehnung des Muskels bei gleichzeitiger Kontraktion der intrafusalen Muskelfasern zu einer besonderen Aktivierung der afferenten Fasern. Da die Reizbarkeit des äquatorialen Bereichs hauptsächlich von seinem momentanen Dehnungszustand abhängt, kann der Schwellenwert der Muskelspindel durch die Gamma-Motoneurone nach Bedarf verschoben werden. Eine der wichtigsten Aufgaben der Gamma-Motoneurone ist deshalb, die Reizbarkeit der Muskelspindeln immer in einem für die Längenwahrnehmung günstigen Zustand zu halten.

Aus diesem Grund sind willkürliche Kontraktionen mit Anti-Schwerkraftfunktion meistens suprasegmental gesteuert, so daß auf segmentaler Ebene sowohl die Gamma-Motoneurone als auch die Alpha-Motoneurone erreicht werden. Dieses Prinzip heißt *Alpha-Gamma-Koaktivität* (α-γ-Koaktivität). Damit können die Muskelspindeln gleichzeitig mit der Kontraktion der extrafusalen Muskelfasern die korrekte Länge einnehmen, um im Verlauf der Kontraktion empfindlich genug zu sein. So können Dehnungen, die während dieser Kontraktion erfolgen sollten, wahrgenommen werden.

Der Gamma-Ring

Die Gamma-Motoneurone machen aus den Muskelspindeln einen *servo-controller* für die Kontraktion. Die Hauptfunktion des Servomechanismus ist es, die Kontraktion der extrafusalen Muskelfasern auf indirekte Weise – über die Muskelspindeln – zu steuern. Dieser Aspekt spielt bei der Tonusregulierung der Anti-Schwerkraftmuskeln eine Rolle. Der Tonus kann auf diese Weise fast ausschließlich segmental gesteuert werden, also gering suprasegmental. So aktiviert der pontile Teil der Formatio reticularis über die retikulär-spinalen Bahnen die Gamma-Motoneurone auf segmentalem Niveau.

Dies wird vom *size-Effekt* ermöglicht: Die Zellkörper der Gamma-Motoneurone sind kleiner als die der Alpha-Motoneurone. Folglich ist auch ihre Membranoberfläche kleiner, so daß nur eine geringe Depolarisation, also eine geringe Verschiebung von Ladungen nötig ist, um das Membranpotential – für die Erregung– auf Schwellenwert zu bringen. Obwohl die absteigenden Bahnen mit beiden Motoneuronenarten in Kontakt stehen, werden die Gamma-Motoneurone als erste aktiviert.

Die Aktivierung von Gamma-Motoneuronen verursacht die Kontraktion der intrafusalen Fasern. Der äquatoriale Bereich wird proportional zur Verkürzung gedehnt. Infolgedessen steigt die Aktivität der Ia- und II-afferenten Fasern an. Diese Depolarisationen aktivieren die Alpha-Motoneurone im Rückenmark und verursachen die Kontraktion der quergestreiften motorischen Muskelzellen.

Anhaltende Basisaktivität in den Muskelspindel-Afferenzen

In normalem Zustand ist eine leichte, jedoch anhaltende statische Aktivität in den afferenten Fasern der Muskelspindeln vorhanden. Ein Anti-Schwerkraftmuskel, z.B. der M. quadriceps femoris, wird in aufrechter Stellung andauernd gedehnt, da die Kniegelenke dazu neigen, sich unter dem Einfluß der Schwerkraft zu beugen. Hinzu kommt, daß die anhaltende Aktivität der Gamma-Motoneurone gleichfalls den äquatorialen Bereich der intrafusalen Muskelfasern dehnt. Das dient der Tonussteuerung. Ein anhaltendes Aktivitätsmuster mit niedrigen Frequenzen ist also in den Ia- und II-afferenten Fasern der Muskelspindeln vorhanden. Eine Dehnung oder Verlängerung dieser Muskeln wird auf dynamische Weise, also vorrübergehend, und auf statische Weise, man spricht auch von konstanter Weise, die Aktivität der Ia-Afferenzen erhöhen. Auf statische Weise werden ebenfalls die II-Afferenzen angesprochen.

Durch die Verkürzung des Muskels über die Alpha-Motoneurone, wird eine Erschlaffung der Muskelspindeln verursacht und eine passagere dynamische Antwort in den Ia-Afferenzen wahrgenommen: ein plötzliches Absinken der Aktionspotentialfrequenz oder sogar ein zeitweiliger Stillstand. Dies ermöglicht sowohl die Verkürzung als auch die Geschwindigkeit der Verkürzung wahrzunehmen. Der Rezeptor für diese Antwort sind die Kernsackfasern. Sobald die Verkürzung einen konstanten Wert eingenommen hat, erscheint in den Ia-Afferenzen erneut eine Aktionspotentialfrequenz, die niedriger liegt als diejenige vor der Verkürzung. Hierbei handelt es sich um die statische Antwort der Muskelspindel, ausgehend von den Kernkettenfasern. Dank dieser anhaltenden Basisaktivität werden also sowohl positive als auch negative Längenveränderungen wahrgenommen.

Golgi-Sehnenorgane

Golgi-Sehnenorgane werden durch multiple Endverzweigungen eines Axons gebildet. Sie sind zwischen die kollagenen Fasern der Sehne gewoben und werden von einer fibrösen Kapsel umgeben. Die Golgi-Organe werden von sensiblen Neuronen mit Axonen der Ib-Klasse gebildet. Sie umranken fünfzehn Sehnenfasern, sind ca. 100 µm lang und liegen in Serie zum Muskel. Wenn ein Muskel kontrahiert, werden die kollagenen Fasern in der Sehne gespannt und nähern sich aneinander an. Aufgrund der dabei entstehenden Verengung werden die Nervenendigungen des Golgi-Organs komprimiert und ein Stimulus wird ausgelöst. Der adäquate Reiz ist also eine Spannungsveränderung in der Sehne. Auf diese Weise zeigt das Golgi-Organ das Maß der Muskelkontraktion und die durch den Muskel gelieferte Kraft an. Bei Veränderung der Spannung wird ein Generatorpotential angeregt, dies hat eine Reihe von Aktionspotentialen zur Folge, die in die Ib-Fasern, die einen geringeren Durchmesser als die Ia-Fasern haben, weitergeleitet werden. Die Rezeptoren reagieren sowohl bei Kontraktion als auch bei Dehnung des Muskels. Der Schwellenwert liegt höher als derjenige der Muskelspindeln. Auch die Entladungsfrequenz der Ib-Fasern ist geringer als die der Ia-Fasern.

Die Sehnenorgane weisen ebenfalls statische und dynamische Reaktionen auf. Sie reagieren intensiv auf plötzliche Spannungszunahme in Form einer dynamischen Antwort. Nach einer Fraktion von einer Sekunde – es besteht eine gewisse Adaption – sinkt die Frequenz der Aktionspotentiale in den Ib-Fasern auf einen geringeren konstanten Wert, was einer statische Antwort entspricht. Der Golgi-Sehnenkörper gibt Informationen bezüglich der in den Muskelfasern entwickelten Spannungskraft an das zentrale Nervensystem weiter.

Zusammenspiel zwischen Muskelspindeln und Sehnenorganen

Ein Muskel in Ruhestellung verfügt über eine bestimmte Länge, die durch die Muskelspindeln wahrgenommen wird, sowie über eine bestimmte Spannung, die durch die Golgi-Sehnenorgane gemessen wird. Sie haben ihre charakteristischen Aktionspotentialfrequenzen in den Ia- und Ib-Fasern, jeweils in Übereinstimmung mit ihrer Länge und Spannung.

Eine passive Dehnung vergrößert sowohl die Länge als auch die Spannung im Muskel. Daraus folgt eine Erhöhung der Entladungsfrequenz in den Ia- und Ib-Fasern, mit dem dynamischen Aspekt, einer zeitweiligen Erhöhung der Frequenz, und unmittelbar danach dem statischen Aspekt, der geringeren konstanten Frequenz. Es werden Länge und Spannung sowie die Geschwindigkeit der Veränderung gemessen.

Bei Aktivierung eines Muskels durch das Alpha-Motoneuron tritt eine Verkürzung der extrafusalen Fasern auf, also eine Erhöhung der Spannung. Die Muskelspindeln dagegen werden zusammengedrückt. Dadurch sinkt die Entladungsfrequenz in ihren Afferenzen ab. Bei großen Verkürzungen kann sie sogar null erreichen. Dies geschieht unter einem dynamischen und einem statischen Aspekt in den Ia-Afferenzen und einem statischen Aspekt in den II-Afferenzen. Die durch die extrafusalen Muskelfasern entwickelte Muskelkraft aktiviert jedoch die Golgi-Organe. Die Ib-Afferenzen steigern die Aktionspotentialfrequenz, gleichzeitig mit einem dynamischen und statischen Aspekt.

Bei der Aktivierung von Gamma-Motoneurone erkennt man als Folge der Dehnung des äquatorialen Bereichs der Muskelspindeln einen Anstieg der Aktivität in den Muskelspindelafferenzen. Zu diesem Zeitpunkt verfügt man über keine assoziierte Steigerung der Entladungsfrequenz in den Ib-Golgi-Afferenzen. Auf die Aktivierung der Muskelspindel-Afferenzen folgt eine Aktivierung der Alpha-Motoneurone des Muskels und somit eine Kontraktion. Jetzt steigert sich die Aktivität der Ib-Afferenzen aufgrund der entwickelten Spannungskraft der intrafusalen Muskelfasern.

2.13.3 Kontraktionsmechanismus

Das Elektronenmikroskop hat viele Geheimnisse der zellulären Strukturen enthüllt. So wird es möglich, die chemischen und mechanischen Ursprünge der Muskelkontraktion in einer Hypothese zu formulieren. Obwohl immer noch verschiedene Fragen offen bleiben, erscheint es angemessen, die *Sliding-Filament-Theorie* vorläufig als Hypothese anzunehmen, da diese gut zu dem paßt, was bis jetzt über die Molekularstruktur des Muskels bekannt ist.

Sliding-Filament-Theorie

Die Sliding-Filament-Theorie besagt: Ein Muskel kann sich verlängern oder verkürzen, indem die dicken und dünnen Filamente ineinander gleiten, ohne daß diese ihre jeweiligen Längen verändern.

Beim Sarkomer im Ruhezustand liegen die dikken und dünnen Filamente über einen ansehnlichen Teil ihrer Länge zwischeneinander. Während einer Kontraktion verändern weder die dicken noch die dünnen Filamente ihre Länge. Nachdem dies unter dem Elektronenmikroskop festgestellt wurde, mußte die Folgerung dahingehen, daß die Kontraktion auf einem weiteren Ineinanderschieben der Filamente beruht. Diese Hypothese wurde durch H. E. Huxley vorgestellt und ist heute aufgrund direkter und indirekter Wahrnehmungen allgemein anerkannt.

Der eigentliche Kontraktionsmechanismus spielt sich im A-Streifen ab, in dem sich die dicken und dünnen Filamente überlappen. Aktin und Myosin wirken dabei auf folgende Weise aufeinander ein: Im Ruhezustand bindet sich ATP an die ATPase auf dem Myosinkopf. Myosin benötigt Aktin als Kofaktor für den Abbau von ATP, um daraus Energie zu gewinnen. Im ruhenden Muskel kann Myosin nicht auf Aktin reagieren, da die Bindungsstelle durch den Troponin-Tropomyosin-Komplex auf den F-Aktin blockiert wird. Sind jedoch Ca^{2+}-Ionen vorhanden, so binden diese sich an die Troponin-C-subunits des Troponins. Hierdurch verändert sich die räumliche Struktur der Troponin-subunits, was zur Folge hat, daß das Tropomyosinmolekül tiefer in die Nut der Aktinhelix rutscht.

Auf diese Weise kommen die Bindungsstellen der Aktin-G-Moleküle weiter nach außen und können nun auf die Myosinköpfe reagieren. Da eine Brücke zwischen dem Myosinkopf am dicken Filament und dem G-Aktinmolekül im dünnen Filament besteht, wird ATP in ADP, Pi und Energie gespalten. Die Folge hiervon ist, daß der Kopf und das angrenzende kleine Stabstückchen des Myosins umgebogen wird. Da das Aktin an das Myosin gebunden ist, wird durch dieses Umbiegen das Aktinfilament über das Myosinfilament gezogen (Abb. 2.**130**).

Obwohl eine große Anzahl von Köpfen über die dicken Filamente hinausragt, ist zu jedem Zeitpunkt nur ein kleiner Teil davon mit den Aktinmolekülen in Kontakt. Während das Aktinfilament jedoch entlang des Myosins gezogen wird, kommen jeweils andere Köpfe mit den Aktinmolekülen in Kontakt und die alten Brücken werden erst dann gelöst, wenn das Myosin ein neues ATP-Molekül gebunden hat. Hierdurch gerät der Myosinkopf wieder in seine alte Stellung und wird einen neuen Kontakt mit Aktin eingehen, so daß ein neuer Kontraktionszyklus beginnen kann.

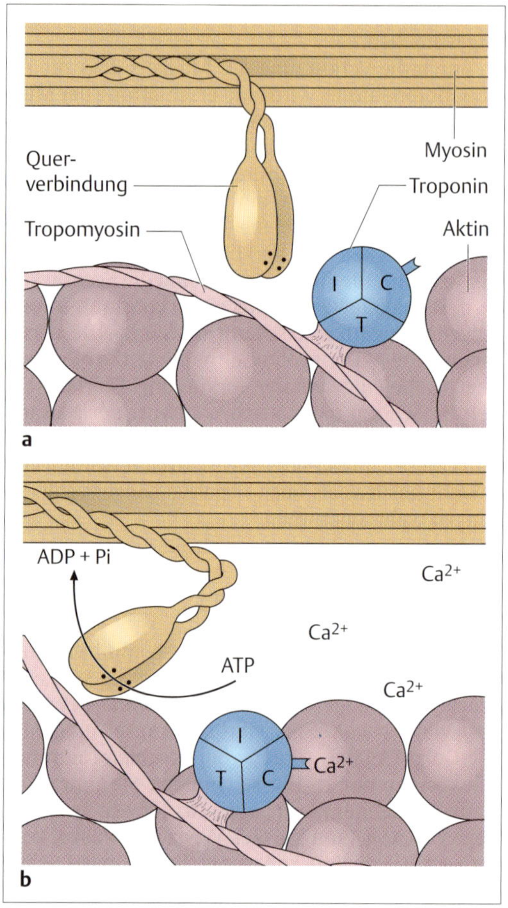

Abb. 2.**130** Kontraktionsmechanismus.

Die Kontraktion, die bis zu einem vollständigen Ineinanderschieben von Aktin und Myosin führen kann, setzt sich fort, bis kein ATP mehr vorhanden ist oder alle Kalziumionen verschwunden sind und der Tropinin-Tropomyosinkomplex erneut die Bindungsstelle für Myosin auf dem Aktinmolekül bedeckt.

Während der Kontraktion verändert sich der A-Streifen (dicke Filamente) nicht in der Länge, die I-Streifen werden kürzer und können sogar ganz verschwinden, je nachdem wie weit die dünnen Filamente zwischen die dicken Filamente gezogen wer-

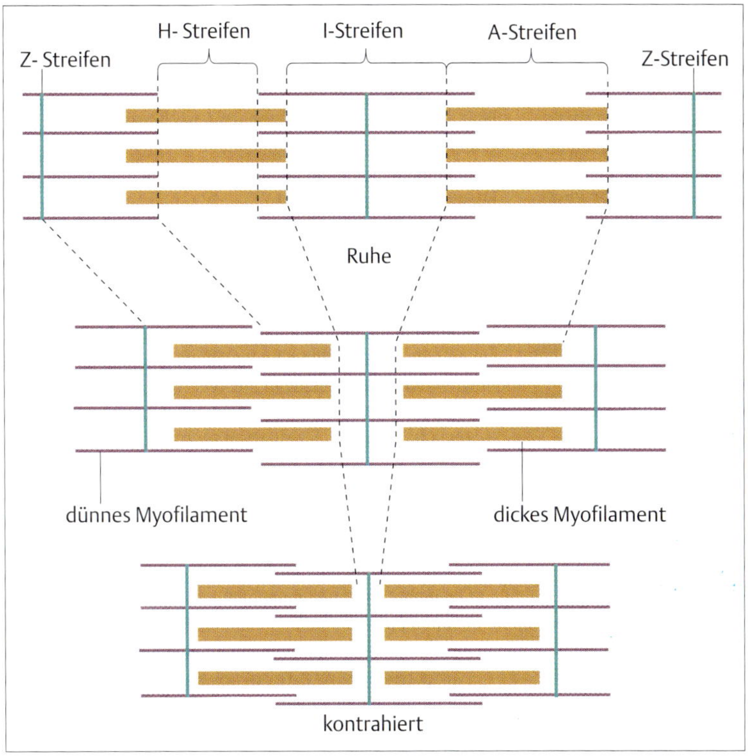

Abb. 2.**131** Während der Kontraktion bleibt die Länge des A-Streifens erhalten, die I-Streifen werden kürzer oder verschwinden.

den. Gleichzeitig verschwindet der H-Streifen in dem Maße, in dem in der Mitte des Sarkomers die dünnen Filamente aufeinanderzubewegt werden und dort schließlich über einen kurzen Abstand längs ineinander geschoben werden können. Das Ergebnis ist, daß der gesamte Muskel durch die kumulative Wirkung aller Sarkomere kürzer wird (Abb. 2.**131**).

Notwendige Prozesse für die Kontraktion

Im folgenden sind die verschiedenen Prozesse, die sich vor, während und nach der Muskelkontraktion abspielen, in ihrer zeitlichen Abfolge aufgelistet:

- Aktionspotential im motorischen Nerv,
- Aktionspotential wird zur motorischen Endplatte weitergeführt,
- Acetylcholin wird im präsynaptischen Raum frei,
- Diffusion von Acetylcholin durch die synaptische Membran,
- Acetylcholin besetzt die Rezeptorenstellen auf der postsynaptischen Membran,
- lokale Depolarisierung (EPSP),
- Aktionspotential wird weitergeführt und gelangt über die T-Tubuli zum sarkoplasmatischen Retikulum,
- Kalzium wird aus den Zisternen des sarkoplasmatischen Retikulums frei,
- Bindung von Kalzium an Troponin,
- Tropomyosin wird räumlich neu geordnet,
- Querverbindungen zwischen Aktin und Myosin
- Aktin + Myosin ATPase – Aktomyosin ATPase,
- Aktomyosin ATPase – Aktomyosin + ADP + Pi + Energie,
- Kraftentwicklung durch „Kippen" von Myosinköpfen,
- Kontraktion,
- ATP bindet sich an Myosinbrücken,
- Aktomyosinbrücken werden abgebaut,
- dieser Kuppeln-Entkuppeln-Prozeß hält so lange an, wie die Kalziumkonzentration hoch genug ist, um das Troponin-Tropomyosin-System zu hemmen.
- Kalziumionen ziehen sich ins sarkoplasmatische Retikulum zurück (aktiver Transport),
- Inhibition des Troponin-Tropomyosin-Komplexes,
- Entspannung.

2.13.4 Kraftentwicklung im Muskel

Muskelkraftbestimmende Faktoren

Neben der Länge des Muskels und der Geschwindigkeit des Zusammenziehens wird die Muskelspannung durch verschiedene Faktoren beeinflußt, von denen nachfolgend eine kurze Übersicht gegeben wird.

Rekrutierung motorischer Einheiten

Gemäß dem Prinzip der Muskelfaserrekrutierung werden bei zunehmender Spannung erst die kleinsten motorischen Einheiten rekrutiert und daraufhin die größeren (Abb. 2.**132**). Auf diese Weise verlaufen Bewegungen mit niedrigen Spannungen in feinen, gradualen Schritten, im Gegensatz zu Bewegungen, die mit dem Einsatz größerer Kräfte, d. h. mit der Rekrutierung großer motorischer Einheiten, einhergehen. Diese Rekrutierung erfolgt gemäß einer Ordnung, die durch das Maß an Exzitabilität, Exzitationsfrequenz und Ermüdbarkeit bestimmt wird.

Physiologischer Querschnitt der Muskelfasern

Dicke Muskelfasern besitzen mehr kontraktile Proteine als dünne Fasern, so daß auch die Muskelkontraktionskraft davon beeinflußt wird. Untersuchungen haben gezeigt, daß ein hypertrophierter Muskel mehr Bindegewebe enthält, so daß der Muskel selbst gegen Verletzungen während intensiver Arbeit kompakter, kräftiger und resistenter ist. Übertriebenes Krafttraining kann ebenfalls Einfluß auf die Anzahl von Muskelfasern haben. Es kann eine Hyperplasie entstehen.

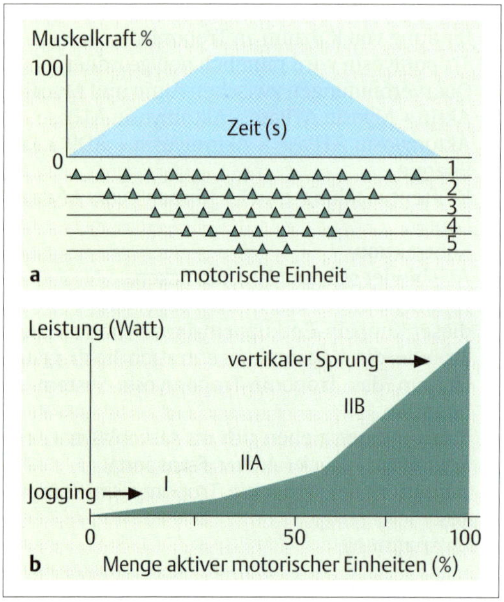

Abb. 2.**132** Schematische Darstellung der Rekrutierung der motorischen Einheiten, a in einer bestimmten Zeiteinheit, b in Abhängigkeit zur Leistung.

Muskelfaserarten

Die Literatur nennt hauptsächlich zwei Muskelfaserarten: Typ I oder Slow-twitch-Fibres und Typ II oder Fast-twitch-Fibres. Sie weisen jeweils ihr typisches mechanisches Verhalten auf und sind durch unterschiedliche Exzitationsschwellen- und Frequenzen gekennzeichnet (Abb 2.**133** und 2.**134**).

Merkmale der Typ I-Fasern:

- Besitzen wenig ATPase beim Myosin
- Sind langsam kontrahierend
- Oxidativ (fatigue resistant)
- Viel Myosin
- Reich an Glykogen und aeroben Enzymen
- Langsamer twitch niedrige Kraftentwicklung

Merkmale der Typ II-Fasern:

- Schnell kontrahierend
- Schneller twich
- Geringes Ausdauervermögen
- Geringes Vorhandensein von Myosin
- Hohe Phosphorylase-Aktivität
- Hauptsächlich anaerobe Energiegewinnung
- Hohe Kraftentwicklung

Neuere Untersuchungen haben jedoch gezeigt, daß die Typ II-Fasern in drei Gruppen unterteilt werden

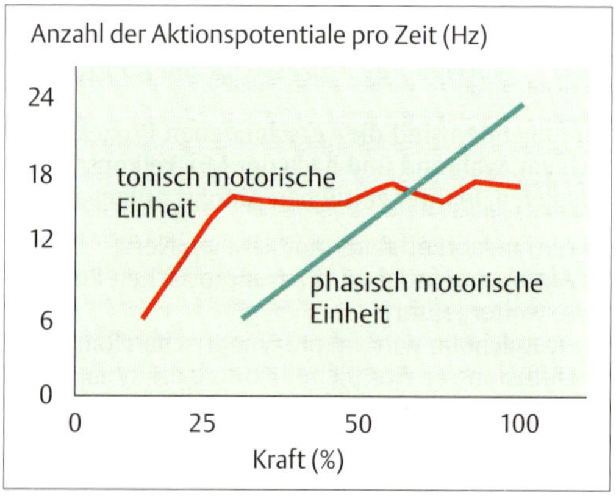

Abb. 2.**133** Unterschiedliche Anzahl der Aktionspotentiale bei tonischen und phasischen motorischen Endplatten.

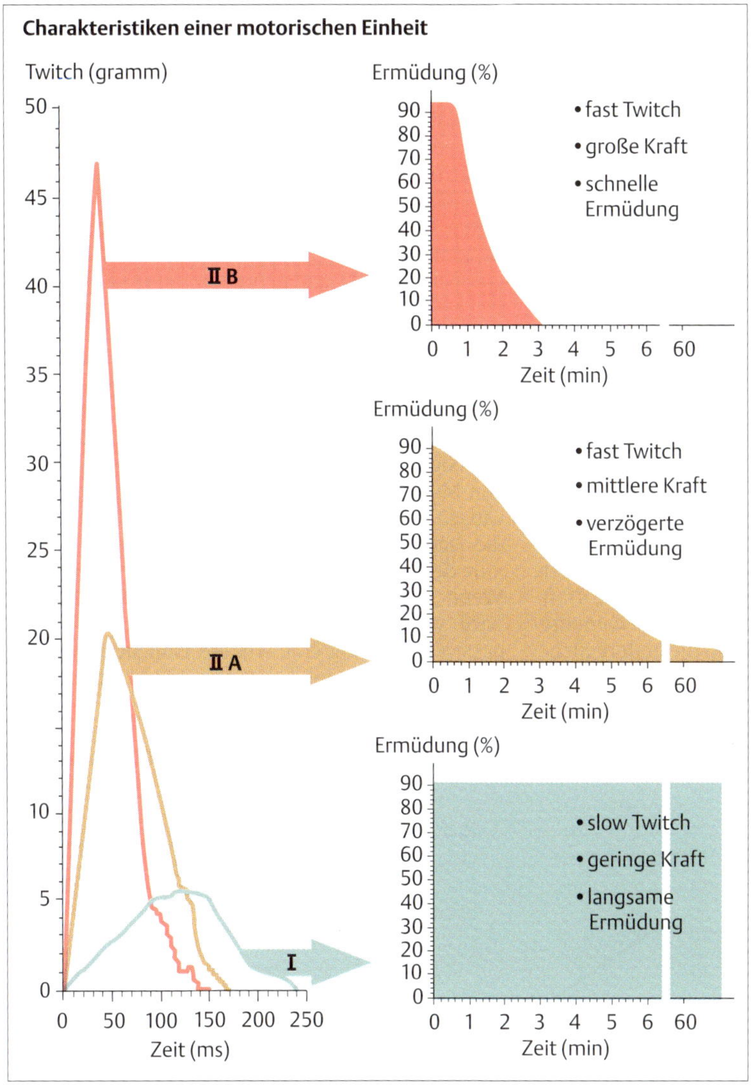

Abb. 2.**134** Unterschiedliche Muskelfaserarten mit typischem mechanischem Verhalten.

können: Typ IIa (oxidativ-glykogenolytisch, fatigue resistant), Typ IIb (glykogenolytisch, fast fatigued) und Typ IIc (nicht differenziert ca. 1%).

Die Muskelfaserzusammensetzung wird also einen wichtigen Einfluß auf die Tatsache haben, ob der Muskel sich schnell und kräftig oder aber langsam und weniger kräftig zusammenziehen kann. Dank der Tatsache, daß mehrere Muskelfaserarten vorhanden sind, erscheint es logisch zu unterstellen, daß bestimmte Trainingsstimuli auch bestimmte Veränderungen auf das Niveau der Muskelfaserzusammensetzung bewirken. Dies kann durch das Gewinnen von Muskelbiopsien festgestellt werden.

Andere Muskelkraft bestimmende Faktoren, die ebenfalls von Bedeutung sein können

- Muskelfaserverteilung
- Muskelfaseraufbau
- Physiologischer Querschnitt des Muskels
- Kontraktionsart
- Arthrokinematik: Mechanik der momentanen Gelenkachsen
- Insertionswinkel
- Usw.

Kraft-Längen-Relation

Die Kraft oder Spannung, die der Muskel entwickeln kann, variiert mit der Länge, in der er stimuliert wird. Diese Kraft-Längen-Relation kann einfach demonstriert werden, indem eine Muskelfaser in unterschiedlichen Längen isometrisch und tetanisch stimuliert wird (Abb. 2.**135**).

Die Muskelfaser erreicht ihre Maximalkraft aus der Ruhelänge. Wird der Muskel auf kürzere Längen zusammengezogen, so wird seine Kraft deutlich geringer. Ebenso verhält es sich, wenn der Muskel gedehnt wird. Diese Unterschiede in der Muskelspannung sind hauptsächlich Folge struktureller Veränderungen im Sarkomer.

Die maximale isometrische Spannung kann nur bei der Ruhelänge des Sarkomers (2,0 – 2,5 µm) entstehen, da die Anzahl der Aktin-Myosin-Brücken bei diesen Längen optimal ist. Nimmt das Sarkomer eine größere Länge ein, so ist die Überlappung weniger günstig, die Anzahl an Aktin-Myosin-Brücken geringer – also weniger Kraft. Sarkomere, die kürzer sind als ihre Ruhelänge, können auch weniger Kraft ausüben, da die Überlappung der dünnen Filamente zugelassen wird, die funktionell in die andere Richtung polarisiert sind, und deshalb wenig Aktin-Myosin-Brücken zulassen.

Wenn das Verhältnis zwischen Spannung und Länge des sich isometrisch zusammenziehenden Muskels gemessen wird, müssen sowohl die aktiven als auch die passiven Komponenten berücksichtigt werden. Die aktive Spannung wird durch die kontraktilen Elemente und die passive Spannung durch diejenigen Komponenten produziert, die gedehnt werden, wenn der Muskel seine Ruhelänge überschreitet. Diese passive Spannung wird hauptsächlich durch die parallel- und serienelastischen Komponenten entwickelt. Das Spannungs-Längen-Verhältnis ist die Summe der aktiven und passiven Komponenten. Aus der Kurve in Abb. 2.**136** kann folgendes abgelesen werden: Wenn der Muskel über seine Ruhelänge hinaus zunehmend ausgedehnt wird, erhöht sich die passive Spannung, während die aktive Spannung reduziert wird.

Die meisten monoartikulären Muskeln werden selten so weit gedehnt, daß ihre passive Spannung eine signifikante Rolle spielt. Bei den mehrgelenkigen Muskeln kommt es viel häufiger zu extremen Längen-Spannungs-Verhältnissen. So können z.B. die ischiokruralen Muskeln bei vollständiger Flexion des Kniegelenks keine große Kraft entwickeln. Wenn bei Hüftflexion das Kniegelenk gestreckt wird, werden diese Muskeln so gedehnt, daß die passive Spannung eine weitere Elongation verhindert. Das Kniegelenk beugt sich, wenn das Hüftgelenk weiter flektiert wird.

Um die Muskelwirkung, d.h. die Entwicklung von Kraft unter bestimmten Umständen, besser zu

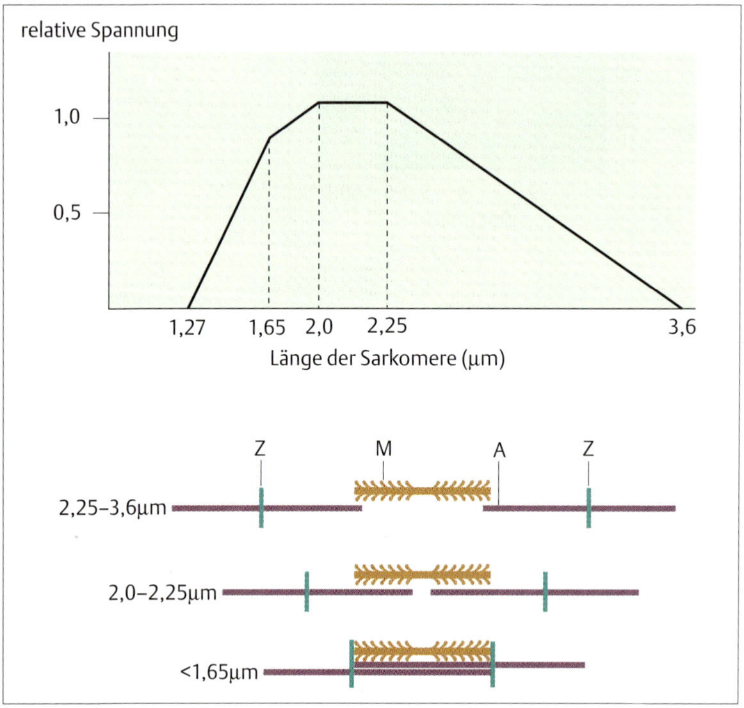

Abb. 2.**135** Verhältnis zwischen Kraft und Länge eines Muskels.

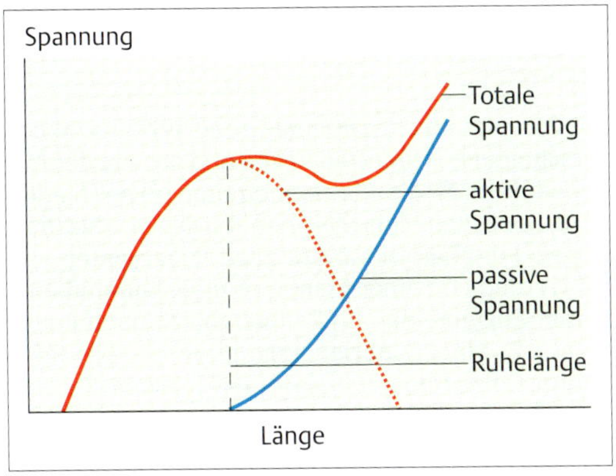

Abb. 2.**136** Die passive Spannung nimmt zu, wenn ein Muskel über seine Ruhelänge hinaus gedehnt wird.

verstehen, wird häufig auf das Muskelmodell nach Hill (1950) verwiesen. Das mechanische Verhalten des Muskels kann hiermit z. T. erklärt werden, besser gesagt, bestimmte Verhaltensweisen des Muskels, die im Labor beobachtet werden, erhalten durch dieses Modell eine sinnvolle Bedeutung.

Muskelmodell nach Hill

Das biomechanische Muskelmodell nach Hill beruht auf drei wohlbekannten Muskelteilen (Abb. 2.**137**), nämlich der kontraktilen Komponente (KK), also dem aktiven Teil, der sich zusammenzieht, der parallel-elastischen Komponente (PEK), die sich aus Faszien, Epimysium, Perimysium und dergleichen ergibt, sowie der seriell-elastischen Komponente (SEK), sie steht in Serie mit der kontraktilen Komponente und kann als Sehne des Muskels angesehen werden.

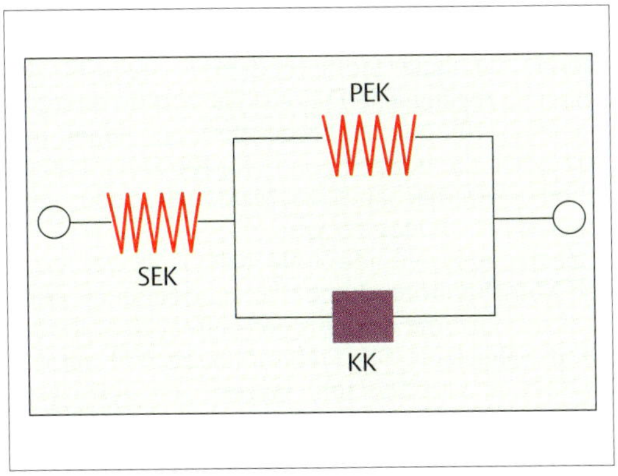

Abb. 2.**137** Muskelmodell nach Hill.

Während der Kontraktion nehmen diese drei Komponenten auf das Gesamtverhalten des Muskels großen Einfluß. (Die Anheftungswinkel der Sehnen werden hierbei nicht berücksichtigt.) Bei Ausführung einer Bewegung wird die Kraft im ersten Teil der Verkürzung aufgebaut. Dies bedeutet, daß die kontraktile Komponente bereits verkürzen kann, ohne daß der Muskel in der Länge abnimmt. Erst wenn die Kraft auf die äußere Masse größer wird als die Schwerkraft, wird der Muskel sich verkürzen und die Masse sich bewegen. Die serien-elastische Komponente spielt hier eine entscheidende Rolle, da sie sich erst unter dem Einfluß der Kontraktion ausdehnen wird. Während des Verlaufs der Kontraktion kann sich der Muskel als Ganzes noch verkürzen, ohne daß die kontraktile Komponente selbst noch kürzer wird. Die Arbeit wird mit Hilfe der viskoelastischen Energie, die als Folge der vorhergehenden Dehnung in der serien-elastische Komponente gespeichert wurde, geleistet.

Muskelkraft und Geschwindigkeit

Die letzten Jahrzehnte haben sich, was das Testen und Messen von Muskelfunktionen betrifft, durch die Einführung isokinetischer Dynamometer ausgezeichnet. Diese spezielle Form von Bewegung wird hauptsächlich zur Bestimmung des Kraft-Geschwindigkeits-Verhältnisses und der Leistung-Geschwindigkeits-Relation bei gesunden Athleten angewandt. Gleichzeitig werden sie unter klinischen Bedingungen als eine Bewertungsmethode der Gelenkfunktion eingesetzt. Die Entwicklung von Methoden, um die Muskelfunktion auf objektive Weise zu bestimmen, beschäftigt viele Forscher. Zuverlässige und reproduzierbare Testtechniken sind in der Vergangenheit durch die Verwendung der Kabeltensiometrie entstanden, wodurch jedoch nur statische oder isometrische Messungen möglich waren.

Die dynamischen Eigenschaften von Muskeln wurden nicht berücksichtigt. Folglich fehlten wichtige Elemente der Muskelfunktionen. Darüber hinaus wurde deutlich, daß eine bessere Standardisierung und Kontrolle von Testgeräten für dynamische Konditionen nicht nur für grundlegende Untersuchungen, wie Trainings- und Testgeräte und als Methode, um die Kraft-Geschwindigkeits-Relationen von Muskelgruppen zu bestimmen, sondern gleichzeitig für klinische und therapeutische Zwecke als Kontroll- und Bewertungsgeräte notwendig wurde. Der gegenwärtige, technologische Stand hat natürlich dazu beigetragen, neue Geräte mittels modernster Computer-Mikrochip- und Softwaretechniken zu entwickeln. Verschiedene Autoren stimmen darin überein, daß das Testen der Muskelkraft für Diagnose und Therapie bei neuromuskulären und Muskelskelett-Erkrankungen essentiell ist.

Auch im Sport wird die Messung der Kraft als interessanter Parameter für die Steuerung von Krafttrainingsprogrammen angesehen. Gerade deshalb, weil unterstellt wird, daß isokinetische Dynamometer den dynamischen Aspekt von Kraft messen, ist es immer populärer geworden.

2.13.5 Biochemische Prozesse im Muskel

Ein gemeinsamer Faktor für die verschiedenen motorischen Eigenschaften von Bewegung ist *Energie*, da die Muskeln sich erst durch die Freigabe von Energie kontrahieren können. Die Art und Weise, in der die Energievorräte benutzt werden, ist zu einem großen Teil von der physischen Kondition einer Person abhängig, jedoch auch von der physischen Aktivität selbst. Gute Trainings- und Übungsprogramme können das Leistungsvermögen erheblich verbessern, indem Energievorräte verändert oder vergrößert werden. Für die Erstellung von Trainings- und Übungsprogrammen ist deswegen die Kenntnis von Bereitstellung, Verbrauch und Speicherung der Energie erforderlich. Eine Mindestkenntnis der biochemischen Prozesse in der Muskelzelle ist eine erste Voraussetzung dafür.

Nahrung stellt eine indirekte Energiequelle dar. Einmal im Körper, durchläuft ein Nahrungsbestandteil eine Reihe von chemischen Prozessen, die Stoffwechsel oder *Metabolismus* genannt werden. Dadurch wird Adenosintriphosphat (ATP) gebildet, die direkte Energiequelle. Für optimale Ergebnisse muß das ATP – einmal durch die physische Aktivität, also die Kontraktion der Muskeln benutzt – so schnell wie möglich wieder aufgebaut und zu den aktiven Körperteilen transportiert werden. Bei Kenntnis dieser metabolen Reaktionen können geeignete Programme aufgestellt werden. Diese Programme müssen folgende Faktoren berücksichtigen: Den Ernährungszustand, die physische Kondition, die u.a. gekennzeichnet ist durch das Auftreten oder Ausbleiben von Muskelermüdung, den körperlichen Zustand, die Konstitution, das Spezifische des Programms und die Wärmebalance.

Zelluläre Basis biochemischer Prozesse

Lebende Zellen werden in zwei Hauptgruppen eingeteilt. Die Prokaryonten, dazu gehören z.B. Bakterien. Kennzeichnend für Bakterien ist das Fehlen von Zellkern, Mitochondrien/Chloroplasten und anderen Organellen. Und die Eukaryonten, dazu gehören z.B. einzellige Tiere, Pflanzen, Protozoen, Pilze. Die Zelle der Eukaryonten besteht aus drei Hauptbestandteilen:

- Zytoplasma
- Plasmamembran
- Kern

Das *Zytoplasma* enthält eine Grundsubstanz, in der verschiedene Strukturen liegen und die von der Außenwelt durch die Plasmamembran abgeschieden wird. Die Organellen, die einen Teil des Zytoplasmas bilden, kommen in nahezu allen Eukaryonten vor. Sie werden von einer Membran umgeben und enthalten Enzyme, die am Zellmetabolismus teilnehmen, z.B. Mitochondrien, endoplasmatisches Retikulum, Golgi-Apparat, Lysosomen. In einem Teil des Zytoplasmas, dem Zytosol (der Teil, in dem man keine spezifischen Organellen feststellen kann), findet gleichfalls eine metabole Aktivität statt.

Die *Plasmamembran* umgibt das Zytoplasma (ist also mit der extrazellulären Flüssigkeit in Kontakt) und dient als selektive Barriere, die das Ein- und Austreten von Stoffen reguliert. Sie kann den Transport spezifischer Substanzen durch diese Barriere aktiv fördern und spielt gleichzeitig als Erkennungsort für andere Zellen eine Rolle. Die Zellmembranen bestehen hauptsächlich aus Eiweißen und Phospholipiden, in geringem Maße aus Kohlenhydraten.

Der *Zellkern* ist meist rund und liegt mehr oder weniger im Zentrum der Zelle. Er besteht aus drei Bestandteilen:

- Chromatin (mit den Chromosomen, DNA, Synthese aus mRNA, tRNA, rRNA),
- Nukleolus (für die Kodierung des ribosomalen RNA) und
- Karyolymphe (eiweißreiche Flüssigkeit zwischen Chromosomen und Nukleolen, für den Transport von RNA).

Einige Strukturen des Zytoplasmas (Organellen) erfordern im Rahmen dieser Ausführungen unsere spezielle Aufmerksamkeit, da Synthese und Abbau von Eiweißen (Proteine), Kohlenhydraten und Fetten in bestimmten (spezifischen) Organellen des Zytoplasmas erfolgen.

Die *Mitochondrien* übertragen die chemische Energie metaboler Stoffe im Zytoplasma in für die Zelle gut zugängliche Energie. Sie wird in energiereichen Verbindungen gespeichert, aus denen unverzüglich die nötige Energie für die Zellarbeit (in osmotischer, mechanischer, elektrischer oder chemischer Art) freigesetzt wird.

Zu metabolisierende Stoffe in der Zelle werden in den Mitochondrien durch die katalysierende Aktivität der Enzyme des Zitronensäurezyklus (Krebszyklus) abgebaut. Das Endprodukt ist ATP mit der Produktion von CO_2 und Wasser. Abbauprozesse von Eiweißen, Kohlenhydraten und Fetten erfolgen außerhalb der Mitochondrien in der Zytoplasmamatrix. Gleichzeitig sind die Mitochondrien für die

Regelung des Kalziumgehaltes im Zytoplasma verantwortlich.

Das *endoplasmatische Retikulum* ist ein Netzwerk von Membranen in der Grundsubstanz des Zytoplasmas und spielt bei der Synthese von Eiweißen und Kohlenhydratteilen der Glykoproteine eine Rolle. Eine spezielle Erscheinungsform des endoplasmatischen Retikulums ist das sarkoplasmatische Retikulum der Muskelzellen, das hauptsächlich bei der Auswechslung von Kalziumionen und damit bei der Kontraktion eine Rolle spielt.

Der *Golgi-Apparat* nimmt einen scharf abgegrenzten Platz im Zytoplasma der Zelle ein. Die Funktion des Golgi-Apparates dient in der Regel der Muskelzelle (Konzentration und Speicherung von Sekretionsprodukten). Außerdem werden die im endoplasmatischen Retikulum synthetisierten Eiweiße zum Golgi-Komplex transportiert, gesammelt, mit anderem Material angedickt und schließlich abgebaut, so daß dieses Sekret, umgeben von einer Membran, ins Zytoplasma gelangt (Lysosomen; sie enthalten eine große Anzahl von Enzymen).

Energiequellen

Wichtige Teile der Zelle sind nun bekannt. Jetzt geht es um die Frage, wie die Zelle an Energie gelangen kann. Im Rahmen des Muskels bedeutet das, wie verschafft sich die Muskelzelle ihre Energie, um Aktivitäten ausführen, d.h. sich zusammenziehen zu können.

Energie ist das Vermögen, Arbeit zu verrichten. Arbeit wird dabei als die Kraft definiert, die über eine bestimmte Strecke ausgeübt wird. Folglich sind Arbeit und Energie Begriffe, die nicht getrennt voneinander gesehen werden können. Um Arbeit zu liefern, ist Energie notwendig. Energie wird unter Zuhilfenahme eines integrierten Netzwerkes chemischer Reaktionen (*Metabolismus)* aus der Umgebung aufgenommen. Beim Metabolismus der lebenden Zelle werden folgende Stufen unterschieden:

Stufe 1: Extraktion chemischer Energie aus dem extrazellulären Milieu (Nahrung Licht)
Stufe 2: Abbau der Nahrung in Vorstufen (Baublökke)
Stufe 3: Aufbau von Eiweißen, Fetten, Zuckern und anderen Zellkomponenten
Stufe 4: Umsetzung bestimmter Stoffe in andere

Es erfolgen mehr als tausend chemische Reaktionen, um die nötige Energie liefern und speichern zu können, wobei die *Art* dieser Reaktionen beschränkt ist. Die Reaktionsmechanismen sind in den meisten Fällen einfach aufgebaut. So ist z. B. die Anzahl der Moleküle, die bei der lebenden Zelle eine Rolle spielt, auf einige hundert beschränkt, und die metabolen Reaktionen sind meistens durch einige gemeinsame Wege, man spricht von den common pathways, geregelt.

Es gibt sechs Energiearten: mechanische, chemische und elektrische Energie sowie Kernenergie, Wärme und Licht. Jede Energieart kann in eine andere überführt werden, ohne daß dabei Energie verlorengeht.

Wenn jemand durch Muskelwirkung eine Arbeit verrichten möchte, so wird chemische Energie (aufgenommen durch Nahrung) in mechanische Energie umgesetzt. Zunächst muß jedoch chemische Energie in elektrische Energie umgewandelt werden, um z.B. Nervensignale anzuregen, die den Muskeln entsprechende Reize vermitteln.

Energie wird durch *Katabolismus* geliefert, d.h. durch den Abbau von großen komplexen organischen Molekülen in kleinere Bestandteile. Katabole und anabole Prozesse greifen häufig ineinander, da absorbierte Nährstoffe abgebaut werden, um daraus neue organische Strukturen aufzubauen. Im allgemeinen wird die Zelle, wenn sie über alle nötigen Komponenten verfügt, durch den Abbau von Kohlenhydraten Energie aufbauen. Fette (Lipide) werden in geringerem Maße katabolisiert, Aminosäuren nur selten.

Komplexe Moleküle sind aus unterschiedlich miteinander kombinierten Atomen aufgebaut. Manche Moleküle werden durch schwache Bindungen zusammengehalten, deren Bildung nur wenig Energie verbraucht, gleichzeitig wird auch nur wenig Energie frei werden, wenn diese Bindungen gebrochen werden. Größere Energie ist erforderlich, wenn kovalente Bindungen gebildet werden, da die beteiligten Atome Elektronen „teilen“. So wird auch wesentlich mehr Energie frei, wenn eine kovalente Bindungen gebrochen wird. Einige kovalente Bindungen werden relativ leicht gebildet, haben also einen niedrigeren Energiegehalt, andere jedoch halten sehr viel Energie bereit. Das sind die *Hochenergiebindungen.* Die Gesamtenergie einer solchen Bindung, z.B. der Bindung zwischen zwei Wasserstoffatomen (H_2), ist stets die gleiche. Wenn diese Bindung bricht, wird Energie in Form von Wärme frei oder für die Bildung anderer Energiearten verwendet.

Direkt verfügbare Energie: ATP

Lebende Zellen benötigen eine konstante Zufuhr freier Energie, hauptsächlich um mechanische Arbeit (Muskelkontraktionen) zu leisten, Moleküle und Ionen zu transportieren und Makromoleküle und andere Biomoleküle zu synthetisieren. Diese Energie kann aus den Nahrungsbestandteilen unter Zuhilfenahme der Oxidation bezogen werden. Dabei wird ein Teil zu einer speziellen Energieart umgebildet, die bequem transportiert werden kann. Dieser „Träger“ von Energie ist *ATP*, ein Stoff, der von Fritz Lipmann und Hermann Kalckar 1941 entdeckt wurde.

Der Großteil der Energieproduktion in den Zellen erfolgt in den Mitochondrien. Gleichzeitig wird ein Teil der zu katabolisierenden Substanzen im Zytoplasma vorbereitet. So werden z. B. Kohlenhydrate im Zytoplasma zu kleineren Ketten abgebaut, Proteine zu Aminosäuren und Triglyzeride zu kleineren Fettsäuren und Glyzerol. In den Mitochondrien werden diese Stoffe dann weiter katabolisiert.

Durch die *Phosphorisierung*, dem Prozeß, bei dem durch den Katabolismus dieser Stoffe dem ADP einc anorganische Phosphatgruppe (PO_4^{3-}) hinzugefügt wird, wird *ATP* gebildet. ATP ist das endgültige Ziel mitochondrialer Aktivität. Zugleich ist es für die Energielieferung der Zellen essentiell.

Bei ATP (Adenosin-5′-triphosphat) handelt es sich um ein Koenzym, das zusammen mit ADP (Adenosin-5′-diphosphat) und AMP (Adenosin-5′-monophosphat) ein System von Koenzymen bildet. Dieses System beeinflußt die Richtung, in der die metabolen Reaktionen ablaufen. Darüber hinaus fungiert ATP als Spender von Phosphat für andere Moleküle. In den meisten Fällen liegt ATP als ein Komplex mit Mg^2+ oder Mn^2+-Ionen vor. Beim Abbau von ATP wird Energie frei, die der Zelle ermöglicht, Arbeit zu leisten. ATP ist ein energiereiches Molekül, das zwei energiereiche Anhydridbindungen aufweist. Die Bindung zwischen Ribose und erster Phosphatgruppe ist eine energiearme Esterverbindung. Die Phosphatgruppen (PO_4^{3-}) spielen hier eine wichtige Rolle: Die Verbindungen zwischen den Phosphatgruppen sind energiereich. Durch ihren Abau wird nutzbare Energie frei. Aufgrund der Hydrolyse von ATP kommt es zur Freisetzung einer großen Energiemenge: Wenn die äußerste dieser Phosphatbindungen gebrochen wird, werden 33.5 kJ (7,3 kcal) frei, ADP und ein freies Phosphorsäuremolekül entstehen. Gleichzeitig kann ATP zu AMP und Pyrophosphat abgebaut werden.

$$ATP + H_2O \leftrightarrow ADP + Pi + H^+ \quad \Delta G = -33.5\ kJ/mol\ (-7.3\ kcal/mol)$$

$$ATP + H_2O \leftrightarrow AMP + PPi + H^+ \quad \Delta G = -33.5\ kJ/mol\ (-7.3\ kcal/mol)$$

Die freiwerdende Energie wird benötigt, um nichtspontane Reaktionen, z. B. Aktivtransport, energieverbrauchende Prozesse, zu ermöglichen, Muskelkontraktionen auszuführen usw. Diese Reaktion ist umkehrbar und wird benötigt, um aus ADP (AMP) das ATP zu synthetisieren, wenn Energie verfügbar ist. ATP, ADP und AMP können also auch untereinander umgesetzt werden. Im Zusammenhang mit dem Enzym Myokinase wird folgende Reaktion erzielt.

$$ATP + AMP \leftrightarrow ADP + ADP$$

Es gibt jedoch andere nukleoside Triphosphate, wie UTP (Uridintriphosphat) und GTP (Guanosintriphosphat) und Nukleotiden wie FAD (Flavin-Adenindinukleotid) und NAD (Nikotinamid-Adenindinukleotid), die gleichfalls Energie liefern können. Enzyme werden dann den Transfer von der terminalen Phosphatgruppe vom einen zum anderen Nukleotid katalysieren:

$$ATP + GDP \leftrightarrow ADP + GTP$$

$$ATP + GMP \leftrightarrow ADP + GDP$$

In biologischen Systemen fungiert ADP als der wichtigste *momentane* Spender freier Energie, d. h., daß ATP die Energie nicht unbedingt für einen längeren Zeitraum speichert. ATP wird unverzüglich nach der Bildung abgebaut. Der *Turnover* von ATP ist sehr groß.

Im Muskel gebildetes ATP steht für die Verwendung bereit. Die Vorräte dieses ATPs sind nicht unbegrenzt. Nach einer bestimmten Zeit kann alle verfügbare Energie verbraucht werden, und der Muskel muß sich andere ATP-Quellen suchen, um seinen Energiebedarf zu decken. Darüber hinaus wird nicht alles verfügbare ATP für die mechanische Arbeit des Muskels benötigt. ATP wird auch z. B. für die Phosphorisierung von Glukose, die Aktivierung freier Fettsäuren und die Aufrechterhaltung von labilen Proteinen und dergleichen benötigt. Während der Ruhezeit beträgt die Konzentration von ATP im Muskel ca. 6 mmol/kg, gerade ausreichend für eine bis drei maximale Muskelkontraktionen von 2 Sek. Der ruhende Mensch verbraucht ca. 40 kg ATP pro 24 Stunden. Bei größeren Anspannungen kann der Verbrauch sich sogar auf 0,5 kg pro Stunde erhöhen. Bewegung, aktiver Transport, Reizübertragung und Biosynthese können erfolgen, wenn ausreichend ATP aus ADP regeneriert wird.

ATP-Quellen

Im Muskel selbst sind drei ATP-liefernde Systeme bekannt (nach Abbau von ATP zu ADP muß natürlich wieder Energie zugeführt werden, um ATP zu erzeugen):

- Kreatinphosphat-System (anaerob, alaktazid)
- aerobe Glykolyse
- anaerobe Glykolyse (laktazid)

Chemisch betrachtet ist das Kreatinphosphat-System der einfachste Vorgang: Energie für die Resynthese von ATP wird durch den Abbau von *einer* Verbindung, nämlich Kreatinphosphat (CP), frei. Bei den anderen Systemen wird diese Energie über eine Reihe komplizierter chemischer Reaktionen beim Abbau von Nahrungsbestandteilen, frei. In beiden Fällen wird die freigesetzte Energie verwendet, um aus ADP und einer Phosphatgruppe wiederum ATP zu bilden.

Eine andere mögliche Einteilung von ATP-Quellen kann auf der Basis der Nichtnutzung und Nutzung von Sauerstoff im System erfolgen. So entstehen zwei Systeme:

- das anaerobe System (CP- und anaerobe Glykolyse; extra-mitochondrial) und
- das aerobe System (aerobe Glykolyse; intra-mitochondrial).

Der anaerobe Metabolismus ist ein System, bei dem für die Resynthese von ATP kein Sauerstoff erforderlich ist.

Der Abbau von organischen Molekülen erfolgt unter der Leitung spezifischer Enzyme. Dies sind Eiweiße oder Eiweißverbindungen, die die Reaktionsgeschwindigkeit erhöhen, ohne jedoch selbst an der betroffenen Reaktion teilzunehmen. Einige dieser enzymatischen Reaktionen haben mit der Bildung hoher energetischer Verbindungen zu tun. Das produzierte ATP kann dann entweder unverzüglich für die Energielieferung verwendet oder im Zytoplasma für die spätere Verwendung gespeichert werden.

Kreatinphosphat-System

In der substratgebundenen Phosphorisierung bricht ein Enzym eine molekulare Bindung, wobei die freiwerdende Energie benutzt wird, um das anorganische Phosphat an das Substrat zu binden. Dieses Substrat gibt energiereiches Phosphat an ADP weiter und bildet ATP. Der Beitrag dieses Prozesses zur gesamten Energielieferung ist, im Vergleich zu anderen Prozessen, jedoch gering. So werden das nukleoside Guanosin, Zytosin und Uridin GTP, CTP und UTP bilden. Das Aminosäure-Derivat Kreatin wird das hoch energetische *Kreatinphosphat (CP, auch KP)* bilden. Diese Komponenten geben ihre Phosphatgruppen in einem späteren Stadium (*Phosphorisierung*) an das ADP ab. Sie können aber auch biochemischen Prozessen Energie liefern, die keine Energie aus ATP anwenden können. CP, die energiereiche Phosphatverbindung, ist, genau wie ATP, in den Muskelfasern gespeichert. Durch Abspalten der Phosphatgruppe und die biochemisch gekoppelten Reaktionen entsteht eine große Menge an Energie für die Resynthese von ATP.

$$CP \leftrightarrow C + P_i + \text{Energie}$$
$$\text{Energie} + ADP + P_i \leftrightarrow ATP$$

Kreatinphosphat spaltet sich in Kreatin und eine Phosphatgruppe. Die freigewordene Energie wird unverzüglich für die Synthese von ATP eingesetzt. So wird ATP dauernd und mit der gleichen Geschwindigkeit, mit der es abgebaut wird, aus ADP und einer Phosphatgruppe wiederaufgebaut. Dabei wird von der Energie Gebrauch gemacht, die beim Abbau des vorrätigen CP frei wird (dieser Vorrat ist 2- bis 3mal größer als der Vorrat an ATP). Der Abbau von CP erfolgt durch das Enzym *Kreatinphosphokinase*, dessen Aktivität voll und ganz auf den Konsum von ATP abgestimmt ist.

Um CP rückzubilden, wird von ATP Gebrauch gemacht. Mit der Energie, die durch den Abbau von ATP frei wird, wird aus Kreatin und der freigewordenen Phosphatgruppe wieder Kreatinphosphat gebildet. Das benötigte ATP stammt aus dem Abbau von Nahrungsstoffen. Der Wiederaufbau von CP erfolgt während der Erholungszeit nach der Belastung.

Die Bedeutung des ATP-CP-(Phosphat) Systems für den Sport liegt darin, daß der Vorrat an unverzüglich verfügbarer Energie durch die Menge an freiem ATP und CP im Muskel bestimmt wird. Dieses System vertritt die am schnellsten verfügbare Energiequelle für den Muskel, da dieses System nicht von einer Reihe langer chemischer Reaktionen abhängig ist, unabhängig vom Sauerstofftransport ist und in unmittelbarer Nähe der kontraktilen Systeme liegt. Die Gesamtmenge an bereitgestellter Energie ist jedoch äußerst beschränkt (Tab. 2.**1**).

Bei dynamischer Arbeit steigt der Abbau von CP beinahe linear zur verrichteten Arbeit. Bei statischen Muskelaktionen steigt dieser Abbau linear zur Muskelspannung. Ca. 70–80% der CP-Menge (16–20 mmol/kg Muskel) können in Ruhe eingesetzt werden, um Energie für ADP zu liefern. Unter sehr extremen und anhaltenden Umständen kann sogar die vollständige CP-Reserve verbraucht werden. Die Halbwertszeit für den Wiederaufbau beträgt 22 Sek. Insgesamt kann mit der verfügbaren Menge an energetischen Phosphatverbindungen im Muskel 6–10 Sek. lang mit maximaler Muskelkraft gearbeitet werden. Bei maximalen Anspannungen wird der Energievorrat also innerhalb von 10 Sek. erschöpft sein. Das entspricht einem 100 m-Sprint (Abb. 2.**138**).

Aerobe Glykolyse

Unter dem Begriff *Glykolyse* werden Sequenzen von Reaktionen bezeichnet, bei denen aus Glukose Brenztraubensäure und ATP erzeugt wird. Man kann fast von einem universellen „pathway" sprechen, der metabole Energie produziert. In aeroben Organismen ist die Glykolyse das Vorspiel zum Zitronensäurezyklus und dem Elektronentransportsystem, wobei diese beiden Vorgänge am meisten Energie aus Glukose gewinnen. Unter aeroben Konditionen dringt die Brenztraubensäure (auch Pyruvat) in die Mitochondrien ein, in denen es vollständig zu CO_2 und Wasser oxidiert.

Tabelle 2.**1** Schätzung zum Energieinhalt im Körper beim ATP-CP-(Phosphat)-System (nach Fox & Mathews, 1987)

	ATP	CP	Gesamtmenge energiereicher Phosphate (ATP + CP)
1. Menge im Muskel			
a. mmol/kg Muskelgewebe	4,0–6,0	15,0–17,0	*19,0–23,0*
b. mmol in der gesamten Muskelmasse	120,0–180,0	450,0–510,0	*570,0–690,0*
2. Brauchbare Energie			
a. kJ/kg Muskelgewebe	0,14–0,20	0,50–0,57	*0,64–0,77*
kcal/kg	*0,03–0,05*	0,12–0,14	0,15–0,19
b. kJ in der gesamten Muskelmasse	4,0–6,0	15,1–17,1	*19,1–23,1*
kcal	*0,9–1,4*	3,6–4,1	4,5–5,5

1b. Ausgehend von 30 kg Muskeln bei einem Mann von 70 kg Gewicht
2. Ausgehend von 33,5 kJ (8 kcal) pro mol ATP

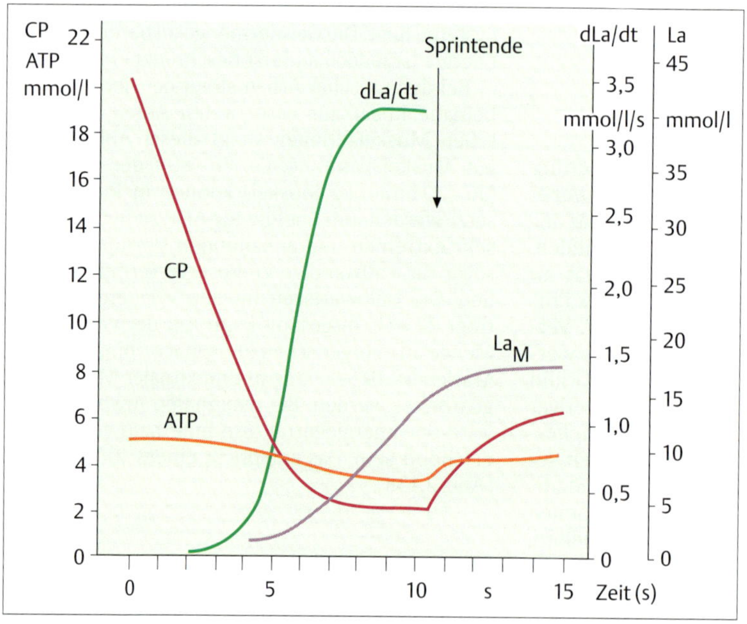

Abb. 2.**138** Bei einem 100 m Sprint erschöpft sich der Energievorrat in 10 Sekunden.

Mitochondrien und Energieproduktion

Zunächst wird der Katabolismus eines einfachen Kohlenhydratmoleküls, wie Glukose, betrachtet. Die allgemeine Sequenz von Reaktionen wird Glykolyse genannt, für die praktisch alle Zellen des menschlichen Körpers die nötigen Enzyme besitzen. Die Reaktionen der aeroben Glykolyse resultieren in einer kompletten Oxidation des Glukosemoleküls zum Kohlenstoffdioxid und Wasser. Im allgemeinen kann angeführt werden, daß die 6-Kohlenstoffglukoseketten (oder besser der Ring) erst in zwei Teile abgespaltet werden. Jedes Teil wird dekarboxyliert und die verbleibenden zwei Kohlenstoff-Azetylgruppen werden durch CoA (Koenzym-A) in den Zitronensäurezyklus (Trikarboxylsäurezyklus oder Krebszyklus) gebracht (Abb. 2.**139**).

Glukose dringt über die Membran durch Diffusion in die Zelle ein, wenn die Konzentration von Glukose in der Zelle niedriger ist als im Interstitium, ansonsten über einen aktiven Transport, der ATP erfordert. Einmal im Zytoplasma der Zelle, wird mit

Hilfe des Enzyms *Hexokinase* dem Glukosemolekül eine Phosphatgruppe hinzugefügt, um *Glukose-6-Phosphat* zu bilden. Die Phosphatgruppe wird an das letzte Kohlenstoffatom gebunden. Ungeachtet der Tatsache, daß dieser Prozeß, die Phosphorisierung, *ein* ATP-Molekül kostet, ergeben sich zwei wichtige Ergebnisse:

- Das Glukosemolekül wird in der Zelle gehalten, da die phosphorisierte Glukose die Membran nicht mehr passieren kann, und
- das Glukosemolekül wird hierdurch auf die weitere biochemische Manipulation (katabol oder anabol) vorbereitet.

Mittels des Enzyms Glukose-6-phosphat-Isomerase wird das Glukose-6-phosphat in ein Fruktose-6-phosphat konvertiert (Umwandlung einer Aldose in eine Ketose). Eine zweite Phosphorisierung findet gleichfalls im Zytoplasma statt, bevor der 6-Ring in zwei 3-Kohlenstoff-Fragmente abgespaltet wird. Das Fruktose-6-phosphat wird mit Hilfe von ATP

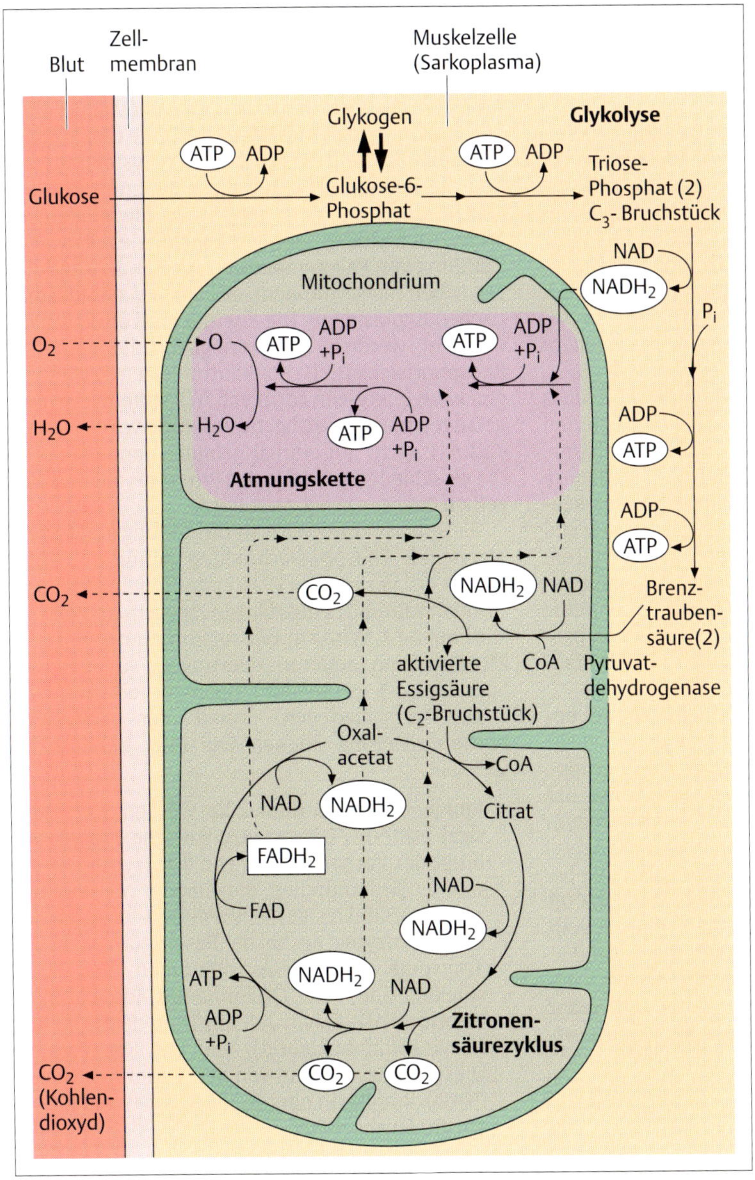

Abb. 2.**139** Zitronensäurezyklus.

und dem Enzym Phosphofruktokinase zu einem Fruktose-1,6-biphosphat phosphorisiert. Die Geschwindigkeit, mit der die Glykolyse verlaufen kann, hängt sehr stark vom Aktivitätenniveau dieses Enzyms ab.

Die Energievorteile werden erst deutlich, wenn diese Fragmente weitere Reaktionen durchlaufen. In diesem Stadium werden zwei Moleküle Brenztraubensäure (Pyruvat) mit 4 ATP-Molekülen gebildet. Zusätzlich werden zwei NAD^+-Moleküle in NADH umgewandelt:

Glukose + 2 NAD^+ + 2 ATP $\leftrightarrow$ 2 Brenztraubensäure + 4 ATP + 2 NADH
oder anders:
Glukose + 2 NAD^+ + 2 P_i + 2 ADP $\leftrightarrow$
2 Brenztraubensäure + 2 ATP + 2 NADH + 2 H^+ + 2 H_2O

Diese zytoplasmatischen Reaktionen haben also einen *Netto-Energiegewinn von zwei Molekülen ATP* zur Folge. Um mehr Energie zu erhalten, wird die Brenztraubensäure in ein benachbartes Mitochondrium diffundieren, während die NADH-Moleküle ihre Wasserstoffatome an das Elektronentransportsystem abgeben. Der letztgenannte Prozeß verläuft indirekt und mit einer niedrigeren Effizienz, so daß die Zelle nur 2 ATP-Moleküle anstatt 3 von jedem NADH-Molekül erhält.

Einmal ins Mitochondrium gelangt, verliert jedes Brenztraubensäure-Molekül in einer komplizierten Dekarboxylationsreaktion ein Kohlenstoffatom, wobei jeweils *ein* Molekül Azetyl-CoA, aktivierte Essigsäure, CO_2 und NADH beteiligt sind. Das Azetyl-CoA gelangt dann in den Krebszyklus, während das NADH wieder das Elektronentransportsystem aktiviert. Da jeweils zwei Moleküle Brenztraubensäure aus *einem* Glukosemolekül gebildet werden, wird dieser Prozeß zwei Moleküle Azetyl-CoA produzieren, der Krebszyklus wird zweimal durchlaufen.

Im Laufe dieses Zyklus erfolgen eine Anzahl enzymregulierter Konversionen. Dieser erste Schritt bezieht sich auf die Lieferung einer Azetylgruppe (CH_3CO) durch das Koenzym A, einem Derivat der Pantothensäure. Beide bilden das Azetyl-Koenzym A (Azetyl-CoA). Die Initialreaktion bindet die Azetyl gruppe an eine Kette von vier Kohlenstoffen, wobei eine 6-Kohlenstoffkette unter Freiwerden von CoA gebildet wird. Wenn der Krebszyklus einmal vollständig durchlaufen wurde, werden die 4-Kohlenstoffkette und der Extrakohlenstoff generiert, Sauerstoff- und Wasserstoffatome gehen entweder verloren oder wechseln in das Elektronentransportsystem über.

Oxidative Phosphorisierung

Die oxidative Phosphorisierung ist eine faszinierende Kette von Reaktionen, die Energie aus der Interaktion zwischen Wasserstoff und Sauerstoff gewinnt. Dieser Prozeß liefert ca. 90% des ATP für lebende Zellen. ATP wird hierbei aus den Elektronen gebildet, die durch NADH und $FADH_2$ mittels einer Anzahl von Elektronenträgern an Sauerstoff übertragen werden.

Die Moleküle Wasserstoff und Sauerstoff enthalten durch ihre starken kovalenten Bindungen einen großen Teil gespeicherter Energie. Diese Reaktion produziert Wasser:

$$2\,H_2 + O_2 \leftrightarrow 2\,H_2O$$

Wasserstoff ist ein Bestandteil aller organischen Moleküle. Sauerstoff ist in der Atmosphäre stets vorhanden, so daß diese Reaktion eine ideale Energiequelle darstellt. In biologischen Systemen werden die Bedingungen, die diese Reaktion in Gang setzen, durch Enzyme hergestellt. Ein plötzliches Freiwerden großer Energiemengen (wie z. B. bei der Zündung von Raketenmotoren) ist mit dem zellulären Leben nicht vereinbar, es käme zu zytoplasmatischen Explosionen. Die Energie muß also allmählich frei werden. Das ermöglicht die oxidative Phosphorisierung. Unter kontrollierten Bedingungen kann Energie in Form von ATP stufenweise aufgefangen und gespeichert werden. So wird erreicht, daß ATP nicht auf einmal gebildet, sondern durch die verschiedenen Stufen des Prozesses auf den einzelnen Niveaus produziert wird.

Phosphorisierung wird als die Bildung einer energiereichen Phosphatverbindung definiert. *Oxidation* ist der Verlust von Wasserstoffionen oder Elektronen, während *Reduktion* ein Zuwachs an Wasserstoffionen ist. Wird ein Wasserstoffatom von einem Molekül zum anderen übertragen, so wird der Spender oxidiert und der Empfänger reduziert.

Die verschiedenen Stufen der oxidativen Phosphorisierung können wie folgt beschrieben werden:

- Einige Wasserstoffmoleküle werden vom Substrat entfernt. Dieser enzymatische Prozeß bedingt das Vorhandensein von Koenzymen (organischen Bestandteilen, die ein oder mehrere Reaktionsprodukte aufnehmen und transportieren). Koenzyme, die bei der Beseitigung und dem Transport von Wasserstoffatomen eine Rolle spielen, sind NAD (Nikotinamid-Adenin-Dinukleotid), FAD (Flavin-Adenin-Dinukleotid), FMN (Flavin-Mononukleotid), und das Koenzym Q. Diese Koenzyme sind von den Vitaminen Niacin (NAD), Riboflavin oder B_2 (FAD, FMN) und K (Koenzym Q) abgeleitet.

- Jedes Wasserstoffatom ionisiert zu H^+, indem es ein Elektron an einen speziellen Komplex, das *Elektronentransportsystem* – auch Atmungskette genannt –, abgibt. Die Beteiligten an diesem Elektronentransport sind Zytochrome oder Metaloproteine.
- Die Elektronen verlieren bei der Passage des Elektronentransportsystems stufenweise ihre Energie. Jedesmal, wenn ein Elektron in eine niedrigere Stufe überwechselt, verliert es einen Teil seiner Energie. Zwei dieser „Transfers" liefern genug Energie, um ATP zu produzieren.
- Am Ende des Elektronentransportsystems werden die Elektronen durch ein Sauerstoffatom aufgefangen. Es entsteht ein Sauerstoffion (O^-). Dieses Ion besitzt große Affinität für Wasserstoffionen (H^+). So entsteht Wasser. Da diese Reaktion stufenweise abläuft, wird die Bildung von Wasser problemlos (also nicht explosionsartig) geschehen.

Das Koenzym Q und die Zytochrome des Elektronentransportsystems sind mit der Innenseite der mitochondrialen Membranen verbunden. Die Moleküle $FADH_2$ und $FMNH_2$ müssen diese Flächen erreichen, um ihre Wasserstoffionen an das Koenzym Q abzugeben. Unter normalen Umständen sind die Reaktionen in der mitochondrialen Matrix verantwortlich, Wasserstoffionen zu einem der Koenzyme zu bringen, da die Matrix Enzyme des Zitronensäurezyklus enthält.

Die Kohlenstoff- und Sauerstoffatome werden in Form von Kohlenstoffdioxiden (CO_2) entfernt. Dieser Prozeß wird *Dekarboxylierung* genannt. Die Wasserstoffatome hingegen gehen bei der Dekarboxylierung und bei verschiedenen Stufen im Krebszyklus verloren, so daß drei Moleküle NADH und ein Molekül $FADH_2$ gebildet werden. Lediglich *ein* Molekül ATP wird durch die substratgebundene Phosphorisierung produziert. Dies erfolgt über das GTP-Intermediär. Die meiste Energie wird gewonnen, wenn Wasserstoffione dem Elektronentransportsystem übergeben werden. Jedes Molekül NADH gibt Anlaß zur Produktion von 3 ATP-Molekülen und *einem* Wassermolekül. Jedes $FADH_2$-Molekül produziert 11 ATP-Moleküle. Die Kombination des Krebszyklus mit der oxidativen Phosphorisierung kann dann wie folgt zusammengefaßt werden:

$$CH_3CO\text{-}CoA \leftrightarrow CoA + 2\ CO_2 + H_2O + 12\ ATP$$

Solange die Mitochondrien mit Sauerstoff und Azetyl -CoA-Molekülen versehen werden, können sie ständig weiter ATP produzieren. Sauerstoff wird durch Diffusion aus den interstitiellen Flüssigkeiten geliefert, während die Azetylgruppen durch den enzymatischen Abbau komplexerer organischer Moleküle geliefert werden. Es spielt keine Rolle, ob die Azetylgruppen durch den Abbau von Kohlehydraten, Lipiden oder Eiweißen gebildet werden, da die katabolen Prozesse zum Krebszyklus konvergieren können.

Der limitierende Faktor in diesem Prozeß ist natürlich die Verfügbarkeit von Wasserstoff- und Sauerstoffionen. Wenn die Sauerstoffatome die Elektronen der Zytochromketten nicht aufnehmen können oder wenn die Koenzyme keine Wasserstoffatome auffangen können, wird die ATP-Produktion unterbrochen. Der Sauerstoff wird über die Lungen aufgenommen und über das kardiovaskuläre System transportiert. Wasserstoffionen werden in der Zelle gebildet, vor allem durch biochemische Prozesse in den Mitochondrien. Diese Reaktionen sind gleichzeitig für die Bildung von Kohlenstoffdioxid, einem Nebenprodukt des zellulären Metabolismus, verantwortlich.

Vom energetischen Standpunkt betrachtet wird die aerobe Glykolyse bei jedem Glukosemolekül einen Energiegewinn von 36 Molekülen ATP haben. Die ATP-Moleküle werden alle – bis auf zwei – im Mitochondrium produziert. Die zytoplasmatischen Reaktionen dienen einzig und allein dazu, Brenztraubensäuremoleküle zu produzieren, die dann dem Mitochondrium „gespeist" werden können. Der gesamte aerobe Glykolyseprozeß verläuft sehr effizient und kann große Mengen an ATP liefern. Ungeachtet der Tatsache, daß der Katabolismus von Kohlenwasserstoffen den Eckpfeiler des zellulären Metabolismus bildet, kann die aerobe Glykolyse nur dann vollständig ablaufen, wenn ausreichend Sauerstoff und Kohlenwasserstoffe vorhanden sind.

Der *Ertrag* aus dem gesamten Zyklus kann wie folgt errechnet werden (Tab. 2.**2**):

36 ATP bedeuten soviel wie $36 \times -7{,}3\ \text{kcal} = -262{,}8\ \text{kcal}$. Energie. Die vollständige (direkte) Verbrennung von Glukose zu CO_2 und H_2O liefert 686 kcal/mol freie Energie. Der Ertrag aus Glykolyse und oxidativer Phosphorisierung beträgt also 262,8/686, das entspricht 40%. D.h während der Oxidation von Glukose werden 40% der Verbrennungswärme in Form von ATP wiedergewonnen. Da dieser Prozeß hauptsächlich im Mitochondrium erfolgt, kann behauptet werden, daß diese Organelle der wichtigste Energielieferant der Zelle ist.

Anaerobe Glykolyse

Die meisten Zellen, auch die Muskelzellen, können für einen kurzen Zeitraum – ungeachtet der Limits der mitochondrialen Aktivität – Sauerstoffmangel tolerieren, da die anaerobe Glykolyse ATP bildet, ohne daß Sauerstoff vorhanden sein muß. Das Elektronentransportsystem kann jedoch nicht ohne Sauerstoff ablaufen. D.h. die Moleküle $FADH_2$, NADH und $FMNH_2$ können ihre Wasserstoffionen

Tabelle 2.2 Mechanismen, Mengen und Quellen von ATP

Mechanismus	*Menge ATP*	*Quelle*
Gewinne		
Direkte Produktion	4	Glykolytische Schritte im Zytoplasma mit Bildung von 2 Molekülen Brenztraubensäure
	2	Eines pro Molekül Brenztraubensäure im Mitochondrium (Krebszyklus) via GTP
Via $FADH_2$-Produktion (je 2 ATP)	4	Ein Molekül $FADH_2$ von jeder zweifachen Umdrehung des Krebszyklus
Via NADH Produktion	4	Zwei NADH der glykolytischen Schritte im Zytoplasma (je 2 ATP)
	6	Zwei NADH der Dekarboxylierung von Brenztraubensäure (je 3 ATP)
	18	6 NADH von zwei Umdrehungen des Krebszyklus (je 3 ATP)
Zwischensumme	*38 ATP*	
Verluste		
	–1	Um Glukose-6-phosphat zu erzeugen
	–1	Um die Glykolyse im Zytoplasma zu beginnen
Nettogewinn	*36 ATP*	

nicht mehr abgeben, so daß – ohne FAD und NAD^+ – der Krebszyklus nicht mehr greifen kann. Die zytoplasmatischen Reaktionen funktionieren jedoch noch, wenn das produzierte NADH ohne mitochondriale Hilfe in NAD^+ umgebildet werden kann. Das Ergebnis wären zwei Moleküle ATP pro Glukose. Verringert sich nun die mitochondriale Aktivität, so wird sich die Brenztraubensäurekonzentration im Zytoplasma erhöhen. Unter diesen Bedingungen wird die Brenztraubensäure durch das Enzym Laktatdehydrogenase zu Laktat umgewandelt. Dieser Prozeß bildet dann gleichfalls aus NADH NAD^+. Die Produktion von Milchsäure erlaubt der Zelle die Produktion von ATP, selbst wenn die Mitochondrien nicht effektiv arbeiten können.

Die anaerobe Glykolyse hat auch Nachteile. Milchsäure ist ein organischer Stoff, der bei Anhäufung den intrazellulären pH-Wert absenkt. Dies hat Veränderungen bei den enzymatischen Aktivitäten zur Folge. Ein zweiter Nachteil liegt darin, daß die anaerobe Glykolyse relativ ineffizient verläuft. Unter anaeroben Umständen müssen 18 Glukosemoleküle zu Laktat abgebaut werden, um den gleichen Energiegewinn zu erreichen wie beim aeroben Katabolismus *eines* Glukosemoleküls.

Pentosephosphat-Zyklus (Pentose-shunt)

Bis jetzt wurde die Aufmerksamkeit auf die aerobe und anaerobe Glykolyse, den Zitronensäurezyklus und die oxidative Phosphorisierung gerichtet, Mechanismen, deren Ergebnis hauptsächlich die Bildung von ATP ist. Der Abbau von Glukose hat vor allem das Ziel, die Produktion von ATP, dank der Oxidation von NADH durch Sauerstoff zu ermöglichen.

Für zahlreiche Aufbaureaktionen, wie die Synthese von Fettsäuren, benötigt man eine große Menge an Molekülen, die ein Reduktionsvermögen besitzen. NADH kann diese Rolle nicht übernehmen, da es hauptsächlich oxidiert wird, um ATP zu bilden. Es gibt noch einen weiteren Elektronentransport, der diese Rolle erfüllt, nämlich Nikotinamid-Adenin-Dinukleotid-Phosphat (NADPH). Dieser Stoff ist sowohl ein Elektronen- als auch ein Wasserstoffspender in zahlreichen synthetisierenden Reaktionen. Der fundamentale Unterschied zwischen NADH und NADPH liegt darin, daß das erste Molekül durch die Atemkette oxidiert wird, während das zweite Molekül als Elektronenspender (Wasserstoffspender) in der reduktiven Biosynthese dient (Abb. 2.**140**).

Im Pentose-shunt werden 2 Moleküle NADPH erzeugt, wenn Glukose-6-phosphat zu Ribose-5-phosphat und CO_2 oxidiert wird. Man kann die globale Reaktion wie folgt beschreiben:

$$\text{Glukose-6-P} + 2\ NADP^+ + H_2O \leftrightarrow \text{Ribose-5-P} + 2\ NADPH + 2\ H^+ + CO_2$$

Eine Hexose (Glukose besteht aus 6 Kohlenstoffen) wird also in eine Pentose (Ribose besteht aus 5 Kohlenstoffen) umgesetzt. Diese Reaktion wird mit Hilfe des Enzyms Glukose-6-phosphat-Dehydrogenase begonnen. Wenn nötig (viele Zellen benötigen

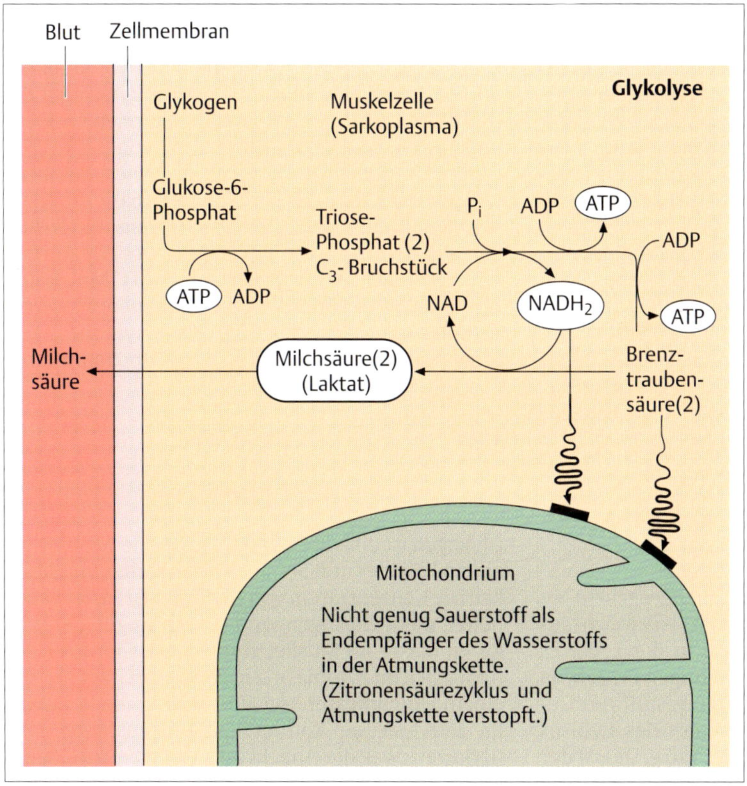

Abb. 2.**140** Pentose-phosphat-Zyklus.

mehr NADPH für die Biosynthese als Ribose für die Inkorporation in Nukleotide und Nukleinsäuren) werden drei Ribose-5-phosphat-Moleküle in 2 Hexosen (Fruktose-6-phosphat) und *eine* Triose (Glyzeraldehyd-3-phosphat) umgebildet, dies unter Einfluß der Enzyme Transkeltolase und Transaldolase. Hierdurch wird ein umkehrbares Glied zwischen Pentose-shunt und Zitronensäurezyklen gelegt, wodurch der Überschuß an Ribose-5-phosphat in glykolytische Intermediäre umgebildet und benutzt werden kann, um Energie zu gewinnen.

Die chemische Reaktion, die den Pentose-Phosphatzyklus reguliert, ist die Dehydrogenierung von Glukose-6-phosphat, einem Produkt, das in der Glykolyse gebildet wird. Tatsächlich ist dies ein irreversibler Prozeß und unter physiologischen Umständen der limitierende Faktor. Der wichtigste Regulator ist jedoch $NADP^+$, das bei der Oxidation von Glukose-6-phosphat das Elektron erhält. Mit anderen Worten, der Pentose-shunt wird von den vorhandenen Substraten kontrolliert.

Die verschiedenen Schritte für das Glukose-6-phosphat werden wie folgt beschrieben:

- Wenn mehr Ribose-5-phosphat benötigt wird als NADPH:
  5 Glukose-6-phosphat + ATP → 6 Ribose-5-phosphat + ADP + H^+
- Wenn NADPH und Ribose-5-phosphat in der gleichen Menge benötigt werden:
  Glukose-6-Phosphat + 2 $NADP^+$ + H_2O → Ribose-5-P + 2 NADPH + 2 H^+ + CO_2
- Wenn mehr NADPH benötigt wird als Ribose-5-phosphat, kann Glukose-6-phosphat völlig zu CO_2 oxidiert werden:
  6 Glukose-6-phosphat + 12 $NADP^+$ + 6 H_2O →
  6 Ribose-5-phosphat + 12 NADPH + 12 H^+ + 6 CO_2
- Wenn mehr NADPH benötigt wird als Ribose-5-phosphat, kann Glukose-6-phosphat zu Pyruvat umgesetzt werden:
  3 Glukose-6-phosphat + 6 $NADP^+$ + 5 NAD^+ + 5 Pi + 8 ADP →
  5 Pyruvat + 6 NADPH + 5 NADH + 8 H^+ + 3 CO_2 + 8 ATP

Radioaktive Experimente haben gezeigt, daß die Aktivität des Pentose-Phosphatzyklus im Muskelgewebe sehr niedrig ist, im Fettgewebe jedoch sehr hoch sein kann. Große Mengen von NADPH werden durch das Fettgewebe in der Synthese von Fettsäuren des Azetyl-CoA verwendet.

Die Rolle des Pentose-Phosphatzyklus besteht also darin, Vorläufer für verschiedene Synthesen, darunter die Synthese von Nukleinsäuren, zu liefern. Durch Wechselwirkungen zwischen den Zukkern werden Pentosen in Triosen und Hexosen umgesetzt, die in der Glykolyse gebraucht werden. Die zweite Rolle besteht darin, NADPH zu synthetisieren. NADPH wird bei einer Anzahl von Reduktionen verwendet, wie bei der Synthese von Fettsäuren. Die relative Bedeutung des Pentosephosphatzyklus unterscheidet sich von Gewebe zu Gewebe: Beim Menschen ist der Pentosephosphtzyklus im Muskelgewebe praktisch nicht vorhanden (wird also vor allem für die Glykolyse benutzt). Die Aktivität des Pentosephosphatzyklus ist hauptsächlich in der Leber anzusiedeln und in den Geweben die Fettsäuren und Steroide synthetisieren (Fettgewebe).

Glukoneogenese: Wechselwirkung zwischen Leber und Muskel

Die Synthese von Glukose wird *Glukoneogenese* genannt. Sie geht von einem Metabolit (wie Milchsäure) aus und erfolgt hauptsächlich in der Leber. Es handelt sich um einen äußerst wichtigen Prozeß, da Glukose der wichtigste Verbrennungsstoff des Gehirns ist. Der tägliche Glukosebedarf des Gehirns bei einem Erwachsenen beträgt ca. 120 g. Das ist der größte Teil der 160 g Glukose, die für den gesamten Körper benötigt werden. Die in den Körperflüssigkeiten vorhandene Glukosemenge beträgt ca. 20 g, die Menge, die im Glykogen gespeichert ist ca. 190 g. Die direkten Glukosereserven reichen also für einen Tag aus. Bei einer längeren Fastenperiode wird, um überleben zu können, Glukose aus Nichtkohlenwasserstoffen gebildet. Auch während intensiver Arbeit ist die Glukoneogenese wichtig.

Als Endprodukt der Glykolyse entsteht in den Muskeln Milchsäure. Sie ist Endstation des Metabolismus. Milchsäure diffundiert aus dem Muskelgewebe ins Blut und gelangt so in die Leber.

Durch die Glukoneogenese wird in der Leber Glukose synthetisiert. Die Glukose verläßt dann die Leber und gelangt über den Blutkreislauf in die Muskeln, wo sie wieder zu Milchsäure umgebildet wird. Diese Wechselwirkung zwischen Leber und Muskel wird auch *Cori-Zyklus* genannt. Die Leber liefert Glukose an den arbeitenden Muskel, der ATP aus der glykolytischen Konversion von Glukose zu Milchsäure gewinnt. Glukose wird dann durch die Leber synthetisiert. Laufende Studien haben angezeigt, daß Alanin (eine Aminosäure), wie Milchsäure, ein wichtiger Vorläufer der Glukose ist. Im Muskel wird Alanin durch Transaminase von Brenztraubensäure gebildet. Die umgekehrte Reaktion erfolgt gleichfalls in der Leber.

Die Glukoneogenese ist also ein Prozeß, bei dem aus Metaboliten Glukose entsteht. Die aus den Muskeln stammende Milchsäure dient als Vorläufer für die Synthese von Glukose, da der Rückweg über die Glykolyse nicht möglich ist (3 Reaktionen sind unumkehrbar, so daß die Umsetzung von Glukose in Glukose-6-phosphat lediglich in *einer* Richtung verläuft, dies dank der Hexokinase). Diese irreversiblen Reaktionen der Glykolyse werden durch eine Reihe anderer Schritte umgangen, wobei natürlich ATP verbraucht wird (insgesamt 6 ATP-Moleküle). Auf zellulärem Niveau ist die Glukoneogenese im Zytoplasma angesiedelt, die Karboxylierung von Brenztraubensäure erfolgt in den Mitochondrien.

Glykogenmetabolismus

Struktur und Funktion von Glykogen

Glykogen ist eine Brennstoffreserve. Sie besteht aus einem Polymer und befindet sich in Leber und Muskel. Die Konzentration von Glykogen ist in der Leber höher, mehr Glykogen wird jedoch wegen der größeren Masse im Muskel gespeichert. Glykogen befindet sich im Zytoplasma in Form von Granulae mit einem Durchmesser von 100 – 400 Å. Die Variation im Durchmesser kommt dadurch zustande, daß Glykogen, was die Anzahl an Atome betrifft, keine feste Form besitzt. Diese Granulae verfügen über Enzyme, die bei Synthese und Abbau aktivierend und kontrollierend tätig sind.

Glykogensynthese und Abbau sind für verschiedene Prozesse, nämlich Regulierung des Blutzukkergehaltes und die Provision von Glukose während intensiver Aktivitäten, wichtig. Außerdem erfolgen Synthese und Abbau von Glykogen gemäß unterschiedlicher Reaktionswege.

Schließlich ist die hormonelle Regulierung des Glykogenmetabolismus an Mechanismen gebunden, die von allgemeinem Belang sind: Zyklisches Adenosin-Monophosphat (cAMP) spielt hier eine wichtige Rolle als Regulator der Glykogensynthese und des Glykogenabbaus, wodurch in die Aktivität von Hormonen und in eine Anzahl anderer Systeme Einblick verschafft wird.

Glykogen ist eine Verbindung verschiedener Glukosemoleküle, meist über eine 1,4-Glykosidbindung. Die Abzweigungen befinden sich jedoch auf Höhe der 1,6-Glykosidbindungen.

Das Vorhandensein von Glykogen erhöht deutlich die Menge der unmittelbar verfügbaren Glukose zwischen den Mahlzeiten und während der Muskelaktivität. Die Menge an Glukose in den Körperflüssigkeiten eines Erwachsenen (70 kg), verfügt über einen Energiegehalt von lediglich 40 kcal, während der Gesamtvorrat an Glykogen, selbst nach einer Nacht ohne Nahrungsaufnahme, mehr als 660 kcal beträgt.

Abbau von Glykogen

Der Abbau des polymerisierten Glykogennetzwerkes zur Bildung von Glukose-1-phosphat verläuft in verschiedenen Reaktionsschritten.

Zuerst werden die 1,4-Bindungen durch Hydrolyse aufgespleißt: Nacheinander wird ein Glukoserest unter die Form von Glukose-1-phosphat aufgespleißt. Das Enzym Glykogen-Phosphorylase hydrolysiert nur die 1,4-Bindungen und beginnt am nicht-reduzierten Ende der Glykogenkette.

Der zweite Schritt ist die Hydrolyse von 1,6-Glykosit-Bindungen durch 1,6-Glukosidase. Durch die Einwirkung dieses zweiten Enzyms werden nur lineare Polymerketten erhalten, die dann weiter durch die Phosphorylase hydrolysiert werden können, um so Glukose-1-phosphat zu bilden.

Der weitere Abbau von Glykogen umfaßt noch zwei andere Schritte: Zuerst eine Isomerisierung von Glukosephosphat in Glukose-6-phosphat und daraufhin eine Hydrolyse des Phosphatesters, um Glukose abzugeben. Diese Dephosphorylierung scheint notwendig zu sein, da Glukose-6-phosphat träge aus den Zellen diffundiert. Die normale Glukose verläßt die Leberzellen äußerst rasch, um über den Blutkreislauf zu den Muskeln transportiert zu werden.

Glykogenbiosynthese

Die Synthese von Glykogen verläuft entlang eines anderen metabolen Weges als der Abbau. Zuerst wird das Glukose-1-Phosphat an UTP (Uridin-triphosphat) geheftet, um UDP-Glukose (Uridin-Glukose) zu bilden. UDP-Glukose ist gleichsam eine aktivierte Form von Glukose, so wie ATP und Azetyl-CoA jeweils aktivierte Formen von Orthophosphat und Azetat sind.

Daraufhin wird die Glukose von UDP an das Ende einer anwachsenden Glykogenkette gebunden. Dieser Prozeß wird unter Freigabe von UDP durch Glykogensynthease katalysiert.

Energiebalance

Das Speichern überzähliger Glukose in Form von Glykogen erfolgt auf eine sehr effiziente Weise. Die Synthese von Glykogen kann wie folgt zusammengefaßt werden:

Glukose + ATP → Glukose-6-phosphat + ADP
Glukose-6-phosphat → Glukose-1-phosphat
Glukose-1-phosphat + UTP → UDP-Glukose + PPi
UDP-Glukose + Glykogen_n → UDP + Glykogen_{n+1}
UDP + ATP → UTP + ADP

Um *eine* Glukose hinzufügen zu können, werden 2 ATP benötigt. Geht die Glukose durch die oxidative Phosphorisierung hindurch, so werden 38 ADP geliefert. Von den theoretisch verfügbaren 38 ATP werden 2 ATP (5%) benötigt, um Glukose zu inkorporieren. Folglich ist der Ertrag aus der Speicherung von Glukose in Form von Glykogen ca. 95%.

Regulierung von Synthese und Abbau von Glykogen

Alle Enzyme, die für den Ab- und Aufbau von Glykogen verantwortlich sind, bleiben einem komplizierten Regulierungsmechanismus unterworfen, der wiederum aus einer Reihenfolge von Aktivitäten besteht.

Wenn der Abbau von Glykogen aktiviert ist, wird der Aufbau gebremst, und umgekehrt. Besser gesagt, Biosynthese und Abbau werden so koordiniert, daß die Glykogensynthease inaktiv ist, wenn die Glykogenphosphorylase komplett aktiv ist, und umgekehrt.

Die wichtigsten Regulierungsmechanismen sind folgende: Der Glykogenmetabolismus wird durch spezifische Hormone stark beeinflußt. Insulin, ein Polypeptid, erhöht die synthetische Kapazität der Leber. Hohe Blutspiegel aus Insulin vermitteln ein Signal, daß der Körper sich in „sattem“ Zustand befindet, während niedrige Insulinspiegel den „Fasten“-Zustand anzeigen. Der korrekte Mechanismus ist jedoch noch nicht vollständig bekannt. Dem gegenüber erkennt man die Einflüsse von Adrenalin und Glukagon besser:

Muskelaktivität oder ihre Vorbereitung bzw. Erwartung führt zum Freiwerden von Adrenalin im Nebennierenmark, das den Abbau von Glykogen im Muskel, aber auch in geringerem Maße in der Leber, stimuliert. Die Leber ist stärker für das Glukagon empfänglich, das aus der Bauspeicheldrüse abgegeben wird. Glukagon erhöht den Blutzuckerspiegel, indem es Glykogen in der Leber abbaut.

Dieser Prozeß wird hauptsächlich durch zyklisches AMP (3′,5′-Adenosin Monophosphat, cAMP) geregelt. Das Enzym Adenylatzyklase katalysiert die Synthese von cAMP durch Stimulierung von Glukagon und Epinephrin auf den Hormon-Rezeptor-Komplex der Plasmamembran. Hierdurch wird die intrazelluläre Konzentration von cAMP erhöht. Daraufhin erfolgt eine Serie von Reaktionen, die die Phosphorylase aktiviert und die Synthease hemmt.

Fettsäurenmetabolismus

Fettsäuren, lange Kohlenhydratketten mit einer terminalen Gruppe (Karboxylketten), übernehmen drei wichtige physiologische Rollen: Sie sind Bausteine von Phospholipiden und Glykolipiden (wichtig für die biologischen Membranen), können als Hormone und intrazelluläre Informationsverarbeiter (Boten) wirken und sind gleichzeitig Verbrennungsmoleküle (Speicherung von nicht unmittelbar verfügbarer Energie). Sie werden als Triaglycerol (Triglyzeride oder auch neutrale Lipide genannt) gespeichert. Die Kohlenstoffatome 2 und 3 werden jeweils α und β genannt. Das Methylkohlenstoffatom des distalen Endes der Kohlenstoffkette wird dem gegenüber als α-Kohlenstoff bezeichnet. Die meist vorkommenden Fettsäuren sind Palmitinsäure (C_{16} oder $C_{15}H_{31}$ -COOH) und Ölsäure (C_{18} oder $C_{17}H_{33}$-COOH). Fettsäuren werden, in einer physiologischen Lösung (phyiologischer pH), in ihrer Carboxylaseform, wie z. B. Palmitat oder Hexadecan ionisiert.

Die Fettsäuren in biologischen Systemen verfügen normalerweise über eine gerade Anzahl von Kohlenstoffatomen (14–24). Am meisten kommen die 16- und 18-Kohlenstoff-Fettsäuren vor. Bei tierischen Fettsäuren gibt es meist keine Abzweigungen der Kohlenwasserstoffketten.

Katabolismus von Fettsäuren

Der erste Schritt des Abbaus von Lipiden besteht in der Hydrolyse eines Triglyzerids durch das Enzym Lipase mit der Bildung von Glycerol und einer Fettsäure. Die Aktivität der unterschiedlichen Lipasen wird durch verschiedene Hormone (Glukagon, Adrenalin, Noradrenalin und adrenokortrikotrope Hormone) kontrolliert. Darüber hinaus fungiert das zyklische AMP als ein zweiter „Kurier" für die Aktivierung der Lipolyse in den Fettzellen (eine höhere Konzentration AMP stimuliert ein Proteinenzym (Kinase), das seinerseits die Lipaseaktivität stimuliert).

1904 entdeckte Franz Knoop den Mechanismus der Oxidation von Fettsäuren durch Experimente mit Hunden. Er fütterte sie mit Fettsäuren, die eine endständige (α-Kohlenstoff) metabol-inerte Phenylgruppe besaßen (Phenylpropionsäure (C_3) und Phenylbuttersäure (C_4). Knoop fand im Urin der Versuchstiere phenylierte Exkretionsprodukte, d. h. ein Derivat von Benzoesäure im Falle von C_3-Ketten und ein Derivat von Phenylessigsäure, in den Fällen, in denen er die Hunde mit Phenylbuttersäure gefüttert hatte. Aus diesen Ergebnissen schloß Knoop, daß Fettsäuren unter Zuhilfenahme des β-Kohlenstoffatoms oxidiert wurden, unter Berücksichtigung, daß die Fettsäuren jeweils mit Einheiten von 2 Kohlenstoffatomen gekürzt wurden und daß diese Aufspaltung jeweils unter Zuhilfenahme des β-Kohlenstoffatoms erfolgte. Dieser Mechanismus wird als β-*Oxidation* von Fettsäuren bezeichnet (Abb. 2.**141**).

1949 haben Eugene Kennedy und Albert Lehninger nachgewiesen, daß Fettsäuren in den Mitochondrien oxidiert werden, genauer gesagt, unter Zuhilfenahme der mitochondrialen Matrix. Dort erfolgt eine Aktivierung mit CoA, um ein Acyl-CoA zu bilden. Die verschiedenen Schritte werden genauer beschrieben:

- Bildung von Acyl-CoA (dieser Schritt verlangt die Hydrolyse von ATP zu AMP)
- Oxidation von Acyl-CoA durch FAD
- Hydratation der doppelten Bindung in C_2 und C_3
- Oxidation des Restproduktes durch NAD^+
- Aufspaltung dieses Restproduktes durch Hinzufügung eines zweiten CoA-Moleküls. Bildung eines Azetyl-CoA durch Verkürzung des Acyl-CoA mit zwei Kohlenstoffatomen

Die Schritte (2. bis 5.) werden so lange wiederholt, bis von der ursprünglichen Fettsäure lediglich ein Azetyl-CoA verbleibt. Da die meisten natürlichen Fettsäuren aus einer geraden Anzahl von Kohlenstoffatomen bestehen, ist diese Oxidation kein Zyklus, sondern eine auslaufende Spirale.

Der Ertrag der β-Oxidation hängt nicht von der Anzahl an Kohlenstoffatomen der oxidierenden Fettsäure ab. Es darf aber nicht vergessen werden, daß die Aktivierung der Fettsäure im Azetyl-CoA zwei Moleküle ATP verlangt. Im allgemeinen können wir folgendes Schema unterstellen:

$$C_n\text{-Azetyl-CoA} + FAD + NAD^+ + H_2O + \text{CoA-SH} \rightarrow$$
$$C_{n-2}\text{-Azetyl-CoA} + FADH_2 + NADH + H^+ + \text{Azetyl-CoA}.$$

Die Oxidation von Palmitinsäure (C_{16}) verlangt also 7 Umdrehungen für eine komplette β-Oxidation und wird wie folgt beschrieben:

$$\text{Palmityl-CoA} + 7\,FAD + 7\,NAD^+ + 7\,H_2O + 7\,\text{CoA-SH} \rightarrow$$
$$7\,FADH_2 + 7\,NADH + 7\,H^+ + 7\,\text{Azetyl-CoA}.$$

Die Oxidation von 1 Molekül Azetyl-CoA liefert 12 Moleküle ATP:

$$CH_3\text{-CO-S-CoA} + 3\,NAD^+ + FAD + GDP + Pi + 2\,H_2O \rightarrow$$
$$\text{CoA-SH} + 2\,CO_2 + 3\,NADH + 3\,H^+ + FADH_2 + GTP$$

Da aus 1 Molekül NADH 3 Moleküle ATP resultieren (und 1 GTP in 1 ATP, 1 $FADH_2$ in 2 ATP), beträgt das Ergebnis dieser Oxidation 12 ATP. Bei der β-Oxidation von Palmityl-CoA, lautet das Resultat: 7 $FADH_2$ ergeben 14 ATP, 7 NADH ergeben 21 ATP, 8 Azetyl-CoA ergeben 96 ATP, wobei insgesamt dann 131 ATP-Moleküle entstehen. Es werden jedoch 2 ATP durch die Hydrolyse von ATP zu AMP und PPi verloren. Letztendlich resultieren 129 ATP-Moleküle. Das ergibt insgesamt -940 kcal (129 $\times$-7,3 kcal) an freier Energie. Die Verbrennung von Palmitinsäure zu CO_2 und H_2O gibt -2340 kcal. Der Ertrag der β-Oxidation beträgt unter diesen Umständen 940/2340 = 40%, genauso wie beim Zitronensäurezyklus und bei der oxidativen Phosphorisierung.

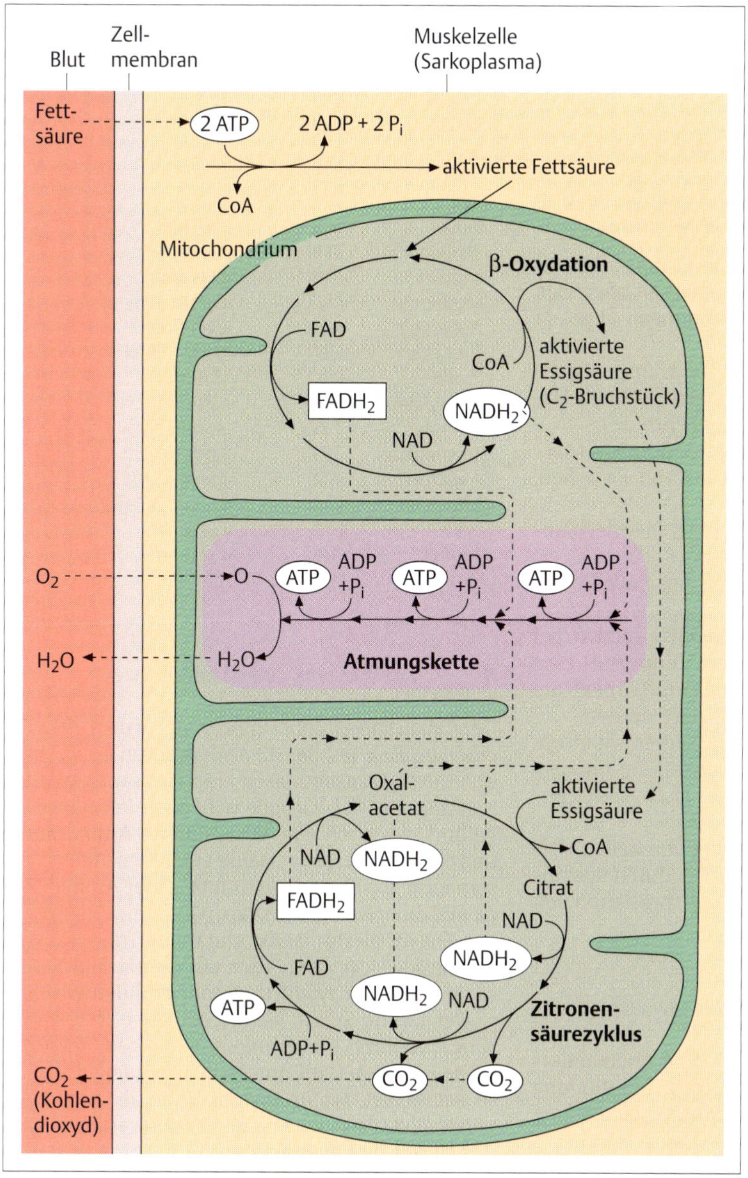

Abb. 2.**141** β-Oxidation von Fettsäuren.

Eiweißmetabolismus

Täglich werden große Mengen an Eiweiß abgebaut und erneut aus den rückgewonnenen Aminosäuren synthetisiert. Dies wird „turnover" der Eiweiße genannt. Beim Menschen liegt der Halbwert von Serineiweißen lediglich bei 10–20 Tagen, der von zellulären Eiweißen bei einigen Monaten und der von Kollagen bei einigen Jahren. Der Metabolismus stickstoffenthaltender Stoffe (Aminosäuren) ist dynamisch gleichgewichtig: Es wird gleichviel abgebaut wie synthetisiert. Aminosäuren, die Bausteine von Eiweißen, werden, wenn sie im Überfluß vorhanden sind, nicht wie Fettsäuren und Glukose gelagert, jedoch auch nicht ausgeschieden. Der Überschuß an Aminosäuren wird verwendet, um metabole Energie zu bilden. Beim Menschen ist das Stickstoffgleichgewicht nie positiv: Wie groß auch die Menge an Aminosäuren ist, der Stickstoff wird als Harnstoff eliminiert (*Desaminierung*). Die verbleibenden Ketosäuren werden entweder verbrannt oder aber zu Reservestoffen (Glykogen und

Fettsäuren) umgesetzt. Eine übermäßige Eiweißdiät kann zur Bildung von Reservestoffen beitragen, jedoch nicht als Eiweißreserve gespeichert werden.

Biologische Funktionen von Eiweißen

Eiweiße (Proteine) erfüllen eine wichtige Rolle in vielen biologischen Abläufen und Strukturen:

- Enzymatische Aktivität: Eiweiße katalysieren alle Reaktionen, die sich in Lebewesen abspielen und bei denen (kovalente) Bindungen angelegt oder abgebaut werden.
- Transport: Bestimmte Eiweiße transportieren Moleküle und Ionen (z.B. Sauerstoff durch Hämoglobin, Elektronen durch Zytochrome).
- Kontraktile Aktivität: Die Kontraktion von Muskeln wird durch einen Komplex von Eiweißen, Aktin und Myosin, gesichert.
- Struktur: Fibröse Eiweiße sichern die mechanische Kraft z.B. vom Bindegewebe (Kollagen ist eines der im Überfluß vorhandenen Eiweiße bei Säugetieren.)
- Immunologische Aktivität: Eiweiße spielen bei der Abwehr von Fremdkörpern (Antigene) eine Rolle. Es sind Immunglobuline (Antikörper), die durch lymphoide Zellen produziert werden.
- Führung und Erzeugung von Nervenimpulsen: Nervenzellen reagieren auf spezifische Impulse mittels eines Rezeptoreiweißes (z.B. Azetylcholinrezeptoren).
- Wachstum und Differenzierung von Zellen: Die Kontrolle dieser Prozesse erfolgt durch spezifische Eiweiße (Transkription und Translation von DNA).

Aminosäure: Baustein für Eiweiße

Eiweiße sind Polypeptideketten, eine Aneinanderreihung verschiedener Aminosäuren. Die Bindung zwischen zwei Aminosäuren wird *Peptidbindung* genannt.

In physiologischen Lösungen (neutraler pH-Wert) sind Aminosäuren als dipolare Ionen vorhanden. Obwohl sie keine Nettoladung tragen ergibt sich ihr ionischer Charakter deutlich aus ihren physischen Eigenschaften: Sie stehen den anorganischen Salzen näher als den anorganischen Säuren oder Basen. Kristalline Aminosäuren schmelzen nur bei hoher Temperatur und sind in apolaren Lösungen gering löslich. Aminosäuren, die in Eiweißen vorkommen, sind alle dem L-Typ zuzuordnen, (die Restgruppe ist linksorientiert). Aminosäuren werden bei der Funktion der Restgruppe genannt. So kann man 20 essentielle Aminosäuren unterscheiden (Tab. 2.**3**).

Tabelle 2.**3** Benennung der essentiellen Eiweiße

Benennung	*Abkürzung*	*R-Gruppe*
Glycin	GLY	-H
Alamin	ALA	$-CH_3$
Leucin	LEU	$-C_4H_8$
Isoleucin	ILEU	$-C_4H_9$
Valin	VAL	$-C_3H_7$
Serin	SER	$-CH_2-OH$
Threonin	THR	$-C_2H_4-OH$
Cystein	CYS	$-CH_2-SH$
Methionin	MET	$-C_2H_4-S-CH_3$
Asparagin	ASN	$-CH_2-CO-NH_2$
Glutamin	GLN	$-C_2H_4-CO-NH_2$
Prolin	PRO	- 5-Ring
Phenylalanin	PHE	- aromatisch
Tyrosin	TYR	- aromatisch
Tryptophan	TRP	- aromatisch
Aspartat	ASP	$-CH_2-COO-(CH_2-COOH)$
Glutamat	GLU	$-C_2H_4-COO-(2\,H_4-COOH)$
Lysin	LYS	$-C_4H_8-NH_2$
Arginin	ARG	$-C_3H_6-NH-C-N_2H_3$
Histidin	HIS	

Katabolismus von Aminosäuren

Der Abbau von Aminosäuren erfolgt in der Leber. Für einen großen Teil der 20 Aminosäuren erzielt man erst durch Transaminasen eine Transaminierungsreaktion: Die NH_2-Gruppe wird einer Ketosäure zugeführt, wodurch eine desaminierte Aminosäuren und eine aminierte Ketosäure entstehen. Am häufigsten wird aus einer Aminosäure (einer Aminogruppe und einer Ketoglutarsäure) Glutaminsäure gebildet. Enzym hierfür ist die glutamine Transaminase. Die Aminosäure kann auch auf Brenztrautraubensäure reagieren, wodurch Alanin gebildet wird.

Der zweite Schritt ist die oxidative Desaminierung, wodurch ein Ammoniumion gebildet wird. Diese Reaktion wird durch Glutamindehydrogenase katalysiert, wofür sowohl NAD^+ als auch NAP^+ verwendet werden kann. Allgemein werden folgende Schritte durchlaufen:

α-Aminosäure + $NAD^+ + H_2O \leftrightarrow$ Ketoglutarsäure + $NH_3 + H^+ +$ NADH (NADP + NADPH)

Überflüssiges $NH_3 + H^+$ ($NH4^+$) ist in großen Mengen toxisch. Es wird in Form von Ammoniak abgegeben. In keinem Falle wird eine Aminosäure direkt ausgeschieden. Im Verlauf dieser Reaktionen wird das Kohlenstoffskeletts durch die Bildung von α-Ketoglutarsäure (einem Metabolit des Zitronensäurezyklus) erhalten und mit zwei Stickstoffatomen in Form von Harnstoff ausgeschieden.

Was vom Aminosäuren-Pool verbleibt, unterliegt einer direkten Umsetzung, die eine relativ kleine Anzahl an Abbauprodukten ergibt. Diese Strategie besteht darin, Metabolite zu bilden, die entweder in Glukose umgewandelt oder durch den Zitronensäurezyklus oxidiert werden können. Faktisch wird die Kohlenstoffkette von den verschiedenen Aminosäuren berührt oder verändert. Dies geschieht in 7 Molekülen: Brenztraubensäure, Azetyl-CoA, Azet-Azetyl-CoA, Succinyl-CoA, Fumarsäure, Oxalessigsäure und α-Ketoglutarsäure. Die Aminosäure, die mit CoA verbunden werden, bilden später Ketonkörper (Ketogen), während die Aminosäuren, die in eine Säure umgesetzt werden, sich in den Zitronensäurezyklus einschalten (Glykogen).

Allgemein können wir folgendes Schema erstellen:

Auf der Basis der 20 Aminosäuren sind einige Leucine und Lysine reine ketogene Aminosäuren. Isoleucin, Phenylalanin, Tryptophan und Tyrosin sind sowohl ketogen als auch glukogen. Die anderen 14 Aminosäuren sind rein glukogen.

Integration des Metabolismus

Strategie des Metabolismus

Das Fundament des Metabolismus ist die Produktion von ATP und der Aufbau kleiner Bausteine für die Biosynthese. Es folgt eine Übersicht der verschiedenen Prozesse, die Energie produzieren. Hans Krebs hat hierfür 3 verschiedene Schritte beschrieben.

Im *ersten Schritt* werden große Moleküle aus der aufgenommenen Nahrung in kleinere Bestandteile, abgebaut. Eiweiße werden in 20 Arten von Aminosäuren hydrolysiert, Polysaccharide werden ebenso in einfache Moleküle hydrolysiert, z. B. Glukose und Fette zu Glycerol und Fettsäuren. In diesem Stadium wird keine brauchbare Energie geliefert.

Im *zweiten Schritt* werden diese Moleküle in ein paar einfache Units abgebaut. Faktisch werden die meisten Units – Zucker, Fettsäuren, Glycerol und verschiedene Aminosäuren – in die Azetyl-Unit des Azetyls CoA umgewandelt. Hier wird zwar ATP gebildet, jedoch ist die Menge im Vergleich zu dem, was durch vollständige Oxidation des Azetylteils des Azetyl CoA erreicht wird, gering.

Der *dritte Schritt* besteht aus dem Zitronensäurezyklus und der oxidativen Phosphorylierung, den letztendlichen „common pathways" in der Oxidation von Verbrennungsstoffen. Azetyl-CoA bringt die Azetylgruppe in den Zyklus, wo dieses vollständig zu CO_2 oxidiert wird. Für jede oxidierte Azetylgruppe werden 4 Elektronenpaare an NAD^+ und FAD übergeleitet. ATP wird dann erzeugt, wenn die Elektronen durch das Elektronentransportsystem zum O_2 fließen, die oxidative Phosphorylierung. In diesem Stadium wird die größte Menge ATP durch den Abbau von Nahrungsbestandteilen gebildet.

Wichtige metabolische Abläufe (Abb. 2.**142**)

Glykolyse

Es gibt eine Reihe von Reaktionen, die im Zytoplasma der Zellen erfolgt und bei denen Glukose-Moleküle in Brenztraubensäure umgewandelt werden,

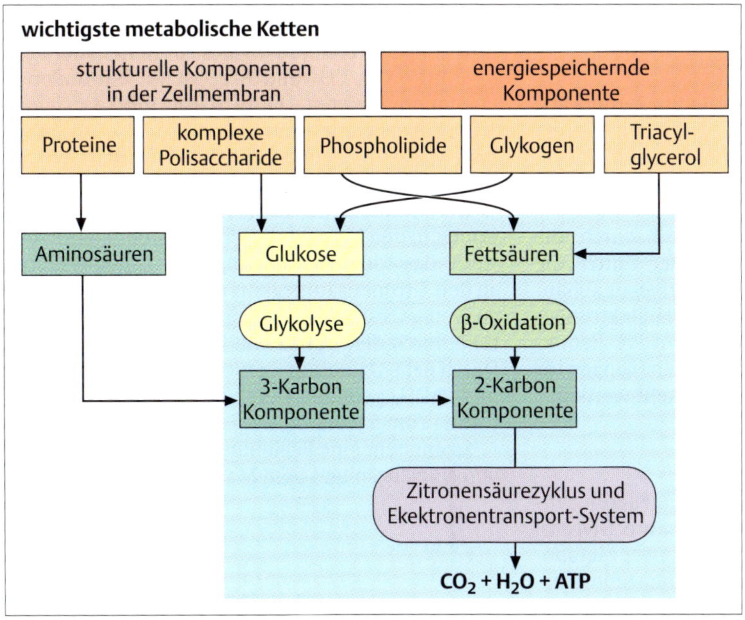

Abb. 2.**142** Metabolische Abläufe, Ketten.

dies bei Bildung von 2 Molekülen ATP und 2 Molekülen NADH. Unter anaeroben Bedingungen, wie im Skelettmuskel, der intensive Arbeit leisten muß, wird Brenztraubensäure zu Milchsäure reduziert. Unter aeroben Bedingungen werden mittels des Elektronentransportsystems Elektronen von NADH zum Sauerstoff geleitet.

Die Glykolyse hat zwei Aufgaben: den Abbau von Glukose, um ATP zu bilden, und die Produktion von Metaboliten für die Biosynthese. Die Glykolyse wird vor allem durch die Phosphofruktokinase geregelt, welche den geschwindigkeitsbestimmenden Schritt katalysiert und durch eine hohe Konzentration von ATP gehemmt wird.

Zitronensäurezyklus

Alle Brennstoffmoleküle, wie Glukose, Fettsäuren und Aminosäuren, werden schließlich im Zitronensäurezyklus oxidiert, der sich in den Mitochondrien abspielt. Hierbei handelt es sich um einen rein aeroben Prozeß. Die meisten Brennstoffmoleküle werden als Azetyl-CoA aufgenommen. Die vollständig aerobe Oxidation *eines* Azetyl-CoA-Moleküls liefert jeweils 1 GTP, 3 NADH und 1 $FADH_2$-Molekül. Durch die Übertragung von Elektronen aus Sauerstoff werden Protonen in die Mitochondrien, d. h. vom Außen- in den Innenraum, gepumpt. Diese Protonenpumpe ist die Antriebskraft, die ADP zu ATP zu phosphorilieren. Es besteht eine enge Verbindung zwischen Zitronensäurezyklus und Phosphorylierungsreaktionen. Ein Übermaß an ATP hat hier eine hemmende Wirkung auf die Aktivität bestimmter geschwindigkeitsbestimmender Enzyme im Zitronensäurezyklus.

Pentosephosphat-Zyklus

Der Pentose-Phosphatzyklus erfolgt im Zytoplasma der Zellen. Dieser Zyklus produziert NADPH, ein Molekül mit reduzierendem Vermögen und Ribose-5-phosphat als Baustein für die Synthese von Nukleotiden.

Der Pentosephosphat-Zyklus wird durch die Konzentration von $NADP^+$ geregelt. Durch die Phosphorylierung von NADH gibt es zwei unabhängige Redoxsysteme: das NAD^+/NADPH Elektronentransportsystem und das $NADP^+$/NADPH Reduktionssystem. So können beide in großen Mengen für Glykolyse und Biosynthese bereitgestellt werden.

Glukoneogenese

Glukose wird in der Leber und in den Nieren synthetisiert, aus Metaboliten wie Milchsäure, Glycerol und Aminosäuren stammend. Wichtigster Metabolit ist Brenztraubensäure. Die Glukoneogenese erfolgt nicht durch eine einfache Umkehrung der Glykolyse: Es bestehen zwei unabhängige Ketten, die einander reziprok beeinflussen. Die Glykolyse wird gebremst, wenn die glukoneogetische Aktivität zu hoch ist.

Die Umsetzung von Fruktose-1,6-diphosphat in Fruktose-6-phosphat ist der geschwindigkeitsbestimmende Schritt für diese Reaktionen.

Glykogenmetabolismus: Synthese und Abbau

Glykogen, eine verzweigte Form polymerischer Glukose, wird als eine unmittelbar verfügbare Reserve von Glukose angesehen. Das Enzym Glykogensynthetase katalysiert die Übertragung von UDP-Glukose an eine Glykogenkette, wobei dies gleichzeitig der geschwindigkeitsbestimmende Schritt ist.

Der Abbau von Glykogen erfolgt gemäß eines anderen metabolen Weges: Beim Abbau spielt das Enzym Glykogenphosphorylase (mit Bildung von Glukose-6-phosphat) die wichtigste Rolle.

Die Glykogensynthese und der Abbau verlaufen in koordinierter Weise, wobei sie durch bestimmte Hormone kontrolliert werden. Durch ein Verstärkungssystem wird die Synthese von Glykogen aktiviert und der Abbau desselben gehemmt (und umgekehrt).

Fettsäuremetabolismus: Synthese und Abbau

Die Synthese von Fettsäuren erfolgt im Zytoplasma, indem jeweils zwei Kohlenstoffatome (Azetylgruppe) einer wachsenden Kohlenstoffkette hinzugefügt werden. Der geschwindigkeitsbestimmende Schritt in der Fettsäuresynthese besteht in der Kondensation von CO_2 und Azetyl-CoA, um Malonyl-CoA zu produzieren. Dieser Schritt wird durch eine hohe Konzentration von ATP und Azetyl-CoA (in hohem Maße im Zitronensäurezyklus vorhanden) aktiviert.

Der Mechanismus für den Abbau von Fettsäuren erfolgt in den Mitochondrien und produziert Azetyl -CoA, das – durch Koppelung mit Oxalessigsäure – in den Zitronensäurezyklus aufgenommen wird. Ist zu wenig Oxalessigsäure vorhanden, so werden Ketone durch den Abbau von Azetyl-CoA produziert. Durch Beta-Oxidation werden große Mengen NADH und $FADH_2$ gebildet. Durch Übertragung von Elektronen zum Sauerstoff wird ATP geliefert.

So entsteht eine Beziehung zwischen dem Abbau von Fettsäuren und dem Mangel an ATP.

Metaboles Profil des Skelettmuskels

Die Abb. 2.**143** zeigt den Energieverbrauch bei anaerober bzw. aerober Arbeit, Abb. 2.**144** zeigt Energielieferungssysteme für die Arbeit.

Die wichtigsten Brennstoffmoleküle für die Muskeln sind Glukose, Fettsäuren und Ketonkörper. Darüber hinaus speichern die Muskeln – im Gegensatz zum Gehirn – große Reserven an Glykogen (1200 kcal). 75% der Gesamtmenge an Glykogen im menschlichen Körper sind im Muskel gespeichert. Nach einer Mahlzeit kann die Menge an Muskelglykogen um 1% ansteigen. Das Glykogen wird dann zu Glukose-6-phosphat für die Verwendung in den Muskelzellen umgebildet. Da der Muskel über keine Glukose-6-phosphatase verfügt, exportiert er auch keine Glukose. Im Gegenteil, der Muskel behält die Glukose für den Einsatz bei Aktivitäten.

Verrichtet der Muskel intensive Arbeit, so erfolgt eine Erweiterung der Glykolyse hinsichtlich des Zitronensäurezyklus: Durch die Reduktion von Brenztraubensäure wird Milchsäure produziert (anaerobe Konditionen). Diese Milchsäure diffundiert über den Blutkreislauf zur Leber, wo sie wieder zur Glukose umgewandelt wird (Cori-Zyklus).

Hinzu kommt, daß, während der Muskelaktivität durch Transaminierungsreaktionen von Brenztraubensäure, große Mengen Alanin gebildet werden. Alanin, wie Milchsäure, kann dann in der Leber wieder zu Glukose umgewandelt werden.

Das metabole Muster des Muskels in Ruhe ist anders: In dieser Situation werden hauptsächlich Fettsäuren als Brennstoffe benötigt. Der Herzmuskel benötigt dem gegenüber – zum Nachteil von Glukose – Ketone als Brennstoff.

Die metabolen Profile der wichtigsten menschlichen Organe sind in Tab. 2.**4** aufgeführt.

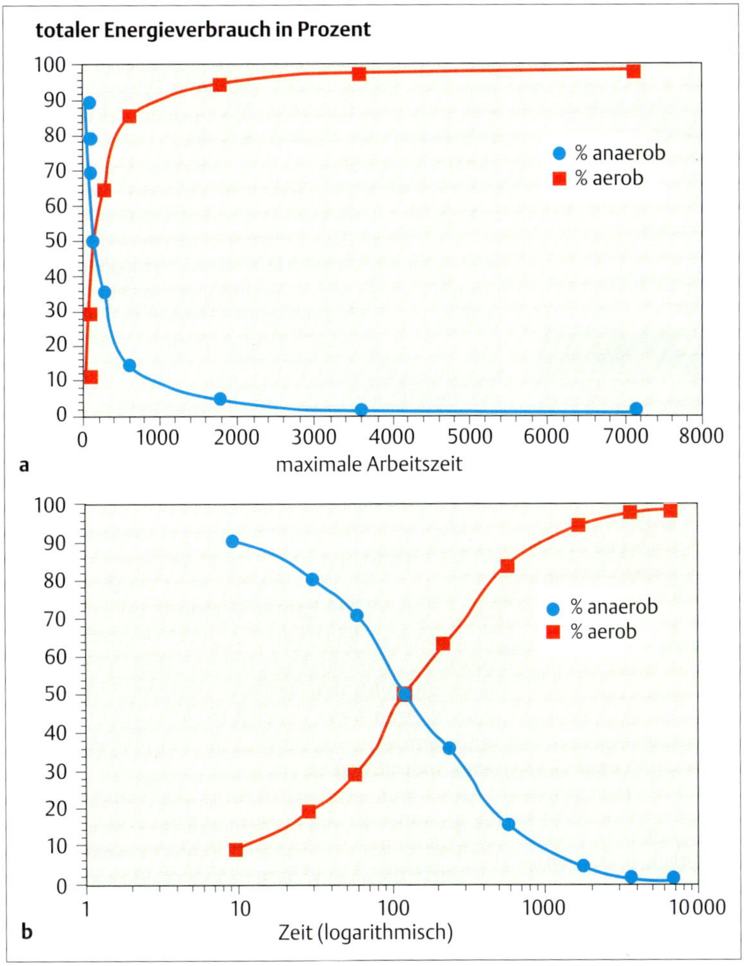

Abb. 2.**143** Energieverbrauch bei anaerober und aerober Arbeit

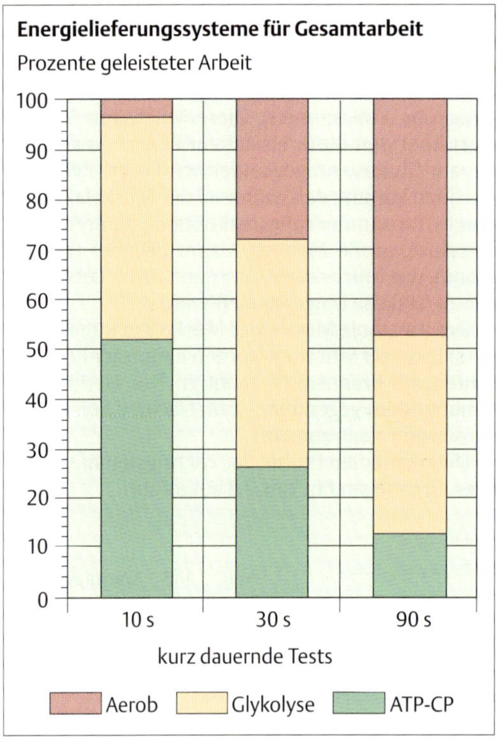

Abb. 2.**144** Energielieferungssysteme

Tabelle 2.**4** Brennstoffreserven im menschlichen Körper (bei einem Mann von 70 kg Gewicht)

	Verfügbare Energie (kcal)		
Organ	Glukose oder Glykogen	Triglyceride	Verfügbare Proteine
Blut	60	45	0
Leber	400	450	400
Gehirn	8	0	0
Muskel	1200	450	24 000
Fettgewebe	80	135 000	40

2.14 Periphere Nerven

Periphere Nerven sind aus zwei deutlich voneinander zu unterscheidenden Strukturen aufgebaut. Sie bestehen aus

- *leitenden* Strukturen, den *Axonen*, und
- *verbindenden* bzw. *schützenden* Strukturen, dem *Bindegewebe* der Nerven.

Die Axone leiten Information mit Hilfe von elektrischen Impulsen weiter. Das Bindegewebe der Nerven verbindet die Axone und schützt sie vor mechanischen Belastungen wie Druck und Zug.

Axongewebe oder Nervengewebe und das Bindegewebe der Nerven unterscheiden sich nicht nur in ihrer Funktion, sondern auch hinsichtlich der embryonalen Entwicklung: Das Nervengewebe entwickelt sich aus dem Ektoderm, während das Bindegewebe aus dem Mesoderm hervorgeht.

Das Verhältnis zwischen leitenden und verbindenden Strukturen innerhalb eines Nervs liegt generell bei 50% zu 50%. Es kann sich jedoch je nach Beanspruchung auch verschieben. Beispielsweise im Bereich des Fibulakopfes liegt es bei 20% leitenden Strukturen zu 80% verbindenden Strukturen.

Die leitenden Strukturen der Nerven werden im Kapitel zum peripheren Nervensystem in Band II dieser Reihe noch ausführlicher besprochen. Das folgende Kapitel beschäftigt sich hauptsächlich mit den verbindenden und schützenden Strukturen, also dem Bindegewebe der Nerven.

2.14.1 Äußere Erscheinung

Periphere Nerven sind weißglänzende, runde, kabelähnliche Strukturen. Wenn man sie palpiert, fühlen sie sich ähnlich wie die allseits beliebten Spaghetti al dente an. Der Durchmesser der peripheren Nerven ist sehr unterschiedlich. So gibt es Nerven, die so dick sind wie ein Kleinfinger, z. B. der N. ischiadicus. Die meisten Hautnerven hingegen sind jedoch so dünn wie Nähgarn. Obwohl die peripheren Nerven also manchmal einen sehr geringen Durchmesser haben und sehr verletzlich aussehen, können sie großen Zugbelastungen dennoch problemlos widerstehen. Verantwortlich für die enorme Belastbarkeit ist das Bindegewebe, das man überall im peripheren Nervensystem vorfindet. Die Axone selbst widerstehen lediglich geringeren Zug- und Druckbelastungen.

2.14.2 Funktion

Ein peripher Nerv hat die Funktion, Informationen mit Hilfe von elektrischen Impulsen weiterzuleiten. Informationen von der Peripherie zum Rückenmark bzw. zum zentralen Nervensystem werden als *afferente Informationen* bezeichnet, Informationen vom zentralen Nervensystem in die Peripherie als *efferente Informationen.*

Die Bindegewebsstrukturen der Nerven haben die Aufgabe, die Axone vor jeglicher Form von mechanischer Belastung zu schützen. Sie sorgen dafür, daß sich die Axone ohne Widerstand gegenüber den umliegenden Strukturen bewegen können. Die Bindegewebsstrukturen verhindern, daß das eigentliche Nervengewebe bei Bewegungen unseres

Körpers oder eines Körperteils unter Belastung gebracht wird.

Zusammenfassung: Äußere Erscheinung und Funktion der peripheren Nerven

Ein peripherer Nerv ist aus leitenden Strukturen, den Axonen, und verbindenden bzw. schützenden Strukturen, dem Bindegewebe der Nerven, aufgebaut. Periphere Nerven sind weißglänzende, runde, kabelähnliche Strukturen mit sehr unterschiedlichem Durchmesser. Auch die sehr dünnen Nerven sind außerordentlich widerstandsfähig gegenüber Zugbelastungen. Die Belastbarkeit entsteht durch die bindegewebigen Strukturen der Nerven. Sie haben die Aufgabe, die Axone vor jeglicher Form von mechanischer Belastung zu schützen und eine widerstandsfreie Bewegung gegenüber umliegenden Strukturen zu ermöglichen. Die Axone leiten Informationen von der Peripherie ins zentrale Nervensystem (afferent) und vom zentralen Nervensystem in die Peripherie (efferent).

2.14.3 Aufbau

Der periphere Nerv besteht aus *Axonen*, die von einer *Plasmamembran* oder *Axolemm* (3 Lamellen) und den *Schwann-Zellen*, auch Oligodendrozyten oder Lemnozyten genannt, umgeben sind (Abb. 2.**145**).

Schwann-Zellen

Die Schwann-Zellen liegen teils *unmyelinisiert* und teils *myelinisiert* vor. Die Anzahl an myelinisierten Axonen (ca. 20%), die im peripheren Nervensystem vorhanden sind, sind in der Regel viel geringer als nicht myelinisierte Axone (ca. 80%).

Beim Prozeß der Myelinisierung wird das Axon von den Schwann-Zellen umhüllt. Die Zellmembranen der Schwann-Zellen treffen sich und bilden ein *Mesaxon*. Daraufhin spiralisieren sich die Schwann-Zellen mehrmals um das Axon, bis zu 50mal. Die Zellmembranen nähern sich durch diese Spiralisierung sehr stark an. Der extrazelluläre Abstand zwischen den beiden Zellmembranen beträgt nur noch

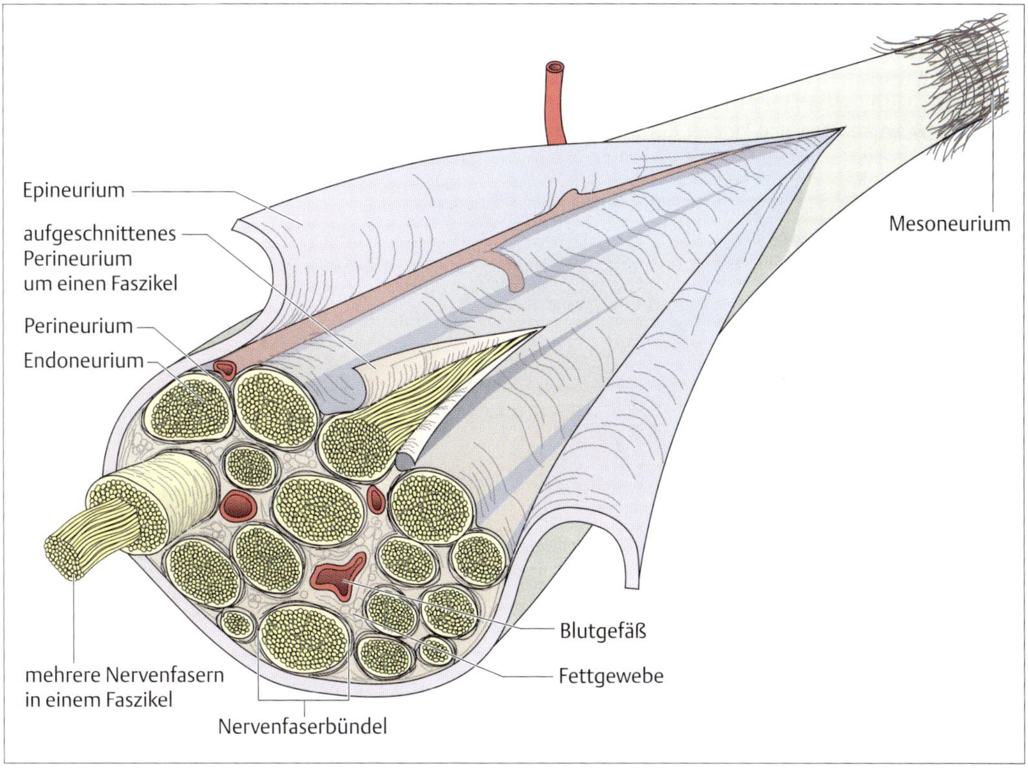

Abb. 2.**145** Aufbau eines peripheren Nervs: Die leitenden Strukturen (Fasern, Faszikel und Axon) werden von Bindegewebsschichten (Endo-, Peri-, Epi- und Mesoneurium) umgeben.

2 bis 3 nm. Zwischen den einzelnen Zellmembranen verschwindet das Zytoplasma. Die Zellmembranen legen sich auf der Innenseite aufeinander und bilden Hauptlinien, die ca. 3 bis 4 nm dick sind. Zwischen den Zellmembranen bildet sich eine Myelinschicht, die *Myelinlamelle*. Es entsteht ein *internes* und ein *externes Mesaxon* (Abb. 2.**146**).

Die unmeylinisierten Axone liegen in kleinen Gruppen zusammen und sind dann gemeinsam von nicht spiralisierten Schwann-Zellen umhüllt (Abb. 2.**147**).

Um jede Schwann-Zelle befindet sich eine Basalmembran, durch die das Nervengewebe vor biochemischen Veränderungen, die im umliegenden Gewebe auftreten können, geschützt wird (Abb. 2.**148**).

Durch die Schwann-Zellen und das dort vorhandene Myelin wird das Axon elektrisch isoliert. Myelin besteht zu 60 bis 70% aus Wasser, vielen Fettmolekülen und wenigen Eiweißmolekülen und bildet durch diese Zusammensetzung bei den myelinisierten Axonen eine Isolationsschicht. Elektrische Potentialänderungen in den Axonen haben keinen Einfluß auf das umliegende Gewebe. Nur dort, wo sich die einzelnen Schwann-Zellen treffen und einen *Ranvier-Schnürring* bilden, besteht keine Isolierung (Abb. 2.**149**).

Je dicker ein Nerv ist, desto größer sind die Schwann-Zellen und desto weiter liegen die Ranvier-Schnürringe auseinander. Die Isolationsschicht wirkt sich natürlich in beide Richtungen aus. So haben auch Spannungsveränderungen im umliegenden Gewebe normalerweise keinen Einfluß auf das Nervengewebe. Wird dagegen ein Nerv durch Zug verlängert oder durch Druck komprimiert, so können diese mechanischen Belastungen dafür sorgen, daß sich die Isolationsschicht verändert. Es werden Ionenkanäle geöffnet, durch die sich Na^+- und eventuell Ca^{2+}-Ionen durch die Membran nach innen (Influx) und gleichzeitig K^+-Ionen nach außen (Efflux) bewegen können. Dadurch wird an dieser Stelle im Nerv ein Aktionspotential ausgelöst und als sensibler, afferenter Impuls nach zentral weitergeleitet. Man spricht in diesem Fall über abnorm erzeugte Impulse (Abnormal Impuls Generated Signs). Normalerweise werden Aktionspotentiale nicht im Verlauf eines Nerven ausgelöst.

Faszikel

Grundsätzlich liegen Axone in Bündeln zusammen, die *Faszikel* genannt werden. Die Zahl der Faszikel eines Nervs kann variieren und ist von der Größe der mechanischen Belastung, die auf den Nerven einwirken, abhängig. In Gebieten, wo der Nerv unter großer mechanischer Belastung steht, z. B. beim N. ulnaris im Bereich des Sulcus nervi ulnaris oder beim N. peroneus communis im Bereich des Fibulakopfes, weist der Nerv eine größere Zahl an Faszikeln auf. Gleichzeitig ist an diesen Stellen verhältnismäßig mehr Fett- und Bindegewebe vorhanden als im weiteren Verlauf, um so den Nerv besser schützen zu können (Abb. 2.**150**) (Abb. 2.**151**).

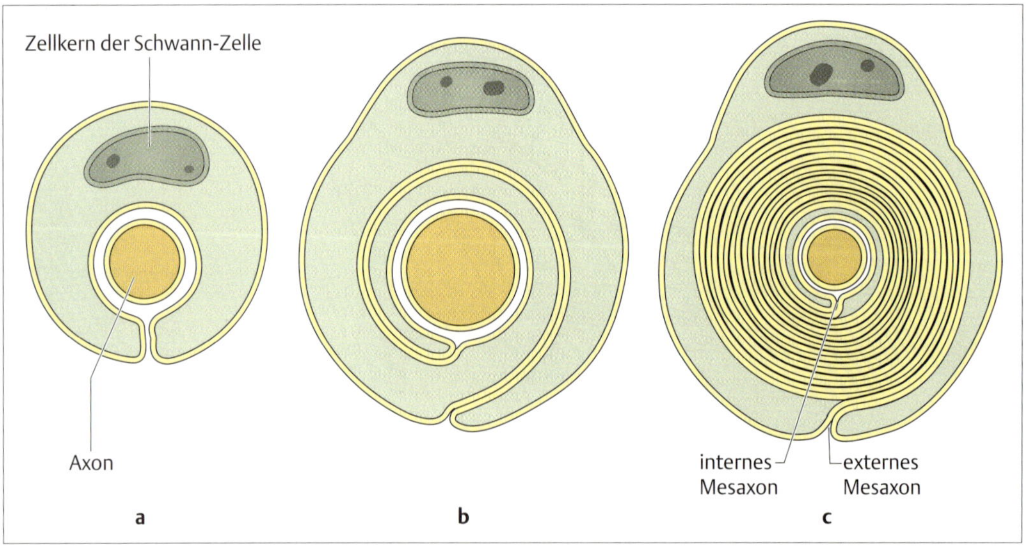

Abb. 2.**146 a–c** Myelinisierung: Die Schwann-Zellen umhüllen das Axon. Die Zellmembranen der Schwann-Zellen treffen sich und bilden ein Mesaxon (**a**). Die Schwann-Zellen drehen sich umeinander (**b**). Es entsteht ein internes und ein externes Mesaxon (**c**).

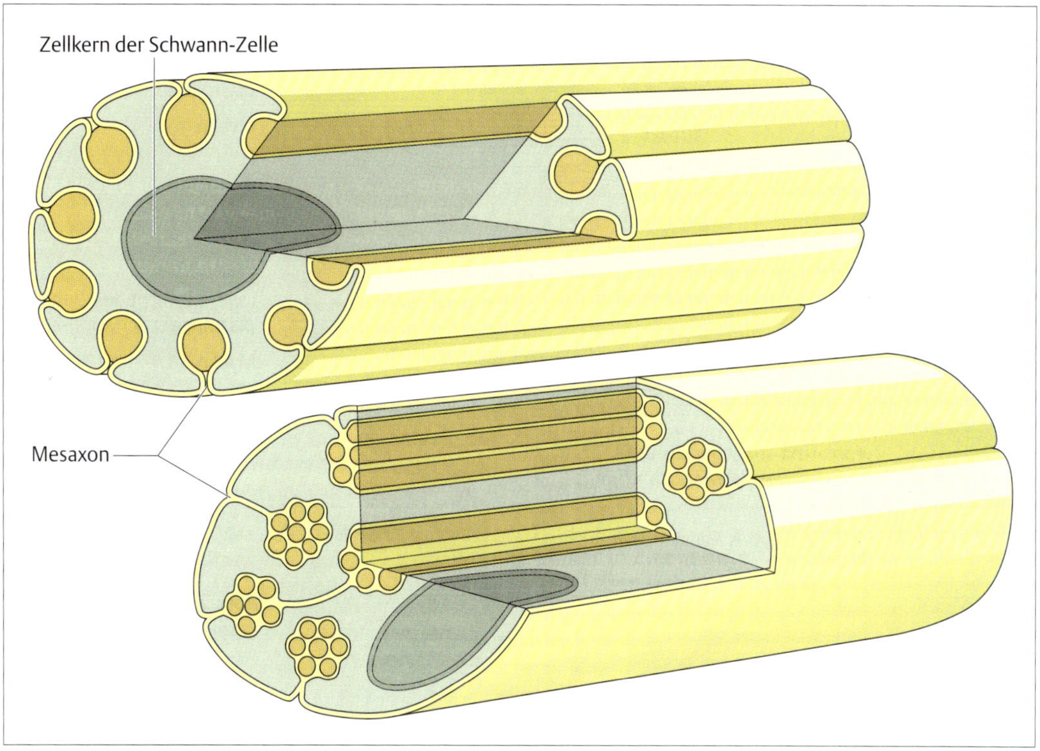

Abb. 2.**147** Zwei Beispiele unmyelinisierter Nerven.

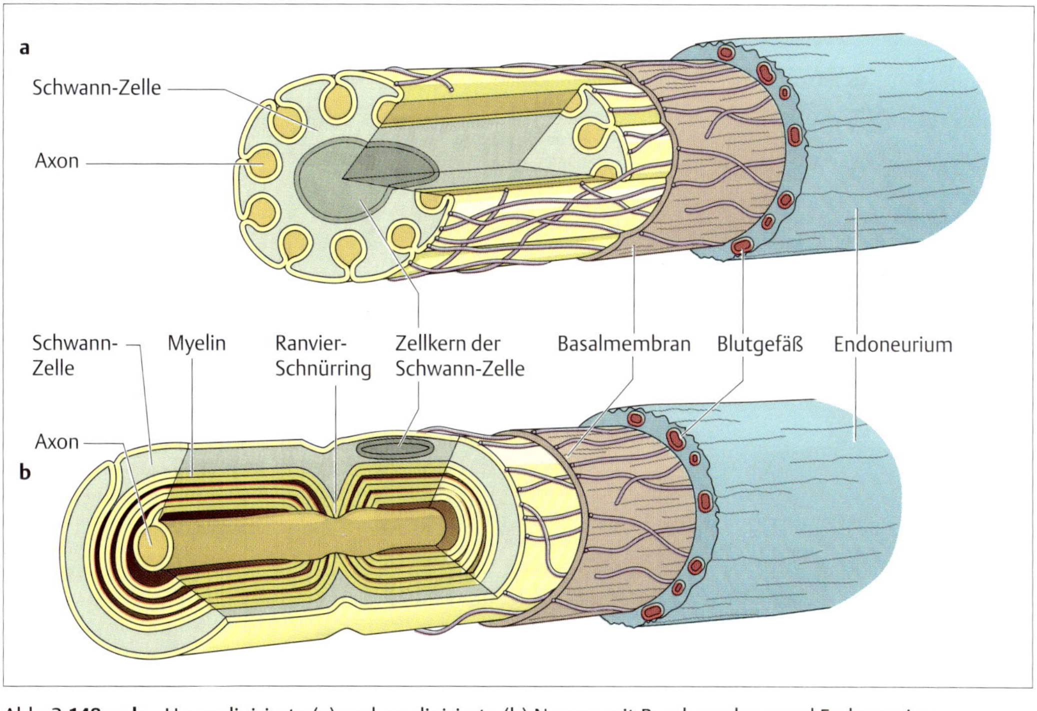

Abb. 2.**148 a – b** Unmyelinisierte (a) und myelinisierte (b) Nerven mit Basalmembran und Endoneurium.

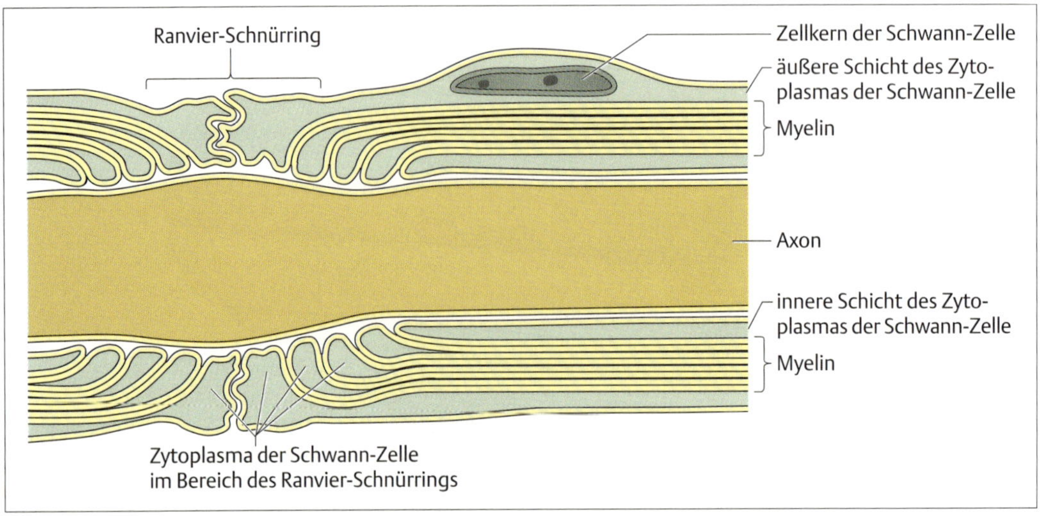

Abb. 2.**149** Detailzeichnung des Ranvier-Schnürrings.

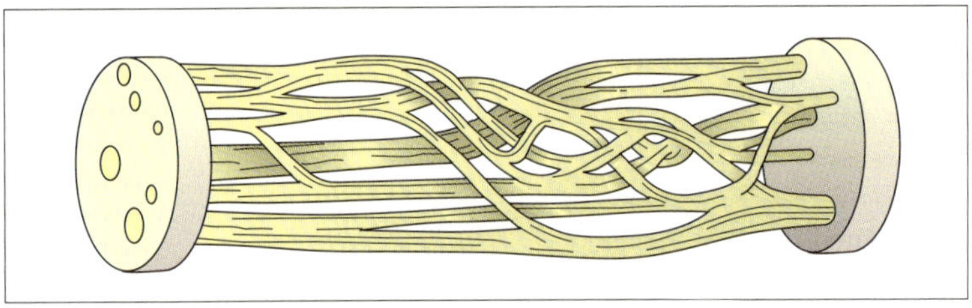

Abb. 2.**150** Verteilung der Faszikel.

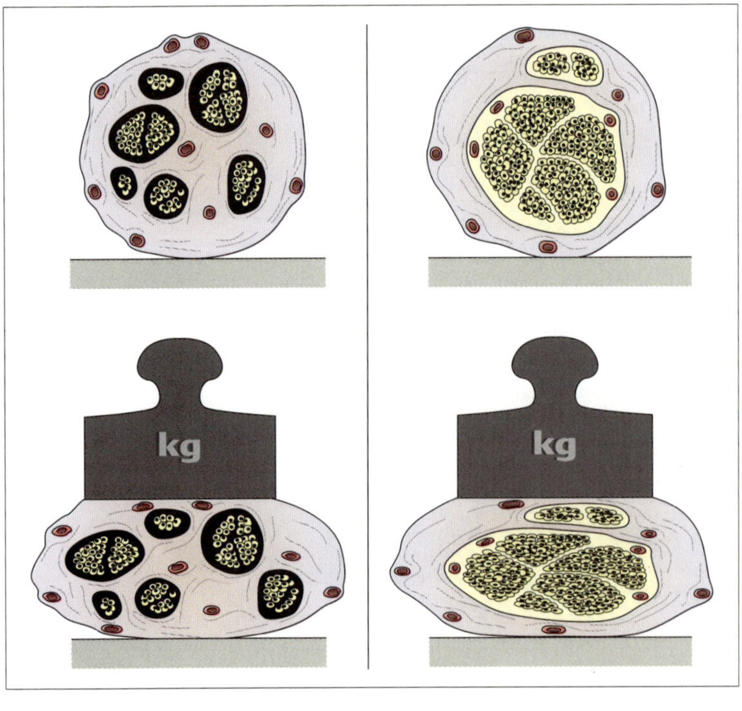

Abb. 2.**151** Verformung der Faszikel unter Druck (mod. nach Butler).

Bindegewebsschichten

Um jedes Axon und seine Schwann-Zellen findet sich neben einer Basalmembran eine dünne Bindegewebsschicht, die *Endoneurium* genannt wird. Auch zwischen den einzelnen Axonen ist etwas Bindegewebe vorhanden, das ebenfalls zum Endoneurium gehört. Um mehrere Axone, die zusammen ein *Faszikel* bilden, liegt dann das *Perineurium*. Zwischen den verschiedenen Faszikeln befindet sich das interne Epineurium und um den gesamten Nerv das externe *Epineurium*. Sensible Hautnerven weisen eine hohe Menge von endoneuralem Bindegewebe auf. Auch im Bereich der Nervenwurzeln findet man nur endoneurales Gewebe, da hier Perineurium und Epineurium fehlen. Die Bindegewebsschichten der peripheren Nerven werden als Fortsetzung des Bindegewebes des zentralen Nervensystems und Rückenmarks betrachtet, die als *Pia Mater, Arachnoidea* und *Dura Mater* bezeichnet werden. Es wird jedoch auch die Auffassung vertreten, daß allein das Endoneurium die Fortsetzung des Bindegewebes des zentralen Nervensystems darstellt.

Um den gesamten Nerv liegt noch zusätzlich eine Schicht von mehr lockerem Bindegewebe, das *Mesoneurium*. Das Mesoneurium zeigt einerseits Verbindung zum externen Epineurium und andererseits zu den Geweben, die um den Nerv herum liegen, z. B. Knochen, Muskeln, Faszien, Kapseln, Bändern usw. (Abb. 2.**152**).

Vergleich: Nervengewebe – Elektrokabel

Das Nervengewebe kann man in Hinblick auf seinen Aufbau mit einem Elektrizitätskabel vergleichen. Auch im Elektrizitätskabel haben wir eine leitende Struktur vorliegen, über die der Strom läuft und die meistens aus Kupfer besteht. Um den Strom von seiner Umgebung zu isolieren, wird um die Kupferfasern eine Isolationsschicht aus Plastik oder Gummi angebracht. Vor allem bei größeren und dickeren Kabeln, die z.B. den Strom in ein Haus leiten, sind zusätzlich stabilisierende Strukturen eingebaut, die dem Kabel größere Zugfestigkeit verleihen. Die Kupferleitung des Elektrizitätskabels entspricht dem Axon, die Isolationsschicht aus Plastik oder Gummi läßt sich mit den Schwann-Zellen und der Basalmembran vergleichen und die stabilisierenden Strukturen im Nerv entsprechen dem Bindegewebe. Elektrizitätskabel und Nerven unterscheiden sich jedoch insofern, daß ein Elektrizitätskabel im Gegensatz zum Nerv normalerweise keinen Bewegungen gegenüber umliegenden Strukturen unterliegt.

Einteilung

Auf Grund der unterschiedlichen Dicke bzw. des unterschiedlichen Durchmessers der Nerven sind die Nerven (nach Erlanger und Gasser) in A-, B- und C-Nerven eingeteilt worden. Dabei sind die A-Nerven

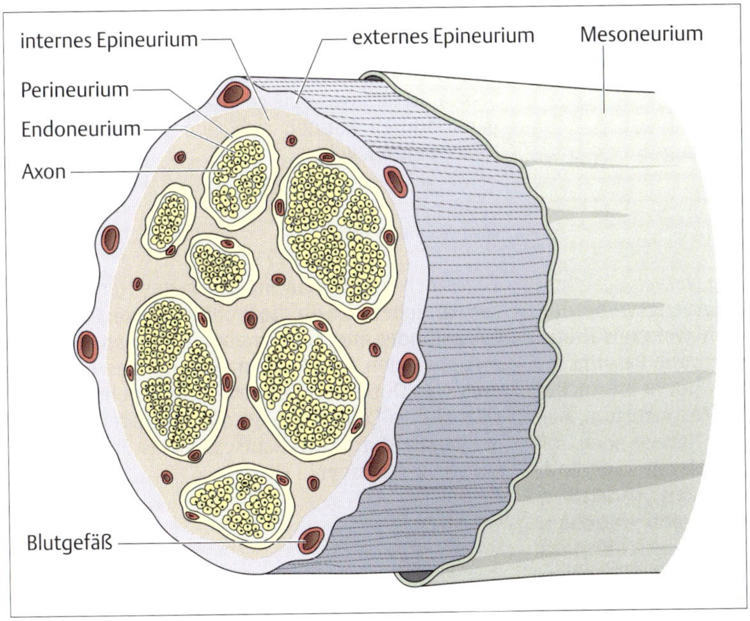

Abb. 2.**152** Bindegewebe des Nervs: Endoneurium, Perineurium, internes und externes Epineurium und Mesoneurium (mod. nach Butler).

die dicksten und die C-Nerven die dünnsten Nerven.

Die A-Gruppe wird weiter unterteilt in A-Alpha-, A-Beta-, A-Gamma- und A-Delta-Nervenfasern. Die Dicke eines Nervs, die u.a. durch die Schwann-Zellen und ihre Myelinschichten zustande kommt, hat Einfluß auf die Geschwindigkeit, mit der die Informationsweiterleitung erfolgt: Je dicker der Nerv ist, desto höher ist die Geschwindigkeit und umgekehrt.

Zusammenfassung: Aufbau peripherer Nerven

Nerven bestehen aus Axonen, Schwann-Zellen und Binde- und Schutzgewebe. Bei myelinisierten Axonen sind die Schwann-Zellen mehrmals um ein Axon spiralisiert, wodurch eine dicke, isolierende Myelinschicht entsteht. Mehrere nicht myelinisierte Axone besitzen meistens gemeinsame Schwann-Zellen, die nicht spiralisiert sind.
Um die Schwann-Zellen findet man eine Basalmembran und eine dünne Schicht Bindegewebe, das Endoneurium. Mehrere Axone bilden gemeinsam Faszikel, die vom Perineurium umhüllt sind. Zwischen den verschiedenen Faszikeln und um den gesamten Nerv herum findet man das interne und externe Epineurium. Zwischen dem Nerv und dem umliegenden Geweben liegt das Mesoneurium. Die Menge an Faszikeln ist von der mechanischen Belastung abhängig, die auf den Nerv einwirkt. Bei einer hohen Belastung bilden sich viele Faszikel, bei einer geringen Belastung findet man dagegen nur wenige Faszikel.
Nerven werden nach der Dicke der Myelinschicht eingeteilt in A-, B- und C-Nervenfasern (von dick zu dünn). Die dicken A-Nervenfasern werden weiter unterteilt in A-Alpha-, A-Beta-, A-Gamma- und A-Delta-Nervenfasern. Die dickeren myelinisierten Nerven leiten die Impulse schneller weiter als nicht myelinisierte Nerven.

2.14.4 Komponenten

Die Komponenten der peripheren Nerven bestehen zunächst aus dem eigentlichen Nervengewebe, den Axonen und Schwann-Zellen. Im weiteren findet man das Bindegewebe der Nerven: die Basalmembran um die Schwann-Zellen, das Endoneurium, Perineurium, Epineurium und das Mesoneurium. Außerdem stößt man innerhalb der Nerven noch auf Fettgewebe, das in nur geringer Menge innerhalb der Faszikel (Ansammlung von Axonen), in deutlich größeren Mengen aber zwischen den einzelnen Faszikeln innerhalb des Epineuriums vorhanden ist. Die Stellen, an denen der Nerv vermehrter Druckbelastung ausgesetzt ist, zeigen ebenfalls mehr Fettgewebe.

Zellen

Fibroblasten

Alle Zellen, die wir im Bindegewebe der Nerven vorfinden, sind Fibroblasten bzw. Fibrozyten. Andere Bezeichnungen in der Literatur wie Endozyten, Perizyten und Epizyten beziehen sich auf die Bindegewebsschicht, in der sie sich befinden, meinen aber auch immer Fibroblasten bzw. Fibrozyten. Diese Zellen können kollagene Fasern und alle übrigen Matrixkomponenten synthetisieren. Dazu besitzen sie ein ausgeprägtes endoplasmatisches Retikulum, einen Golgi-Apparat und viele Mitochondrien.

Die vorhandenen Fibroblasten sind meistens klein und produzieren nur so viel Kollagen, wie es für den ständig stattfindenden Turnover, die Umwandlung oder den Neubau von Bindegewebe, notwendig ist. Die vorhandenen Axone sind die zytoplasmatischen Ausläufer der Nervenzellen. Die eigentlichen Nervenzellen der peripheren Nerven sind im Rückenmarksbereich vorzufinden.

Um die Axone befinden sich die Schwann-Zellen, die entweder in einer myelinisierten Form um ein Axon vorliegen oder in einer unmyelinisierten Form um mehrere Axone gleichzeitig verlaufen (Abb. 2.**153**).

Mastzellen

Neben den Bindegewebszellen trifft man im peripheren Nervengewebe vor allem im Bereich des Epineuriums auf Mastzellen. Im Endoneurium sind deutlich weniger Mastzellen vorhanden. Die Mastzellen spielen nach Verletzungen und der sich daran anschließenden Wundheilung eine bedeutende Rolle. Die Mastzellen setzen Histamin, Heparin und Serotonin frei, was eine gefäßerweiternde Wirkung hat. Dadurch können sich Ödeme innerhalb der Nerven entwickeln.

Fettzellen

Zusätzlich findet man innerhalb des Nervengewebes Fettzellen, die für die Produktion von Fettgewebe zuständig sind. Fettgewebe findet man vor allem zwischen den Faszikeln im Bereich des Epineuriums vor. Durch das Fettgewebe entsteht eine zusätzliche Isolationsschicht, die verhindert, daß Ionenkanäle durch mechanische Belastungen geöffnet werden können.

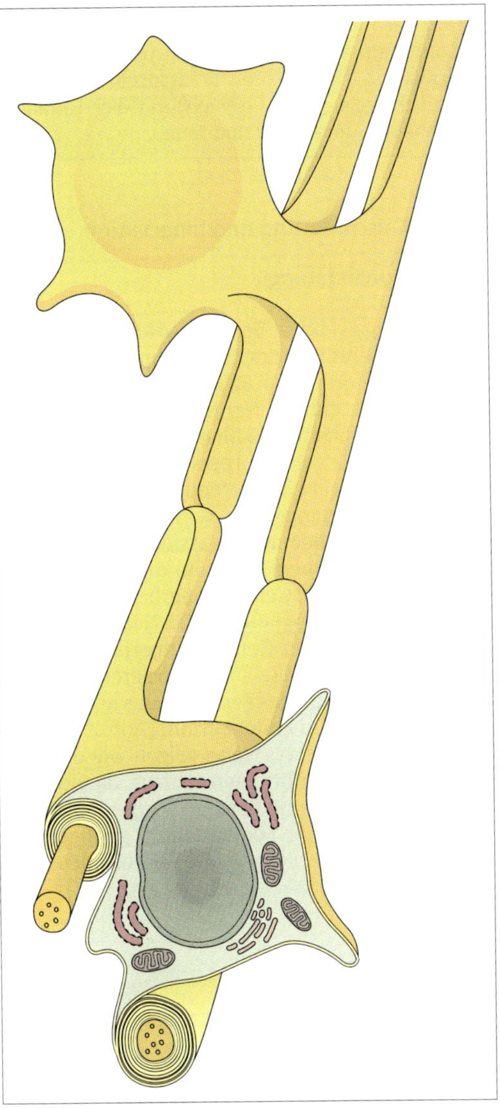

Abb. 2.153 Schwann-Zellen und Nervenfasern.

Matrix

Kollagene Fasern

Die Menge an kollagenen Fasern im Bereich eines Nervs beträgt ca. 60% seines Trockengewichtes. Es handelt sich hauptsächlich um kollagene Fasern der Typen I und III und um einige vom Kollagen Typ V und VI. Im Bereich der Basalmembranen findet man zusätzlich Kollagen Typ IV, das für diese Struktur typisch ist.

Die kollagenen Fasern, überwiegend vom Typ I, verleihen dem Nerv eine sehr hohe Zugfestigkeit. Im Bereich des Epineuriums sind die kollagenen Fasern am dicksten und besitzen einen Durchmesser von 60 bis 100 nm. Die Anordnung der Fasern ist wellenförmig, wobei die Fasern alle mehr oder weniger längs des Nervs verlaufen.

Im Gegensatz zu den kollagenen Fasern im Endo- und Perineurium bilden die kollagenen Fasern im Epineurium und Mesoneurium ein mehr ungeformtes Bindegewebe. Sie sind demzufolge im Hinblick auf pathophysiologische Vorgänge anfälliger für die Bildung von pathologischen Crosslinks, durch die die Mobilität der Nerven eingeschränkt werden kann.

Elastische Fasern

Neben den kollagenen Fasern findet man auch elastische Fasern, die vor allem dort vermehrt vorhanden sind, wo der Nerv unter Druckbelastung steht. Die Menge an elastischen Fasern ist in den unterschiedlichen Bindegewebsschichten verschieden. So trifft man die größte Menge im Bereich des Perineuriums an, wo diese Fasern sehr dick sind. Im Epineurium hingegen sind sie weniger zahlreich vorhanden, und im Endoneurium, wo sie zudem noch sehr viel dünner sind, ist die Anzahl an elastischen Fasern am geringsten.

Grundsubstanz

Die Matrixkomponenten eines Nervs sind neben den bereits erwähnten kollagenen und elastischen Fasern die Proteoglykane (PGs) und Glykosaminoglykane (GAGs) der Grundsubstanz. Die Grundsubstanz im Bereich des Nervs wird aus Hyaluronsäure, Chondroitin-4-Sulfat, Chondroitin-6-Sulfat, Dermatansulfat, Heparansulfat, Heparin und etwas Keratansulfat gebildet. In den Basalmembranen trifft man überwiegend Chondroitinsulfat und etwas Heparansulfat an. Keratansulfat findet man vor allem im Bereich des zentralen Nervensystems und in einigen Synapsen.

Die Grundsubstanz ist auch hier für die Form und die Stabilität des kollagenen Netzwerks verantwortlich. Zusätzlich verleiht sie dem Bindegewebe zusammen mit den elastischen Fasern große Elastizität und Flexibilität während und nach mechanischen Belastungen.

Nicht-kollagene Proteine

Die nicht-kollagenen Proteine des Nervengewebes in Form der Verbindungs- und Vernetzungsproteine bestehen aus Laminin, Fibronektin, Tenascin-R und Tenascin-C. Da man Tenascin-C vor allem im jungen und im regenerierenden Nervengewebe sieht, wird über seine Rolle bei der Regeneration des Nervengewebes diskutiert.

In der Literatur wird auch die Anwesenheit von Osteopontin erwähnt, wobei nicht deutlich wird, ob dieses Vernetzungsprotein ausschließlich im zentralen Nervensystem und in einigen Rezeptoren zu finden ist, oder ob es auch im peripheren Nervenbereich vorhanden ist.

Durch diese Vernetzungsproteine wird das gesamte Bindegewebe stabilisiert, weil sie die verschiedenen Gewebekomponenten wie Fasern, Zellen und Proteoglykane miteinander verbinden. Innerhalb der Proteoglykanaggregate binden die Verbindungsproteine die einzelnen Proteoglykane an die zentralen Hyaluronsäureketten.

Zusammenfassung: Zellen und Matrix der peripheren Nerven

Die Zellen im Bereich des peripheren Nervensystems sind vor allem die Schwann-Zellen und die Bindegewebszellen (Fibroblasten). Außerdem findet man noch einige Mastzellen und Fettzellen. Die Zellkörper des eigentlichen Nervengewebes befinden sich im Bereich des Rückenmarks.
Die kollagenen Fasern innerhalb des peripheren Nervengewebes werden vom Kollagen der Typen I, III, IV, V und VI gebildet. Die elastischen Fasern sind vor allem im Bereich des Epineuriums anzutreffen und zudem an Stellen, wo Nerven unter größerer mechanischer Belastung stehen. Die Grundsubstanz wird im Nervengewebe aus Hyaluronsäure, Chondroitin-4- und 6-Sulfat, Dermatansulfat, Heparansulfat, Heparin und Keratansulfat gebildet. Die nicht-kollagenen Proteine sind hier Laminin, Fibronektin, Tenascin-R und Tenascin-C.

2.14.5 Durchblutung und Innervation

Durchblutung

Das Nervengewebe ist das am besten durchblutete Gewebe unseres Körpers. Es ist sehr stark von einer ständigen Lieferung von Sauerstoff und Nährstoffen abhängig. Wie gut das Nervengewebe durchblutet wird, zeigen folgende Zahlen: Das Nervengewebe macht nur ca. 2% des Körpers aus, erhält aber ca. 20% des im Körper zirkulierenden Blutes.

Die Gefäße gelangen erst dann zum Nerv, nachdem sie das Mesoneurium passiert haben, das die Verbindung zwischen Nerv und umliegenden Geweben darstellt. Die Gefäße außerhalb des Nervengewebes verlaufen parallel zu den Nerven und anastomosieren mit den Gefäßen innerhalb des Epineuriums. Diese Gefäße anastomosieren daraufhin mit denen innerhalb des Perineuriums und letztlich mit den Gefäßen im Endoneurium (Abb. 2.**154**).

Auch die Gefäße des Nervs zeigen wie der Nerv selbst einen wellenförmigen Verlauf, da sie sonst bei jeder Verlängerung des Nervs unter Spannung kommen können. Ihr Lumen würde geringer, was dann zu einer schlechteren Durchblutung des Nervs

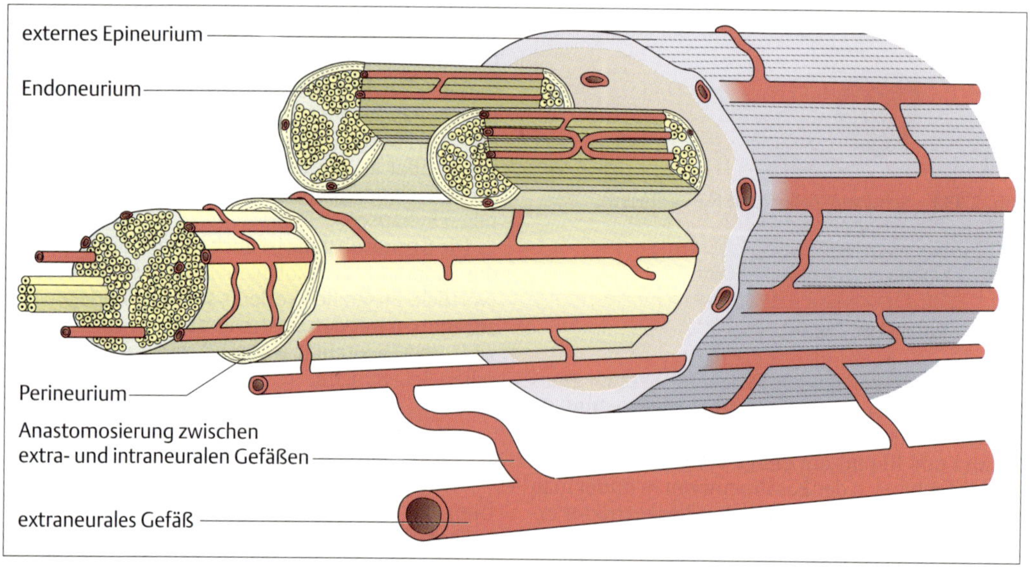

Abb. 2.**154** Durchblutung des Nervs: extra- und intraneurale Gefäße und deren Anastomosen.

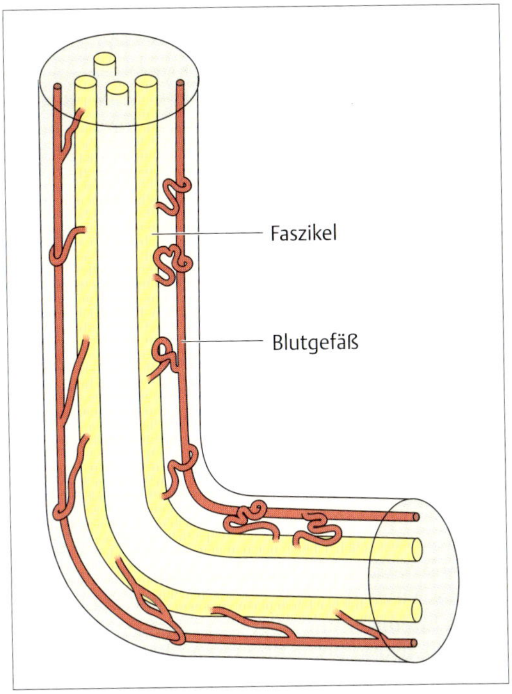

Abb. 2.**155** Wellenförmiger Verlauf der Gefäße: Die Wellen verstreichen, wenn der Nerv verlängert wird.

führen würde. Trotz dieser wellenförmigen Anordnung der Gefäße wird bei einer Verlängerung von ca. 8 % die Durchblutung des Nervs schon schlechter. Bei einer 15%-igen Verlängerung entsteht eine Ischämie (Abb. 2.**155**).

Permeabilität der Gefäße

Die epineuralen Gefäße sind im Nervengewebe als einzige für Eiweißmoleküle permeabel, obwohl auch hier nur sehr kleine Moleküle die Gefäßwand passieren können. Die Gefäßwand der perineuralen Gefäße, die für Eiweißmoleküle nicht permeabel sind, bildet auf diese Weise eine Barriere für Eiweiße wie Albumin, Meerrettichperoxidase und Ferritin. Die Gefäßwand der endoneuralen Gefäße bildet eine Blut-Nerv-Barriere, die mit der Blut-Hirn-Schranke des zentralen Nervensystems vergleichbar ist. Diese Barriere entsteht dadurch, daß die Epithelzellen der Gefäße sehr stark überlappen und Tight-Junctions bilden, so daß sie nicht mehr von Eiweißen überschritten werden können. Das innere Milieu der Axone wird durch diese Barrieren konstant gehalten.

Durch die Diffusionsbarrieren entsteht innerhalb des Nervengewebes ein sehr hoher interstitieller Druck, der *endoneuraler Flüssigkeitsdruck (EFD)* genannt wird. Dieser Druck bewegt sich im Nervengewebe zwischen + 0,8 und + 2,2 mmHg. In anderen Geweben liegt er meistens zwischen – 3,9 und – 5,5 mmHg. Zwischen Nervengewebe und umliegendem Gewebe herrscht somit ein ständiger Druckunterschied zwischen 3 und 5 mmHg. Der Druckunterschied sorgt für eine gewisse Steifigkeit des Nervs und gleichzeitig für einen Widerstand gegen Druck, der von außen auf den Nerv einwirkt. Werden diese Barrieren bei einem Trauma geschädigt, hat dies sehr weitgehende Konsequenzen für die Physiologie des Nervengewebes: Es entstehen sehr große Ödeme, da nach einer Verletzung das Druckgefälle entfällt und Flüssigkeit von den Gefäßen zu den Faszikeln bzw. Axonen fließen kann.

Außer im Bereich des Epineuriums, wo Lymphgefäße vorhanden sind, findet der Rücktransport von Flüssigkeit im Nervengewebe nur über Venen statt. Dies hat zur Folge, daß eventuell vorhandene Ödeme im endoneuralen und/oder perineuralen Bereich schlechter resorbiert werden können als im epineuralen Bereich. Im Hinblick auf pathophysiologische Prozesse wird erkennbar, daß die Blut-Nerv-Barriere anfälliger für Verletzungen ist als die perineurale Diffusionsbarriere.

Druckgefälle

Auch Druck auf den Nerv hat sehr schnell negative Folgen für die Durchblutung. Bei einem Druck von 20 bis 30 mmHg wird die venöse Drainage blockiert, und bei 60 bis 80 mmHg Druck entsteht eine vollständige Ischämie. Da das Nervengewebe sehr stark von Sauerstoff abhängig ist, zieht eine Unterversorgung äußerst rasch ernsthafte Folgen nach sich. Sunderland hat in seinen Untersuchungen gezeigt, daß die Durchblutung eines Nervs von einem Druckgefälle innerhalb und außerhalb abhängig ist (Sunderland in Butler 1991). So muß der Blutdruck in den Gefäßen außerhalb des Nervs höher sein als der in den Arteriolen bzw. Kapillaren innerhalb des Nervs, damit der Transport von sauerstoffreichem Blut zum Nerven möglich ist. Außerdem muß der arterielle Druck größer sein als der venöse, so daß Metaboliten usw. abtransportiert werden können und die Durchblutungssituation optimal ist. Dies ist aber wiederum davon abhängig, ob der venöse Druck innerhalb des Nervs höher ist als der außerhalb.

Der venöse Druck außerhalb des Nervs wird vor allem auch durch den Druck bestimmt, den das umliegende Gewebe ausübt. Daher kann man sich vorstellen, daß in pathologischen Situationen die Stellen, an denen ein Nerv durch einen engen Tunnel zieht, z. B. durch den Karpaltunnel oder den Arcus von Frohse (Durchtrittstelle des N. radialis durch

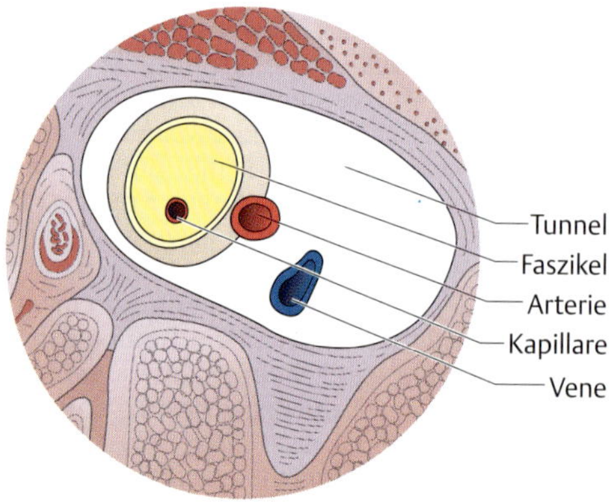

Formel: PA>PC>PF>PV>PT

PA = Druck innerhalb der Arterie
PC = Druck innerhalb der Kapillare
PF = Druck innerhalb des Faszikels
PV = Druck innerhalb der Vene
PT = Druck innerhalb des Tunnels

Abb. 2.**156** Druckgefälle, das zur physiologischen Ernährung des Nervs notwendig ist.

den M. supinator), einen so hohen Druck verursachen, daß die Durchblutung und vor allem der Austausch von für den Nerv lebenswichtigen Substanzen eingeschränkt oder vollständig blockiert wird. Bei einem erhöhten Druck im Bereich eines Tunnels entstehen vor allem nachts Probleme hinsichtlich des für die Durchblutung notwendigen Druckgefälles, weil der arterielle Blutdruck nachts zusätzlich sinkt (Abb. 2.**156**).

Das Gefäßsystem des Endoneuriums wird vom vorhandenen Bindegewebe umfassend geschützt. Bei Verletzungen werden die endoneuralen Gefäße deshalb erst als letztes in Mitleidenschaft gezogen.

Anterograder und retrograder Transport

Im Nervengewebe existiert neben dem Gefäßsystem noch ein weiterer Transportweg für Enzyme, Fette, Glykoproteine, Transmitterstoffe usw. Der Transport wird hier über Mikrotubuli oder Neurotubuli (Durchmesser 25 nm) und Transportfilamente, die Neurofilamente (Durchmesser 9,5 nm) vollzogen. Die Anzahl der Mikrotubuli liegt in unmyelinisierten Nerven deutlich höher als die Zahl der Transportfilamente. In myelinisierten Nerven dagegen ist die Verteilung genau umgekehrt. Der Transport, der vom Zellkörper in die Peripherie und wieder zurück stattfindet, wird als *anterograder* und *retrograder* Transport bezeichnet.

Beim anterograden Transport vom Zellkörper in die Peripherie kann ein schneller Transport mit einer Geschwindigkeit von ca. 400 mm pro Tag und ein langsamer Transport mit einer Geschwindigkeit von 1 bis 6 mm pro Tag unterschieden werden. Auf diesem Wege werden vor allem Enzyme, Glykoproteine und Transmitterstoffe transportiert. Der langsame Transport spielt bei der Regeneration bzw. Heilung des Axons nach einer Verletzung eine große Rolle.

Der retrograde Transport von der Peripherie zum Zellkörper hat sehr unterschiedliche Geschwindigkeiten von 1 bis 2 mm pro Tag bis hin zu 300 mm pro Tag. Über den retrograden Transport bekommt der Zellkörper ständige Informationen über den Zustand innerhalb und außerhalb des Nervs. Über diesen Transportweg werden aufbereitete Neurotransmitter sowie Wachstumsfaktoren für die Nerven transportiert. Es können beispielsweise aber auch Viren über diesen Weg zum Zellkörper gelangen.

Diese Transportvorgänge verbrauchen Energie und sind deshalb auch von der Durchblutung innerhalb des Nervs abhängig, nicht aber von der vorhandenen Impulsleitung über den Nerv. Da die Axone zum Teil 10 000 bis 15 000mal größer sind als ihre Zellkörper und zwischen einigen Zentimetern und weit über einen Meter lang sein können, sind natürlich auch die Transportwege dementsprechend lang. Man kann sich sehr gut vorstellen, daß die Länge des N. tibialis oder des N. medianus beispielsweise bei einer Giraffe mehr als zwei Meter betragen kann.

Innervation

Jeder Nerv gibt in seinem Verlauf fortwährend kleine Nervenfasern ab, die das Bindegewebe des Nervs innervieren. Diese kleinen Nervenfasern werden *Nervi nervorum* genannt und haben die Aufgabe, den Nerv fortwährend über die einwirkenden mechanischen Belastungen und über die chemische Zusammensetzung und Temperatur des Gewebes zu informieren. Der Nerv leitet somit nicht nur Informationen eines peripheren Rezeptors zum zentralen Nervensystem weiter, sondern auch Informationen über die Situation im Nerv selbst. Die Angaben über die Spannung oder den auf den Nerv einwirkenden Druck sind sehr wichtig, weil der Körper durch sie auf die Belastungen reagieren kann, die schädigend wirken könnten und deshalb eine Gefahr darstellen. Tritt eine Schädigung auf, werden im Nerv Schmerzen hervorgerufen. Auch der antero- und retrograde Flüssigkeitstransport vermittelt zusätzlich wichtige Informationen über die Situation in und um den Nerv (Abb. 2.**157**).

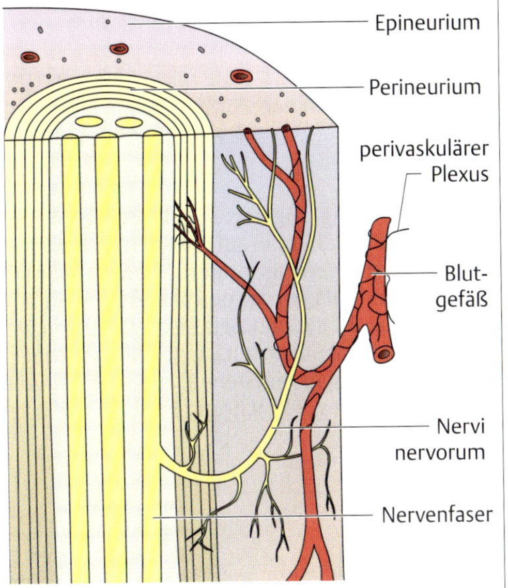

Abb. 2.**157** Innervation des Bindegewebes des Nervs.

Zusammenfassung: Durchblutung und Innervation der peripheren Nerven

Die Durchblutung der Nerven ist optimal gestaltet. In allen Bereichen der Nerven findet man Gefäße vor, die miteinander anastomosieren. Nur die epineuralen Gefäße sind für Eiweiße durchlässig, die endoneuralen Gefäße bilden dagegen für Eiweiße eine Blut-Nerv-Barriere. Durch diese Barriere kann das Milieu innerhalb der Nerven konstant gehalten werden, wodurch Ödemen in diesem Bereich vorgebeugt wird. Schädigungen dieser Barriere führen demzufolge rasch zur Ödembildung innerhalb des Nervengewebes.

Für einen optimalen Austausch von Nährstoffen, Sauerstoff und Abfallprodukten benötigt man in und um den Nerv ein bestimmtes Druckgefälle. Dieses Druckgefälle wird einerseits stark vom arteriellen Blutdruck und andererseits von dem Druck beeinflußt, den das umliegende Gewebe auf den Nerv ausübt. Störungen in der Durchblutung der Nerven führen sehr schnell zu Problemen, weil das Nervengewebe sehr sauerstoffabhängig ist.

Außer von einer guten Durchblutung ist der Nerv auch vom Flüssigkeitstransport innerhalb des Nervs abhängig, dem anterograden und retrograden Transport. Über diese Transportwege werden Transmitter, Enzyme usw. über den Nerv in periphere und proximale Richtung transportiert.

Die Innervation des Bindegewebes der Nerven geschieht durch kleine Nervenäste, die sich von den Axonen abspalten und das gesamte Bindegewebe der Nerven innervieren. Das zentrale Nervensystem erhält so Information über die Druck- und Zugverhältnisse, die auf die Nerven einwirken.

2.14.6 Physiologie: Absorption von Belastungen

Das Bindegewebe der Nerven kann mechanische Belastungen absorbieren, die auf die Nerven einwirken. Dabei können zwei verschiedene Belastungsformen auf den Nerv einwirken:

- Es kann sich um Druckbelastungen handeln, die bei Muskelkontraktion auftreten können oder während Bewegungen entstehen, bei denen der Nerv gegen einen Knochen gedrückt wird.
- Es kann sich um Zugbelastungen handeln, die durch Bewegungen des Körpers verursacht werden und durch die die Nerven unter Spannung gebracht oder verlängert werden.

Absorption von Druckbelastung

Drückt man einen Körperteil gegen einen harten Gegenstand, so kann dies natürlich ebenfalls zu einer Kompression des jeweiligen Nervs führen. Beispielsweise das Stützen auf dem Ellenbogen komprimiert den N. ulnaris, durch Sitzen auf einer harten Unterlage wird der N. ischiadicus komprimiert.

Die auf den Nerven einwirkenden Druckkräfte können durch mehrere Mechanismen absorbiert werden:

Erhöhte Bildung von Faszikeln, Fettgewebe und elastischen Fasern

Der Nerv erhöht an diesen Stellen die Bildung von Faszikeln, so daß sich der Druck besser verteilen kann. Weiterhin sieht man, daß der Nerv hier mehr Fettgewebe und elastische Fasern besitzt und zudem auch mehr internes epineurales Gewebe aufweist, das mit dem Fettgewebe und den elastischen Fasern die Druckverteilung so günstig gestaltet, daß das eigentliche Nervengewebe wirksam geschützt werden kann.

Bildung von Renaut-Körperchen

Eine weitere Besonderheit dieser mechanischen Druckstellen ist, daß man hier Strukturen vorfindet, die *Renaut-Körperchen* genannt werden. Diese Strukturen, die vom Endoneurium ausgehen, können manchmal bis zu 30% des Durchmessers des gesamten Nervs einnehmen. Sie sind bereits bei Einjährigen an Stellen anzutreffen, an denen Nerven unter Druckbelastung stehen, wie z.B. der N. medianus im Bereich des Karpaltunnels. Die Renaut-Körperchen werden im Laufe der Jahre immer größer. Die in diesen Strukturen vorhandenen Zellen ähneln denen im Perineurium und werden manchmal als *Perizyten* bezeichnet. Die kollagenen Fasern sind hier vor allem vom Typ IV. Außerdem findet man hier viele elastische Fasern und als Verbindungsprotein überwiegend Laminin. Um die Renaut-Körperchen herum liegt meistens auch eine zusätzliche Basalmembran.

Auch während pathologischer Umstände, bei denen der Nerv vermehrt komprimiert wird, kann man die Entwicklung solcher Renaut-Körperchen beobachten.

Absorption von Zugbelastung

Wellenform

Das wellenförmig angelegte Kollagen der Nerven dient vor allem dazu, daß auf die Nerven einwirkende Zugbelastungen absorbiert werden können. Nicht nur das Kollagen der peripheren Nerven, sondern auch die Axone und Gefäße zeigen einen wellenförmigen Verlauf, um auf Längenveränderungen, die bei Bewegungen entstehen, reagieren zu können. Bei genauerer Betrachtung kann man feststel-

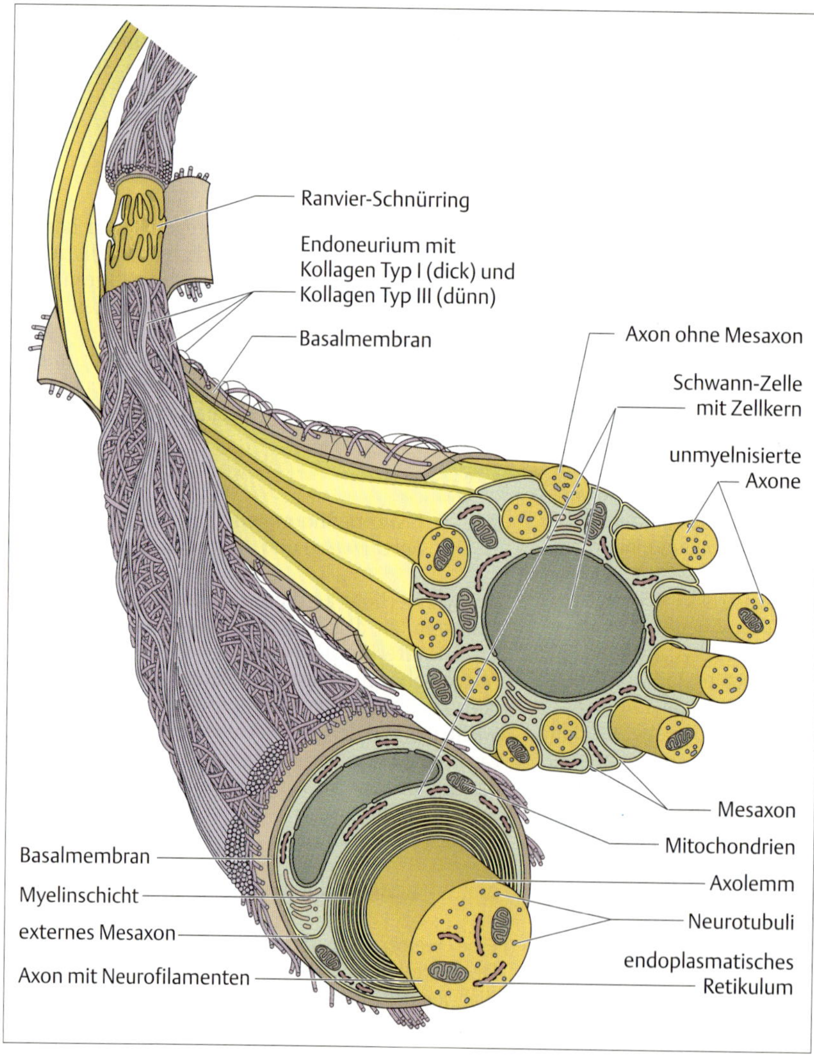

Abb. 2.**158** Verlauf der kollagenen Fasern innerhalb des peripheren Nervs: Der wellenförmige Verlauf macht die Dehnbarkeit des Nervs aus.

len, daß diese Wellen im Bereich des Perineuriums kleiner sind als die im Epineurium. Die Wellen im Bereich der Axone sind dagegen größer als die im Epineurium. Da die Wellenform des Bindegewebes unter Zugbelastung verschwindet, führt dies bei weiterer Dehnung des Nervs dazu, daß zuerst die kollagenen Fasern des Perineuriums gestrafft werden, dann die Fasern des Epineuriums und als letztes das eigentliche Nervengewebe.

Dehnbarkeit

Der wellenförmige Verlauf der kollagenen Fasern verursacht eine Dehnbarkeit des Nervs von ca. 11 bis 17%. Erst bei einer Verlängerung von 15 bis 23% kommt es zu Schädigungen der Nerven. Die Reißfestigkeit der Nerven ist durch die große Menge an Kollagen sehr hoch. Untersuchungen haben gezeigt, daß sie beim N. medianus zwischen 73 und 220 Newton (N) liegt und beim N. ulnaris zwischen 65 und 155 Newton (N) (Abb. 2.**158**).

Die elastischen Fasern eines Nervs stehen ständig unter Spannung, so daß man bei einer Durchtrennung des Nervs eine Retraktion von ca. 10 bis 20% sieht. Werden Axone unter Spannung gebracht und verlängert, dann werden natürlich auch die Schwann-Zellen auf Zug belastet. Auch diese Zellen können sich dann verlängern. Dies ist wichtig, da eine Verlängerung ansonsten eine sehr große Belastung auf die Ranvier-Schnürringe verursachen würde und die Kontinuität der Isolationsschicht in Gefahr bringen könnte.

Auch die übrigen Bindegewebsschichten wie das Mesoneurium und im geringeren Maße das Endoneurium weisen eine zugabsorbierende Funktion für den Nerv auf. Die Funktion des Mesoneuriums ist in diesen Zusammenhang deshalb so bedeutsam, weil es die Verbindung zwischen dem Nerv und den umliegenden Strukturen darstellt.

Mobilität durch Grenzflächen

Diese Verbindungen, die an einigen Stellen unseres Körpers besonders gut organisiert sind und die die Bewegungen des Nervs gegenüber den anderen Geweben sehr wirksam kontrollieren können, werden in der Literatur als Grenzflächen beschrieben (Elvey, Butler 1991) (Abb. 2.**159**).

Die Arbeiten von Bob Elvey und David Butler haben gezeigt, wie wichtig diese Grenzflächen für ein physiologisches, biomechanisches Verhalten der Nerven im Hinblick auf ihre Mobiliät sind. Störungen der Mobilität eines Nervs im Bereich der Grenzflächen können für große Probleme sorgen und bei Patienten verschiedene Symptome wie Schmerzen und Bewegungseinschränkungen verursachen (Abb. 2.**160**).

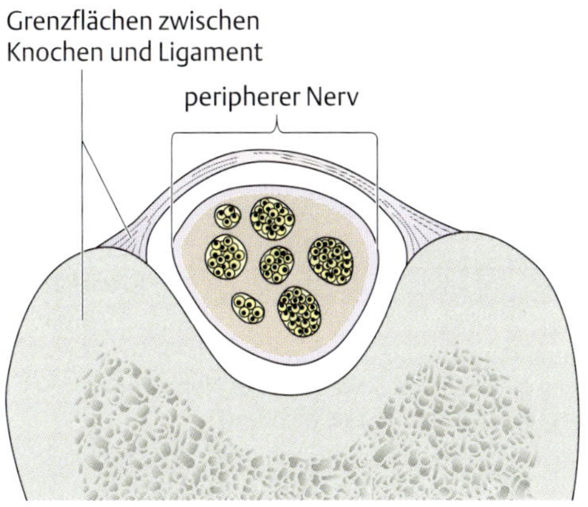

Abb. 2.**159** Grenzfläche, die aus Knochen und Ligament gebildet wird (mod. nach Butler).

Zusammenfassung: Physiologie der peripheren Nerven

Die mechanischen Belastungen, die auf einen peripheren Nerv einwirken können, sind Druck- und Zugbelastungen. Die Druckbelastungen können optimal absorbiert werden, indem an Stellen mit erhöhter Druckbelastung die Zahl der Faszikel und die Menge an Fettgewebe und elastischen Fasern erhöht wird oder Renaut-Körperchen gebildet werden. Die Zugbelastungen können durch den wellenförmigen Verlauf des Bindegewebes und der Axone absorbiert werden. Die Strukturen kommen dadurch erst bei höheren Zugbelastungen unter Spannung. Die Wellenform ist bei den Axonen stärker ausgeprägt als bei den kollagenen Fasern im Epineurium, die wiederum ausgeprägter ist als die im Perineurium. Bei einer Verlängerung des Nervs wird demnach erst das Perineurium gestrafft, dann das Epineurium und erst als letztes die Axone. Die Wellenform wird nach der Zugbelastung durch die elastischen Fasern wiederhergestellt. Extrem wichtig für die Mobilität der Nerven ist deren Beweglichkeit gegenüber den umliegenden Strukturen wie Muskeln, Knochen, Faszien usw. Man spricht hierbei von Grenzflächen.

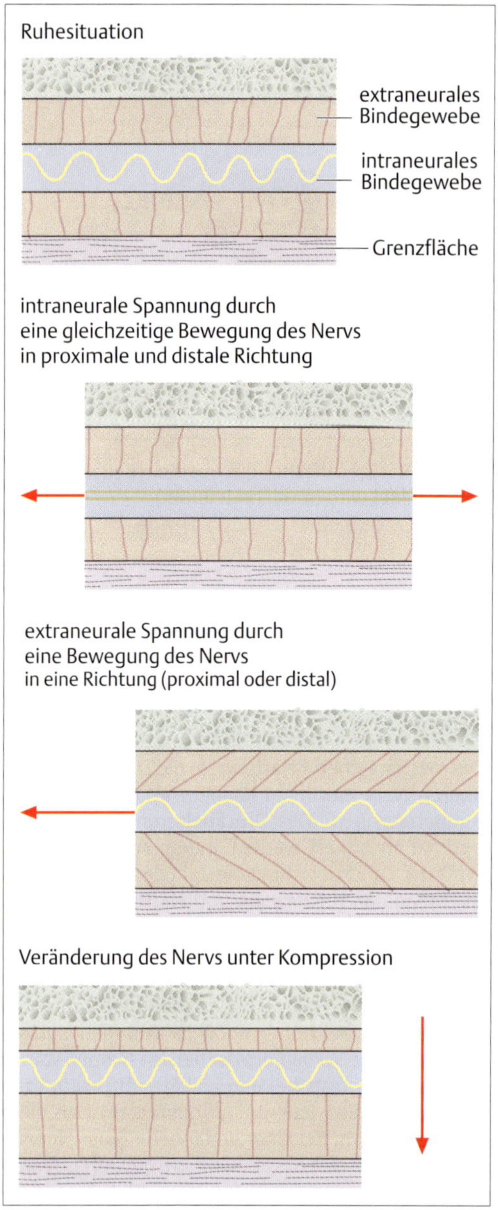

Abb. 2.**160** Bewegungen eines Nervs: Belastung des intra- und extraneuralen Bindegewebes unter Druck und Zug (mod. nach Butler).

2.14.7 Pathophysiologie: Degeneration und Traumen

Pathophysiologische Prozesse im Nervensystem treten während Immobilisationen und nach Traumen auf. Das Nervengewebe zeigt im Gegensatz zu den meisten anderen Geweben unseres Bewegungsapparates wenig degenerative Veränderungen während des Alterungsprozesses. Aber die im allgemeinen langsam abnehmende Mobilität des Menschen während des Alterungsprozesses hat dennoch ihre Effekte auf die Mobilität der Nerven.

Degeneration und erhöhte neurale Spannung

Die degenerativen Veränderungen im Bereich der peripheren Nerven sind wie immer auf Veränderungen im Bereich der Grundsubstanz zurückzuführen. Sie zeigen sich durch eine Abnahme der Grundsubstanzmenge, Verkürzungen der Proteoglykan- und Glykosaminoglykanmoleküle und damit in einer verminderten Mobilität und Elastizität des Bindegewebes. Diese Veränderungen haben vor allem im Bereich der Grenzflächen weitgehende Folgen: Nimmt die Mobilität der Nerven gegenüber dem umliegenden Gewebe oder innerhalb des Nervs zwischen den einzelnen Faszikeln ab, dann entsteht bei allen Bewegungen, bei denen sich der Nerv bewegen bzw. verlängern muß, eine deutlich erhöhte Spannung, die als *adverse neural tension oder erhöhte neurale Spannung* bezeichnet wird. Diese erhöhte Spannung wird auf Grund der Innervation des Bindegewebes der Nerven als Spannungs- oder sogar als Schmerzreiz weitergeleitet.

Mobilitätstests

Die Mobilität der neuralen Strukturen im Bereich der Extremitäten und der Wirbelsäule ist unter Zuhilfenahme einiger spezifischer Mobilitätstests ermittelbar, beispielsweise durch Heben des gestreckten Beins, den straigh leg raise (SLR) usw. Während dieser Spannungs- oder Mobilitätstests der Nerven verspürt der Patient eine gewisse Spannung, Dehnung oder sogar Schmerzen im gedehnten Gebiet. Dies wird einerseits durch die erhöhte Spannung im Nervengewebe verursacht, andererseits durch eine vermehrte Spannung bzw. Aktivität in den umgebenden Muskeln. Hall hat festgestellt, daß während dieser Tests die EMG-Aktivität der den Nerv umgebenden Muskeln in der getesteten Extremität deutlich erhöht ist (Hall et al. 1998). Nähere Erläuterungen zu diesem spezifischen Thema lassen sich in David Butlers Buch *Mobilisation des Nervensystems* finden (Butler 1991).

Nervenkompression

Eine Degeneration der Nerven entsteht wahrscheinlich am häufigsten durch Druck auf einen Nerv bzw. eine Nervenwurzel bei Pathologien wie

Bandscheibenvorfälle und periphere Nervkompressionen (entrapments). Wird der Druck auf das Nervengewebe höher, so wird automatisch die Durchblutung des Nervs schlechter. Verminderte Durchblutung führt zu einer entzündlichen Reaktion innerhalb des Nervs und zu Ödemen. Eine gesenkte Durchblutung oder im Ernstfall eine Ischämie haben des weiteren auch einen direkten Einfluß auf die Weiterleitung von Impulsen bzw. Informationen über den Nerv. Da diese Veränderungen meistens im Form einer Neuropraxie (s. u.) vorkommen, entstehen meistens keine größeren morphologischen Veränderungen innerhalb des Nervs. Die Veränderungen bleiben meistens auf die Ödembildung und eventuell auf eine geringe Demyelinisierung des Nervs beschränkt. Da hier normalerweise keine Schädigungen in den Basalmembranen, der Schwann-Zellen odes des Bindegewebes des Nervs vorliegen, sind die Regenerationsmöglichkeiten nach Kompressionsirritationen zumeist gut. Natürlich kann im Einzelfall der Druck, den z. B. ein Bandscheibenvorfall auf die Wurzel ausübt, so groß sein, daß eine zusätzliche Schädigung der Schwann-Zellen und des Bindegewebes des Nervs entsteht, was aber die Ausnahme ist. In diesem Fall sind die Regenerationsmöglichkeiten deutlich schlechter.

Immobilisation

Immobilisation hat auf das Nervengewebe einen sehr großen Einfluß. Die Veränderungen, die man dann vorfindet, sind mit denen der anderen Gewebe identisch. Sie bestehen, wie oben bereits erwähnt, im Verlust an Grundsubstanz, Verkürzung der Moleküle der Grundsubstanz und letztendlich der Bildung von pathologischen Crosslinks, was die Beweglichkeit bzw. Verschieblichkeit der kollagenen Fasern gegeneinander limitiert. Die Entfaltungsmöglichkeiten des Bindegewebes werden eingeschränkt, was wiederum die Mobilität und Länge der Nerven beeinflußt. Durch all diese Veränderungen wird zudem die Mobilität und Verschiebbarkeit der Faszikel gegeneinander, aber auch die innerhalb eines Faszikels selbst, gehemmt. David Butler spricht in diesem Zusammenhang über pathologische *intraneurale Grenzflächen* (Butler 1991).

Nicht nur innerhalb des Nervs verändert sich die Mobilität, sondern auch die Beweglichkeit des Nervs gegenüber den umliegenden Strukturen wird negativ beeinflußt. Man spricht dann von pathologischen *extraneuralen Grenzflächen*. Diese können durch Narben in den unterschiedlichsten Geweben entstehen, durch hypertone bzw. verkürzte Muskeln und/oder Veränderungen in den Durchtrittsstellen in Faszien usw. Eine eingeschränkte Mobilität des Nervs gegenüber den umliegenden Geweben verursacht während Bewegungen automatisch eine erhöhte Zugbelastung im Nerv.

Traumen

Traumen können auf unterschiedliche Weise auf den Nerv einwirken: Sie können durch erhöhte Zugbelastung oder durch erhöhte Druckbelastung verursacht werden. Verletzungen der Nerven werden in verschiedene Schweregrade eingeteilt. Die geringste Verletzungsform ist die *Neuropraxie*.

Neuropraxie

Durch eine geringe Druckerhöhung auf den Nerven entsteht meist eine Störung der Zirkulation, ohne daß es zu einer strukturellen Schädigung des Nervs selber kommt. Der erhöhte Druck, der nicht höher als 20 bis 30 mmHg sein muß, hemmt den venösen Rückfluß. Durch die daraufhin entstehende venöse Stauung kommt es zu einer gesenkten Durchblutung der endoneuralen Gefäße. Hierdurch erhalten die Epithelzellen dieser Gefäße weniger Sauerstoff, was zu einer *Anoxie* führt. Als Reaktion auf die Anoxie entsteht eine erhöhte Permeabilität der Gefäße und es bilden sich endoneurale Ödeme. Durch die Ödembildung wird der Druck daraufhin noch weiter erhöht. Bei einem Druck von 30 bis 80 mmHg wird der endoneurale Flüssigkeitsdruck bis zu dreimal höher als normal, was zu einer weiteren Schwellung der Axone führt. Letztendlich kann dies sogar einen negativen Einfluß auf die perineurale Durchblutung haben.

Der erhöhte Druck auf den Nerv hat nicht allein einen negativen Einfluß auf die Durchblutung des Nervs. Auch der antero- und retrograde axoplasmatische Flüssigkeitstransport wird bereits bei einem Druck von 30 bis 50 mmHg behindert. Wird der anterograde Transport gehemmt, so hat dies innerhalb des Nervs für den Transport von wichtigen Substanzen wie Transmittern Konsequenzen: Es entstehen z. B. Störungen in der Impulsübertragung an den peripheren Synapsen. Erfolgt dies über einen längeren Zeitraum, wird wiederum über den retrograden Transport die Nervenzelle selbst beeinflußt.

Durch eine Einschränkung der Durchblutung und des axoplasmatischen Flusses entstehen Störungen in der Impulsweiterleitung über den Nerv. Man spricht in diesem Fall über eine *lokale metabole Leitungsblockade*. Wird der Druck noch höher, so kann dies zur Folge haben, daß sogar Demyelinisierungen der Schwann-Zellen entstehen. In diesem Fall spricht man über eine Demyelinisierungs-Leitungsblockade.

Neuropraxien können ohne bleibende Schäden wieder regenerieren, wenn sich der Druck verringert, das Ödem abgebaut wird, die Durchblutung sich wieder normalisiert und die Myelinschicht wieder aufgebaut hat. Die Regeneration kann manchmal Wochen bis Monate dauern.

Klinisch kann man feststellen, daß die dick myelinisierten Nerven normalerweise stärker von Druckerhöhungen dieser Art betroffen sind als die dünn myelinisierten bzw. unmyelinisierten Nerven. Der beschriebene Prozeß ist wahrscheinlich auch die Ursache für die Symptome, die beispielsweise bei einem Karpaltunnelsyndrom auftreten können.

Axonotmesis und Neuronotmesis

Ist der auf einen Nerv einwirkende Druck oder Zug sehr hoch, so kann es sogar zu Schädigungen der Nervenfasern kommen. Man spricht in diesem Fall von einer *Axonotmesis*. Solange die Schwann-Zellen und das Bindegewebe ungeschädigt bleiben, haben auch diese Verletzungen eine relativ gute Prognose, obwohl manchmal eine geringe Störung des axoplasmatischen Flüssigkeitstransports als dauerhafte Veränderung zurückbleibt.

Werden dagegen auch die Schwann-Zellen und das Bindegewebe des Nervs mit verletzt, so ist die Prognose meistens schlecht. Die Regeneration, wenn sie überhaupt stattfindet, ist meistens inkomplett. Man spricht in diesem Fall von einer *Neuronotmesis*.

Erhöhte Zugbelastung

Nicht nur erhöhter Druck kann eine Schädigung der Nerven verursachen, sondern ebenso auch eine erhöhte Zugbelastung. Obwohl das Bindegewebe eines Nervs sehr hohe Zugbelastungen toleriert, kann es natürlich auch geschädigt werden, wenn die Belastungen sich über die Toleranzgrenze hinaus bewegen. Bei dieser Form der Verletzung wird meistens zuerst das Perineurium in Mitleidenschaft gezogen und das Endoneurium als letztes. Chronisch erhöhte Zugbelastung auf einen Nerv hat zur Folge, daß auch hier die Durchblutung schlechter wird, wodurch es, wie auch bei erhöhten Druckverhältnissen, zu Ödemen, Demyelinisierungen und schlechterer Impulsleitung kommen kann (Abb. 2.**161**).

Die epineuralen Ödeme können dabei besser resorbiert werden als endoneurale, weil das Epineurium im Gegensatz zum Endoneurium Lymphgefäße besitzt.

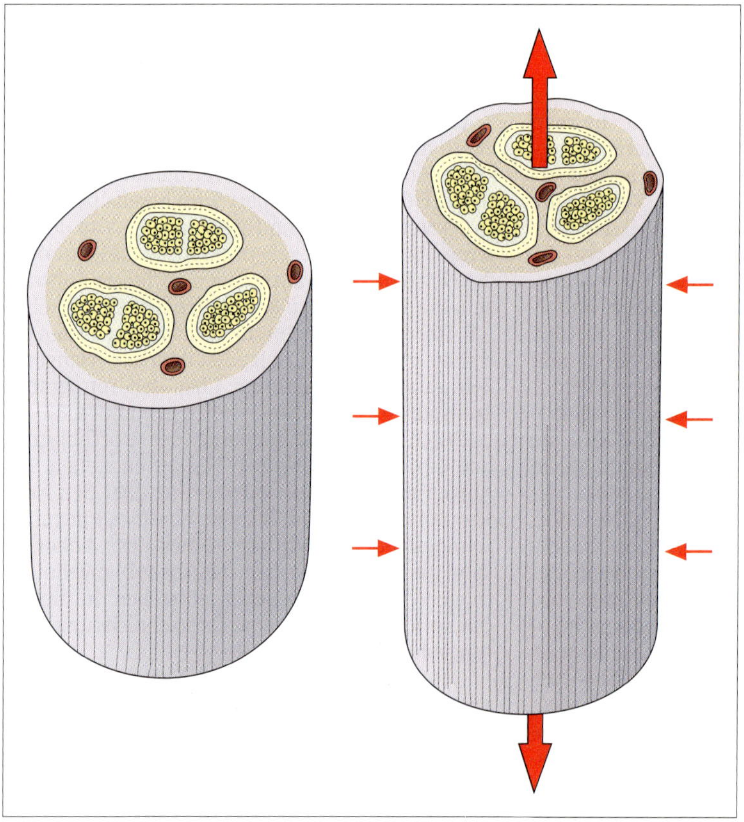

Abb. 2.**161** Druckerhöhung auf die Gefäße durch Zugbelastung auf den Nerv (mod. nach Butler).

Totalruptur

Nach einer totalen Durchtrennung des Nervs kommt es zu Veränderungen proximal und distal der Läsionsstelle. Proximal der Läsion kommt es durch den veränderten retrograden Transport zu Reaktionen im Zellkörper. Die Nervenzelle wird größer (Chromatolyse), vergrößert ihr endoplasmatisches Retikulum und erhöht die Produktion von RNA und anderen Proteinen. Zusätzlich tritt eine Kernwanderung in Richtung Peripherie auf. Diese Veränderungen erreichen ihren Höhepunkt meistens am 7. posttraumatischen Tag. Liegt die Läsion sehr proximal, also sehr nah am Zellkörper, so kann diese Verletzung sogar zum Zelltod führen.

Änderungen distal der Läsion entwickeln sich von proximal nach distal und werden u. a. von einer *Wallerschen Degeneration* begleitet. Hierbei entsteht eine Demyelinisierung des Nervs und eine Degeneration der Axone. Makrophagen und Schwann-Zellen degenerieren und phagozytieren Axonreste und Reste des Myelins, das sich in Form kleiner Fettansammlungen niederlegt. Weiter entsteht eine Degeneration und ein Abbau von Neurofilamenten, von Mikrotubuli und eventuell von Mitochondrien. Diese Veränderungen werden durch den Einfluß von Enzymen verursacht, die durch freie Ca-Ionen aktiviert werden. Die Veränderungen beginnen meistens erst 48 Stunden nach der Verletzung und sind nach 2 bis 3 Wochen beendet.

Zu gleicher Zeit sieht man eine erhöhte Aktivität der Schwann-Zellen und der Fibroblasten, wodurch die Menge an Bindegewebe vergrößert wird und u. a. die endoneuralen Kanäle ca. 10 bis 20% kleiner und enger werden. Das jetzt produzierte Kollagen weist eine veränderte Verteilung der verschiedenen Kollagentypen auf. Man sieht eine deutlich erhöhte Menge an Fibronektin. Die Organisation des neu gebildeten Kollagens ist deutlich schlechter, fester und damit weniger elastisch und ähnelt somit Narbengewebe. Außerdem sieht man, daß die Anzahl der Fibroblasten und Schwann-Zellen ansteigt. Durch die erhöhte Mitose der Schwann-Zellen entsteht jetzt eine Schicht von Zellen, die häufig als Büngner-Band bezeichnet wird. Die genannten Veränderungen lassen sich manchmal auch einige Zentimeter proximal der Läsion vorfinden.

Komplett durchtrennte Nerven haben, wie schon erwähnt, eine schlechte Prognose im Hinblick auf eine Regeneration. Deutlich besser ist die Prognose, wenn die bindegewebigen Hüllen noch intakt sind, da das Nervengewebe dann eine Führungsschiene hat. Durch diese können die neu einwachsenden Axone ihren ursprünglichen Verlauf und ihr Innervationsgebiet wieder erreichen. Deshalb wird nach einer vollständigen Durchtrennung häufig auf operativem Weg versucht, die bindegewebige Hülle zu reparieren, so daß das Nervengewebe eine größere Chance zur Heilung und damit letztendlich zur Reinnervation hat. Manchmal wird auch aus Kunststoff, z. B. Silikon, oder aus körpereigenem Material eine Art Manschette konstruiert, die als künstliche Führungsschiene dient. Diese Schiene wird zeitweise mit extrazellulärer Matrix, Laminin und/oder Kollagen Typ IV gefüllt, um die Regeneration zu stimulieren.

Zusammenfassung: Degeneration und Traumen der peripheren Nerven

Eine Degeneration der Nerven entsteht am häufigsten durch Veränderungen im Bindegewebe. Es wird weniger Grundsubstanz produziert und es bilden sich pathologische Crosslinks, was zu einer eingeschränkten Mobilität der Axone untereinander und des Nervs gegenüber den umliegenden Geweben führt. Erhöhter Druck auf eine Nervenwurzel durch z. B. einen Prolaps oder erhöhter Druck auf einen peripheren Nerv, z. B. innerhalb des Karpaltunnels, führen zu einer Degeneration der Nerven. Der erhöhte Druck bewirkt eine schlechtere Durchblutung und eine anschließende Demyelinisierung der Nerven. Immobilisation hat eine verminderte Mobilität im Nerv selbst und eine eingeschränkte Mobilität des Nervs gegenüber dem umliegenden Gewebe zur Folge. Man spricht hier von pathologischen Grenzflächen.

Verletzungen der peripheren Nerven werden nach Schweregraden eingeteilt: Man unterscheidet zwischen einer Neuropraxie (geringe Läsion), einer Axonotmesis und einer Neoronotmesis (schwere Läsion). Verletzungen können durch erhöhte Druck- oder Zugbelastung auf den Nerv entstehen. Druckerhöhungen führen zu einer gesenkten Durchblutung (Anoxie) und daraufhin zu Ödemen. Außerdem verschlechtert sich der axoplasmatische Flüssigkeitstransport. Als Folge kommt es zu lokalen metabolen Leitungsblockaden und eventuell nachfolgenden Demyelinisierungen.

Nach einer kompletten Durchtrennung des Nervs kommt es zu Veränderungen proximal und distal der Verletzung. Proximal verändern sich die Zellkörper des Nervs. Distal kommt es zu einer Demyelinisierung des Nervs und zu einer Degeneration der Axone. Außerdem nimmt die Produktion von Bindegewebe zu.

Eine erhöhte Zugbelastung führt zur Schädigung des Bindegewebes des Nervs und eventuell zu einer direkten Verletzung der Axone. Zusätzlich kann ein chronisch erhöhter Zug neben allen erwähnten Veränderungen zu Durchblutungsstörungen führen.

2.14.8 Regeneration und Wundheilung

Nach einer Neuropraxie findet eine Regeneration statt, nachdem sich die Durchblutung und der axoplasmatische Transport normalisiert haben und eventuell entstandene endoneurale Ödeme abgebaut sind. Da es hier manchmal auch zu geringfügigen Demyelinisierungen kommt, ist die Remyelinisierung Voraussetzung dafür, daß der Nerv seine ursprünglichen Funktionen wiedererlangt. Üblicherweise kommt es in diesen Fällen zu einer vollständigen Regeneration ohne Resterscheinungen.

Die Regeneration nach einer Axonotmesis erfolgt ebenfalls durch eine Remyelinisierung der Schwann-Zellen und einen Abbau des Ödems innerhalb des Nervs. Hier bestehen normalerweise nur geringe Restprobleme wie eine eventuell leichte Einschränkung des intraaxonalen Flüssigkeitstransportes. Die Impulsleitung über den Nerv ist normalerweise nicht betroffen.

Deutlich anders verläuft die Regeneration nach einer totalen Durchtrennung des Nervs. Bei dieser Art der Verletzung unterscheiden wir zwischen den Wundheilungsprozessen des Bindegewebes des Nervs einerseits und der Regeneration der Axone und Schwann-Zellen andererseits. Nach einer Verletzung, bei der auch das Gefäßsystem betroffen ist, kommt es zur Bildung eines Hämatoms.

Wundheilungsphasen des Bindegewebes der Nerven

Im Bereich des Bindegewebes des Nervs folgt eine Wundheilung, die mit der Entzündungsphase beginnt. Der Heilungsprozeß des Bindegewebes verläuft hier genauso wie bei anderen Bindegewebsformen. Während der zellulären Phase der Wundheilung bewegen sich die Fibroblasten bzw. Myofibroblasten in das Verletzungsgebiet und beginnen, Kollagen, vor allem Typ III, zu produzieren. In der anschließenden Proliferationsphase wird die Produktion von Kollagen und anderen Matrixbestandteilen weiter erhöht. Die Organisation und damit die Elastizität und Stabilität des Bindegewebes der Nerven ist von der Menge und Regelmäßigkeit der

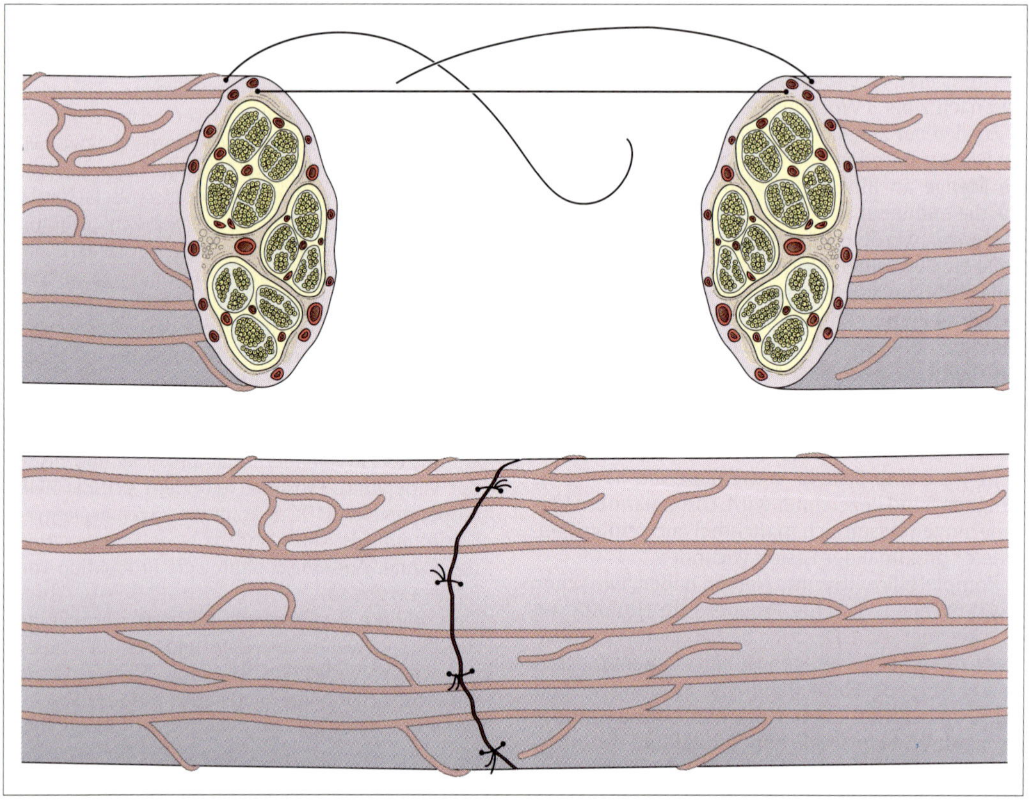

Abb. 2.**162** Operationsmöglichkeit nach Nervendurchtrennung (Totalruptur): Die Naht verläuft im Epineurium (mod. nach Woo).

physiologischen Belastungen abhängig, die auf die heilenden Strukturen während dieser Phase auftreffen. Während der anschließenden Umbauphase wird das primär angelegte Kollagen Typ III umgebaut, in diesem Fall überwiegend zu Kollagen Typ I. Das Gewebe wird dadurch weiter stabilisiert.

Wundheilung des eigentlichen Nervengewebes

Im eigentlichen peripheren Nervengewebe, also den Axonen, finden während der Wundheilung bzw. der Regenerationsvorgänge zusätzlich noch weitere Prozesse statt. Für eine erfolgreiche Reinnervation nach einer Verletzung der Nerven liegen prinzipiell drei Bedingungen vor:

- Der Zellkörper im Rückenmark muß die Verletzung überleben, was vor allem bei sehr proximalen Verletzungen nicht immer gegeben ist.
- Das regenerierende Axon muß in der Lage sein, die Verletzungsstelle zu überbrücken.
- Das regenerierende Axon muß sein ursprüngliches Innervationsgebiet wieder erreichen.

Um die Überbrückung des Verletzungsgebietes zu erreichen, wird nach einer vollständigen Durchtrennung häufig operiert, um entweder durch eine Direktnaht oder durch natürliches oder künstliches Material beide Nervenendigungen miteinander zu verbinden (Abb. 2.**162** – 2.**164**).

Regenerationsfaktoren

Die Regeneration des Axons, die proximal der Läsion beginnt, steht unter Einfluß sehr vieler verschiedener Stoffe. Dazu gehören

- Wachstumshormone,
- Proteine und Moleküle, die die Kontakte zwischen den Zellen und zwischen Zelle und Matrix verbessern, und
- verschiedene Matrixbestandteile.

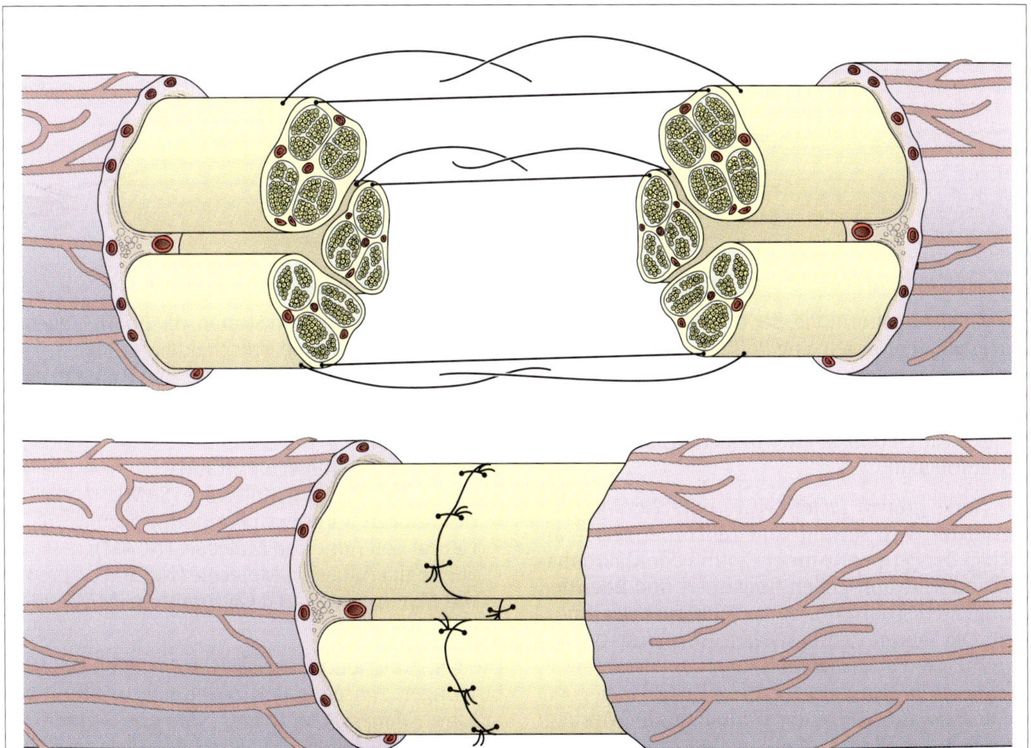

Abb. 2.**163** Operationsmöglichkeit nach Nervendurchtrennung (Totalruptur): Die Naht verläuft im Perineurium (mod. nach Woo).

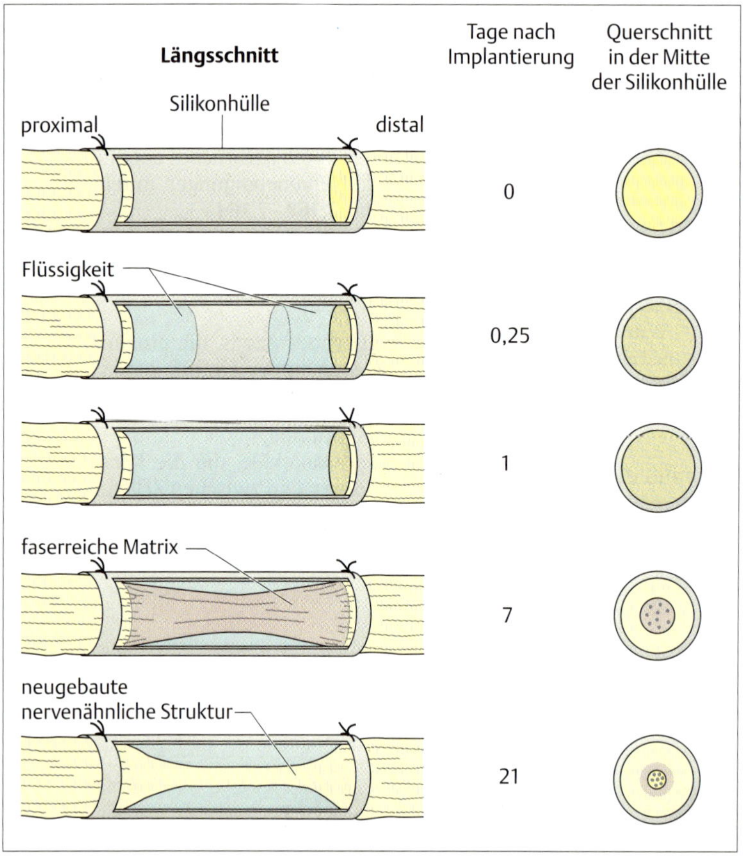

Abb. 2.**164** Operationsmöglichkeit nach Nervendurchtrennung (Totalruptur): Überbrückung des Verletzungsgebiets durch eine Silikonhülle (mod. nach Woo).

Wachstumshormone

Die Wachstumshormone, die bei den regenerativen Prozessen der Nerven eine Rolle spielen, sind

- der Nerve growth factor (NGF)
- der acidic Fibroblast growth factor (aFGF),
- der basic Fibroblast growth factor (bFGF) und
- Neuroleukin.

Der *Nerve growth factor* (NGF) oder *Nerv-Wachstumsfaktor* wird sowohl vom Zellkörper selbst, als auch in der Peripherie unter Einfluß der Makrophagen und Schwann-Zellen freigesetzt und über den retrograden Transport zum Zellkörper transportiert. Die sauren und basischen Fibroblast-Wachstumsfaktoren *acidic Fibroblast growth factor* (aFGF) und *basic Fibroblast growth factor* (bFGF) haben auf die Regeneration folgende stimulierende Wirkung: Sie haben vor allem Einfluß auf den Zellkörper und vergrößern dessen Überlebenschancen nach einer Verletzung. Der bFGF beeinflußt offenbar auch die Regeneration der Axone. Neuroleukin ist vor allem im Rückenmarksbereich aktiv.

Proteine und Moleküle

Die nächste Gruppe von Stoffen, die für die Regeneration der Axone eine entscheidende Rolle spielt, sind Proteine und Moleküle, die den Kontakt zwischen den Zellen und zwischen Zelle und Matrix verbessern. Dazu gehören

- Cell Adhesion Molecules (CAM),
- Substrate Adhesion Molecules (SAM),
- der Neurite Outgrowth Promoting Factor,
- Neural Cell Adhesion Molecule (NCAM),
- Neuroglia Adhesion Molecule (NgCAM),
- das Myelin Associated Glycoprotein (MAG) und
- N-Cadherin.

Die *Cell Adhesion Molecules* (CAM) stellen die Verbindungen zwischen den Zellen her, während die *Substrate Adhesion Molecules* (SAM) die Verbindungen zwischen Zellen und Matrix gewährleisten. Der *Neurite Outgrowth Promoting Factor* stimuliert das Wachstum der Neuriten. Das *Neural Cell Adhesion Molecule* (NCAM) und das *Neuroglia Adhesion Molecule* (NgCAM) werden von den Schwann-Zellen freigesetzt. Die Produktion dieser beiden Stoffe nimmt ab, wenn die Remyelinisierung beginnt. Außerdem stimulieren *Myelin Associated Glycoprotein* (MAG) und das *N-Cadherin* die Heilung des Nervengewebes.

Matrixbestandteile

Laminin und Fibronektin (nicht-kollagene Proteine) als Bestandteile der Basalmembran stimulieren ebenfalls das Wachstum der Axone. Laminin stimuliert zusätzlich das Wachstum der Schwann-Zellen.

Wegbahnung

Entscheidend für eine erfolgreiche Reinnervation des Zielgebietes (Muskel oder Rezeptor) ist, ob das neu wachsende Axon seinen Weg im endoneuralen Bindegewebe finden kann. Dies wird oft dadurch erschwert, daß nach einer Verletzung die Menge an Bindegewebe distal der Verletzung deutlich zugenommen hat und die endoneuralen Kanäle deutlich enger geworden sind, an denen sich das Axon orientiert und durch die es einwachsen muß. Die Wachstumsgeschwindigkeit des Axons beträgt ca. 1 mm pro Tag, was ungefähr der Geschwindigkeit des langsamen anterograden Transports entspricht.

Die Regeneration nach einer Neuronotmesis zeigt eine große Störung des axonalen Flüssigkeitstransportes durch das vorhandene Narbengewebe und eine deutlich gestörte Impulsleitung, auch wenn eine Reinnervation stattgefunden hat. Obwohl die operativen Möglichkeiten sich nach einer peripheren Nervenverletzung über die Jahre deutlich verbessert haben, ist die postoperative Regene-

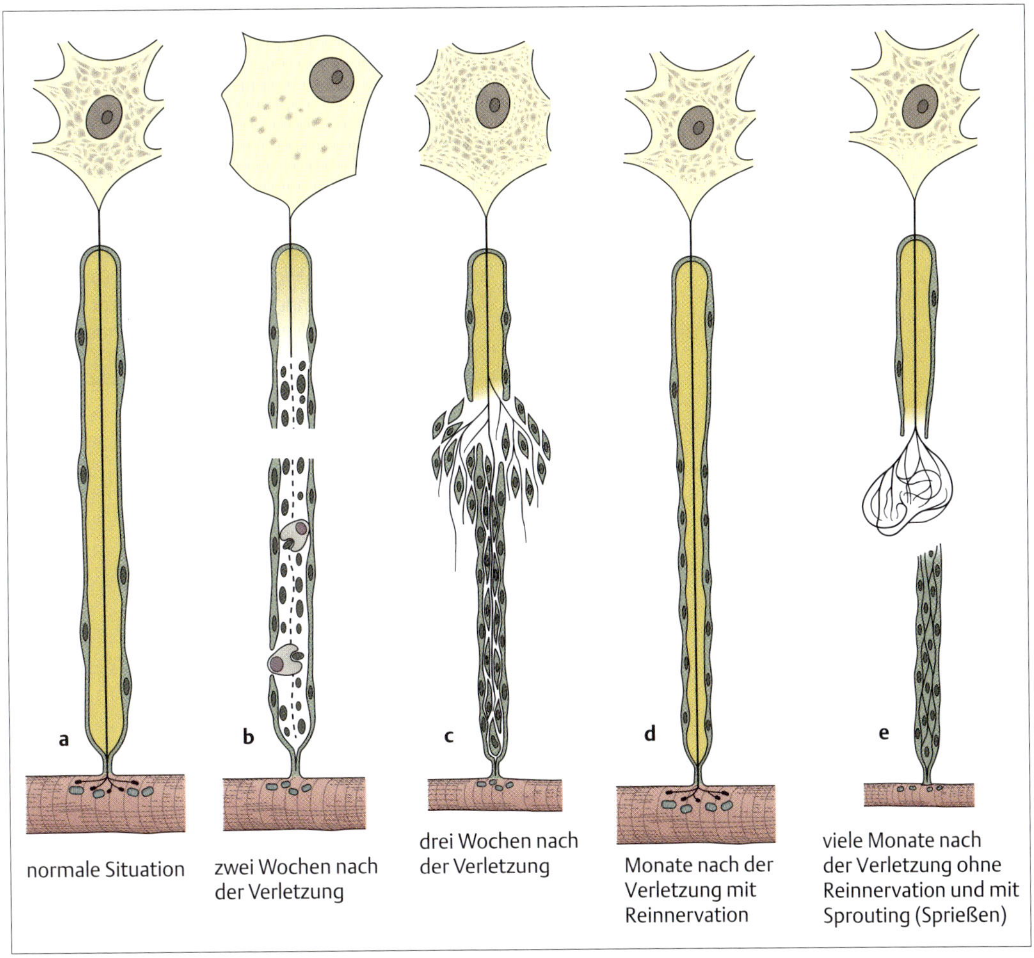

Abb. 2.**165 a – e** Regeneration eines Nervs, dargestellt vom Normalzustand (**a**) über die gelungene Regeneration (**b – d**) bis zum Sprouting (**e**) (mod. nach Junqueira, Carneiro und Kelley).

ration noch immer mangelhaft, so daß eine weitere Verbesserung bei der Behandlung dieser Patienten sicherlich wünschenswert wäre.

Komplikationen

Ein Problem, das bei der Regeneration eines Nervs entstehen kann, ist das *Sprouting* (Aussprießen). Der proximale Teil des Nervs ist hier nicht in der Lage, seinen Anschluß in den distalen Anteil zu finden, so daß es nicht zu einer Reinnervation kommen kann. Es entsteht das Sprouting der proximalen Enden der Faszikel. Stimulation der Faszikel bzw. Nervenfasern durch mechanische, thermische oder chemische Reize kann zu einer Depolarisierung einiger Nervenfasern führen, d.h., es wird ein Aktionspotential ausgelöst. Dadurch können auch benachbarte Nervenfasern stimuliert werden und ein Aktionspotential nach zentral schicken. Man spricht hierbei von *Crosstalks* oder *Kreuzgespräche*. Zustande kommen kann dies, weil im betroffenen Gebiet der normale Aufbau der Nervenfasern mit einer aus Myelin bestehenden Isolationsschicht nicht länger vorhanden ist (Abb. 2.**165**).

Zusammenfassung: Regeneration und Wundheilung der peripheren Nerven

Die Regeneration nach einer Neuropraxie ist normalerweise vollständig möglich, wenn sich die Durchblutung normalisiert hat und die Schwann-Zellen remyelinisiert werden. Auch nach einer Axonotmesis kann das Nervengewebe vollständig regenerieren, obwohl hier manchmal geringe Restprobleme bestehen bleiben können. Deutlich komplizierter verläuft die Regeneration nach einer totalen Durchtrennung eines Nervs.

Bei der Wundheilung der bindegewebigen Schichten des Nervs besteht normalerweise kein Problem. Sie verläuft auf die gleiche Art und Weise wie bei den anderen Bindegeweben in unserem Körper. Auch hier kann man die drei verschiedenen Phasen wie Entzündung, Proliferation und Umbau erkennen.

Das größere Problem stellt die Regeneration der Axone dar, da es ihnen in den meisten Fällen nicht gelingt, ihr ursprüngliches Innervationsgebiet wieder zu erreichen. Um dies positiv zu unterstützen, wird oft auf operativem Weg versucht, die Nerventeile durch eine Direktnaht miteinander zu verbinden oder den Abstand zwischen den beiden Enden durch körpereigenes oder eventuell künstliches Material zu überbrücken. Finden die neu wachsenden Axone ihren Weg zum Innervationsgebiet nicht, entsteht häufig ein Sprouting (Sprießen). Die Regeneration eines Nervs steht unter Einfluß von verschiedenen Stoffen wie Wachstumshormonen, Proteinen und Molekülen.

3 Haut und Thermoregulation

3.1 Haut

In diesem Buch wird die Haut separat behandelt, da sie eine Sonderposition einnimmt. In Abhängigkeit von der Körpergröße hat die Haut eine Oberfläche von 1,2 bis 2,3 m^2. Ihr Gesamtgewicht beträgt ca. 16% des Körpergewichts und ist damit das größte Organ des Körpers.

Es kann darüber diskutiert werden, ob die Haut dem Bewegungsapparat zuzuordnen ist. Immerhin haben Veränderungen der Haut, wie Narbenbildungen besonders nach Verbrennungen usw., Einfluß auf die Beweglichkeit der Gelenke. Die wichtigste Funktion der Haut ist, die Grenze zwischen der Außenwelt (Milieu exterieur) und dem Körperinneren (Milieu interieur) zu bilden. Ohne diese Grenze wäre ein Leben außerhalb des Wassers nicht möglich. Da die Haut auch bei der Thermoregulation des Körpers eine wichtige Rolle spielt, wird dies im zweiten Teil des Kapitels gesondert behandelt.

3.1.1 Äußere Erscheinung

Die äußere Erscheinung unserer Haut kann stark variieren. Ihre Farbe ist nicht nur von Rasse zu Rasse, sondern sogar von Mensch zu Mensch sehr unterschiedlich. Auch die Farbe und Länge der Haare und mittlerweile auch der Nägel ist bei den Menschen verschieden. So kann die Haut auch im Rahmen einer physiotherapeutischen Untersuchung als Hilfe hinzugezogen werden. Anhand lokaler Veränderungen der Haut und deren Lokalisation am Rumpf können z. B. mögliche Störungen von inneren Organen zutage treten (Bindegewebszonen). Weitere Auskünfte über Störungen im Körper kann die Beurteilung der Gesichtszonen (Physiognomik) und der Reflexzonen an Hand und Fuß bieten. Außerdem können über die Farbe der Haut Rückschlüsse auf mögliche Erkrankungen (z. B. Hepatitis, Bluthochdruck) gezogen werden. Mit Hilfe einer Nagel- und Haaranalyse können Schwermetallbelastungen (Quecksilber, Kadmium, Blei usw.) und Abweichungen des Mineralstoffhaushaltes festgestellt werden.

Zum Schluß sei hier noch eine Bemerkung von Jan Jaap de Moree angefügt, aus seinem Buch „Dynamiek van het menselijk bindweefel": „Verwendeten alle Menschen so viel Zeit, Energie, Aufmerksamkeit und Geld an ihren gesamten Körper, wie auf die Haut und deren Anhangsgebilde (Haare, Nägel), so wären sie sicherlich sehr viel gesünder."

3.1.2 Funktion

Die Haut hat verschiedene meist sogar lebenswichtige Aufgaben. Sie

- bildet eine *Schutzschicht*, die dafür sorgt, daß unsere Körperflüssigkeiten nicht austreten und verdunsten. Der Mensch würde sonst bei höheren Temperaturen austrocknen.
- bildet eine Schutzschicht gegen das Eindringen von Bakterien, Viren, Pilzen usw.
- bietet *Schutz gegen UV-Strahlung*; UV-Strahlung kann die DNA der Zellen schädigen, wodurch das Zellsterben beschleunigt wird oder eine maligne Entartung der Zellen entstehen kann (Hauttumoren). Die starke Rötung bei einem Sonnenbrand entsteht durch die Verletzung die Haut und die dadurch ausgelöste Entzündung.
- bietet Schutz gegen *chemische Einflüsse*.
- bietet Schutz gegen *mechanische Belastungen* durch die Bildung einer dicken Hornhautschicht (z. B. Fußsohle).
- stellt eine *Grenze* zwischen Milieu interieur und Milieu exterieur dar.
- *kontrolliert* und reguliert in Abhängigkeit vom Zentralnervensystem die *Körpertemperatur* (s. Thermoregulation, S. 262 ff).
- vermittelt Informationen von vielen Rezeptoren an das Zentralnervensystem über mechanische, thermische und chemische Einflüsse, die auf die Haut und damit auf den Körper einwirken.
- *produziert Anhangsgebilde* wie Haare, Nägel und Produkte wie Talg und Schweiß. Die Funktion der Haare und Nägel ist beim Menschen im Gegensatz zu den Tieren weitestgehend verlorengegangen. Über die Funktion des Talgs ist man sich nicht einig, aber man geht davon aus, daß er die Haut geschmeidiger macht und möglicherweise auch noch eine extra Schutzschicht verleiht. Über den Schweiß ist der Körper in der Lage seine Körpertemperatur zu regulieren und gleichzeitig kann er auf diese Weise überflüssiges Natrium ausscheiden.

- bildet eine *thermische und mechanische Schutzschicht* besonders durch den Fettgehalt der Unterhaut.
- *produziert Vitamin D*, das beim Aufbau und besonders der Stabilität der Knochen von großer Bedeutung ist.

Es könnte sicherlich darüber diskutiert werden, ob das Zeigen von Emotionen auf der Haut durch Erblassen oder Erröten auch zu den Funktionen der Haut gezählt werden soll.

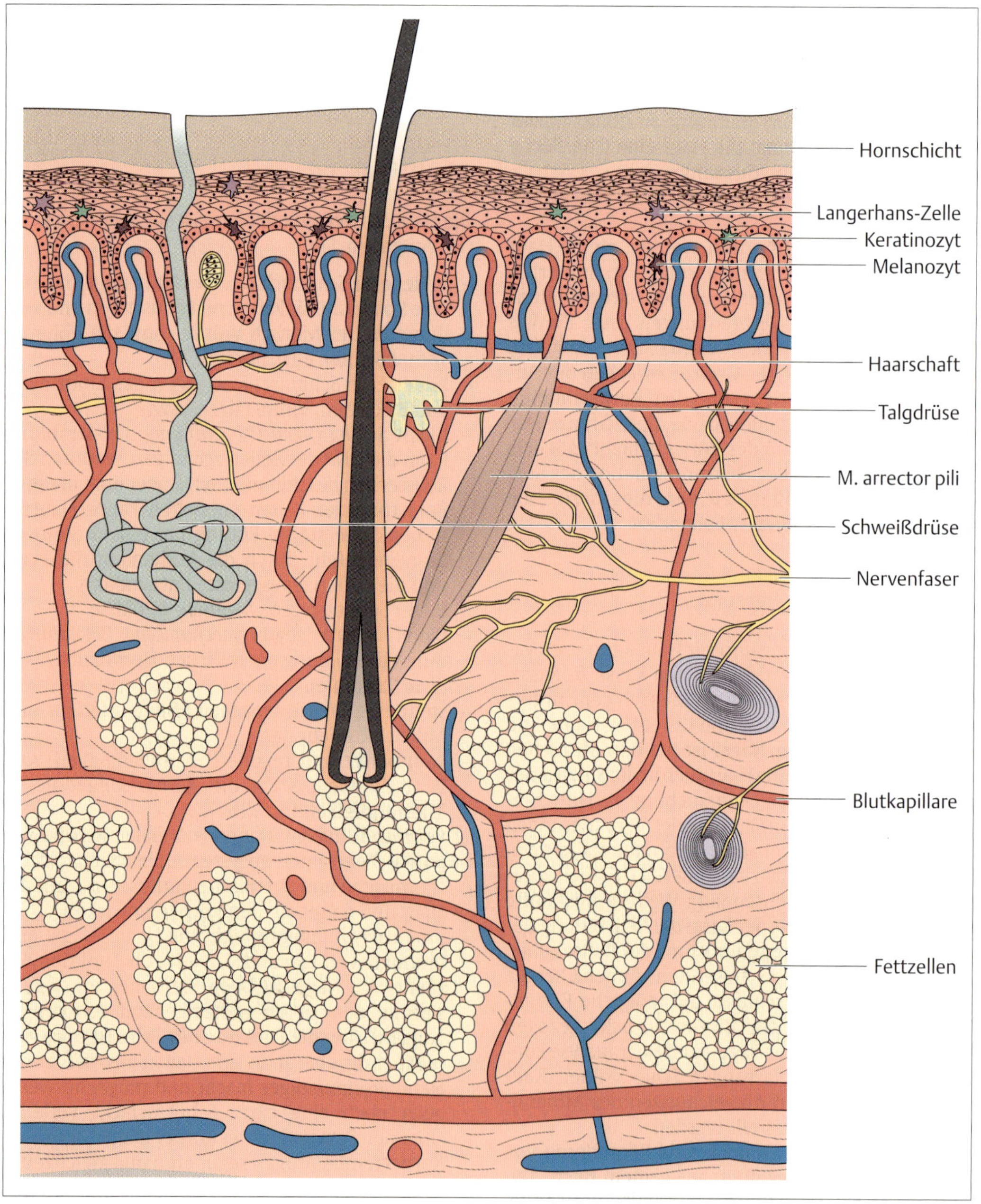

Abb. 3.**1** Aufbau der Haut.

3.1.3 Aufbau

Der Aufbau der Haut findet über verschiedene Schichten statt, die in den verschiedenen Körperbereichen kleine Unterschiede zeigen können. Die Haut (Cutis) besteht aus 3 Schichten (Abb. 3.**1**):

- *Epidermis* oder Oberhaut
- *Dermis*, auch Corium oder Lederhaut
- *Hypodermis*, auch Subkutis oder Unterhaut

Im Bereich der Körperöffnungen (Mund, Nase, Ohr, Anus usw.) geht die Haut fließend in die Schleimhaut über. Die Epidermis stammt embryonal aus dem Ektoderm, Dermis und Hypodermis aus dem Endoderm. Bei der Epidermis handelt es sich also strenggenommen nicht um Bindegewebe, sondern sie zählt – auch histologisch gesehen – zum Epithelgewebe.

Die Haut weist durch ihren hohen Gehalt an elastischen Fasern und den ungeformten Aufbau des kollagenen Netzwerks eine sehr große Elastizität und Mobilität auf. Dies ist von großem Nutzen z. B. in der Schwangerschaft, in der die Bauchhaut extrem gedehnt wird und nach der Geburt wieder in die ursprüngliche Form zurückkehrt. Auch bei Übergewicht und nach intensivem Krafttraining ist eine hohe Dehnbarkeit die Haut gefordert.

Selbstverständlich braucht die Haut auch eine gewisse Mobilität, um die Bewegungen der Gelenke zu erlauben. Dies wird besonders bei Vernarbungen deutlich, die die Beweglichkeit der Gelenke stark einschränken können.

Die Epidermis ist zwischen 0,1 und 1,5 mm dick. Am dicksten ist sie im Bereich der Fußsohle und der Handinnenflächen. Auch am Rücken und Gesäß ist die Haut dicker. Hierbei handelt es sich jedoch um eine Verdickung der Dermis und häufig auch der Hypodermis. Die Schichten der Haut sind in den verschiedenen Körperbereichen unterschiedlich aufgebaut.

Epidermis

An der Körperoberfläche befindet sich die Epidermis. Sie ist ektodermaler Herkunft und wird in 4 bis 6 Schichten (abhängig vom Autor) eingeteilt. Es werden von oberflächlich bis tief folgende Schichten unterschieden (Abb. 3.**2**):

- *Stratum corneum*, manchmal eingeteilt in:
  - Stratum disjunctum und
  - Stratum spinosum.
- *Stratum lucidum:* Diese Schicht findet man nur in den Körperbereichen, in denen die Haut dicker ist, wie Fußsohle und Handinnenfläche.
- *Stratum granulosum*
- *Stratum spinosum*
- *Stratum basale* (wird häufig Stratum germinativum genannt)

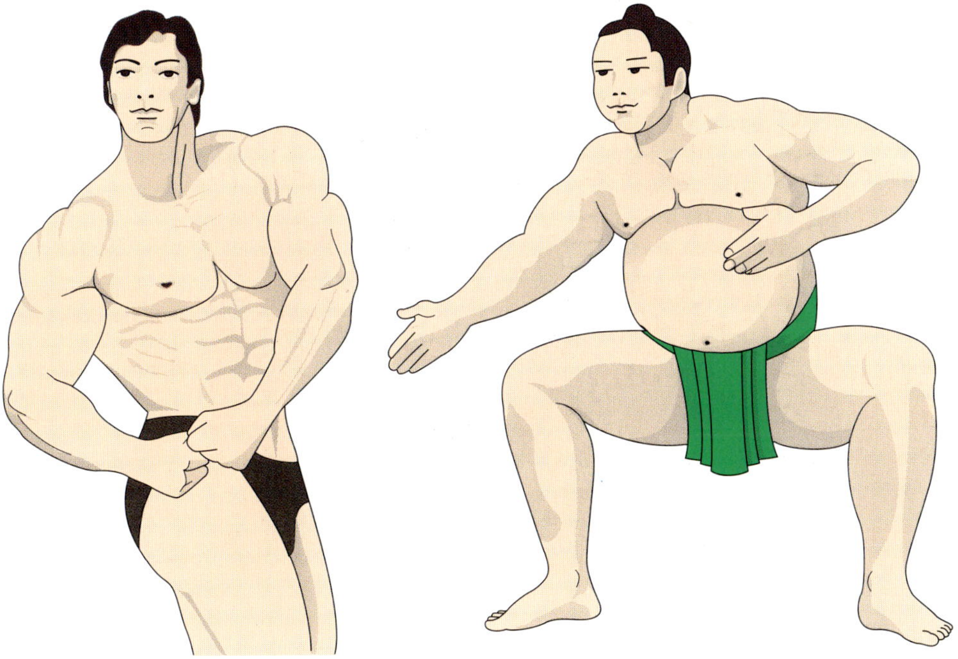

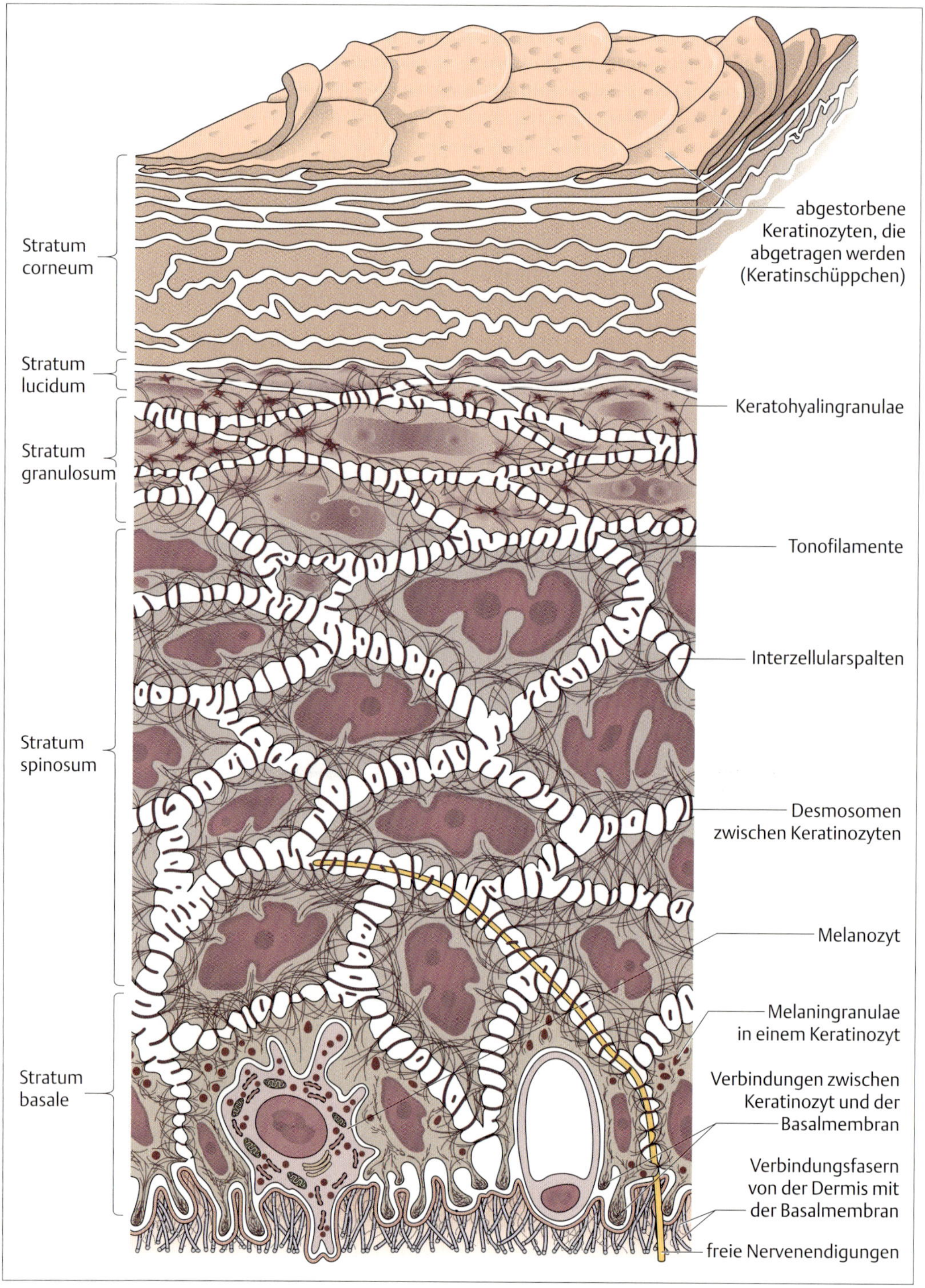

Abb. 3.2 Aufbau der Epidermis.

Basalmembran

Unter der Epidermis liegt die Basalmembran, die eine Trennschicht zwischen der Epidermis und der Dermis bildet. Sie besteht aus zwei Schichten, der *Lamina lucida* (ca. 20 nm) und der dicken *Lamina densa* (ca. 30 bis 80 nm), und ist aus einer homogenen Masse aus Kollagen Typ IV, Laminin, Heparansulfat, Chondroitinsulfat und Hyaluronsäure aufgebaut.

Im Bereich der Basalmembran bilden Epidermis und Dermis starke Falten, die ineinander passen und die Kontaktflächen zwischen den beiden Hautanteilen extrem vergrößern. Die Falten werden auch Epidermiskamm genannt, die dazwischenliegenden Räume Epidermisfurchen. Die Einstülpungen der Dermis, die exakt in die Epidermisfurchen passen, heißen Papillen (Stratum papillare).

Durch die Bildung von Kämmen und Furchen, die unterschiedliche groß sein können, entsteht ein Hautrelief (Hautlinien). Die Hautlinien bilden den individuellen Fingerabdruck eines Menschen.

Dermis

Auf die Basalmembran folgt die aus zwei Schichten, dem dünnen *Stratum papillare* und dem dicken *Stratum reticulare*, aufgebaute Dermis. Die Dicke der Dermis variiert in den verschiedenen Körperbereichen stark und kann am Rücken eine Dicke von bis zu 4 mm erreichen.

Das Stratum papillare besteht vor allem aus lockerem Bindegewebe, das überwiegend Kollagen Typ III und viele elastische Fasern enthält. Es ist sehr zellreich mit Fibroblasten, Makrophagen, Mastzellen und Leukozyten (meist Lymphozyten) ausgestattet.

Das Stratum reticulare enthält nur wenige Zellen und ist aus straffem Bindegewebe mit überwiegend Kollagen vom Typ I und elastischen Fasern aufgebaut.

Die kollagenen Fasern orientieren sich in dieser Schicht und bilden Spaltlinien, auch Linien von Langer genannt. Im Falle einer Operation sollten diese Linien bei der Schnittführung nicht durchtrennt werden, da sich sonst große und schlecht bewegliche Narben bilden können.

Die Proteoglykane und Glukosaminoglykane werden aus Hyaluronsäure, Chondroitinsulfat, Heparansulfat und Dermatansulfat gebildet. Dadurch ist die Haut in der Lage, große Mengen Wasser zu binden.

Die Dermis ist sehr widerstandsfähig und stabil. Aus diesem Grund findet die Dermis der Tiere in der Kleidungs- und Schuhindustrie als „Leder" Verwendung.

Hypodermis

Unter den Hautschichten befindet sich eine Bindegewebsschicht, die sehr reich an Fettgewebe ist, die *Hypodermis* (auch Subkutis oder Unterhaut). Sie verbindet die Haut mit der Körperfaszie bzw. dem Periost und sorgt auf diese Weise für Stabilität (Abb. 3.**3**).

Die Unterhaut ist aus lockerem Bindegewebe aufgebaut und erlaubt so große Mobilität und Verschieblichkeit der Haut gegen die Körperfaszie bzw. das Periost. Im Bereich der Fußsohle und Handinnenfläche, wo die mechanische Belastung hoch ist, ist die Dermis mit dicken kollagenen Fasern mit der Körperfaszie bzw. dem Periost verbunden.

Zusammenfassung: Aufbau der Haut

Die Haut besteht aus Oberhaut oder Epidermis, die unterteilt wird in:

- Stratum corneum (Stratum disjunctum und Stratum compactum)
- Stratum lucidum (nicht immer vorhanden)
- Stratum granulosum
- Stratum spinosum
- Statum basale

Im Anschluß daran findet sich eine Trennschicht, die die Epidermis von der Dermis oder Lederhaut abtrennt. Sie wird von der Basalmembran gebildet. Die Dermis ist unterteilt in

- Stratum papillare (dünn) und
- Stratum reticulare (dick).

Unter der Dermis findet sich die Hypodermis oder Unterhaut, die überwiegend aus Fettgewebe besteht.
Die nächste Gewebeschicht ist dann die Körperfaszie oder das Periost.
Am Übergang von Epidermis zu Dermis findet sich eine sehr ausgeprägte Wellenform, wodurch die Kontaktfläche zwischen Epidermis und Dermis stark vergrößert wird und mehr Stabilität bekommt.

3.1.4 Komponenten

Haut und Unterhaut sind wie überall aus Zellen und Matrix aufgebaut, die Matrix wiederum aus kollagenen und elastischen Fasern, nicht-kollagenen Proteinen, der Grundsubstanz (Proteoglykanen und Glykosaminoglykanen) und Wasser.

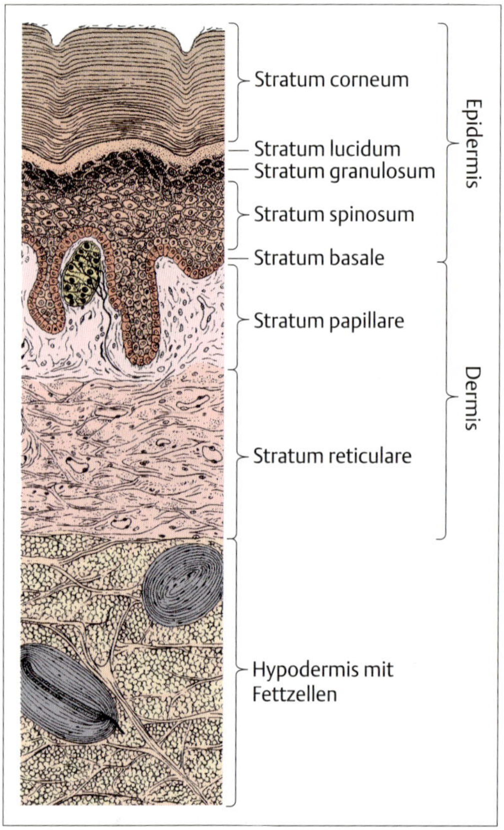

Abb. 3.3 **a–b** Aufbau der Epidermis, Dermis und Hypodermis (**a**) und Übersicht über die Schichten der Haut (**b**).

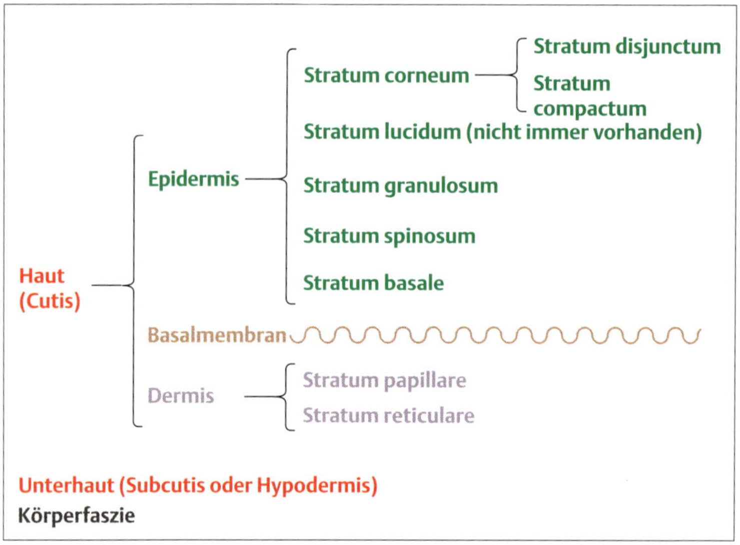

Zellen

Zellen der Epidermis

In der Epidermis finden sich Keratinozyten, Melanozyten, Langerhans-Zellen und Merkel-Zellen.

Keratinozyten

Diese Zellen repräsentieren die weitaus größte Zahl der in der Epidermis vorhandenen Zellen. Sie bilden das Plattenepithel. Die Form der Zellen verändert sich vom Stratum basale zum Stratum corneum von kubisch zu flach. Viele Verbindungen zwischen den Zellen der Epidermis sorgen für große Stabilität. Die Verbindungsstellen werden Interzellularbrücken oder *Plasmodesmen* genannt. Die Verdickungen, die dadurch entstehen, heißen *Desmosomen*. Durch die interzellulären Verbindungen zwischen den Tonofibrillen (s.u.) bekommt die Haut eine sehr große Zugfestigkeit.

Im *Stratum basale* gibt es zusätzlich noch *Hemidesmosomen*, die eine Verbindung zwischen den Zellen des Stratum basale und der Basalmembran herstellen. Bei sehr großer Reibung (z.B. Gartenarbeit usw.) können sich die Hemidesmosomen lösen, was sich dann in Form einer Blase zeigt.

Die Zellen der Epidermis werden über Diffusion aus den Gefäßen der Dermis, die direkt unter der Basalmembran liegen, ernährt.

Innerhalb der Zellen gibt es verschiedene Bündel von Filamenten, die Tonofilamente, die sich im Bereich der Interzellularbrücken mit denen der benachbarten Zellen verbinden. Sie haben einen

Durchmesser von 5 bis 9 nm und werden auf ihrem Weg zur Oberfläche immer dicker (Tonofibrillen). Im Stratum corneum repräsentieren sie ca. 50% der anwesenden Zelleiweiße. Die Tonofilamente vergrößern ebenfalls die Stabilität der Haut.

Zusätzlich zu diesen Filamenten sind die Zellen reich an Mitochondrien, besitzen einen gut entwikkelten Golgi-Apparat, endoplasmatisches Retikulum und viele Ribosomen.

Im *Stratum basale* sind die Zellen kubisch bis zylindrisch. Hier findet eine sehr starke Zellteilung (Mitose) statt. Durch den gefalteten Verlauf der Zone entsteht eine große Produktionsfläche, die eine ausreichende Versorgung mit neuen Zellen gewährleistet.

Nach der Zellteilung bewegen sich die Zelle langsam zur Hautoberfläche. Der Weg vom Stratum basale ins Stratum corneum dauert durchschnittlich 26 bis 42 Tage. Der Transport durch das Stratum corneum nimmt ca. 14 Tage in Anspruch. Der gesamte Prozeß von Zellteilung bis zur Abstoßung an der Hautoberfläche dauert häufig ca. 45 bis 75 Tage.

Die Geschwindigkeit dieses Prozesses kann, abhängig von der Belastung der Haut, unterschiedlich groß sein. Die Geschwindigkeit der Zellerneuerung kann daran abgelesen werden, wie schnell ein Mensch nach einem Urlaub in der Sonne verblaßt.

Im darauffolgenden *Stratum spinosum* bekommen die Zellen eine mehr sechseckige Form und werden in Richtung Hautoberfläche zunehmend flacher. Im unteren Teil dieser Zone findet noch wenig Zellteilung statt.

Die Zellen bilden mehrere Ausläufer (*Stratum spinosum*), die die Zellen untereinander verbinden. In den Körperbereichen, in denen die Haut mechanisch stark belastet wird, ist das Stratum spinosum dicker. Zudem sind auch die Zellmembranen selber sehr stabil und werden durch viele Eiweiße (Involucrin und Keratolin), die miteinander über Crosslinks verbunden sind, verstärkt.

Im *Stratum granulosum* werden die Zellen flach und vieleckig. Die Hautschicht ist meistens 2 bis 5 Zellen dick. Die Zellen beinhalten jetzt Keratohyalinkörner, die in Richtung Hautoberfläche immer zahlreicher werden. Die Körner werden auch Keratinosomen oder „Odland-bodies" genannt. Gegen Ende dieser Schicht verschwinden die Körner (Granula), und ihr Inhalt verteilt sich über die gesamte Zellmembran. Anschließend wird er mittels Exozytose an das Interstitium abgegeben.

Das Keratohyalin ist aus den Eiweißen Histidin und Cystein sowie Phospholipiden und Polysacchariden (Glykosaminoglykanen) aufgebaut. Zwischen den Zellen entsteht dadurch eine solide Abdichtung, die dafür sorgt, daß Flüssigkeit von außen nicht in das Gewebe eindringen kann oder daß Flüssigkeit aus dem Körper nicht an die Hautoberfläche gelangt, wo sie über Verdunstung verloren gehen würde. Durch diese Isolationsschicht können die Lebewesen, die außerhalb des Wassers leben, ihre Wassermenge im Inneren konstant halten und einer Austrocknung vorbeugen.

Das *Stratum corneum* wird vom Stratum granulosum scharf abgegrenzt. In einigen Fällen findet man hier das *Stratum lucidum* als Trennschicht (Fußsohle und Handinnenfläche).

Das Stratum corneum ist meistens nur 15 bis 20 Zellen dick. Die Zellen sind sehr flach. Über den Prozeß der Zytolyse wird der gesamte Zellinhalt aufgelöst, so daß die Zelle nur noch mit 8 bis 10 nm dicken Tonofilamenten gefüllt ist. Nach der Zytolyse, bei der auch der Zellkern verschwindet, handelt es sich um tote Zellen.

Die Verbindung zwischen Tonofilamenten und Keratohyalin wird als Verhornungsprozeß bezeichnet. Das nicht-kollagene Protein Filaggrin kittet die Tonofilamente aneinander, und es entsteht eine stabile und homogene Masse.

Die letzte Phase der Hautzellen ist die *Desquamation* (Abstoßung). Die Geschwindigkeit, mit der die Zellen abgestoßen werden, ist von der mechanischen Belastung an der Hautoberfläche (Reibung) und vom Druck, der von unten durch neu gebildete Zellen auf diese Schicht einwirkt, abhängig.

Der Mensch verliert durchschnittlich 0,5 bis 1,0 Gramm Hornhaut pro Tag. Dieser Wert liegt bei hoher mechanischer Belastung und nach einem Sonnenbrand sehr viel höher. Das Pellen der Haut nach einem Sonnenbrand wird durch eine Schädigung der Zellen im Stratum spinosum verursacht.

Es gibt auch Krankheiten, die auf einen fehlerhaften Ablauf der beschriebenen Vorgänge zurückzuführen sind. Bei der Ichthyosis beispielsweise werden die Zellen nicht abgestoßen, und es entsteht eine sehr dicke Schicht von Plattenepithel oder Hornhaut. Bei der Psoriasis ist der Transport von Zellen vom Stratum basale in das Stratum corneum so schnell, daß bei der Abstoßung die Zytolyse noch nicht vollständig abgeschlossen ist und Zellfragmente mit abgetragen werden.

Melanozyten

Man findet die Melanozyten oder Pigmentzellen (Abb. 3.**4**) in den unteren Schichten der Epidermis und im Bereich der Haarfollikel. Im Gegensatz zu den Keratinozyten wandern sie nicht zur Hautoberfläche. Die Zelle sind rund und besitzen sehr viele Ausläufer, die alle zur Hautoberfläche gerichtet sind, und bis ins Stratum spinosum reichen. Melanozyten haben keine Verbindungen untereinander und keine Verbindungen zu den Keratinozyten. Innerhalb der Zelle findet man viele Mikrotubuli aber keine Filamente.

Die Melanozyten oder Pigmentzellen können – abhängig von der Menge der UV-Strahlung, die auf

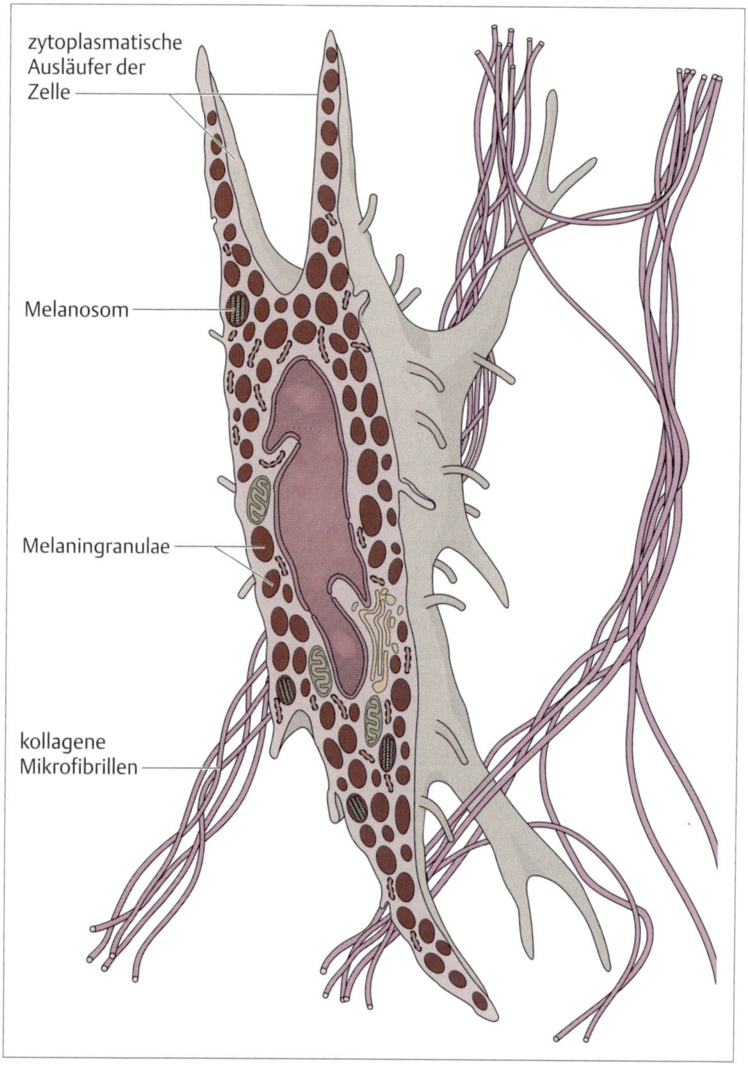

Abb. 3.4 Melanozyt.

die Haut einwirkt – Melanin (Pigment) produzieren. Durch diese Pigmentierung entsteht eine Schutzschicht gegen die schädlichen Effekte der UV-Strahlung, und es wird einer Verbrennung des Gewebes vorgebeugt.

Die Hautfarbe wird von der Menge an produziertem und freigesetztem Melanin, bzw. der Menge an beta-Karotin in der Haut und der Durchblutung der Haut bestimmt.

Beim Melanin unterscheidet man zwischen dem braunschwarzen Eumelanin und dem rotgelben Feomelanin.

Die Verteilung zwischen Melanozyten und Keratinozyten ist abhängig vom Hautgebiet, nicht von der Rasse. Das Verhältnis wechselt zwischen 1 : 14 zu 1 : 36, das bedeutet, es gibt ca. 1000 bis 2500 Melanozyten pro mm^2.

Langerhans-Zellen

Die Langerhans-Zellen stammen von der Knochenmarkszelle ab und sind überwiegend im Stratum basale zu finden. Sie besitzen Ausläufer, die bis ins Stratum spinosum hineinragen. Die Zellen verbinden sich nicht miteinander oder mit anderen Zellen und besitzen im Gegensatz zu den Keratinozyten keine Filamente. Sie sind 400 bis 1000 mm^2 groß und das Verhältnis Keratinozyten : Langerhans-Zellen beträgt ca. 100 : 1. Die Zellen sind in der Lage Informationen über Antigene, die in der Haut vorhanden sind, an die T-Lymphozyten (Helferzellen) zu übertragen. Zudem können sie, wie die Makrophagen, Interleukin-1 produzieren, was die umliegenden Lymphozyten anzieht und aktiviert. Wenn die

Zelle Kontakt mit einem Antigen bekommen hat, wird sie mobil. Sie macht sich aus der Epidermis frei und bewegt sich mit amöboiden Bewegungen über die Lymphe zu einer Lymphdrüse. Das Antigen wird dann an die Killer-Zellen übertragen, die das Antigen angreifen. Es gibt in unserem Körper ca. 10^9 Langerhans-Zellen, die eine sehr große Bedeutung für die Körperabwehr haben.

Merkel-Zellen

Merkel-Zellen findet man im Stratum basale der Epidermis. Sie können durch eine mechanische Reizung, wie z.B. Druck und Zug, Neurotransmitter freisetzen.

Die Neurotransmitter gelangen dann zu den direkt in der Nähe liegenden freien Nervenendigungen, wo sie ein Aktionspotential auslösen können.

Die Merkel-Zellen sind die einzigen Rezeptoren, die in der Epidermis liegen. Alle anderen Hautrezeptoren befinden sich in der Dermis. Das Verhältnis von Merkel-Zellen zu Keratinozyten beträgt 1 : 100.

Zellen der Basalmembran

In der Basalmembran gibt es Fibroblasten. Sie können Matrixkomponenten wie das Kollagen Typ IV, das nicht-kollagene Protein Laminin und die Proteoglykane Heparansulfat, Chondroitinsulfat und Hyaluronsäure produzieren.

Zellen der Dermis

Die in der Dermis vorhandenen Zellen sind Fibroblasten, Mastzellen, Makrophagen, manchmal Plasmazellen, Leukozyten und T-Lymphozyten.

Die *Langerhans-Zellen* (Epidermis), die *T-Lymphozyten*, die *Makrophagen* und die Mastzellen bilden gemeinsam das Immunsystem der Haut. Sie spielen eine wichtige Rolle bei der Körperabwehr und bei allergischen Reaktionen.

Die *Fibroblasten* produzieren Matrixkomponenten, wie kollagene und nicht-kollagene Proteine, Proteoglykane und Glykosaminoglykane. Zudem produzieren die Zellen das Enzym Kollagenase, wodurch sie beim Umbau / Neubau des kollagenen Netzwerkes die Verbindungen zwischen den einzelnen kollagenen Molekülen brechen können. So kann ein altes Molekül durch ein neues ersetzt werden.

Die *Mastzellen* können, wenn sie (mechanisch, chemisch oder thermisch) stimuliert werden, Histamin produzieren. Diese Fähigkeit wird bei sehr vielen physiotherapeutischen Behandlungen genutzt, um die Durchblutung der Haut und der darunterliegenden Strukturen anzuregen. Histamin hat eine stimulierende Wirkung auf die Durchblutung, weil es die Gefäße dilatiert und gleichzeitig die Permeabilität der Gefäßwand vergrößert. Es regt außerdem die Fibroblasten zur Synthese von kollagenen und nicht-kollagenen Proteinen an. Außer Histamin kann die Mastzelle auch noch Proteoglykane, Glykosaminoglykane und Kollagenasen produzieren.

Zellen der Hypodermis

In der Hypodermis handelt es sich überwiegend um Fettzellen (Adipozyten) und einige Fibroblasten. Die Fettzellen können große Mengen an Fett aufnehmen und lagern. Das Fett dient als Energiereserve und Isolationsschicht. Das Fettgewebe ist gut durchblutet, und die Zellen liegen immer in der Nähe von Kapillaren, damit sie bei Bedarf schnell Fett an die Blutbahn abgeben kann.

Das Fett – ca. 10% unseres Körpergewichts – bietet eine Energiereserve, von der der Mensch ca. 14 Tage leben könnte. Dicke Menschen können eine Energiereserve, von der ca. 1 Jahr gelebt werden könnte, besitzen.

Zusammenfassung: Zellen der Haut

In der Epidermis kommen Keratinozyten, Melanozyten, Langerhans-Zellen und Merkel-Zellen vor.
Die *Keratinozyten*, die die größte Fraktion darstellen, durchlaufen viele Veränderungen auf ihrem Weg vom Stratum basale zum Stratum corneum. Die Zellen haben Verbindungen untereinander, was dem Gewebe große Stabilität verleiht. Zusätzlich bilden sie Tonofilamente, die sich von Zelle zu Zelle miteinander verbinden. Auf ihrem Weg zur Hautoberfläche entwickeln sich innerhalb der Zellen Körner mit Keratohyalin, das in den oberflächlichen Schichten in das Interstitium freigesetzt wird und eine undurchdringliche Schicht bildet. Die starken Verbindungen der Zellen untereinander und die Bildung einer dichten Masse Keratohyalin verleihen der Haut ihre Funktion als Isolationsschicht.
Die *Melanozyten* bewegen sich nicht zur Hautoberfläche sondern bleiben im Stratum basale. Sie produzieren Melanin, das die Haut braun färbt und einen effektiven Schutz gegen die Einwirkung von UV-Strahlung bietet.
Die *Langerhans-Zellen* bilden das Immunsystem der Haut. Sie können Fremdkörper (Bakterien, Viren usw.) erkennen. Nach dem Kontakt mit einem Antigen, wird dieses von der Langerhans-Zelle zum Lymphsystem transportiert, wo es von den Lymphozyten angegriffen und vernichtet wird.

Die *Merkel-Zellen* befinden sich, wie die Langerhans-Zellen und die Melanozyten, im Stratum basale. Sie reagieren auf mechanische Reize mit der Freisetzung von Neurotransmittern, die die in der Nähe liegenden freien Nervenendigungen stimulieren und Informationen an das Zentralnervensystem weiterleiten. Die Zellen der Basalmembran, der Dermis und der Hypodermis werden von Fibroblasten gebildet. In der Dermis gibt es zudem noch Mastzellen und in der Hypodermis viele Fettzellen.

Matrix

Kollagene Fasern

In der Epidermis gibt es – zusätzlich zu elastischen Fasern – Kollagen Typ V und VII, das die Epidermis mit der Basalmembran verbindet. Die Basalmembran wird in eine Lamina densa und eine Lamina lucida eingeteilt. Die Fasern der Basalmembran sind zum größten Teil die kollagenen Fasern Typ IV, die vor allem in der Lamina densa liegen. Zudem gibt es Kollagen Typ VII, das die Verbindung zwischen der Dermis, der Epidermis und den beiden Teilen der Basalmembran herstellt. Das Kollagen Typ VII (Durchmesser 10 bis 12 nm) kann sich sehr gut mit den Mikrofibrillen der elastischen Fasern der Dermis verbinden, die genau den gleichen Durchmesser besitzen. Zusätzlich gehen sie mit den kollagenen Fasern Typ IV der Lamina densa Verbindungen ein. In beiden Schichten der Basalmembran, in der Dermis und der Epidermis, ist auch Kollagen Typ V vorhanden. Die verschiedenen Verbindungen zwischen der Epidermis, der Basalmembran und der Dermis verleihen der Haut ihre große Stabilität.

90% des Trockengewichts der Dermis wird von Kollagen gebildet. Die hier vorhandenen Fasern sind zum größten Teil kollagene Fasern vom Typ I (ca. 85 bis 90%). Dazu gibt es Kollagen Typ III (ca. 8 bis 11%) und in geringer Menge Kollagen Typ V, VI, VII, VIII, XII und XIII (ca. 2 bis 7%).

Direkt unterhalb der Basalmembran „verknoten" sich die kollagenen Fasern Typ VII der Basalmembran mit den kollagenen Fasern Typ I und III der Dermis. Hierdurch wird die Basalmembran an der Dermis stabilisiert (Abb. 3.**5**).

Im Stratum papillare sind die kollagenen Fasern relativ dünn (Durchmesser 0,3 bis 3 μm) und bilden ein lockeres ungeformtes Bindegewebe. Im Stratum reticulare dagegen sind sie deutlich dicker (Durchmesser 10 bis 40 μm) und bilden ein straffes Netzwerk geformten Bindegewebes.

Durch die Anordnung bzw. Orientierung der kollagenen Fasern entstehen die Spaltlinien (Linien von Langer) in der Dermis. Wenn die Haut unter Spannung gebracht wird, straffen sich die kollagenen Fasern parallel zu diesen Spaltlinien.

Das Kollagen Typ VI bildet ein dichtes Netzwerk um die Nerven, Gefäße und Fettzellen und beugt hiermit vor, daß das Kollagen der Haut sich mit dem Kollagen der Nerven usw. verbindet. Hierdurch wird vermieden, daß eine mechanische Belastung der Haut sich direkt auf diese Strukturen überträgt.

In der Hypodermis finden sich die gleichen kollagenen Fasern wie in der Dermis. Nur sind die Fasern hier deutlich dünner und bilden ein lockeres ungeformtes Bindegewebe, das der Haut ermöglicht, sich sehr gut gegen die Unterlage zu bewegen. Nur an den Stellen, an denen die Haut unter großer mechanischer Belastung steht (Fußsohle), bilden sich dicke kollagene Fasern, die die Dermis mit der Körperfaszie bzw. dem Periost verbinden und stabilisieren.

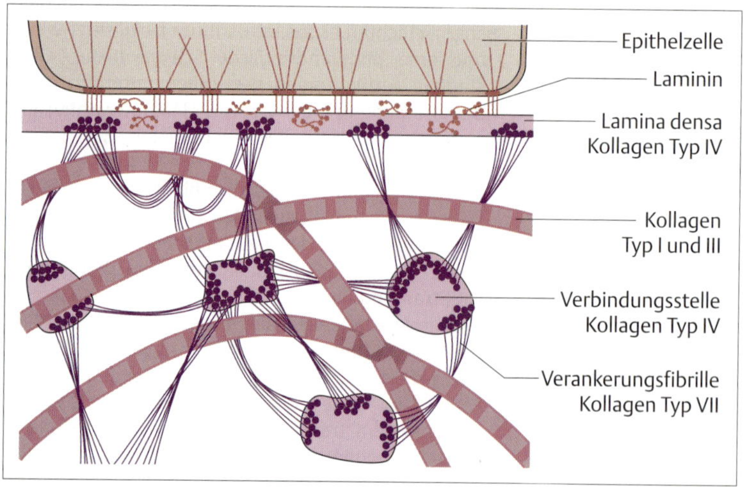

Abb. 3.**5** Verbindung zwischen Dermis und Basalmembran (mod. nach Goldsmith).

Elastische Fasern

Im Bereich des Stratum basale liegen einige elastische Fasern, die aus der Dermis durch die Basalmembran bis in die Epidermis reichen. Die elastischen Fasern der Dermis repräsentieren ca. 2 bis 4% des Trockengewichts der Dermis. Sie bilden zwischen den kollagenen Fasern gut organisierte Netzwerke.

Im Stratum papillare sind die elastischen Fasern sehr dünn und werden überwiegend von Eulaninfasern gebildet. Die Fasern bilden hier Arkaden (Bögen). Von ihnen spalten sich noch dünnere Oxytalfasern (Durchmesser 10 bis 12 nm) ab, die durch die Basalmembran bis in die Epidermis reichen.

Im Stratum reticulare sind die elastischen Fasern dicker und verlaufen parallel zur Hautoberfläche. Es handelt sich hier um voll ausgebildete elastische Fasern mit Mikrofibrillen (5%) und amorphem Elastin, das ca. 95% des Gesamtgewichts der elastischen Fasern bestimmt. Auch in der Hypodermis finden sich viele elastische Fasern, die zwischen den kollagenen Fasern liegen.

Grundsubstanz

Der Interzellularraum der Epidermis ist gefüllt mit *Keratohyalin*, was aus den Eiweißen Histidin und Cystein sowie Phospholipiden und Polysacchariden (Glykosaminoglykanen) aufgebaut ist. Die hierdurch entstandene homogene Schicht verhindert das Eindringen von Flüssigkeiten sowie Bakterien, Viren usw.

Die Grundsubstanz der Basalmembran wird überwiegend von Heparansulfat gebildet. Zusätzlich finden sich Chondroitin-4-Sulfat, Chondroitin-6-Sulfat und in geringen Mengen Hyaluronsäure. Die hier vorhandenen Proteoglykane bilden zusammen mit Kollagen Typ IV und dem nicht-kollagenen Protein Laminin eine stabile homogene Trennschicht zwischen der Epidermis und der Dermis.

Die Basalmembran kann durch ihren Aufbau vor Eindringlingen schützen. Und sie sorgt dafür, daß Körperflüssigkeit und Ionen in die Epidermis gelangen und nach Bedarf ausgeschieden werden können.

In der Dermis wird der größte Anteil der Proteoglykane von Dermatansulfat gebildet. Dazu gibt es dann noch Chondroitin-4-Sulfat, Chondroitin-6-Sulfat, Heparansulfat und Hyaluronsäure. Die Hyaluronsäure ist in der Haut nur selten an Proteoglykane gebunden. Demzufolge gibt es hier nur ganz wenige Proteoglykanaggregate. Dermatansulfat kann das Dickenwachstum der Kollagenfasern Typ I kontrollieren. Heparansulfat der Dermis unterscheidet sich von dem der Basalmembran durch geringere Dicke, geringere Länge der Glykosaminoglykane und geringere Länge der zentralen Eiweißkette der Proteoglykane. Die Menge und Zusammensetzung der Glykosaminoglykane und Proteoglykane im Stratum reticulare und papillare sind unterschiedlich. Die Menge ist im Stratum papillare größer, und sie beinhaltet hier mehr Dermatansulfat.

Die Zusammensetzung der Grundsubstanz der Hypodermis ist identisch mit der der Dermis, insbesondere mit der des Stratum reticulare. Der einzige Unterschied besteht darin, daß dieses Gewebe zum größten Teil aus Fettzellen aufgebaut ist und die Menge an kollagenen und elastischen Fasern sowie Proteoglykanen, Glykosaminoglykanen und nichtkollagenen Proteinen deutlich geringer ist.

Nicht-kollagene Proteine

In der Epidermis findet sich in geringen Mengen das nicht-kollagene Protein Laminin. Laminin ermöglicht zusammen mit dem Kollagen Typ VII und den elastischen Fasern (Oxytalfasern) eine Verbindung zwischen der Epidermis und der Basalmembran. Des weiteren gibt es intrazellulär das nicht-kollagene Protein Filaggrin, das die Tonofibrillen aneinander kitten kann.

Laminin ist ein nicht-kollagenes Protein, das in allen Basalmembranen zu finden ist. Es ermöglicht sehr stabile Verbindung zwischen den hier vorhandenen Zellen und extrazellulären Komponenten.

Die nicht-kollagenen Proteine, die in der Dermis liegen, werden überwiegend von Fibronektin gebildet. Es kann Verbindungen zwischen den hier vorhanden Zellen, den kollagenen Fasern und den Komponenten der Grundsubstanz, den Proteoglykanen und Glykosaminoglykanen, herstellen. Dadurch wird der Dermis ihre große Stabilität gegen mechanische Belastungen verliehen.

Auch in der Hypodermis werden die nicht-kollagenen Proteine von Fibronektin gebildet. Die Aufgaben des Fibronektins sind hier die gleichen wie in der Dermis. Der einzige Unterschied besteht darin, daß die Verbindungen innerhalb der Hypodermis nicht so zahlreich sind wie in der Dermis, deshalb besitzt die Hypodermis eine größere Mobilität als die Dermis.

Zusammenfassung: Matrix der Haut

Im Bereich der Epidermis finden sich nur im Stratum basale einige dünne kollagene Fasern (Typ V und VII), die von der Basalmembran oder von der Dermis stammen, und eine stabile Verbindung zwischen den verschiedenen Hautschichten gewährleisten. In der Basalmembran gibt es vor allem Kollagen Typ IV, V und in geringeren Mengen Kollagen Typ VII, das sich sehr gut mit den elastischen Fasern der Dermis verbinden kann. Bei den Fasern der Dermis und Hypodermis handelt es sich überwiegend um kollagene Fasern vom Typ I, außerdem um Kollagen Typ III, V, VI, VII, VIII, XII und XIII. Das kollagene Netzwerk im Bereich des Stratum reticulare ist deutlich besser und straffer organisiert als in den anderen Hautgebieten. Neben den kollagenen Fasern gibt es auch noch elastische Fasern, die besonders im Stratum reticulare gut organisierte Netzwerke zwischen den kollagenen Fasern bilden. Dies verleiht der Haut eine sehr große Elastizität.

Die Grundsubstanz wird in der Epidermis von Keratohyalin gebildet, das aus Eiweißen, Fetten und Glykosaminoglykanen aufgebaut ist. Hierdurch kann die Haut als Isolationsschicht dienen und u. a. Körperflüssigkeiten an ihrem Weg zur Hautoberfläche hindern. Die Grundsubstanz der restlichen Hautschichten wird von Hyaluronsäure, Chondroitinsulfat, Heparansulfat, Keratansulfat und Dermatansulfat gebildet. In der Basalmembran ist die größte Komponente Heparansulfat, in der Dermis Dermatansulfat.

In der Epidermis finden sich nicht-kollagene Proteine Laminin und Filaggrin in geringen Mengen. In der Basalmembran gibt es überwiegend Laminin, in der Dermis und Hypodermis Fibronektin.

3.1.5 Hautanhangsgebilde

In der Haut gibt es außerdem hautspezifische Komponenten, die Anhangsgebilde der Haut. Die Hautanhangsgebilde sind:

- Haare
- Nägel
- Talgdrüsen
- Schweißdrüsen

Haare

In diesem Abschnitt werden Aufbau und Funktion der Haare nur kurz erwähnt, da sie beim Menschen, im Gegensatz zu den Tieren, ihre Funktion größtenteils verloren haben.

Bei Tieren regulieren sie die Körpertemperatur und schützen den Körper gegen Abkühlung. Durch das Aufrichten der Haare entsteht eine dünne wärmeisolierende Luftschicht. Außerdem haben die Haare bei Tieren auch noch eine geringe mechanische Schutzfunktion und das Aufrichten der Haare wird eingesetzt, um Feinden zu imponieren und sie abzuschrecken.

Bei Menschen ist die wärmeisolierende Funktion von der Subkutis (isolierende Fettschicht) und von der Durchblutungskontrolle der Haut (Thermoregulation) übernommen worden. Die Haare wirken beim Menschen nur noch in einigen Körperbereichen als geringer mechanischer Schutz und vermindern den Einfluß der UV-Strahlung auf den Schädel.

Die wichtigste Funktion der Haare bei den Menschen liegt wahrscheinlich darin, durch die reichlich vorhandenen Nervenendigungen an der Basis der Haare mechanische Reize an das Zentralnervensystem weiterzuleiten.

Mittlerweile hat die Kopfbehaarung eine wichtige soziale und emotionale Bedeutung bekommen. Die Länge und Farbe der Haare sind heutzutage ein Ausdruck der Lebenseinstellung und Lebensphilosophie (Skinheads, Rocker, Punker usw.). Die Haare (Farbe, Frisur) können auch die Anziehungskraft eines Menschen auf andere beeinflussen.

Es werden dicke, pigmentierte Haare, die auch terminale Haare genannt werden und durch die Freisetzung von Melanin aus den Melanozyten ihre Farbe bekommen, und dünne, meist nicht-pigmentierte Haare, die *Vellus Haare*, unterschieden.

Das Wachstum der Haare ist in den verschiedenen Körperbereichen sehr unterschiedlich. Es kann von ca. 150 Tagen am Körper bis zu mehreren Jahren am Kopf variieren. Am Kopf wachsen die Haare ca. 0,44 mm pro Tag und durchlaufen ca. 3 bis 4 Wachstumszyklen im Leben des Menschen, das heißt, ca. 3- bis 4mal im Leben wird ein neues Haar gebildet. Nachdem ein Haar in Haarkanal und Haarsack gebildet wurde und zur Reifung gekommen ist, bleibt dieses Haar eine gewisse Zeit bestehen, bis es von einem neuentstandenen Haar aus dem Haarkanal gedrückt wird und ausfällt.

Die Haare werden von Keratinozyten gebildet, die in einem Ausläufer der Dermis zu finden sind (Abb. 3.**6**).

In der Mitte des Haarschaftes liegt ein kleiner Muskel (M. arrector pili), der sich mit der Basalmembran verbindet. Durch eine Kontraktion dieses Muskels wird das Haar aufgerichtet, was sich an der Hautoberfläche als Gänsehaut zeigt.

Aktiviert werden diese Muskeln vom Hormon Noradrenalin, das durch das sympathische Nervensystem freigesetzt wird.

Das Wachstum der Haare wird von Geschlechtshormonen (Androgenen) sowie Hormonen der Nebenniere und der Schilddrüse bestimmt.

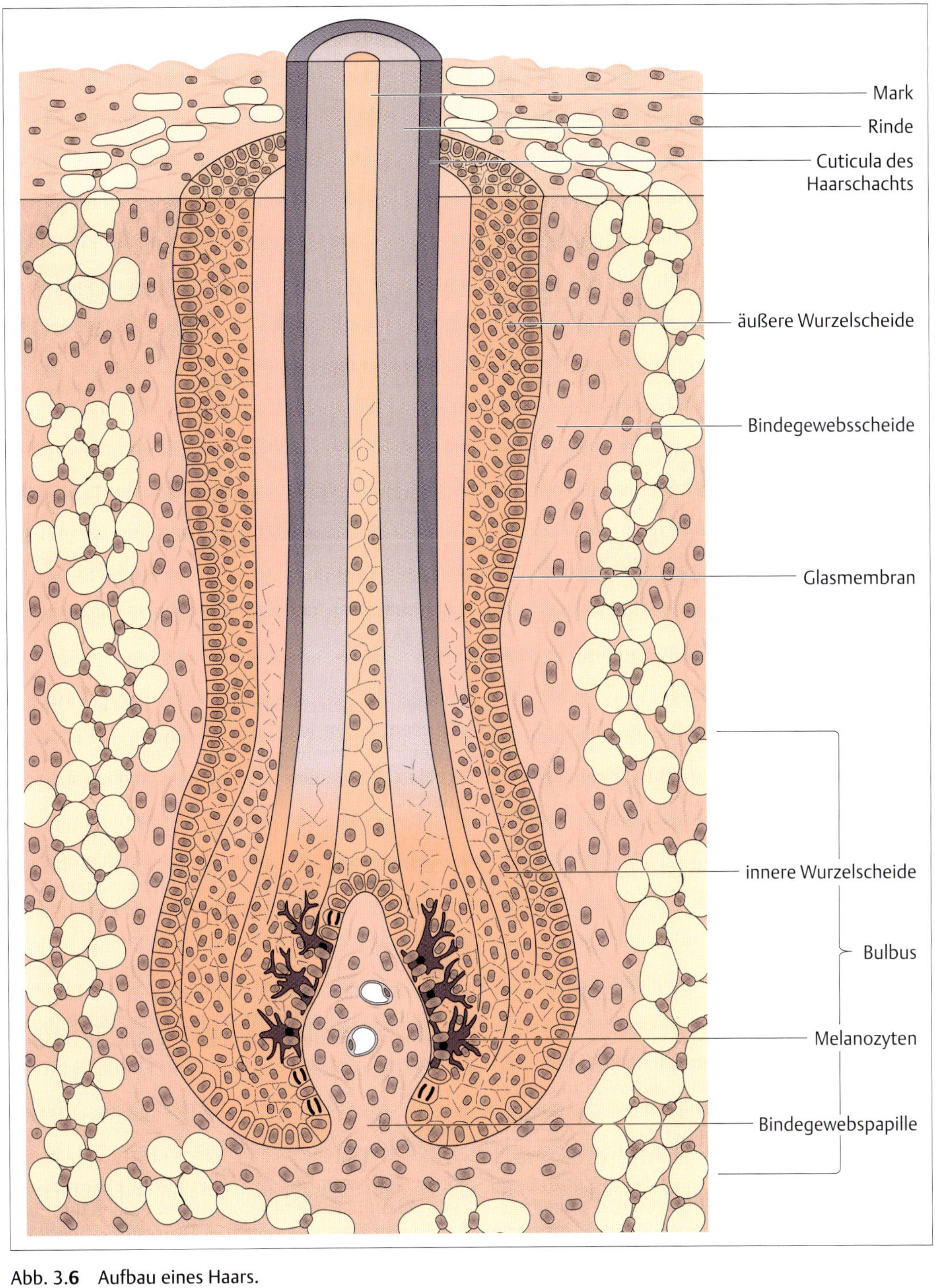

Abb. 3.**6** Aufbau eines Haars.

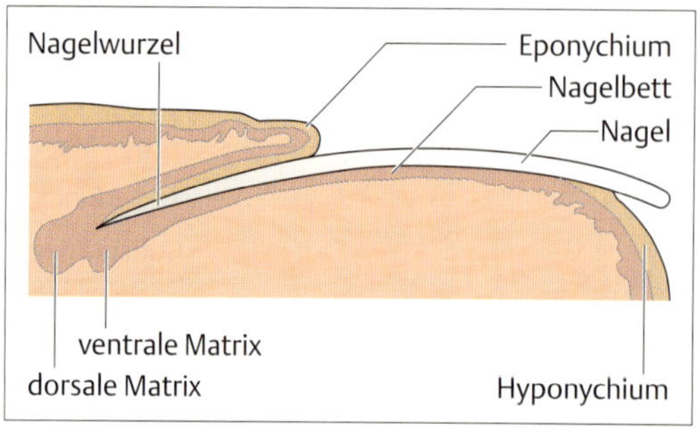

Abb. 3.7 Nagel eines Menschen (mod. nach Junqueira).

Nägel

Auch die Nägel haben bei den Menschen ihre Funktion verloren. Im Tierreich haben sie in Form von Krallen die Aufgabe, eine Beute festzuhalten oder sie damit zu verletzen oder zu töten usw. Bei anderen Tieren wie Pferden, Kühen, Antilopen usw. bilden die Nägel als Hufe eine wichtige und ausgeprägte Schutzschicht gegen mechanische Belastungen.

Nägel werden von den Keratinozyten der Epidermis gebildet und bestehen aus einer dicken Schicht verhornten Epithelgewebes (Abb. 3.**7**).

Die Haut unter den Nägeln, das Nagelbett, besteht aus dem Stratum basale und dem Stratum spinosum. Demzufolge ist der Abstand zur Basalmembran und damit zu den Gefäßen, die direkt darunter liegen, klein. Die rosa Farbe, die durch die farblosen Nägel durchscheint, entsteht durch das Blut in den Kapillaren der Dermis. Der Nagel wird an seiner Basis ständig neu gebildet und schiebt sich dann über das Nagelbett nach peripher (Längenwachstum der Nägel).

Talgdrüsen

Talgdrüsen (Abb. 3.**8**) finden sich überall in der Dermis und besitzen in der Regel eine Verbindung zu einem Haarfollikel, über den sie ihren Talg (Sebum) abgegeben können. So gelangt der Talg zur Hautoberfläche. Nur im Bereich der Lippen, der Areola mammae, der Glans penis, der Glans clitoris und des Anus findet man freie Talgdrüsen, die eine eigene Verbindung zur Haut besitzen und nicht von Haarfollikeln abhängig sind. Die Zellen besitzen eine kubische bis flache Form und sind wie die Haarfollikel epidermalen Ursprungs. Sie teilen sich sehr schnell und haben nur eine kurze Lebensdauer. Tote Zellen lösen sich auf und bilden „Fetttropfen", die über den Haarfollikel zur Hautoberfläche gelangen.

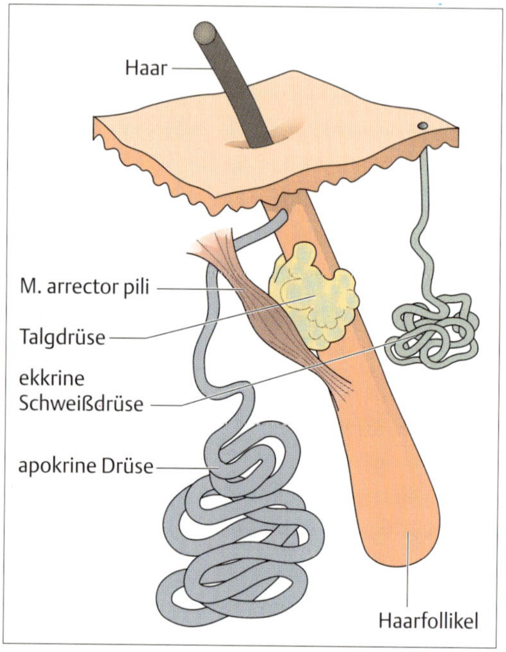

Abb. 3.8 Talg- und Schweißdrüsen (mod. nach Junqueira).

Der produzierte Talg ist eine Mischung aus Triglizeriden, freien Fettsäuren, Cholesterol und deren Ester. Die Funktion des Talgs ist nicht vollständig geklärt. Es werden verschiedene Aufgaben diskutiert u. a.:

- hält die Haare und die Haut geschmeidig (Gegenargument: Die Haut der Kinder ist extrem geschmeidig, obwohl sie kaum Talg produziert);
- schützt gegen Bakterien und Viren;
- ist ein vom Körper produzierter Duftstoff.

Die Produktion des Talgs wird hormonell beeinflußt. Bei Männern wird unter dem Einfluß von Testosteron die Produktion erhöht, bei Frauen durch Hormone aus den Ovarien und dem Nebennierenmark.

Schweißdrüsen

Schweißdrüsen (Abb. 3.**8**) werden in ekkrine Drüsen (Glandulae sudoriferae), die überall in der Haut zu finden sind, und apokrine Drüsen, die überwiegend im Bereich des Anus und der Achsel liegen, eingeteilt. Die apokrinen Drüsen produzieren Duftstoffe und besitzen demzufolge keine Funktion bei der Thermoregulation. Sie sind deutlich größer (3 bis 5 mm) als die ekkrinen Drüsen (0,5 mm). Man findet sie in der Epidermis und ihr Sekret ist viskös.

Die apokrinen Drüsen besitzen viele myoepitheliale Zellen, die durch ihre Kontraktionen dafür sorgen können, daß das Sekret über die Abflußkanäle zur Hautoberfläche gelangt. Sie werden durch die Freisetzung von Acetylcholin vom sympathischen Nervensystem und durch das Hormon Adrenalin zur Synthese stimuliert.

Die ekkrinen Drüsen produzieren Schweiß und sind überall in der Haut zu finden. Sie können ca. 0,7 Liter Schweiß pro Stunde produzieren. Das Gesamtvolumen an transportiertem „Wasser" ist ähnlich dem der Niere. Über den Schweiß und dessen Verdunstung kann der Körper Wärme an die Umgebung abgeben und auf diese Weise die Körpertemperatur senken (s. Thermoregulation, S. 267).

Ekkrine Drüsen liegen in der Dermis, obwohl auch sie von epidermalem Ursprung sind.

Die Verteilung der ekkrinen Drüsen ist nicht in allen Körperbereichen gleich. So finden sich viele im Bereich der Handinnenflächen und Fußsohlen, am Kopf liegen mehr als am Rumpf. Im Bereich der Extremitäten ist die geringste Anzahl zu finden. So wird bei körperlicher Anstrengung am meisten an Kopf, Nacken und Rumpf geschwitzt. Bei emotionaler Belastung wird stärker an den Fußsohlen, den Handinnenflächen und den Achseln geschwitzt.

Im Bereich der Transportkanäle liegen myoepitheliale Zellen, die sich kontrahieren und das Sekret auf seinem Weg zur Hautoberfläche unterstützen können.

Der *Schweiß* ist von wässeriger Konsistenz und reich an Eiweißen, Salzen und Metaboliten, wie Ureum (Ammoniak) und Laktat (Milchsäure).

Die Schweißdrüsen werden durch das Hormon Adrenalin und durch Acetylcholin, das durch freie Nervenendigungen des sympathischen Nervensystems freigesetzt wird, zur Sekretion stimuliert. Acetylcholin wird besonders bei erhöhter Körpertemperatur vom Sympathikus freigesetzt, Adrenalin wird dagegen überwiegend bei gesteigerter emotionaler Aktivität freigesetzt.

Im Bereich der Achsel findet man sowohl apokrine als auch ekkrine Drüsen. Die hier anwesenden Bakterien setzen Eiweiße und Fette um, wodurch der typisch säuerliche Schweißgeruch entsteht.

Zusammenfassung: Hautanhangsgebilde

Zu den Hautanhangsgebilden gehören

- Haare,
- Nägel,
- Talgdrüsen und
- Schweißdrüsen.

Die Haare haben bei Menschen ihre Funktion als Wärmeisolation zum größten Teil verloren. Diese Funktion wird von einer isolierenden Fettschicht in der Hypodermis übernommen. Die wichtigste Funktion der Haare beim Menschen ist wahrscheinlich die Weiterleitung sensorischer Informationen an das zentrale Nervensystem. Aufgrund einer starken Innervation an der Basis können mechanische Reize, die auf die Haut treffen, weitergeleitet werden. Es werden dicke pigmentierte Haare (terminale Haare) und dünne nicht-pigmentierte Haare (Vellus Haare) unterschieden. Durch einen kleinen Muskel an der Unterseite des Haares kann es aufgerichtet werden (Gänsehaut). Diese Aktivität hat bei Tieren eine wärmeisolierende Aufgabe.

Auch die Nägel haben beim Menschen ihre Funktion verloren. Die Haut unter den Nägeln besteht aus einem Stratum basale und einem Stratum spinosum. Der Nagel wird an seiner Basis ständig neu gebildet und schiebt sich dann über das Nagelbett nach peripher. Die Funktion der Talgdrüsen ist nicht vollständig geklärt. Es wird diskutiert, daß sie die Haare und die Haut geschmeidig halten und gegen Bakterien und Viren schützen.

Bei den Schweißdrüsen werden ekkrine und apokrine Schweißdrüsen unterschieden. Die ekkrinen Drüsen dienen der Thermoregulation des Körpers. Mit ihrer Hilfe wird Flüssigkeit zur Hautoberfläche transportiert, wo dem Körper durch Verdunstung Wärme entzogen werden kann. Die apokrinen Drüsen haben die Aufgabe Duftstoffe freizusetzen. Sie haben keinen Einfluß auf die Thermoregulation.

3.1.6 Durchblutung und Innervation

Durchblutung

Die Durchblutung der Haut findet nur im Bereich der Dermis und Hypodermis statt (Abb. 3.**9**). Die Epidermis wird nicht durchblutet, sie erhält ihre Nährstoffe und Sauerstoff über Diffusion und Osmose.

Die *arterielle Durchblutung* erfolgt über zwei anastomosierende Netzwerke, das Rete subpapillare, zwischen Stratum reticulare und Stratum papillare der Dermis und das Rete cutaneum zwischen Dermis und Hypodermis. Vom Rete subpapillare spalten Kapillaren ab, die zu jeder Papille der Dermis führen. In jeder Papille findet man eine Kapillare und eine Vene. Von hieraus findet der Austausch von Nährstoffen und Abfallprodukten über die Basalmembran zu den Zellen der Epidermis statt. Das *venöse Gefäßsystem* bildet drei Netzwerke. Zwei verlaufen parallel mit den arteriellen Netzwerken und ein weiteres in der Mitte der Dermis.

Zwischen den Arterien und Venen der Haut existieren viele *arteriovenöse Anastomosen*. Über diese Anastomosen kann Blut aus den Arterien zu den Venen gelangen, ohne das Kapillarsystem zu durchlaufen.

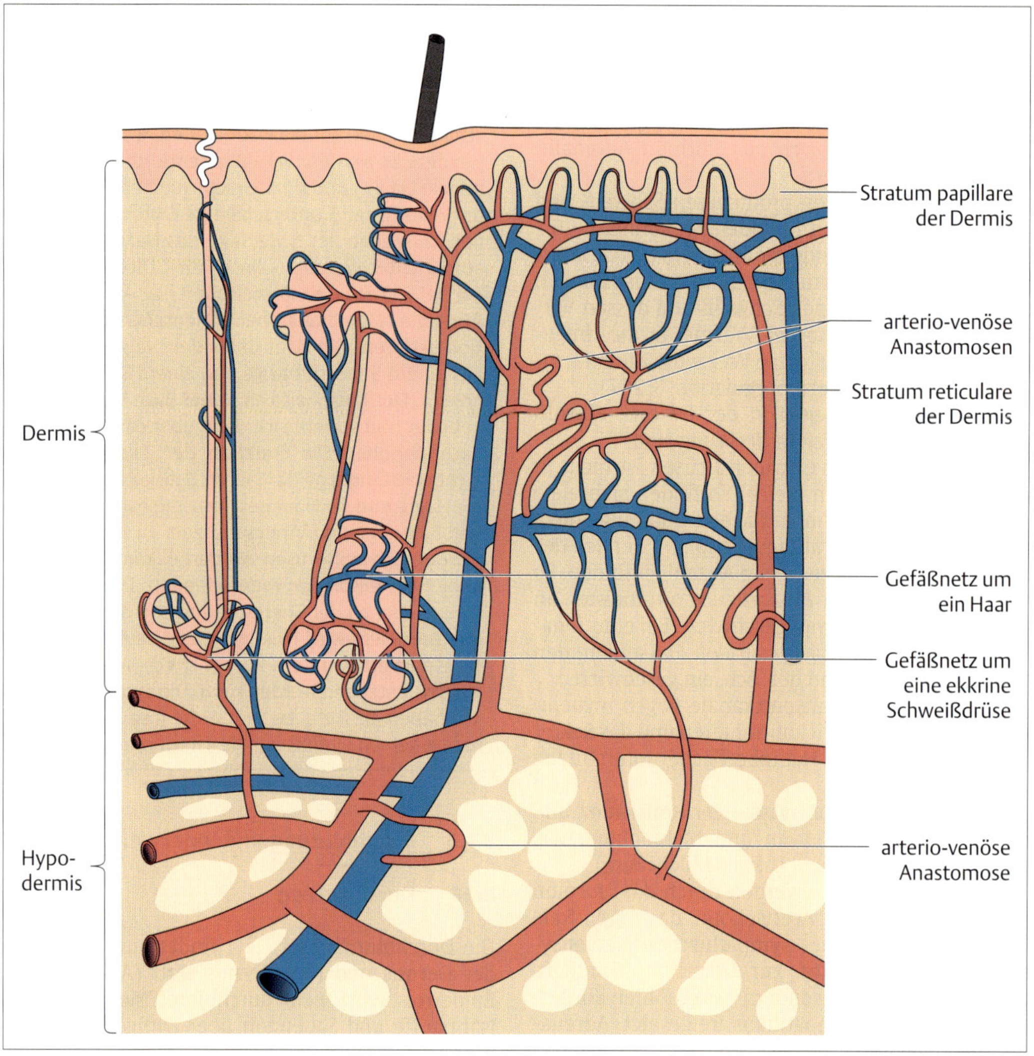

Abb. 3.**9** Aufbau des Gefäßsystems der Haut (mod. nach Goldsmith).

Dieses System wird bei der Thermoregulation eingesetzt, um den Körper gegen Abkühlung zu schützen. Wird das Blut über die arterio-venösen Anastomosen abgeleitet wird die Haut blaß, weil weniger Blut durch den oberflächlichen Teil der Haut fließt. Werden die Anastomosen dagegen geschlossen, fließt viel Blut durch die Kapillaren und die Haut wird rot.

Das *Lymphsystem* beginnt blind in einer Papille und bildet daraufhin zwei Netzwerke, die parallel zu den arteriellen Netzwerken verlaufen.

Ca. 4,5% des zirkulierenden Blutes befindet sich in der Haut, aber nur ein geringer Teil wird für die eigentliche Durchblutung der Kapillaren, d.h. für die Ernährung der Hautzellen, benötigt. Der größte Teil des Blutes zirkuliert in der Haut zum Zweck der Temperaturregulation. So beträgt die Hautdurchblutung bei Kälte ca. 20 ml/min und bei Hitze ca. 3 l/min.

Innervation

In der Haut gibt es viele Rezeptoren (Abb. 3.**10**). Die *Merkel-Zellen* sind jedoch die einzigen Rezeptoren in der Epidermis. Alle anderen Rezeptoren der Haut liegen in der Dermis. Dort gibt es die *Vater-Pacini-Körperchen*, die auch häufig nur als Pacini-Körper-

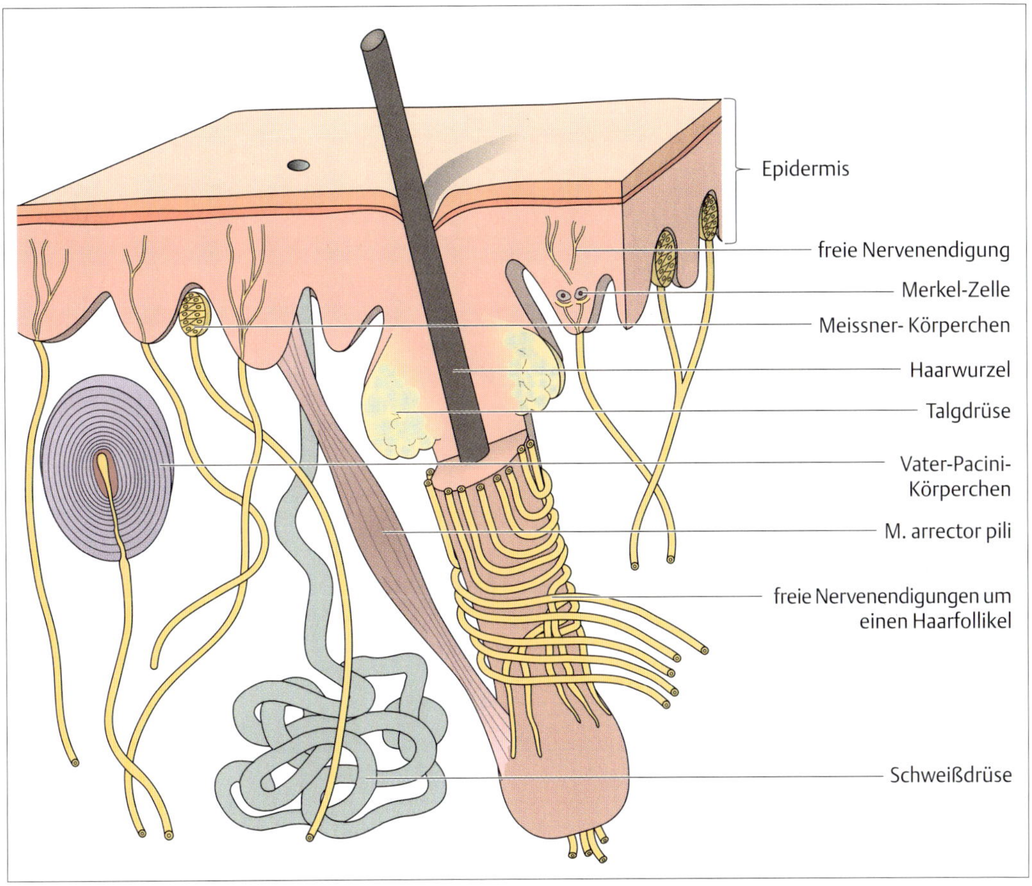

Abb. 3.**10** Übersicht über die Hautinnervation (mod. nach Krstic).

chen bezeichnet werden, die ***Ruffini-Körperchen*** und die *Meissner-Tastkörperchen* sowie zahlreiche *freie Nervenendigungen*.

Merkel-Zellen

Der einzige Rezeptor im Bereich der Epidermis ist die Merkel-Zelle (Abb. 3.**11**). Sie hat im Gegensatz zu den anderen Rezeptoren keine direkte Verbindung zum Nerv, liegt aber direkt in der Nähe einer unmyelinisierten freien Nervenendigung. Diese freie Nervenendigung, die durch die Basalmembran in die Epidermis gelangt, verliert erst nachdem sie die Basalmembran passiert hat ihre Myelinschicht. Direkt unter der Merkel-Zelle bildet sie eine kleine Platte, womit sie die von der Merkel-Zelle freigesetzten Neurotransmitter aufnehmen kann. Die Merkel-Zelle wird durch mechanische Reize zur Freisetzung von Neurotransmittern stimuliert, die daraufhin die freien Nervenendigungen zur Depolarisierung bringen. Merkel-Zellen vermitteln Informationen über Druck- und Berührungsreize, die zum feinen Tastsinn gerechnet werden. Manchmal stimulieren mehrere Merkel-Zellen den gleichen Nerv. Diese Rezeptoren adaptieren sehr langsam, so daß sie auch über längere Zeit und bei gleichbleibender Reizintensität Informationen übermitteln können.

Vater-Pacini-Körperchen

Die Vater-Pacini-Körperchen (Abb. 3.**12**) bestehen aus 20 bis 70 Schichten spezialisierter flacher Bindegewebszellen mit Flüssigkeit dazwischen. Die Rezeptoren sind sehr groß und haben einen Durchmesser von ca. 1 mm. Sie liegen überall im behaarten und unbehaarten Bereich der Dermis. Sie reagieren überwiegend auf Druckreize, haben aber den Nachteil, daß sie sehr schnell adaptieren. Aus diesem Grund sind sie mit intermittierenden Druckrei-

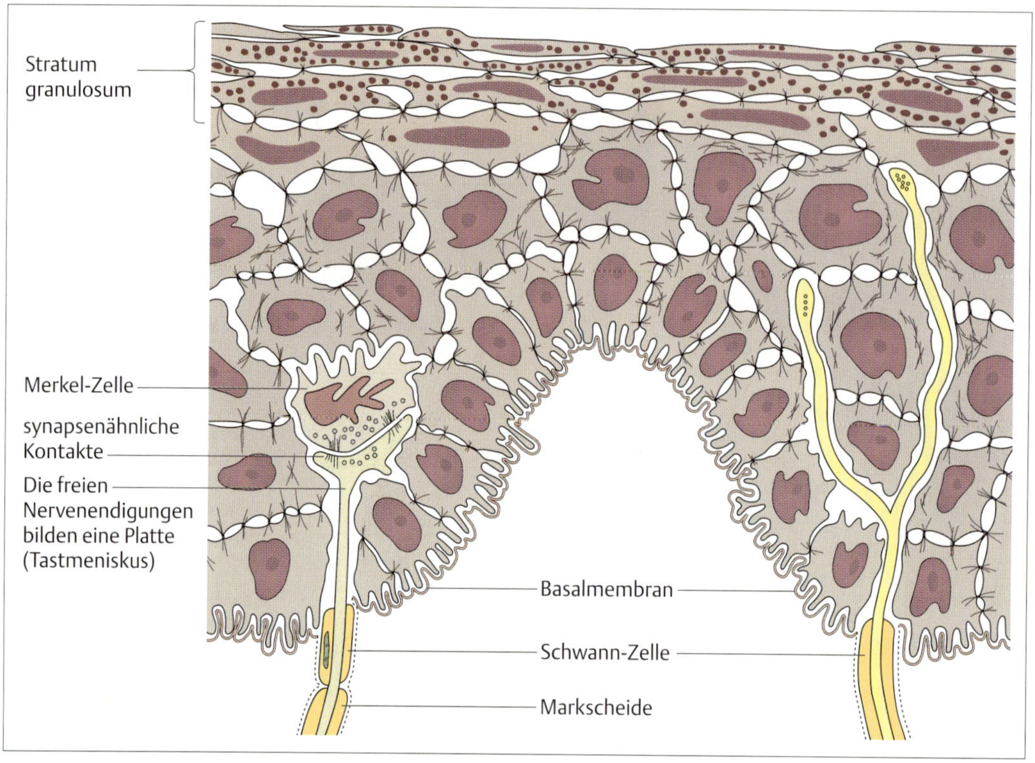

Abb. 3.**11** Merkel-Zellen.

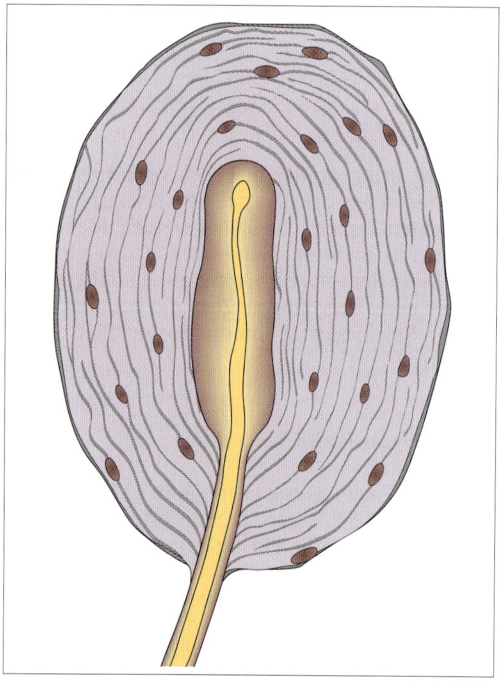

Abb. 3.**12** Vater-Pacini-Körperchen.

zen (Vibrationen) mit einer Frequenz von 50 bis 700 Reizen pro Sekunde (Optimum bei 250 bis 300 Reizen pro Sek.) optimal reizbar. Jeder Rezeptor befindet sich am Ende einer myelinisierten Nervenfaser, die nur innerhalb des Rezeptors kein Myelin (Isolationsschicht) enthält, da sonst keine Reizübertragung möglich wäre.

Ruffini-Körperchen

Die Ruffini-Körperchen (Abb. 3.**13**) sind sehr groß (bis zu 2 mm). Jeder der Rezeptoren wird von Kollagenfasern gebildet, die von einer Kapsel umhüllt sind. Innerhalb dieser Kapsel befindet sich eine Flüssigkeit. Der Rezeptor verbindet sich mit einem myelinisierten Nerv, der innerhalb des Rezeptors unmyelinisiert und sehr stark verzweigt ist. Das Ruffini-Körperchen reagiert auf Reize wie Druck und Zug und adaptiert sehr langsam.

Meissner-Tastkörperchen

Die Meissner-Tastkörperchen (Abb. 3.**14**) sind deutlich kleiner und meistens 150 mal 50 μm groß. Sie befinden sich in der Regel in den Papillen der Der-

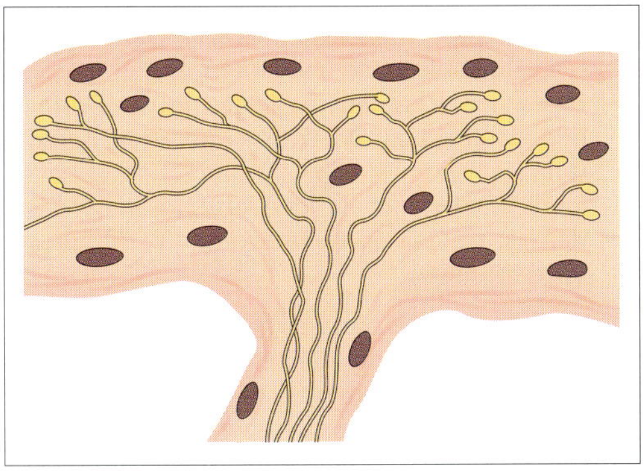

Abb. 3.**13** Ruffini-Körperchen.

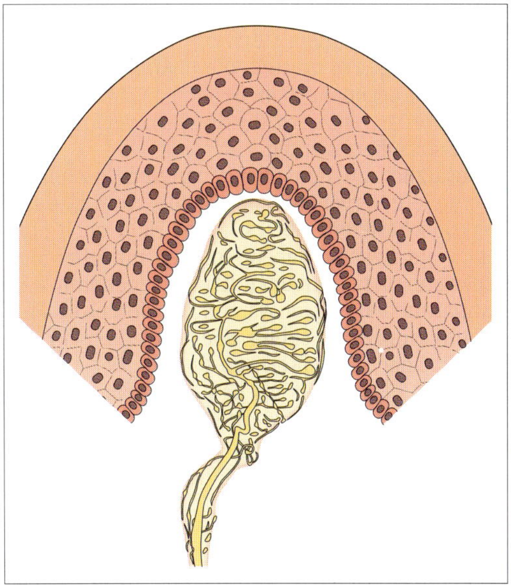

Abb. 3.**14** Meissner-Tastkörperchen.

mis und überwiegend in der unbehaarten Haut der Fingerspitzen, Zehen, Handinnenfläche, Lippen und Brustwarzen. Jeder einzelne Rezeptor wird von mehreren modifizierten Schwann-Zellen gebildet, die einen myelinisierten Nerv umgeben. Nerv und Schwann-Zellen sind von einer Kapsel umhüllt. Meissner-Tastkörperchen vermitteln Information über feine Berührungs- und Tastreize und reagieren auf Druckreize. Genau wie die Pacini-Körperchen adaptieren auch diese Rezeptoren sehr schnell und sind deshalb mit intermittierenden Druckreizen (Vibrationen) von 30 bis 40 Reizen pro Sekunde optimal stimulierbar.

Freie Nervenendigungen

Früher wurde angenommen, daß es auch für die Vermittlung von Kälte- und Wärmereizen spezifische Rezeptoren gäbe. Die *Krause-Körperchen* wurden für Kälterezeptoren gehalten. Mittlerweile hat sich herausgestellt, daß Wärme und Kälte über freie Nervenendigungen (Abb. 3.**15**) vermittelt werden. Kälte wird vor allem von freien Nervenendigungen in der Epidermis vermittelt, Wärme dagegen eher

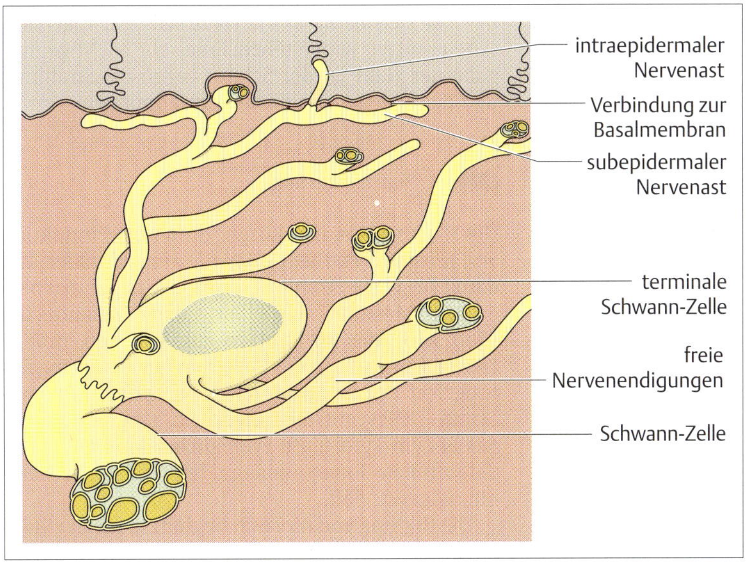

Abb. 3.**15** Freie Nervenendigungen.

von freien Nervenendigungen in der Dermis. Auch Schmerzreize werden überwiegend von freien Nervenendigungen vermittelt, die überall in Haut und Unterhaut liegen. Auch im Bereich der Haare gibt es sehr viele Nervenfasern, die durch Bewegungen der Haare stimuliert werden.

Zusätzlich zu den obengenannten Rezeptoren und freien Nervenendigungen die eine afferente Funktion besitzen, gibt es in der Haut auch noch sehr viele freie Nervenendigungen mit efferenter Funktion. Diese Nervenendigungen gehören zum sympathischen Nervensystem, das durch die Freisetzung von Acetylcholin oder Noradrenalin, die Aktivität der Schweißdrüsen und die der Mm. arrectores pilii kontrollieren bzw. regulieren kann.

Die Schweißdrüsen werden zur Aktivität durch die Freisetzung von Acetylcholin stimuliert, die Mm. arrectores pilii dagegen durch die Freisetzung von Noradrenalin.

Auch die Hautdurchblutung wird über den Sympathikus kontrolliert. Wenn der Sympathikus Noradrenalin freisetzt, werden die glatten Muskelzellen der Gefäße stimuliert und es kommt zu einer Vasokonstriktion (Arteriolen und arteriovenöse Anastomosen).

Zusammenfassung: Durchblutung und Innervation der Haut

Die Durchblutung der Haut hat die Funktion, Sauerstoff und Nährstoffe zu den Zellen der Haut zu bringen und die Körpertemperatur zu kontrollieren (Thermoregulation). Das arterielle System bildet zwei anastomosierende Netzwerke. Eins befindet sich am Übergang zwischen Stratum papillare und Stratum reticulare der Dermis, und eins am Übergang zwischen Dermis und Hypodermis. Das Lymphsystem bildet auch zwei Netzwerke die parallel zum arteriellen System verlaufen. Das venöse System bildet zusätzlich zu den zwei arteriellen Netzwerken parallel liegend noch ein drittes Netzwerk in der Mitte der Dermis. Zwischen dem arteriellen und dem venösen Gefäßnetz gibt es sehr viele Anastomosen, die der Thermoregulation dienen. Um Abkühlung vorzubeugen, wird viel Blut direkt aus den Arteriolen in die Venolen geleitet, so wird vermieden, daß zirkulierendes Blut in der Haut Wärme abgibt.

Die Haut besitzt sehr viele Rezeptoren und ist damit eines der wichtigsten Sinnesorgane des Menschen. Durch die Reizung der Rezeptoren erhält das zentrale Nervensystem Informationen über chemische, mechanische, elektrische und thermische Reize, die auf die Körperoberfläche einwirken. Folgende Rezeptoren enthält die Haut:

- Vater-Pacini-Körperchen liegen in der Dermis und reagieren auf Druckreize (Vibrationen).
- Ruffini-Körperchen liegen in der Dermis und reagieren auf Druck- und Zugreize.
- Meissner-Tastkörperchen liegen in der Dermis und reagieren auf Druckreize (Vibration, Berührung).
- Merkel-Zellen, die einzigen Rezeptoren der Epidermis, werden durch Druck- und Berührungsreize stimuliert.

Außerdem gibt es in der Dermis viele freie Nervenendigungen, die zum Teil sensorische Aufgaben besitzen, wie u. a. Schmerz-, Wärme- und Kältesinne, zum Teil vegetative efferente Funktionen und einen steuernden Einfluß auf die Aktivität der Schweißdrüsen, die Kontraktion der Mm. arrectores pilii und die Aktivität der glatten Muskelzellen der Gefäße (Vasokonstriktion) haben.

3.1.7 Physiologie: Pigmentierung und Vitamin D-Produktion

Die Funktion der Haut besteht darin, den gesamten Körper gegen die Einwirkungen chemischer, thermischer und mechanischer Einflüsse sowie gegen das Eindringen von Bakterien, Viren, Pilzen und sonstiger Eindringlinge und gegen UV-Strahlung zu schützen. Die Physiologie dieses Schutzes wird im folgenden erläutert.

Der Schutz gegen chemische Veränderungen wird von einer undurchdringlichen Schicht aus Epidermiszellen mit deren Tonofibrillen und Intrazellulärsubstanz gebildet. Aber auch die Basalmembran unterstützt diese schützende und isolierende Funktion. Durch den stabilen Aufbau der Epidermis und der Basalmembran sowie deren Verbindungen mit der Dermis kann die Haut sehr gut mechanischen Kräften widerstehen. Eine sehr wichtige Aufgabe der Haut ist der Schutz gegen UV-Strahlung und damit gegen mögliche Verbrennungen.

Pigmentierung

Die Haut schützt den Körper durch die Produktion von *Melanin* (Pigment), das die Haut dunkler und damit für diese Strahlung undurchlässiger macht.

Das Melanin wird von den Melanozyten (Abb. 3.**16**), die im Stratum basale liegen, produziert. Es entsteht in der Zelle durch die Hydroxylierung von Tyrosin, wodurch 3,4-dihydroxy-Phenylalanin (DOPA) entsteht. Dieser Vorgang wird durch das Enzym Tyrosinase ermöglicht. Das DOPA wird daraufhin in Dopaquinon und letztendlich in Melanin umgewandelt.

Die Bildung von Melanin beginnt in intrazellulären Bläschen mit Tyrosinase, die vom Golgi-Apparat

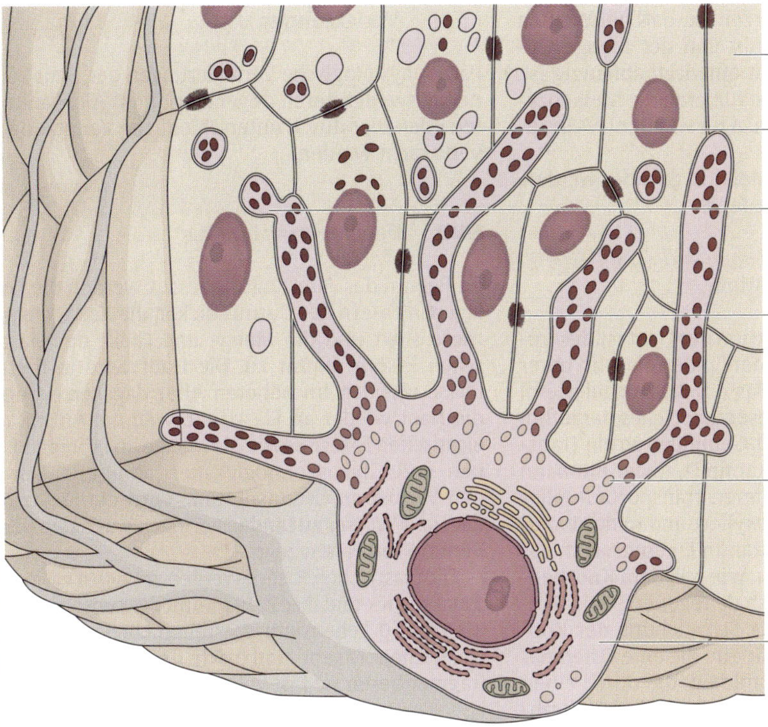

Abb. 3.**16** Melanozyt und die Produktion von Melanin (mod. nach Junqueira, Carneiro, Kelley).

freigesetzt werden. Die Bläschen heißen Melanosomen oder Prämelanosomen. Sie werden bei der Bildung von Melanin mehr eiförmig und verteilen sich in der Zelle. Wenn das gesamte Bläschen mit Melanin gefüllt ist, endet die Tyrosinase-Aktivität. Die Melanosome können bei schwarzen Menschen einen Durchmesser von 0,6 μm erreichen, bei weißen Menschen dagegen werden sie meistens nicht viel größer als 0,3 μm.

Die Melanosome bewegen sich jetzt durch die Zellausläufer und werden im Stratum basale und Stratum spinosum an die Keratinozyten übergeben. Diese Übergabe geschieht in der Regel über Exozytose und Endozytose. Es ist jedoch auch möglich, daß ein Teil der Melanozytenausläufer von Keratinozyten phagozytiert wird.

Auf diese Weise füllen sich die Keratinozyten mit Melanin und enthalten letztendlich mehr Melanin als die eigentlichen Melanozyten. Die Melanosomen sammeln sich innerhalb der Keratinozyten an der Seite der Hautoberfläche.

Bei schwarzen Menschen bleiben die großen Melanosomen isoliert im Zytoplasma der Keratinozyten vorhanden, bei weißen Menschen dagegen fallen die Melanozyten bei der Zytolyse auseinander und bilden einen Melaninstaub. Die dunkle Haut der Schwarzen entsteht, weil die Melanosomen bis in die oberflächlichen Hautschichten groß bleiben.

Die Färbung die Haut wird bestimmt von:

- der Geschwindigkeit der Produktion von Melanin durch die Melanozyten,
- der Geschwindigkeit der Übergabe von Melanosomen auf die Keratinozyten bzw. der Geschwindigkeit, mit der die Ausläufer der Melanozyten von Keratinozyten phagozytiert werden, und
- der Menge an Sonnen- bzw. UV-Strahlung.

Die Hautfarbe ist aber auch abhängig davon, ob die Melanozyten mehr Eumelanin (braun-schwarz) oder Feomelanin (rot-gelb) freisetzen. Eumelanin entsteht durch eine Polymerisation des Melanins, Feomelanin dagegen durch eine Verbindung zwischen Melanin und der Aminosäure Cystein. Die Verteilung zwischen Eumelanin und Feomelanin hat nicht nur Einfluß auf die Hautfarbe, sondern auch auf Haar- und Augenfarbe.

Die Anzahl der Melanozyten ist bei Weißen und Schwarzen nicht unterschiedlich, nur die Geschwindigkeit, mit der Melanin produziert wird, unterscheidet sich.

Ein weiterer entscheidender Unterschied zwischen Weißen und Schwarzen ist, daß bei Weißen die Produktion von Melanin von der Menge UV-Strahlung, die auf die Haut einwirkt, abhängig ist. Bei Schwarzen dagegen produzieren die Melanozyten immer Melanin, unabhängig von der UV-Strahlung.

Bei Albinos kann kein Melanin gebildet werden, weil das Enzym Tyrosinase fehlt.

Vitamin D-Produktion

Eine weitere wichtige Funktion der Haut ist die Produktion von Vitamin D. In der Epidermis wird unter Einfluß von UV-Strahlung das 7-Dehydrocholesterol in das Provitamin D_3 umgesetzt, welches daraufhin spontan zu Vitamin D_3 wird. Gebunden an ein Transportprotein gelangt das Vitamin D_3 in der Blutbahn und wird zu Leber und Nieren transportiert. Hier wird das Vitamin D_3 hydroxyliert und in das biologisch aktive 1,25-(OH)2-Vitamin D_3 umgesetzt, das in verschiedenen Geweben, wie z. B. dem Knochengewebe, den Kalziumhaushalt reguliert. Bei Mangelerscheinungen tritt eine Schwächung der Knochenstruktur und -stabilität ein, die eine Osteomalazie zur Folge hat. Die Krankheit, die durch einen Mangel an Vitamin D (durch zu wenig UV-Strahlung) entstehen kann, wird Rachitis genannt.

Eine weitere wichtige Funktion der Haut ist, die Regulierung der Körpertemperatur. Die Eigenschaft des Körpers, seine Temperatur zu kontrollieren und gleich zu halten, heißt Thermoregulation (s. 3.2 Thermoregulation, S. 262).

Zusammenfassung: Pigmentierung und Vitamin D-Produktion der Haut

Der Schutz gegen UV-Strahlung und damit der Schutz gegen Verbrennung wird durch die Produktion von Melanin durch die Melanozyten ermöglicht. Über mehrere Zwischenstufen bilden die Melanozyten aus der Aminosäure Tyrosin das Melanin. Melanin wird an die Keratinozyten abgegeben. Hierdurch bekommt die Haut in den oberflächlichen Hautbereichen eine homogene Schicht von Melanin und damit ihre braune Färbung. Man unterscheidet zwischen dem braun-schwarzen Eumelanin und dem rot-gelben Feomelanin.
Bei Weißen ist die Produktion von Melanin von der Menge an UV-Strahlung abhängig, bei Schwarzen dagegen nicht.
Unter dem Einfluß der UV-Strahlung wird in der Epidermis 7-Hydroxycholesterol in Provitamin D_3 umgesetzt, was sich in Vitamin D_3 umwandelt. Das Vitamin D ist für die Stabilität der Knochen unentbehrlich.

3.1.8 Pathophysiologie: Degeneration und Verletzungen

Pathophysiologische Veränderungen der Haut können entweder durch Degeneration im Alter auftreten oder aber durch unterschiedliche Verletzungen verursacht werden.

Degeneration im Alter

Zu Beginn des Alterungsprozesses werden die kollagenen Fasern der Dermis dicker, die Kollagensynthese sinkt und die Menge und Dicke der elastischen Fasern nimmt zu. Die Haut wird in dieser Phase mobiler. Im höheren Alter dagegen verliert die Haut wieder an Elastizität, weil die Anzahl an elastischen Fasern sowie die Menge an Proteoglykanen und Glykosaminoglykanen abnimmt. Durch den Verlust an Grundsubstanz wird die Kapazität der Haut Wasser zu binden geringer, was sich an der Bildung von Falten zeigt.

Die elastischen Fasern werden zunächst ca. 2- bis 3mal so dick und ihre Zahl nimmt zu. Zwischen dem 30. und 50. Lebensjahr entstehen Löcher in diesen elastischen Fasern und nach dem 70. Lebensjahr fragmentieren sie fast vollständig.

Weitere altersbedingte Veränderungen sind:

- *Verlust aller funktionellen Kapazitäten* der Haut, die Haut wird anfälliger für Verletzungen und Krankheiten.
- Die Falten der Basalmembran werden durch ein Verstreichen der epidermalen Kämme und Furchen kleiner. Hierdurch wird die *Produktionsfläche für die Keratinozyten* von der 3. bis zur 9. Dekade um ca. 55% kleiner.
- Die *Zellteilung der Keratinozyten* sinkt um 30 bis 50% zwischen der 3. und 8. Dekade. Auch das Wachstum der Nägel vermindert sich in der gleichen Größenordnung. Durch die geringere Zellteilung der Keratinozyten werden die Heilungsmöglichkeiten nach einer Verletzung der Haut geringer.
- Durch die Verkleinerung der Kontaktfläche zwischen Epidermis und Dermis und den Verlust von stabilisierenden Strukturen (kollagenen Fasern, Vernetzungsproteinen usw.) *sinkt die Belastbarkeit* in diesem Bereich. Hierdurch kommt es schneller zur Bildung von Blasen nach körperlicher Aktivität.
- Die *Zahl der Melanozyten nimmt ab*. Der größte Verlust tritt schon in der 3. Dekade auf, in der 15 bis 40% der Zellen verloren gehen. Danach verliert man pro Dekade ca. 10% der Zellen.
- 20 bis 50% der *Langerhans-Zellen gehen verloren*. Hierdurch wird natürlich auch die Immunabwehr der Haut extrem geschwächt, was einer der

Gründe für die größere Anfälligkeit für Krankheiten ist.
- Im Gegensatz zur Epidermis, die kaum an Höhe verliert, verliert die Dermis ca. 20% ihrer Dicke. Zudem sieht man, daß die Dermis weniger Zellen und Gefäße besitzt. Die Dermis verliert nicht nur Fibroblasten, sondern auch ca. 50% ihrer Mastzellen.
- Der *Verlust von Mastzellen* hat zur Folge, daß auch die Menge an freigesetztem Heparin abnimmt. Heparin hat eine stimulierende Wirkung auf die Neubildung und Regeneration der Gefäße, so kommt es zu einem Verlust von Hautgefäßen.
- Der Verlust von Langerhans-Zellen, Mastzellen, Makrophagen, Leukozyten und Lymphozyten hat zur Folge, daß die Immunabwehr der Haut stark beeinträchtigt wird.
- Durch den Verlust von Gefäßen (Venen, Lymphe und Arterien) und arterio-venösen Anastomosen kann die Haut ihre Rolle innerhalb der Thermoregulation nicht mehr ausreichend erfüllen. Dazu kommt der Verlust von ekkrinen Schweißdrüsen (15%), die verminderte Aktivität der noch vorhandenen Schweißdrüsen und ein Verlust des subkutanen Fettgewebes.
- Die Durchblutung der Haarfollikel und die Menge an Melanozyten in diesem Bereich nimmt ab. Hierdurch kommt es zu einem Verlust von Haarfollikeln (20%), die Haare wachsen langsamer und sind viel dünner. Zudem verlieren die Haare ihre Farbe, weil die noch vorhanden Melanozyten weniger Melanin produzieren.
- Die *Zahl der Talgdrüsen nimmt ab*, wodurch die Produktion von Talg um ca. 23% pro Dekade zurückgeht. Zudem sieht man, daß die Durchblutung der Drüsen deutlich geringer wird, was eine verminderte Aktivität dieser Drüsen zur Folge hat.
- Gravierend ist der *Verlust an Pacini- und Meissner-Körperchen* (ca. 65% zwischen 2. und 9. Dekade), wodurch die Sensibilität der Haut schlechter wird. Außerdem nimmt die Empfindlichkeit der Rezeptoren insgesamt um ca. 20% ab. Die Zahl der Merkel-Zellen und die der freien Nervenendigungen werden vom Alterungsprozeß nicht beeinflußt.
- Eine *Senkung der Vitamin D-Produktion* führt zu einer Schwächung der Knochenstruktur. Dadurch haben ca. 20 bis 30% der Frauen und sogar bis zu 40% der Männer höheren Alters eine Osteomalazie.
- Durch viele der erwähnten Veränderungen wird auch die Funktion der Haut als Trennschicht und als Barriere gegen das Eindringen von Bakterien usw. sowie die Fähigkeit, den Verlust von Wasser an der Körperoberfläche zu verhindern, geringer.
- Die *Dicke der Subkutis nimmt* meistens *ab* und verliert damit ihre wärmeisolierende und schützende Funktion.

Verletzungen: Verbrennung und Dekubitus

Die Haut ist aufgrund ihrer Lage an der Körperoberfläche gefährdet, durch mechanische, thermische und chemische Reize angegriffen und verletzt zu werden. Hautverletzungen sind die häufigsten Verletzungen des Menschen in seinem Leben. Sie können von kleinen Schürfwunden nach einem Sturz bis hin zu großen Rissen nach Unfällen oder Operationen reichen.

Die größte Bedrohung bilden die Hautverletzungen nach Verbrennungen. Wird bei schweren Verbrennungen die Epidermis und die Basalmembran vollständig zerstört, kann Körperflüssigkeit austreten und verdampfen. So würde der Körper in kurzer Zeit viel Flüssigkeit verlieren, was zum Schock und eventuell zum Tod führen kann. Aus diesem Grund wird bei großflächigen Verbrennungen Haut transplantiert, um die Schutzschicht wiederherzustellen und die Gefahr vor Flüssigkeitsverlust zu verringern.

Bei einer Immobilisation kann es zu Mobilitätsveränderungen der Haut kommen, obwohl dies nicht sehr häufig der Fall ist. Nur nach großen Hautverletzungen und vor allem nach Verbrennungen können die jetzt eintretenden Veränderungen der Haut auch zu Beeinträchtigungen der Gelenkmobilität führen.

Eine andere pathophysiologische Veränderung, die häufig bei bettlägerigen Menschen entsteht, ist der Dekubitus. Aufgrund langanhaltenden Drucks auf gewisse Hautstellen wird die Durchblutung dieser Hautbereiche gedrosselt. Das kann letztendlich zur Nekrose der Haut führen. So kommt es manchmal zu großen und tiefen Hautdefekten, die meist nur langsam heilen.

Zusammenfassung: Degeneration und Verletzungen

Die Degeneration der Haut ist eine der wenigen Veränderungen am Körper, die direkt gesehen und beobachtet werden kann. Aus diesem Grund beschäftigt und beunruhigt sie viele Menschen sehr. Eine der auffälligsten Veränderungen ist die Bildung von Falten, die durch einen Verlust an Grundsubstanz und Wasser verursacht wird. Eine weitere auffällige Veränderung ist die zunehmend schlaffer werdende Haut. Dies wird von einer Mengenzunahme und Verdickung der elastischen Fasern sowie dem Verlust kollagener Fasern hervorgerufen.

Weitere Veränderungen sind:
- Verlust von Keratinozyten (30 bis 50%), Melanozyten (15 bis 40%), Pacini- und Ruffini-Körperchen (ca. 65%), Langerhans-Zellen (20 bis 50%), Mastzellen und Makrophagen. Die Regeneration, Sensibilität und Immunabwehr verschlechtern sich.

- Verlust ekkriner Schweißdrüsen (15%) und Talgdrüsen.
- Verstreichung der epidermalen Kämme und Furchen. Hierdurch vermindert sich die Stabilität zwischen Dermis und Epidermis und die Produktionsfläche für neue Keratinozyten.
- Eine Verringerung der Gefäßnetze, wodurch vor allem die thermoregulatorischen Aufgaben der Haut versagen.
- Die Senkung der Produktion von Vitamin D vermindert die Stabilität der Knochen.
- Der Mengenverlust der Dermis (ca. 20%) und der Hypodermis verursacht den Verlust der wärmeisolierenden Funktion.

Hautverletzungen stellen weitaus die häufigsten Verletzungen am Körper dar. Sie reichen von kleinen Schürfwunden bis hin zu großen Hautdefekten nach Unfällen, Operationen oder Verbrennungen. Vor allem Verbrennungen stellen eine große Gefahr dar, weil durch die (manchmal sehr großen) Hautverletzungen der Austritt von Körperflüssigkeit an der Körperoberfläche nicht mehr verhindert werden kann. Es droht ein großer Verlust von Körperflüssigkeit, der lebensbedrohlich sein kann.

3.1.9 Regeneration und Wundheilung

Der Prozeß der Wundheilung der Haut ist am meisten und ausführlichsten untersucht worden. Von großem Vorteil ist hier, daß alle ablaufenden Prozesse einfach beobachtet und verfolgt werden können.

Nach Verletzungen der Haut finden zwei unterschiedliche Heilungs- bzw. Regenerationsprozesse statt. Zum einen kommt es zu einer Regeneration oder Heilung des nicht durchbluteten Epithelgewebes der Epidermis (Abb. 3.**17**), zum anderen heilt das gut durchblutete Bindegewebe der Dermis und Hypodermis.

Heilung der Dermis und der Hypodermis

Die Heilung des Bindegewebes der Dermis und Hypodermis durchläuft alle Phasen der Wundheilung wie Entzündungs- oder Reizungsphase, Proliferationsphase und Umbau- oder Reifungsphase.

Bei einer Verletzung der Haut kommt es auch zu einer Schädigung der Gefäße. Hierdurch gelangt Blut aus den Gefäßen ins Interstitium des Bindegewebes und aus der Haut nach außen. Hautverletzungen sind die einzigen Verletzungen, bei denen Blut aus dem Körper austreten kann. Nach dieser Verletzung kommt es dann zur Gerinnung, und es bildet sich eine Kruste von geronnenem Blut an der Hautoberfläche.

Im umliegenden nicht verletzten Gewebe kommt es zu einer Vasodilatation der Gefäße, wodurch die Versorgung mit Sauerstoff und Nährstoffen der Zellen, die später die Reparaturarbeit erbringen müssen, optimal ist.

Nach der Verletzung gelangen die roten Blutkörperchen, die Leukozyten und die Monozyten ins Interstitium und beginnen Entzündungsmediatoren (z.B. Prostaglandin-2) und Schmerzmediatoren (z.B. Bradykinin) freizusetzen. Die erste Phase der Wundheilung, die Entzündungsphase, beginnt.

Gleichzeitig werden Stoffe freigesetzt, die die Gerinnung kontrollieren, wie Thromboxan (stimuliert) und Prostazyklin (hemmt) sowie chemotaktische Stoffe (Leukotrine), die die Bewegung von Zel-

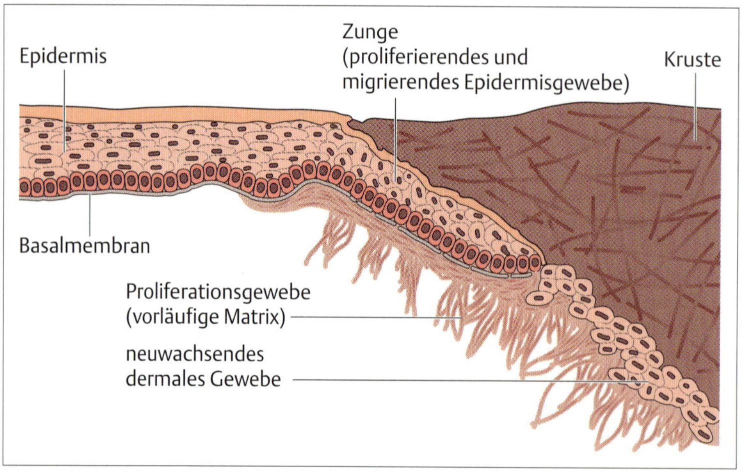

Abb. 3.**17** Regeneration der Epidermis nach einer Verletzung (mod. nach Goldsmith).

len aus dem benachbarten Gewebe zum Verletzungsgebiet stimulieren. So kommen Makrophagen und Fibroblasten in das Verletzungsgebiet.

Die Makrophagen, Leukozyten und Lymphozyten greifen eventuelle Eindringlinge (Bakterien, Fremdkörpern) an und beginnen, das zerstörte Gewebe abzubauen. Dafür sind vor allem die Makrophagen zuständig, die zu diesem Zweck Enzyme wie Kollagenase, Elastase und Protease freisetzen. Diese Enzyme können zerstörte kollagene und elastische Fasern sowie Proteoglykane und Glykosaminoglykane zerbrechen, damit sie von den Makrophagen phagozytiert werden können.

Die freien Fragmente der kollagenen und elastischen Fasern und der Grundsubstanz stimulieren wahrscheinlich die Makrophagen zu größerer Aktivität. Die Makrophagen produzieren Entzündungsmediatoren (Prostaglandin-2) und chemotaktische Stoffe. Auch die aus dem Gefäßsystem getretenen Monozyten wandeln sich in Makrophagen um, wodurch deren Zahl nach einer Verletzung stark steigt.

Die Makrophagen und die roten Blutkörperchen produzieren Wachstumshormone, die die Bildung von Granulationsgewebe stimulieren.

Die Bezeichnung Granulationsgewebe ist strenggenommen nicht richtig, da die früher als Granulae bezeichneten Strukturen bei näherer Betrachtung neugebildete Kapillaren sind.

Die Wachstumshormone stimulieren die Fibroplasie (Bewegung der Fibroblasten im Verletzungsgebiet) und die Angiogenese (Neubildung der Gefäße).

Bei den neueinwachsenden Fibroblasten verschwinden das endoplasmatische Retikulum und der Golgi-Apparat zum Teil und es bilden sich Aktinketten, die sich parallel zur Zellmembran orientieren. Durch diese Aktinketten, die sich mit der Zellmembran verbinden, kann die Zelle sich kontrahieren. Gleichzeitig beginnt die Zelle Fibronektin in größeren Mengen zu produzieren, wodurch sie sich mit anderen Zellen oder mit extrazellulären Bestandteilen verbinden kann. Auf diese Weise wird es der Zelle möglich, das gesamte Gewebe zusammenzuziehen und zu stabilisieren. Die Wunde wird so klein wie möglich gehalten, so daß sie schneller mit neuwachsendem Gewebe gefüllt werden kann. Man bezeichnet diese Aktivität der Myofibroblasten als *Wundkontraktion*.

Die Myofibroblasten werden durch Mediatoren wie Serotonin, Angiotensin, Bradykinin, Noradrenalin, Adrenalin und Prostaglandin F1 zur Kontraktion gebracht.

Nach ca. 5 Tagen geht die Entzündungsphase in die *Proliferationsphase* über. Sie ist durch die große produktive Aktivität der Fibroblasten und durch die Einsprossung von Gefäßen in das Verletzungsgebiet gekennzeichnet.

Die Fibroblasten beginnen jetzt, die Wunde mit dünnen kollagenen Fasern vom Kollagen Typ III zu füllen, und es bildet sich ein ungeformtes Bindegewebe. In dieser Phase ist die Produktion von Grundsubstanz (Proteoglykanen und Glykosaminoglykanen) verhältnismäßig gering. Im gesunden Gewebe ist die Produktion von Grundsubstanz in der Regel bedeutend größer als die Produktion der kollagenen Fasern. In der Proliferationsphase dagegen steht die Produktion von Kollagen im Vordergrund. In dieser Phase ist die Belastbarkeit der neuen Struktur gering. Das Gewebe wird durch die Aktivität der Myofibroblasten stabilisiert.

Die Proliferationsphase dauert normalerweise bis zum 21. Tag nach der Verletzung und geht dann in die Umbauphase über, die auch Reifungs- oder Stabilisierungsphase genannt wird.

In dieser letzten Phase wird die Produktion der Grundsubstanz bedeutend größer, und die ursprünglich angelegten Kollagenfasern aus Kollagen Typ III werden zum größten Teil in das stabilere Kollagen Typ I umgebaut. Hierdurch wird die Stabilität des Gewebes größer und die Notwendigkeit der Wundkontraktion fällt weg. Demzufolge verschwinden die Myofibroblasten.

Myofibroblasten sieht man in der Regel nur dann in Geweben des Bewegungsapparates, wenn Entzündungen ablaufen, z.B. nach Verletzungen aber auch während rheumatischer Entzündungen und bei Erkrankungen wie Morbus Dupuytren.

Regeneration der Epidermis

Vollständig anders verläuft die Heilung oder Regeneration des Epithelgewebes (Abb. 3.**17**). Dieses Gewebe kennt keinen Heilungsverlauf über verschiedene Phasen.

Kurz nach der Verletzung (ca. 24 Stunden) beginnt das Epithelgewebe im Bereich der Wundränder sich in das Wundgebiet hineinzubewegen. Die proliferierenden Zellen des Stratum basale verlieren ihre stabilisierenden Verbindungen miteinander (Desmosomen und Hemidesmosomen). Auch die Verbindungen zwischen den Tonofilamenten werden zerbrochen. Hierdurch erhalten die Zellen größere Mobilität. Die sich teilenden Keratinozyten beginnen, sich von allen Seiten der Wunde in Richtung des Verletzungsgebietes zu bewegen, um die Wunde zu überbrücken und mit Epithelgewebe abzudecken. Der Reiz für diese Mobilitätszunahme entsteht wahrscheinlich, weil die Zellen registrieren, daß plötzlich auf einer Seite keine Keratinozyten mehr vorhanden sind.

Ist die Wunde klein genug, kann das Epithelgewebe die Wunde abdecken. Ist die Wunde an der Oberfläche mit Epithelgewebe abgedeckt und an der Innenseite mit Bindegewebe gefüllt, so beginnen die Keratinozyten und die Fibroblasten, von beiden Seiten eine neue Basalmembran zu bilden. Ist dieser Prozeß beendet, so ist die Wundheilung der Haut abgeschlossen und ein neues homogenes und funktionsfähiges Gewebe entstanden.

In vielen Fällen gelingt es dem Epithelgewebe nicht, von allen Seiten einen Kontakt herzustellen und die Wunde mit einer Epidermisschicht abzudecken. In diesem Fall wird der Raum zwischen den umgebenden Epidermisanteilen vom Bindegewebe der Dermis gefüllt. Dieses Gewebe sieht äußerlich deutlich anders aus als das normale epidermale Gewebe, und das veränderte Hautgebiet wird als Narbe bezeichnet. Das dermale Bindegewebe besitzt keine Drüsen, wie Schweiß- und Talgdrüsen und keine Melanozyten. Das hat zur Konzequenz, daß das Gewebe nicht pigmentiert wird und deutlich blasser ist als die umliegende Haut, die von pigmentierter Epidermis gebildet wird.

Bei der Haut ist im Gegensatz zu anderen Geweben des Bewegungsapparates die Bildung von Narbengewebe nicht abhängig von der Tatsache, ob das Gewebe während der Wundheilung funktionell und physiologisch belastet wird oder nicht. In der Haut entsteht nur dann eine Narbe, wenn es dem epidermalen Gewebe nicht gelingt, die Wunde zu schließen und die darunterliegende Dermis mit einer Schicht Epidermis abzudecken.

Zusammenfassung: Regeneration und Wundheilung der Haut

Bei der Wundheilung der Haut wird zwischen der Heilung der Dermis und Hypodermis und der Regeneration der Epidermis unterschieden. Die Heilung der Dermis und Hypodermis durchläuft die drei Stadien der Wundheilung: Entzündung, Proliferation und Umbau oder Reifung. Bei der Heilung der Haut ist das Ergebnis der Aktivität der Myofibroblasten sehr gut zu beobachten, die durch ihre Kontraktion das Wundgebiet klein halten können, wodurch es schneller geschlossen werden kann und das heilende Gewebe während der Wundheilung stabilisiert wird. Die Keratinozyten der Epidermis beginnen sich von den Wundrändern zueinander zu bewegen, um damit die Wunde zu schließen und das heilende dermale Gewebe abzudecken. Kann die Epidermis nicht das gesamte Verletzungsgebiet abdecken, so entsteht eine deutlich sichtbare Narbe. Narbengewebe besitzt keine Drüsen, Haare und Pigmentzellen, wodurch dieser Hautbereich deutlich heller als die umgebende Haut bleibt.

3.2 Thermoregulation

Der menschliche Körper versucht, seine *Körperkerntemperatur* (Kerntemperatur) innerhalb gewisser Grenzen, in denen physiologische Prozesse normal und kontrolliert ablaufen können, konstant zu halten. Diese Grenze liegt beim Menschen bei ca. 37 °C (36,8 bis 37,2) und wird durch das Gleichgewicht zwischen der *Wärmeproduktion* des Körpers einerseits und der *Wärmeabgabe* des Körpers über die Haut andererseits stabil gehalten (Abb. 3.**18**). Eine Übersicht über die verschiedenen Aspekte der Thermoregulation kann Abbildung 3.**27** entnommen werden (s. Abb. 3.**27**, S. 270).

Regulationsmechanismus

Der Körper produziert bei allen metabolen (energieliefernden) Prozessen, die im Körper ablaufen, Energie und Wärme. Bei Muskelaktivität passiert folgendes: ATP (Adenosintriphosphat) geht unter Freisetzung von Energie in ADP (Adenosindiphosphat) über. Ca. 75 % der produzierten Energie wird in Wärme umgesetzt, die restlichen 25 % in Arbeit. Die in den Zellen produzierte Wärme wird über das Interstitium an das Gefäßsystem weitergeleitet (innere Wärmeübertragung mittels Konvektion) und durch das Blut über den gesamten Körper verteilt. Wird z. B. bei schwerer körperlicher Arbeit (erhöhte Muskelaktivität) viel Energie bzw. Wärme freigesetzt, dann erhöht die produzierte Wärme die Gesamttemperatur des Blutes und damit die Körperkerntemperatur. Ein Anstieg der Kerntemperatur beschleunigt in allen Geweben die energieliefernden Prozesse. Jedes Grad Temperatursteigerung steigert den Metabolismus um ca. 10 %. Dies würde wiederum die Körperkerntemperatur erhöhen und

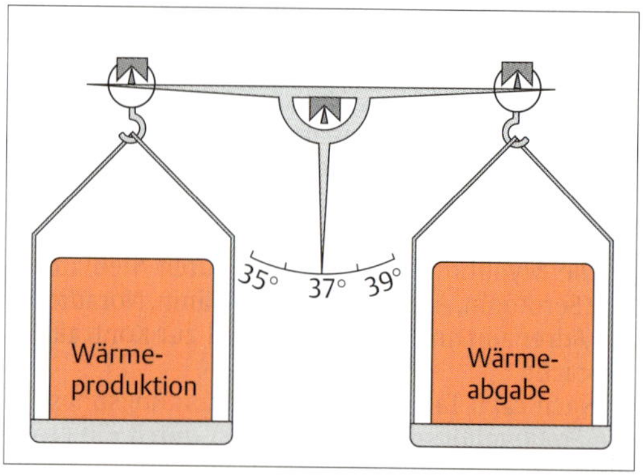

Abb. 3.**18** Wärmeproduktion und Wärmeabgabe befinden sich im Gleichgewicht (mod. nach Bernhards und Bouman).

könnte letztendlich wichtige Strukturen wie z.B. das zentrale Nervensystem schädigenden. Aus diesem Grund ist der Körper bemüht, die Kerntemperatur nicht zu hoch werden zu lassen. Andererseits versucht der Körper dafür zu sorgen, daß unter sehr kalten Bedingungen die Temperatur nicht zu weit absinkt, da bei einer verminderten Körperkerntemperatur bestimmte lebenswichtige Prozesse nicht mehr stattfinden können. Wird die Körpertemperatur zu niedrig, beginnt der Körper, die wärmeliefernden Prozesse zu aktivieren und gleichzeitig durch Veränderungen der Hautdurchblutung einem weiteren Absinken der Temperatur vorzubeugen.

Um die Körpertemperatur eines Menschen zu bestimmen, ist das rektale Messen wahrscheinlich am einfachsten und am zuverlässigsten. Messungen im Bereich der Achsel oder sublingual (unter der Zunge) sind bedeutend weniger zuverlässig. Physiologen sind aber der Meinung, daß die einzige wirklich zuverlässige Meßstelle der Oesophagus ist (aufgrund des direkten Kontakts zur zentralen Blutversorgung).

3.2.1 Temperaturkontrolle

Die Körpertemperatur wird vom Gleichgewicht zwischen Wärmeproduktion und Wärmeabgabe bestimmt. Dieses Gleichgewicht befindet sich bei Menschen im Ruhezustand bei ca. 37 °C. Ist die Wärmeproduktion größer als die Wärmeabgabe, so steigt die Körperkerntemperatur, ist die Wärmeabgabe dagegen größer als die Wärmeproduktion, so sinkt die Kerntemperatur. Um die Körpertemperatur konstant zu halten, unterscheidet man zwischen einer *bewußten* und einer *unbewußten Thermoregulation*. Bewußte thermoregulatorische Maßnahmen sind z.B. das In-den-Schatten-Setzen bei sehr großer Hitze oder das Wärmer-Anziehen bei Kälte. Die unbewußten thermoregulatorischen Maßnahmen werden in ein aktives oder physiologisches System und in ein passives oder biophysisches System eingeteilt. Das passive System beinhaltet die Wärmeabgabe durch *Strahlung, Leitung, Konvektion* und *Verdunstung*. Das aktive System beinhaltet die reflektorischen und hormonellen Veränderungen, die vom Körper eingeleitet werden, um bei einer erhöhten Körpertemperatur durch Veränderungen der Hautdurchblutung und Schweißaktivität Wärme abzugeben oder um bei einer gesenkten Körpertemperatur den Metabolismus zu steigern und damit die Körpertemperatur zu erhöhen.

Im Ruhezustand beträgt die Wärmeproduktion unseres Körpers ca. 70 bis 80 W, was aber bei schwerer körperlicher Arbeit bis zu 20fach erhöht werden kann.

Die Körpertemperatur unterliegt auch während des Tages und der Nacht kleinen Schwankungen (Abb. 3.**19**), wobei die Temperatur nachts ca. 1 bis 2 Grad niedriger ist als tags. Bei Frauen gibt es zusätzlich während des menstruellen Zyklus Schwankungen der Körpertemperatur von ca. 0,5 °C.

Die Körperkerntemperatur kann sinken, wenn die Umgebungstemperatur sehr niedrig ist. Hierdurch verliert die Haut Wärme, die über Strahlung, Konvektion und Leitung an die Umgebung abgegeben wird. Weil die darunterliegenden Gewebe daraufhin ihre Wärme mittels Wärmeübertragung an die kältere Haut abgeben, werden auch diese Strukturen langsam kühler.

Diese Form von direkter Wärmeübertragung mittels Konvektion wird durch isolierende Gewebsschichten, insbesondere das subkutane Fettgewebe, stark reduziert. Die größte Wärmeübertragung aus tiefergelegenen Geweben an die Haut findet über das Blut statt. Diese Form der Wärmeübertragung wird *gezwungene Konvektion* genannt.

Zudem kann die Körpertemperatur sinken, wenn der Metabolismus vermindert wird. (Durch metabole Prozesse wird Energie bzw. Wärme produziert.)

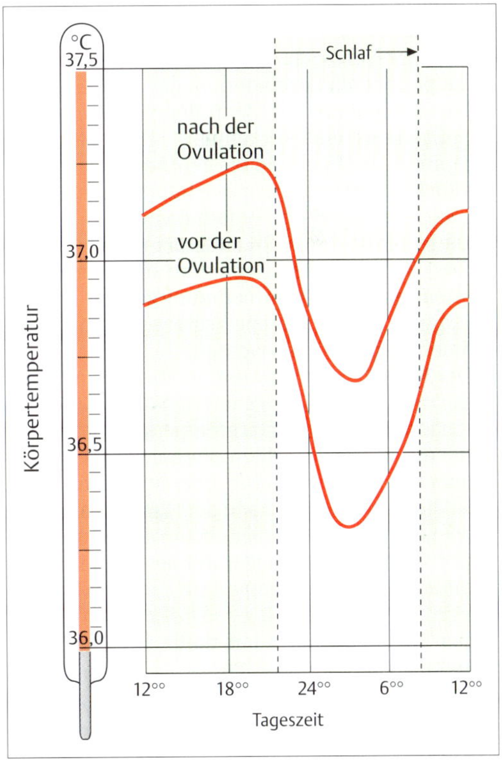

Abb. 3.**19** Temperaturschwankungen (mod. nach Klinke und Silbernagel).

Die Körpertemperatur steigt an, wenn der Körper durch erhöhten Metabolismus mehr Wärme produziert oder wenn der Körper aufgrund einer höheren Umgebungstemperatur weniger Wärme abgeben kann.

Zusammenfassung: Temperaturkontrolle

Der Körper ist stets bemüht, seine Kerntemperatur auf ca. 37 °C konstant zu halten. Die produzierte Wärme wird durch das Gefäßsystem über den gesamten Körper verteilt. Eine zu starke Steigerung der Kerntemperatur wäre für das Zentralnervensystem gefährlich. Unter Kältebedingungen werden wärmeproduzierende Prozesse angeregt, damit die Kerntemperatur auch in dieser Situation gleich bleibt. Man unterscheidet zwischen einer bewußten und einer unbewußten Thermoregulation. Die unbewußte Thermoregulation wird in ein aktives (reflektorische und hormonelle Veränderungen) und in ein passives System (Strahlung, Konvektion, Leitung und Verdunstung) eingeteilt.

3.2.2 Temperaturmessung

Die Körpertemperatur wird an zwei Stellen in unserem Körper gemessen. Man unterscheidet hier zwischen peripheren Rezeptoren in der Haut und zentralen Rezeptoren des Zentralnervensystems im Hypothalamus und Rückenmark. Die peripheren Rezeptoren der Haut und die zentralen Rezeptoren des Rückenmarks schicken ihre Informationen über das Nervensystem zum Hypothalamus.

Diese Information wird außerdem an den sensorischen Kortex weitergeleitet, wo es zu einer bewußten Temperaturwahrnehmung kommt. Daraufhin können bewußte temperaturregulierende Maßnahmen vorgenommen werden.

Der Hypothalamus als temperaturregulierendes Organ prüft anhand der gelieferten Information, ob die momentane Körperkerntemperatur (Isttemperatur) mit der gewünschten physiologischen Kerntemperatur (Solltemperatur) übereinstimmt.

Ist dies nicht der Fall, kann der Hypothalamus die notwendigen Schritte einleiten, um die Kerntemperatur (Isttemperatur) wieder mit der vorgesehenen Kerntemperatur (Solltemperatur) in Einklang zu bringen.

Der Hypothalamus kann dafür folgende Maßnahmen ergreifen (Abb. 3.**20**):

- *Veränderungen der Hautdurchblutung:* Vasodilatation (erhöhte Wärmeabgabe) durch Senkung der sympathischen Reflexaktivität in der Haut oder Vasokonstriktion (reduzierte Wärmeabgabe) mit Hilfe einer Steigerung der sympathischen Reflexaktivität in der Haut.
- *Veränderungen des Blutvolumens der Hautvenen:* Bei erhöhter Temperatur wird das Blutvolumen der Venen vergrößert (es kann länger und mehr Wärme abgegeben werden), bei niedriger Temperatur wird das Volumen vermindert (es wird weniger Wärme abgegeben).
- *Veränderungen der Schweißproduktion:* Bei erhöhter Temperatur wird die Schweißsekretion erhöht (führt über Verdunstung zur Wärmeabgabe), bei einer erniedrigten wird sie gesenkt bzw. eingestellt. Auch die Aktivität der Schweißdrüsen wird über das sympathische Nervensystem kontrolliert.
- *Steigerung des Metabolismus* u. a. durch eine Erhöhung des Muskeltonus oder durch eine Erhöhung der willkürlichen und unwillkürlichen Muskelaktivität (u. a. Kältezittern) mit Hilfe einer Stimulierung der Formatio retikularis (Tonus und Kältezittern) oder des motorischen Kortex (bewußte Muskelaktivität).

Zentrale Rezeptoren

Im Hypothalamus liegen im anterioren und im posterioren Bereich Rezeptoren, die die Temperatur des zirkulierenden Blutes messen und so die Körpertemperatur bestimmen (Abb. 3.**21**).

Die Rezeptoren im anterioren Bereich werden aktiviert, wenn die Körpertemperatur steigt, sinkt dagegen die Körpertemperatur, so werden die Rezeptoren im posterioren Teil des Hypothalamus aktiviert.

Die Rezeptoren im Bereich des Rückenmarks sind vor allem Wärmerezeptoren.

Periphere Rezeptoren

Zusätzlich erhält der Hypothalamus auf neuralem Weg von den peripheren Thermorezeptoren der Haut (Abb. 3.**22**) Information über die Umgebungstemperatur. In der Haut – im Gegensatz zum Rückenmark – überwiegen die Kälterezeptoren.

Die Aktivität der Kälterezeptoren der Haut steigt, je niedriger die Hauttemperatur wird. Es kann jedoch bei extrem hohen Temperaturen zu einer paradoxen Stimulierung der Kälterezeptoren kommen. In der Haut treten dann die gleichen Reaktionen auf wie bei großer Kälte: Vasokonstriktion und Gänsehautbildung (Piloerektion). Ziel dieser Maßnahmen ist, dem Eindringen der Wärme in den Körper vorzubeugen.

Es gibt auch Wärmerezeptoren in der Haut, deren Aktivität steigt, je höher die Temperatur wird.

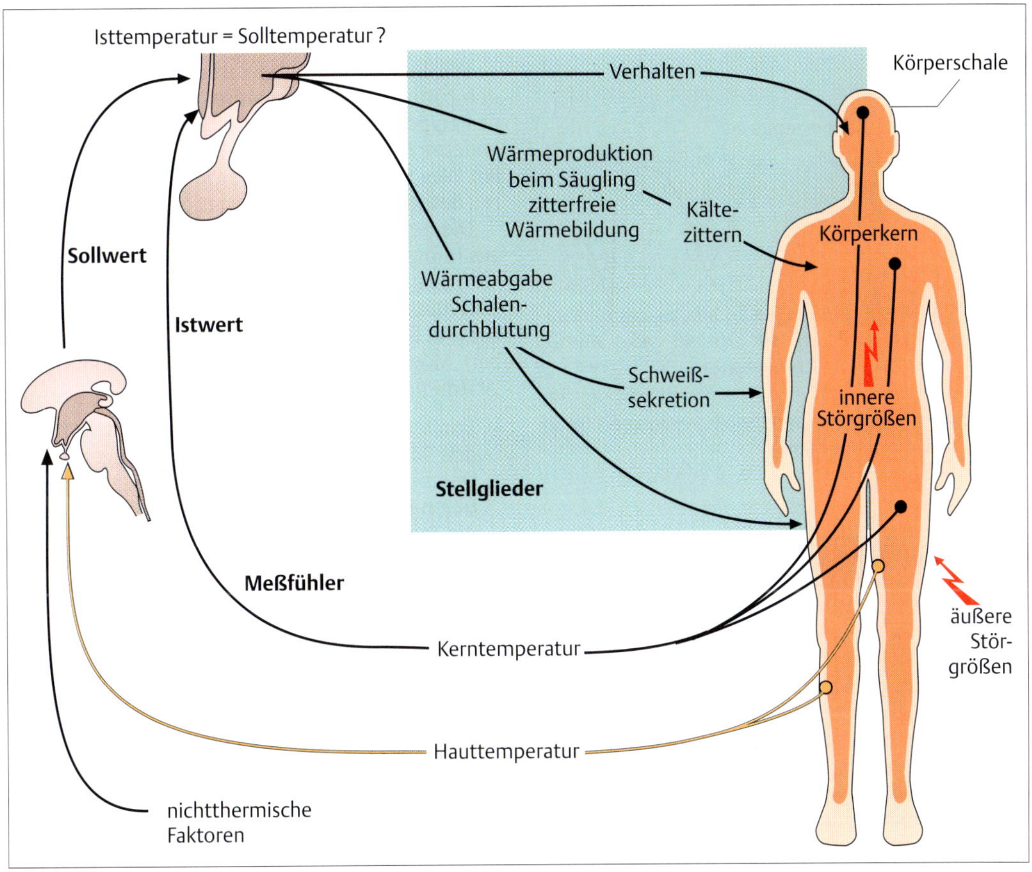

Abb. 3.**20** Temperaturregulation (mod. nach Klinke und Silbernagel).

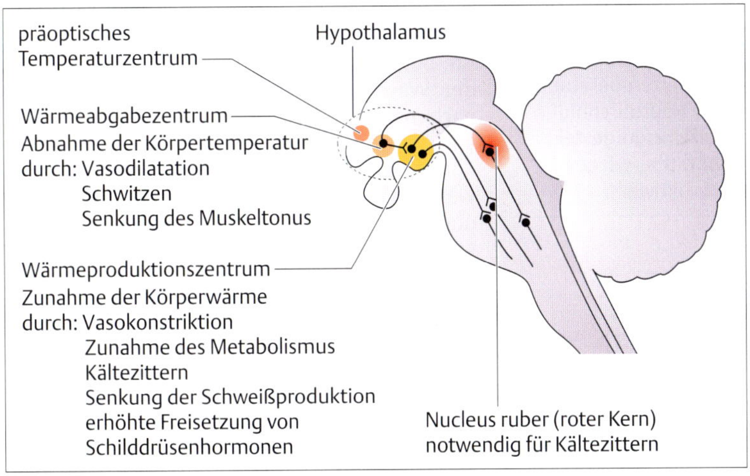

Abb. 3.**21** Zentrale Rezeptoren (mod. nach Guyton).

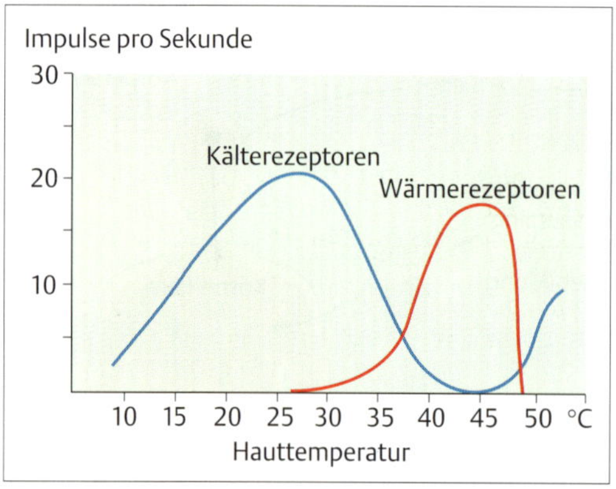

Abb. 3.**22** Aktivität der peripheren Rezeptoren (mod. nach Bernards und Bouman).

Zusammenfassung: Temperaturmessung

Die Körpertemperatur wird in der Haut von den peripheren Rezeptoren (mehr Information von Kälterezeptoren als von Wärmerezeptoren) und im Rükkenmark und im Hypothalamus von den zentralen Rezeptoren registriert. Im Rückenmark überwiegen die Wärmerezeptoren. Die Information wird an das Temperaturkontrollzentrum im Hypothalamus und an den sensorischen Kortex weitergeleitet. Im Hypothalamus wird die momentane Temperatur mit dem Normwert verglichen. Ist die momentane Temperatur niedriger als der Normwert, so werden im Körper Prozesse stimuliert, mit deren Hilfe mehr Wärme produziert wird und die Körpertemperatur ansteigt. Bei niedrigen Temperaturen wird vor allem der posteriore Teil des Hypothalamus stimuliert. Ist die momentane Temperatur höher als der Normwert, so werden Maßnahmen eingeleitet, mit deren Hilfe die Körpertemperatur gesenkt werden kann, z. B. wird die Hautdurchblutung und die Aktivität der Schweißdrüsen gesteigert. Bei hohen Temperaturen wird überwiegend der anteriore Teil des Hypothalmus aktiviert.

3.2.3 Wärmeproduktion

In unserem Körper entsteht Wärme durch „Verbrennung" von Nahrungsprodukten, durch Muskelaktivität, durch Aktivität des peripheren und zentralen Nervensystems und durch Reibung, die durch die Bewegungen von Geweben gegeneinander verursacht wird. Muskeln machen ca. 50% unserer Körpermasse aus und bestimmen in Ruhe zu 20 bis 30% die Körpertemperatur. Andere Wärmelieferanten sind die Leber und der restliche Verdauungstrakt, Herz, Gehirn und endokrine Drüsen, die in Ruhe ca. 70% der Wärme produzieren.

Wird die Körpertemperatur zu niedrig, so werden zum einen die Rezeptoren im hinteren Bereich des Hypothalamus über das Blut informiert, zum anderen erhält der Hypothalamus über den neuralen Weg von den Hautrezeptoren und die Rezeptoren des Rückenmarks Informationen.

Die periphere Information aus der Haut besteht aus Informationen der Kälterezeptoren, deren Aktivität sich erhöht, und der Wärmerezeptoren, deren Aktivität sich senkt. Daraufhin setzt der Körper Prozesse in Bewegung, die die Körpertemperatur erhöhen. Möglichkeiten des Körpers zur Erhöhung der Wärmeproduktion sind:

- *Erhöhung der sympathischen Reflexaktivität*, was den Metabolismus bis zu 100% steigern kann: Durch die Freisetzung von Noradrenalin aus den freien Nervenendigungen im Gewebe und durch die Freisetzung von Adrenalin aus dem Nebennierenmark wird die Glukagonproduktion erhöht. Dadurch werden die Zellen zu einer vermehrten Glykogenolyse und Glykoneogenese stimuliert, so wird Energie/Wärme freigesetzt. Zudem werden Enzyme, die die Oxidation von Nahrungsmitteln ermöglichen, vermehrt aktiviert.
- *Der Hypothalamus stimuliert die Adenohypophyse* zu einer erhöhten Freisetzung von schilddrüsenstimulierendem Hormon (TSH). Das führt zu einer erhöhten Aktivität der Schilddrüse. Auch hierdurch kann der Metabolismus auf das 2fache der Ruheaktivität gesteigert werden. Die Erhöhung der Freisetzung von Schilddrüsenhormon verursacht – wie die Freisetzung von Adrenalin und Noradrenalin –, daß die Glukagonproduktion zunimmt und die Zellen eine vermehrte Glykogenolyse und Glykoneogenese durchführen, um den Metabolismus zu erhöhen. Diese Form der Wärmeproduktion zeigt ihren Effekt erst nach mehreren Tagen, hält dann aber viel länger an (4 bis 8 Wochen). Auf diese Weise sorgt der Körper im Winter dafür, daß der Metabolismus während der gesamten Kälteperiode erhöht wird und so die Körpertemperatur trotz niedriger Umgebungstemperaturen normal bleibt. Wenn das Schilddrüsenhormon nicht freigesetzt wird, vermindert sich der Metabolismus um ca. 50% und die Körpertemperatur würde deutlich sinken.
- Durch die *Freisetzung von Insulin* (aus dem Pankreas), Wachstumshormonen, Testosteron und adrenokortikoidem Hormon kann der Metabolismus um 5 bis 15% erhöht werden.
- *Muskelaktivität* (willkürlich), Muskeltonuserhöhung und Kältezittern (unwillkürlich). Bei Erhöhung der Muskelaktivität wird vermehrt ATP in ADP umgesetzt. Dadurch wird Energie/Wärme

freigesetzt. Der Metabolismus kann bis auf das 40fache gesteigert werden.
- *Je höher die Körpertemperatur*, desto höher wird der Metabolismus. Jedes Grad Temperatursteigerung erhöht den Metabolismus um ca. 10%. (Bei Fieber wird der Metabolismus bei 8 °C Körpertemperaturzunahme etwa verdoppelt, was den Tod zur Folge hätte.)
- *Verdauung von Nahrung* verursacht auch eine deutliche Erhöhung des Metabolismus für eine Periode von 2 bis 10 Stunden. Durch den Verzehr von Kohlenhydraten steigt er um 4 bis 5%, beim Verzehr von Proteinen um ca. 30%.

Zusammenfassung: Wärmeproduktion

Um bei einer erniedrigten Kerntemperatur die Wärmeproduktion zu erhöhen, finden in unserem Körper folgende Veränderungen statt:

- Erhöhung der sympathischen Reflexaktivität,
- erhöhte Freisetzung von Schilddrüsenhormon,
- Steigerung der Muskelaktivität; hier kann man zwischen willkürlicher Muskelaktivität (Armschwingen, Fußestampfen) und unwillkürlicher Muskelaktivität (Steigerung des Muskeltonus, Kältezittern, Zähneklappern) unterscheiden,
- Verdauung von Nahrung.

3.2.4 Wärmeabgabe

Wird die Kerntemperatur zu hoch, so werden vor allem die Rezeptoren im anterioren Teil des Hypothalamus stimuliert. Zudem bekommt der Hypothalamus Informationen von den Rezeptoren im Rückenmark und von den peripheren Rezeptoren der Haut. In der Haut zeigen die Wärmerezeptoren eine erhöhte Aktivität, die Kälterezeptoren dagegen eine erniedrigte.

Zur Erniedrigung der Körperkerntemperatur kann der Körper folgende Maßnahmen einleiten:

Die Durchblutung der Haut wird erhöht, so daß über Strahlung, Leitung, Konvektion und Verdunstung Wärme abgegeben werden kann. Der Körper transportiert die im Inneren des Körpers produzierte Wärme über das Blut mittels gezwungener Konvektion zur Haut. Hierdurch entsteht eine innere Wärmeübertragung. In dem Moment, in dem die Haut die Wärme an die Umgebung abgibt, entsteht eine äußere Wärmeübertragung.

Bei sehr niedrigen Temperaturen entsteht in der Haut eine regelmäßige kurzandauernde Vasodilatation, die zum Ziel hat, die Haut gegen das Erfrieren zu schützen. Ein Nachteil hiervon ist nun, daß jedesmal Wärme verloren geht.

Strahlung (60%)

Die Wärmeabgabe mittels Strahlung verläuft nach dem Gesetz von Stefan Boltzmann. Dieses Gesetz besagt, daß ein Körper ca. 5,4 W/m^2 pro Grad Temperaturdifferenz an die Umgebung abgeben kann. Die Wärme wird an die Wände und an die im Raum vorhandenen Objekte, wie Stühle, Schränke usw., abgegeben.

Aus diesem Grund fühlen sich bekleidete Menschen wohl, wenn die Umgebungstemperatur 20 bis 22 °C, unbekleidete, wenn sie 29 bis 30 °C beträgt, weil sie dann ohne Probleme Wärme abgeben können. Je höher die Umgebungstemperatur, desto schwieriger ist es Wärme abzugeben. Normalerweise beträgt die Hauttemperatur 33 bis 34 °C.

Leitung (3%)

Die Abgabe von Wärme mittels Leitung geschieht durch direkte Übertragung der Wärme vom Körper auf Objekte, die mit dem Körper in direktem Kontakt sind. Bei Menschen sind das z. B. der Stuhl, auf dem er sitzt, das Bett oder der Boden, auf dem er liegt.

Konvektion (15%)

Wärmeverlust durch Konvektion geschieht durch die Abgabe von Wärme an die Umgebungsluft, die sich direkt um den Körper herum befindet. Da diese Lufttemperatur sich sehr schnell der Temperatur der Haut angleicht, wird es schwierig, weitere Wärme abzugeben. Deswegen ist es günstig, wenn die Umgebungsluft durch Luftströmung bzw. Wind ständig erneuert wird (Abb. 3.**23**). Je mehr Luftbewegung, um so besser kann der Körper Wärme an die Umgebungsluft abgeben.

Um so viel Wärme wie möglich abzugeben, muß die Kontaktfläche zwischen Körper und Luft so groß wie möglich sein. Wird diese Kontaktfläche dadurch verkleinert, daß sich der Körper zusammenrollt (Kauerstellung), so wird die Menge an Wärme die an die Umgebungsluft abgeben werden kann geringer. Diese Maßnahmen ergreifen Menschen und Tiere automatisch, wenn die Umgebungstemperatur niedrig ist und sie vermeiden möchten, daß Wärme verloren geht.

Kleidung verhindert den Wärmeverlust mittels Konvektion, weil sich innerhalb der Kleidung und zwischen den verschiedenen Kleidungsstücken Luft befindet, die nicht zirkuliert und damit die Wärme festhält.

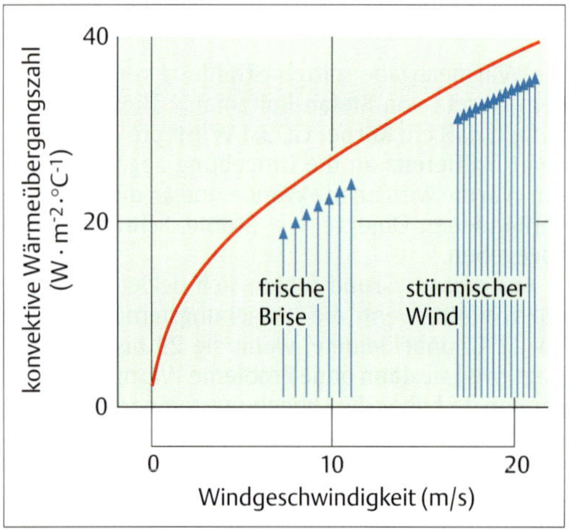

Abb. 3.**23** Einfluß der Luftströmung auf die Wärmeabgabe mittels Konvektion (mod. nach Klinke und Silbernagel).

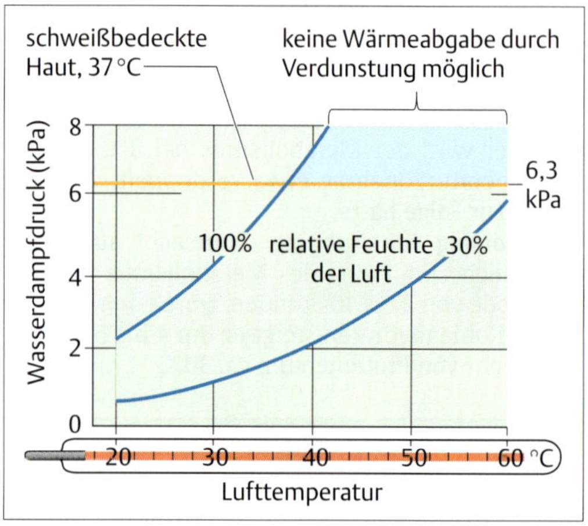

Abb. 3.**24** Luftfeuchtigkeit und deren Einfluß auf die Wärmeabgabe mittels Verdunstung (mod. nach Klinke und Silbernagel).

Verdunstung (22%)

Um Wärme über Verdunstung abgeben zu können, werden die Schweißdrüsen der Haut stimuliert, so daß der Schweiß auf der Haut verdunsten kann. Dies ist aber nur dann möglich, wenn der Dampfdruck auf der Haut größer ist als der Dampfdruck der umgebenden Luft (Abb. 3.**24**). Bei hoher Luftfeuchtigkeit (hoher Dampfdruck der umgebenden Luft) ist es dem Körper kaum möglich, über Verdunstung Wärme abzugeben.

Auch für die Verdunstung ist es wichtig, daß die Umgebungsluft zirkuliert, weil die umgebende Luft dann nicht mit Wasser gesättigt wird.

Wie groß die Abgabekapazität von Wärme über Verdunstung ist, zeigen folgende Zahlen: Bei der Verdunstung von 150 ml Wasser pro Stunde könnte der Mensch die gesamte produzierte Wärme des Ruhemetabolismus abgeben. Unter extremen Bedingungen kann der Mensch bis zu 1,5 Liter Schweiß pro Stunde produzieren. So können ca. 800 Kalorien Wärme pro Stunde abgegeben werden. Das entspricht der 12fachen Menge der zu Ruheumsatzbedingungen produzierten Wärme.

Wenn die Umgebungstemperatur höher ist als die Körpertemperatur, so kann der Körper keine Wärme mehr über Leitung, Strahlung und Konvektion abgegeben, sondern nur noch über Verdunstung. Ein großes Problem dabei ist, daß dem Körper aufgrund der hohen Umgebungstemperatur über Strahlung und Leitung noch Wärme zugeführt wird.

Außer über die Haut kann der Körper auch noch die oberen Luftwege benutzen, um Wärme über Verdunstung abzugeben.

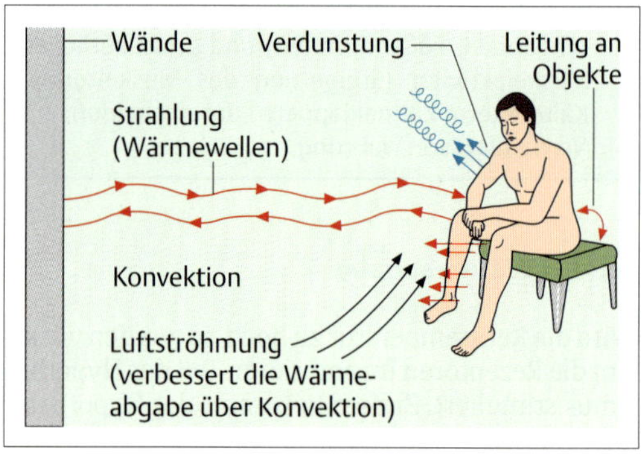

Abb. 3.**25** Wärmeabgabe (mod. nach Guyton).

Dazu können folgende Maßnahmen dabei helfen, die Körpertemperatur nicht weiter zu steigern:

- Senkung des Metabolismus, wodurch weniger Wärme produziert wird.
- Senkung der sympathischen Reflexaktivität verursacht eine verminderte Produktion von Glukagon und damit eine Senkung der Glykogenolyse und Glykoneogenese. Energie- und Wärmeproduktion sinken.
- Senkung der bewußten und unbewußten Muskelaktivität, wodurch auch wieder weniger Wärme produziert wird.

Abb. 3.**25** zeigt, auf welche Weise der Körper Wärme abgeben kann.

Zusammenfassung: Wärmeabgabe

Bei gesteigerter Körpertemperatur finden im Körper folgende Veränderungen statt, um die Temperatur zu senken:

- Senkung der metabolen (energieliefernden) Prozesse
- Senkung der sympathischen Reflexaktivität
- Senkung der Freisetzung von Schilddrüsenhormon
- Senkung der bewußten und unbewußten Muskelaktivität
- Steigerung der Hautdurchblutung, wodurch die Haut über Strahlung (60%), Konvektion (15%) und Leitung (3%) Wärme an die Umgebung abgeben kann.
- Steigerung der Aktivität der Schweißdrüsen, wodurch mittels Verdunstung Wärme abgeben wird (22%).

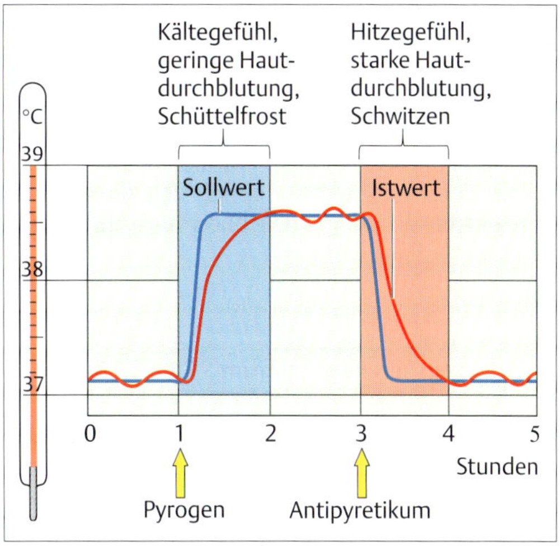

Abb. 3.**26** Verschiebung des Sollwerts bei Fieber (mod. nach Klinke und Silbernagel).

3.2.5 Temperaturveränderungen

Die Körpertemperatur kann sich unter bestimmten Umständen, z. B. bei Fieber, Hypo- oder Hyperthermie verändern, so daß die Regulationsmechanismen zur Konstanthaltung der Körperkerntemperatur stark beansprucht werden. Auch in der Sauna wird die Thermoregulation des Körpers stark in Anspruch genommen.

Fieber

Durch Infekte, Intoxikationen usw. werden die Leukozyten dazu stimuliert, bestimmte Eiweiße (endogene Pyrogene) freizusetzen. Diese Eiweiße verursachen eine erhöhte Produktion von Prostaglandin E im Zentralnervensystem, was dazu führt, daß im Temperaturregulierungszentrum des Hypothalamus der Normwert oder Sollwert der Kerntemperatur angehoben wird (Abb. 3.**26**).

In diesem Moment entspricht die momentane Kerntemperatur (Istwert) nicht mehr dem Normwert und der Körper beginnt die Körpertemperatur zu erhöhen.

Der Patient friert, zittert vor Kälte, hat Muskelzuckungen usw.. Die Haut wird blaß, weil hier eine Vasokonstriktion entsteht und die Haut des Patienten fühlt sich kalt an. Diese Veränderungen finden so lange statt bis die neue Normtemperatur erreicht ist.

Wird beim Abklingen der Erkrankung weniger Prostaglandin produziert, senkt sich der Normwert wieder auf sein normales Niveau ab. Jetzt ist natürlich die momentane Körpertemperatur im Vergleich zum Normwert zu hoch und der Körper beginnt, seine Temperatur zu senken. Dem Patienten wird warm, und er schwitzt stark.

Hyperthermie

Eine sehr große Gefahr stellt die Überhitzung oder Hyperthermie dar. Wenn die Umgebungstemperatur hoch ist und der Körper gleichzeitig Wärme produziert, z. B. durch körperliche Aktivität, dann kann die Kerntemperatur zu hoch werden und Werte von 41 °C oder mehr erreichen. Diese Situation kann zu schweren Schäden und sogar zum Tod führen.

Hypothermie

Hypothermie kann eintreten, wenn der Mensch sich in einer sehr kalten Umgebung befindet und der Körper nicht mehr ausreichend Wärme produzieren kann. Sinkt die Kerntemperatur zu weit, können metabole Prozesse nicht mehr stattfinden. Die Menschen werden schläfrig und schlafen häufig ein, um nie wieder aufzuwachen.

Wirkung der Sauna

In der Sauna herrscht in der Regel eine Umgebungstemperatur von ca. 80 bis 90 °C. Der Körper kann keine Wärme über Leitung, Strahlung oder Konvektion abgeben. Er muß sogar Wärme von der Umgebung aufnehmen. Obwohl die Luftfeuchtigkeit sehr gering ist, kann der Körper kaum Wärme über Verdunstung abgeben, weil die Luft, die den Körper umgibt, sehr schnell gesättigt ist. Aus diesen Gründen steigt in der Sauna die Kerntemperatur innerhalb von 10 Minuten auf ca. 39 °C an.

Die gesamte Haut wird maximal durchblutet bei dem vergeblichen Versuch, Wärme abzugeben. Das Herzminutenvolumen verdoppelt sich, die Herzfrequenz erreicht häufig eine Höhe von ca. 130 Schlägen pro Minute und der diastolische Blutdruck steigt leicht an. So ist ein Saunabesuch eine sehr große Herz-Kreislauf-Belastung und damit sicherlich nicht für jeden Mensch empfehlenswert.

Die folgende Abbildung faßt die verschiedenen Aspekte der Thermoregulation noch einmal zusammen (Abb. 3.**27**).

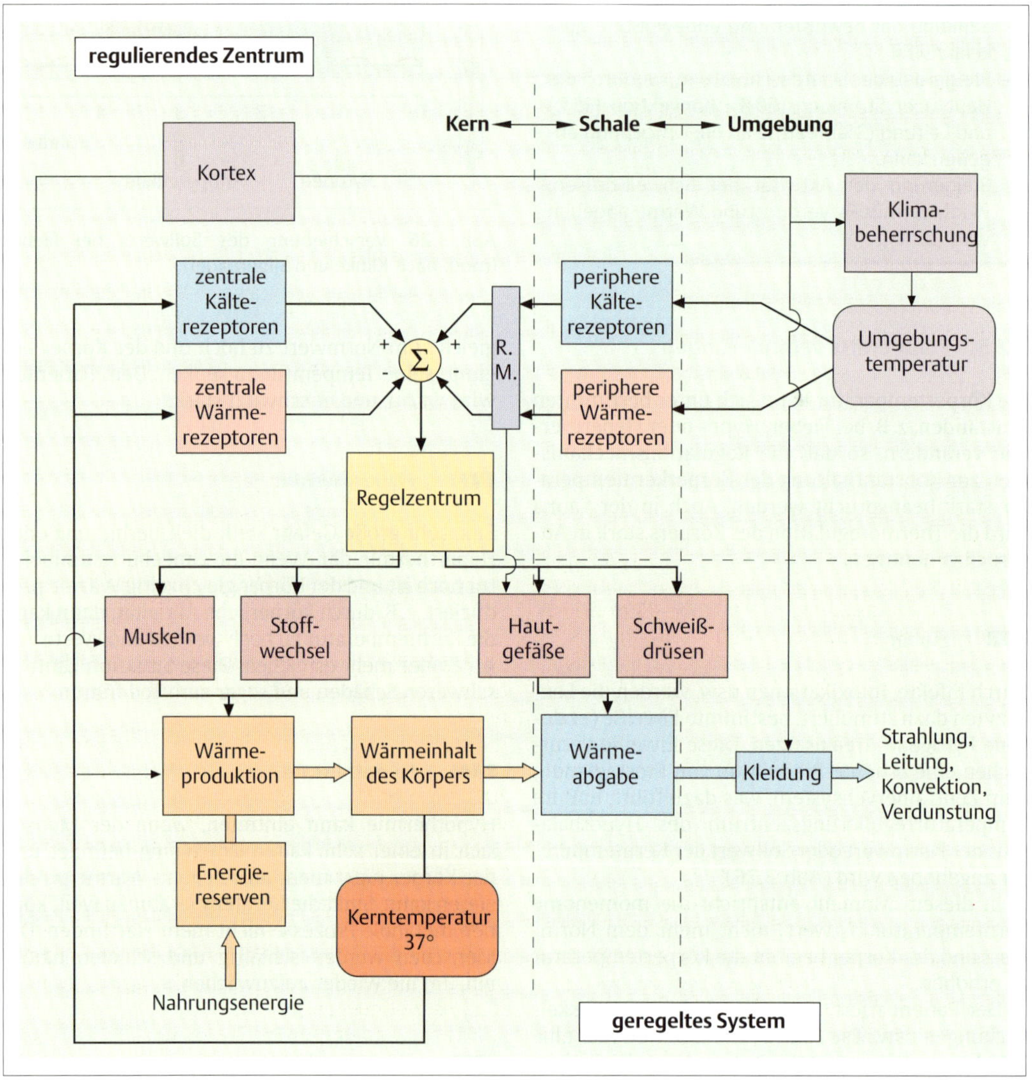

Abb. 3.**27** Schematische Darstellung der Thermoregulation (mod. nach Bernards und Bouman).

4 Positive und negative Effekte auf die bindegewebigen Strukturen des Bewegungsapparates

4.1 Positive Effekte

Im folgenden werden Substanzen und physiologische Reize besprochen, die eine positive Auswirkung auf die Strukturen unseres Bewegungsapparates haben bzw. haben können. Dazu gehören Substanzen in den Nährstoffen, wie

- Eiweiße,
- Kohlenhydrate,
- Fette,
- Vitamine,
- Mineralien und
- Spurenelemente.

Weiter entstehen positive Reize durch Bewegung.

4.1.1 Substanzen in den Nährstoffen

Eiweiße

Eiweiße (Proteine) liefern die Bausteine, aus denen unser Bindegewebe aufgebaut ist, in Form der verschiedenen *Aminosäuren.* Ohne Aminosäuren wären alle lebenserhaltenden und physiologischen Prozesse unseres Körpers wie Regeneration, Wachstum, Fortpflanzung usw. nicht möglich. Es besteht ein deutlicher Unterschied zwischen den Auswirkungen *tierischer* und *pflanzlicher* Eiweiße.

Beim Verzehr *tierischer Eiweiße* kommt es in vielen Fällen zu einer Senkung des pH- Werts, der im Gewebe unter optimalen Bedingungen bei 7,4 liegt. Existiert über einen längeren Zeitraum ein gesenkter pH-Wert, kann das einen sehr negativen Einfluß auf das Bindegewebe und auch andere Gewebe haben. So müssen z.B. basische Substanzen aus den Knochen (z.B. Calciumphosphate) freigesetzt werden, um den pH-Wert zu neutralisieren. Die chronische Übersäuerung unserer Gewebe führt damit u. a. zu einer Demineralisierung der Knochen mit der Gefahr, daß eine Osteoporose entsteht (s.Kap. 2.1, s.S. 175).

Pflanzliche Eiweiße dagegen verursachen keine Senkung des pH- Werts und sind deshalb für unseren Körper vorteilhafter. Die chronische Azidose und damit verbundene potentielle Degeneration des Bindegewebes wird vermieden. Aufbau, Funktion und Stabilität des Bindewebes profitieren davon. Tierische Eiweiße kommen in Milch- und Fleischprodukten vor, pflanzliche z.B. in Nüssen.

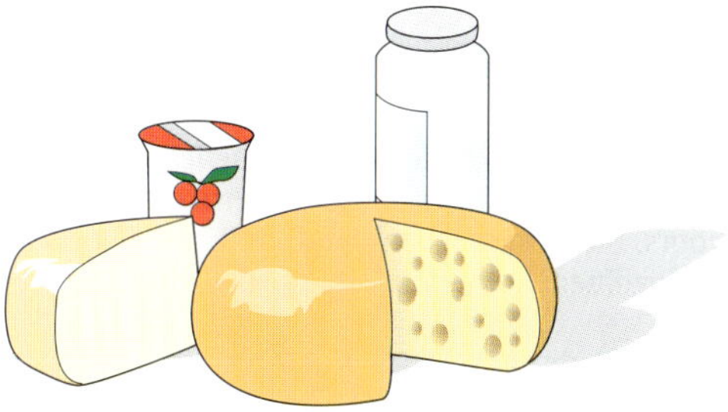

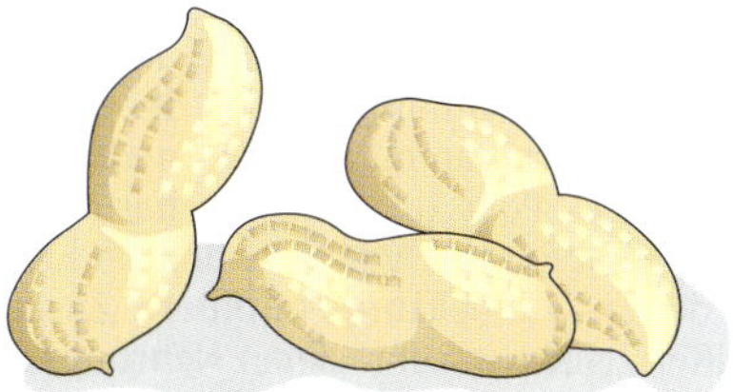

Aminosäuren lassen sich grundsätzlich in essentielle und in nicht-essentielle Aminosäuren unterteilen.

Essentielle Aminosäuren kann unser Körper nicht selbst produzieren. Sie müssen unbedingt über Nahrungsmittel aufgenommen werden. Von besonderer Bedeutung für unseren Bewegungsapparat sind die essentiellen Aminosäuren *Lysin, Methionin, Threonin* und *Valin.*

Sie spielen bei den Proteinen der kollagenen und elastischen Fasern eine wichtige Rolle. So findet man Methionin vor allem im Bereich der Basalmembran (Kollagen Typ IV) und Threonin wird besonders im Knochengewebe gebraucht.

Nicht-essentielle Aminosäuren kann der Körper aus verschiedenen Nahrungsbestandteilen selbst synthetisieren. Im Bindegewebe des Bewegungsapparates liegen als nicht-essentielle Aminosäuren *Arginin, Histidin* und *Cystein/Zystin* vor. Arginin stimuliert die entsprechenden Zellen zu einer erhöhten Kollagensynthese. Es hat deshalb eine wichtige Funktion während der Wundheilung. Besonders in Kombination mit Lysin und Vitamin C hat es einen sehr günstigen Effekt auf die Heilung. Histadin spielt bei der Produktion von Histamin eine wichtige Rolle. Histamin wiederum sorgt als Entzündungsmediator für eine erhöhte Durchblutung und eine gesteigerte Permeabilität der Gefäße im Bindegewebe. Diese Wirkung von Histamin macht man sich auch in der Physiotherapie zunutze. So kann man durch bestimmte Massagetechniken, z.B. durch Friktionen, eine erhöhte Durchblutung im betroffenen Gebiet bewirken. Als Beispiel sei die Behandlung einer Tendinitis genannt.

Cystein/Zystin haben vor allem Einfluß auf die Regeneration der Haut.

Kohlenhydrate

Kohlenhydrate sind *wichtige Energielieferanten* für die vielen energieverbrauchenden Prozesse unseres Körpers. Sie ermöglichen damit z.B. die Synthese der einzelnen Komponenten unseres Bindegewebes.

Kohlenhydrate werden dem Körper mit der Nahrung in Form von einfachen und mehrfachen Zuckermolekülen angeboten, den *Mono-, Di-* bzw. *Polysacchariden*. Saccharide finden in den Strukturen unseres Bewegungsapparates u.a. ihre Verwendung in den Glykosaminoglykanen der Matrix, die außer einem Eiweißanteil auch Bestandteile besitzen, die aus Di-, Poly- und Oligosacchariden aufgebaut sind. Ein typischer Vertreter der Monosaccharide ist der uns gut bekannte raffinierte Zucker, der als weißer Zucker in sehr vielen Nahrungsmitteln teilweise versteckt verwendet wird. Sein süßer Geschmack, der viele Menschen anspricht, ist sicher der Hauptgrund für seine vielfältige Verwendung. Zucker ist außerdem in der Lage, Nahrungsmittel gegen Fäulnis zu schützen und damit zu konservieren.

Einfache Zucker belasten allerdings die Bauchspeicheldrüse (Pankreas) extrem. Ihre kleinen Moleküle gelangen bereits innerhalb kürzester Zeit ins Blut, und der Blutzuckerspiegel steigt dadurch stark an. Die Pankreas muß große Mengen Insulin freisetzen, um den Blutzuckerspiegel wieder zu senken. Die Folge sind große Schwankungen des Blutzuckerspiegels. Zum anderen gehört Zucker zu den leeren Energielieferanten, das heißt, er hat keinen großen Nährwert (s. dazu auch Kap. Verdauungssystem, Bd. II). Kohlenhydrate kommen z.B. in Brot, Kartoffeln, aber auch in Süßigkeiten vor.

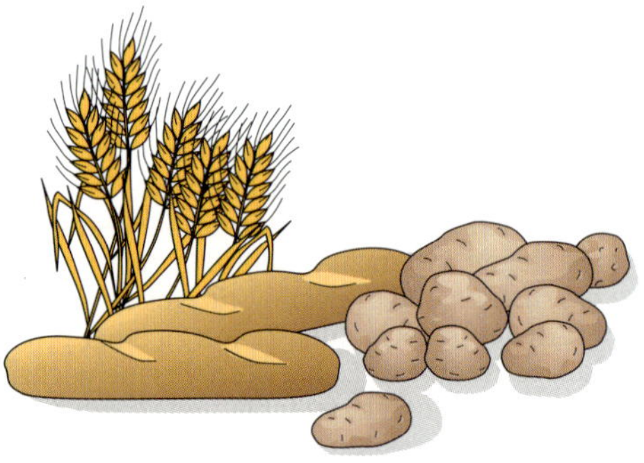

Fette

Fette sind für unseren Körper von großer Bedeutung. Sie *liefern Energie*. Sie sind außerdem bei der Bildung der Zellmembranen unentbehrlich.

Die Fettsäuren, die der Mensch überwiegend benötigt, sind die *ungesättigten Fettsäuren* wie Omega-3- und Omega-6-Fettsäuren. Aus diesen Fettsäuren kann unser Körper verschiedene Prostaglandine synthetisieren, die bei der Regeneration und Heilung von Gewebe erforderlich sind.

Prostaglindin-2 ist z.B. für das Entstehen von Entzündungen verantwortlich, ohne die z.B. Wundheilungen nicht möglich sind. Aber auch für das Immunsystem und bei der Abwehr von Eindringlingen in den Körper spielt es eine wichtige Rolle.

Prostaglandin-1 und -3 haben eine entzündungshemmende Funktion. Ungesättigte Fettsäuren kommen z.B. in kaltgepreßten Ölen, in Avokados und in Fisch vor.

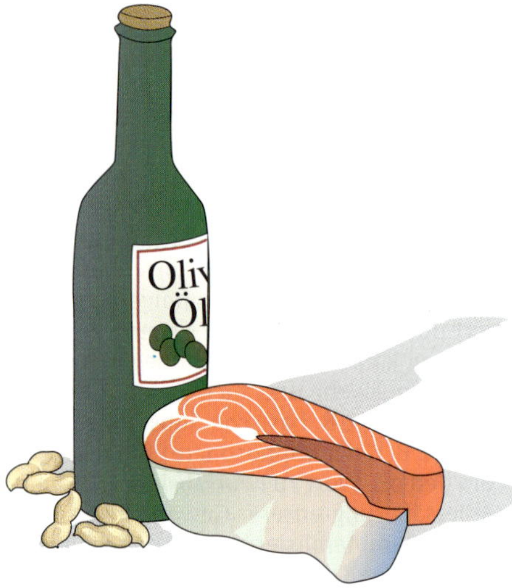

Neben den ungesättigten gibt es auch gesättigte Fettsäuren, die z.B. in Fleisch und Wurst vorkommen. Eine Sättigung von Fettsäuren entsteht auch durch Erhitzen, wie z.B. beim Fett zur Herstellung von Pommes Frittes.

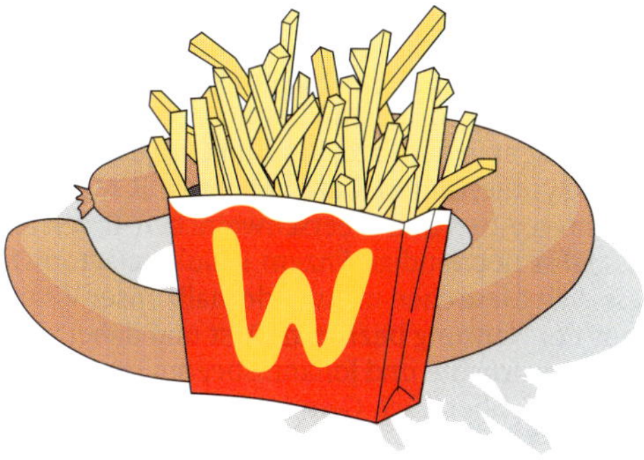

Vitamine

Vitamin A

Vitamin A ist ein fettlösliches Vitamin. Es kommt in Nahrungsmitteln wie Leber, Eiern und Milchprodukten vor. Als Provitamin ist es in Form von Beta-Karotin in Tomaten, Paprika, Spinat, Möhren, Hagebutten, Orangen und Pfirsichen zu finden.

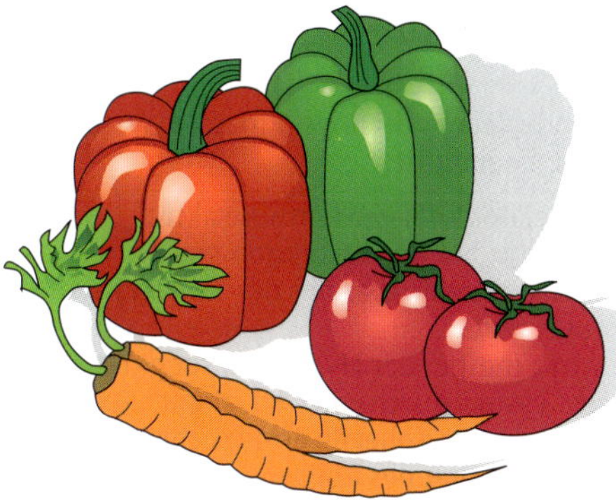

Vitamin A ist als Co-Enzym für die Synthese von Glykoproteinen in Epithelgeweben wie der Haut und der Cornea der Augen von großer Bedeutung. Weiter spielt es bei der gesamten Proteinsynthese eine Rolle und ist damit für die Stabilität des Bindegewebes verantwortlich.

Das Provitamin Beta-Karotin ist ein wichtiger Radikalenfänger. Es neutralisiert die Wirkung der aggressiven Sauerstoffradikale auf die Zellmembran. Radikale bzw. freie Radikale entstehen, wenn gepaarte Elektronen aus ihrem stabilen Zustand auseinandergerissen werden. Es entstehen auf diese Weise instabile und extrem reaktive Teilchen, die durch energiereiche Strahlung, besondere chemische Verbindungen oder einfach durch Sauerstoff, entstehen können. Die Wirkung von Vitamin A wird verbessert, wenn es in Kombination mit Vitamin E und Zink verwendet wird. Hohe Dosierungen von Vitamin A können allerdings einen negativen Effekt auf rheumatische Prozesse und auf Arthrose haben.

Vitamin B

Vitamin B gehört zu den wasserlöslichen Vitaminen. Es ist meistens gleichzeitig in verschiedenen Formen in unserer Nahrung zu finden, deshalb spricht man besser von einem *Vitamin-B-Komplex*. Der Vitamin-B-Komplex besteht aus:

- Vitamin B1 oder Thiamin
- Vitamin B2 oder Ribovlavin
- Vitamin B3 oder Niazin
- Vitamin B5 oder Pantothensäure
- Vitamin B6 oder Pyridoxin
- Vitamin B9 oder Folsäure
- Vitamin B12 oder Kobalamin
- Vitamin B15 oder Pangamsäure

Die meisten dieser B-Vitamine sind vor allem in Nahrungsmitteln wie Vollkornprodukten, Hefe, Sojaprodukten, Gemüse, Nüssen und in geringeren Mengen in Fleisch, Fisch, Innereien, Eiern und Milchprodukten enthalten. Nur Vitamin B12, das Kobalamin, ist eher in tierischen als in pflanzlichen Produkten zu finden.

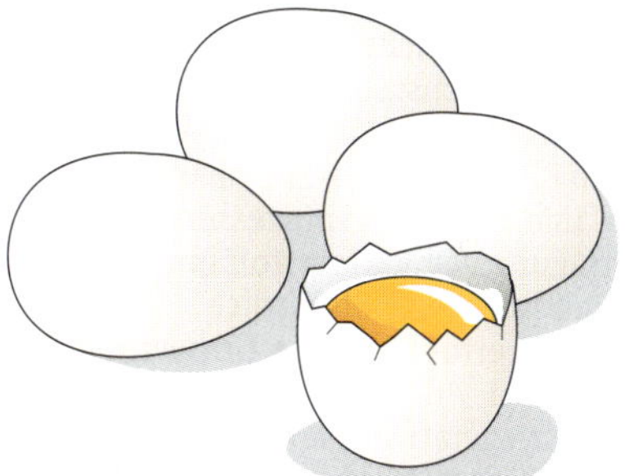

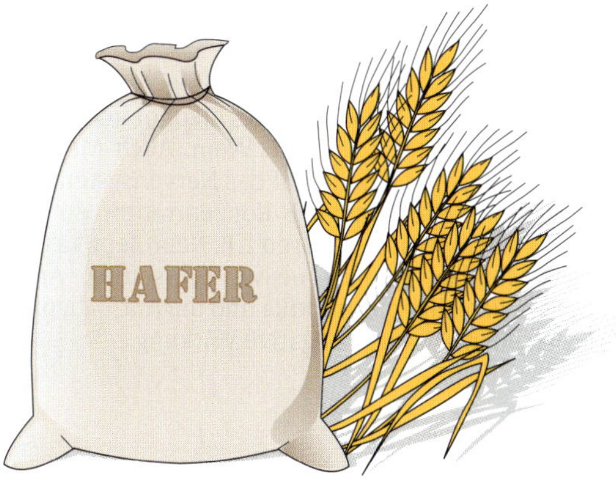

In unserem Körper spielen diese Vitamine hauptsächlich für das Nervensystem eine wichtige Rolle. Sie haben Einfluß auf die Impulsweiterleitung der Nerven. Sie sorgen dabei für die Übertragung der Impulse bzw. Informationen

- von peripheren Rezeptoren, die Druck, Zug, usw. messen, auf die peripheren Nerven (Afferenz) und
- von den peripheren Nerven auf die motorische Endplatte eines Muskels (Efferenz).

Patienten mit Störungen im Bereich des Nervensystems, z.B. durch Bandscheibenprobleme, oder mit Schmerzzuständen, z.B. bei Neuropathien, chronischen Rückenschmerzen usw., können durch eine Supplementierung ihrer Nahrung mit Vitamin B-Präparaten Hilfe erfahren.

Zusätzlich besitzt Vitamin B noch einen Einfluß auf die Physiologie der Haut und wird bei pathologischen Veränderungen der Haut als Therapeutikum eingesetzt. Eine genügende oder erhöhte Menge von Vitamin B stimuliert die Wundheilung und wird deshalb bei der Behandlung rheumatischer Erkrankungen verwendet.

Die einzelnen B-Vitamine haben folgende *spezifische Funktionen*:

- *Vitamin B1* liegt in unserem Körper meistens an Phosphate gebunden vor und in seiner aktiven Form als Thiaminmono-, -di-, -tri- und pyrophosphat. Es hat einen Einfluß auf die Freisetzung von Azetylcholin, einer Transmittersubstanz des Nervensystems, und auf die Regeneration der Myelinschicht der Nerven.
- *Vitamin B2* wirkt als Co-Enzym bei vielen Reduktions- und Oxidationsprozessen und ist für die Übertragung von Wasserstoff und den Transport von Elektronen verantwortlich.
- *Vitamin B3* ermöglicht die Umsetzung von Noradrenalin in Adrenalin, einer Transmittersubstanz des vegetativen Nervensystems.
- *Vitamin B5* hat einen positiven Effekt auf die Wundheilung, weil es die Zahl der Fibroblasten erhöhen kann. Außerdem wird mit seiner Hilfe die Energiefreisetzung in den Zellen gesteigert.

Die Menge von Vitamin B in unserem Körper wird negativ beeinflußt von z.B. Tee, Alkohol und sulfithaltigen Getränken wie z.B. Wein. Auch Medikamente, die einen Einfluß auf das Nervensystem haben, senken die Vitamin B-Konzentration. Zu solchen Medikamenten gehören z.B. Neuroleptika und Antiepileptika. Antikonvulsiva, Zytostatika, Antibiotika, Penizilin, Antiseptika und die Antibabypille haben ebenfalls diese negative Wirkung.

Vitamin C

Vitamin C ist eines der bekanntesten und meist benutzten wasserlöslichen Vitamine. Einige Säugetiere sind nicht in der Lage, Vitamin C im eigenen Körper zu synthetisieren. Dazu gehören z.B. Menschen, Elefanten, Affen und Meerschweinchen. Ihnen fehlt das dafür notwendige Enzym L-Gulonolacton-Oxidase. Wir Menschen müssen deshalb unser Vitamin C aus der Nahrung beziehen. Obst und dabei vor allem Zitrusfrüchte und Johannisbeeren sind reich an Vitamin C, aber auch Gemüse wie Paprika, Kartoffeln und Petersilie.

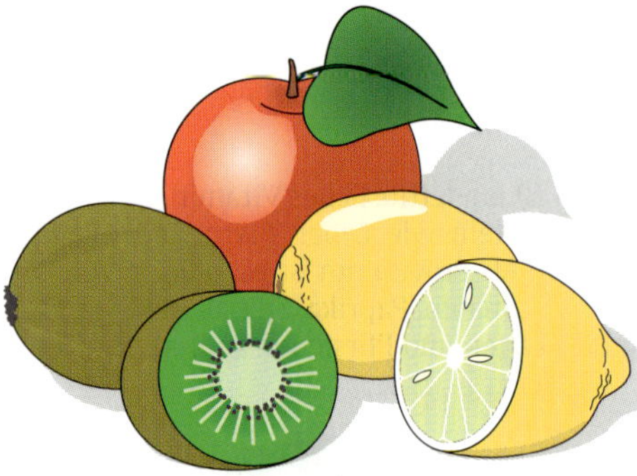

Folgende lebenswichtige Prozesse werden von Vitamin C beeinflußt:

- Es ist bei der Kollagensynthese aktiv.
- Es ist aktiv bei der Reduktion von Fe^{3+} zu Fe^{2+}, das auch wieder u.a. bei der Kollagensynthese benutzt wird.
- Es wirkt mit bei der Hydroxylierung der Aminosäure Lysin, durch die kovalente Bindungen (Crosslinks) im Kollagen ermöglicht werden, was für die Stabilität des Kollagens entscheidend ist.
- Außerdem besitzt Vitamin C eine sehr wichtige antioxidative Wirkung, es hemmt Entzündungen und hat einen regenerativen Effekt auf Vitamin E.
- Auf Grund seiner antioxidativen Wirkung als Radikalenfänger wirkt es bei Nikotin, Schwermetallen und verschiedenen Pharmaka entgiftend.
- Es soll den Abbau von Histamin beschleunigen, wodurch Entzündungen gehemmt werden können, z.B. bei allergischen Reaktionen.
- Es wird auch bei der Synthese von Neurotransmittern benutzt, die für die Informationsübertragung im Nervensystem verantwortlich sind.
- Auch viele Enzyme benötigen Vitamin C als Co-Faktor.
- Schließlich findet Vitamin C seine Anwendung bei der Verbesserung des Immunsystems, weil es die Aktivität von Monozyten, Makrophagen und Granulozyten stimuliert und die Produktion von körpereigenem Interferon fördert.

Vitamin D

Vitamin D3 ist ein fettlösliches Vitamin. Es kommt vor allem in Lebertran und in Fischen wie z. B. Heringen, Lachs und Sardinen vor. Zusätzliche Vitamin D-Quellen sind Leber, Eier und Butter.

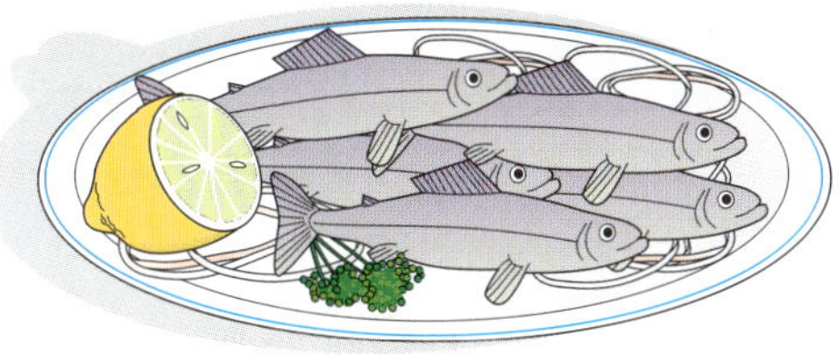

Das *Provitamin D2* befindet sich vorwiegend in pflanzlichen Produkten, z. B. in Pilzen und Hefe.

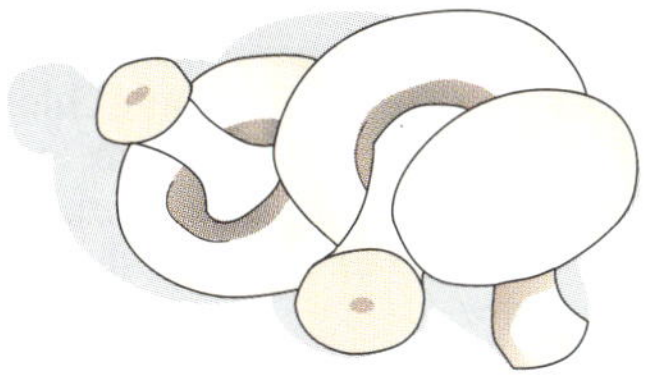

Unser Körper ist aber nicht von der Lieferung von Vitamin D3 über die Nahrung abhängig. Er ist selbst in der Lage, das von unserem Körper produzierte Provitamin D3 unter Einfluß von UV-Strahlung in Vitamin D3 umzuwandeln. Durch Vitamin D verursachte Mangelerscheinungen können deshalb eigentlich nur entstehen, wenn die Haut zu wenig UV-Strahlung erreicht.

Vitamin D ist gemeinsam mit Kalzitonin und dem Parathormon für die Mineralisierung der Knochen verantwortlich, für die Regulierung der Kalzium- und Phophatresorption im Darm und deren Rückresorption in die Nieren. Ein Mangel an Vitamin D kann damit zu einer Demineralisierung des Knochens führen, zu Rachitis, die bekanntermaßen mit einem Mangel an Sonnenlicht einhergeht. Die Knochen werden weich und biegsam, es kommt zu großen Deformierungen (Osteomalazie). Begleitsymptome der Rachitis können Zahnschmelzdefekte und neurologische Störungen sein.

Bei Arthrose hat Vitamin D einen positiven Effekt, weil es die Stabilität der subchondralen Knochen verbessert. Einige Medikamente, wie Antikonvulsiva (z. B. Barbiturate und Spasmolytika) verursachen einen Verlust von Vitamin D.

Vitamin E

Vitamin E ist ein fettlösliches Vitamin. Es kommt vor allem in pflanzlichen (kaltgepreßten) Ölen, in Wal-, Hasel- und Erdnüssen vor. Aber auch in Eiern, Butter, Hefe, Blattgemüsen und Getreidekeimen ist Vitamin E vorhanden.

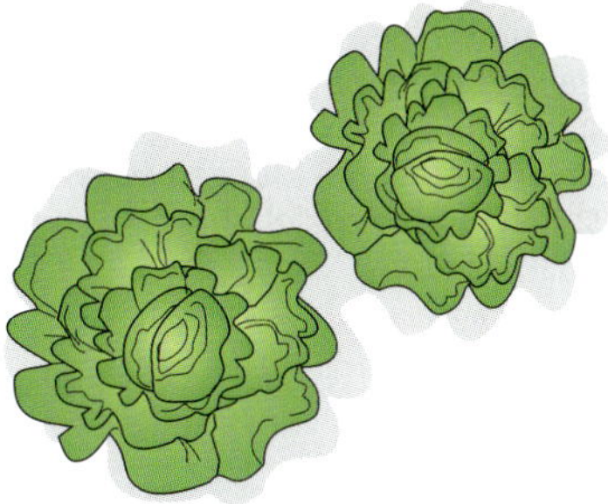

Vitamin E hat eine sehr starke antioxidative Wirkung und schützt damit die Zellmembranen gegen Angriffe freier Radikale. Außerdem hilft es bei der Entzündungshemmung, da es die Bildung von Arachidonsäure hemmt. Damit wird es bei der Therapie von Arthritis und/oder Arthrose einsetztbar. Einen positiven Effekt hat es auch zur Vorbeugung von Keloidbildung nach Hautverletzungen. Ein Mangel an Vitamin E verursacht folgende Probleme:

- Muskelschwächen
- Neuromuskuläre Ausfallerscheinungen
- Veränderungen der Axone im Hinterstrangbereich, wie z. B. beim Tabes dorsalis
- Veränderungen im Bereich der sensorischen Kerne des N. trigeminus

Zigarettenrauch, ultraviolette und radioaktive Strahlung, verschiedene Arzneimittel, aber auch körperliche Hochleistungen verursachen einen starken Verlust von Vitamin E.

Vitamin K

Vitamin K ist ein fettlösliches Vitamin. Es kommt vor allem in grünem Blattgemüse und in geringeren Mengen in Eiern, Milch, Fisch und Innereien vor. Es ist für die Bildung von Osteokalzin wichtig. Osteokalzin ist neben den kollagenen Proteinen das wichtigste Protein unserer Knochen und gehört zur Gruppe der nicht-kollagenen Proteine. Es ist für die Stabilität des Knochens von sehr großer Bedeutung, da es als Vernetzungsprotein die verschiedenen Bindegewebskomponenten miteinander verbindet.

Mineralien

Kalzium

Kalzium liegt in unserem Körper in einer Totalmenge von ca. 1,5 kg vor und ist zu 99% in unseren Knochen und Zähnen zu finden. Durch die Bindung von Kalzium an Phosphate entstehen Apatitkristalle, die als Schicht um die kollagenen Fasern liegen und diese stabilisieren. Besonderes bekannte Kalziumlieferanten sind die hierfür gelobten Milchprodukte. Aber auch aus Sojaprodukten, grünem Gemüse, Nüssen und in geringeren Mengen aus Vollkornprodukten ist Kalzium zu beziehen.

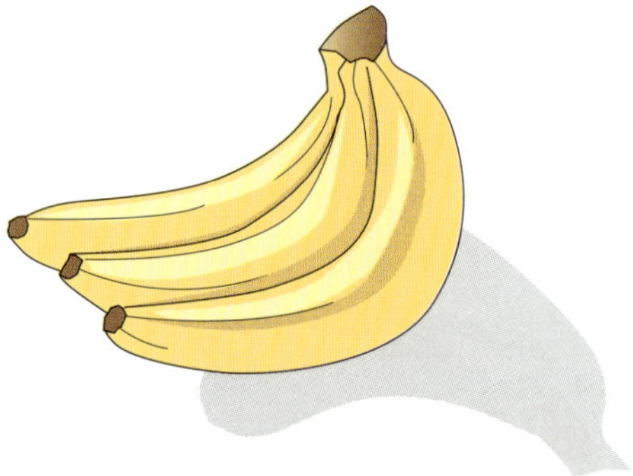

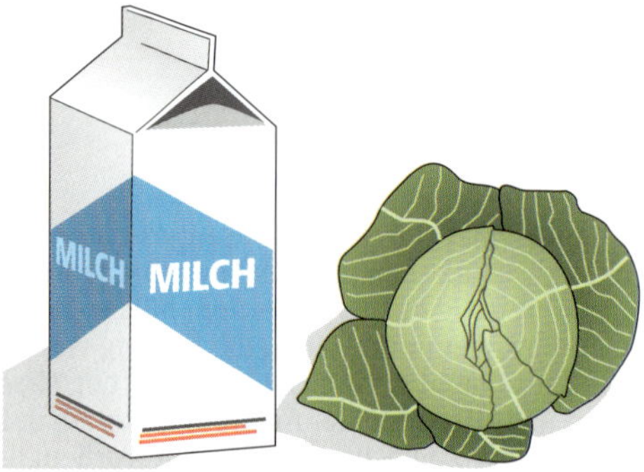

Da Kalzium eine entscheidende Rolle beim Knochen- und Zahnaufbau spielt, zeigen sich Mangelerscheinungen in einer gesenkten Belastbarkeit und durch ein verzögertes Wachstum dieser Strukturen. Kalzium ist des weiteren für die Muskelkontraktion wichtig, ein Mangel kann Muskelkrämpfe verursachen. Die Kalziumsupplementierung wird erfolgreich bei der Behandlung von Osteoporose und bei rheumatoiden Arthritiden angewendet.

Chlor, Kalium und Natrium

Chlor, Kalium und Natrium sind die wichtigsten Elektrolyte unseres Körpers. Sie sind damit für die Erregungsleitung im gesamten Nervensystem von entscheidender Bedeutung. Ohne diese Mineralien wäre die Impulsweiterleitung von peripheren Rezeptoren auf Nerven oder von Nerven auf Muskeln nicht möglich. Auch unser Herz könnte ohne diese Elektrolyte nicht arbeiten.

Chlor befindet sich in sehr vielen Nahrungsmitteln. Es kommt in Wasser und in Kombination mit *Natrium* in Kochsalz vor. Mangelerscheinung sind demzufolge nicht zu erwarten. *Kalium* ist für unseren Körper geradezu essentiell. Es kommt reichlich in Sojaprodukten, Hefe, Gemüse, Obst, hier vor allem in Bananen, Vollkornprodukten, Fisch und Fleisch vor.

Ohne das lebensnotwendige Elektrolyt Kalium wären wichtige Prozesse wie die Herzaktivität, Nervenaktivität (Impulsweiterleitung durch Kalium-Natrium-Influx und -Efflux) und Muskelaktivität – und damit Leben – nicht möglich.

Natrium ist in nahezu allen Nahrungsmitteln und im Wasser enthalten. Gemeinsam mit Chlor findet man es in Kochsalz. Bei sehr starkem Schwitzen kann ein Mangel an Natrium entstehen, der dann z.B. mit Hilfe von Salztabletten wieder ausgeglichen werden kann.

Magnesium

Magnesium liegt in einer Totalmenge von ca. 30 g in unserem Körper vor und befindet sich zu 50 bis 70% in unseren Knochen. Man findet es außerdem in allen Organen. Es ist bei ca. 300 Enzymprozessen aktiv, u.a. bei energieverbrauchenden Prozessen, die über ATP (Adenosintriphosphat) stattfinden.

Magnesium ist in Vollkornprodukten, Sojaprodukten, Hefe, Nüssen, Hülsenfrüchten und in geringen Mengen in grünem Gemüse enthalten. Zusammen mit Kalzium und Phosphor ist es für die Stabilität unserer Knochen und Zähne verantwortlich. Zudem steuert Magnesium zusammen mit Kalzium die Aktivität der Osteoklasten.

Das Verhältnis von Kalzium und Magnesium sollte in unserem Körper stets 2 : 1 betragen. Sinkt der Magnesiumspiegel im Blut, so wird Kalzium aus den Knochen freigesetzt, das dann in Geweben wie Gefäßen, Gelenken, Bandscheiben usw. eingelagert wird. Wird dagegen der Kalziumspiegel im Blut zu gering, wird dem Körper Magnesium entzogen und ausgeschieden.

Da Magnesium die Erregbarkeit des Nervensystems senkt, können durch Magnesiummangel Sensibilitätsstörungen, Muskelkrämpfe und Herzprobleme entstehen. Auch für den Hörsturz wird Magnesiummangel als Ursache diskutiert.

Da das Verhältnis zwischen Kalzium und Magnesium wichtig ist, muß es bei einer eventuellen Supplementierung berücksichtigt werden: Je mehr Kalzium dem Körper zugeführt wird, desto größer ist auch der Magnesiumbedarf. Deshalb wird häufig Dolomit verwendet. In diesem Kalkstein aus den Dolomiten sind beide Mineralien im richtigen Verhältnis vorhanden.

Kalzium und Magnesium sind häufig auch in Mineralwassern vorhanden.

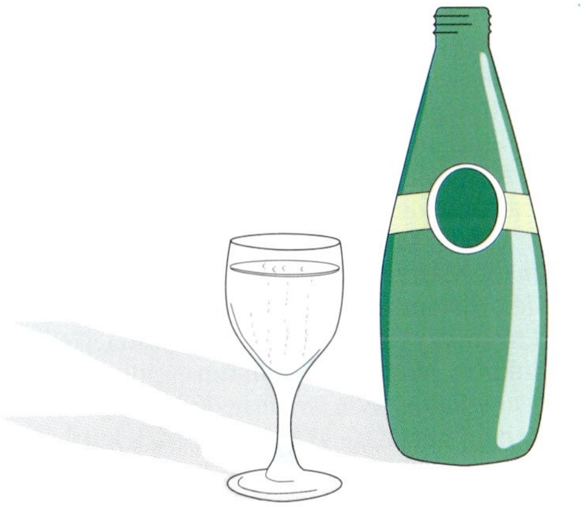

Phosphor

Phosphor findet man zu 80% in Knochen. Es ist dort an Kalzium gebunden und für die Bildung von Apatitkristallen verantwortlich. Die Totalmenge an Phosphor in unserem Körper beträgt ca. 0,7 kg. In unserer Nahrung ist Phosphor immer in ausreichenden Mengen enthalten. Zum einen befindet es sich in sehr vielen Nahrungsmitteln, zum anderen wird unsere Nahrung durch den Einsatz von Geschmacks- und Farbstoffen sowie Stabilisatoren mit Phosphor regelrecht angereichert.

Neben der Funktion im Knochen spielt Phosphor bei der Stabilisierung des Säuregrads der Körperflüssigkeit (interstitielle Flüssigkeit) eine wichtige Rolle. Außerdem wird Phosphat bei der Energiebereitstellung in den Mitochondrien unserer Zellen als Adenosintriphosphat (ATP) benötigt.

Phosphor und Kalzium liegen in der Regel in einem Verhältnis von 1:1 in unserem Körper vor. Kommt es zu einem Überschuß von Phosphor, so hat dies auf Dauer für die Mineralisierung unserer Knochen Konsequenzen: Den Knochen wird Kalzium entzogen. Der hierdurch entstehende Anstieg der Kalziummenge im Blut kann zur Bildung von Nierensteinen führen.

Schwefel

Schwefel kann der Körper aus Produkten wie Knoblauch, Schnittlauch, Lauch, Zwiebeln, verschiedenen Kohlarten, Meerrettich, Senf, Nüssen, Fisch, Fleisch und Eiern beziehen.

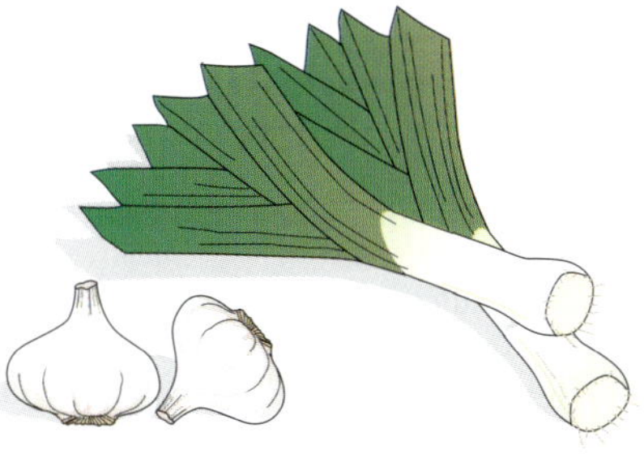

Schwefel besitzt eine sehr wichtige Funktion beim Aufbau der Grundsubstanz und damit für die Stabilität unseres Bewegungsapparates. Er ist ein Bestandteil der Proteoglykane wie Chondroitinsulfat, Dermatansulfat, Heparansulfat und Keratansulfat, die für die Bildung der Grundsubstanz sehr wichtig sind. Diese Proteoglykane ermöglichen erst, daß unser Bindegewebe seine Funktionen wie Stabilität, Mobilität und Elastizität erfüllen kann.

Auch für die Produktion des Gerinnungshemmers Heparin benötigt der Körper Schwefel. Außerdem ist Schwefel ein wichtiger Bestandteil sehr vieler Vitamine, Hormone und der Aminosäuren Cystein, Zystin und Methionin. Schwefel ermöglicht durch Disulfatbrücken stabile Verbindungen zwischen den einzelnen Aminosäuren. Erst dadurch sind die kollagenen Moleküle in der Lage, sich miteinander zu verbinden und für eine Stabilisierung des Kollagens zu sorgen.

Schwefel wird manchmal mit gutem Erfolg bei der Behandlung von Arthritiden angewendet.

Spurenelemente

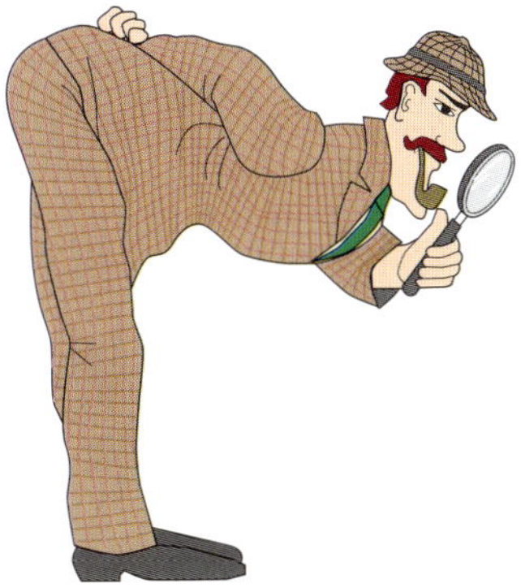

Fluor

Obwohl Fluor in unserem Körper nur in geringen Mengen, ca. 2 bis 3 g vorkommt, spielt es eine wichtige Rolle. 95% des Fluors befinden sich in Form von Fluorapatitkristallen in Knochen und Zähnen. Sie sind dort für deren Stabilität mit verantwortlich.

Wichtige Fluorlieferanten sind Sojaprodukte, Walnüsse und Seefische. Außerdem wird Fluor dem Trinkwasser zugesetzt, weil es eine zahnschützende Wirkung haben soll. Ob es diese Wirkung tatsächlich besitzt, wird in einigen umfangreichen epidemiologischen Studien jedoch in Frage gestellt (Hileman 1988, Hoffer 1996).

Da Fluor in fast allen Nahrungsmitteln enthalten ist, sind Mangelerscheinungen kaum zu erwarten. So ist es also nicht ein Mangel, sondern eher eine Überdosierung dieses Spurenelements, das möglicherweise ein Problem darstellt:

- Eine Überdosierung kann zu Störungen im Aufbau des Zahnschmelzes vor allem bei kleinen Kindern führen, die sich in einer Verfärbungen der Zähne zeigt.
- Bei einer Überdosierung werden ca. 200 Enzymprozesse gehemmt oder gestoppt.
- Eine Überdosierung hat eine Verdichtung der Knochensubstanz zur Folge, die zu einer Verdikkung der Knochen und zu einer Versteifung der Gelenke führen kann.

Bei richtiger Anwendung und Dosierung nimmt Fluor bei der Behandlung von Zahn- und Knochenproblemen eine wichtige Stellung ein. Es sorgt für eine bessere Verbindung zwischen den Apatitkristallen und kollagenen Fasern und damit für deren Stabilität.

Fluor stimuliert Osteoblasten zum Knochenaufbau, hemmt Osteoklasten und verringert damit den Knochenabbau.

Kobalt

Kobalt ist wie alle Spurenelemente in nur ganz geringen Mengen in unserem Körper vorhanden (1 bis 2 mg). In allen Nahrungsmitteln, die Vitamin B12 enthalten, ist auch Kobalt vorhanden. Es bildet einen unentbehrlichen Bestandteil von Vitamin B12 und ist damit für alle Prozesse wichtig, die unter dem Einfluß dieses Vitamins stattfinden. Vitamin B12 und Kobalt spielen beim Stoffwechsel der Nerven und bei der Regeneration der Myelinschicht der Nerven eine Rolle. Kobalt kommt z. B. in Bohnen vor.

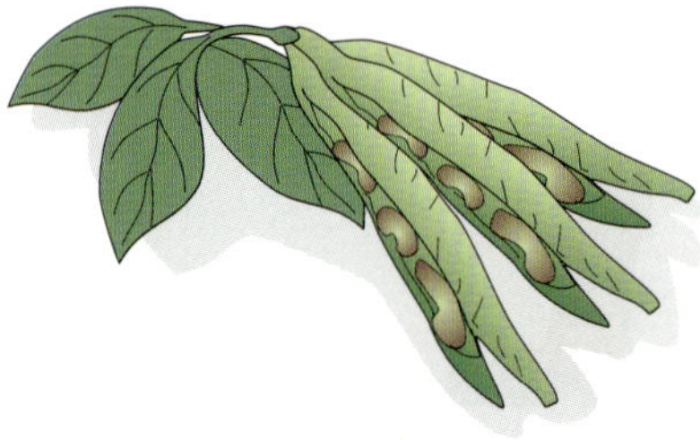

Kupfer

Kupfer findet man in fast allen Nahrungsmitteln. Grünes Gemüse, Vollkornprodukte, Hefe, Nüsse, Schalentiere und Leber enthalten besonders viel Kupfer. Kupfer hatte früher einen schlechten Ruf, weil man es immer wieder in erhöhten Mengen in entzündeten Geweben angetroffen hat. Man war der Meinung, daß eine erhöhte Konzentration von Kupfer Entzündungen verursachen würde. Mittlerweile hat man jedoch festgestellt, daß Kupfer und Zink sogar in der Lage sind, Entzündungen zu hemmen. Kupfer senkt die Freisetzung von Histamin durch die Mastzellen und hemmt zudem die Aktivität des Histamins. Es kontrolliert die Freisetzung des Enzyms Zyklooxygenase und damit letztlich die Produktion von Prostaglandin, einem Entzündungsmediator. Wie wichtig Kupfer als Entzündungshemmer ist, zeigt sich darin, daß mittlerweile viele nicht-steroidale Entzündungshemmer (NSAIDs) Kupfer enthalten.

Kupfer kann Knorpel und Synovia vor Degeneration und Entzündungen schützen und die Bindegewebsregeneration erleichtern. Die Wirkung des Enzyms Lysinoxidase ist von Kupfer abhängig. Durch die Oxydation von Lysin wird die Bildung von stabilisierenden Verbindungen innerhalb und zwischen den kollagenen Molekülen ermöglicht. Kupfermangel führt zu einer geringeren Stabilität des Kollagens.

Ein sehr wichtiges Enzym, das in unserem Körper als freier Radikalfänger agiert, ist Superoxiddismutase. Es ist ein Kupfer-Zink-Protein. Auch für das Immunsystem spielt Kupfer eine wichtige Rolle.

Wie bei allen Spurenelementen darf die Menge an Kupfer in unserem Körper nicht zu hoch werden, da es sonst zu negativen Effekten kommt: Eine erhöhte Kupferkonzentration wird für sehr viele ernsthafte Erkrankungen verantwortlich gemacht wie z. B. Herzprobleme, chronische Infekte und Arthritiden, aber auch für psychische Veränderungen wie Depressionen, Schizophrenie und Psychosen.

Mangan

Mangan ist in Sojaprodukten, Vollkornprodukten, Nüssen und Hülsenfrüchten enthalten. Der Totalgehalt an Mangan in unserem Körper beträgt 10 bis 20 mg. Mangan ist ein Bestandteil vieler Enzyme, die in den Mitochondrien und im endoplasmatischen Retikulum aktiv sind und für die Produktion von z. B. Superoxiddismutase sorgen. Dieses Enzym gehört zu den wichtigen freien Radikalfängern und schützt auf diese Weise die Zellen gegen Eindringlinge. Mangan wird auch bei der Bildung von Glykosyltransferasen benötigt. Glykosyltransferasen sind als Enzyme für die Synthese von Glykoproteinen und Proteoglykanen verantwortlich. Damit hat Mangan eine Aufgabe im Aufbau und für die Stabilität des Bindegewebes.

Bei Problemen der Bandscheibe, der Gelenke (Arthritis, Arthrose) und Knochen kann aus diesem Grund eine Supplementierung von Mangan von Vorteil sein. Ein Mangel an Mangan, oft im Zusammenhang mit einem Zinkmangel, kann dazu führen, daß vermehrt Kupfer in unserem Körper gespeichert wird. Ein erhöhtes Manganangebot in der Nahrung stimuliert dagegen den Körper zur Ausscheidung von Kupfer.

Selen

Selen findet man in Nahrungsmitteln wie Sojaprodukten, Vollkornprodukten, Hefe und Meerestieren. Die Selenmenge in unserem Körper beträgt ca. 10 bis 30 mg.

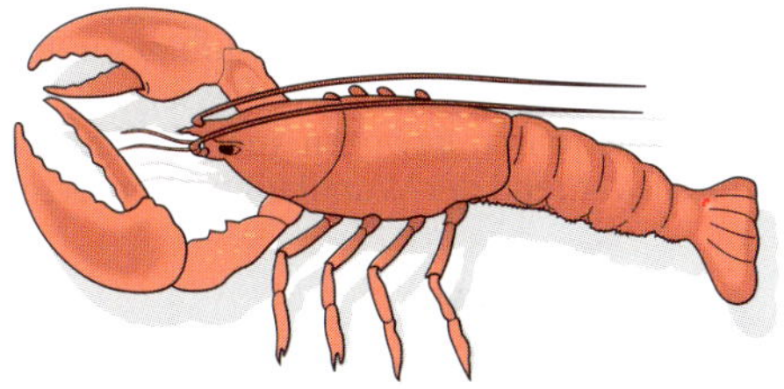

Durch die sehr intensive landwirtschaftliche Nutzung unseres Bodens wird der Selenspiegel im Boden heutzutage jedoch so weit gesenkt, daß die meisten Pflanzen nicht mehr ausreichend Selen aus dem Boden aufnehmen können. Selen findet man vor allem in den Organen, die einen oxidativen Stoffwechsel besitzen wie Muskeln, Leber und Nieren. Hier hat Selen die wichtige Aufgabe, als Antioxidant die bei diesen Prozessen frei werdenden Radikale zu neutralisieren. Ein Selenmangel kann zu Muskelschwächen führen. Die Ursache dafür liegt in einer Veränderung der Myofibrillenstruktur. In extremen Fällen kann es sogar zu ausgeprägten degenerativen Gelenkveränderungen kommen, der Kashin-Beck-Erkrankung, die man vor allem bei Kindern sieht. Eine Supplementierung von Selen soll insbesondere bei rheumatischen Prozessen einen sehr günstigen Einfluß haben. Ausreichende Selenmengen in der Nahrung wirken vorbeugend gegen Krebs. Eine Supplementierung von Selen unterstützt die Krebstherapie.

Zink

Zinklieferanten in unserer Nahrung sind Fleisch, Käse, Eier, Käse, Meerestiere, Hefe und Vollkornprodukte. Die gesamte Zinkmenge in unserem Körper beträgt normalerweise ca. 4 g. Zink ist für viele Enzymprozesse im Energiestoffwechsel und in der Kollagensynthese wichtig und nimmt daher bei der Wundheilung eine sehr wichtige Aufgabe ein. Zink ist wie Kupfer dafür bekannt, daß es Entzündungen hemmt. Es hemmt dabei die Freisetzung des Enzyms Phospholipase und damit die Freisetzung von Prostaglandin, so daß eine Entzündungsreaktion verhindert wird.

Außerdem ist Zink in der Lage, die Freisetzung von Histamin durch die Mastzelle zu hemmen und die Aktivität des freigesetzten Histamins zu senken. Zink unterstützt des weiteren die Regeneration des Bindegewebes, weil es die Kollagensynthese stimuliert. Auch auf den Knorpel und die Synovia hat es während degenerativer und entzündlicher Prozesse eine schützende Wirkung.

Zink spielt auch bei der Immunabwehr eine wichtige Rolle. Ein hoher Zinkspiegel kann außerdem dafür sorgen, daß bei einer eventuell erhöhten Kupferkonzentration dieses vermehrt ausgeschieden wird.

Wachstum ist ein Vorgang, der ohne eine ausreichende Zinkmenge in unserem Körper nicht oder nur stark verzögert stattfinden könnte. Es spielt bei der Synthese und Freisetzung von Wachstumshormonen eine entscheidende Rolle. Ein Zinkmangel kann sich deshalb durch Wachstumsstörungen, ungenügende Knochenmineralisierung, geöffnete Epiphysen und Hautdefekte äußern. Eine Supplementierung von Zink ist demzufolge während der Wundheilung, bei Arthritis und Arthrose, bei Wachstumsstörungen und Muskelschwächen sinnvoll (Tab. 4.**1**).

Tabelle 4.**1** Spurenelemente und ihre positiven und negativen Wirkungen auf die Knochenstabilität

Spurenelement	Knochenaufbau	Knochenabbau
Zink	+	–
Kupfer	+ (?)	–
Fluor	+	?
Strontium	+	–
Selen	+	?
Blei	?	+
Zeolit (Si)	+	–
Kadmium	?	–

+ = positiver Effekt, - = negativer Effekt, ? = Wirkung unklar

Abschließende Gesichtspunkte

Beim Thema Vitamine, Mineralien und Spurenelemente stellt sich eine wichtige Frage: Reicht der Verzehr unserer *normalen* Nahrungsmittel aus, um uns diese lebensnotwendigen Stoffe in ausreichender Menge zu liefern?

Interessant ist in diesem Zusammenhang eine Untersuchung der Universität Heidelberg aus dem Jahr 1997. In dieser Untersuchung hat man den Gehalt von Vitaminen, Mineralien und Spurenelementen in verschiedenen Nahrungsmitteln untersucht und die Untersuchungsergebnisse mit einer ähnlichen Untersuchung aus dem Jahr 1985 verglichen. Es stellte sich heraus, daß sich u.a. der Gehalt an Vitaminen in der Nahrung im Laufe von 12 Jahren deutlich (zum Teil um 70% oder mehr) gesenkt hat. Es ist also fraglich, ob unsere heutigen Nahrungsmittel ausreichen, um unseren Körper gesund und funktionsfähig zu erhalten. Vielleicht wäre es sinnvoll, diese für unseren Körper lebenswichtigen Stoffe auf andere Weise (Supplementierung) zuzuführen und evtl. unsere Ernährungsweise zu verändern.

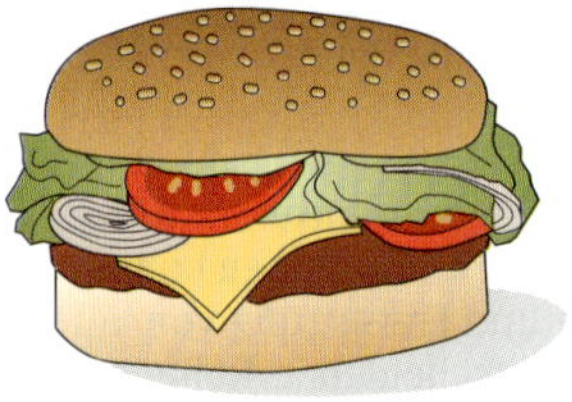

4.1.2 Physiologische Reize

Neben den für die Strukturen des Bewegungsapparates wichtigen Nahrungsbestandteilen dürfen physiologische Reize in Form von Belastung auf das Gewebe nicht vergessen werden. Unser Bewegungsapparat kann noch so gut ernährt werden, er wäre trotzdem nicht funktionsfähig und belastungsstabil, wenn nicht die für eine Synthese notwendigen Reize auf die verschiedenen Gewebe bzw. Zellen vorhanden wären. Sich im Alltag physiologisch zu bewegen, ist deshalb für alle normalen physiologischen Prozesse und damit für den Erhalt aller Strukturen unseres Bewegungsapparates absolut notwendig.

Bewegung

Mobilisieren bedeutet wörtlich gesehen sich zu bewegen bzw. sich beweglicher machen. Der Begriff Mobilisation wird in der Physiotherapie meist für eine Behandlungsform verwendet, mit der man versucht, eingeschränkte Bewegungen wieder zu vergrößern. Die Ursachen für eingeschränkte Beweglichkeit sind dabei verschieden. Es gibt zum einen reflektorisch bedingte Einschränkungen. Sie beruhen auf Abwehrmechanismen unseres Körpers, die das heilende Gewebe vor erneuten Verletzungen schützen sollen. Zum anderen gibt es die strukturelle Hypomobilität, die auf Veränderungen in den verschiedenen Geweben zurückzuführen ist, z.B. auf pathologische Crosslinks in Kapsel-Band-Strukturen, Kapselverklebungen oder Muskelverkürzungen.

Besonders nach Verletzungen sind physiologische Belastungen bereits während der Wundheilung nach dem Abschluß der Entzündungsphase sehr wichtig. Wird das verletzte Gewebe während der Wundheilung ruhiggestellt, so führt das zu deutlichen Problemen auch in den umliegenden Geweben.

Mobilisieren oder sich bewegen hat eine stimulierende Wirkung auf heilendes, neu wachsendes Gewebe. Die Organisation und Ausrichtung der kollagenen Moleküle im Interstitium wird dadurch ermöglicht und damit die Bildung von Narbengewebe reduziert. Daß Bewegen notwendig und vorteilhaft für unserem Körper ist, ist schon deshalb sehr einleuchtend, weil die normalen Lebensvorgänge und Funktionen unseres Bewegungsapparates aus Bewegung bestehen und nicht aus Unbeweglichkeit. Durch Bewegen wird nicht nur der Aufbau sondern auch die Trophik des Gewebes verbessert. Außerdem sollen sich durch Bewegen auch die Entzündungszeiten während der Wundheilung verkürzen.

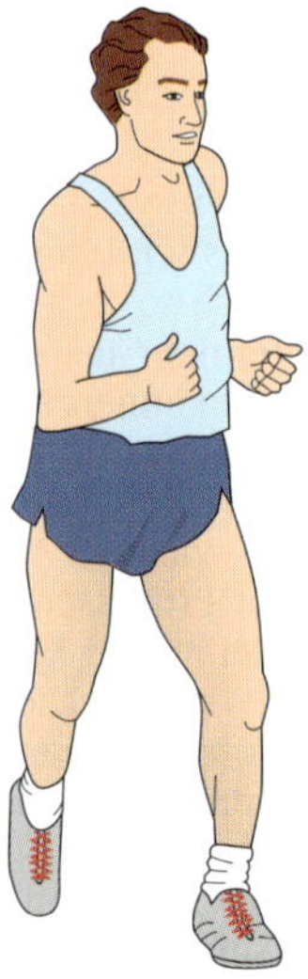

Auch in heilenden Bändern hat man die positive Wirkung von Bewegungen im physiologischen Belastungsbereich nachgewiesen. Goldstein hat 1984 sogar festgestellt, daß nicht nur direkt im Verletzungsgebiet ein Umbau stattfindet, sondern, daß das Band sogar über seine ganze Länge einen Umbau durchmacht, wenn es nach einer Verletzung bewegt wird (Goldstein 1984). Einer der wichtigsten Aspekte des Bewegens ist sicherlich eine Verbesserung der Matrixsynthese.

Aber nicht nur Bewegen hat hierauf einen stimulierenden Effekt, auch unterstützende *Wärmeanwendungen* und alle andere durchblutungsfördernden Maßnahmen sowie Injektionen mit Hyaluronsäure und Linkproteinen besitzen diese Wirkung.

Isometrie

Die in der Physiotherapie häufig verwendeten isometrischen Übungen haben ebenfalls einen günstigen Einfluß auf die Matrixsynthese. Sie bewirken, daß Degenerations- und Umbauprozesse, deren Folge schließlich Bewegungseinschränkungen (Kontrakturen) sind, in geringerem Maße stattfinden können.

Der günstige Effekt der isometrischen Übungen zeigt sich klinisch und wurde durch eine Untersuchung von Miura belegt. Seiner Meinung nach ist die positive Wirkung auf eine deutlich gesenkte Umbaugeschwindigkeit des Gewebes zurückzuführen, die durch die regelmäßigen Muskelanspannungen verursacht wird. (Miura 1983)

Vielleicht bewirken aber vor allem auch die *intermittierenden Anspannungen*, daß das Bindegewebe regelmäßig unter Belastung gebracht wird und dadurch genügend Reize bekommt, um Kollagen und Grundsubstanz zu produzieren und zu organisieren. Dieser Gesichtspunkt verlangt sicher eine weitere Untersuchung.

Belastungsreize bei Hypomobilität

Bei den *reflektorisch bedingten Hypomobilitäten* ist nicht entscheidend, welche physiologischen Belastungsreize man in der Therapie verwendet. Hierbei spielt es auch keine Rolle, welche therapeutischen Methoden man verwendet. Das einzig entscheidende sind die Bewegungsreize selbst.

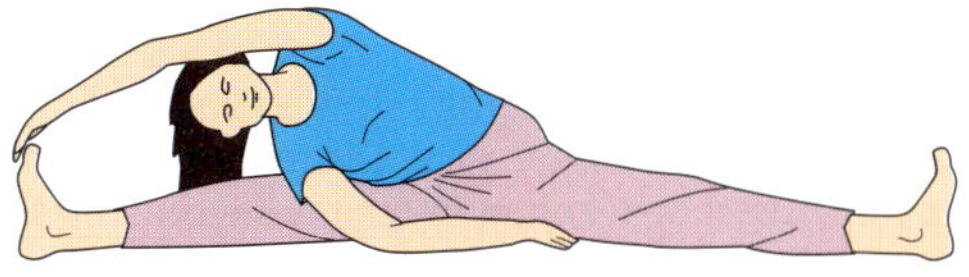

Aber bei den *strukturellen Bewegungseinschränkungen* ist es wahrscheinlich wichtig, daß man die Gelenke nach den Kriterien manualtherapeutischer Konzepte behandelt. Das gestörte biomechanische Bewegungsverhalten des Gelenks bei struktureller Hypomobilität kann bei angulären Bewegungen zu große Kompressionen auf den Gelenkknorpel und eine extreme Zugbelastung auf die Kapsel-Band-Strukturen verursachen.

Intensität der Belastungsreize

Belastungen durch Bewegungen stellen normalerweise kein Problem dar. Aber wenn nach Ruhigstellungen mit Mobilisationstechniken behandelt werden muß, ist die Belastbarkeit der Strukturen durch vorangegangene Ruhigstellung extrem gesenkt (manchmal um 80%). Überbelastungen können damit sehr schnell zu Verletzungen führen. Untersuchungen von Salter haben gezeigt, daß sich bei Schädigungen des Gelenkknorpels (z.B. nach einem Trauma) wieder normales Gewebe bildet, sofern das Gelenk ständig im physiologischen Belastungsbereich, d.h. nur bis zur Schmerzgrenze, bewegt wird. Wird das Gelenk ruhig gestellt, bildet sich seiner Meinung nach Narbengewebe (Salter 1980, 1984 und 1989).

Ob die Knorpelfächen eines Gelenks wieder regenerieren oder ob sich statt dessen ein Ersatzgewebe bildet, ist nach Ansicht einiger Autoren auch vom Ausmaß der Verletzungen abhängig. Kleinere Schädigungen können wahrscheinlich so regenerieren, daß sich wieder ein neuer hyaliner Knorpel bildet. Bei größeren Defekten dagegen kommt es meistens zur Bildung von faserigem Knorpel als Ersatzgewebe (Woo 1981).

Was sich Therapeuten unabhängig von der Größe der Verletzung eines Gewebes aber immer wieder vor Augen halten sollten, ist die deutlich verminderte Belastbarkeit des Gewebes nach einer Immobilisationsperiode. Bei der Therapie ist daher die Gefahr einer Überdosierung groß, was einer erneuten, vom Therapeuten verursachten Verletzung gleich käme. Man weiß, daß die ständige Traumatisierung eines Gewebes chronische Entzündungen und eine chronische Myofibroblastenaktivität zur Folge hat. Solange ein Gewebe eine Myofibroblastenaktivität aufweist, ist die Bewegung eingeschränkt und man sollte die Mobilität nicht vergrößern.

Überdosierungen können nicht nur mit angulären Bewegungen, sondern auch bei den manualtherapeutischen Behandlungen entstehen. Kommt es z.B. bei einer Traktionsbehandlung zu einer Kollagenverlängerung um 4 bis 6%, so führt das zu einer Zerstörung und einem Auseinanderbrechen der Kollagenbündel wie auch der Zellen und Gefäße. Als Folge entwickeln sich wiederum neue Entzündungen und damit reflektorisch Bewegungseinschränkungen. Deshalb sollten sich Therapeuten im Hinblick auf den Therapieerfolg mit einer Vergrößerung des Bewegungsausmaßes von ca. 3 bis 5 Grad pro Behandlung zufrieden geben. Mobilisieren bzw. Dehnen soll einen erneuten Umbau verursachen und keine Zerstörung von Gewebe.

Leider denken immer noch viele Therapeuten und Patienten, daß die Therapie um so besser ist, je kräftiger und länger sie durchgeführt wird. Das kann beim heutigen Kenntnisstand sicherlich nicht der richtige Weg sein. Der wichtigste Parameter ist die Häufigkeit der Mobilisation des eingeschränkten Gewebes. Es ist nicht die Kraft, mit der sie ausgeführt wird. Dieser Umstand weist daraufhin, daß die Eigenaktivität des Patienten in Form von Heimübungen eine große und wahrscheinlich ausschlaggebende Bedeutung für einen Behandlungserfolg hat.

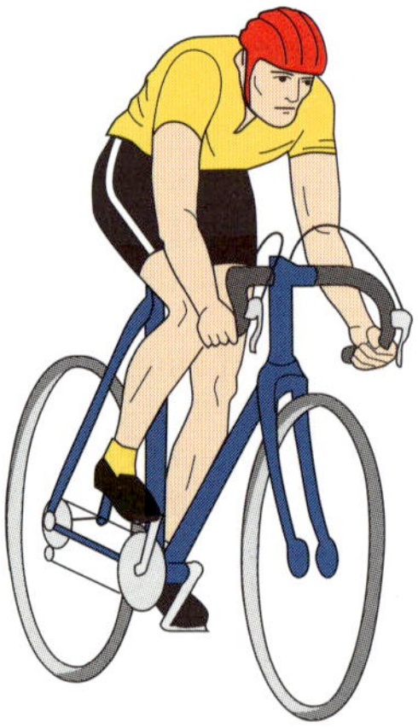

Die *Intensität der Belastungsreize* sollte in den *verschiedenen Heilungsphasen des Gewebes* unterschiedlich dosiert werden. In der *Akutphase* beinhaltet die Behandlung vor allem das Bewegen im physiologischen und schmerzfreien Bereich, um den Heilungsprozeß positiv zu beeinflussen. In der *chronischen Phase*, in der dann nach längerer Immobilisation deutliche Kontrakturen vorhanden sind, ist eine Mobilisation durch Dehnen der Muskeln und Kapseln indiziert. Dabei muß zurückhaltend dosiert werden, da die Gefahr einer erneuten Traumatisierung durch Überdosierung sehr groß ist.

4.2 Negative Effekte

Die Faktoren, die sich positiv auf die Strukturen des Bewegungsapparates auswirken, können unter bestimmten Bedingungen auch negative Effekte haben. So wirkt sich z.B. ein langfristiger Mangel an Vitaminen, Mineralien und Spurenelemente negativ aus. In Einzelfällen können auch Überdosierungen schaden. Negative Effekte entstehen des weiteren bei unphysiologischen Belastungen. Dazu gehören Über- und Unterbelastung.

4.2.1 Überbelastung der Strukturen

Auch ohne ein direktes traumatisches Ereignis können Strukturen überbelastet werden. Verkehrte, ungünstige und unergonomische Bewegungen und Belastungen im Alltag oder beim Sport, z.B. falsche Techniken, können ständige kleine Verletzungen, d.h. Mikrotraumen, zur Folge haben. Auch Übergewicht kann zu Überbelastungen führen. Betroffen sind besonders die Strukturen, die eine gewichttragende Funktion haben, z.B. Knochen und Knorpel.

4.2.2 Unterbelastung der Strukturen

Eine *chronische* Unterbelastung stellt wahrscheinlich eine noch größere Bedrohung für den Erhalt der Strukturen unseres Bewegungsapparates dar als eine Überbelastung. Der Unterbelastung wird in unserer heutigen Gesellschaft durch sitzende Tätigkeiten und Bewegungsmangel Vorschub geleistet. Sie beginnt meistens schon im Kindesalter. Kleine, aufwachsende Kinder müssen stundenlang ohne große Bewegungsmöglichkeiten in der Schule sitzen. Auch zu Hause bewegen sich viele Kinder nicht mehr ausreichend. Der Ausgleich für die *Immobilisation* in der Schule sollte in Form von Spielen, Sporttreiben usw. erfolgen, findet aber zu selten statt.

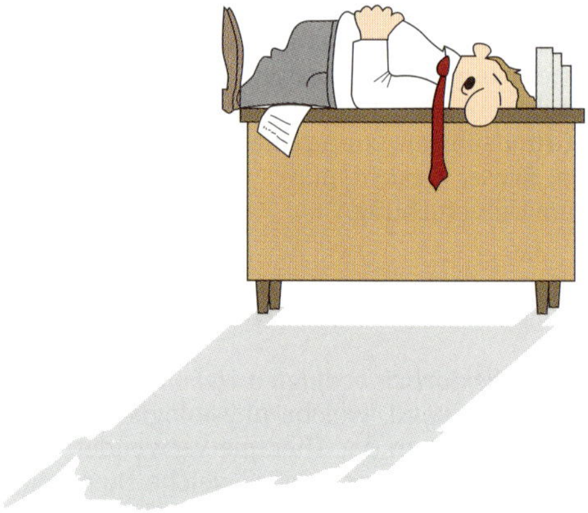

Vor Unterbelastung sind wir auch im weiteren Verlauf des Lebens nicht geschützt. Viele Berufe unterfordern unseren Bewegungsapparat oder beanspruchen ihn nur einseitig. Stundenlanges Sitzen am Schreibtisch, hinter dem Computer usw. oder lang andauerndes Stehen in einem begrenzten Bereich haben durch den fehlenden Wechsel zwischen Be- und Entlastung sehr negative Auswirkungen auf die Strukturen des Bewegungsapparates. Eine der gravierendsten Formen der Unterbelastung entsteht, oft zum Glück nur kurzfristig, bei Immobilisationen. Die Ruhigstellung wird noch immer

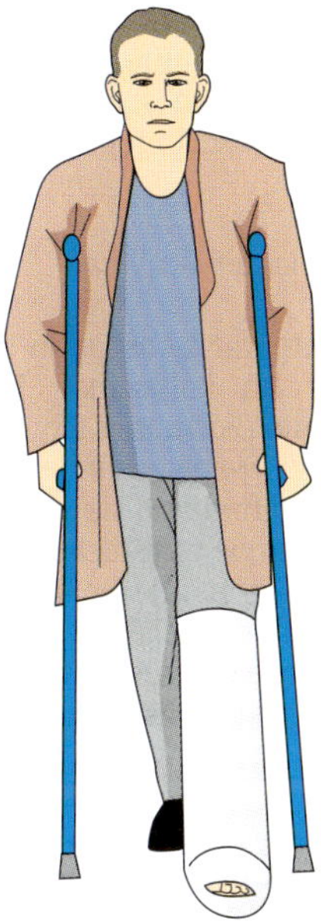

nach vielen Verletzungen als die Therapie der Wahl angesehen.

4.2.3 Immobilisation und ihre Auswirkungen

Durch eine Immobilisation kommt es in den betroffenen Strukturen unseres Bewegungsapparates zu großen degenerativen Veränderungen. Die Strukturen selbst und vor allem ihre Belastbarkeit werden deutlich verändert und reduziert. In allen Strukturen, mit Ausnahme der Gleitflächen auf dem Knorpel, findet man als erste Reaktion auf die Immobilisation eine Desorganisation des Gewebes (gesenkte Belastbarkeit). Im späteren Stadium kommt es zu einem Umbau, um das Gewebe an die neue, sprich immobilisierte Situation anzupassen.

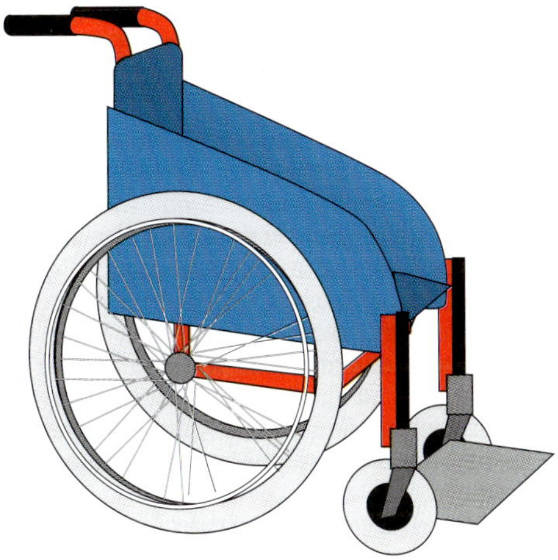

In Gewebe, das eigentlich nicht selbst betroffen ist, aber z.B. nach einem Trauma benachbarter Strukturen immobilisiert wird, also *immobilisiertes nicht verletztes Gewebe*, kann man folgendes feststellen: Die Dauer des Umbaus verlängert sich und die Geschwindigkeit nimmt ab. *Verletztes Gewebe* zeigt im Gegensatz zum nicht betroffenen Gewebe bei Immobilisation eine deutlich gesteigerte Umbau-Geschwindigkeit.

Beispiel: Patient A wird nach einer traumatischen Verletzung des Kniegelenks immobilisiert. Patient B wird das Kniegelenk immobilisiert, weil er eine Femurfraktur im Diaphysenbereich aufweist. Beide Patienten haben nun mit den Folgen eines immobilisierten Kniegelenks zu kämpfen, obwohl nur bei Patient A das Kniegelenk bzw. die Kniegelenkkapsel selbst betroffen sind.

Hunt et al. haben 1985 in einer Untersuchung festgestellt, daß ein durch ein Trauma nicht direkt betroffenes Gelenk eine höhere Umbaugeschwindigkeit und auch eine erhöhte Proliferation der Fibroblasten aufweist, wenn sich das Trauma in der Nähe des Gelenks abspielte (Hunt et al. 1985). Flowers und Pheasant zeigen in ihrer Untersuchung, daß nicht-traumatisierte Gelenke nach einer Immobilisation von sechs Wochen steif sind, daß aber die Beweglichkeit innerhalb weniger Minuten passiven Bewegens wieder hergestellt werden kann (Flowers und Pheasant1988). Werden Gelenke dagegen länger immobilisiert, also sieben Wochen oder länger, entstehen deutliche Kontrakturen (Langenskoild 1979).

Ob Verkürzungen (Einschränkungen) während des Umbaus entstehen, ist davon abhängig, ob ein Gewebe in einer entspannten oder angespannten Haltung oder Position immobilisiert wird. Nur das Gewebe, das im entspannten bzw. verkürzten Zustand immobilisiert wird, zeigt daraufhin deutliche Einschränkungen.

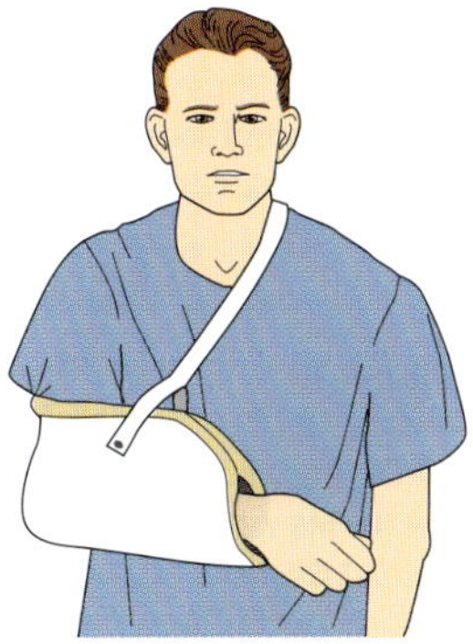

Über die Ursachen, die für das Entstehen einer Einschränkung verantwortlich sind, ist man unterschiedlicher Meinung. Die meisten Autoren sind der Überzeugung, daß der Verlust von Proteoglykanen in der Matrix dafür verantwortlich ist, daß nach Immobilisationen Einschränkungen entstehen. Akeson hat z. B. festgestellt, daß nach neun Wochen Immobilisation ein Verlust von Hyaluronsäure (41%) und von Chondroitinsulfat (30%) nachzuweisen ist. Durch den großen Verlust von Proteoglykanen und auch Glykosaminoglykanen können pathologische Crosslinks im Gewebe entstehen. Es handelt sich dabei nach Ansicht von Akeson um lösliche Crosslinks (Akeson 1987). Der Einfluß der Crosslinks auf die Mobilität ist bei ungeformtem kollagenen Bindegewebe (Kapseln und Faszien) höher als bei geformtem kollagenen Bindegewebe (Sehnen, Aponeurosen und Ligamente). Im ungeformten kollagenen Bindegewebe kann man feststellen, daß sich das Gewebe neu organisiert und stabilisiert. Im geformten kollagenen Bindegewebe dagegen wird das Gewebe deutlich schwächer.

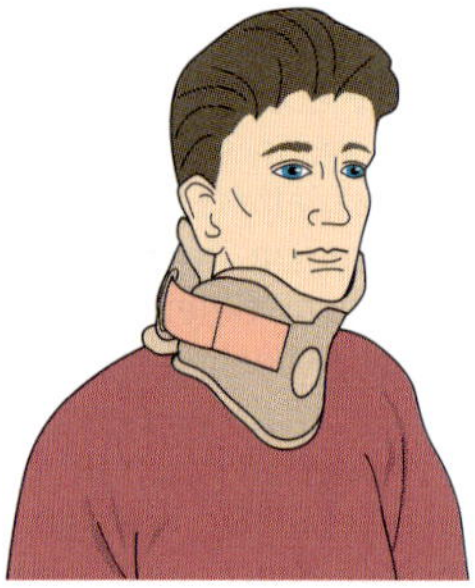

Untersuchungen, die sich vor allem mit Sehnengewebe und Bandgewebe beschäftigt haben, beschreiben folgende Veränderungen während einer Immobilisation:

- Desorganisation
- Verlust von Fibroblasten und verringerter Abstand zwischen den einzelnen Fibroblasten
- Gesenkte Matrixsynthese
- Gesenkte Belastbarkeit

Untersuchungen haben nachgewiesen, daß eine Sehne nach einer Immobilisation von vier Wochen nur noch 20% ihrer ursprünglichen Belastbarkeit aufweist (Tabary 1972).

Adhäsionen

Eine weitere Erklärung für eine Einschränkung bzw. Hypomobilität ist das Entstehen von *Adhäsionen* (Verklebungen) in bestimmten Kapselanteilen wie den Kapselfalten. Im gesunden Gewebe entstehen Adhäsionen erst nach ca. acht Wochen Immobilisation. Nach Verletzungen mit folgender Immobilisation kommen sie deutlich schneller, d.h. bereits nach wenigen Wochen zustande.

Myofibroblastenaktivität

Myofibroblastenaktivität findet man während des Heilungsprozesses im kollagenen Bindegewebe. Myofibroblasten, eine Form von Fibroblasten, sind früh im heilenden Gewebe zu finden. Sie besitzen kontraktile Eigenschaften und sind in der Lage, mit einer Kontraktion das sie umgebende Bindegewebe zu stabilisieren. Schon in älteren Untersuchungen wurde die Anwesenheit von Myofibroblasten in der Gelenkkapsel während einer Arthritis erwähnt (Nevasier 1945). Das wurde später durch viele andere Autoren bestätigt.

Immobilisationsfolgen am Beispiel des Knorpels

Auch im Gelenkknorpel kommt es während einer Immobilisation zu großen Veränderungen. Durch das Fehlen von Druck- und Entlastungsreizen wird die Syntheseaktivität der Knorpelzellen gesenkt. Als Ursache wird einerseits der Mangel an piezoelektrischer Aktivität genannt. Der Mangel ist dabei durch den geringen Wechsel von Druck und Entlastung bedingt. Andererseits trägt der geringere Flüssigkeitstransport im und zum Knorpel dazu bei, daß das Angebot von Sauerstoff und Nährstoffen für die Zellen deutlich abnimmt. Die Produktion von Proteoglykanen und Glykosaminoglykanen (Grundsubstanz) ist aufgrund des gesenkten Metabolismus deutlich in Mitleidenschaft gezogen. Wird weniger Grundsubstanz im Knorpel synthetisiert, so hat dies einen direkten Einfluß auf die Belastbarkeit des Knorpels. Daraus ergeben sich deutliche Konsequenzen für die Physiotherapie: Gelenke und Muskeln müssen mit Vorsicht und sorgfältig dosierter Belastung behandelt werden.

Auf den Knorpelflächen der Gelenke entstehen während einer Immobilisation *Fettdepots*, die bei Bewegungen Gleitstörungen und somit Bewegungseinschränkungen verursachen. Diese Gleitstörungen verändern die Gelenkmechanik. Das normale Verhältnis zwischen Rollen und Gleiten im Gelenk wird beeinträchtigt. Durch den Verlust der Gleitbewegung entsteht eine verhältnismäßig große Rollkomponente im Gelenk. Diese kann zu einer erhöhten Kompression auf die Knorpelflächen führen, insbesondere bei angulären oder rotatorischen Bewegungen.

Mit der verringerten Belastbarkeit des Gelenkknorpels auf Grund von Immobilsation kann man die große Gefährdung für Verletzungen während mobilisierender Behandlungen erklären. Eine vergrößerte Rollkomponente im Gelenk führt außerdem zu einer erhöhten Belastung der Kapsel und der Ligamente, da das Gelenk auf einer Seite aufzuklaffen beginnt.

4.2.4 Medikamente

Selbstverständlich ist es unumstritten, daß bestimmte Medikamente sinnvoll sind und bei der Behandlung von Patienten mit Problemen am Bewegungsapparat positiv eingesetzt werden können. Mögliche negative Auswirkungen sollten jedoch nicht aus den Augen verloren werden. Medikamente haben neben ihren Hauptfunktionen oft auch verschiedene unerwünschte Nebenwirkungen, die für den betroffenen Patienten sehr unangenehme Folgen haben können. Ich möchte jetzt auf die negativen Effekte eingehen, die Medikamente auf den Bewegungsapparat haben können.

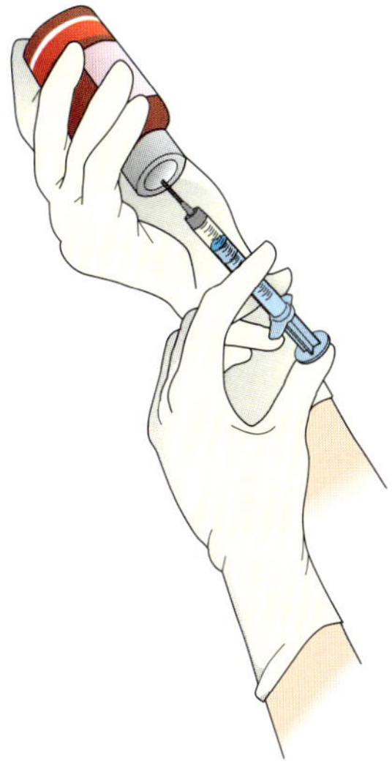

Die Wirkung vieler Medikamente, die bei Problemen am Bewegungsapparat gegeben werden, beruht darauf, daß sie Prozesse, die Symptome wie Schmerzen und Entzündung verursachen, hemmen oder unterdrücken. Durch das Hemmen der Entzündungsreaktion kann der Ablauf der normalen Heilungsphasen beeinträchtigt werden. Die Schmerzhemmung kann dazu führen, daß der so entscheidende Schutzmechanismus fehlt, der uns vor einer weiteren bzw. erneuten Schädigung warnt. Dabei ist nicht immer mit dem Verschwinden der Symptome auch die Ursache für deren Entstehen beseitigt worden. Es besteht die große Gefahr, daß Patienten – manchmal auch Therapeuten – nach der Verwendung solcher Medikamente glauben, daß mit dem Verschwinden der Symptome das traumatisierte Gebiet wieder voll funktionsfähig sei. Schmerzen und Entzündungen haben ihren Grund jedoch häufig in Verletzung oder Überbelastungen des Bewegungsapparates. Eine Wundheilung benötigt normalerweise eine gewisse mehr oder weniger festgelegte Zeit und ist normalerweise noch nicht beendet, wenn die Symptome auf künstliche Weise eliminiert worden sind. Die Wundheilung kann sogar länger dauern, da entzündungshemmende Medikamente ihren Ablauf verzögern. Oft hat das zur Folge, daß Patienten und Therapeuten viel zu früh mit der Belastung der betroffenen Strukturen beginnen. Die Gefahr für erneute Verletzungen und Rezidive ist dabei sehr groß. Im folgenden möchte ich einige häufig benutzte Medikamente und ihre Relevanz für den Bewegungsapparat vorstellen. (Weitere Informationen zum Thema Medikamente sind in Band III dieser Reihe enthalten.)

Kortikosteroide

Kortikosteroide werden häufig bei Entzündungen im Bereich des Bewegungsapparates verwendet. Sie blockieren die Bildung von Prostaglandin-2 bereits in einem sehr frühen Stadium seiner Entstehung. Allgemein betrachtet verursachen steroidale Entzündungshemmer auf lange Sicht vor allem Komplikationen am Bewegungsapparat. Die *orale Steroidbenutzung* zeigt als häufigsten Nebeneffekt eine Demineralisierung der Knochen, weil sich das Medikament auf diesem Weg über den gesamten Körper verteilen kann. Der Einsatz von Kortikosteroiden erhöht das Risiko auf Osteoporose und damit auf Knochenfrakturen (bei 30 bis 50% der Patienten), vor allem im Bereich der Wirbelkörper. Eine Supplementierung mit Kalzium, Kalzitriol und Kalzitonin kann diese negative Auswirkungen aufhalten. *Kalzitriol* hemmt dabei die negativen Effekte, die Steroide auf die Osteoblasten haben. Auch Vitamin D stimuliert die Kalziumaufnahme und hemmt damit den Knochenabbau.

Lokal angewandte Steroide, die meistens in Form von Infiltrationen verabreicht werden, verursachen eine sehr starke Degeneration des Bindegewebes lokal im infiltrierten Gebiet. Dadurch kann es bei Bewegung oder Belastung zu spontanen Rupturen von Bändern und Sehnen kommen. Oft sieht man auch, daß das Bindegewebe im Bereich der Infiltrationsstellen durch Fettgewebe ersetzt wurde. Mehrmalige epidurale Infiltrationen mit Steroiden können z. B. in der Wirbelsäule aufgrund des Fettgewebes zu einer Art spinalen Stenose führen. In der Literatur werden noch weitere Komplikationen der steroidalen Entzündungshemmer beschrieben. Einige Beispiele hierzu:

- Bei einer Epicondylitis medialis kann es nach Infiltrationen zu einer Läsion des N. ulnaris kommen.
- Eine aseptische und septische Meningitis oder Arachnoiditis kann nach mehrmaligen epiduralen und subarachnoidalen Infiltrationen mit Steroiden entstehen.
- Prinzipiell besteht ein erhöhtes Infektionsrisiko.
- In ganz seltenen Fällen kann durch eine Steroidbehandlung bei kleinen Kindern ein Diabetes auftreten, der zu einem nonketonischen hyperosmolaren Koma und anschließend zum Tod der Kinder führen kann.

Nicht-steroidale Entzündungshemmer

Im Gegensatz zu den steroidalen Entzündungshemmern erzeugen die nicht-steroidalen eher Komplikationen im Verdauungstrakt und in den Ausscheidungsorganen. Sie verursachen z. B. Gastropathien, Nephropathien und Probleme im Bereich der Lungen und der Haut. Die häufigsten Probleme im Magen-Darm-Trakt sind Magengeschwüre und Magenblutungen. Dabei ist noch nicht genau geklärt, ob die nicht-steroidalen Entzündungshemmer für das Entstehen der Magengeschwüre verantwortlich sind oder nur für die dabei auftretenden Komplikationen wie Blutungen. Außerdem sollen sie eine erhöhte Blutungsneigung nach Operationen verursachen, vor allem in der Haut.

4.2.5 Eisanwendungen und mögliche Komplikationen

Im Rahmen einer Rehabilitation wird die Behandlung immer wieder mit Eisanwendungen ergänzt. Inwieweit Eisanwendungen die physiologischen

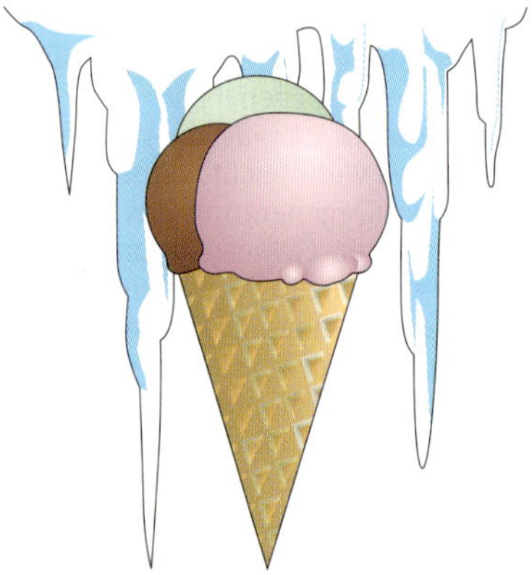

Prozesse im Bewegungsapparat positiv beeinflussen, muß jedoch kritisch hinterfragt werden.

Eis findet sicherlich bei der akuten Versorgung nach einem Trauma seinen sinnvollen Einsatz. Es ist in der Lage, eine Blutung zu hemmen und damit die Größe eines Hämatoms zu begrenzen. In den weiteren Phasen der Wundheilung ist der Einsatz von Eis eher fraglich.

Wirkung von Eis auf die Durchblutung

Während eines normalen Wundheilungsprozesses versucht der Körper, das Verletzungsgebiet so gut wie möglich zu durchbluten. Ziel ist es, genügend Sauerstoff und Nährstoffe zur Verfügung zu stellen, damit eine Heilung (Reparatur) stattfinden kann. Dazu werden im Verletzungsgebiet Entzündungsmediatoren freigesetzt, die eine Vasodilatation und eine Zunahme der Permeabilität der Gefäßwände bewirken. Längere Eisanwendungen verursachen dagegen eine Vasokonstriktion der Gefäße und Kapillare.

Wirkung von Eis bei Schmerzen

Durch die Freisetzung von Schmerzmediatoren schützt der Körper das heilende Gewebe vor möglichen Überbelastungen und erneuten Schädigungen. Die Mediatoren senken die Reizschwelle der Schmerzrezeptoren im und in der Nähe des Verletzungsgebietes. Dadurch können die Rezeptoren rechtzeitig vor drohenden zu hohen Belastungen warnen. Eisanwendungen hemmen die Aktivität der Schmerzrezeptoren und die Weiterleitung ihrer Impulse über periphere Nerven. Das Warnsignal, das uns gegen zu große Belastung und erneute Schädigungen schützt, wird überhaupt nicht oder verzögert weitergeleitet.

Nervenschädigungen und Ödeme

In mehreren Untersuchungen wurde festgestellt, daß längere Eisanwendungen zu einer, manchmal irreversiblen Schädigung peripherer Nerven führen können (Bassett 1972 und 1992). Möglicherweise ist das auch der Grund, warum viele Patienten nach einigen Minuten Schmerzen nach einer Eisanwendung verspüren. Durch eine längere Verwendungsdauer von Eis wird die Durchblutung der Nerven soweit gesenkt, daß dies eine Bedrohung für diese Strukturen darstellt. Es kommt zu einer Freisetzung von Schmerz- und Entzündungsmediatoren im Nervensystem, was wiederum Schmerzen verursachen kann. Bei Untersuchungen an der Freien Universität in Brüssel haben Wissenschaftler herausgefunden, daß längere Eisanwendungen häufig auch Ödeme nach sich ziehen, die durch Schädigungen des Lymphsystems bzw. der Lymphgefäßwände entstehen (Leduc 1979, Lievens 1984, Meeuwsen 1986).

4.2.6 Weitere Faktoren

Folgende Faktoren können ebenfalls negative Effekte im Bindegewebe unseres Bewegungsapparates hervorrufen:

- *Umweltfaktoren* wie Umweltverschmutzung durch Schwermetalle in der Luft und im Wasser, radioaktive Strahlung usw.
- *Geopathische Belastungen* wie Erdstrahlen, elektromagnetische Felder usw.
- *Streß* auf unseren Körper und damit auf unseren Bewegungsapparat
- *Rauchen*

In *Streßsituationen* werden Hormone wie Adrenalin und Cortisol freigesetzt, die auf die Kollagensynthese einen hemmenden Einfluß ausüben.

Rauchen hat nicht nur auf unsere Lunge und unser Immunsystem einen negativen Einfluß, sondern auch auf unseren Bewegungsapparat. Deutlich wurde dieser Zusammenhang z. B. durch eine Untersuchung von Holm, die er im Bereich der Bandscheibe durchgeführt hat. Rauchen vermindert die Durchblutung in den Wirbelkörpern und damit die Syntheseaktivität in den Bandscheiben. Durch Rauchen läßt laut einiger Untersuchungen zudem die Stabilität der Wirbel deutlich nach. Dies könnte der Grund dafür sein, warum Raucher deutlich schlechtere Ergebnisse nach einer stabilisierenden Operation an der Wirbelsäule zeigen. Auch bei Arthrose soll Rauchen einen ungünstigen Einfluß besitzen.

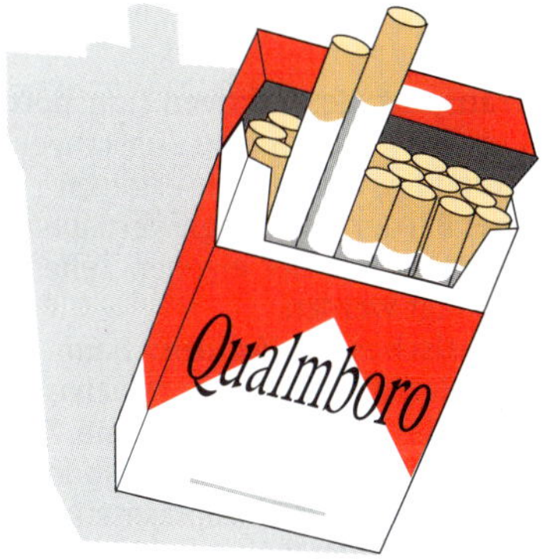

Von den vielen Faktoren wie Umwelt, Geopathie, Rauchen, Streß usw. ist nur von einigen einigermaßen bekannt, auf welche Weise und über welche Prozesse sie ihren negativen Einfluß ausüben können. Bei den meisten dieser Faktoren tappt man noch im dunkeln. Häufig läßt sich ihr Einfluß nur klinisch feststellen. Deshalb sind weitere Untersuchungen auf diesem Gebiet sicher von sehr großem Interesse.

Begriffserklärungen zur Zellphysiologie

Aktiver Transport: Beim aktiven Transport handelt es sich um Bewegungen von Substanzen, die unter Aufwendung von Energie erfolgen.

Autophagie: Bei der Autophagie verdauen die Lysosomen Bestandteile der eigenen Zelle, die nicht mehr benötigt werden.

Endoplasmatisches Retikulum: Beim endoplasmatischen Retikulum handelt es sich um ein Röhrensystem, das als Zellorganelle im Zytoplasma liegt. Die Röhren werden von Lipiddoppelmembranen umgeben. Das endoplasmatische Retikulum ist Speicher, bietet eine große Oberfläche für den Stoffwechsel und ermöglicht intrazellulären Stofftransport. Es wird glattes und rauhes endoplasmatisches Retikulum unterschieden. Am rauhen endoplasmatischen Retikulum sind viele Ribosomen für die Proteinsynthese angelagert.

Endosomen: Endosomen heißen die Vesikel, die sich bei der Endozytose von der Zellmembran abschnüren und in das Zellinnere wandern.

Endozytose: Bei der Endozytose werden Stoffe aus dem Extrazellulärraum in die Zelle aufgenommen. Dabei wird ein wenig Extrazellulärflüssigkeit mit aufgenommen und in einem Vesikel, der sich von der Zellmembran nach innen abschnürt, in die Zelle transportiert.

Endozytotische Vesikel: s. Endosomen

Exozytose: Bei der Exozytose werden Stoffe aus dem Zellinneren an den Extrazellulärraum abgegeben. Dabei verbindet sich der Vesikel mit den abzugebenden Stoffen mit der Membran und öffnet sich nach außen.

Extrazellulärraum: Der Extrazellulärraum ist der Raum, der sich außen um eine Zelle herum befindet.

Gap junction: Dieser Begriff beschreibt den Abstand zwischen den in Reihe geschalteten kollagenen Molekülen innerhalb des kollagenen Fibrillenaufbaus.

Golgi-Apparat: Der Golgi-Apparat ist eine Zellorganelle. Er besteht aus mehreren übereinandergestapelten tellerförmigen Räumen, die von Lipiddoppelmembranen umgeben, und polar organisiert sind. In ihm werden in der Zelle produzierte Stoffe – auch Abfallstoffe – sortiert, verpackt und zu ihrem Bestimmungsort geschickt.

Granulum: Plural: Granula; Teilchen, die mit dem Mikroskop zu erkennen aber nicht zu differenzieren sind, werden einfach als Körnchen bezeichnet.

Interstitielle Flüssigkeit: Die Flüssigkeit im Interstitium – also im Zwischenzellraum – wird als interstitielle Flüssigkeit bezeichnet.

Intrazellulärraum: Der Intrazellulärraum ist der Raum innerhalb der Zelle.

Lipiddoppelmembran: Die Lipiddoppelmembran bildet alle Membranen der Zelle. Sie besteht aus zwei Lipidschichten, die sich mit ihren hydrophoben Anteilen aneinander lagern. Die hydrophilen Anteile zeigen nach außen. Die Membran ist entsprechend der Funktion der Struktur, die von ihr umgeben wird, mit unterschiedlichen Membranproteinen ausgestattet, die z. B. spezifische Stoffe durch die Membran transportieren können. Die Membran trennt den Innenraum vom Außenraum und ermöglicht so unterschiedliche Matrixzusammensetzungen in den Räumen.

Lysosomen: Bei den Lysosomen handelt es sich um Vesikel, die von einer Membran umgeben sind und Verdauungsenzyme in einer sauren Lösung enthalten. Sie liegen als Zellorganellen in der Zelle. Lysosomen können Abfallstoffe der Zellen und in einigen Fällen auch Fremdstoffe, die in die Zelle aufgenommen wurden, verdauen.

Mitochondrien: Mitochondrien sind die Kraftwerke der Zelle. Sie liegen als Zellorganellen im Zytoplasma und synthetisieren aus Nahrungsbestandteilen (Kohlenhydraten, Lipiden) mit Hilfe des Zitratzyklus, der Beta-Oxidation und der Atmungskette energiereiche Phosphatverbindungen (z. B. ATP), die dann an anderer Stelle der Zelle Energie liefern können. Die Mitochondrien liegen meist in der Nähe der energieverbrauchenden Zellorganellen.

Mikrotubuli: Mikrotubuli sind Teile des Zytoskeletts, bestehen aus dem Protein Tubulin und sind an der Zellteilung und am Transport von Substanzen in der Zelle beteiligt.

Permeabilität: Die Permeabilität ist ein Maß der Durchlässigkeit einer Membran für bestimmte Substanzen.

Phagozytose: Bei der Phygozytose werden große Moleküle, Zellteile oder ganze Zellen (Bakterien) aus dem Extrazellulärraum in die Zelle aufgenommen.

Pinozytose: Die Pinozytose ist der gleiche Vorgang wie die Phagozytose, nur werden bei ihr Teilchen aufgenommen, die nur mit dem Elektronenmikroskop zu erkennen sind, während die Phagozytose auch lichtmikroskopisch erkannt werden kann.

Ribosomen: Ribosomen sind Zellorganellen, die der Proteinsynthese dienen. Zwischen ihren beiden Untereinheiten wird der mRNA-Faden in eine Aminosäurensequenz umgewandelt.

Transportvesikel: Für den Transport werden die zu transportierenden Strukturen mit etwas Zytoplasma bzw. interstitieller Flüssigkeit von zellulärer Membran umgeben und so als Transportvesikel befördert.

Zelle: Die Zelle ist die kleinste noch lebensfähige Funktionseinheit von Organismen. Die Zelle des Menschen besteht aus einer Zellmembran, die das Zellinnere umgibt. Im Zellinneren liegt das Protoplasma mit dem Zytoplasma, den Zellorganellen und dem Zellkern.

Zellmembran: Die Zellmembran ist die äußere Schicht der Zelle. Sie besteht aus zwei Lipidschichten, deren hydrophobe Anteile in der Mitte aneinandergelagert sind und deren hydrophile Anteile nach außen, aus der Zelle heraus, und nach innen, in die Zelle hinein, ragen. So entsteht eine Lipiddoppelmembran. In sie sind Proteine verschiedenster Funktion eingebaut.

Zellkern: Der Zellkern liegt in der Zelle und trägt die Erbinformation. Er ist von der Kernhülle umgeben und enthält das Karyoplasma. In ihm wird die Erbinformation von der DNA auf die mRNA übertragen, mit deren Hilfe in der Zelle dann Proteine gebildet werden können. Bei der Zellteilung gibt der Zellkern die Erbinformation an die entstehenden Tochterzellen weiter, indem die Information der DNA identisch repliziert wird.

Zellorganellen: Bei den Zellorganellen handelt es sich um die "Organe" der Zelle. Es sind Strukturen, die eine bestimmte Funktion haben und mit dem Licht- bzw. Elektronenmikroskop unterschieden werden können.

Zytoplasma: Das Zytoplasma ist das Plasma der Zelle. Es ist aus Proteinen, Lipiden, Kohlenhydraten und Wasser zusammengesetzt und enthält auch Spurenelemente und Mineralsalze. Die Zellorganellen und das Zytoskelett sind in das Zytoplasma eingebettet.

Zytoplasmatische Ausläufer: Zytoplasmatische Ausläufer sind Ausziehungen der Zelle, die wie „Arme" in die Umgebung ragen. Sie bestehen aus Zytoplasma und sind mit einer Zellmembran umgeben.

Zytoskelett: Das Zytoskelett ist der Stütz- und Bewegungsapparat der Zelle. Es liegt im Zytoplasma und besteht aus Aktinfilamenten, Mikrotubuli und Intermediärfilamenten. Es erhält die Form der Zelle, schafft Verbindungen zu anderen Zellen, stabilisiert die Membran und ist an der Bewegung von wandernden Zellen (Lymphozyten) beteiligt. Entlang des Skeletts können Stoffe transportiert werden.

Literatur

Abelow BJ, et al. Cross Cultural Association between Dietary Animal Protein and Hip Fracture: A Hypothesis. Calcified Tissue International. 1992;50 : 14.

Abrams SE, O›Connor TC. Complications associated with epidural steroid injections. Regional Anästhesie.1996;21(2):149 – 162.

Abubakar AO, Raslan WF, Sotereanos GC. Estrogen and progesterone receptors in temporomandibular joint discs of sympthomatic and asymptomatic persons: a preliminary study. Journal of Oral and Maxillofacial Surgery. 1993;51(10):1096 – 1100.

Adam M, Deyl Z. Degenerated annulus fibrosus of the intervertebral disc contains collagen type II. Annals of the Rheumatic Diseases. 1984;43(2):258 – 263.

Ahmed M, Bjurholm A, Kreichbergs A, Schultzberg M. Neuropeptide Y, Tyrosine Hydroxylase and Vasoactive Intestinal Polypeptide-Immunoreactive Nerve Fibers in the Vertebral Bodies, Discs, Dura Mater, and Spinal Ligaments of the Rat Lumbar Spine. Spine. 1993;18(2):268 – 273.

Ahmed M, Bjurholm A, Kreichbergs A, Schulzberg M. Sensory and Autonomic Innervation of the Facet Joint in the Rat Spine. Spine. 1993;18(14):2121 – 2126.

Akeson W, Amiel D, Mechanics G. Collagen cross-linking alterations in joint contractures: Changes in reducible cross-links in periarticular connective tissue coolagen after nine weeks of immobilization. Connective Tissue Research. 1977;5 : 15 – 19.

Akeson W, Woo SLY, Amiel D. The connective tissue response to immobility: Biochemical changes in periarticular connective tissue of the immobilized rabbit knee. Clinical Orthopaedics. 1973;93 : 356 – 361.

Akeson WH, Amiel D, Abel MF, Garfin SR, Woo SLY. Effects of Immobilization on Joints. Clinical Orthopaedics and Related Research. 1987;219 : 28 – 37.

Akeson WH, Amiel D, Kwan M, Abitbol JJ, Garfin SR, eds. Stress Dependence of Synovial Joints. CRC Press; 1992.

Ali AM, Sharawy MM. Alteration in fibronectin of the rabbit craniomandibular joint tissues following surgical induction of anterior disk displacement: immunohistochemical study. Acta Anatomica. 1995; 52 (1):49 – 55.

Ali AM, Sharawy MM. An immunohistochemical study of collagen types III, VI and IX in rabbit craniomandibular joint tissues following surgical induction of anterior disk displacement. Journal of Oral Pathology and Biology. 1996;25(2):78 – 85.

Amiel D, Frey C, Woo SLY. Value of hyaluronic acid in the prevention of contracture formation. Clinical Orthopaedics. 1985;196 : 306 – 311.

Amonoo-Kuofi H. Morphometric changes in the heights and anteroposterior diameters of the lumbar intervertebral discs with age. Journal of Anatomy. 1991;175(1):159 – 168.

Ard MD, Schachner M, Rapp JT, Faissner A. Growth and degeneration of axons on astrocyte surfaces: effects on extracellular matrix and on later axonal growth. Glia. 1993;9(4):248 – 259.

Bassett C, Pawluk R. Electrical behavior of cartilage during loading. Science. 1972;178 : 982 – 983.

Bassett FH, Kirkpatrick JS, Engelhardt DL, Malone TR. Cryotherapy-induced nerve injury. American Journal of Sports Medicine. 1992;20(5):516 – 518.

Becker A. Traction for knee flexion contractures. Physical Therapy. 1979;59 : 1114.

Becker T, Becker CG, Niemann U, et al. Immunohistological localization of tenascin-C in the developing and regenerating retinotectal system of two amphibian species. Journal of Comparative Neurology. 1995;360(4):643 – 657.

Bednar DA, Orr WF, Simon GT. Observations on the Pathomorphology of the Thoracolumbar Fascia in Chronic Mechanical Back Pain. Spine. 1995;20(10):1161 – 1164.

Belsole R, Osborne G. The use of spring-loaded splints in treating wrist-flexion contractures. Plastic and Reconstructive Surgery. 1982;69 : 1015 – 1016.

Bentley G. Articular Cartilage Changes in Chondromalacia Patellae. Journal of Bone and Joint Surgery. 1985;67 B(5):769 – 774.

Bergman RA, Afifi AK, M HJP. Histology. 1 st ed. Philadelphia: W. B. Saunders Company; 1996.

v. Berkesteijn EC, Brussaard JH, v. Schaik M. Relationship between the calcium-to-protein ratio in milk and the urinary calcium excretion in healthy adults: a controlled crossover study. American Journal of Clinical Nutrition. 1990;52(1):142 – 146.

Berkovitz BK, Robertshaw H. Ultrastructural quantification of collagen in the articular disc of the temporomandibular joint of the rabbit. Archives of Oral Biology. 1993;38(1):91 – 95.

Berkovitz BK, Robinson S, Moxham BJ, Patel D. Ultrastructural quantification of collagen fibrils in the central region of the articular disc of the temporomandibular joint of the cat and the guinea pig. Archives of Oral Biology. 1992;37(6):479 – 481.

Bernards JA, Bouman LN. Fysiologie van de mens. 5 th ed. Utrecht: Bohn, Scheltema, Holkema; 1988.

Bernick S, Cailliet R. Vertebral end-plate changes with aging of human vertebrae. Spine. 1982;7(2):97 – 102.

Bernick S, Walker J, Paule W. Age changes to the anulus fibrosus in human intervertebral discs. Spine. 1991;16(5):520 – 524.

Berthet-Colominas C, Miller A, Herbage D, Ronziere M, Tocchetti D. Structural studies of collagen fibres from intervertebral disc. Biochimica et biophysica acta. 1982;706(1):50 – 64.

Bianco P. Immonuhistology of Bone Proteins, Bone Quality, and Bone Turnover. Clinical Rheumatology. 1994; 13(pt 1):69 – 74.

Biedert RM, Stauffer E, Friederich NF. Occurrence of free nerve endings in the soft tissue of the knee joint: A histological investigation. American Journal of Sports Medicine. 1992;20(4):430 – 433.

Billingsley EM, Maloney ME. Intraoperative and postoperative bleeding problems in patients taking warfarin, asparin, and non-steroidal antiinflammatory agents. A prospective study. Dermatologic Surgery. 1997;23(5):381 – 383.

Blatteis CM. ed. Thermoregulation. New York: New York Academy of Sciences;1997.

Bode-Lesniewska B, Dours-Zimmermann MT, Odermatt BF, Briner J, Heitz PU. Distribution of large aggregating proteoglycan versican in adult human tissues. Journal of Histochemistry and Cytochemistry. 1996;44(4):303 – 312.

Bogduk N, Twomey L. Clinical anatomy of the lumbar spine. 1 st ed. Edinburgh: Churchill Livingstone;1987.

Bogduk N, Windsor M, Inglis A. The innervation of the cervical intervertebral discs. Spine. 1988;13(1):2 – 8.

Böhmig R. Die Blutgefäßversorgung der Wirbelbandscheiben, das Verhalten des Chordasegments und die Bedeutung beider für die Bandscheibedegeneration. Archiv für klinische Chirurgie. 1930;158 : 374 – 424.

Bona CA, ed. Molecular Basis of the Immune Response. New York: New York Academy of Sciences;1988.

Bosse A, Wuisman P, Jones D, Schwarz K. Noncollageneous proteins in heterotopic ossification. Immunohistological analysis in 15 paraplegies. Acta orthopaedica Scandinavica. 1993;64(6):634 – 638.

Boyling JD, Palastanga N, eds. Grieve's Modern Manual Therapy. 2 nd ed. Edinburgh: Churchill Livingstone;1994.

Bradford D, Cooper K, Oegema TJ. Chymopain, chemonucleolysis and nucleus pulposus regeneration. Journal for Bone and Joint Surgery. 1983;65(9):1220 – 1231.

Bradford D, Oegema TJ, Cooper K, Wakano K, Chao E. Chymopapain, chemonucleolysis, and nucleus pulposus regeneration. A biochemical and biomechanical study. Spine. 1984;9(2):134 – 147.

Brand P. Clinical Mechanics of the Hand. St Louis: CV Mosby;1985.

Braunewell KH, Martini R, le Baron R, et al. Up-regulation of a chondroitin sulphate epitope during regeneration of mouse sciatic nerve: evidence that the immonureactive molecules are related to the chondroitin sulphate proteoglycans decorin and versican. European Journal of Neurological Sciences. 1995;7(4):792 – 804.

Braunewell KH, Pesheva P, McCarthy JB, Furcht LT, Schmitz B, Schachner M. Functional involvement of sciatic nerve-derived versican- and decorin-like molecules and other chondroitin sulphate proteoglycans in ECM-mediated cell adhesions and neurite outgrowth. European Journal of Neurological Sciences. 1995;7(4):805 – 814.

Brickley-Parsons D, Glimcher M. Is the Chemistry of Collagen in Intervertebral Discs an Expression of Wolff's Law? Spine. 1984;9(2):148 – 160.

Brinckmann P, Porter RW. A Laboratory Model of Lumbar Disc Protrusion; Fissure and Fragment. Spine. 1994;19(2):228 – 235.

Brink EJ, Dekker PR, v. Berkesteijn EC, Beynen AC. Bioavailability of magnesium and calcium from cow's milk and soyabean beverage in rats. British Journal of Nutrition. 1992;68(1):271 – 282.

Brock M, Patt S, Mayer HM. The Form and Structure of the Extruded Disc. Spine. 1992;17(12):1457 – 1461.

Bronner F, Salle BL, Pulet J, Senterre J. Net calcium absorption in premature infants: results of 103 metabolic balance studies. American Journal of Clinical Nutrition. 1992;56(6):1037 – 1044.

Brügger A. Die Erkrankungen des Bewegungsapparates und seines Nervensystems. 1. Aufl. Stuttgart: Gustav Fischer; 1977.

Brunner K, Frewein J. The vascularization of the intervertebral discs of adult dog. Anatomia, histologia, embryologia. 1989;18(1):76 – 86.

Bucher O, Wartenberg H. Cytologie, Histologie und mikroskopische Anatomie des Menschen. 11. Aufl. Bern: Hans Huber; 1989.

Buckwalter J, Hunziker E, Rosenberg L. Articular cartilage: Composition and structure. Park Ridge Illinois: American Academy of Orthopaedic Surgeons; 1988.

Buckwalter JA. Aging and Degeneration of the Human Intervertebral Disc. Spine. 1995;20(11):1307 – 1314.

Buckwalter JA, M GV, WS LY, eds. Musculoskeletal Soft Tissue Aging: Impact on Mobility. 1 st ed. Rosemont: American Academy of Orthopaedic Surgeons; 1993.

Burns JJ, Rivers JM, Machlin LJ, eds. Third Conference on Vitamin C. New York: New York Academy of Sciences; 1986.

Bush TM, Shotzhauer TL, Imai K. Nonsteroidal anti-inflammatory drugs. Proposed guidelines for monitoring toxicity. Western Journal of Medicine. 1991;155(1):39 – 42.

Bushell G, Ghosh P, Taylor T, Sutherland J. The collagen of the intervertebral disc in adolescent idiopathic scoliosis. Journal of Bone and Joint Surgery. 1979;61 B(4).

Butler DS. Mobilisation of the Nervous System. 1 st ed. Edinburgh: Churchill Livingstone; 1991.

Cailliet R. Low back pain syndrome. 1 st ed. Philadelphia: F. A. Davis Company; 1968.

Caltabiano C, Martinez G, Leonardi R. Structure and ultrastructure of the human TMJ meniscus. Mondo Ortodental. 1991;16(2):145 – 148.

Carbonetto S. Facilitatory and inhibitatory effects of glial cells and extrecellular matrix in axonal regeneration. Current Opinion Neurobiology. 1991;1(3):407 – 413.

Carlson CS, Tulli HM, Jayo MJ, et al. Immunolocalization of Noncollagenous Bone Matrix Proteins in Lumbar Vertebrae from Intact and Surgically Menopausal Cynomolgus Monkeys. Journal of Bone and Mineral Research. 1993;8(1):71 – 81.

Carstens H, Noakes T. A study comparing time-to-recovery after functional vs cast management of severe lateral ankle sprains. In: South Africa Sports Medicine Academy Meeting. Cape Town; 1986.

Carvalho RS, Yen EH, Suga DM. The effect of growth on collagen and glycosaminoglycans in the articular disc of the rat temporomandibular joint. Archives of Oral Biology. 1993;38(6):457 – 466.

Cassidy J, Hiltner A, Baer E. Hierarchical structure of the intervertebral disc. Connective Tissue Research. 1989;23(1):75 – 88.

Castagnetta L, d`Aquino S, Labrie F, Bradlow HL, eds. Steroid formation degradation, and action in peripheral tissues. New York: New York Academy of Sciences; 1990.

Cavanaugh JM, Kallakuri S, Özaktay CA. Innervation of the Rabbit Lumbar Intervertebral Disc and Posterior Longitudinal Ligament. Spine. 1995;20(19):2080 – 2085.

Chavanas S, Gache Y, Tadini G, et al. A homozygous in-frame deletion in the collagenous domain of bullous pemphigoid antigen BP180 (type XVII collagen) causes generalised atrophic benign epidermolysis bullosa. Journal of Investigative Dermatology. 1997;109(1):74 – 78.

Chiang Y. A study on topographical change of proteoglycans in human lumbar disc. Nippon Seikeigeka Gakkai Zasshi. 1983;57(5):539 – 551.

Chiquet-Ehrismann R. Tenascins, a growing family of extracellular matrix proteins. Experientia. 1995;51(9 – 10):853 – 862.

Clark RAF, ed. The Molecular and Cellular Biology of Wound Repair. 2 nd ed. New York: Plenum Press; 1996.

Cohen KI, Diegelmann RF, Lindblad WJ. Woundhealing, Biochemical and Clinical Aspects. 1 st ed. Philadelphia: W. B. Saunders Company; 1992.

Collen MJ, Abdulian JD. Do non-steroidal anti-inflammatory drugs cause duodenal ulcer? Evaluation of basal acid output and ulcer complications. Journal of Gastroenterology and Hepatology. 1996;11(6):520 – 523.
Conn HO, Poynard T. Corticosteroids and peptic ulcer: meta-analysis of adverse events during steroid therapy. Journal of International Medicine. 1994;236(6):619 – 632.
Council NR. Diet and Health. 1 st ed. Washington: National Academy Press; 1989.
Council NR. RDA, Recommended dietary allowances. 10 th ed. Washington: National Academy Press; 1989.
Couts R, Kaita J, Ball R. The role of continuous passive motion in the postoperative rehabilitation of the total knee patient. In 28 th Annual Meeting of the Orthopeadic Research Society; 1982.
Crock H, Goldwasser M. Anatomic Studies of the Circulation in the Region of the Vertebral End-Plate in Adult Greyhound Dogs. Spine. 1984;9(7):702 – 706.
d. Crombrugghe B, Horton WA, Olsen BR, Ramirez F, eds. Molecular and Developmental Biology of Cartilage. New York: New York Academy of Sciences; 1996.
Currier D, Nelson R. Dynamics of human biologic tissues. 1 st ed. Philadelphia: F. A. Davis Company; 1992.
Cyriax J. The slipped disc. 2 nd ed. Epping, Essex: Gower Press; 1975.
Cyriax J. Textbook of orthopaedic medicine. 7 th ed. London: Bailliere Tindall; 1978.
Dakshinamurti K, ed. Vitamin B6. New York: New York Academy of Sciences; 1990.
Denhardt DT, Butler WT, Chambers AF, Senger DR, eds. Osteopontin: Role in Cell Signalling and Adheasion. New York: New York Academy of Sciences; 1995.
Denny-Brown D, Adams RD, Brenner C. The pathology of injury to nerve induced by cold. Journal of Neuropathology and Experimental Neurology. 1945;4 : 305 – 323.
Dietl H. Neuere Erkenntnisse und Ergebnisse zum Knochenstoffwechsel und zur Osteoporose. Journal für Orthomolekulare Medizin. 1995;1 : 12 – 35.
Diplock AT, Machlin LJ, Packer L, Pryor WA, eds. Vitamin E: Biochemistry and Health Implications. New York: New York Academy of Sciences; 1989.
Doita M, Kanatani T, Harada T, Mizuno K. Immunohistologic Study of the Ruptured Intervertebral Disc of the Lumbar Spine. Spine. 1996;21(2):235 – 241.
Drez DJ, Faust DC, Evans JP. Cryotherapy and nerve palsy. American Journal of Sports Medicine. 1981;9 : 256 – 257.
Ellis FR, et al. Incidence of Osteoporosis in vegetarism and omnivores. American Journal Critical Nutrition. 1972;25 : 555.
Engler I. Wasser. 2. Aufl. Freiburg: Sommer; 1991.
Enneking WF, Horowitz M. The Intra-Articular Effects of Immobilization on the Human Knee. Journal of Bone and Joint Surgery. 1972;54-A(5):973 – 985.
Enwemeka C. Ultrastructural changes induced by cast immobilization in the soleus tendon. In: 65 th Annual Conference of the American Physical Therapy Association. Anaheim, CA; 1990.
Ettinger B. Role of calcium in preserving the skeletal health of aging women. Southern Medical Journal. 1992;85(8):22 – 30.
Evans E, Eggers G, Butler J. Experimental immobilization and remobilization of rat knee joint. Journal of Bone and Joint Surgery. A. American Vol.. 1960);42 : 737 – 758.
Faso D, Stills M. Passive mobilization: An orthothist's view. Clinical Prosthetics and Orthotics. 1985;9 : 7.
Feinberg J, Boachie-Adjei O, Bullough P, Boskey A. The distribution of calcific deposits in intervertebral discs of the lumbosacral spine. Clinical Orthopaedics. 1990;254 : 303 – 310.
Ferguson W. Some observations on the circulation in fetal and infant spines. Journal of Bone and Joint Surgery. 1950;32 : 640 – 648.
Finerman GAM, Noyes FR, eds. Biology and Biomechanics of the Traumatized Synovial Joint: The Knee as a Model. 1 st ed. Rosemont: American Academy of Orthopaedic Surgeons; 1992.
Finsterbush A, Friedman B. Early changes in immobilized rabbit knee joints. A light and electronmicroscopic study. Clinical Orthopaedics. 1972;92 : 305 – 319.
Fleischmajer R, Olsen BR, Kühn K. eds. Collagen: Structure, Molecular Biology, and Pathology. New York: New York Academy of Sciences; 1990.
Flowers K, Pheasant S. Use torque angle curves in the assessment of digital PIP stiffness. Journal of Hand Therapy. 1988;2 : 69 – 74.
Forsythe W, Ghoshal N. Innervation of the canine thoracolumbar vertebral column. Anatomical Record. 1984;208(1):57 – 63.
Frairia R, Bradlow LH, Gaidano G, eds. Steroid-protein interactions: basic and clinical aspects. New York: New York Academy of Sciences; 1988.
Frank C, Akeson WH, Woo SLY, Amiel D, Coutts RD. Physiology and Therapeutic Value of Passive Joint Motion. Clinical Orthopaedics and Related Research. 1984;185 : 113 – 125.
Frank C, Amiel D, Woo SLY. Normal ligament properties and ligament healing. Clinical Orthopaedics. 1985;196 : 15 – 25.
Frank C, Woo SLY, Amiel D. Medial collateral ligament healing: A multidisciplinary assessment in rabbits. American Journal of Sports Medicine. 1983;11 : 379 – 389.
Frank CB. Ligament Healing: Current Knowledge and Clinical Applications. Journal of the American Academy of Orthopaedic Surgeons. 1996;4(2):74 – 83.
Frankel VH, Nordin M. Basic Biomechanics of the Skeletal System. 1 st ed. Philadelphia: Lea and Febiger; 1980.
Fruttiger M, Schachner M, Martini R. Tenascin-C expression during wallerian degeneration in C57 BL/Wlds mice: possible implications for axonal regeneration. Journal of Neurocytology. 1995;24(1):1 – 14.
Frymoyer JW, Gordon SL, eds. New Perspectives On Low Back Pain. 1 st ed. Park Ridge, Illinois: American Academy of Orthopaedic Surgeons; 1988.
Fukuchi T. Extracellular matrix of the optic nerve lamina cribrosa in monkeys eyes with experimentally induced glaucoma. Nippon Ganka Gakkai Zasshi. 1991;95(4):303 – 310.
Furlow L. The role of tendon tissue healing. Plastic and Reconstructive Surgery. 1976;57 : 39 – 49.
Garrett WM. Muscle Strain Injuries. American Journal of Sports Medicine. 1996;24(6):2 – 8.
Gelberman R, Berg JV, Lundborg G. Flexor tendon healing and restoration of the gliding surface: An ultrastructural study in dogs. Journal of Bone and Joint Surgery. A. American Vol.. 1983;65 : 70 – 80.
Gelberman R, Woo SLY, Cobb N. Flexor tendon healing: The effects of early passive mobilization. In: 27 th Annual Meeting of the Orthopaedic Research Society. 1981;6.
Gelberman R, Woo SLY, Lothringer K. Effects of early intermittent passive mobilization on healing canine flexor tendons. Journal of Hand Surgery. 1982;7 : 170 – 175.
Ghosh P. Die Rolle von mechanischen und genetischen Faktoren in der Degeneration der Bandscheibe. Manuelle Medizin. 1991;29 : 21 – 25.
Gola R, Chossegros C, Orthlieb JD. The discal system of the temporomandibular junction. Revue stomatologie et de chirurgie maxillo-faciale. 1992;93(4):236 – 245.
Goldsmith LA, ed. Physiology, Biochemistry, and Molecular Biology of the Skin, Vol. 1. 2 nd ed. New York: Oxford University Press; 1991.

Goldsmith LA, ed. Physiology, Biochemistry, and Molecular Biology of the Skin, Vol. 2. 2nd ed. New York: Oxford University Press; 1991.
Goldstein W, Barmada R. Early mobilization of the rabbit medial collateral ligament repairs: Biologic and histologic study. Archives of Physical Medicine and Rehabilitation. 1984;65:239-242.
Gordes W, Feuchtgruber G, Fritz W. Quantitative measurement of disc space area before and after chemonucleolysis and nucleotomy. International Orthopaedics. 1989;13(2):89-93.
Gracovetsky S, Farfan H, Lamy C. The mechanism of the lumbar spine. Spine. 1981;6:249-262.
Gray AS. Fluoridation: time for a new base line? Journal of Canadian Dental Association. 1987;10:763-765.
Gray H. Gray's Anatomy. 15th ed. New York: Bounty Books; 1977.
Green D, McCoy H. Turnbuckle orthotic correction of elbow-flexion contractures after acute injuries. Journal of Bone and Joint Surgery. A. American Vol. 1979;61:1092-1095.
Green GA, Zachewski JE, Jordan SE. A case conference: Peroneal nerve palsy induced by cryotherapy. Physician Sportsmedicine. 1989;17(9):63-70.
Griessen M, Cochet B, Infante F, et al. Calcium absorption from milk in lactase-deficient subjects. American Journal of Clinical Nutrition. 1989;49(2):377-384.
Grieve G. Common vertebral joint problems. 1st ed. London: Churchill Livingstone; 1981.
Grieve G. Modern manual therapy of the vertebral column. 1st ed. London: Churchill Livingstone; 1986.
Grodzinsky A. Electromechanical and physiochemical properties of connective tissue. Critical Reviews in Biomedical Engineering. 1983;9:133-199.
Grönblad M, Virri J, Tolonen J, et al. A Controlled Immunohistochemical Study of Inflammatory Cells in Disc Herniation Tissue. Spine. 1994;19(24):2744-2751.
Guyton AC. Physiology of the human body. 6th ed. Philadelphia, New York, Chicago, San Fransisco: Saunders College Publishing; 1984.
Haas H.-J. Zur Struktur und Funktion von Bandgewebe unter besonderer Berücksichtigung systemischer, lokaler und mechanischer Einflüsse nach Verletzungen - eine Literaturstudie [Diplomarbeit]. Köln: Deutsche Sporthochschule; 1992.
Hadley MN, Reddy SV. Smoking and the human vertebral column: a review of the impact of cigarette use on vertebral bone metabilism and spinal fusion. Neurosurgery. 1997;41(1):116-124.
Hagg PM, Hagg PO, Peltonen S, Autio-Harmainen H, Pihlajaniemi T. Location of type XV collagen in human tissues and its accumulation in the interstitial matrix of the fibrotic kidney. Aerican. Journal of Pathology. 1997;150(6):2075-2086.
Hall T, Zusman M, Elvey R. Adverse mechanical tension in the nervous system? Analysis of straight leg raise. Manual Therapy. 1998;3(3):140-146.
Halpern GM, Van de Water J, Delabroise AM, Keen CL, Gershwin ME. Comparitive uptake of calcium from milk and a calcium-rich mineral water in lactose intolerant adults: implications for treatment of osteoporosis. American Journal of Preventive Medicine. 1991;7(6):379-383.
Hamberg J, Lindahl O, Öckerman PA. Fasting and a vegetarian diet in the treatment of rheumatoid arthritis - a controlled study. Rheuma. 1882;4:9-14.
Haraida S, Nerlich AG, Bise K, Wiest I, Schleicher E. Comparison of various basement membrane components in benign and malignant peripheral nerve tumours. Virchows Archiv Abteilung A Pathologische Anatomie und Histopathologie. 1992;421(4):331 -338.
Heaney RP, Barger-Lux JM. Calcium and Common Sense. New York: Doubleday; 1988.
Heaney RP, Smith KT, Recker RR, Hinders SM. Meal effects on calcium absorption. American Journal of Clinical Nutrition. 1989;49(2):372-376.
Heaney RP, Weaver CM. Calcium absorption from kale. American Journal of Clinical Nutrition. 1990;51(4):656-657.
Hebert WG, Scopelitis E. Ketorolac-precipitated asthma. Southern Medical Journal. 1994;87(2):282-283.
Hedtmann A, Steffen R, Methfessel J, Kolditz D, Kramer D, Thols M. Measurement of human lumbar spine ligaments during loaded and unloaded motion. Spine. 1989;14(2):175-185.
Hefti F, Stoll TM. Heilung von Ligamenten und Sehnen. Orthopäde. 1995;24(3):237-245.
Heine H. Lehrbuch der biologischen Medizin. 1. Aufl. Stuttgart: Hippokrates; 1991.
Helmy ES. Light microscopic and ultrastructural study of thinned discal areas in patients with temporomandibular joint internal derangement. Egyptian Dental Journal. 1993;39(1):325-336.
Hepburn G. Multi-center clinical investigation on the effect of incorparating dynasplint treatment into standard physical therapy practice for restoring range of motion of elbows and knees. In: Amarican Physical Therapy Association State Chapter Meeting. New York; 1985.
Hepburn G. Case studies: Contracture and stiff joint management with dynasplint. Journal of Orthpaedic Sports and Physical Therapy. 1987;8:498-504.
Hepburn G, Crivelli K. Use of elbow dynasplint for reduction of elbow flexion contractures: A case study. Journal of Orthopaedic Sports and Physical Therapy. 1984;5:269-274.
Hernandez MR, Wang N, Hanley NM, Neufeld AH. Localisation of collagen types I and IV mRNAs in human optic nerve head by in situ hybridization. Investigative Ophthalmology and Visual Science. 1991;32(8):2169-2177.
Hickey D, Hukins D. Aging changes in the macromolecular organization of the intervertebral disc: an x-ray diffraction and electron microscopic study. Spine. 1982;7(3):234-242.
Higuchi M, Abe K. Postmortem changes in ultrastructures of the mouse intervertebral disc. Spine. 1987;12(1):48-52.
Hileman B. Fluoridation of water. Chemical and Engineering News. 1988;1:26-42.
Hill EL, Turner R, Elde R. Effects of Neonatal Sympathectomy and Capsaicin Treatment on Bone remodeling in Rats. Neuroschience. 1991;44(3):747-755.
Hirano N, Tsuji H, Ohshima H, Kitano S, Sano A. Analysis of rabbit intervertebral disc physiology based on water metabolism. I. Factors influencing metabolism of the normal intervertebral discs. Spine. 1988;13(11):1291-1296.
Hoffer A. Die Fluorid-Kontroverse: Die ersten 40 Jahre. Journal für Orthomolekulare Medizin. 1996;4(2):99-106.
Holm S, Nachemson A. Variations in the nutrition of canine intervertebral disc induced by motion. Spine. 1983;8(8):866-873.
Holm S, Nachemson A. Nutrition of the intervertebral disc: acute effects of cigarette smoking. An experimental animal study. Upsala Journal of Medical Science. 1988;93(1):91-99.
Hormel S, Eyre D. Collagen in the ageing intervertebral disc: an increase in covalently bound fluorophores and chromophores. Biochimica et biophysica acta. 1991;1078(2):243-250.
Huberti HH, Hayes WC. Patellofemoral Contact Pressures. Journal of Bone and Joint Surgery. 1984;66A(5):715-724.
Humzah M, Soames R. Human intervertebral disc: structure and function. Anatomical Record. 1988;220(4):337-356.

Hunt T, Banda M, Silver I. Cell interactions in post-traumatic fibrosis. London: Pitman; 1985.
Hvid I, Andersen LI, Schmidt H. Chondromalacia Patellae. Acta orhtopaedica Scandinavica. 1981;52 : 661 – 666.
Imai S, Hukuda S, Maeda T. Dually Innervation Nociceptive Networks in the Rat Lumbar Posterior Longitudinal Ligaments. Spine. 1995;20(19):2086 – 2092.
Ingram RT, Clarke BL, Fisher LW, Fitzpatrick LA. Distribution of Noncollagenous Proteins in the Matrix of Adult Human Bone: Evidence of Anatomic and Functional Heterogeneity. Journal of Bone and Mineral Research. 1993;8(9):1019 – 1029.
Insall J. Current Concepts Review Patellar Pain. Journal of Bone and Joint Surgery. 1982;64 A(1):147 – 151.
Ishihara H, Tsuji H, Hirano N, Ohshima H, Terahata N. Effects of Continuous Quantitative Vibration on Rheologic and Biologic Behaviors of the Intervertebral Disc. Spine. 1992;17(3), 7 – 12.
Ishii T, Tsuji H, Sano A, Katoh Y, Matsui H, Terahata N. Histochemical and ultrastructural observations on brown degeneration of human intervertebral disc. Journal of Orthopaedic Research. 1991;9(1):78 – 90.
Ito T, Yamada M, Ikuta F, et al. Histologic Evidence of Absorbtion of Sequestration-Type Herniated Disc. Spine. 1996;21(2):230 – 234.
Jarvinen M, Josza L, Johnson RJ, et al. Effect of anterior cruciate ligament reconstruction with patellar tendon or prosthetic ligament on the morphology of other ligaments of the knee joint. An experimental study of dogs. Clinical Orthopaedics. 1995;311 : 176 – 182.
Jeffery G. PNS features of rodent optic nerve axons. Journal of Comparative Neurology. 1996;366(2):370 – 378.
Jeffery G, Evans A, Albon J, Duance V, Neal J, Dawidek G. The human optic nerve: fascicular organisation and connective tissue types along the extra-fascicular matrix. Anatomy and Embryology. 1995;191(6):491 – 502.
Jiang H, Russell G, Raso VJ, Moreau MJ. The nature and distribution of the innervation of human supraspinal and interspinal ligaments. Spine. 1995;20(8):869 – 876.
Johnson E, Caldwell R, Berryman H, Miller A, Chetty K. Elastic fibres in the annulus fibrosus of the dog intervertebral discs. Acta Anatomica. 1984;118(4):238 – 242.
Johnson E, Chetty K, Moore I, Stewart A, Jones W. The distribution and arrangement of elastic fibres in the intervertebral disc of adult human. Journal of Anatomy. 1982;135(1):301 – 309.
Johnson E, Mitchell R, Berryman H, Cardoso S,Veal O, Patterson D. Secretory cells in the nucleus pulposus of the adult human intervertebral disc. A preliminary report. Acta Anatomica. 1986;125(3):161 – 164.
Johnstone B, Bayliss MT. The Large Proteoglycans of the Human Intervertebral Disc. Spine. 1995;20(6):674 – 684.
Jones D, Nolte H, Scholubbers J, Turner E, Veltel D. Biochemical signal transduction of mechanical strain in osteoblast-like cells. Biomaterials. 1991;12(2):101 – 110.
Jull GA. Aspekte der konservativen Therapie akuter lumbaler Bandscheibenschmerzen. Manuelle Medizin. 1993;31 : 62 – 66.
Junqueira L, Carneiro J, Kelley R. Funktionele histologie. 5 th ed. Utrecht: Wetenschappelijke Uitgeverij Bunge; 1990.
Junqueira LC, Carneiro J, Kelley RO. Basic Histology. 6 th ed. Norwalk: Appleton and Lange; 1989.
Kääpä E, Han X, Holm S, Peltonen J, Takala T, Vanharanta H. Collagen Synthesis and Types I, III, IV, and VI Collagens in an Animal Model of Disc Degeneration. Spine. 1995;20(1):59 – 67.
Kaltenborn F. Wirbelsäule. Manuelle Untersuchung und Mobilisation. 1 st ed. Oslo: Olaf Norlis Bokhandel; 1992.
Kanemoto M, Hukuda S, Komiya Y, Katsuura A, Nishioka J. Immunohistochemical Study of Matrix Metalloproteinase-3 and Tissue Inhibitor of Metalloproteinase-1 in Human Intervertebral Discs. Spine. 1996;21(1):1 – 8.
Kang JD, Georgescu HI, McIntyre-Larkin L, Stefanovic-Racic M, Donaldson WFI, Evans CH. Herniated Lumbar Intervertebral Discs Spontaneously Produce Matrix Metalloproteinases, Nitric Oxide, Interleukin-6, and Prostaglandin E2. Spine. 1996;21(3):271 – 277.
Kang JD, Georgescu HI, McIntyre-Larkin L, Stefanovic-Racic M, Evans CH. Herniated Cervical Intervertebral Discs Spontaneously Produce Matrix Metalloproteinases, Nitric Oxide, Interleukin-6, and Prostaglandin E2. Spine. 1995;20(22):2373 – 2378.
Kapandji I. The physiology of the joints. 4th ed. Edinburgh: Churchill Livingstone; 1974.
Kapila S, Lee C, Tavakkoli Jou MR, Miller AJ, Richards DW. Development and histologic characterizations of an animal model of antigen-induced arthritis of the juvenile rabbit temperomandibular joint. Journal of Dental Research. 1995;74(12):1870 – 1879.
Kaye C, Lippiello L, Mankin H. Evidence for pressure sensitive stimulus receptor in articular cartilage. Transactions of the Orthopaedic Research Society. 1980;5 : 155.
Kido MA, Kiyoshima T, Ibuki T, et al. A topographical and structural study of sensory trigeminal nerve endings in the rat temporomandibular joint as demonstrated by antergrade transport of wheat germ agglutinin-horseradish peroxidase (WGA-HRP). Journal of Dental Research. 1995;74(7):1353 – 1359.
Kido MA, Kiyoshima T, Kondo T, et al. Distribution of substance P and calcitonin gene-related peptide-likeimmunoreactive nerve firbers in the rat temporomandibular joint. Journal of Dental Research. 1993;72(3):592 – 598.
Kido MA, Kondo T, Ayasaka N, Terada Y, Tanaka T. The peripheral distribution of trigeminal nerve fibres in the rat temporomandibular joint studied by an antegrade axonal transport method with germ agglutinin-horseradish peroxidase. Archives of Oral Biolology. 1991;36(5):397 – 400.
Klein J, Hickey D, Hukins D. Radial bulging of the annulus fibrosus during compression of the intervertebral disc. Journal of Biomechanics. 1983;16(3):211 – 217.
Klein J, Hukins D. Collagen fibre orientation in the annulus fibrosus of the intervertebral disc during bending and torsion measured by x-ray diffraction. Biochimica et biophysica acta. 1982;719(1):98 – 101.
Klein J, Hukins D. X-ray diffraction demonstrates reorientation of collagen fibres in the annulus fibrosus during compression of the intervertebral disc. Biochimica et biophysica acta. 1982;717(1):61 – 64.
Klinke R, Silbernagel S, Hg. Lehrbuch der Physiologie. 2. Aufl. Stuttgart: Thieme; 1996.
Kloth LC, McCulloch JM, Feedar JA, eds. Wound healing: alternatives in management. 1 st ed. Philadelphia: F. A. Davis Company; 1990.
Knieriemen H. Eiweißverzehr, Kalzium und Osteoporose. Natürlich. 1995;2 : 30 – 37.
Knoops B, Ponsar C, Hubert I, van den Bosch de Aquilar P. Regeneration of lesioned cholinergic septal neurons of the adult rat can be promoted by peripheral nerve grafts and a fibrin-fibronectin-containing matrix of peripheral regeneration chambers. Brain Research Bulletin. 1993;30(3 – 4):433 – 437.
Kobayashi J. Studies onmatrix components relevant to structure and function of the temporomandibular joint. Kokubyo Gakkai Zasshi. 1992;59(1):105 – 123.
Kojima Y, Maeda T, Arai R, Shichikawa K. Nerve supply to the posterior longitudinal ligament and the intervertebral disc

of the rat vertebral column as studied by acetylcholinesterase histochemistry. I. Distribution in the lumbar region. Journal of Anatomy. 1990;169(1):237 – 246.

Kolumban S. The role of static and dynamic splints: Physiotherapy techniques and time in straightening contracted interphalangeal joints. Lepra India. 1969;41 : 323 – 328.

Korr I. The neurobiologic mechanisms in manipulative therapy. 1 st ed. New York: Plenum Press; 1978.

Krämer J. Bandscheibenbedingte Erkrankungen. 2. Aufl. Stuttgart: Thieme; 1986.

Krstic RV. Die Gewebe des Menschen und der Säugetiere. 2. Aufl. Berlin: Springer; 1988.

Kuc IM, Scott PG. Ultrastructure of the bovine temporomandibular joint disc. Archivs of Oral Biology. 1994;39(1):57 – 61.

Kumar R, Berger RJ, Dunsker SB, Keller JT. Innervation of the Spinal Dura; Myth or Reality? Spine. 1996;21(1):18 – 26.

Lai CH, Chu ML. Tissue distribution and developmental expression of type XVI collagen in the mouse. Tissue Cell. 1996;28(2):155 – 164.

Lai MW, Mow VC. Drag-Induced Compression of Articular Cartilage during a Permeation Experiment. In: 3 rd International Congress of Biorheology: Symposium on Soft Tissues around a Diathrodial Joint. Pergamon Press. 1980;17 : 111 – 123.

Laissue J, Gebbers J. Einführung in die Spezielle Pathologie. 1. Aufl. Stuttgart: Gustav Fischer; 1991.

Langenskiold A, Michelsson J, Videman T. Osteoarthritis of the knee in rabbit produced by immobililization. Acta Orthopaedica Scandinavica. 1979;50 : 1 – 14.

Langton DP, Eggleton TM. Functional anatomy of the temporomandibular joint complex. 1 st ed. Santiago de Chile: Alfabeta; 1992.

Lavigne A, Watkins R. Preliminary results on immobilization-induced stiffness of monkey knee joints and posterior capsule. New York: MacMillan; 1973.

Leadbetter WB, Buckwalter JA, Gordon SL, eds. Sports-Induced Inflammation: Clinical and Basic Science Concepts. Park Ridge: American Academy of Orthopaedic Surgeons; 1990.

Leduc A, Lievens P, Isenbaert R, Wouters V. The effect of physical factors on the vasomotricity of blood- and lymph vessels. In: Leduc A, Lievens P, eds. Lympho-kinetics. Basel; 1979.

Lee R, Frank E, Grodzinsky A. Oscillatory compressional behavior of articular cartilage and its associated electromechanical properties. Journal of Biomechanics. 1981;103 : 280 – 292.

Leonhardt H, Tillmann B, Töndury G, Zilles K. Anatomie des Menschen: Bd 1 – Bewegungsapparat. 1. Aufl. Stuttgart: Thieme; 1987.

Lewit K. Manuele therapie. 1 st ed. Lochem: De Tijdstroom; 1979.

Lievens P, Leduc A. Cryotherapy and sports. International Journal of Sports and Medicine. 1984;5 : 37 – 39.

Lipson S. Metaplastic proliferative fibrocartilage as an alternative concept to herniated intervertebral disc. Spine. 1988;13(9):1055 – 1060.

Liu HM. The role of extracellular matrix in peripheral nerve regeneration: a wound chamber study. Acta Neuropathologica. 1992;83(5):469 – 474.

Liu HM. Wound chamber study of nerve and blood vessel growth. Proceedings of the National Science Council, Republic of China. 1992;16(1):65 – 69.

Liu YM, Neal P, Ernst J, Weaver C, Rickard K, Smith D L, Lemons J. Absorption of calcium and magnesium from fortified human milk by very low birth weight infants. Pediatric Research. 1989;25(5):498 – 502.

Lorimier P, Mezin P, Labat Moleur F, Pinel N, Peyrol S, Stoebner P. Ultrastructural localisation of the major components of the extracellular matrix in normal rat nerve. Journal of Histochemistry and Cytochemistry. 1992;40(6):859 – 868.

Lotke P, Black J, Richardson S. Electromechanical properties in human articular cartilage. Journal of Bone and Joint Surgery. A. American Vol.. 1994;56 : 1040 – 1046.

Madden J, DeVore G, Arem A. A rational postoperative manegement programm for metacarpophalangeal joint implants arthroplasty. Journal of Hand Surgery. 1977;2 : 358 – 366.

Maggone T, DeWitt M, Handeley C. In vitro response of chondrocytes to mechanical loading: The effect of short term mechanical tension. Connective Tissue Research. 1984;12 : 98 – 109.

Makgoba MW. The critical role of magnesium ions in osteoclast-matrix-interactions: implications for divalent cautions in the study of osteoclast adhesion molecules and bone resorption. European Journal of Clinical Investigation. 1992;22 : 692 – 694.

Marchetti C, Piacentini C, Farina A, Bernasconi G, Calligaro A. A microscopic and immunocytochemical study of structural changes in dysfunctional human temporomandibular joint discs. Archivs of Oral Biology. 1995;40(6):549 – 557.

McCarthy P, Carruthers B, Martin D, Petts P. Immunohistochemical demonstration of sensory nerve fibres and endings in lumbar intervertebral discs of the rat. Spine. 1991;16(6):653 – 655.

Meeuwsen R, Lievens P. The use of cryotherapy in sports injuries. Sport Medicine. 1986;3 : 398 – 414.

Meyer U, Meyer T, Jones D. No mechanical role for vinculin in strain transduction in primary bovine osteoblasts. Biomechistry and Cell Biology. 1997;75(1):81 – 87.

Meyer U, Szulczewski D, Barckhaus R, Atkinson M, Jones D. Biological evaluation of an ionomeric bone cement by osteoblast cell culture methods. Biomaterials. 1993;14(12):917 – 924.

Milam SB, Klebe RJ, Triplett RG, Herbert D. Characterisation of the extracellular matrix of the primate temporomandibualr joint. Journal of Oral and Maxillofaciale Surgery. (1991). 49(4), 381 – 391.

Mills DK, Daniel JC, Herzog S, Scapino RP. An animal model for studying mechanisms in human temporomandibualr joint disc derangement. Journal of Oral and Maxillofacial Surgery. 1994;52(12):1279 – 1292.

Mills DK, Fiandaca DJ, Scapino RP. Morphologic, microscopic, and immunohistochemical investigations into the function of the primate TMJ disc. Journal of Oralfacial Pain. 1994;8(2):136 – 154.

Mills DK, Fiandaca DJ, Scapino RP. Morphologic, microscopic, and immunohistochemical investigations into the function of the primate TMJ disc. Journal of Orofacial Pain. 1994;8(2):136 – 154.

Mitchell N, Shepard N. The resurfacing of adult rabbit articular cartilage by multiple perforations through the subchondral bone. Journal of Bone and Joint Surgery. A. Americal Vol.. 1976;58 : 230 – 233.

Mitchell N, Shepard N. Healing of articular cartilage in intra-articular fractures in rabbits. Journal of Bone and Joint Surgery. A. America Vol.. 1980;62 : 628 – 634.

Mitchell N, Shepard N. The Deleterious Effects of Drying on Articular Cartilage. Journal of Bone and Joint Surgery. 1989;71 A(1):89 – 96.

Miura T. Non-traumatic flexion deformity of the proximal interphalangeal joint, its pathogenesis and treatment. Hand. 1983;15 : 25 – 34.

Morani V, Previgliano V, Schierano GM, Ramieri G. Innervation of the human temporomandibular joint capsule and

disc as revealed by immunohistochemistry for neurospecific markers. Journal of Oralfacial Pain. 1994;8(1):36–41.
d. Morree J. Dynamiek van het menselijke bindweefsel. 1 st ed. Utrecht: Bohn, Scheltema and Holkema; 1989.
Morrison JC, Rask P, Johnson EC, Deppmeier L. Chondroitin sulfate proteoglycan distribution in the primate optic nerve head. Investigative Opthalmology. 1994;35(3):838–845.
Motoe T. Studies on the topographic architecture of the annulus fibrosus in developmental and degenerative processes in the lumbar intervertebral disc in man. Nippon Seikeigeka Gakkai Zasshi. 1986;60(5):495–509.
Mumford JM. Kiefer-Gesichtsschmerz; Ätiologie, Diagnose, Therapie. 1. Aufl. Köln: Deutscher Ärzte-Verlag; 1989.
Murphy C, Cain WS, Hegsted MD, eds. Nutrition and the chemical senses in aging: recent advances and current research needs. New York: New York Academy of Sciences; 1989.
Myllykangas-Luosujarvi R, Aho K, Isomaki H. Death attributed to antirheumatic medication in a nationwide series of 1666 patients with rheumatoid arthritis who have died. Journal of Rheumatology. 1995;22(12):2214–2217.
Nagano T,Yonenobu K, Miyamoto S, Tohyama M, Ono K. Distribution of the Basic Fibroblast Factor an Its Receptor Gene Expression in Normal and Degenerated Rat Intervertebral Discs. Spine. 1995;20(18):1972–1978.
Nagy NB, Daniel JC. Distribution of elastic fibres in the developing rabbit craniomandibular joint. Archives of Oral Biology. 1991;36(1):15–23.
Nagy NB, Daniel JC. Development of the rabbit craniomandibular joint in association with tooth eruption. Archives of Oral Biology. 1992;37(4):271–280.
Nakano T, Imai S, Koga T, Dodd CM, Scott PG. Monoclonal antibodies to the large chondroitin sulphate proteoglycan from bovine temporomandibular joint disc. Matrix. 1993;13(3):243–254.
Nesher G, Sonnenblick M, Friedlander Y. Analysis of steroid related complications and mortality in temporal arteritis: a 15-year survey of 43 patients. Journal of Rheumatology. 1994;21(7):1283–1286.
Netter F. The Ciba collection of medical illustrations. Vol. 8 – The musculoskeletal system. 1 st ed. New Jersey: Ciba-Geigy Corporation; 1987.
Nevasier J. Adhesive capsulitis of the shoulder: A study of pathologic findings in periarthritis of the shoulder. Journal of Bone and Joint Surgery. British Vol. 1945;27:211–222.
Nève J, Chappuis P, Lamand M, eds. Therapeutic Uses of Trace Elements. 1 st ed. New York: Plenum; 1996.
Ng S, Weiss J, Quennel R, Jayson M. Abnormal connective tissue degrading enzyme patterns in the prolapsed intervertebral discs. Spine. 1986;11(7):695–701.
Ng SC. Non-steroidal anti-inflammatory drugs-uses and complications. Singapore Medical Journal. 1992;33(5):510–513.
Nicholson G. The effects of passive joint mobilization on pain and hypomobility associated with adhesive capsulitis of the shoulder [Master Thesis. Division of Physical Therapy]. Birmingham AL: University of Alabama; 1982.
Nishiyama H Biochemical and immunological study of lumbar disc degeneration. Nippon Seikeigeka Gakkai Zasshi. 1985;59(12):1119–1131.
Nitobe T, Harata S, Okamoto Y, Nakamura T, Endo M. Degradation and biosynthesis of proteoglycans in the nucleus pulposus of canine intervertebral disc after chymopapain treatment. Spine. 1988;13(11):1332–1339.
Niyibizi C, Sagarrigo Viscont C, Gibson G, Kavalkovich K. Identification and immunolocalization of type X collagen at the ligament-bone interface. Biochemical and Biophysical Research Communications. 1996;222(2):584–589.
Noyes F, Torvik P, Hyde W. Biomechanics of ligament failure. II. An analysis of immobilization, exercise, and reconditioning effects in primates. Journal of Bone and Joint Surgery. A. American Vol. 1974;56:1406–1417.
O'Driscoll S, Kumar A, Salter R. The effect of continuous passive motion on the clearance of a hemathrosis from a synovialjoint: An experimental investigation in the rabbit. Clinical Orthopaedics. 1983;176:305–311.
Oda J, Tanaka H, Tsuzuki N. Intervertebral disc changes with aging of human cervical vertebra. From neonate to the eighties. Spine. 1988;13(11):1205–1211.
Oettmeier R, Abendroth K. Osteoarthritis and bone: osteologic types of osteoarthritis of the hip. Skeletal Radiology. 1989;18:165–174.
Oettmeier R, Abendroth K, Langer G. Osteologische Typen der Koxarthrose und deren mögliche Konsequezen für die Alloarthroplastik. Neuere Ergebnisse in der Osteologie. 1989:291–296.
Oettmeier R, Abendroth K, Oettmeier S. Analyses of the Tidemark on Human Femoral Heads: I. histochemical, ultrastructural and microanalytic characterization of the normal structure of the intercartilaginous junction. Acta Morphologica Hungarica. 1989;37(3–4):155–168.
Oettmeier R, Abendroth K, Oettmeier S. Analyses of the Tidemark on Human Femoral Heads: II. tidemark changes in osteoarthrosis – a histological and histomorphometric study in non-decalcified preparations. Acta Morphologica Hungarica. 1989;37(3 –4):169–180.
Oettmeier R, Arokoski J, Roth AJ, et al. Subchondral Bone and Articular Cartilage Responses to Long Distance Running Training (40 km per Day) in the Beagle Knee. European Journal of Exp. Muskuloskel. Research. 1992;1:145 –154.
Oettmeier R, Babisch J. Osteologic Standardization of human Coxarthrosis Using Histomorphometry and its Relevance for HIP Alloarthroplasty. Pathology, Research and Practice. 1992;188:620–624.
Ohshima H, Hirano N, Osada R, Matsui H, Tsuji H. Morphologic Variations of Lumbar Posterior Longitudinal Ligament and the Modality of Disc Herniation. Spine. 1993;18(16):2408–2411.
Ohshima H, Tsuji H, Hirano N, Ishihara H, Katoh Y, Yamada H. Water diffusion pathway, swelling pressure, and biomechanical properties of the intervertebral disc during compression load. Spine. 1989;14(11):1234–1244.
Ohta Y, Suwa F, Yang L, Wang M, Wang H. Development and histology of fibrous architecture of the fetel temporomandibular joint. Okajimas folia anatomica Japonica. 1993;70(1):1–5.
Olmarker K, Blomquist J, Strömberg J, Nannmark U, Thomsen P, Rydevik B. Inflammatogenic Properties of Nucleus Pulposus. Spine. 1995;20(6):665–669.
Oloyede A, Broom ND. Is classical consolidation theory applicable to articular cartilage deformation? Clinical Biomechanics. 1991;6:206–212.
Osti OL, Vernon-Roberts B, Fraser RD. Anulus Tears and Intervertebral Disc Degeneration; An Experimental Study Using an Animal Model. Spine. 1990;15(8):762–767.
Özaktay CA, Cavanaugh JM, Blagoev D, King AI. Phospholipase A2-Induced Electrophysiologic and Histologic Changes in Rabbit Dorsal Lumbar Spine Tissues. Spine. 1995;20(24):2659–2668.
Packer L, Fuchs J, eds. Vitamin C in Health and Disease. 1 st ed. New York: Marcel Dekker; 1997.
Palmoski M, Brandt K. The reversal of articular cartilage atrophy which accompanies remobilization of a limb after casting is prevented by excercise. Annals of the Orhopaedic Research Society. 1981;6(48).

Palmoski M, Colyer R, Brandt K. Joint motion in the absence of normal loading does not maintain normal articular cartilage. Arthritis and Rheumatism. 1980;23(3):325 – 334.
Parker JT, Small NC, Davis DG. Cold induced nerve palsy. Athletic Training. 1983;18 : 76.
Patt S, Brock M, Mayer HM, Schreiner C, Pedretti L. Nucleus Pulposus Regeneration After Chemonucleolysis with Chymopapain. Spine. 1993;18(2):227 – 231.
Pauling L. How to live longer and feel better. New York: Avon; 1987.
Pavlova M, Semenova G. Changes in the intervertebral discs in disorders of segmental blood supply of the spine. Arkhiv anatomii, gistologii, embriologii. 1989;97(8):31 – 36.
Pereira JFJ, Lundh H, Westesson PL. Age-related changes of the retrodiscal tissues in the temporomandibular joint. Journal of Oral and Maxillofacial Surgery. 1996;54(1):55 – 61.
Pickar J, McLain RF. Responces of Mechanosensitive Afferents to Manipulation of the Lumbar Facet in the Cat. Spine. 1995;20(22):2379 – 2385.
Piette E, Lametschwandtner A. The fine vasculature of the rat mandibular joint. Acta Anatomica. 1995;153(1):64 – 72.
Pindzola RR, Doller C, Silver J. Putative inhibitory extracellular matrix molecules at the dorsal root entry zone of the spinal cord during development and after root and sciatic nerve lesions. Development Biology. 1993;156(1):34 – 48.
Pischinger A. Das System der Grundregulation. 8. Aufl. Heidelberg: Haug; 1990.
Ponting JM, Kumar S. Localisation and cellular origin of hyaluronectin. Journal of Anatomy. 1995;187(2):331 – 346.
Pople IK, Griffith HB. Prediction of an Extruded Fragment in Lumbar Disc Patients from Clinical Presentation. Spine. 1994;19(2):156 – 158.
Postachini F, Bellocci M, Massobrio M. Morphologic changes in annulus fibrosus during aging. Spine. 1984;9(6):596 – 603.
Pouchot J, Si-Hassen C, Damade R, Bayeux MC, Mathieu A, Vinceneux P. Cauda equina compression by epidural lipomatosis in obesity. Effectiveness of weight reduction. Journal of Rheumatology. 1995;22(9):1771 – 1775.
Quan-Sheng D, Miller SC. Calciotrophic hormone levels and calcium absorption during pregnancy in rats. American Journal of Physiology. 1989;257(1):118 – 123.
Ralphs JR, Benjamin M. The joint capsule: structure, composition, ageing and disease. Journal of Anatomy. 1994;184(Pt 3):503 – 509.
Ratcliffe J. The arterial anatomy of adult human lumbar body: a microarteriographic study. Journal of Anatomy. 1980;131(1):57 – 79.
Regling G., ed. Wolff's Law and Connective Tissue Regulation. 1 st ed. Berlin: de Gruyter; 1992.
Rehak HC, Hermann G, Schain FH. Pathophysiologie des Gelenkknorpels. Deutsche Zeitschrift für Sportmedizin. 1991;42(7):316 – 318.
Reynolds C. The effect of Nontraumatic Immobilization on Ankle Dorsiflexion Stiffness in Rats. Department of Physical Therapy. Atlanta GA: Georgia State University; 1991.
Rizk T, Christopher R, Penials R. Adhesive capsulitis (frozen shoulder): A new approach to its management. Archives of Physical Medicine and Rehabilitation. 1983;64 : 29 – 33.
Roberts S, Eisenstein SM, Menage J, Evans HE, Ashton KI. Mechanoreceptors in Intervertebral Discs. Spine. 1995;20(24):2645 – 2651.
Roberts S, Menage J, Urban J. Biochemical and structural properties of the cartilage endplate and its relation to the intervertebral disc. Spine. 1989;14(2):166 – 174.
Rodan GA. Introduction to Bone Biology. Bone. 1992;13 : 3 – 6.
Ross MH, J RL. Histology, a text and atlas. 2 nd ed. Baltimore: Williams and Wilkins; 1989.
Roughead ZK, Kunkel ME. Effect of Diet on Bone Matrix Constituents. Journal of the American College of Nutrition. 1991;10(3):242 – 246.
Rubin E, Miller KW, Roth SH, eds. Molecular and cellular mechanisms of alcohol and anesthetics. New York: New York Academy of Sciences; 1991.
Rudert M, Tillmann B. Lymph and blood supply of the human intervertebral disc. Acta Ortopaedica Scandinavica. 1993;64(1):37 – 40.
Rudolph R. Contraction and the control of contraction. World Journal of Surgery. 1980; 4 : 279 – 287.
Sabo D, Reiter A, Flierl S, Güßbacher A, Rompe G. Einfluß spezifischer Trainingsprogramme auf die Mineralisationsdichte des Knochens. Physikalische Rehabilitation und Kur Medizin. 1995;5 : 37 – 41.
Sagarriga Visconti C, Kavalkovich K, Wu J, Niyibizi C. Biochemical analysis of collagens at the ligament-bone interface reveals presence of cartilage-specific collagens. Archives of Biochemistry and Biophysics. 1996;328(1):135 – 142.
Sakagami M, Takemura T, Umemoto M, Kubo T. Application of non-radioisotopic in situ hybridization to the inner ear-expression of osteopontin. Nippon Jibiinkoka Gakkai Kaiho. 1994;97(4):674 – 679.
Sall JM. The Role of Inflammation in Lumbar Pain. Spine. 1995;20(16):1821 – 1827.
Salter R, Bell R, Keeley F. The effect of continuous passive motion on the preservation of articular cartilage in septic arthritis: An experimental investigation in the rabbit. In: 27 th Annual Meeting of the Orthopeadic Research Society. 1984;6.
Salter R, Simmonds D, Malcolm B. The biologic effect of continuous passive motion on healing of full-thickness defects in articular cartilage. Journal of Bone and Joint Surgery. 1980;62 A:1232 – 1251.
Salter RB. The Biologic Concept of Continuous Passive Motion of Synovial Joints. Clinical Orthopaedics and Related Research. 1989;242 : 12 – 25.
Sato I, Shindo K, Ezure H, Shimada K. Morphology of the lateral ligament in the human temporomandibular joint. Oral Surgery, Oral Medicine, Oral Pathology, Oral Radiology and Endodontics. 1996;81(2):151 – 156.
Savill D. Evalution of splinting. Arthritis and Rheumatism. 1964;7 : 585 – 600.
Sawaguchi S, Yue BY, Fukuchi T, Iwata K, Kaiya T. Age-related changes of sulfated proteoglycans in the human lamina cribrosa. Current Eye Research. 1993;12(8):685 – 692.
Scheffer H, Stulp RP, Verlind E, et al. Implications of intragenic marker homozygosity and haplotype sharing in a rare autosomal recessive disorder: the example of the collagen type XVII (COL 17 A1) locus in generalised atrophic benign epidermolysis bullosa. Human Genetics. 1997;100(2):230 – 235.
Schiavone Panni A, Fabbriciani C, Delcogliano A, Franzeses S. Bone-ligament interaction in patellar reconstruction of the ACL. Knee Surgery Sports and Arthrosscopy. 1993;1(1):4 – 8.
Schünke G, Kuhlmann D, Lau W. Orthomolekulare Medizin: Vitamine, Mineralstoffe, Spurenelemente. Stuttgart: Hippokrates; 1997.
Schupp W. Funktionslehre in der Kieferorthopädie; Ätiologie, Diagnostik, Therapie. 1. Aufl. Bergisch Gladbach: Fachdienst der Kieferorthopäden; 1993.
Schwarzer AC, Aprill CN, Derby R, Fortin J, Kine G, Bogduk N. The Prevalence and Clinical Features of Internal Disc Disruption in Patients With Chronic Low Back Pain. Spine. 1995;20(17):1878 – 1883.
Scott PG, Nakano T, Dodd CM. Small proteoglycans from different regions of the fibrocartilaginous temporomandibular

joint disc. Biochemica et biophysica acta. 1995; 1244(1):121 – 128.

Sedowofia K, Tomlinson I, Weiss J, Hilton R, Jayson M. Collagenolytic enzyme systems in human intervertebral disc: their control, mechanism, and their possible role in the initiation of biomechanical failure. Spine. 1982;7(3):213 – 222.

Sehgal PB, Grieninger G, Tosato G, eds. Interleukin-6: Regulation of the Acute Phase and Immune Responses. New York: New York Academy of Sciences; 1989.

Sharawy MM, Helny ES, Bays RA, Larke VB. Repair of temporomandibular joint disc perforation using a synovial membrane flap in Macaca fascicularis monkeys: light and electron microscopy studies. Journal of Oral and Maxillofacial Surgery. 1994;52(3):259 – 270.

Shaw RM, Molyneux GS. The effects of induced dental malocclusion on the fibrocartilage disc of the adult rabbit temporomandibular joint. Archives of Oral Biology. 1993;38(5):415 – 422.

Shaw RM, Molyneux GS. Age-related changes to the surface ultrastructure of the rabbit temporomandibualr disc. Journal of Anatomy. 1994;185(3):577 – 585.

Shengyi T, Xu Y. Biomechanical properties and collagen fiber orientation of TMJ discs in dogs: Pt1. Gross anatomy and collagen fiber orientation of the discs. Journal of Craniomandibular Disorders, Facial and Oral Pain. 1991;5(1):28 – 34.

Shirazi-Adl A. Strain in fibres of a lumbar disc. Analysis of the role of lifting producing disc prolapse. Spine. 1989;14(1):96 – 103.

Silcox DH, Daftari T, Boden SD, Schimandle JH, Hutton WC, Whiteside TE. The Effect of Nicotine on Spinal Fusion. Spine. 1995;20(14):1549 – 1553.

Silva N, Farias G, Torres J. Characterization of collagen of canine intervertebral discs using the N-methyl-benzothiazol-2-on-hydrazone reaction. Zentralblatt für Veterinärmedizin. 1991;38(5):367 – 375.

Simmonds M, Kumar S. The Bases of Low Back Pain. Neuro-Orthopedics. 1992;13 : 1 – 14.

Simmons MA, Henning SJ. Fate of milk calcium in the gastrointestinal tract of suckling rats. American Journal of Physiology. 1989;256(6):1063 – 1069.

Spiliopoulou I, Korovessis P, Konstantinou D, Dimitracopoulos G. IgG and IgM Concentration in the Prolapsed Human Intervetebral Disc and Sciatica Etiology. Spine. 1994;19(12):1320 – 1323.

Sprietsma JE. Zink en onze stofwisseling. 3 rd ed. Deventer: Uitgeverij ANKH-Hermes; 1987.

Stahl S, Kaufman T. Ulnar nerve injury at the elbow after steroid injection for medial epicondylitis. Journal of Hand Surgery. (Edinburgh). 1997;22(1):69 – 70.

Stairmann J, Holm S, Urban J. Factors influencing oxygen concentration gradients in the intervertebral disc. A. theoretical analysis. Spine. 1991;16(4):444 – 449.

Steenks MH, de Wijer A. Craniomandibulaire dysfuncties; vanuit fysiotherapeutische en tandheelkundige perspectief. 1 st ed. Lochem: De Tijdstroom; 1989.

Stegenga B, de Bont LG, Boering G, van Willigen JD. Tissue responces to degenerative changes in the temporomandibular joint: a review. Journal of Oral and Maxillofacial Surgery. 1991;49(10):1079 – 1088.

Steichen JJ, Koo WW. Mineral nutrition and bone mineralization in full-term infants. Monatsschrift für Kinderheilkunde. 1992;140(9 pt 1):21 – 27.

Stevens R, Ryvar R, Robertson W, O'Brien J, Beard H. Biological changes in the annulus fibrosus in patients with low-back pain. Spine. 1982;7(3):223 – 233.

Stokes I. Surface strain on human intervertebral discs. Journal of Orthopaedic Research. 1987;5(3):348 – 355.

Stolinski C. Structure and composition of the outer connective tissue sheaths of peripheral nerve. Journal of Anatomy. 1995;186(1):123 – 130.

Stove C. Air-stirrup management of ankle injuries in the athlete. Aerican Journal of Sports Medicine. 1980;8 : 360 – 365.

Sugimura T, Kato F, Mimatsu K, Takenaka O, Iwata H. Experimental Chemonucleolysis With Chondroitinase ABC in Monkeys. Spine. 1996;21(2):161 – 165.

Suguro T, Oegema TJ, Bradford D. Ultrastructural study of short-term effects of chymopapain on the intervertebral disc. Journal of Orthopaedic Research. 1986;4(3):281 – 287.

Tabary J, Tabary C, Tadieu C. Physiological and structural changes in the cat's soleus muscle due to immobilization at different lenghts by plaster casts. Journal of Physiology. 1972;149 : 231 – 244.

Takada S. Chemonucleolysis – an experimental histopathological study. Nippon Seikeigeka Gakkai Zasshi. 1988;62(4):427 – 435.

Takahashi H, Suguro T, Okazima Y, Motegi M, Okada Y, Terutaka K. Inflammatory Cytokines in the Herniated Disc of the Lumbar Spine. Spine. 1996;21(2):218 – 224.

Tanaka M, Nakahara S, Inoue H. A Pathologic Study of Disc in the Elderly; Seperation Between the Cartilaginous Endplate and the Vertebral Body. Spine. 1993;18(11):1456 – 1462.

Tassler PL, Dellon AL, Canoun C. Identification of elastic fibres in the peripheral nerve. Journal of Hand Surgery. 1994;19(1):48 – 54.

Taylor J, Scott J, Cribb A, Bosworth T. Human intervertebral disc acid glycosaminoglycans. Journal of Anatomy. 1992;180 : 137 – 141.

Teng SY. Determination of contents of glycosaminoglycans intemperomandibular joint discs in dogs. Chung Hua Kou Chiang Hsueh Tsa Chih. 1992;27(6):342 – 4, 384 – 5.

Thompson J, Oegema TJ, Bradford D. Stimulation of mature canine intervertebral disc by growth factors. Spine. 1991;16(3):253 – 260.

Threlkeld A, Smith S. Unilateral hindpaw amputation causes bilateral articular cartilage remodeling of rat hip joint. Anatomical Recotd. 1988;221 : 576 – 583.

Tidball JG. Assembly of myotendinous junctions in the chick embryo: deposition of P68 is an eartly event in myotendinous junction formation. Development Biology. 1994;163(2):447 – 456.

Tipton C, James S, Merger W. Influence of excercise on strenght of medial collateral knee ligaments of dogs. American Journal of Physiology. 1970; 213 : 894 – 902.

Toda K, Nishida K, Inoue H, Ohtsuka A, Murakami T. Strongly anionic sites in peripheral axons of the rat sciatic nerve: light and elctron microscopic detection using cationic colloidal iron. Archives of Histology and Cytology. 1995;58(4):485 – 492.

Tolonen J, Grönblad M, Virri J, Seitsalo S, Rytömaa T, Karaharju E. Basic Fibroblast Growth Factor Immunoreactivity in Blood Vessels and Cells of Disc Herniations. Spine. 1995;20(3):271 – 276.

Tona A, Perides G, Rahemtulla F, Dahl D. Extracellular matrix in regenerating rat sciatic nerv: a comparative study on the localisation of laminin, hyaluronic acid, and chondroitin sulfate proteoglycans, including versican. Journal of Histochemistry and Cytochemistry. 1993;41(4):593 – 599.

Töndury G. Entwicklungsgeschichte und Fehlbildungen der Wirbelsäule. Kapitel: Entwicklung der Zwischenwirbelscheibe. Stuttgart: Hippokrates; 1958.

Tono-Oka S, Tanase S, Miike T, Tanaka H. Transient expression of collagen type XIV during muscle development and its reappearance after denervation and degeneration. Journal of Histochemistry and Cytochemistry. 1996;44(8):907 – 918.

Trout J, Buckwalter J, Moore K. Ultrastructure of the human intervertebral disc: II. Cells of the nucleus pulposus. Anatatomical Record. 1982;204(4):307 - 314.

Tsuchida T. A pathological study of experimental chemonucleolysis with collagenase. Nippon Seikeigeka Gakkai Zasshi. 1987;61(11):1237 - 1249.

Tsuji H, Hirano N, Ohshima H, Ishihara H, Terehata N, Motoe T. Structural Variations of the Anterior and Posterior Anulus Fibrosus in the Development of Human Lumbar Intervertebral Disc. Spine. 1993;18(2):204 - 210.

Twomey L, Taylor J. Age changes in lumbar intervertebral discs. Acta Orthopaedica Scandinavica. 1985;56(6):496 - 499.

Twomey L, Taylor J. Age changes in lumbar vertebrae and intervertebral discs. Clinical Orthopaedics. 1987;224: 97 - 104.

Twomey L, Taylor J. Exercise and Spinal Manipulation in the Treatment of Low Back Pain. Spine. 1995;20(5):615 - 619.

Übermuth H. Über die Altersveränderungen der menschlichen Zwischenwirbelscheibe und ihre Beziehung zu den chronischen Gelenkleiden der Wirbelsäule. Berichte der sächsischen Gesellschaft für akademische Wissenschaften. 1929; 81 : 111 - 170.

Urabe T, Zhao Q, Danielsen N, Lundborg G. Regeneration across a partial defect in rat sciatic nerv in a silicone chamber. Scandinavian Journal of Plastic and Reconstructive Surgery and Hand Surgery. 1996;30(1):7 - 15.

Urban J, McMullin J. Swelling pressure of the lumbar intervertebral discs: influence of age, spinal level, composition, and degeneration. Spine. 1988; 13(2):179 - 187.

Videman T. Connective Tissue and immobilization. Clinical Orthopaedics. 1987;221 : 26 - 32.

Villareal M S, Klaustermeyer WB, Hahn TJ, Gordon EH. Osteoporosis in steroid-dependent asthma. Annals of Allergy, Asthma and Immunology. 1996;76(4):369 - 372.

Wachmann A, et al. Diet and Osteoporosis. Lancet. 1968;958.

Wall PD, Melzack R, eds. Textbook of Pain. 2nd ed. Edinburgh: Churchill Livingstone; 1989.

Weaver CM. Calcium biovailability and its relation to osteoporosis. Proceedings of the Society for Experimental Biology and Medicine. 1992;200(2):157 - 160.

Weis J, Alexianu ME, Heide G, Schröder JM. Renaut bodies contain elastic fiber components. Journal of Neuropathology and Experimental Neurology. 1993;52(5):444 - 451.

Wessel K, Muller H, Deseniss V, Dombert T. Electrophysiological study of regenerated rabbit tibial and peroneal nerves: autologous versus non-neural grafts. Electromyography and Clinical Neurophysiology. 1994;34(5):259 - 264.

Whalen J, Parke W, Mazur J, Stauffer E. The intrinsic vasculature of developing vertebral end plates and its nutritive significance to the intervertebral discs. Journal of Pediatric Orthopedics. 1985;5(4):403 - 410.

White IA, Panjabi M. Clinical biomechanics of the spine. Philadelphia: J. B. Lippincott Company; 1978.

Wiedemann M. Der Gesundheit auf der Spur. 2. Aufl. Genf: Ariston; 1991.

Wilburger RE, Wittenberg RH. Prostaglandin Release from Lumbar Disc and facet Joint Tissue. Spine. 1994;19(18):2068 - 2070.

Wilke A. Analyse des kontraktilen Apparates im Fibroblasten des Granulationsgewebes und seine Funktion beim Wundverschluß [Inaugurationsdissertation zur Erlangen des Doktorgrades der gesamten Medizin]. Marburg: Philipps-Universität; 1987.

Willet WC. Diet and Health: What should we eat? Sience. 1994;264 : 532.

Williams JA, Thonar, M. A. EJ. Early osteophyte formation after chemically induced articular cartilage injury. American Journal of Sports Medicine. 1989;17(1):7 - 15.

Wink CS, St Onge M, Zimmy ML. Neural elements in the human temporomandibular articular disc. Journal of Oral and Maxillofacial Surgery. 1992;50(4):334 - 337.

Woo SLY, Buckwalter JA, eds. Injury and Repair of the Musculoskeletal Soft Tissue. 1 st ed. Park Ridge: American Academy of Orthopaedic Surgeons; 1991.

Woo SLY, Gelberman R, Cobb N. The importance of controlled passive mobilization on flexor tendon healing. Acta Orthopaedica Scandinavica. 1981;52 : 615 - 622.

Wörz R, Gross D. Kreuzschmerz. 1. Aufl. Stuttgart: Gustav Fischer; 1978.

Wu J, Eyre D, Slayter H. Type VI collagen of the intervertebral disc. Biochemical and electron-microscopic characterization of the native protein. Biochemical Journal. 1987;248(2):373 - 381.

Yahia LH, Garzon S. Structure on the capsular ligaments of the facet joints. Anatomischer Anzeiger. 1993;175(2):185 - 188.

Yamashita T, Minaki Y, Oota I, Yokogushi K, Ishii S. Mechanosensitive Afferent Units in the Lumbar Intervertebral Disc and Adjacent Muscle. Spine. 1993;18(15):2252 - 2256.

Yang JY, Cui XL, He XJ. Non-ketotic hyperosmolar coma complicating steroid treatment in childhood nephrosis. Pediatric Nephrology. 1995;9(5):621 - 622.

Yang L, Wang H, Wang M, Ohta Y, Suwa F. Development of collagen fibres and vasculature of the fetel TMJ. Okajimas folia anatomica Japonica. 1992;69(4):145 - 155.

Yasuma T, Koh S, Okamura T, Yamauchi Y. Histological Changes in Aging Lumbar Intervertebral Discs. Journal of Bone and Joint Surgery. 1990;72 A(2):220 - 229.

Yasuma T, Koh S, Okamura T, Yamauchi Y. Histological changes in aging lumbar intervertebral discs. Their role in protrusions and prolapses. Journal of Bone and Joint Surgery. 1990;72(2):220 - 229.

Yasuma T, Suzuki F, Koh S, Yamauchi Y. Pathological changes in the cartilaginous plates in relation to intervertebral disc lesions. Acta pathologica Japonica. 1988;38(6):735 - 750.

Yip JW, Yip YP, Capriotti C. The expression, origin and function of tenascin during peripheral nerve formation in the chick. Brain Research.1995;26(1 - 2):297 - 310.

Zeng L, Huck S, Redl H, Schlag G. Fibrin sealant matrix supports outgrowth of peripheral sensory axons. Scandinavian Journal of Plastic and Reconstructive Surgery and Hand Surgery. 1995;29(3):199 - 204.

Literatur und weiterführende Literatur zu Kapitel 2.13

Anderson M, Gieck J, Weltman A, Rutt R, Denegar C. The relationship among isometric, isotonic, and isokinetic concentric and eccentric quadiceps and hamstrings force and three components of athletic performance. Journal of Orthopaedic and Sports Physical Therapy. 1991;14(3): 114-120.

Bennet J, Stauber W. Evaluation and Treatment of anterior knee pain using eccentric exercise. Medicine and Sience in Sports and Exercise. 1986;18(5): 526-430.

Bosco C. Eine neue Methode zur Einschätzung und Programmierung das Trainings. 1992;22(5): p. 21-28.

Cabri J. The influence of different doses alprazolam on muscle activity, in function and cardiovascular responses to concentric and excentric efforts in isokinetic movement conditions. Doctoral Thesis. Vrije Universiteit Brussel: 1989.

Cabri J. Isokinetic strength in human joints and muscles. Applied Ergonimics. 1991;22(5): p. 299-302.

Cabri J. Isokinetische Bewegungen als Diagnose und Rehabilitationsprinzip. Medizinischorthopädische Technik. 1994;114(4): p. 177-181.

Cabri J, Deproft E, Dufour W, Clarys J. The relationship between muscular strength and performance in soccer players. In: Reilly T, Lees A, Davids K, Murphy W, eds. Science and Football. London: E & FN Spon. 1988: 186-193.

Cavanagh P. On muscle action versus muscle contraction. Journal of Biomechanics. 1988;21: 69.

Dvir Z. Clinical applicability of isokinetics: a review. Clinical Biomechanics. 1991;6: 133-144.

Garrett W, Nikolaou P, Ribbeck B, Glisson R, Seaber A. The effect of muscle architecture on the biomechanical failure properties of skeletal muscle under passive extension. American Journal of Sports Medicine. 1988;16(1): 7-12.

Goslin B, Charteris J. Isokinetic dynanometry: normative data for clinical use in lower extremity knee cases. Scandinavian Journal of Rehabilitation Medicine. 1979;11: 105-109.

Grace T. Muscle imbalance and extremity injury - a perplexing relationship. Sports medicine. 1985;2: 77-82.

Grace T, Sweetser E, Nelson M, Ydens L, Skipper B. Isokinetic muscle imbalance and knee joint injuries. Journal of Bone and Joint Surgery. 1984;66A: 734-740.

Grimby G. Isokinetic training. International Journal of Sports Medicine. 1982;3: 61-64.

Gross M, Huffman G, Phillips C, Wray J. Intramachine and intermachine reliability. 1991.

Hislop H, Perrine J. The isokinetic concept of exercise. Physical Therapy. 1967;2(47): 114-117.

Johansson H. Role of knee ligaments in proprioception and regulation of muscle stiffness. Journal of Electromyography and Kinesiology. 1991;1(3): 158-179.

Johnson D. Controlling anterior shear during isokinetic knee extension. Journal of Orthopaedic and Sports Physical Therapy. 1982;4: 23-31.

Kanehisha H, Miyashita M. Effects of isometric and isokinetic muscle training on static strength and dynamic power. European Journal of Applied Physiology. 1983;20: 365-371.

Kannus P. The relationship between peak torque and work of the quadriceps and hamstrings after knee injury. Journal of Sports Medicine and Physical Fitness. 1990;30(2): 185-189.

Kannus P. Normality, variability and predictability of work, power and torque acceleration energy with respect to peak torque in isokinetic muscle testing. International Journal of Sports Medicine. 1992;13(3): 249-256.

Kannus P. Isokinetic evaluation of muscular performance: implications for muscle testing and rehabilitation. International Journal of Sports Medicine. 1994;15: 11-18.

Kaufmann K, An K, Litchy W, Morrey B, Chao E. Dynamic joint forces during isokinetic exercise. American Journal of Sports Medicine. 1991;19(3): 305-316.

Knuttgen H. Force, work, power and exercise. Medicine and Science in Sports and Exercise. 1978;3(10): 227-228.

Kulig K, Andrews J, Hay J. Human strength curves. In: Exercise and Sport Science Reviews. Terjung R ed. New York: Macmillan Publishing Company. 1984;422.

Levene J, Hart B, Seeds R, Fuhrman G. Reliability of reciprocal isokinetic testing of the knee extensors and flexors. Journal of Orthopaedic and Sports Physical Therapy. 1991;14(3): 121-127.

Lipke J. The role of the incompetence of the anterior cruciate and lateral ligaments in anterolateral an anteromedial instability. Journal of bone and Joint Surgery (Lond). 1981;63A: 954-959.

Molezyk L, Thigpen L, Eickhoff J, Goldgar D, Gallagher J. Reliability of testing the knee extensors and flexors in healthy adult women using a Cybex II isokinetic dynamometer. Journal of Orthopaedic and Sports Physical Therapy. 1991;14(1): 37-41.

Nisell R, Ericson M. Patellar forces during isokinetic knee extension. Clinical Biomechanics. 1992;7: 104-108.

Nisell R, Ericson M, Nerneth G, Ekholm J. Tibiofemoral joint forces during isokinetic knee extension. American Journal of Sports Medicine. 1989;17(1): 49-54.

Noyes F, Keller C, Grood E. Advances in the understanding of knee ligament injury repair, and rehabilitation. Medicine and Science in Sports and Exercise. 1984;16: 427-443.

Palmitier R, An K, Scott S, Chao E. Kinetic chain exercise in knee rehabilitation. Sports Medicine. 1991;11(6): 402-413.

Paulus L, Noyes F, Grood E. Knee rehabilitation after anterior cruciate ligament tears. American Journal of Sports Medicine. 1981;17(3): 140-149.

Proft ED, Clarys J, Bollens E, Cabri J, Dufour W. Strength training and kick performance in soccer players. In: Science and Football. Reilly T, Lees A, Davids K, Murphy W eds. London: E&F Spon. 1988: 108-113.

Rovick J, Reuben J, Schrager R, Walker P. Relation between knee motion and ligament strength patterns. Clinical Biomechanics. 1991;6: 213-220.

Seto J, Brester C, Lombardo S, Tibone J. Rehabilitation of the knee after anterior cruciate ligament reconstruction. Journal of Orthopaedic and Sports Physical Therapy. 1989;10: 8-18.

Solomonow M, Baratta R, Zhou B, Shoji H, Bose W, Beck C, D'Ambrosia R. The synergistic action of the anterior cruciate ligament and thigh muscles in maintaining joint stability. American Journal of Sports Medicine. 1987;15(3): 207-213.

Thorstensson A. Speed and acceleration. In: The Olympic Book of Sports Medicine. Dirix A, Knuttgren H, Tittel K eds. Oxford: Blackweel Sc. Publ. 1988: 218-229.

Tibany J, Apor P, Fakete G. Force-velocity-power characteristics and fibre composition in human knee extensor muscles. European Journal of applied Physiology. 1982;48: 331-343.

Viitasalo J, Österback L, Alen M, Rahkila P, Havas E. Mechanical jumping power in young athletes. Acta Physiologica Scandinavica. 1987;131: 139-145.

Yack H, Collins C, Whieldon T. Comparison of open and closed chain kinetic exercise in the anterior cruciate ligament-deficient knee. American Journal of Sports Medicine. 1993;21: 49 – 54.
Zimny M, Wink C. Neuroreceptors in the tissues of the knee joint. Journal of Electromyography and kinesiology. 1991;1(3): 148 – 157.

Referenzwerke

Enoka R. Neuromechanical Basis of Kinesiology. Champaingn. Human Kinetics. 1988: pp 336.
Fox I, Edwards L. The Physiological Basis of Physical Education and Athletes. Philadelphia: Saunders College. 1986: pp 496.
Jungermann K, Möhler H. Biochemie. Berlin: Springer Verlag; 1980: 735 ff.
Junqueira L, Carneiro J. Functionele Histologie. Utrecht: Bunge Wetenschappelijke Uitgeverij. 1981: pp 606.
Martini F. Fundamentals of Anatomy and Physiology. New Jersey: Prentice Hall. 1989: pp 945.
Mc Ardle W, Katch F, Katch V. Exercise Physiology. Philadelphia: Lea & Febinger. 1993: pp 853.
Nordin M, Franel V. Basics Biomechanics of the Musculoskeletal System. Philadelphia: Lea & Febinger. 1989: pp 323.
Wilmore J & Costill D. Physiology of Sports and Exercise. Champaign Human Kinetics. 1994: pp 549.

Sachverzeichnis

A

Abnormal Impulse Generated Signs 216
Abrißfraktur, Knochen-Sehnen-Übergang 154
Abwehrspannung 145
AB-Zellen 129
acidic Fibroblast growth factor 234
Adenosintriphosphat, Turnover 198
Adhäsionen, Immobilisation 284
Adhäsionskräfte 135
- Arthritis 144
Adipozyten, s. Fettzellen
adverse neural tension 228
Agranulozyten 13, 14
Aktinfilament 184, 190, *191*
Aktionspotential 187
Aktivität, piezoelektrische, s. auch Piezoelektrizität 35
Albinos 258
Alpha-Aktin 194, *185*
Alpha-Gamma-Koaktivität 188
Alpha-Helix 20, *21*
Alpha-Motoneuron 188
Aminosäuren 210 f
- essentielle 271
- Katabolismus 210
- nicht-essentielle 271
- Verbindungen, Schwefel 277
Anastomose, arterio-venöse, Haut 251
Anchorin, s. Vernetzungsproteine
A-Nerven 219
Anoxie, Nerven, periphere 229
Anspannung, intermittierende, Effekte, positive 281
Anulus fibrosus *110*
Apophyse *70*
Arthritis, Gelenkerguß 145
- Gelenkkapsel 138
- Schwefel 277
- Synovialflüssigkeit 144
- Vitamin E 275
- Zink 279
Arthrofibrosierung 139
Arthrose, Belastungsschmerz 73, 91
- Belastungswechsel, verminderter 89
- Meniskusdegeneration 100
- Ursachen 89
- Vitamin A 273
- Vitamin E 275
- Zink 279
A-Streifen 184
- Kontraktion 190
Atmungskette 203
ATP = Adenosintriphosphat 198
ATP-Quellen 198
Avulsionsfraktur, Knochen-Sehnen-Übergang 154
Axolemm 215
Axon 214
Axonotmesis 230
A-Zellen 129, *129*

B

Baker-Zyste 138
Band, elastisches *29*
Bänder 125 ff
- Alterung 131
- Aufbau 127
- Aussehen 125
- Belastbarkeit 131
- Belastung, physiologische 135, 141
- Degeneration, Alter 136
- - Immobilisation 137
- Durchblutung 134
- extrakapsuläre 128
- Funktion 126
- Immobilisationsfolgen 141
- Innervation 134
- interkapsuläre 128
- intrakapsuläre 128
- kapsuläre 128
- Kollagenfasern 132
- - Turnover 132
- Komponenten 128
- Längen-Belastungskurve *137*
- Längenwachstum 135, *136*
- Matrix 131
- - perizelluläre 131
- Proteine, nicht-kollagene 133
- Regeneration, Bewegung 280
- Rezeptoren 126
- Wassergehalt 131
- Wundheilung, Ablauf 141
- - Belastung 141 ff
- - Dauer 141
- - Granulation 140
- - Hämatom 140
- - Narbengewebe 141
- - Ödem 140
- - Umbau 141
- - Wundkontraktion 141
- Zellen 130
Bänderrisse 139, *140*
Bandscheibe 108 ff
- Alterung 121
- Aufbau 109
- Aussehen 109
- Belastung, Wassertransport 118
- Belastungswechsel 118
- Creep 119
- Degeneration 121
- Dehydratation 118
- Dicke 109
- Diffusion 120
- Durchblutung 115 ff, *116*
- Ernährung 118, 120
- Fasern, elastische, Verlauf 113
- Funktion 109
- Grundsubstanz 113
- Haltungskontrolle 118
- Hydratation 118
- Innervation 117, *117*
- Kalzifizierung 121
- Kollagenfasern, Verlauf 113
- Kollagentypen 113
- - Verhältnis 122
- Komponenten 111
- Längenbelastungskurve *119*
- Matrix 112
- - Alterung 113
- Operation 123
- Osmose 120
- Pathophysiologie 121
- pH-Wert 120
- Piezoelektrizität 120
- Prolaps 121, 123, *123*
- Proteine, nicht-kollagene 115
- Protrusion 121 ff, *123*
- Regeneration 124
- Schalenstruktur 109, *109*
- Schmerzwahrnehmung 117
- Stabilisation 109
- Stress-Relaxation 118
- Transportmechanismen 118
- Übergewicht, Rauchen 121
- Unterbelastung, chronische 121
- Verbindung mit Wirbelkörper 111, *111*
- Vernetzungsproteine 115
- Viskoelastizität 118

– – intrinsische 120
– Wasserbewegung 110
– Wassertransport *119*
– Wasserverlust 119
– Wundheilung 124, *125*
– – Belastung, physiologische 124
– – Wachstumshormone 125
– – Rauchen, Ernährung 125
– Zellen 111, *112*
Basalmembran, Aufbau 241
– Fasern 246
– Grundsubstanz 247
– Muskelzelle 172, 176
– Proteine, nicht-kollagene 247
– Zellen 245
basic Fibroblast growth factor 234
Belastung, physiologische 47
– Effekte, positive 280
– Intensität 281 f
Belastungen, geopathische, Effekte, negative 287
Belastungsschmerz, Arthrose 73
Bereich, äquatorialer 187
Beta-Karotin 244, 273
Beta-Oxidation 208
Bewegung, Effekte, positive 280
Bewegungssegment 53, *53*
Bindegewebe, allgemein, Bestandteile 3
– – Funktionen 1, 5
– Diffusion 44, **44 ff**
– Ernährung
– geformtes, straffes 22
– Gesundheit 47
– Osmose 45
– ungeformtes, straffes 22, *23*
– – Zugbelastung 23
Bindegewebsarten *2*
Bindegewebsstabilität, Vitamin A 273
Bindegewebszellen 5 ff.,
Bindungen, kovalente 197
Biosynthese, reduktive 204
Biphasic creep behavior, Gelenkknorpel 87
– stress-relaxation behavior, Gelenkknorpel 87
Blase, Haut 242
blistering 90
blue line, s. auch Tidemark 81, 147
Blut-Hirn-Schranke 223
Blut-Nerv-Barriere 223
Blutzuckerspiegel, Schwankungen 272
B-Nerven 219
Breitenwachstum, Knochen 68, *70*
– Wirbelkörper *70*
Bruxismus 105
Büngner-Band 231
Bunnell 167
Bursa 158
B-Zellen 129, *129*

C

Calcitonin, Kalziumhaushalt 74
Canaliculi, Knochen 63
Capsula articularis 125
Cell adhesion Molecules 234
Chemonukleolyse 123
Chlor, Effekte, positive 276
Chondroblast, allgemein 9, *10*
Chondroblasten 81
– Menisken 96
Chondroitin-4-Sulfat 33
Chondroitin-6-Sulfat 33
Chondroitinsulfat, Basalmembranwachstum 173
Chondroklast 64
Chondronektin, s. Vernetzungsproteine
Chondrozyt, allgemein 9, *10*
Chondrozyten 81
– Menisken 96
– Regeneration 96
Chromatin 196
Chromatolyse 231
Clenching 105
C-Nerven 219
colloid-osmotischer Druck 44
common pathways 197
Corium, s. Dermis
Cori-Zyklus 206
C-Protein 184, *185*
Creep *51*, **87**
– Bandscheibe 119
– Menisken 98
– Sehne 163
Crosslinks 18, 27, 82
– Kollagen, Menisken 96
Crosstalks 236
C-Streifen 184, *185*
Cutis, s. Haut
C-Zellen 129

D

Deckplatte 110
– Durchblutung 115, *115*
– Permeabilität 111
– Wirbelkörper *70*
Degeneration, Wallersche 231
Dehydratation 118, *118*
Dehydrogenierung 205
Dekarboxylierung 203
Dekortin, s. Vernetzungsproteine
Delayed union 78
Demineralisierung, Vitamin D 275
Demyelinisierung 229
Dermatansulfat 33
– Dickenwachstum, Kollagenfasern 247
Dermis, Aufbau 241
– Fasern 246
– Grundsubstanz 247
– Heilung 260 f
– Proteine, nicht-kollagene 247
– Zellen 245
Desaminierung 209
Desmin 184, *185*
Desmosin, Strukturformel *30*
Desmosomen 242
Desorganisation, Bindegewebe 283
Desquamation 243
Diaphyse 56
– Aufbau 57
– Funktion 57
Diffusion 44, *45*
– transsynoviale 135
Disci intercalares 182
Discus intervertebralis, s. Bandscheibe
Disken, intraartikuläre 102 ff
– Alterungsprozesse 105
– Aufbau 102
– Aussehen 102
– Belastungsänderungen 105
– Belastungsanpassung 104
– Belastungswechsel 105
– Durchblutung 104
– Ernährung 105
– Faser, elastische, 104
– – Faserverlauf 104
– Fibrochondrozyten 103
– Funktion 102
– Grundsubstanz 104
– Innervation 104
– Kollagenfasern 104
– Komponenten 103
– Matrix 103
– Pathophysiologie 105
– Proteine, nicht-kollagene 104
– Rezeptoren 105
– Traumen 106
– Überbelastung, Körperhaltung 105
– Wundheilung 107
– – Belastbarkeit 107
– Zellen 103
Disulfidbrücken 27
Dolomit 277
Donnan osmotischer Druck 83, 97
Druck, intrakapsulärer, chronisch erhöht 139
– subatmosphärischer 131, 135
Druckbelastungen, Nerven, periphere 225
Drüsen, apokrine 250 f
– ekkrine 250 f
Dynamometer, isokinetische 195

E

ECF-A, Wirkung 9
Einheit, motorische 185
Eisanwendung, Effekte, negative 286
– Nervenschädigung 286
– Ödeme 286

Eisanwendung, Wirkung 286
Eiweiß, Bausteine 210
- Effekte, positive 271
- Funktion, biologische 210
- Turnover 209
Eiweiße, pflanzliche 271
- tierische 271
Eiweißmetabolismus 209 ff
Elastinsynthese 31
Elauninfasern **31**
Elektronentransportsystem 203
Endomysium 176
Endoneurium 219, *215, 217*
Endost 58 f
Endoteneum 157
Endotenon 157
Endothelzelle *4*
Endplatte 110
- motorische 185
Energie 197
Energiearten 197
Energiebereitstellung 196
Energiequelle, direkte 197
- indirekte 196
Energiequellen 197 ff
Energiespeicherung 196
Energieverbrauch 196
entrapment 229
Entzündungshemmer, nicht-steroidale, Effekte, negative 286
Entzündungsphase 48 f.,
Epidermis, Aufbau 239, *240*
- Fasern 246
- Grundsubstanz 247
- Proteine, nicht-kollagene 247
- Regeneration 261 f, *260*
- Zellen 242
Epineurium 219, *215, 217*
Epiphyse 57
- Röhrenknochen 58
- Verknöcherung 66
Epiphysenfuge 66, 68
Epitendineum 158
Epitenon 158
Erregungsleitung, Retikulum, sarkoplasmatisches 185
Eukaryonten 196
Eulaninfasern, Haut 247
Eumelanin 257
Exzitabilität 192
Exzitationsfrequenz 192

F

FAD = Flavin-Adeninnukleotid 198
F-Aktin 190
Faktoren, muskelkraftbestimmende 192
Faltenbildung, Haut 259
Faserknochen 65
Fasern, Haut 246 f
Fasern, elastische 28 ff
- Abbau und Degeneration 31
- Alterung 258 f
- Aufbau 28, *29*
- Funktion 30
- Haut 247
- Mikrostruktur 28
- Nerven, periphere 221
Fasern, kollagene 18
- Aufbau 19
- Gelenkknorpel 82
- Haut 246 f
- Knochen 64
- - Verlauf 57
- Nerven, periphere 221
- Verbindungen 31, **31**
- Verlauf, Nerv, peripherer *226*
- Zugfestigkeit 22
Fasern, Muskel 187
- I a 187
- I b 187
- II 187
Fast Loosers 75
Faszie 158
Feomelanin 244, 257
Fette, Effekte, positive 272
Fettsäuren, gesättigte 272
- ungesättigte 272
Fettsäurenmetabolismus 207 f, 212
Fettverklebungen, Meniskusimmobilisation 100
Fettzellen 9, *12*
- Haut 245
- Nerven, periphere 220
Fibroblast 5 ff, *6, 7, 8*
Fibroblasten, Menisken 96
Fibrochondrozyten, Disken, intraartikuläre 103
- Menisken 96
- Synthesereiz 99
Fibronektin 42, *42*
- Wundheilung 141
Fibronektin, s. Proteine, nicht-kollagene
Fibrozyt 5 ff, *6, 8*
Fieber 269
Filaggrin, s. Proteine, nicht-kollagene
Filamentarten 184
flower spray endings 187
Flügelzellen 159, *161*
Fluor, Effekte, positive 278
- Überdosierung 278
Flüssigkeitsdruck, endoneuraler 229
Formatio reticularis 188, 264
Frakturheilung 76 ff, *78*
Friktionen, Effekte, positive 272
- Knochen-Sehnen-Übergang 155
- Mastzellen 167
- Sehne 167
F-Zellen 129

G

G-Aktin 190
Gamma-Innervation 188
Gamma-Motoneurone 187
Gamma-Ring 188
Gänsehaut 248, 264
Gap-Junction, Kollagenmoleküle 22, 27
- Zellverbindunng 34
Gelenk, peripheres, Aufbau 52, *52, 53*
- Entwicklung *53*
Gelenkerguß, Arthritis 145
Gelenkheilung, Risikogruppen 140
Gelenkinkongruez 52
Gelenkkapsel 125 ff, *130*
- Adhäsionskräfte 135
- Aufbau 127
- Aussehen 125
- Belastung, physiologische 135
- Degeneration, Alter 136
- - Immobilisation 137
- Druck, subatmosphärischer 135
- Durchblutung 99, 134
- Funktion 125
- Haltungskontrolle 126
- Heilung, extrinsische 139
- - intrinsische 139
- Innervation 134
- Komponenten 128
- Nährstofftransport 135
- Pathophysiologie 136 ff
- Proteine, nicht-kollagene 133
- Regeneration 139
- Rezeptoren 126
- Synovitis 137
- Verletzungen 137
- Wundheilung 139
Gelenkknorpel 79 ff
- Aufbau 80, *80*
- Aussehen 80
- Belastungswechsel 83, 86
- Degeneration, altersbedingt 89
- Flüssigkeitstransport *86*
- Funktion 80
- Gefäßeinsprossung, pH-Wert 91
- Grundsubstanz 83
- Komponenten 81
- Nährstoffangebot 85
- Proteine, nicht-kollagene 84
- Regeneration 92
- Traumen 91
- Überbelastung 90, *90*
- Unterbelastung 89, *90*
- Verknöcherung 91
- Zellen 81
- Zonen 80
Gelenkkörper, freie 92
Gelenkoperationen, offene 139
Gelenkschmierung 93
- Flüssigkeitsfilm 93, *93*
- Grenzschmierung 93

Gelenkverletzungen, Komplikationen, Reaktionen, arthrofibrotische 140
Gelenkzysten 138
Generatorpotential 187
Geschlechtshormone, Knochenwachstum 69
Gewebe, periligamentäres 136
- subsakolemmales 172
Gewebetrophik, Bewegung 280
Gewebsflüssigkeit, s. Wasser, interstitielles
Glandulae sudoriferae 250
Glanzstreifen 182
Gleitstörungen, Immobilisation 284
Glukoneogenese 206, 212
Glukosaminoglykane, Produktionsmechanismus 3
Glukosekonzentration, Arthritis 138
Glykogen, Abbau 207
- Struktur, Funktion 206
Glykogenbiosynthese 207
Glykogenmetabolismus 206, 212
Glykokalyx 39, **46**
Glykolyse 199, 211
- aerobe 198 ff
- anaerobe 198 ff, 203 f
Glykosaminoglykane, Funktion 35
- Molekularstruktur 33
- Synthese 36, *36*
Glykosylierung 24, *26*
Golgi-Apparat 197
Golgi-Rezeptoren 162
- Disken, intraartikuläre 104
Golgi-Sehnenorgan 189
- Reiz, adäquater 189
- Versorgung, sensible 189
Granulozyt, basophiler *4*
- eosinophiler *4*
- neutrophiler *4*
Granulozyten 13, 14, *14*
Grenzflächen, extraneurale, pathologische 229
- intraneurale, pathologische 229
Grenzflächentemperatur 39
Grenzschmierung 93
Grundplatte, Wirbelkörper *70*
Grundsubstanz **31**
- Abbau und Degeneration 36
- Bandscheibe 113
- Gelenkknorpel 83
- Haut 247
- Menisken 97
- Wasserbindung 114
GTP = Guanosintriphosphat 198

H

Haare 248, *249*
- Bedeutung 248
- Innervation 255 f
- Körpertemperaturregulation 248
- Wachstum 248
Haarfollikel 250
Haarkanal 248
Haarsack 248
Haltungskontrolle, Gelenkkapsel 126
Haut 237-262
- Alterung 258 f
- Aufbau 239 ff
- Aussehen 237
- Degeneration 258 f
- Dekubitus 259
- Durchblutung 251 f, *252*
- - Alterung 259
- Ernährung 251
- Faltenbildung 259
- Fasern 246 f
- Funktion 237, 258
- Grundsubstanz 247
- Immobilisation 259
- Innervation 251 ff
- Komponenten 241 ff
- Lymphsystem 252
- Narbenbildung 262
- Pathophysiologie 258
- Physiologie 256 ff
- Pigmentierung 256 ff
- Regeneration 260 ff
- Schutz, chemischer 258
- - UV-Strahlung 258
- Sensibilität, Alterung 259
- Untersuchung 237
- Verletzungen 259
- Vitamin D Produktion 258
- Wahrnehmung 252 ff
- Wasserbindungskapazität, Alterung 259
- Wundheilung 260 ff
- Zellen 242
Hautanhangsgebilde 248 ff
Hautdurchblutung, Thermoregulation 262
- Veränderung 264
Hautfarbe 257
Hautimmunsystem 245
Hautlinien 241
Hautschichten 239
Haverssche Kanäle 58, *57*
Haverssches System 58
Heilung, extrinsische, Gelenkkapsel 139
- - Sehne 169
- intrinsische, Gelenkkapsel 139
- - Sehne 168
Hemidesmosomen 242
Henlesche Schleife 22
Hensen-Scheibe 185
Heparansulfat 34
Heparin 34
- Funktion 34
- Wirkung 9
Herzmuskelgewebe 182
Hill-Muskelmodell 195
Histamin, Wirkung 9
Histiozyten 13
Hochenergiebindungen 197
Hormone, Knochenwachstum 69
Howshipsche Lakune 63, *60*
H-Streifen 185
Humphrey-Ligament 102
Hyaluronsäure 33
Hydratation 118, *118*
Hydroxyapatit 64
Hydroxylierung, Kollagensynthese 24, *26*
Hyperplasie, Muskelfasern 192
Hyperthermie 269
Hypodermis, Aufbau 241
- Grundsubstanz 247
- Heilung 260 f
- Komponenten 241 ff
- Proteine, nicht-kollagene 247
- Zellen, Funktion 245
Hypomobilität, Belastungsreize 281
- reflektorische 281
- strukturelle 281
Hypothermie 269

I

Ichthyosis 243
Immobilisation, Auswirkungen **283**
- Belastbarkeit 281
- Gelenkkapsel 137
- Knorpel 284
- Meniskus 100
- Muskelatrophie 180
- Muskelbauch, Bindegewebe 178
- Nerven, periphere 229
- Wundheilung 50
Immobilisationsdauer, Effekte, negative 283
Immobilisationsosteoporose 75
Immunglobuline 15, *16*
Immunität, humorale, s. Körperabwehr
- zelluläre, s. Körperabwehr
Immunsystem, Vitamin C 274
Informationen, afferente 214
- efferente 214
Innervation, Knochen 71
Insertionswinkel 193
Insulin, Wärmeproduktion 266
Integrin, s. Vernetzungsproteine
Interzellularbrücken 242
Intima 127
- Matrix 131
- Zellen 129
Ionenkanäle 216
Isodesmosin, Strukturformel *30*
Isometrie, Effekte, positive 281
I-Streifen 184
- Kontraktion 190

K

Kabeltensiometrie 195
Kalium, Effekte, positive 276
Kallus, harter 77
Kälterezeptoren 264
Kältezittern 264
Kalzifizierung, Sehne 169
Kalzifizierungszone, Wachstumsscheibe 68, *68f*
Kalzium, Effekte, positive 276
- Funktion 55
Kalziumgabe 75
Kalziumhaushalt, Calcitonin 74
- Parathormon 74
- Regulation 73
- Vitamin D 74
Kalziumionen 190
Kalziumverlust, Menopause 75
Kapselsspanner 126
Karyolymphe 196
Kastenknochen 54, *55*
Katabolismus 197
Kathepsine 28
Keloidbildung, Vitamin E 275
Keratansulfat 33
Keratinosomen 243
Keratinozyten 242 f
- Alterung 258
- Verteilung 244
Keratohyalinkörner 243
Kernketten-Fasern 187
Kernsack-Fasern 187
Kessler 167
Kiefergelenk, Immobilisationsfolgen 106
Klebemittel, biologisches 151
Kleidung, Thermoregulation 267
Kniegelenk 94
- Propriozeption 97
Knochen **54 ff**
- Aufbau 56
- Aussehen
- Durchblutung 71, *71*
- flacher 54, *55*
- - Aufbau 56
- Funktion 55
- Innervation 71
- Kollagenfasern 64
- Komponenten 62 ff
- Pathophysiologie 75
- Proteine, nicht-kollagene 64
- Regeneration 76
Knochenbildung **65 ff**
Knochenbildungskerne, primäre 65
Knochenbildungszentrum *67*
Knochenbildungszone, Wachstumsscheibe 68, *68f*
Knochendeckzellen 10, 62 f, *10*
Knochenersatz 70
Knochenheilung 76 ff, *78*
- Entzündungsreaktion 77
- Granulation 77
- Komplikationen 78
- Mineralisierung 77
- Resorption 77
- Revaskularisation 77
- Wundkontraktion 77
Knochenkern, primärer 66
Knochenlamellen 57
- interstitielle 57, *57*
- subperiostale generelle 57, *57*
Knochenmanschette *67*
Knochenmarkszellen, s. haematopoetische Stammzellen
Knochenmatrix 64
Knochenmineralisierung, Belastung 74
- Vitamin D 275
Knochen-Sehnen-Übergang 145 ff
- Aufbau 147
- Aussehen 145 ff
- Belastung, physiologische 152 f, *152*
- direkter 147, *148*
- - Aufbau 147 f
- - Druckbelastung 152
- - Zugbelastung 152
- Durchblutung 151
- Fasern 150
- Formen 145, 147 ff,
- Friktionen 155
- Funktion 147
- Grundsubstanz 150 f
- Heilungsverlauf, Prognose 155
- Immobilisationsfolgen 153 f
- indirekter 147 ff, *149*
- - Belastung, physiologische 153
- Innervation 151 ff
- Komponenten 150
- Matrix 150
- Pathophysiologie 153
- Proteine, nicht-kollagene 151
- Regeneration 154
- Trainingseffekte 155
- Traumen 153
- Überbelastung 155
- Wundheilungsphasen 155
- Zellen 150
- Zone 4, Trauma 154
- Zonen 1,2,3, Trauma 154
Knochenstabilität, Spurenelemente *279*
Knochenumbau, Stimulation 73
Knochenwachstum 68
- Hormone 69
Knochenzellen 62 ff, *62*
Knorpel, hyaliner 80
- junger 97
- Längenbelastungskurve *88*
- Pathophysiologie 89
Knorpelabbau *88*
Knorpelgewebe, Syntheseaktivität 85
- Verknöcherung 66
Knorpelmatrix 82
Knorpelverformung, Belastung 87
Knorpelzone, kalzifizierte 81
- mittlere 80
- oberflächliche 80
- radiale 80
- tiefe 80
Kobalt, Effekte, positive 278
Koenzym 198
Kofaktor 190
Kohlendioxyddruck, Arthritis 138
Kohlenhydrate, Effekte, positive 272
Kollagen, Abbau und Degeneration 27 f
- Belastbarkeit 28
- Funktion 23
- Turnover, Bandscheibe 122
- Typen 18
Kollagenase 27
Kollagenbelastungskurve *51*
Kollagenfibrille 20
- Querstreifung *26*
- Steigerung des Wachstums 22
Kollagenmikrofibrille 20
Kollagenmolekül 19, *20, 21*
- Mikrostruktur 20, *21*
Kollagensynthese 24, *25f*
- Alterung 258 f
- Effekte, positive 274
- Störungen 27
Kollagentypen, Menisken 96
Kompakta 56
Kompartmentsyndrom 180
Konsolidierungsphase 50
Kontraktion, uniforme 186
Kontraktionsarten 193
Kontraktionsgeschwindigkeit, Muskelkraft 195
Kontraktionsmechanismus 189 ff
Konvektion, gezwungene 263
- Wärmeabgabe 267
Körperabwehr, allgemein 15
Körperkerntemperatur 262
- Veränderung 263
Kortex, motorischer, Thermoregulation 264
Kortikalis 56
Kortikosteroide, Effekte, negative 285
Kraftentwicklung 192
Kraft-Geschwindigkeits-Verhältnis 195
Kraft-Längen-Relation, Muskulatur 194
Krause-Körperchen 255
Kreatinphosphatsystem 198 f
Kupfer, Effekte, positive 278
- Entzündungshemmung 278

L

Labrozyten, s. Mastzellen
Laktat 204
Laktatkonzentration, Arthritis 138
Lakunae, Knochen 63
Lamellenknochen 65
Lamina basalis 170
- densa 170, 241
- lucida 170, 241
- reticularis 170
- splendens 80
Laminin, s. Proteine, nicht-kollagene
Laminin, s. Vernetzungsproteine
Längenwachstum, Knochen 68, *70*
Langerhans-Zellen 244 f
- Alterung 258
Lederhaut, s. Dermis
Leistungs-Geschwindigkeits-Relation 195
Leistungsvermögen, Prozesse, biochemische, Muskel 196
Leitung, Wärmeabgabe 267
Leitungsblockade 229
Leukotrin-C, Wirkung 9
Leukozyten 13
Ligamente, s. Bänder
Linie, blaue, s. auch Tidemark 147
Linkprotein *32*
Lubricin 143
Luftwege, obere 268
Lymphgefäße, Nerven, periphere 230
Lymphozyt *4*
Lymphozyten 15, *15*
Lymphsystem, Haut 252
Lysinoxidase 278

M

M. arrector pili 248, 256
Magnesium, Effekte, positive 276
Makrophage, freier mobiler *4*
- ortsständiger *4*
Makrophagen, allgemein 11, *12*, *13*
Mangan, Effekte, positive 278
Mangnesiummangel 276
Mastozyten, s. Mastzellen
Mastzellen, allgemein 9, *11*
- Alterung 259
- Haut 245
- Nerven, periphere 220
- Stimulation, Hemmung 14
Matrix 16 f, **3**
Matrix, amorphe 3
- Bandscheibe 112
- - Alterung 113
- - Makromoleküle 112
- Disken, intraartikuläre 103
- extrazelluläre 3
- Gelenkknorpel 82
- interterritoriale 82
- - Bandscheibe 112
- - Menisken 96
- Knochen 64
- Ladung 112
- Membrana synovialis 131
- Muskelbauch, Bindegewebe 177
- Nerven, periphere 221
- perizelluläre 82
- - Bandscheibe 112
- - Menisken 96
- territoriale 82
- - Bandscheibe 112
- - Menisken 96
Matrixbelastung *51*
Matrixbestandteile, Nervenregeneration 233, **235**
Matrixkomponenten 17
Matrixsynthese, Bewegung 281
- Immobilisation 284
M-CK 184, *185*
Medikamente, Effekte, negative 285
Meissner-Tastkörperchen 254 f, *255*
Melaninsynthese, Haut 256 f
Melanosomen 256
Melanozyten 243 f
- Alterung 258
- Verteilung 244
Membrana fibrosa, Aufbau 127
- Innervation 134
- Kollagenfasern 132
- Matrix 131
- Zellen 130
Membrana synovialis *143*
- Alterungsprozeß 127
- Aufbau 127
- Innervation 134
- Kollagenfasern 131
- Matrix 131
- Zellen 129
Memoryzelle 15
Menisken 94 ff
- Alterung 94
- Aufbau 94
- Aussehen 94
- Belastungswechsel 98
- Creep 99
- Degeneration 100
- Durchblutung 97, *97*
- Faserverlauf 94, *95*
- Funktion 94
- Gelenkstabilität 94
- Grundsubstanz 97
- Innervation 97
- Kollagentypen 96
- Komponenten 96
- Längenbelastungskurve 99
- Matrix 96
- Mobilität 94
- Nährstofftransport 98
- Pathophysiologie 100 f
- Piezoelektrizität 99
- Regeneration 101
- Stress-Relaxation 98
- Traumen 100 f
- Verlagerung, Rotationsbewegung *95*
- Viskoelastizität 98 f
- Wundheilung 101 f
- Zellen 96
Meniskoiden 107 f, *108*
- Aufbau 107
- Aussehen 107
- Funktion 107
- Komponenten 108
Meniskus, Permeabilität 99
- lateraler 94
- medialer 94
Meniskusrisse 100 f, *101*
Merkel-Zellen 245, 253, *254*
Mesaxon *215*
- externes 216
- internes 216
Mesenchymzellen, undifferenzierte *4*
Mesoneurium 219, *215*, *217*
Mesothelzelle *4*
Metabolismus 196, 197
- Abläufe 211, *211*
- Integration 211
- Steigerung, Thermoregulation 264
- Strategie 211
Metaphyse 56
Mineralien, Effekte, positive 276
Mitochondrien 196
- Energieproduktion 200
M-Linie 184, *185*
Monozyt *4*
Motor unit 185
M-Protein 184, *185*
Muskel, bindegewebige Elemente 145
- Prozesse, biochemische 196 ff
- Querschnitt, physiologischer 193
- Regeneration, Komplikationen 181
Muskelaktivität, Wärmeproduktion 266
Muskelarbeit, dynamische 182
- statische 182
Muskelatrophie 180
Muskelbauch 175 ff
- Aufbau 176
- Aussehen 176
- Belastung, physiologische 178
- Degeneration 178
- Durchblutung 177
- Fasern 177
- Funktion 176
- Grundsubstanz 177
- Innervation 177 f
- Ischämie 178 f
- Komponenten 176 f
- Matrix 177
- Pathophysiologie 178
- Proteine, nicht-kollagene 177
- Regeneration 181
- Wundheilungsphasen 181

Muskelbauch, Zellen 176 f
Muskeldehnbarkeit 182
Muskelelastizität 182
Muskelelemente, kontraktile 145
- nicht-kontraktile 145
Muskelermüdung 196
Muskelfaser 182, *183*
- Abmessungen, physiologische 192
- Arten 192
- Aufbau 193
- extrafusale 187, 189
- intrafusale 187, 189
- Molekularstruktur 184
- Verteilung 193
- Zusammensetzung 193
Muskelgewebe, Eigenschaften 182
- Funktion 182
- glattes 182
- Regeneration 181
Muskelgewebearten 182
Muskelkontraktion 182, 191
Muskelkraft, Geschwindigkeit 195
- Muskellänge 194
Muskellänge 145
Muskelmodell nach Hill 195
Muskelrezeptoren 186 ff
Muskel-Sehnen-Übergang 169 ff, *171*
- Alterung 175
- Aufbau 170
- Aussehen 170
- Belastung, physiologische 174
- Durchblutung 174
- Funktion 170
- Grundsubstanz 173
- Immobilisation 175
- Innervation 174
- Komponenten 173
- Pathophysiologie 175
- Regeneration 175
- Rupturen, Tenopathien 175
- Unterbelastung 175
- Wundheilung 175
Muskelspindel 126, 186 ff
- Afferenzen 188 f
- Antwort, dynamische 187
- - statische 187
- Eigenschaften 187
- Empfindlichkeit 188
- Erschlaffung 189
- Gamma-Innervation 188
- Innervation, sensible 186
- Längenveränderung 188 f
- Reiz, adäquater 188
- Struktur 186
Muskeltonus, chronisch gesteigert 177 f
Muskelverkürzung 145
Muskelzelle, Zellmembran 170
Muskulatur, Komponenten, kontraktile 195
- - parallel-elastische 195
- - seriell-elastische 195
- Kraftentwicklung 192
- Kraft-Längen-Relation 194
- Längenwahrnehmung 188
- quergestreifte 182 ff
- - Aufbau 182 ff, *183*
- - Histologie, funktionelle 182, *183*
- - Kontraktionsmechanismus 189 ff
- Querstreifung 184
- Ruhelänge 194
- Verbindung mit Bindegewebe 184
Myelin Associated Glycoprotein 234
Myelinlamelle 216
Myoblasten 176
Myofibrille 184
Myofibroblasten, Auftreten 7
Myofibroblastenaktivität, Immobilisation 284
Myokinase 198
Myomesin 184, *185*
Myosin 184, *185*
Myosinfilament 184, 190, *191*
Myositis ossificans 169
M-Zellen 129

N

NAD = Nikotinamid-Adeninnukleotid 198
Nägel 250, *250*
Nagelbett 250
Nährstoffe, Substanzen 271
Narbenbildung, Haut 262
Narbengewebe, Menisken 102
Natrium, Effekte, positive 276
N-Cadherin 234
Nebulin 184, *185*
Nerve growth factor 234
Nerven, periphere 214 ff
- Aufbau 215
- Aussehen 214
- Belastung, mechanische 216, 225 ff, *218*
- Bindegewebsheilung 232
- Bindegewebsschichten 219
- Degeneration 228 ff
- Dehnbarkeit 227
- Druckbelastung 223 f
- Durchblutung 222, *222*
- Einteilung 219
- Ernährung 223
- Faszikel 216, *218*
- Funktion 214
- Gefäßpermeabilität 223
- Grenzflächen 227
- Immobilisation 229
- Innervation 224 f
- Komponenten 220
- Längenveränderung 226
- Lymphgefäße 230
- Matrix 221
- Mobilität 227
- Mobilitätstests 228
- myelinisiert *217*
- Nervengewebsheilung 233
- Pathophysiologie 228 ff
- Physiologie 225 ff
- Regeneration 232
- Regenerationsfaktoren 233 ff
- Regenerationsmöglichkeit 229
- Spannung, erhöhte 228
- Strukturen, leitende 214
- - verbindende 214
- Totalruptur 231
- Traumen 229
- unmyelinisiert *217*
- Wellenform 226
- Wundheilung 232
- Zellen 220
Nervenendigungen, freie 186, 255, *255*
Nervenkompression 228
Nervenregeneration *235*
- Komplikationen 236
- Wachstumsgeschwindigkeit 235
- Wegbahnung 235
Nervi nervorum 224
Netzwerk, elastisches, Belastung 30, *30*
- - Makrostruktur 29
- kollagenes, Makrostruktur 22
- - Stabilisierung *83*
Neural Cell Adhesion Molecule 234
Neurite Outgrowth Promoting Factor 234
Neuroglia Adhesion Molecule 234
Neuroleukin 234
Neuronotmesis 230
Neuropraxie 229 f
Nexus, s. Gap-Junction, Zellverbindung
Non-Union 78
Notochordazellen 111
Nuclear bag 187
Nuclear chain 187
Nucleus pulposus 109
- Regeneration 124
Nukleolus 196

O

Ödeme, endoneurale 229
Odland-bodies 243
Odontoblast 9, **9**
Okklusion 105
- veränderte, Körperhaltung 106
orderly recruitment 192
Organellen 196
Organisationsphase 51
Osmose 45, *45*
Osteoarthrose, Kiefergelenk 105
Osteoblast 9, 62 f, 68
Osteoid 65, 68, *63, 65*
Osteokalzin, s. Vernetzungsproteine
Osteokalzin, Vitamin K 275

Osteoklasten 63, *63*
Osteoklasten, Osteon *59*
Osteomalazie 258
Osteomalazie, Vitamin D 275
Osteon 58, *59*
Osteonektin, s. Vernetzungsproteine
Osteoporose 75 f
- Immobilisation 75
- Östrogenbehandlung 76
Osteoporoserisiko, Kortikosteroide 285
Osteozyt, allgemein 9, 63, 76, *10, 59,63*
Östrogenbehandlung, Osteoporose 76
Oxidation 202
Oxytalfasern 31, *7*
- Haut 247

P

Pacini-Körperchen 178
- Disken, intraartikuläre 104
Paratendineum 157
Paratenon 157
Parathormon, Kalziumhaushalt 74
Patella-infera-Syndrom 139
Pentosephosphat-Zyklus 204 ff, 212
Perichondrium 66
Periligament 128
Perimysium 176
Perineurium 219, *215, 217*
Periost 58 f
- Innervation 72
Periostknopf 66, *67*
Peritendineum externum 157
- internum 157
Peritenon externis 157
- internis 157
Perizyt 226
Permeabilität 46
Phagozytose *13*
Phosphat, Funktion 55
Phosphatgruppen, energiereiche 198
Phosphatspender 198
Phosphor, Effekte, positive 277
Phosphorisierung 197
- oxidative 202
pH-Wert, Arthritis 138
- Phosphor 277
Piezoelektrizität, Bandscheibe 120
- Belastung 73
- Gelenkknorpel, Belastungswechsel 86
- Kollagenmoleküle 22
- Menisken 99
Pigmentzellen, s. Melanozyten
Piloerektion 264
Plasamodesmus 242
Plasmamembran 196
Plasmazelle *4*
Plattenepithel 242
Plicae-Synovialis 127
Prämelanosomen 257
Primärknochen 65
Primitivknochen 65
Prokaryonten 196
Prokollagen 24, *26*
Proliferationsphase 49 f
Proliferationszone, Wachstumsscheibe 68, *68f*
Propriozeption, Gelenkkapsel, Bänder 134
- Kniegelenk 97
Prostaglandin E, Fieber 269
Proteine, nicht-kollagene 41 ff,
- Aufbau 42
- Disken, intraartikuläre 104
- Funktion 43
- Gelenkkapsel, Bänder 133
- Gelenkknorpel 84
- Haut 247
- Knochen 64
- Menisken 97
- Muskelbauch, Bindegewebe 177
- Muskel-Sehnen-Übergang 173
- Nerven, periphere 221 f
- Sehne 160
Proteoglykan *7*
- Aufbau 32
- Funktion 35
- Synthese 36, *36*
- - Gelenkknorpel 84
Proteoglykanaggregate 32 ff, *32,35*
- Druckbelastung *85*
Protofibrille 24
Prozesse, biochemische, Basis, zelluläre 196 f
Pseudarthrose 78
Psoriasis 243
Pufferwirkung, Sarkomere, verkürzte 172
Pulvertafft 167

R

Rachitis 258
- Vitamin D 275
Ranvier-Schnürring 216, *218*
Rauchen, Effekte, negative 287
Reaktionen, arthrofibrotische 140
Reduktion 202
Reflexaktivität, sympathische, Thermoregulation 266
Regeneration, kontinuierliche 181
- nicht-kontinuierliche 181
Registerpeptide 24
Reinnervation, Bedingungen 233
Reiz, adäquater, Muskelspindel 188
- - Golgi-Sehnenorgan 189
Reizungsphase, s. Entzündungsphase
Rekrutierung motorischer Einheiten 192
Remyelinisierung 232
Rete cutaneum 251
- subpapillare 251
Retikulum, endoplasmatisches 197
- sarkoplasmatisches 182, 185
Retinakulum 158
Rheuma, Vitamin A 273
Röhrenknochen 54 ff, *54, 56*
- Belastung 73, *73*
Ruffini-Körperchen 178, 254, *255*
Ruffini-Rezeptoren, Disken, intraartikuläre 104
Ruhelänge, Muskulatur 194
Ruhezone, Wachstumsscheibe 68, *68f*

S

Sarkolemm 170, 185
Sarkomer 184
Sarkoplasma 182
Sarkosomen 182
Satellitzellen 176
Sauerstoffdurck, Arthritis 138
Sauna 269
Schiffsche Basen 27
Schleimbeutel 158
Schmerzen, Kniegelenk 97
Schmerzhemmung, Effekte, negative 285
Schmerzreize, Haut 255 f
Schmierungsproteine 93
Schwann-Zelle 215 f, *217f, 221*
- Basalmembran 216
Schwefel, Effekte, positive 277
Schweißdrüsen 250 f, *250*
- Innervation 256
Schweißproduktion, Themperaturregulation 264
Schwellenwert 188
Schwellenwert, Muskelspindel 188
Schwellungszone, Wachstumsscheibe 68, *68f*
Sehne 156 ff
- Alterung 160, **164**
- Aufbau 156 f, *157*
- Belastung, physiologische 162
- Belastungswechsel 163
- Bindegewebshüllen, Zellen 160
- Creep 163
- Durchblutung 162
- Ernährung 163
- Fasern 160
- Funktion 156
- Grundsubstanz 160
- Heilung, extrinsische 169
- - intrinsische 168
- Immobilisation 160, 162, 164 f
- Innervation 162
- Kalzifizierung 169
Sehne, Knorpelschicht, Zellen 160
- Komponenten 159 ff

- Matrix 160
- Pathophysiologie 164
- Proteine, nicht-kollagene 160
- Regeneration 168
- Rupturen, Tenopathien 166 f
- Steroide, anabole 163
- Stress-Relaxation 163
- Temperaturveränderungen 162 f
- Trainingseffekte 162
- Traumen 166 f
- Wassergehalt 160
- Wundheilung 168
- Zellen 159
- Zugbelastung 162
Sehnennaht, Bunnell 167
- Kessler 167
- Pulvertafft 167
Sehnenscheide 158, *159*
- Entzündungen 167 f
Sekundärknochen 65
Selen, Effekte, positive 279
semipermeabel 45
Sensibilitätsstörungen, Mangnesiummangel 276
Sequester 123
Sharpey-Fasern 61, 148, *61*
Shin splint 180
Size-Effekt 188
Skelettmuskel, Profil, metaboles 213
Skelettmuskel, s. Muskulatur, quergestreifte
Sliding-filament-Theorie 190, *191*
Somatotropin, Knochenwachstum 69
Sonnenbrand 243
Spannung, neurale, erhöhte 228
Spongiosa 56
- primäre *68*
- sekundäre *68*
Spongiosakonstruktion *60*
Sprouting 236
Spurenelemente, Effekte, positive 277 ff
- Knochenstabilität *279*
Stammzellen, hämatopoetische *4*
Stellatumzellen 129
Steroide, anabole, Sehne 163
Steuerung, suprasegmentale 188
Strahlung, Wärmeabgabe 267
straight leg raise = SLR 228
Stratum basale 239
- Zellen 243
Stratum corneum 239
- Zellen 243
Stratum disjunctum 241
Stratum germinativum, s. Stratum basale
Stratum granulosum 239
- Zellen 243
Stratum lucidum 239
- Zellen 243
Stratum papillare 241
Stratum reticulare 241
Stratum spinosum 239, 241
- Zellen 243
Streß, Effekte, negative 287
Stress-Relaxation, Menisken 98
Strukturen, intraartikuläre 52
- Menisken 94
- Meniskoiden 107
Strukturproteine 3
Subcutis, s. Hypodermis
Subfibrille 24
Subintima 127
- Formen 127
- Matrix 131
Substrate Adhesion Molecules 234
Subsynovialis 127
Superoxiddismutase 278
Sympathikus, Hautdurchblutung 256
Synoviahypertrophie 144
Synovialflüssigkeit 142 ff
- Aufbau 142
- Aussehen 142
- Funktion 143
- Komponenten 143
- Pathophysiologie 144
- pH-Wert 142
- Produktion 125, 144
- Resorption 144
- Veränderungen 144
- Zellen 143
- Zusammensetzung 143
Synovialzellen 129
Synoviozyten 129
Synovitis 137, *137*
System, transversales 186

T

Talg 250
Talgdrüsen 250, *250*
Talin, s. Vernetzungsproteine
Tanaka-Ligament 102, *103*
Telopeptide 24
Temperaturkontrolle 263 f
Temperaturmessung, Mensch 263
Temperaturwahrnehmung 263 f, *265*
Tenaskin, s. Vernetzungsproteine
Tenaskin, s. Proteine, nicht-kollagene 104
Tendovaginitis 167 f
Tennisellbogen 153
Tenoblasten 159
Tenozyten 159
Thermoregulation 262 ff, *270*
- Anastomose, arterio-venöse 251 f
- Blutvolumen 264
- Hautdurchblutung 262
- Kleidung 267
- Metabolismus 262, 264, 266
- Schweißproduktion 264
- Wärmeabgabe 267 f
- Wärmeproduktion 266
Thermorezeptoren, zentrale 264, *265*
Thrombospindin, s. Vernetzungsproteine
Thrombospindin, s. Proteine, nicht-kollagene 96
Thyroxin, Knochenwachstum 69
Tidemark *80*
- Knochen-Sehnen-Übergang 147
- Verschiebung 91
Tight-Junctions 223
Titin 184, *185*
T-Lymphozyten, Arten 15
Tonofilamente 242
Totalruptur, Operationsverfahren *232 ff*
Trabekelausrichtung, Knochen *60 f*
Trainierbarkeit, Muskel 181
Trainingseffekte, Knochen-Sehnen-Übergang 155
- Sehne 162
Traktionstechniken, Adhäsionskräfte 135
Transport, anterograder 224
- axoplasmatischer **224**
- retrograder 224
Tropokollagenmolekül 24
Tropomyosin 184, *185*
Tropomyosinmolekül 190
Troponin 184, *185*
Troponin-subunits 190
Troponin-Tropomyosin-Komplex 190
TSH, Wärmeproduktion 266
T-Tubuli 186
Turnover, ATP 198
- Glykosaminoglykane 85
- Hyaluronsäure 85
Typ I-Fasern 192
Typ-II-Fasern 192
Tyrosinase 256

U

Überbelastung, Effekte, negative 282
Übergang, teno-ossaler, Alterung 153
- Degeneration 153
- s. Knochen-Sehnen-Übergang 145
Überlappung, $^1/_4$ 21
Überlappungszone 21
Übersäuerung, Bindegewebe 271
Umbauphase, s. Organisationsphase
Umweltfaktoren, Effekte, negative 287
Unterbelastung, Effekte, negative 282
Unterbelastung, chronische, Sehne 165
Unterbrechungszone 21
Unterdruck, Arthritis 144
Unterhaut, s. Hypodermis
UTP = Uridintriphosphat 198

V

Vater-Pacini-Körperchen 253 f, *254*
Vellus Haare 248
Verbindungen, Kapsel, Bänder - Knochen 128
- direkte, Kapsel 128
- indirekte, Kapsel 128
Verbindungsprotein 41 ff, *43*
- Abschnitte, Gelenkknorpel 83
Verdunstung, Wärmeabgabe 268
Verhornungsprozeß 243
Verknöcherung, desmale 65, *65*
- enchondrale 66, *67*
- endesmale 65
- Epiphyse 66
- Wiedereinsetzen 91
Verknöcherungszentrum, sekundäres *68*
Verletzungen, Bewegung, Effekte, positive 280
Vernetzungsproteine 41 ff, *42*
- Bandscheibe 115
- Muskel-Sehnen-Übergang 173
- s. auch Proteine, nicht-kollagene
Vibronektin, s. Vernetzungsproteine
Villi-Synovialis 127
Vinkulin, s. Vernetzungsproteine
Viskoelastizität 86
Viskoelastizität, Hyaluronsäure 143
- intrinsische, Gelenkknorpel 87
Vitamin A, Effekte, positive 273
- B, Effekte, positive 273 f
- - Funktion 274
- C, Effekte, positive 274
- D, Effekte, positive 275
- - Haut 238
- - Kalziumhaushalt 74
- - Produktion, Alterung 259
- - Produktion, Haut 258
- - UV-Strahlung 258
- E, Effekte, positive 275
- K, Effekte, positive 275
Vitamin-B-Komplex, Effekte, positive 273 ff
Vitamine, Effekte, positive 273 ff
Volkmannsche Kanäle 58, *57*
Volkmannsches System, Durchblutung 71

W

Wachstumshormone, Nervenregeneration 233, **234**
Wachstumsscheibe 56, 66, *70*
Wachstumsscheibe, appositionelle, Knochen 68
- Zonen 68, *68f*
Wallersche Degeneration 231
Wärmeabgabe 267 f
Wärmebalance 196
Wärmeproduktion 266
Wärmerezeptoren 264
Wasser 37, *39*
- Aggregatzustände 37, *38*
- Anteil an den Geweben 37
- Aufbau 37 ff, *38*
- Bindungskraft 98
- Funktion 39 f.
- interstitielles, Gelenkknorpel 82
- Kompressionskraft 98
- Verformungskraft 98
Wasserhaushalt, Gelenkknorpel 85
Wassermantel *40, 41*
Wasserstoffbrücken 27
Weichteilkallus 77
Wirbelkörper, Breitenwachstum *70*
- Durchblutung 115 ff, *115f*
Wirbelsäulensegment 53 f, *53*
Wrisberg-Ligament 102, *94*
Wundheilung **48**
- vaskuläre Phase 48 f
- zelluläre Phase 48 f
Wurzelscheide *249*

Z

Zellen, bewegliche 3, 11 ff
- fibroblastähnliche 129
- intermediäre 129
- ortsständige 3, 5 ff
Zellkern 196
Zementlinie 58, 81
- Knochen-Sehnen-Übergang 147
Zink, Effekte, positive 279
Zisterne, terminale 185
Zitratzyklus *201*
Zitronensäurezyklus 212
Z-Linie 184
Zone, bilaminäre, Kiefergelenk 102, *103*
Zugbelastungen, Nerven, periphere 226, 230
Zytochrome 203
Zytopempsis 34
Zytoplasma 196
Zytosol 196

Die kursiven Zahlen deuten auf Fundstellen in Abbildungen hin.